国家科学技术学术著作出版基金资助出版

西北大学211工程资助项目

毒 物 简 史

A BRIEF HISTORY OF POISON

史志诚 著

科 学 出 版 社

北 京

内 容 简 介

本书是一部关于毒物、毒理科学、毒物管理和毒物文化的历史专著。在当今突发性、群体性中毒事件屡有发生的情况下，人们迫切需要了解毒物的历史和文化，以史为鉴，嘉惠未来。作者采取自然科学与社会科学相结合的现代史学研究方法，系统而简明地总结了3000多年来人类同毒物斗争的历史，使之成为世界文明史的重要组成部分之一。本书对于如何认识毒物与救治中毒，如何保障生态安全、生物安全和食品安全，如何处置中毒事件、毒性灾害和突发公共卫生事件，治理环境污染，创造安全生产和生活条件等方面，具有现实的应用价值。同时本书还介绍了当代解毒、防毒、除毒、脱毒、戒毒的先进技术及成败经验，阐述了历史上禁毒、禁酒的成败经验，对进一步完善和制定毒物管理、毒品管理、烟草控制及其相关的法律、法规具有重要意义。

本书可供从事毒理研究、食品安全、生态安全、生物安全等专业的研究人员和管理人员参考借鉴，并对广大医务工作者以及反恐应急处置的工作人员有一定参考价值。

图书在版编目（CIP）数据

毒物简史/史志诚著. —北京：科学出版社，2012
ISBN 978-7-03-033934-8

Ⅰ.①毒… Ⅱ.①史… Ⅲ.①毒物—历史—世界 Ⅳ.①R99-091

中国版本图书馆CIP数据核字（2012）第054867号

责任编辑：李　悦　张　珑 / 责任校对：钟　洋　林青梅
责任印制：吴兆东 / 封面设计：耕者设计工作室

科学出版社 出版
北京东黄城根北街 16 号
邮政编码：100717
http://www.sciencep.com

北京中科印刷有限公司印刷

科学出版社发行　各地新华书店经销

*

2012 年 4 月第 一 版　开本：787×1092　1/16
2025 年 1 月第三次印刷　印张：53
字数：1 202 000

定价：580.00 元

（如有印装质量问题，我社负责调换）

献　给

为人类健康作出贡献的伟大的毒理学家

和从事相关职业的人们！

科学的发生和发展一开始就是由生产决定的。

(德国) 恩格斯《自然辩证法》

人类的历史就是一个不断地从必然王国向自由王国发展的历史……在生产斗争和科学实验范围内，人类总是不断发展的，自然界也总是不断发展的，永远不会停止在一个水平上。因此，人类总得不断地总结经验，有所发现，有所发明，有所创造，有所前进。

(中国) 毛泽东

历史不能只记载一个行动，而必须记载一个时期和这个时期所发生的涉及一个人或更多人的一切事件——不论有些事件之间的联系有多不连贯。

(希腊) 亚里士多德

历史可分为自然的、政治的、宗教的与学术的；这里在前面三种，我以为是现在已有了的，唯第四种，我觉得还是缺乏。因为还没有人自任依着时代顺序来叙述学问的一般情形；……即因为这种历史可使有学问的人更有智慧的来运用他们的学问。

(英国) 培根

历史不仅是知识的宝贵的一部分，而且向许多方面敞开大门，并且向大多数的学科提供资料。

(英国) 休谟

只有一种历史，那就是人类的历史。一切民族的历史不过是这种巨大历史的一些篇章。

(印度) 泰戈尔

凡记述事物而求其原因，定其理法者，谓之科学。求事物变迁之迹而明其因果者，谓之史学。……然各科学有各科学之沿革，而史学有史学之科学。

(中国) 王国维

历史学家的专业是研究过去，但对他所研究的社会的未来却会发生非常重大的作用。

(印度) 罗米拉·塔帕尔

许多历史的教训，都是用极大的牺牲换来的，譬如吃东西吧，某种是毒物不能吃，我们好像习惯了，很平常了，不过，这一定是以前因为很多人吃死了，才知道的。

(中国) 鲁迅

所有的物质都是毒物，没有什么物质没有毒性。药物与毒物的区分在于适当的剂量。

(瑞士) 帕拉塞萨斯

进入人体的毒物蓄积在一定的组织中。

(法国) 奥尔菲拉

小剂量的毒药，是一种药物，大剂量药物是一种毒药。

(英国) 艾尔弗雷德·斯温·泰勒

毒物学与药理学、生理学、病理学、化学、生物学、生物化学有联系；与法医学、临床医学、生态学及环境污染有联系；因而，它与地球上生命的整个未来有联系。

(英国) E.G.C.克拉克

一切历史都是当代史。

（意大利）克罗齐

读史方知今日事。

（中国）季羡林

毒物是自然界的一部分，唯有了解它的科学属性，我们才可能评估出它的真实风险，才能化险为夷与毒物和睦共处。了解毒物，便是最佳的解毒良方。

（英国）约翰·亭布瑞

作者简介

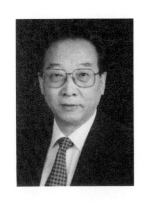

史志诚，教授，博士生导师。1941年生，陕西榆林人。中国毒理学会荣誉理事长，毒理学史专业委员会主任，陕西省毒理学会理事长，西北大学生态毒理研究所所长，国际毒素学会（IST）会员，中国科学技术史学会会员。曾任中国农学会第八届副会长；中国畜牧兽医学会第八届和第九届副理事长，动物毒物学分会理事长；中国毒理学会第四届副理事长，是唯一的在农学、畜牧兽医学和毒理学三个全国学术组织任副理事长职务的学者。目前主要从事生态毒理、毒性灾害、毒物史、毒理科学史、毒物管理史和毒物文化史的研究。获国家部委和省级科技奖六项，其中一等奖两项，二等奖三项。发表毒理学论文80余篇。编著《植物毒素学》、《动物毒物学》、《生态毒理学概论》、《中国草地重要有毒植物》、《英汉毒物学词汇》、《饲料饼粕脱毒原理与工艺》、《毒性灾害》、《谨防生活中的有毒物》、《林则徐在陕西》和《陕甘宁边区禁毒史料》等。参与翻译英国剑桥克拉克著《兽医毒物学》。出访美国、加拿大、墨西哥、泰国、新加坡、日本、德国、法国、荷兰、丹麦、比利时、意大利、匈牙利、以色列、澳大利亚、新西兰等国学习考察。1991年在新加坡参加第十届世界毒素大会。事迹被收录在《1992年中国人物年鉴》、香港《当代世界名人传》（中国卷）以及英国剑桥《世界名人录》等重要辞书和刊物。

前　　言

　　自然界存在着各种各样的有毒有害物质。人类在长期的生产生活实践中，在寻找食物、防治疾病的过程中认识了毒物和药物，积累了鉴别毒物与救治中毒的丰富经验；在探明中毒机理、处置毒物引发的中毒和毒性灾害过程中发展了毒理科学；在创造安全生产和优美生活环境的斗争中，谱写了许多精彩的历史篇章。因此，毒物的历史、毒理科学史、毒物管理史和毒物文化史成为世界文明史的重要组成部分，是自然科学史和社会科学史研究中的一个不可缺少的部分。

　　进入21世纪，特别是震惊世界的美国9·11事件以来，如何面对社会经济发展中的突出矛盾和严峻的国际反恐形势，应对频发的非传统公共安全事件，系统研究历史上应急处置突发毒性事件的经验教训，成为各国政府面临的重大课题；如何面对经济全球化，应对贸易技术壁垒，进行新化学品和新药品的安全评价，防止有毒有害生物入侵，需要通过深入研究毒理科学史寻找答案，提出新建议；如何面向未来，应对毒品滥用、核生化武器和环境污染三大挑战，需要毒理学史工作者作出历史的判断和科学的预测。

　　意大利历史学家克罗齐曾经指出"一切历史都是当代史"，"当生活的发展逐渐需要时，死历史就会复活，过去史就变成现在的"。今天，传播人类认识毒物的历史和毒理科学发展史，颂扬毒理学家和从事相关职业专家的卓越贡献，借鉴历史上处置突发毒性事件的经验，提出今天科学处置毒性灾害的对策，提高政府应对突发事件的管理水平；科学认识毒物的两重性，研发防毒解毒技术，化毒为利；关注科学发明的安全性，规范开展科学史、科学哲学和科学社会学教育的引导作用；警示人类严肃面对未来的毒品滥用、核与核废料和环境污染，显得十分紧迫。

　　弗兰西斯·培根说："读史使人明智。"季羡林说："读史方知今日事。"我没有打算撰写一本教科书，我只是想把毒物作为作用物质来展示，将一些与毒物有关的历史事件、社会问题及趣事逸闻整理出来，撰写这本《毒物简史》，以利于科技工作者进一步研究毒物与中毒这个课题，为毒理科学事业和现代化建设作出新的贡献，让更多的人为建立一个无毒害的世界而努力！更为重要的是想告诉相关学科的社会科学家与自然科学家、政府应急部门、生产者、消费者、企业家、家庭主妇及社会上的每一个人，毒物无处不有，只要掌握了毒理科学，完全可以为人类造福。让人们回望已逝的文明，感受毒理科学的力量，以史为鉴，嘉惠未来，科学解决今天和明天将会发生在我们身边的与毒物有关的事件。

近20年来，我在收集、整理和撰写《毒物简史》一书的过程中，常常被那些为了探索毒物奥秘而付出宝贵生命的科学家深深感动，为在处置毒性灾害挽救人民生命财产中作出无私奉献的消防员、医生和新闻记者们的忘我精神所激励，是他们创造了我们今天所能够知道的已经过去的历史。因此，我愿将此书奉献给他们，奉献给所有为人类健康作出贡献的伟大的毒理学家和从事相关职业的人们！

笔者真诚地期望这本书能让读者了解毒物，认识毒理科学，并从中分享无毒生活的快乐，这也是我研究毒物史的终极目标。本书作为简史，难免有不妥之处，希望读者批评指正。

史志诚

2011年10月1日

于西安·青樾轩

目　录

第1章　毒与生命

[1.1　毒物与生态毒物]

1.1.1　充满毒物的世界

1. 什么是"毒"？

翻开本书的第一页，人们自然会提出第一个问题：什么是"毒"？回答这个问题会使从事毒理学研究的科学工作者陷于一种两难困境。为了回答这个问题，人们探索了许多个世纪。

"毒"首先取决于物质的剂量，剂量决定毒性。中世纪伟大的瑞士科学家兼医生帕拉塞萨斯指出"所有的物质都是毒物，没有什么物质没有毒性。药物与毒物的区分在于适当的剂量"。于是人们认识到剂量决定毒性，对"毒"这个概念不能作绝对理解，而是取决于剂量。帕拉塞萨斯的论断和人们对毒物的全新认识开创了建立在科学基础上的毒理学时代。

今天，人们懂得这个问题应该这样提出："在哪些情况下一种物质会变为有毒？"回答是：在一定条件下，较小剂量就能够对生物体产生损害作用或使生物体出现异常反应的外源化学物质称为毒物。毒物可以是固体、液体和气体，与机体接触或进入机体后，能与机体相互作用，发生物理化学或生物化学反应，引起机体功能或器质的损害，从而引起病理过程称为中毒。由中毒致死的称为中毒死。

首先，毒物与非毒物没有绝对的界限，只是相对而言的。任何外源化学物只要剂量足够，均可成为毒物。例如，食盐，一次服用15~60克，将损害健康，一次服用200~250克，可因其吸水作用和离子平衡严重障碍而引起死亡。又如，一次饮用过多的水（如20秒内饮水3400毫升；或鼻饲4000毫升水），会导致体内缺钠，造成水中毒[1]。在正常情况下氟是人体所必需的微量元素，但当过量的氟化物进入机体后，可使机体的钙、磷代谢紊乱，导致低血钙、氟骨症和氟斑牙等一系列病理变化。确定毒物必须考虑接触剂量、途径、时间及可能的影响因素。这就是为什么人们容易把一氧化碳、氰化物等列入毒物范围，而不会将食盐列入毒物的缘故。

其次，取决于毒物进入机体的路径。人被毒蛇咬伤后若不立即注射抗蛇毒血清，蛇毒一旦进入受害人的血液循环系统，就

---

1 水中毒后，表现为四肢抽搐，呼吸困难，继之昏迷，抢救无效死亡。尸检可见显著肺水肿、脑水肿、脑病及血浆稀释等征象。

会很快产生毒性作用以致死亡。但是，只要立即从伤口中吸出蛇毒，一个外行人也可以救活被毒蛇咬伤的人。这个外行人即使吞下吸出的蛇毒，也不会有任何伤害。因为蛇毒是由高分子构成的蛋白质，与其他蛋白质一样在通过胃肠道时很快被消化降解，不会留下丝毫有害物质。

再次，取决于毒物的物理性能、化学性能及生物学特性。这是毒物能否发挥毒性效应的关键所在。一种物质在体内（在水、脂肪、淋巴、血中）的溶解性是毒性效应产生的一个重要因素。溶解性大多取决于化学键的种类，而化学键本身又与物质的分子结构密切相关。具有良好水溶性的物质，一旦通过饮用或注射进入人体内，就会产生很强的毒性。如果一种物质是不溶于水的形式，则是绝对无害的。钡元素就是许多例子中的一个，它的水溶性盐毒性很强；而不溶于水的钡盐——硫酸钡，作为许多X射线造影剂的成分，是没有毒性作用的。汞也是说明可溶性与毒性关系的一个特别例子：小孩把水银温度计咬破，吞下了作为充填物的汞，这时，玻璃碎片造成的机械伤害是非常危险的，而同时吞下的汞是没有伤害作用的。因为汞在经过胃肠道时不溶解，所以不发挥毒性作用。但是，汞蒸气以超过健康允许量的浓度被较长时间（数星期、数月、数年）吸入，那肯定会发生慢性中毒。如果由于不慎，或出于谋杀及自杀意图而饮下氯化亚汞的水溶液，同样会出现急性中毒。

最后，取决于毒性作用产生的时间。一种剧毒气体的短期作用与一种微毒气体的长期作用是可以比较的，即毒物的浓度与作用时间的乘积是不变的，用公式表示：$c \times t =$ 恒量[1]。1915年化学家哈贝尔（Haber）用实验首次证明了这个公式，所以也称为哈贝尔致死积。当然，这个公式不是普遍有效的，但作为一种简便的法则还是有用的，它至少证明了时间在中毒出现上的意义。

2. 人类与毒物共存

自然界充满有毒物质。在自然界中人类与矿物毒、合成毒、环境毒（包括有毒气体）和生物毒共存，在生物圈中人类与生物毒（植物毒、动物毒和微生物毒）共存（图1-1-1）。各种毒物对于人类而言显得十分重要，同时也十分危险。其中最为人熟知的要数自然界中的有毒植物、有毒动物，汞、铅、镉、砷等金属元素常以化合物形态储藏在各种矿物之中，常被应用于工业生产，甚至用来制药。

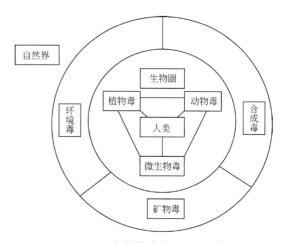

图1-1-1　自然界毒物与人类共存

对人类而言，在一定意义上可以说世界上没有完全无毒的食品。生物性食品中的毒物主要来源于四大类：第一类是食品生物本身产生的天然毒素，如1000多种植物毒素和形形色色微生物毒素。第二类是食品生物体的致敏成分。目前已知的常见

---

1 公式中c表示毒浓度；t表示中毒发生的时间。"恒量"可以理解为对每一种生物体的致命剂量，超过这个恒量，生物体就会死去。这个公式可表示毒物在生物体中的积累效应，毒物的生物活性不但和毒物本身的毒性有关，而且和毒物在生物体中存在的时间有关。

致敏食物有蛋、鱼、甲壳类、奶、花生、大豆、核果类和麦类等8种，其他不常见的致敏食物有160种。第三类是食品生物体感染了病原微生物及其产生的毒素，如炭疽毒素等，约有220种。第四类是残留在食品生物体中的危险因素，如食品和蔬菜中的化肥、农药及重金属残留物。人不可能不吃饭，但要适量，吃的东西要平衡。为了健康，人们都希望多吃一些营养丰富的食品、蔬菜和水果，但吃得越多，吃进的天然毒素或人工合成毒物也就越多。我们吃进的天然毒素甚至超过我们吃进的人工合成毒物。

由此可见，毒物无处不在。无论是在地下还是在空气中，有毒物质数不胜数，人们身边的一切，无论空气、水还是食物，若使用不当或食用过量，都可能成为潜在的毒物。即使是普通的食盐食用过量，也可造成死亡。饮水过量导致"水中毒"的例子更是屡见不鲜。与无生命的自然界相比，有生命的毒物世界更加斑斓多姿。据统计，有80万种昆虫以毒素作为自己的化学防腐剂；目前已知的3500种蛇中，410种是毒蛇；在30万种植物中，近千种对人类有致命危险。这些统计还是相对的，因为新的物种还在不断发现之中，我们根本不了解那些未经研究的有毒物种。

3. 地球上从未有过无毒的生物

毒——是对生命而言的。自然界中任何生物的存在与繁衍，都不是以作为人类食物为目的的。它们按照自身适应环境，利于生存的需要有规律地生长和代谢。同时，生物为了生存与繁衍，都有保存自己不受病虫害的侵袭和应对敌人的秘密武器——生物毒素，如植物毒素、动物毒素和微生物毒素。

毒——是生命的对立物。人类一直都知道毒物存在，也惧怕毒物，但是古往今来，"毒"一直都得到利用，或是善用或是恶用。"毒"这个概念，过去和现在始终在情绪对人类上产生很大的负担，因为"毒"总是与痛苦、危急、死亡联系在一起。

毒——是普遍存在的。毒性作用不仅仅是对人类产生的，植物与动物、植物与植物、动物与动物之间都存在某些毒性作用。在复杂的生态系统中毒性作用有时是交互的，有时是很奇妙的。我们将在后面的"毒性与生存竞争"一节中详细说明。

4. 毒物的毒性和分级

中国古代把治病的药统称之为"毒药"。《周礼·天官·医师》："掌医之政令，聚毒药，以供医事"。中国传统医学认为，人之患病，病在阴阳之偏胜或偏衰；要治其病，则须借药物之偏以纠其阴阳之偏，使之归于平和。同时将治病药物的偏胜之性，概称之为"毒"。根据药物偏性的大小，有大毒、常毒、小毒、无毒之别。这是古代对毒物的分级方法。

现代毒理学认为：毒性是指某种毒物引起机体损伤的能力，用来表示毒物剂量与反应之间的关系。毒性大小所用的单位一般以化学物质引起实验动物某种毒性反应所需要的剂量表示，气态毒物以空气中该物质的浓度表示。所需剂量(浓度)越小，表示毒性越大。最通用的毒性反应是动物的死亡数。常用的评价指标是：①绝对致死量或浓度(LD_{100}或LC_{100})，即染毒动物全部死亡的最小剂量或浓度；②半致死量或浓度(LD_{50}或LC_{50})，即染毒动物半数死亡的剂量或浓度；③最小致死量或浓度(MLD或MLC)，即染毒动物中个别动物死亡的剂量或浓度；④最大耐受量或浓度(LD_0或LC_0)，即染毒动物全部存活的最大剂量或浓度。

实验动物染毒剂量采用毫克／千克、毫克/米^{3}表示。

毒物的毒性以实验动物的LD_{50}确定等级，划分为特级毒、极毒、甚毒、中等毒、轻毒、实际上无毒等6级（表1-1-1）。

也有将毒物的毒性划分为剧毒、高毒、中等毒、低毒和微毒等5级。中国将职业性接触毒物分为极度危害（Ⅰ级）、高度危害（Ⅱ级）、中度危害（Ⅲ级）、轻度危害（Ⅳ级）4个级别（据国标GB 5044—85）。

表1-1-1　毒物的毒性等级

等　级	类　　别	大鼠口服LD_{50}/（毫克/千克）	人的可能致死量	例　举
6	特级毒	小于5（少于7滴）	0.36毫升	士的宁
5	极毒	5~50（7滴至1勺）	1茶匙	鸦片
4	甚毒	50~500（1勺至1盎司[1]）	31.0克	苯巴比妥
3	中等毒	500~5 000（1盎司至1品脱[2]或1磅）	373.24克	煤油
2	轻毒	5 000~15 000（1品脱至1夸脱[3]）	746.48克	乙醇
1	实际上无毒	15 000以上（1夸脱或2.2磅以上）	746.48克以上	亚麻仁油

5. 世界上最著名的毒物

世界上有毒物质有几百万种，最为著名的毒物有以下11种。①放射性元素钋210。它是致命元素，毒性较氰化物高2.5亿倍[4]。②肉毒杆菌毒素。1亿分之7克就可杀死一个人，1克可以杀死1200万人。③炭疽毒素。④VX神经毒素。⑤沙林毒气。⑥蓖麻毒素。1克可杀死35 000人。⑦眼镜王蛇毒。1克可杀死15 000人。⑧相思子毒素。⑨尼古丁。⑩毒鼠强。一种杀鼠剂。它的毒性超过氰化物几倍，现已禁止生产和销售。⑪氰化物对人致死剂量是0.1克，1克可杀死500人。

1.1.2　优雅的有毒植物

人们来到这个世界首先看到日月星辰，其次大概就是天然的绿色植物了。然而，很多人不知道大多数植物是有毒的。往往在有意无意之下中了有毒植物的毒，因此，人们把有毒植物称为"优雅的毒药"。

1. 世界上的有毒植物

有毒植物分布在整个植物界，从藻类到蕨类，从裸子植物到被子植物，大部分的科都有有毒种。在30多万种高等植物中，大约有数千种是有毒的。据20世纪60年代报道，在110科显花高等植物中已知有56科植物含有毒素，有毒植物273种，占记载植物的10.4%。1980年，虽然美国的加德（Gadd）曾统计了世界各地的有毒植物计有118科，866属，1938种[5]，但详细数字仍无人能做出准确的统计，因为许多新的有毒植物不断被发现，一些正在研究的有毒种还未能正式发表，文献中发生遗漏在所难免。

自古以来利用植物下毒被认为是一种优雅的方式。在19世纪以前，90%以上的中毒案件都与有毒植物有关，但在19世纪以

1　1盎司=28.35克，下同。

2　1品脱=1.136升，下同。

3　1夸脱=2品脱，下同。

4　在元素周期表中，与钋（音pō）有类似机理的剧毒元素还包括锕系元素的镤、钍、镄、铀，以及铀之后的11种超铀元素镎、钚（音pù）、镅等。锕系元素的毒性和辐射危害极大，以钋为例，一片阿司匹林大小的钋，足以毒死2亿人，5克钋足以毒死全人类。

5　Gadd. Deadly Beautiful: The World's Most Poisonous Animals and Plants, 1980.

后，这一比例下降到7%，主要原因是人工合成毒药的兴起。

有毒植物种类很多，如果一一细说，便是一部毒物学了，我们只能就古今重要的历史简述如下。有文献记载，世界上最毒的草是非洲的沧形草，据说其毒性为马钱子的50倍，只需0.01毫克就可以把一名壮汉"杀"死[1]。最毒的树是见血封喉（又名箭毒木）。《2000年吉尼斯世界记录大全》收录的最毒的植物是用来生产蓖麻油的蓖麻，它含有的蓖麻毒素是最致命的植物毒素。一粒重0.25克的蓖麻种子足以毒死一个人。按每千克体重注入1毫克蓖麻毒素就可以使人死亡。在澳大利亚，树袋熊看起来总是昏昏欲睡的样子，这是因为它吃了桉树叶。桉树叶中有一种令动物困倦的化学物质，正因为如此，桉树很少遭到其他昆虫的伤害。一些多汁植物，如马桑，它本身就是产生毒汁的"工厂"，它生产的毒汁足以抵抗草食动物的袭击。我们常见的夹竹桃有毒，人畜误食可致命，但它一生很少遭遇害虫（除夹竹桃蚜外）的攻击，原因是它的茎、叶本身就能制出很好的杀虫剂。值得一提的是，有些植物的种子（如苦杏仁）也特别有毒，因为种子一旦被动物吃掉，就等于挫败了植物的繁殖计划。有毒植物自身带有的这些有毒物质并非进化过程中带来的副产品，而是植物对抗昆虫和食草动物的一种防御手段。它们在自然环境平衡中起着关键作用。

野外活动时，尤其是在山地丛林中行进或寻找食物都要十分小心，如果缺乏识别有毒植物的知识，则会犯"致命的错误"。有毒蘑菇食用后会引起中毒，甚至死亡。不仅误食有毒植物会中毒，触摸有些植物也能伤人。

触摸伤人的植物有以下5种。①荨麻树。热带地区广为分布，常依水而生，小型乔木，宽梭形叶片带刺毛，花枝下垂。刺激皮肤的刺毛毒害很大，种子毒性更强。②毒漆树。高2～6米，树干无毛。奇性复叶，小叶卵形对生，背部有黑色腺点，白色浆果簇生。③毒常春藤。树型更小，茎扭曲缠绕或直生。复叶上着生三小叶，叶形多变，绿色花，白色浆果。④毒栎。与毒常春藤相似，但树型更小，直生。小叶卵形，三片，掌状复叶，白色浆果。⑤宝石草。常与毒常春藤伴生。花瓣淡黄色，略带橙红色斑点，种荚爆裂时会射出刺激性汁液。人一旦与它接触，就会受到严重刺激，引发皮疹。应立即用水冲洗受刺激部位。

重要有毒植物及其毒性等级见表1-1-2和图1-1-2。

表1-1-2　重要有毒植物及其毒性等级

植物名称	有毒部位	毒性等级	植物名称	有毒部位	毒性等级
乔木类			使君子	种仁	3级
黄花夹竹桃	全株	4级	侧柏	枝叶	2级
相思树	种子	4级	灌木类		
乌臼	木材，乳汁及叶片	2级	女贞	枝叶、树皮毒性强，果实次之	5级
刺桐	茎皮及种子	3级	苏铁	种子	3级
楝树	茎皮，根皮及成熟果实	5级	龙舌兰	汁液	1级

---

1 沧形草属于哪科哪属植物尚不清楚，毒性的依据也不清楚。

续表

植物名称	有毒部位	毒性等级	植物名称	有毒部位	毒性等级
夹竹桃	全株	5级	藤木类		
马醉木	茎叶及种子	3级	紫藤	种子	2级
杜鹃花	全株	3级	草木类		
夜香木	茎叶和花朵	4级	海芋	块茎，佛焰苞，肉穗花序	1级
曼陀罗	全株，种子、花朵	4级	长春花	全株	3级
马樱丹	枝叶及未成熟果实	3级	水仙	全株	4级
马利筋	全株，乳汁毒性最强	3级	文珠兰	全株	4级
			鸢尾	全株	3级

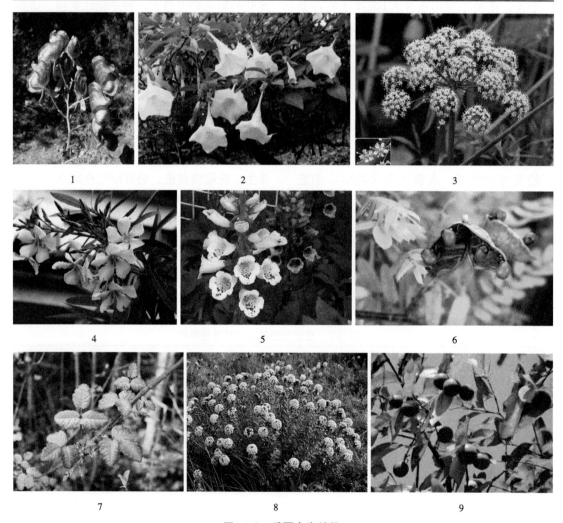

图1-1-2 重要有毒植物

1.乌头；2.曼陀罗；3.毒芹；4.夹竹桃；5.洋地黄；6.相思豆；7.毒橡；8.狼毒；9.马钱子

在俄罗斯中部，生长着不少可能导致人体不适的植物，包括接骨木、刺槐、毛茛、茄属植物、毛地黄等（图1-1-3）。

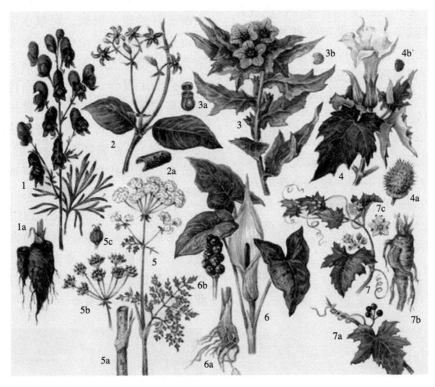

图1-1-3　俄罗斯重要有毒植物

1.乌头（1a.块茎）；2.长果杠柳（2a.树皮）；3.莨菪子（3a.果实；3b.种子）；4.曼陀罗（4a.果实；4b.种子）；5.毒参（5a.茎、干；5b.花与果实；5c.果实）；6.欧海芋（6a.块茎；6b.果实）；7.白泻根（7a.果实；7b.根部；7c.花）

为了引起注意，一些国家和地区列出了常见的引起动物中毒的有毒植物名录。前苏联121种有毒植物中，22种常见；日本的200种有毒植物，16种常见；北美常见有毒植物中，春季11种，春夏季4种，夏秋季13种，冬季7种，四季均可引起中毒的28种；尼日利亚60种；波兰9种。1982年《兽医公报》连载英联邦家畜卫生局汇编的《1960～1979年动物植物中毒世界文献资料目录》，共收集1979年前世界发表的文献资料3200多篇。这个目录提供的资料表明：除藻类外，能引起动物中毒的有毒植物散布在98科321属植物之中。

2. 庭院养育的含毒花卉

庭院养育的花卉中许多花卉具有毒性。主要有：①黄色杜鹃花，中毒后会引起呕吐、呼吸困难、四肢麻木等症状。②夜来香在夜间停止光合作用时，会排出大量废气，对人的健康极为不利，因而在晚上不应在夜来香花丛前久留。③接触含羞草过多会引起眉毛稀疏，毛发变黄，严重的会引起毛发脱落。④人在郁金香花丛中待上两小时就会头昏脑涨，出现中毒症状，严重者会导致毛发脱落。⑤夹竹桃的茎、叶、花朵都有毒，它分泌出的乳白色汁液含有夹竹桃苷，误食会中毒。⑥人体一旦接触到水仙花叶和花的汁液，可导致皮肤红肿。水仙花鳞茎内含有毒素，误食后会引起呕吐。⑦一品红全株有毒，白色乳汁一旦接触皮肤，会使皮肤产生红肿等过敏症状，误食茎、叶有中毒死亡的危险。⑧虞美人全株有毒，尤其以果实的毒性最大，误食后会引起中枢神经系统中毒，严重的甚至可导致生命危险。

此外，生食庭院路旁栽培的槐树叶子和果实，会引起肠胃炎。生食刺槐的叶子和果实会引起恶心和下痢。水仙全株有毒。球根毒性特强，食用会引起头痛、恶心和下痢。秋海棠有酸味，食用会引起恶心致死。樱草类植物的根茎有毒，食用会引起恶心和下痢。

3. 有毒蘑菇

有毒蘑菇又称毒蕈，一直是有毒植物中解不开的谜。例如，毒蕈在加醋的水中煮过后把水倒掉就没毒了。很多动物对毒菌免疫，但是人却不能。有很多毒菌的毒性不会马上发作。对于人类而言，在不了解蘑菇的特性前，贸然采集食用是很危险的，因为毒菌与可食用的蘑菇往往是生长在一起的。在北温带地区生长的大约100种毒蕈中，有近40种是对生命有威胁，其中10多种毒蕈是致命的（图1-1-4）。

有毒蘑菇与其他植物相比引发人类中毒的情况最多，如鳞柄白毒鹅膏菌、毒鹅膏菌、豹斑毒鹅膏菌、毒蝇鹅膏菌、蝶形斑褶菇、盔孢菌、亚稀褶黑菇、红褐杯伞、鹿花菌、褐盖粉褶菌等。

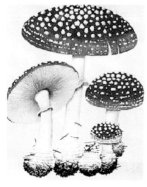

1

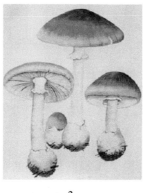

2

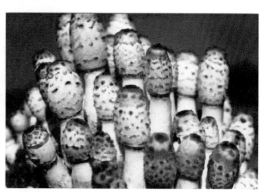

3

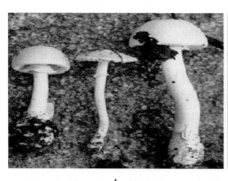

4

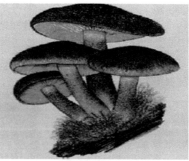

5

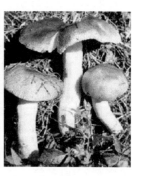

6

图1-1-4　重要的有毒蘑菇

1.毒蝇鹅膏菌；2.毒鹅膏菌；3.毛头鬼伞；4.白毒鹅膏菌；5.赭红拟口蘑；6.臭黄菇

4.世界三大毒品植物

罂粟、古柯、大麻（图1-1-5）被称为世界三大毒品植物，这些植物以特殊形式被吸毒者"享"用，逐渐摧残身体。

罂粟是罂粟科罂粟属的一种草本植物。茎直立，高达1.2米，叶片长圆形，边缘有缺刻或锯齿。花单生于茎顶端，花大美丽，有4个花瓣，白色、粉红色、红色或紫色。花瓣落后十来天，子房长大呈圆形或卵圆形。外皮为绿色时，用刀划开表皮，会渗出白色乳浆，凝固后即是鸦片。鸦片的主要成分是吗啡，有止痛作用，最易使人产生依赖性。染上毒瘾的吸毒者，等于自杀。

古柯是古柯科古柯属的一种常绿灌木植物。单叶互生，花黄色，果红色。原产于南美洲的秘鲁、玻利维亚、哥伦比亚等国。公元前2500年南美原住民就有嚼食古柯叶的历史。15世纪时，西班牙殖民者去美洲大陆，印第安人的逃生者躲入深山老林中，这些人发现嚼食古柯叶可以抗寒、提精神，且可暂时忘记痛苦。后来嚼食古柯叶的习惯传遍了美洲大陆。16世纪西班牙人征服印加帝国曾一度禁止印加人[1]嚼食古柯叶。西班牙人认为印加人在宗教仪式上使用古柯叶是一种与魔鬼订立协定的方式。之后，当西班牙人了解到嚼食古柯叶的印加人工作得更卖力时，便取消了禁令。秘鲁大约有100万人嚼食古柯叶。玻利维亚种植古柯面积占全国面积的40%。人们不仅嚼食古柯叶成瘾，还喝古柯茶，这就构成了它毒品的性质。1884年弗洛伊德写了《论古柯树》一文，描述了他使用可卡因的体会[2]。但是长期使用可卡因会有体重下降、忧虑、失眠、面色发白、呕吐、脉搏衰弱、产生幻觉的现象，最后导致呼吸衰竭而死亡。

大麻是大麻科大麻属的一年生草本植物。高可达1米，掌状复叶，花雌雄异株。在常人眼中它的茎秆韧皮纤维发达，可以

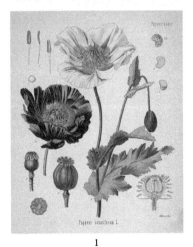 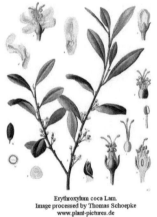 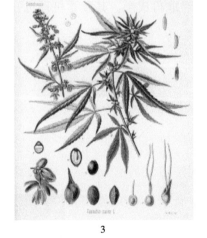

1 2 3

图1-1-5 三大毒品植物

1.罂粟；2.古柯；3.大麻

---

1 印加人是南美洲古代印第安人，属蒙古人种美洲支。印加（Inca）的意思是"太阳的子孙"。他们主要生活在安第斯山脉中段，中心在秘鲁的库斯科城。在美洲印第安人的历史上，印加人创建了最严密的帝国结构。1532年西班牙人侵时，曾统治着一个帝国。

2 西格蒙德·弗洛伊德（Sigmund Freud，1856~1939年）是奥地利精神病学家。他首创了精神分析学说，使他成为同马克思、爱因斯坦齐名的"改变了现代思想的三个犹太人"。1884年弗洛伊德在《论古柯树》（On Coca）的文章中，对可卡因效应作了描述："可卡因对神经的效应包括兴奋感和长久不衰的欣快感和一个健康人所具有的正常欣快感毫无差别。他仅仅感到很正常，很快活，难以相信自己竟是在药物的支配下。"由此可见，弗洛伊德是一个使用可卡因的成瘾者。

利用制作麻袋，是一种很实用的纤维植物。然而，大麻的雌株枝上端以及叶子、种子、茎秆中含有大麻脂，其中四氢大麻酚对人的神经起毒性作用。用大麻脂制的毒品混入烟叶里，做成烟卷卖给吸毒者抽用，价钱便宜，一支含有大麻脂的烟卷可以供好几个人吸食而上瘾，因此大麻被称为"穷苦人用的毒品"。

5. 海洋有毒藻类

海洋种子植物尚未见致毒记载。含有毒素、危害人类和其他生物的海洋植物，主要是一些海洋有毒藻类（图1-1-6）。

过去由于实验生物学和分析化学技术的限制，有毒藻类的研究进展缓慢。直至20世纪60年代，培养单细胞藻类纯种和提取分析贝类残毒等技术问题解决后，才使研究工作深入到海藻致毒及其毒素提取、毒素特性等方面。目前，一些海藻毒素的分子结构、理化特性和生物学活性的研究已经取得成果，其致毒机理也开始从分子生物学角度进行深入探讨。

有毒藻类包括许多浮游藻类和少数底栖（定生）藻类。浮游有毒藻类主要包含甲藻门和金藻门中的一些种类。其致毒物质统称为微型藻类毒素。这些毒素通过海洋生物的富集、海洋食物链的传递，逐级积累，影响水鸟、家畜甚至人类的健康。底栖有毒藻类包括蓝藻门、绿藻门、褐藻门和红藻门的一些种类。除微鞘藻等种可引起人类的皮肤病变外，很多种在天然状态下尚未见毒性反应。但在实验室中，这些海藻的提取物却有不同程度的毒力。

有毒藻类是造成赤潮和水华形成的主要浮游生物。其中甲藻类主要有链膝沟藻、非链膝沟藻、塔马仓沟藻、圆膝沟藻、贝刺膝沟藻、短裸甲藻、毒裸甲藻、波兰多甲藻、小定鞭金藻、卵甲藻、波海红胞藻。蓝藻类主要有水华鱼腥藻、水华束丝藻、铜锈微囊藻。后两种藻极毒，急性病例在几小时内死亡，轻者肝损害、黄疸和光敏作用。

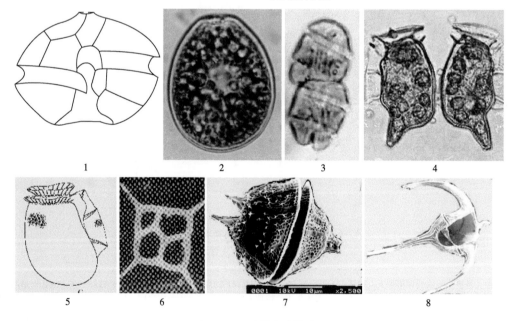

图1-1-6　重要有毒藻类

1.链状亚历山大藻，产生麻痹性贝毒；2.利马原甲藻，产生腹泻性贝毒；3.多环旋沟藻，为有毒赤潮生物，能使鱼类致死；
4.具尾鳍藻；5.倒卵形鳍藻，产生腹泻性贝毒；6.小等刺硅鞭藻；7.多纹膝沟藻；8.三角角藻

1.1.3 奇妙的有毒动物

在动物界中，含有生物毒素的动物大约有数千种，遍布于各类动物之中。从无脊椎海洋动物、节肢动物到脊椎动物，甚至哺乳类动物中的地鼠和鸭嘴兽也属于有毒动物，种类繁多，数量庞大。

有毒动物和人类的起居饮食、劳作活动密切相关，与人类结下了不解之缘，直接或间接地影响到人类的生活和生存，尤其是热带和亚热带地区的有毒动物的种类和数量繁多，对那些野外和山区活动的人们构成极大的威胁，伤人、中毒、死亡的事例屡见不鲜。

1. 海洋有毒无脊椎动物

海绵动物中的有毒海绵能引起接触性皮炎。水母中最危险的有毒动物是箱水母，它分泌心脏毒，可引起高血压、肺水肿、皮肤坏死和心力衰竭。海葵产生的毒蛋白对甲壳动物的毒性比哺乳类大。长得像毛栗子，行走像刺猬的海胆，能产生强烈的义棘毒素，能引起动物呼吸困难、肌肉麻痹、抽搐，接着死亡。大约有37种芋螺含有刺毒，对哺乳类动物产生毒性，对肌肉产生麻痹作用。海兔产生的海兔毒素能引起哺乳动物呼吸困难、麻痹以致死亡。

2. 有毒节肢动物

有毒节肢动物有几万种。常见的有唇足纲的蜈蚣；蛛形纲的蝎子、蜘蛛和蜱；昆虫纲的蜂、蚂蚁、毒蛾、毒蝶、斑蝥等。

唇足纲的蜈蚣所产生的毒素，主要是用于麻痹和杀死猎获物，并用以防卫敌害的袭击。

蛛形纲的有毒蝎子50多种，西北非的毒蝎对人的威胁很大。据统计，被北非蝎子蜇伤的死亡率高达95%。1942～1958年，阿尔及利亚被蝎子蜇伤的人数达3万人，其中死亡398人。蜘蛛有3万种，除蠨蛛科外，大部分蜘蛛是有毒的。著名的毒蜘蛛约200种。蜘蛛的毒液是其生存的必需品，一个小小的红带蛛的毒液，可以杀死一匹马。被长相凶恶的毒狼蛛咬破的伤口可能会痉挛、麻痹。因此，被毒狼蛛咬伤的人必须不停顿地跳动，以活动肌肉，使毒液和汗水一起排出。传说意大利民间的塔兰台拉舞就起源于此。蜱有硬蜱与软蜱之分，能分泌麻痹毒素，引起人畜的麻痹。人被叮咬后，从腿部开始，进而躯干麻痹，行走困难，严重时因呼吸麻痹而死亡。

昆虫纲有10个目60个科的昆虫有毒[1]，有毒种类集中于膜翅目、鳞翅目和鞘翅目中。人们对蜂、蚂蚁、毒蛾、毒蝶、斑蝥的毒性有所了解，但对松毛虫、玉米螟、蚜虫的毒性了解甚少。马尾松毛虫、油松毛虫和铁杉松毛虫的毒毛能引起人的以皮肤损伤为特征的松毛虫病。牛若食入玉米秸秆中的亚洲玉米螟会中毒而死。1973年8～9月，中国内蒙古自治区阿拉善左旗的牧地蚜虫大发生，致使2.6万只羊因食入蚜虫而发生光过敏症。

3. 有毒脊椎动物

在1万多种海洋鱼类中，有750种鱼有毒（毒腺鱼500种、刺毒鱼250种），刺丝虫70多种，棘皮动物80多种，软体动物142种（腹足类85种、斧足类43种、头足类14种）。

有毒鱼大约有750种，其中剧毒鱼有220种。科学家把有毒鱼分为三类。第一类是棘毒鱼类。这类鱼具有毒腺，能分泌

---

1 就广义而言，毒虫至少有21目100余科，而对人畜有害的只有4目。彩万志.论虫毒.动物毒物学，1988年，1：2-5.

毒液，通过鱼棘刺伤人体，把毒液输入人体，引起中毒。棘毒鱼类最毒的是毒鲉，其次是鬼鲉、蓑鲉，这类鱼背鳍棘的基部有毒腺。第二类是钝毒鱼类。钝鱼的肝脏、卵巢、皮肤、血液和肠子含有河豚毒素，其中以东方鲀属的鱼类（俗称河豚）毒性最大。河鲀毒素的毒性相当于氰化钠的1250倍，1克河鲀毒素可致3000人丧命。第三类毒鱼中，有的鱼肌肉无毒，只是内脏或皮肤、血液有毒；有的鱼本身无毒，如石斑鱼、苏眉鱼等，一般情况下人们食用安全，但是当这些鱼吃到了有毒的甲藻或其他有毒的动物，就会把毒素累积到自己身上，人们再吃这些鱼时就会中毒。

两栖类动物中有毒的有树蛙、蟾蜍、箭毒蛙、蝾螈等。仅箭毒蛙就有55种。

爬行动物中有各种毒蛇、毒蜥。世界毒蛇中有剧毒的195种，每年数十万人被眼镜蛇、响尾蛇、蝮蛇等毒蛇咬伤。

4. 有毒哺乳类动物

在哺乳类动物中，地鼠和鸭嘴兽也属于有毒动物。鸟类是否有毒报道的不多，仅见中国古代典籍中关于鸩鸟、孔雀（胆毒）、丹顶鹤（鹤顶红毒）有毒的记载。大洋洲的巴布亚新几内亚的森林里有一种称为垃圾鸟的带冠啄木鸟[1]，身上有一种类蛙毒素，其羽毛也带有毒素。

5. 世界上最毒的动物

目前世界上公认最毒的动物有以下10种（图1-1-7）。①澳洲箱水母，又称方水母、黄蜂水母、海黄蜂，是海洋里最温柔的杀手。它是一种淡蓝色的透明水母，形状像

个箱子，有4个明显的侧面，每个面都有20厘米长，每条触须上布满了储存毒液的刺细胞。生活在澳大利亚沿海，人若触及其触手，30秒后便会死亡。②澳洲艾基特林海蛇。它长着一张大嘴，和澳洲方水母栖身于同一水域。③澳大利亚蓝环章鱼。这种软体动物的身长仅15厘米，腕足上有蓝色环节，常在澳大利亚沿海水域出没。④毒鱼鲉。栖身于澳大利亚沿海水域。⑤巴勒斯坦毒蝎。即《圣经》上说的剧毒蝎，生活在以色列和近东的一些地区。⑥澳大利亚漏斗形蜘蛛。它生活在澳大利亚悉尼市近郊。它长有能穿透婴儿指甲的毒刺，其毒性2小时内可致人死命。⑦澳洲泰斑蛇。它攻击迅猛，毒牙长1.27厘米。⑧澳洲褐色网状蛇。⑨眼镜王蛇。体内有2茶匙毒液，一滴毒液就足以毒死一头大象。⑩非洲黑色莽巴蛇。生于非洲，两滴毒液即置人于死地。

1.1.4　显微镜下的有毒微生物

微生物在地球上诞生至今已有46亿年，而人类出现在地球上则只有几百万年的历史。然而人类与细菌、微生物"相识"甚晚，只有短短的300多年。1676年荷兰人列文虎克[2]用自制的显微镜观察到了细菌，从而揭示出一个过去从未有人知晓的微生物世界。100多年后，当人们用效率更高的显微镜重新观察列文虎克描述的形形色色的"微生物"，并知道它们会引起人类严重疾病和产生许多有用物质的时候，才真正认识到列文虎克对人类发现一个新世界所作出的伟大贡献。19世纪70年代，法国微生物学家巴斯德开始研究炭疽病。炭疽病

---

1 据专家鉴定，带冠啄木鸟是冠林鵙鹟（Pitohu cristatus）
2 安东尼·列文虎克（Antony van Leeuwenhoek，1632～1723年）出生在荷兰东部的代尔夫特，16岁在一家布店里当学徒，后来自己在当地开了一家小布店。当时人们经常用放大镜检查纺织品的质量，列文虎克从小就迷上了用玻璃磨放大镜。他先后制作了400多架显微镜，放大倍数达到200～300倍。他用显微镜观察雨水、污水、血液、辣椒水、酒、黄油、头发、精液、肌肉、牙垢及腐败了的物质。从他写给英国皇家学会的200多封附有图画的信里，人们断定他是世界上第一个观察到球形、杆状和螺旋形细菌及原生动物的人，也是第一次描绘了细菌运动的人。列文虎克后来成为英国皇家学会会员，91岁时逝世。

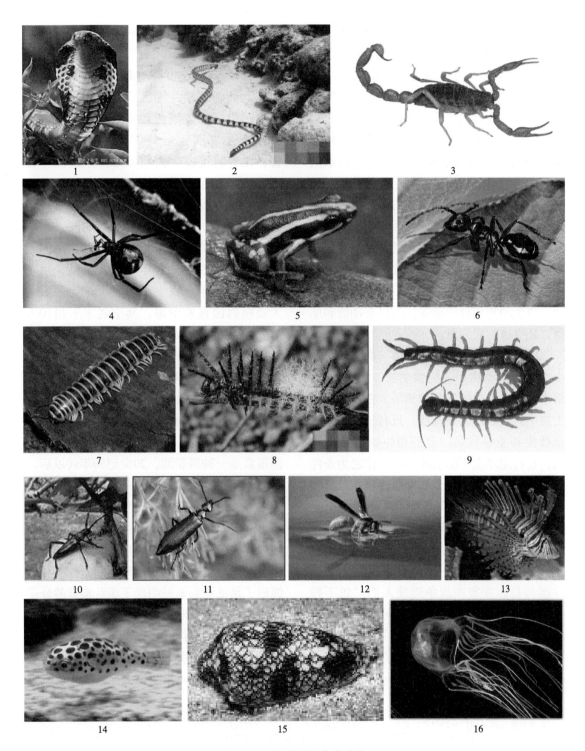

图1-1-7　世界重要有毒动物

1.眼镜王蛇；2.钩吻海蛇；3.蝎子；4.红背蜘蛛；5.箭毒蛙；6.毒蚂蚁；7.肯塔基扁平千足虫；8.毛毛虫；9.蜈蚣；10.斑蝥；11.芫菁；12.黄胡蜂；13.蓑鲉；14.河豚；15.鸡心螺；16.箱水母

是在羊群中流行的一种严重的传染病，对畜牧业危害很大，而且还传染给人类，特别是牧羊人和屠夫容易患病而死亡。1890年，贝林[1]和北里柴三郎[2]发现白喉抗毒素后，开创了有毒微生物研究的新局面。

1876年，罗伯特·科赫分离炭疽病原菌，感染实验动物成功。在科赫分离致病菌技术的推动下，使得19世纪70年代到20世纪的20年代成了发现病原菌的黄金时代。科学家先后于1883年发现了白喉杆菌，1884年发现了伤寒杆菌，1894年发现了鼠疫杆菌，1897年发现了痢疾杆菌。除此之外，科学家还先后发现了近百种病原微生物，包括细菌、原生动物和放线菌等，不仅有动物病原菌，还有植物病原菌。

现代生物学将细菌、病毒、真菌及一些小型的原生动物归并为微生物[3]，它们个体微小，却与人类生活密切相关。在几万种微生物中大多数对人类有益，只有一少部分有毒微生物能够致病。有些微生物通常不致病，在特定环境下能引起感染，称之为条件致病菌，它们能引起食品变质，腐败。食物中毒绝大部分是细菌毒素或真菌毒素引起的。因此，细菌和真菌毒素的研究及其在食品中的监控，受到高度重视（图1-1-8）。

历史上记载了许多频发的食物中毒事件都与自然灾害和战争迫使人们"饥不择食"所致。公元前600年中亚的亚述人在画像砖上曾记载了食用裸麦[4]发生麦角中毒的事件。不过，当时并不了解毒素来自何方，更不清楚是些什么物质。1735年，

新英格兰地区蔓延着一种严重的流行病一直持续到1740年，大约有20%的儿童死于白喉。1770~1780年，英国人移民到达美国东北的新英格兰地区后，由于吃了真菌毒素污染的裸麦面包致使人丁不兴旺。后来改吃小麦面包，并加强了食品卫生监督，没有再度发生麦角中毒。但1926年在苏联，1929年在爱尔兰，1953年在法国，1979年在埃塞俄比亚，相继发生了大规模的麦角中毒。第二次世界大战期间，苏联的西伯利亚地区由于劳动力缺乏，田间粮食不能及时收割，次年春天，饥民食用了被污染的麦子，发生了历史上最为严重的大规模真菌毒素中毒，其中阿木尔州10万居民就死了1万多人。

在此后的大约50年中，细菌致病性、传染病病原以及对人和动物免疫预防等研究的不断深入，发现了200多种细菌毒素。第二次世界大战时期，科学家开始从分子水平研究毒素的生化作用，发现产气荚膜梭菌毒素是一种磷脂酶。20世纪50年代以后，美国、英国、法国、日本等国成立了专门从事细菌毒素的研究小组。科学家发现炭疽毒素由3个不同部分（水肿因子、保护性抗原和致死因子）组成。1959年证实霍乱的致病因子是不耐热的肠毒素，17年后，分离和提纯出了霍乱肠毒素并明确了霍乱毒素的分子结构，从此许多对人畜致病的重要毒素相继分离出来。20世纪70年代以后，从事生物合成、免疫学、细胞和分子生物学方面的一些科学家被吸引到毒素研究方面来，不仅微生

---

1 爱密尔·阿道夫·贝林（Emil Adolf von Behring，1854~1917年）德国生理学家，1901年获得诺贝尔医学奖或生理学奖。

2 北里柴三郎（1853~1931年）是日本医学家和细菌学家。他出生于世代相传的庄园，在熊本医学校和东京帝国大学医学部接受教育，毕业后在内务省卫生局供职。1885~1891年他从师于柏林大学教授罗伯特·科赫；1889年与贝林合作进行细菌学研究。

3 微生物是一切肉眼看不见或看不清的微小生物的总称。按照生物学分类，微生物分为原核类（三菌：细菌、蓝细菌、放线菌；三体：支原体、衣原体、立克次氏体）、真核类（真菌、原生动物）、显微藻类、非细胞类（病毒、类病毒、拟病毒、朊病毒）。按照能引起人和动物致病的微生物，即病源微生物划分，微生物可分为细菌、病毒、真菌、放线菌、立克次体、支原体、衣原体、螺旋体等8类。本书讨论的是与毒理学有密切关系的一些微生物。

4 裸麦又称黑麦，是一种在温带地区分布很广的谷物。黑麦繁茂性好、病虫害少，在良好整地和充分施肥的田块可以连作。相对于小麦来说，裸麦更适应冷和干燥的气候。

物毒素研究取得了重大成就，也对现代生物学作出了重要贡献。

1907年，莫丁（Mortin）在美国发现一种由扁虱或苍蝇传播的人兽共患的自然疫源性传染病兔热病（tularaemia），其病原体为土拉杆菌，主要传染源为野兔及鼠类，蜱为传播媒介。临床表现为发热，淋巴结肿大，皮肤溃疡，眼结膜充血、溃疡，呼吸道和消化道炎症及毒血症。1921年弗朗西斯（Francis）将该病命名为土拉菌病。由于土拉菌对低温具有特殊的耐受力，在0℃以下的水中可存活9个月，在20～25℃水中可存活1～2个月，而且毒力不发生改变。对热和化学消毒剂抵抗力较弱。后来被用作生物战中的致病病菌，感染者会出现高烧、浑身疼痛、腺体肿大和咽食困难等症状。但利用抗生素可以治疗这种疾病。

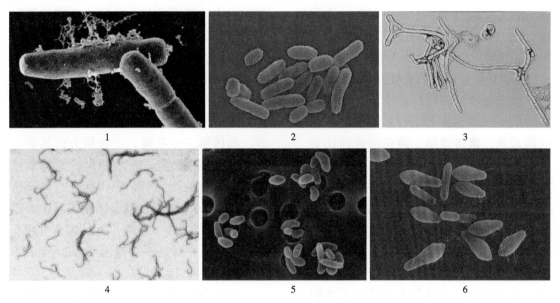

图1-1-8 重要有毒细菌

1.炭疽杆菌；2.鼠疫杆菌；3.埃博拉病毒（出血热病毒）；4.产气荚膜梭杆菌；5.兔热病土拉杆菌；6.肉毒杆菌孢子

1.1.5 矿物毒与人工合成毒物

1.有毒有害矿物

矿物是指由地质作用所形成的天然单质或化合物。它们具有相对固定的化学组成，呈固态者还具有确定的内部结构；它们在一定的物理化学条件范围内稳定，是组成岩石和矿石的基本单元。目前已知的矿物有3000种左右，绝大多数是固态无机物，液态（如石油、自然汞）、气态（如天然气、二氧化碳和氡）和固态有机物（如油页岩、琥珀）仅占数十种。

常见有毒有害矿物分为三类：第一类矿物，本身具有强烈毒性，如红铊矿、毒重石、胆矾、毒砂、雌黄、雄黄、砷华、砷化氢、辰砂、方铅矿等；第二类矿物，含有有毒元素，但本身一般无毒，主要是在冶炼和使用中可能会造成伤害，如闪锌矿、绿柱石、铬铁矿、萤石等；第三类矿物，是具有放射性的矿物（图1-1-9）。

红铊矿的化学成分是硫砷化铊

（TlAsS$_2$），晶体属单斜晶系，斜方柱晶类，洋红色，与辰砂很相似。实验室保管的用于科研的铊盐是一种剧毒化学物质，一旦中毒表现为全身瘫痪、大脑迟钝。2005年11月日本静冈县伊豆市的一名16岁的女高中生因为投毒谋害母亲被日本警方逮捕。据警方调查，这名女生曾在药店以真名买过铊。

毒重石的成分是碳酸钡，晶体属斜方晶系，斜方双锥晶类，白色或灰色、浅黄褐色，是一种毒鼠药。不溶于水，但溶于酸中，易被消化道吸收，致死剂量0.8克。

胆矾即硫酸铜 [Cu(SO$_4$)·5H$_2$O]。通常呈致密块状、粒状、纤维状、钟乳状或皮壳状，三斜晶系，平行双面晶类。蓝色或淡蓝色，微带浅绿。致死剂量约10克。口服0.65~0.97克即可发生重度中毒，表现为牙齿、牙龈、舌苔发蓝，口中有金属味，流涎、恶心、呕吐、腹痛、腹泻等。有些患者2~3天出现黄疸、蛋白尿，引起肝、肾损害。硫酸铜极易溶于水，如果饮用水中铜含量超过1.0毫克／升就会引起中毒。富硫酸铜泉水曾经大规模用于炼铜。慢性中毒者，毛发可呈绿色，牙龈有绿色铜线，肺部具绿色铜斑。

毒砂的化学成分是硫砷化铁（FeAsS），晶体属单斜晶系，斜方柱晶类的硫化物矿物。中国古代称为白砒石、礜石。

雌黄的化学成分是硫化砷（As$_2$S$_3$），混有少量锑、硒、汞、钒、锗等。晶体属单斜晶系，斜方柱晶类。浅黄者雌黄，深黄者雄黄。木炭上烧之易熔，火焰蓝色，发白烟且有蒜臭味。雄黄长期暴露于日光、空气之下会转换为雌黄，同时产生三氧化二砷（即砒霜）。长期接触雌雄黄会导致慢性砷中毒，主要为胸背手足皮肤颜色变暗、手足掌长厚茧或长疔（砷疔）、

皮肤瘙痒、四肢麻木、四肢酸痛、经常失眠、记忆力减退等症状。

砷华的化学成分是三氧化二砷（As$_2$O$_3$），等轴晶系，六八面体晶类。白色有时带天蓝、黄、红色调，也有无色，条痕白色或淡黄。溶于水，有剧毒。不纯的砒霜颜色为红色，称为红信石，是鹤顶红的原型。成人的中毒量为0.01克，致死量为0.1~0.2克。世界卫生组织确证的19种致癌物质中，砷居首位。法国人曾把砒霜称作"继承粉末"，因为有很多人用砒霜毒害有权势、有金钱的亲人，以便获得继承家族地位和遗产的权利。

辰砂的化学成分是硫化汞（HgS）。中国湖南辰州（今沅陵）盛产此矿，故称辰砂。晶体属三方晶系，三方偏方面晶类。辰砂是提炼汞的唯一矿物原料。人体血液中汞的安全浓度为1微克/10毫升，当到达5~10微克/10毫升时，就会出现明显中毒症状。吸入浓度为1~3毫克／米^{3}的汞蒸气数小时可致急性中毒。一次吸入加热2.5克汞所产生的蒸气可以致死。

方铅矿是自然界分布最广的含铅矿物，呈铅灰色，条痕呈灰黑色，金属光泽。铅进入呼吸道或消化道都可以引起中毒。慢性铅中毒临床上有神经、消化和造血等系统的综合症状。阵发性腹绞痛、牙龈缘黑色铅线（尤其是下颌）是铅中毒的指示性标志。小孩对铅的吸收率是成年人的5倍，因此小孩更易发生铅中毒。

闪锌矿以其光泽闪闪发亮，成分以锌为主而得名。其晶体结构中经常含有铁、镉、铟、镓等有价值的元素。完好晶形呈四面体或菱形十二面体。其中镉是重要的环境污染物，是最易在体内蓄积的有毒物质。急性或长期吸入含镉烟尘可引起肺炎、支气管炎、肺气肿、肺纤维化乃至肺癌。长期、低剂量接触镉污染可引发肾

病。此外，镉中毒可导致骨质疏松或骨质软化。

绿柱石的化学组成是铝化铍（Be_3Al_2），含铬时，呈鲜艳的翠绿色，称为祖母绿宝石；含二价铁时，呈淡蓝色，称为海蓝宝石；含三价铁时，呈黄色，称为黄绿宝石。绿柱石是铍的工业来源，绿柱石本身无毒，但铍有剧毒，用绿柱石冶炼铍时往往造成铍中毒。

铬铁矿主要用来生产铬铁合金和金属

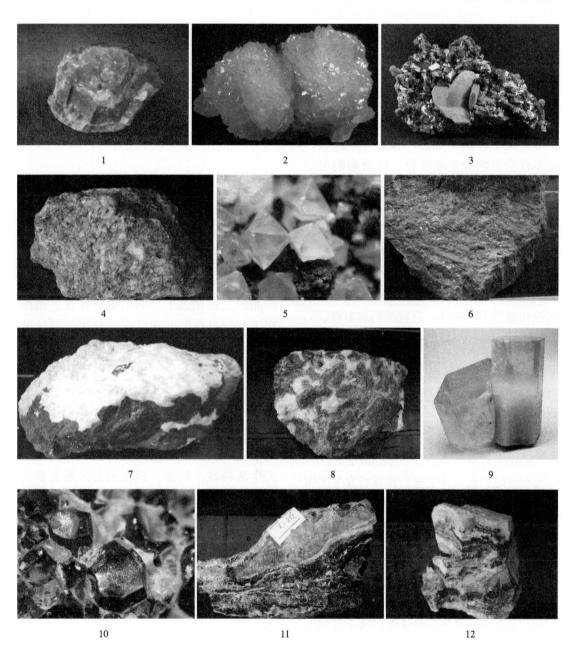

图1-1-9 有毒有害矿物

1.红铊矿；2.毒重石；3.毒砂；4.雌黄与雄黄；5.砷华；6.辰砂；7.方铅矿；8.镉锌矿；9.绿柱石；10.铬铁矿；11.萤石；12.沥青铀矿

铬。铬本身无毒。引起中毒的铬化合物多为六价铬，最常见的是重铬酸钾(俗称红矾)，呈赤色粒状结晶或结晶状颗粒，味苦带金属味。重铬酸钾致死量为3~6克。

萤石又称为氟石，化学成分是氟化钙（CaF_2），晶体属等轴晶系的卤化物矿物。在紫外线、阴极射线照射下、加热、撞击时发出蓝色或紫色荧光，故因此而得名。萤石中含氟，氟是人体必需的微量元素之一，是口腔医学界用来预防龋齿的"救星"，但过量的氟能引起急性或慢性中毒。地方性氟中毒是一种全身性疾病，它不仅会影响骨骼和牙齿，还会影响包括心血管、中枢神经、消化、内分泌、视器官、皮肤等多种器官系统。

晶质铀矿化学成分为氧化铀，肾状、钟乳状隐晶质或非晶质集合体称为沥青铀矿，松散隐晶质或非晶质的无光泽粉末状、土状集合体称为铀黑。晶质铀矿是提炼铀和镭的主要矿物，有较强的放射性。

2.微量元素与中毒疾病

人体必需微量元素[1]与人的生存和健康息息相关。微量元素通过与蛋白质和其他有机基团结合，形成了酶、激素、维生素等生物大分子，发挥着特定的生理生化功能。微量元素的摄入过量、不足、不平衡或缺乏都会不同程度地引起人体生理的异常或发生疾病（图1-1-10）。摄入不足会影响正常的生理代谢，但这些微量元素在人体中也有一个安全阈值，超出阈值范围人体同样会出现中毒现象，含量极高时会导致死亡。

3.人工合成的毒物

人工合成毒又称为科学毒，这个领域大

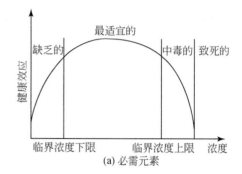

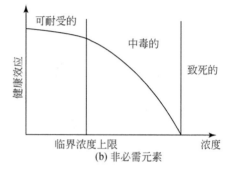

图1-1-10　微量元素与健康和疾病的关系

约只有百年的历史，它与技术化学、化学产品的工业化大生产的历史一样长。虽然在工业化以前的时期就有各种手工制造的化学产品，如药物、颜料、鞣剂、肥皂、润滑物、胶及其他，但是"吨位化学"只有同现代技术以及与此相连的能源经济一起才成为可能。

在过去的数百年间，合成毒物不断扩大几乎进入到人类活动的所有领域，直至个人生活领域。然而，现在的大多数人都会否认他们与毒物有某种关系。事实上每个人都知道，现代化学与人们的生产生活有着密切的关系，人们都无法离开这个化学品的世界。

环境中的合成毒不是自然产生的，而是由人有目的地或盲目地生产的。主要有七类。

---

1 人体是由80多种元素所组成。根据元素在人体内的含量不同，分为常量元素和微量元素两类。凡是占人体总重量的1/10000以上的元素，如碳、氢、氧、氮、钙、磷、镁、钠等，称为常量元素，凡是占人体总重量的万分之一以下的元素称为微量元素。目前已确定的人体必需微量元素有铁、铜、锌、钴、锰、铬、硒、碘、镍、氟、钼、钒、锡、硅、锶、硼、钶、砷等18种。

第一类，刺激性气体，对眼和呼吸道黏膜有刺激作用的有毒气体，如氯、氨、氮氧化物、光气、氟化氢、二氧化硫、三氧化硫和硫酸二甲酯等。

第二类，窒息性气体，能造成机体缺氧的有毒气体可分为单纯窒息性气体、血液窒息性气体和细胞窒息性气体，如氮气、甲烷、乙烷、乙烯、一氧化碳、硝基苯的蒸气、氰化氢、硫化氢等。

第三类，农药，包括杀虫剂、杀菌剂、杀螨剂、除草剂等。农药的使用对保证农作物的增产起着重要作用，但如生产、运输、使用和贮存过程中未采取有效的预防措施，可引起意外中毒。

第四类，杀鼠剂，如磷化锌、敌鼠强、安妥、敌鼠钠、杀鼠灵等。

第五类，有机化合物。大多数属有毒有害物质，如二甲苯、二硫化碳、汽油、甲醇、丙酮，以及苯的氨基和硝基化合物（如苯胺、硝基苯等）。特别是甲醇在工业中大量使用，是假酒案的元凶，毒性为5级。异丙醇在化妆水中都含有，毒性为5级。石油蒸馏物、煤油、油漆稀释剂、汽油、石油精以及溶媒蒸馏物，毒性为4级。阳离子清洁剂（氯化苄乙氧铵，氯苄烷铵，甲基氯化苄乙氧铵，西吡氯铵）在

各种医疗、家用等清洁剂中含有，毒性为4级。重度清洁剂（1，1，1-三氯，甲基氯仿，哥罗仿）是手工制品原材料，发动机除油剂，毒性为5级。

第六类，高分子化合物。高分子化合物本身无毒或毒性很小，但在加工和使用过程中，可释放出游离单体对人体产生危害，如酚醛树脂遇热释放出苯酚和甲醛。某些高分子化合物由于受热、氧化而产生毒性更为强烈的物质，如聚四氟乙烯塑料受高热分解出四氟乙烯、六氟丙烯、八氟异丁烯，吸入后引起化学性肺炎或肺水肿。高分子化合物生产中常用的单体多数对人体有危害。

第七类，食品添加剂，包括酸味剂、抗氧化剂、香精香料、营养强化剂、面粉增筋剂、甜味剂、增白剂、酶制剂、着色剂、保鲜剂、防腐剂等。所涉及的化学物质成千上万,同时,市场上还会不断出现新型添加剂。

4.物理毒：放射性核素

在人们重视天然（矿物）毒和合成（化学）毒的同时，往往忽视了物理（放射）毒的存在。其实核素是有毒的，甚至是极毒的。常见的放射性核素及其毒性见表1-1-3。

表1-1-3　常见放射性核素及其毒性

核素	化学符号	原子序数	主要放射性核素	半衰期	放射性核素来源	毒性
氢	H	1	^3H(氚)	12.3年	天然或人工	低毒
碳	C	6	^{14}C	573×10^3年	天然或人工	低毒
磷	P	19	^{32}P	14.3天	天然或人工	中毒
钾	K	15	^{40}K	1.28×10^9年	天然	低毒
钴	Co	27	^{60}Co	5.3年	人工	高毒
镍	Ni	28	^{63}Ni	96.0年	人工	中毒
氪	Kr	36	^{85}Kr	10.8年	人工	低毒
锶	Sr	61	^{90}Sr	29.1年	人工	高毒

核素	化学符号	原子序数	主要放射性核素	半衰期	放射性核素来源	毒性
锆	Zr	40	^{95}Zr	64.0天	人工	中毒
钌	Ru	44	^{106}Ru	1.01年	人工	高毒
碘	I	53	^{125}I	60.1天	人工	中毒
			^{131}I	8.04天	人工	中毒
铯	Cs	55	^{137}Cs	30.0年	人工	中毒
铈	Ce	58	^{144}Ce	284天	人工	高毒
钷	Pm	38	^{147}Pm	2.62年	人工	中毒
铱	Ir	77	^{192}Ir	74.0天	人工	中毒
钋	Po	84	^{210}Po	138天	天然	极毒
氡	Rn	86	^{220}Rn (钍射气)	55.6秒	天然	
			^{222}Rn (镭射气)	3.82天	天然	
镭	Ra	88	^{226}Ra	1.60×10^3年	天然	极毒
钍	Th	90	^{232}Th	1.40×10^{10}年	天然	低毒
铀	U	92	^{234}U	2.44×10^5年	天然	极毒
			^{235}U	7.04×10^8年	天然	低毒
			^{238}U	4.47×10^9年	天然	低毒
钚	Pu	94	^{238}Pu	87.7年	主要是人工	极毒
			^{239}Pu	2.41×10^4年	人工	极毒
镅	Am	95	^{252}Cf	4.32×10^2年	人工	极毒
锎	Cf	98	^{241}Am	2.64年	人工	极毒

5.合成毒的危害

目前世界上大约有800万种化学物质，其中常用的化学品就有7万多种，每年生产、交易和消耗的量以数百万吨计。不仅如此，每年还有上千种新的化学品问世。在品种繁多的化学品中，有许多是有毒化学物质，在生产、使用、贮存和运输过程中有可能对人体产生危害，甚至危及人的生命，造成巨大灾难性事故。

合成毒产生严重后果的典型事例的是DDT和二噁英。今天，这个世界上的几乎所有人的体内脂肪中，都可以找到DDT，在南极的企鹅的体内脂肪中和在高北纬的雪鹅的体内脂肪中，同样可以找到。DDT不仅是它本身具有的毒性，更为重要的价值在于它对后代的危害很大。

值得指出的是，19～20世纪之交发明的高效有机磷酯类杀虫剂，既是一项开发新化合物的重大成果，也是杀虫剂毒理学研究的一个里程碑，在毒理科学的发展史上具有十分重要的意义。但遗憾的是，它也推动了化学战剂的发展。一场用有毒化学武器进行的战争，是对人类的一种犯罪。

1.1.6　生态毒物及其来源

随着生态毒理学的发展，科学家将那些能引起毒性作用的和具有潜在毒性的化学物质，及可能产生次生毒性的化学物质统称为生态毒物（ecotoxicant）。众多生态毒物影响着自然生态系统的安全。

生态毒物包含一系列物质。①排放到环境中，在相对低浓度下对生态系统有潜在影响的物质。②已经存在于环境中的和仍不断排入环境中的物质。许多有毒元素（铅、砷、汞等）本来就以很高的含量天然地存在于环境中。③存在于海洋、土壤和环境的其他物质。例如，多环芳香烃作为燃烧的天然产物，以很低的浓度存在于环境中，但由于燃料的扩大而导致排放的浓度不断提高。④对人类产生直接或间接作用的有毒物质，包括危害人类健康，危及人类活动，使人体感觉不快，破坏或危害了人类所需生物资源或矿物资源的物质。

生态毒物的来源包括：①天然和人工合成的石油烃、重金属、酸、碱及各种溶剂；②某些工业排放物；③家庭生活的排放物；④花园杀虫剂；⑤汽车废气中的多环芳香烃；⑥农业生产过程产生的生态毒物（主要是杀虫剂）。

生态毒物的来源及其对自然环境的影响见表1-1-4。

表1-1-4　生态毒物来源、种类及其对环境的影响

来源	种类	环境影响
汽车废气	铅或其他金属毒物	人类和环境
发电厂及工业	CO、CO_2、SO_2	陆生生物系统
废气排放	芳香碳氢化合物、PCDD、PCDF、PCB	人类和环境
污水	芳香族碳氢化合物、碳氢化合物、氯代烃、金属毒物、表面活性剂	水生系统
雨水冲刷	芳香碳氢化合物、碳氢化合物、铅和其他金属毒物	水生系统
工业废水排放	酸、金属毒物、盐、碳氢化合物、PCDD和PCDF	水生系统
城市垃圾	金属毒物、盐、碳氢化合物	人类和陆生生物系统
工业废渣排放	PCDD、PCDF、PCB	生物系统
农业污染	氯代烃、有机磷化合物	人类和陆生生物系统及水生系统

注：PCDD代表聚氯及其氧化物；PCDF代表多氯代二苯呋喃；PCB代表多氯联苯。

从表1-1-4可以看出，人类社会的大多数活动都能产生毒物。氮和磷可能引起水域的富营养化。污水通常含有一系列低浓度的生态毒物，污水排放到江河湖海的量越多，则环境中毒物总量就会越大。海洋中的石油烃主要来源于油田作业泄漏及其

污水排放，已经发生过多起数以万吨的石油泄漏事故，致使浅海环境水生系统形成生态灾难。

从地球大气中飘落的富含营养的微粒（如高浓度的磷酸盐、氮和铁）对于浮游植物（能够支撑海洋食物链的漂浮的微小藻类）来说是一个福音。然而，大气粒子中的铜含量则对浮游植物是致命的，它能够使浮游植物中毒，从而破坏海洋生态系统，改变大气中温室气体的含量。

农药、杀虫剂、除草剂、杀霉菌剂、灭鼠剂及致癌物，无论是天然的还是人工合成的，其潜在的生态影响几乎没有差别。据估计，人类生产的7万多种化学产品已经进入市场，世界上有机合成化学品的产量，1950年为700万吨，1970年为6300万吨，20世纪末达到2亿~3亿吨。如果工业生产量每年保持以2%~3%的速度递增，那么环境中人工合成物质是工业生产量递增率的函数，人工合成物质在全球环境中的浓度，约为百年前的零点开始增加到现在的1ppb(10^{-9})。

现代社会的各种工业活动不但开采、提炼各种金属、非金属物质，使这类物质在生态系统中循环，而且循环量急剧增加。那些埋藏在地下的各类金属、非金属元素，将不计其数地进入生态系统中参与循环。因此，一些元素、化合物不仅在环境中明显地成为许多生物生存与发展的限制因子，而且成为潜在的生态毒物。

含磷洗衣粉含有的磷酸盐是一种高效助洗剂，同时也是藻类的助长剂。1克磷就可使藻类生长100克。如果水中的磷含量升高，水质趋向富营养化，会导致各种藻类、水草大量滋生，水体缺氧使鱼类出现死亡现象。更为严重的是，大量含磷污水排入近海会导致红色浮游生物爆发性繁殖而引发近海海水出现"赤潮"。为解决水体富营养化的问题，发达国家早在20世纪80年代就提出了洗涤剂无磷化的新概念，并制定了相应法规，对洗涤剂的含磷量进行限制和禁止。目前加拿大、瑞典、日本均制定了严格的法律，使洗涤剂无磷化达到100%。瑞典环境部2008年3月1日宣布，从即日起，瑞典将正式禁止生产和销售含磷洗衣粉和洗涤剂。

融雪剂[1]是无毒的，但含有高浓度氯盐类融雪剂的雨水对路旁树木等植被产生毒害作用，严重的会导致大量死亡。因此，应当严禁将含有融雪剂的冰雪堆放于绿地、树坑，以防冰雪融化后融雪剂对植物产生的有害影响。如果大量融雪剂流入水源地，会污染饮水，影响人的健康[2]。

汽车废气含有铅、某些金属、多环芳香烃和有毒气体，这些物质有的排入大气，有的沉积在土壤中。如果通过雨水将这些沉积在路面上的生态毒物冲刷进入江河湖海，则对水生生态系统产生严重影响。

工业废物直接坑埋处理使土壤被污染。农药（杀虫剂、除草剂）常广泛用于生长期的作物，使土壤受到污染。土壤被重金属污染则成为难以修复的一大隐患。

总之，生态毒物来源于人类活动的许多方面，认识生态毒物的特性对评估生态毒物对生态系统的影响十分重要。遗憾的是，由于大多数毒理学研究的重点集中在毒物的物理、化学、生化和生理特性上，所以，目前对于毒物的生态特性还知之甚少。

---

1 融雪剂有两大类。一类是以乙酸钾为主要成分的有机融雪剂，对环境无腐蚀损害作用，但价格太高，主要用于机场等重要场所。另一类则是氯盐类融雪剂，包括氯化钠、氯化钙、氯化镁、氯化钾等，通称作"化冰盐"，其价格便宜，但有腐蚀损害作用。

2 据中国网2008年2月17日报道：2008年2月，中国南方普降大雪，撒落高速公路的千吨融雪剂随雪水流入水源地，致使广东省韶关上万村民遭饮水困局。水池的水突然变得苦咸、味涩，不少村民饮用后发热、呕吐。

1.2 毒素与生命同在

1.2.1 地球·生命与毒素

1.地球像一个生命体

地球是太阳系中密度最高的行星[1]。地球的构造分为地核、地幔和地壳。一般认为地核是一个主要由铁和一部分镍组成的固态核心。另一观点认为地核可能是由单铁结晶组成。包在外层的外核一般认为是由液态铁质混合液态镍和其他轻元素组成的。人们相信外核中的对流加上地球的快速自转是产生地磁场的原因。像铀等高密度元素要不是在地球里头稀少，要不然就是和轻元素相结合存在于地壳之中。

地球是目前已知的唯一拥有生命存在的地方，大约是海平面上下10千米。由大气圈、水圈、陆圈（岩石圈、地幔、地核）和生物圈（包括人类）组成的地球系统是一个有机整体。整个行星的生命形式是生物圈的一部分。生物圈覆盖大气圈的下层、全部的水圈及岩石圈的上层。生物圈又分为很多不同的生物群系，即植物群和动物群。在地面上，生物群落以纬度划分，陆地生物群落在北极圈和南极圈内缺乏相关的植物和动物，大部分活跃的生物群落都在赤道附近。

地球拥有一个由78%的氮气、21%的氧气和1%的氩气混合微量其他包括二氧化碳和水蒸气组成的厚密大气层。大气层是地球表面和太阳之间的缓冲。地球大气的构成并不稳固，其中的成分受生物圈的影响。大气中大量的自由二价氧是地球植物通过太阳能量制造出来的。自由（未化合）的氧元素对地球上的生命意义重大。

在地球大气中，还存在一个薄薄的臭氧层。臭氧在平流层吸收了大气中大部分多余的高能紫外辐射，减低了裂化效应。臭氧只能由大气中大量自由二价氧原子产生，所以臭氧的产生也依赖于生物圈（植物）。

在太阳系中地球是唯一表面含有液态水的行星。水覆盖了地球表面71%的面积，其中96.5%是海水，3.5%是淡水。地球正好处在足够温度能存在液态水的轨道边缘。离开适当的温室效应，地球上的水将都会冻结为冰。

2007年，提出DNA的4种基本成分之一腺嘌呤如何从氢化物中产生的机理。实验证明可以在模拟早期地球环境的条件下合成生命体的关键物质。氰化氨溶液冷冻25年之后产生了腺嘌呤。模拟原始火山高温环境的实验中也产生了生命物质。这些试验在解答生物分子起源方面迈出了重要的一步。

2.地壳元素与人体中的元素相关

通过长期演化，生物体中元素的丰度与其生存环境中元素丰度有着统一性，具有相似的分布特征，也存在重要的差异。岩石圈中的主要成分硅和铝，在生物体中含量并不高。而组成生物原生质

---

1 地球的平均密度为5515千克/米³，而地球表面物质的密度只有大约3000千克/米³，所以一般认为在地核中存在高密度物质。

的主要元素是碳、氢、氧、氮。生物体元素含量与海水中元素绝对丰度间的相关性更为显著，这可能与原始生命起源于原始海洋有关。生物在进化过程中吸收具有一定生命功能的元素。地壳中的元素与人体血液中的元素具有相关性，见图1-2-1和表1-2-1。

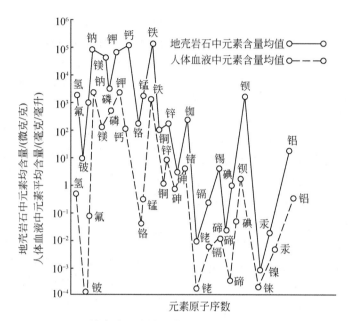

图1-2-1　地壳岩石中的元素与人的血液中元素的比较

表1-2-1　人的血液与大洋水的成分对比

组成成分		氯	钠	氧	钾	钙
含量占溶解总盐量的百分比/%	血液	49.3	30	9.9	1.8	0.8
	大洋水	55	30.6	5.6	1.1	1.2

3. 地心是天然核反应堆之说

地球生物考古学家认为，地球诞生至今的46亿年演化过程中，地球上的生物历经了5次大灭绝，几经生死，周而复始。最后一次大灭绝发生在6500万年之前。因而有人推断，20亿年前地球上曾经存在过高级文明生物，但后来遭到了毁灭，其罪魁祸首很可能是一场核大战。科学家在一些苍白的考据面前，对地球上生物灭绝迷惑不解。

1972年，法国政府宣布在非洲西海岸的加蓬共和国发现了一个20亿年前的铀矿，称之为奥克洛铀矿，这则消息震惊了世界。法国科学家发现了奥克洛矿的富铀矿体埋藏着6个天然反应堆的遗迹。这是一个古老的"化石级"链式核反应堆，由6个区域大约500吨铀矿石组成。这些反应堆达到过临界，并消耗了部分燃料，在运转时间长达50万年之后停息下来，在地下沉睡了18亿年。一般认为自然界根本无法满足链式反应异常苛刻的技术条件。然而，现代人类掌握核能技术，在20世纪40年代建立了第一座核反应堆。那么20亿年前的核反应堆究竟意味着什么？至今还是个谜！此外，在加拿大、澳大利亚和美国的一些铀矿中都发现存在"化石"反应堆的迹象。

联系到马亨佐·达摩毁灭之谜[1]、巴拜尔塔之谜[2]、索多姆毁灭之谜[3]、印度古籍的疑云[4]（图1-2-2），科学家认为，地球上可能存在各种各样的天然核转变过程，如放射性衰变、自发裂变、中子诱发裂变以及其他许多类型的核反应。这些核转变过程，释放出巨大的能量，是地球演化的内部能源。今天的人们在地质考古中发现了很多类似放射性元素爆炸的证据。例如，在爱尔兰的丹勒亚勒和爻尼斯两个城堡的墙上，有甚至连花岗岩都被熔化的痕迹。在秘鲁，人们发现一座石壁上岩石呈玻璃熔化状，这需要极高的温度才能造成，而这座石壁附近没有任何陨石坑，可以肯定它不是陨石撞击形成的。

目前科学界对地心能量来源还没有一个清楚的结论。但美国的科学家认为，地心有一个炙热的核反应堆在维持着地心的能量源，要是没有地心的能量源，地球表面就不会出现复杂的地貌特征，也不会有地球生物逐步进化的过程。

2002年，美国橡树岭实验室的科学家提出地心是天然核反应堆假说。即地心有一个由铀和钚组成的直径大约8千米的天然反应堆，这个巨大的反应堆是地球所有生命生存的能源来源，射出的能量比从太阳得到的能量多得多。其他星球的核心也可能有这种核反应堆，这就可以解释为什么木星辐射出的能量比从太阳得到的能量多。这项理论完全推翻了地心是一团熔化的铁和镍等金属，其外面罩着熔化的地幔组成的理论，因而引发极大的争议。

第二次世界大战末期，人类才制造了第一颗原子弹。1950年，美国第一次用原子能发电。1954年，苏联建造了世界上第一座核电站。因此，有的科学家提出了大胆推测——在现代人类出现之前，地球上曾出现过前一届高级人类的史前超文明。

4. 生物毒素与生命同在一个有机体之内

现代人类诞生的年龄推算到极限，也只有300万年的历史。人类和其他生物的最大区别是人类能直立行走，但人类自己的身体不能产生防卫敌人的有毒武器——毒素，只能是去应用自己的智慧和双手生产有用的毒素为人类服务。而植物、动物和微生物却与人类不同，它们能够生产足以保护自己生存的有毒武器——生物毒素，以防卫"敌人"并且帮助消化食物繁衍后代，这些毒素成为它们生命的一部分。因

---

1 马亨佐·达摩（印度语为死亡之谷）是印度旁遮普郡一座距今5000多年的古城遗址。在城市建筑的挖掘中，考古学家找不到神殿和宫殿，在几千千米范围内也没有发现遗留的火山口。但在许多坍塌的建筑物上发现某种高温的痕迹和一些"玻璃建筑"。这种物质的形成是由于瞬间高温熔化了物体表面然后又迅速冷却造成的。至今人们只在热核武器爆炸现场发现过这种景象，据此推测这里曾发生过核爆炸。

2 巴拜尔塔是古文献中记载的一座46米高的古塔废墟，曾是古巴比伦人生活过的地方。这座塔上也有高温痕迹，但至今不知道这座巨塔是怎么毁灭的。

3 《圣经·创世纪》中记载了这样一件事：罗德一家住在索多姆城，神决定毁灭这座城池。当灾难发生前，神曾告诉罗德一家赶快离开索多姆，并好心地劝告说：千万不要回头看。罗德的妻子没有遵循神的劝告，回头向灾难中的索多姆望去，结果被一道强光杀死。第二天，当他们再远望曾居住过的城市时，"不料，那地方烟气上腾，如同烧窑一般。"一座城市就这样被毁灭了。是什么力量可以在一夜之间毁掉一座城池？毁灭发生时发出的强烈的光又是什么呢？我们无法想象，只剩下一连串的谜。

4 在公元前3000多年前古印度叙事诗中，现代人仿佛目击了一场类似原子弹爆炸的"战争"。印度梵语史诗《摩诃婆罗多》中描述了神的一种武器，能把所有那些身着金盔金甲的武士通通杀死。这段文字的译文是："自然力似乎已失去约束。太阳团团打转。大地为这种武器散发的炽热所烤焦，在高热中震颤。水在沸腾，百兽丧命，敌人被歼。愤怒的火焰使树木像遭森林大火一样一排排倒下。大象长吼一声，撕心裂肺，倒地毙命，横尸遍野。战马与战车焚毁殆尽，呈现出一派大火劫后的惨相。数以千计的战车被推毁，大海一片死寂。风开始刮起来了，大地通红发亮。"

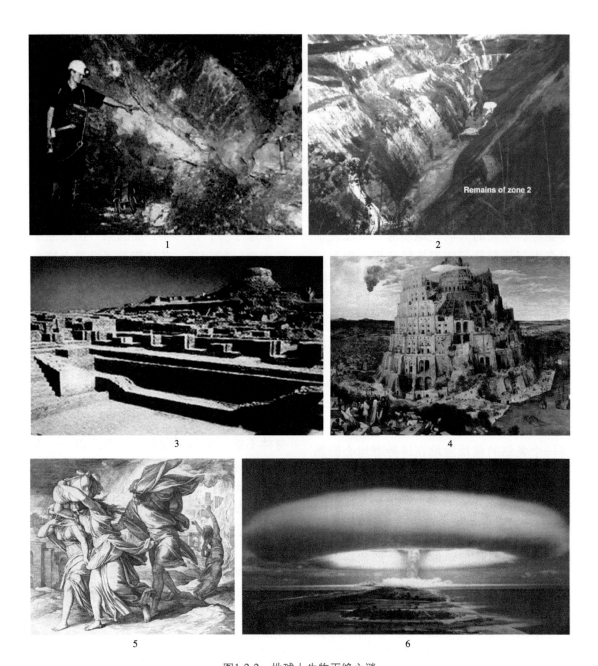

图1-2-2　地球上生物灭绝之谜

1.奥克洛铀矿的实景；2.奥克洛核反应堆的分布位置；3.马亨佐·达摩城遗址；4.巴拜尔塔；5.索多姆的毁灭；6.印度古籍的疑云，核爆想象："太阳"团团打转

此，除人类之外的生物体，生物毒素与生命同在一个有机体之内。

有毒生物分为两大类：一类用毒防守；另一类用毒进攻。这一目标的差异性，体现在有毒植物和有毒动物不同的身体

结构、不同生存方式和使用不同种类的毒剂。那些用毒素来阻吓敌人的物种，其毒素积聚在体内，尽管不能主动出击，但足以威慑任何窥伺者。瓢虫就是一个例子。它有美丽而虚弱的外表，看似不堪一击，

但其橙黄色的"血液"中含有剧毒生物碱，在它面前，再凶恶的敌人也只能望而却步。而对用毒进攻的生物来说，毒剂不只是它们制服入侵者的利器，更是它们赖以生存的法宝。

毒素是由生物体产生的、从高度发达的分泌器官或特殊细胞基因中分泌的有毒物质。极少量的毒素就可引起人和动物中毒。按照毒素来源可分为植物毒素、动物毒素和微生物毒素。毒素毒性的大小以小白鼠中毒死亡的数量为计量单位，通常使用小白鼠死亡一半的剂量，即半数致死量（LD_{50}）为毒性剂量单位，也使用全数致死计量（LD_{100}、LD_{99}）及最小致死剂量（MLD）来表示，生物毒素的毒性比较见表1-2-2。

表1-2-2 生物毒素与合成毒的毒性比较

毒素种类	化合物种类	最低致死量MLD/(微克/小鼠千克体重)
肉毒杆菌毒素A	蛋白质结晶	0.000 03
破伤风杆菌毒素	蛋白质结晶	0.000 1
白喉杆菌毒素	蛋白质结晶	0.3
蓖麻毒素	蛋白质	0.02
箭毒	箭毒块根碱	500
毒蝇蕈	毒蕈碱	1 100
番木鳖碱	生物碱	500
眼镜蛇神经毒	毒蛋白	0.3
西部菱斑响尾蛇毒	毒蛋白	0.2
河豚毒	氨基多氢喹唑啉生物碱	8~20
双色叶蛙毒	生物碱	2.7
石房蛤毒	生物碱	9
蝾螈毒	类固醇生物碱	1 500
蟾蜍毒	乙型强心苷	390
氰化钠	化学品	10 000
神经毒气（沙林）	二异氟磷酸	3 000

资料来源：钱锐，1996。

人类对生物毒素的研究和利用已有久远的历史，生物毒素是一种重要的生命现象，它蕴涵着大量奥妙而复杂的生物学信息。20世纪60年代，随着植物化学、毒物学、药用毒物学和食品营养学的发展，将研究动物、植物及微生物毒素的学科称之为毒素学。

1.2.2 植物内含的毒素

植物除了外观好看，具有可食用和治疗疾病等各种用途外，本身也隐藏着致命的植物毒素，它给人类和其他生物带来危险，这一点正是人类历史上最早的经验之一。今天，尽管我们步入了科学技术高度发达的时代，但是对于人类来说，植物仍然保持着美观、有用、危险三位一体的这一古老的魅力，我们几乎无法全部知道植物的种类、生长及其作用。因此，我们的科学家、化学家、药理学家、毒理学家和生态学家依然面临如何进一步了解植物毒素的毒性作用，如何科学利用植物毒素的新挑战。

植物毒素的主要化学成分是生物碱、糖苷、毒蛋白、酚类化合物及其他化合物。

1. 生物碱

生物碱（alkaloid）又称植物碱，是存在于植物体内的一类含氮有机化合物的总称，有似碱的性质，所以过去又称为赝碱（图1-2-3）。1803年，德罗斯尼（Derosne）从鸦片中得到第一个生物碱那可汀（narcotine）。特别是自从塞特讷（Serturner）在1806年从鸦片中分离出植物生物碱吗啡（morphine）并确定其结构以来，人们对生物碱的研究产生了很大的兴趣。虽然19世纪初提取出不少生物碱，但当时并未确定结构式，直到19世纪后期，才首次确定了毒芹碱（coniine）的结构，对于复杂结构生物碱结构式的确定多在20世纪中期。今天，由于分离及测定技术发展，一个化合物的结构用不了多久便可确定。目前已知生物碱种类大约2000种以上，其结构比较复杂，随着新的生物碱的发现，分类也将随之而更新。

据统计，防己科、马钱科、毛茛科、夹竹桃科、伞形科、石蒜科、小檗科等100多科植物含有生物碱，而且大多数生物碱存在于双子叶植物中，最著名的含生物碱的有毒植物是曼陀罗（草本植物，高1～2米，全株有毒，种子毒性最强）、颠茄（多年生草本植物，果实为浆果球形，成熟时黑紫色，其叶和根有毒）、天仙子（草本植物，全株有毒）、乌头（草本植物，根有毒）、毒芹（草本植物，根状茎肥大有香气和甜味，全草有毒）、钩吻（断肠草，常绿灌木，根、茎、叶均有毒）、雷公藤（根有毒）、马钱子（番木鳖，种子剧毒）等。

生物碱在植物体内常常集中在某一部分或某一器官。例如，乌头中的乌头碱（aconitine）集中于根部，麻黄的麻黄碱（L-ephedrine）主要存在于茎内，石蒜中的石蒜碱（lycorine）集中在鳞茎内，聚合草的聚合草碱（symphytine）虽全草都含有，但其根部含量比叶内高10倍。

值得注意的是，在不同科属的植物中，也可能含有相同生物碱，如麻黄碱存在于麻黄、浆果紫杉、阿拉伯茶与斑点亚洲罂粟等4个科的植物中。同时，在某些植物的不同部分，所含的生物碱种类也有差别。

生物碱具有特殊而显著的生理作用或毒性作用（表1-2-3）。在古代及中世纪，乌头碱用在医学方面，但也用作谋杀的毒物。印度人和希腊人把乌头碱作为箭毒。这种毒吸收后几分钟，就会出现口腔火辣，大汗，感觉冷而颤抖。伴着无法忍受的寒冷感，出现呕心、呕吐及腹泻。然后是四肢麻木，呼吸减慢，20分钟后就会出现死亡。纯乌头碱对人的致死量为1～2毫克。历史文献中常引用的例子是含有毒芹碱的毒芹，它可引起由兴奋到忧郁，从运动障碍到呼吸麻痹而死亡。公元前399年，它被用于处死苏格拉底。

金链花是一种在公园里见到的观赏灌木，它是一种蝶形花科植物，在其所有部分，除了含有氨基醇（amino alcohol）胆碱（cholin）外，还含有剧毒生物碱金雀花碱（cytisine），能产生类似尼古丁的作用。金链花籽样子像菜豆，两粒就会使小孩严重中毒。

黄色羽扇豆在整个植物体内都含有生物碱，而且集中在种子中。牲畜饲料中如果含有大量的黄色羽扇豆就可能导致家畜中毒，表现为心血循环障碍。

浆果紫杉或紫杉装扮着许许多多的花园和公园，所有部分都含有生物碱——紫杉碱（taxine）。50～100个紫杉针叶的浸提物，就能置人于死地。食入后1个小时，就会出现呕吐、腹痛和绞痛等症状，接着是心率、肝和肾障碍，以及呼吸困难，1个半小时后到24小时之内，在窒息性痉挛下陷于深度昏迷而死亡。在古代，用紫杉供奉死亡之神。凯尔特人[1]把紫杉浸提物涂到长矛和箭头的尖上使其带毒，用来狩猎。

秋水仙的叶子含有秋水仙碱（colchicine）。中毒后表现呕吐、带血腹泻、昏迷以及各种麻痹现象——直至呼吸麻痹。在有些情况下，5颗秋水仙籽就会导致死亡。

马铃薯的绿色部分和芽中含有茄碱（solanine）。茄碱也存在于其他茄科植物中，主要在未成熟的浆果和绿芽中。茄碱中毒的症状是，消化器官受到刺激、腹泻、溶血现象及皮肤损伤，出现湿疹。接着对神经产生作用，出现麻痹和痉挛，直至因呼吸麻痹而死亡。

千里光属植物含有多种双吡咯烷生物碱(pyrrolizidine alkaloid，PA)，许多国家和地区先后发生马的"肝硬变"、马牛"Winton病"；在加拿大牛发生的"Pictor病"；在美国西部马发生"游走病"，牛发生"Molteno病"；在捷克斯洛伐克、前苏联、以色列、英国、日本和德国发生"Zdar病"。一个时期，千里光生物碱的毒害成为一个较为严重的世界问题。

表1-2-3　重要的生物碱

名称	结构式	名称	结构式
乌头碱		藜芦碱	
毒芹碱		烟碱（尼古丁）	

---

1 凯尔特人是公元前2000年活动在中欧的一些有着共同的文化和语言特质的有亲缘关系的民族的统称，主要分布在当时的高卢、北意大利（山南高卢）、西班牙、不列颠与爱尔兰，与日耳曼人并称为蛮族。据估计，高卢的人口从公元前1000年的70万人增加到公元前400年的300万人。

名称	结构式	名称	结构式
东莨菪碱		颠茄碱	
千里光碱		番木鳖碱	
秋水仙碱		罂粟碱	

2. 糖苷

糖苷（glycoside）是指由一种糖（往往是葡萄糖）和一种非糖类成分（即配基）构成的化合物，而配基大多表现为真正的作用物。

含糖苷的有毒植物有夹竹桃（常绿灌木，开桃红色或白色花，叶、花及树皮均有毒）、洋地黄（草本植物，叶有毒）、铃兰（草本植物，全草有毒）、毒毛旋花（箭毒羊角拗，灌木，白色乳汁，全株有毒）、毒箭树（见血封喉，落叶乔木，液汁有毒）。此外，还有高粱苗、木薯、杏桃李梅的仁、远志、桔梗、皂荚等。

1803年，柏林医生施拉德（Schrader）发现捣碎的苦杏仁释放氢氰酸。他认为通过捣碎过程，植物细胞被破坏，氢氰酸糖苷在同样包含在杏仁中的酶（β-葡萄糖苷酶）接触，使氢氰酸释放出来。因此将苦杏仁中糖苷称为氢氰酸糖苷——苦杏仁苷（amygdalin）。后来，罗比奎特[1]于1830年分离出苦杏仁苷。直到今天，苦杏仁中毒的病例并不少见，尤其是小孩。

---

1 皮埃尔·让·罗比奎特（Pierre Jean Robiquet，1825～1830年）法国化学家，法国大革命时期，他在法国军队中从事药剂师的工作，后来成为巴黎药学院的教授。

含有强心苷的植物甚多。3000年前，古埃及人已知多种含强心苷的药用植物。自1785年威瑟灵（Withering）著书介绍洋地黄以来，已从夹竹桃科的羊角拗、黄花夹竹桃、夹竹桃、罗布麻、海芒果；萝摩科的北五加皮、滇杠柳、马利筋、牛角瓜；玄参科的紫花洋地黄、狭叶洋地黄；十字花科的糖芥、桂竹香、七里黄、北美独行菜；百合科的铃兰、万年青、黄花开口箭；毛茛科的冰凉花、北侧金盏花、短柱福寿草；椴树科的长蒴黄麻、园蒴黄麻以及桑科的见血封喉等许多植物中提出300余种强心苷，如羊角拗苷、铃兰毒苷、黄夹苷、黄麻甲苷、福寿草总苷。

在热带发展中国家的一些地区饮食非常单一，糖苷具有环境特有的毒理学后果。那里的人们食用木薯根、薯蓣、甘薯、月牙豆和甘蔗，由于其中含有氰苷，不仅会出现急性中毒，而且发生一些神经疾病、呆小病及地方性甲状腺肿。

富含氰苷的植物还有高粱与玉米，鲜幼苗均含有下叶珠苷（dhurrin），在其再生苗中含量很高；木薯、亚麻子饼含亚麻苦苷（linamarin）；箭舌豌豆含巢菜苷（vicianin）、蔷薇科植物（桃、李、杏、梅、枇杷、樱桃、菠萝等的叶和种子）中含有苦杏仁苷。

毒理学文献中经常引用的例子是一些十字花科植物中含有一类硫苷——芥子油苷（thioglycoside），尤以种子含量最高。芥子油苷中的主要毒素为甲状腺肿因子（是一种阻抑机体生长发育和致甲状腺肿的毒素）、噁唑烷酮（oxazolidinethione）、异硫氰酸盐（isothiocyanate）及腈（nitrile）。许多世纪以来，人们就了解到辣根和芥子的刺激味特性，只是在1840年伯西（Bussy）才发现芥子油中存在烯丙基异硫氰酸盐（烯丙基-NCS），并分离到芥子油苷。芥子油苷经硫糖苷酶水解为糖、酸性硫酸离子和一个或更多的苷元。硫糖苷酶不仅存在于含有芥子油苷的植物中，而且存在于其他一些生物体中。十字花科的黑芥（Brassica nigra）种子中含有4.5%的黑芥子苷（sinigrin），水解时，黑芥子苷提供达1%的烯丙基异硫氰酸盐（allyl isothiocyanate，芥子油的主要化合物）。芥子油的急性毒性作用在于引起对局部强烈的刺激，长时间作用时，会穿过皮肤，导致严重发炎。口服量较大时，引起对胃肠道非常强烈的刺激；吸收后，会出现兴奋、痉挛、麻痹及死亡。据报道，在1500余种十字花科植物中有300种含有1~7种芥子油苷。另外在白花菜科、辣木科、金线草科和木樨草科植物中也含有芥子油苷。截至1973年，已有70多种植物鉴定出各种芥子油苷。

皂苷存在于多种植物中，有苦味，水溶液能产生泡沫，对红细胞有溶血作用。皂苷对冷血动物的毒性很强，其毒性与其降低表面张力的活性有关。

木材也含有抗微生物的毒素，以保护其免受真菌侵害。欧紫杉的糖苷型红豆杉苷配基（taxicatigenin）就是这样一种重要的木材毒。

3. 有毒的蛋白质

含毒蛋白的有毒植物有蓖麻（为多年生草本植物，种子有毒）、相思豆（也称红豆，为木质藤本，根、叶、种子均有毒，种子最毒）、巴豆树（乔木，种子有毒）。

自1889年斯蒂尔马克[1]研究植物凝血

---

1 1888年，彼特·赫尔曼·斯蒂尔马克（Peter Hermann Stillmark，1860~1923年)在多尔帕特大学罗伯特·科伯特的指导下，从蓖麻籽中分离出凝集素——蓖麻毒素（ricin），作为他的博士论文于1889年发表。他的研究促成一个新的分支学科——凝集素学（Lectinology）的诞生。

素——蓖麻毒蛋白之后，另几种有毒的植物蛋白被公之于众。1908年，兰斯蒂纳尔（Landsteiner）和罗比茨克（Raubitschek）发现许多食用生豆种萃取物能凝集红细胞。1970年，芬里彻尔（Fntlicher）从豌豆中分离出两种植物凝血素。

蓖麻种子中含有剧毒的蓖麻毒蛋白（ricin）和生物碱——蓖麻碱（ricinine）。蓖麻籽会引起吐泻、痉挛、心搏过速。20粒蓖麻籽就可以绝对置人于死亡。蓖麻毒蛋白能凝集人和动物红血细胞的有毒蛋白质。但不要把蓖麻籽和用作轻泻药的蓖麻油相提并论。蓖麻油通过压榨蓖麻籽获得，毒性作用物留在了榨渣中。蓖麻油的主要成分是蓖麻酸的甘油三酸酯。

相思树种子中含有相思豆毒素（abrin）。豆科植物以及几种大戟科植物，都含有毒性蛋白质，称为植物凝血素（lectin）。从中药天花粉提取的天花粉蛋白和从半夏中提取的半夏蛋白，有引产作用，属致敏性蛋白质，也可说是毒蛋白。

4. 酚类化合物

常见的含有酚类化合物的有毒植物是常春藤（常绿木质藤本，全株有毒）、毒鱼藤（根茎叶均有毒，对鱼类毒性大）、栎树、野葛、漆树、地薯、槟榔等。

植物中酚类化合物最典型的是植物丹宁。丹宁（tannin，鞣质[1]）是植物中相对分子质量在500以上的多元酚化合物。主要来源于山毛榉科栎属（Quercus）植物、桦树、蔷薇科的白木香花、漆树、粟属、高粱籽粒中的种皮内。栎属植物丹宁的毒理研究度过了长期捉摸不定的阶段，其主要原因是人们把丹宁和丹宁酸这两个截然不同的物质混淆了。许多学者以丹宁酸的研究结果

论证丹宁的毒性，结果走了300多年的弯路。1920年，费罗顿堡（Freudenberg）把丹宁分为酸或酶容易水解的可水解丹宁和难以水解的缩合丹宁两个类型，从而指明了丹宁毒性研究的方向。1982年，史志诚证实了高分子可水解丹宁经生物降解产生多种低分子酚类化物引起中毒的假设，从而确定了可水解丹宁对人和动物的中毒机理。而缩合丹宁不能水解，不产生毒性。

漆树、腰果和芒果等漆树类植物均含有多元酚化合物，其汁液会造成皮肤过敏。

棉花籽的色素腺体中含有一种黄色色素，称为棉酚，它是世界各国主要棉花栽培品种种籽中的主要有毒成分。1899年马尔赫莱夫斯基（Marchlewski）从棉籽中分离得到的酚类化合物命名为棉酚（gossypol），并对棉酚在植物中的分布、提取分离方法、结构、合成、毒性及生理作用、作用机理等进行了大量的研究和系统的综述。不同品种的棉籽仁中棉酚约含0.33%~2.40%，个别品种高达9%以上。生棉籽榨油时，棉酚大部分移到油中，使油中棉酚含量达1%~1.3%，人吃了含棉酚的油就可引起中毒。女性、青壮年发病较多。游离棉酚不仅可使男性睾丸损伤，精子减少，又可使女性发生闭经及子宫萎缩。产棉区食用粗制棉籽油的人群可发生慢性中毒，俗称"烧热病"、"干烧病"。动物棉酚中毒的一般症状是食欲下降和体重减少，急性棉酚中毒由肺水肿引起死亡，慢性中毒导致明显的极度瘦弱和营养不足。

5. 血细胞凝集素

大豆对人类营养的贡献和在动物饲养中的重要作用是无可争议的事实，但大豆中

---

1 植物含有能使未经鞣过的毛皮变为鞣过的熟皮的物质称为鞣质，也称植物丹宁。

存在的胰蛋白酶抑制物引起生长抑制，却引起许多科学家的关注。

最早从生大豆粉中分离出一种凝血作用的蛋白质称为大豆素(daidzein)，在进行物理、化学和生物学方面的广泛研究后，认为生大豆的毒性与所含凝血素有关，故称为血细胞凝集素（也称植物凝血素）。实验表明：大豆血细胞凝集素能迅速使家兔的血细胞凝集，对幼鼠腹内注射的LD_{50}约为50毫克/千克。生豆饼[1]能引起动物的生长抑制，如果将蛋鸡日粮中的熟豆饼换成生豆饼，则会引起鸡产蛋量突然下降。现在人们已经知道，豆类的种子中往往含有对热不稳定有毒因素，因而只有经过适当烧煮，才可作为人类和高等动物的食物。血细胞凝集素就是这些能被烧煮灭活的抗营养素之一。

豆浆作为大豆的水提物几乎具有与牛奶等同的营养价值。豆浆中固有的胰蛋白酶抑制物可通过把豆浆在93℃加热30~75分钟，121℃加热5~10分钟或121℃喷雾干燥30分钟有效地消除。加热不仅破坏大豆中的血细胞凝集素，而且能提高大豆的营养价值，这就是为什么人们不能饮用生豆浆的原因。2003年3月，中国辽宁省海城地区学生和教师饮用豆奶发生食物中毒，涉及2556名小学生，其中292人中毒，1人死亡，调查证实豆粉中的胰蛋白酶抑制物未完全灭活。

含有血细胞凝集素的豆科植物还有扁豆、豌豆等。那些采取"冷榨"或"溶浸法"制油工艺所生产的生豆粕(饼)，由于胰蛋白酶抑制物未完全被破坏，加之饲料厂和饲养人员忽视生豆粕(饼)危害性，给畜禽生产带来严重的经济损失。

6. 光致敏因子

光敏物质的研究表明，光可和一些毒素相结合而产生可观察到的病理学变化。普鲁姆（Pulum）在《光动力作用和感光过敏》一书中，记载了绵羊采食了蒺藜（*Tribulus terrestris*）引起头黄肿病（geeldikkop），其特点是羊食入后怕光。病羊接触阳光后昏迷，受害处的皮肤变硬呈褐色。眼周围病变严重，常常造成瞎眼，口腔黏膜黄染。体表及头部水肿，黄疸、便秘，尿中胆色素增多。

在澳大利亚，发现采食金丝桃科植物的绵羊发生光敏综合征，特别是刚剪毛的绵羊尤为明显。这一发现在澳大利亚和南非均得到证实。用新鲜或晒干的金丝桃科植物饲喂绵羊后，绵羊出现相同的症状。研究证明黑点叶金丝桃的干花中含有海棠素（也称金丝桃素hypericin）。

荞麦自古以来是中国的重要粮食作物之一，谷实无毒，但开花时有毒，历史上曾因春荒饥食荞麦花而屡酿惨祸。清代魏源《北上杂诗七首同邓湘皋孝廉》一诗，对此有详细的记述。诗中写到："中野种荞麦，春风吹麦新。二月麦花秀，三月花如银。麦秋不及待，人饥已奈何！明知麦花毒，急那择其他。食鸩止渴饥，僵者如乱麻。冀此顷刻延，偿以百年嗟。投之北邙坑，聚土遂成坟。明年土依然，春风吹麦新。勿食荞麦花，复作坑中人。"[2]

1987年韦丁（Wedding）首次证明食入荞麦可发生光敏反应。绵羊和牛采食荞麦后受阳光照射，皮肤出现病理损害。已

---

1 未经加热处理而直接榨油的豆饼称为生豆饼。生豆饼（包括生黄豆）含有抗胰蛋白酶，致甲状腺肿物质和皂素等有害物质。给家禽饲喂生豆饼后可引起生长缓慢、消瘦、贫血、羽毛蓬乱、下痢、胰脏肥大等中毒反应，称产蛋综合征。因此，饲喂生豆饼之前必须经100℃以上的高温熟制，而后再饲用。

2《魏源全集》第十二册（2004年版），长沙：岳麓书社，495.

知荞麦的花中含有与海棠素相似的荞麦素(fagoprin)和原荞麦素(proto-fagopyrin)，二者均以糖苷的形式存在。

7. 杀鱼性植物毒素

据史料记载，古代人类将某种植物磨碎，投入湖泊或缓流的小溪，以此法来捕鱼，称为毒流捕鱼法。这种捕鱼法是将鱼麻醉，使之漂浮水面，不一定将鱼杀死，而且漂浮出来的鱼要做食用，因此这种捕鱼法，不能应用对人口服急性毒性强的物质。人类为达此目的，在漫长的历史中，筛选出许多植物用于毒流捕鱼，这些植物称为鱼毒植物。

鱼毒植物种类很多，最著名的是鱼藤的根，不仅用作鱼毒，而且用于杀虫。毒鱼藤（*Derris trifoliata*）分布于中国、印度、马来西亚及澳大利亚。毒鱼成分是醉鱼草素(buddledin)，对鱼类有较强毒性，对其他动物的毒性未见报道。醉鱼草（*Buddleja lindleyana*）为玄参科醉鱼草属的植物，分布在非洲、马来西亚、美洲、日本以及中国。同属的还有大叶醉鱼草（*B. davidii*)和互叶醉鱼草（*B. alternifolia*)等。

8. 杀虫性植物毒素

除虫菊酯类是白除虫菊（*Chrysanthemum cinerariaefolium*）花中所含的杀虫成分的总称。除虫菊酯对家蝇的杀虫力LD$_{50}$为15~20微克/千克；对大白鼠LD$_{50}$为580毫克/千克；对温血动物毒性低。日本1938年除虫菊干花产量达13 000吨，第二次世界大战后因合成农药增加，产量减少。南非的生产量约20 000吨，是传统的杀虫剂。

鱼藤酮是鱼藤属植物鱼藤（*Derris elliptca*）的根部所含的杀虫性化学成分，目前已能人工合成。鱼藤酮对温血动物毒性极低，对昆虫则作为触杀、胃毒剂。

对蜜蜂LD$_{50}$为3毫克/千克，对美洲蜚蠊为6~16毫克/千克，对家兔为3毫克/千克（注射）。鱼藤酮在极低的浓度下就能阻止昆虫线粒体的电子传导系统NADH（还原型辅酶-1）的氧化。

烟碱是从烟草的叶中获得的主要生物碱，含量为0.1%~0.35%。烟碱对刺吸式昆虫——蚜虫起触杀或熏蒸杀虫作用。它作用于神经突触部位，与乙酰胆碱呈拮抗作用，是一种麻痹神经的神经毒。对大鼠急性毒性LD$_{50}$为50~60毫克/千克，毒性很强。

菊科植物法国万寿菊（小万寿菊）（*Tagetes patula*）及非洲万寿菊（*T. erecta*），通过根中所含的三噻嗯，可使线虫密度降低，并使侵入万寿菊根部的线虫停止生长发育。百合科植物石刁柏（*Asparagua offinalis*）能阻止寄生于根部的毛刺线虫及其他线虫的增殖。

此外，能控制昆虫为害的植物毒素有以下：棉属植物所含的棉酚对棉蚜、豆荚盲蝽、棉象甲、烟草夜蛾、棉红铃虫有毒；苦楝中的印苦楝子素（azadirachtin）、黧豆种子中含有的左旋多巴（L-dopa），对昆虫有抑制生长发育的作用。

9. 藻类毒素

很早以前，北美西海岸常发生贻贝、扇贝等双壳类毒化而引起的中毒事件，1937年查明中毒是因形成赤潮的链膝沟藻的毒素在贝类的中肠腺管中蓄积所造成的。因最先在巨石房蛤中分离获得，故命名为石房蛤毒素(saxitoxin)。石房蛤毒素是神经节阻断剂，与河豚毒素一样能阻止钠离子透过膜。

1962年，日本神奈川县相模湖发生大量腰鞭毛虫类引起鱼类大批死亡的事件。经鉴定是因波兰多甲藻引起。其毒素经鉴定为薄甲藻毒素(glenodinineum)。该毒素极不稳定，在碱性环境下呈鱼毒性。其结构与吡啶生物碱相近。

短裸甲藻含有两种神经毒素和一种溶血毒素，具有鱼毒性，对小鼠有毒，有抗胆碱酯酶作用。

10.致癌作用物：植物毒素的晚发损害

在我们了解植物内含物引起的急性中毒的同时，不要忘记有些植物内含物具有辅助致癌作用导致的晚发损害。也就是说它们加速肿瘤的形成，而本身并不致癌。1941年病理学家艾萨克·伯恩布伦（Isaac Berenblum）进行的动物实验证明：能引起发炎的巴豆油有促进某些碳氢化合物的致癌作用。1966年，海德堡的德国癌病研究中心进一步证明，从巴豆油中分离出的14种二酯具有明显的辅致癌作用。知道这一点后，进一步的研究证明中欧的大戟科植物欧亚瑞香（*Daphne mezereum*）的浆果中有产生刺激皮肤的、具有辅致癌作用的欧瑞香脂（mezerein）。在印度，人们从蓟罂粟（*Argemone mexicana*）的种子中制取一种润滑燃烧油，而且长期不顾禁令作为食用油的添加物。由于其中所含的血根碱（sanguinarine）常引起局部肿瘤。在太平洋诸岛上销售的西米（palm sago）是苏铁属植物的核仁，含有苏铁素（cycasin），动物实验证明，苏铁素具有致癌作用。此外，动物实验证明许多香精油中所含的黄樟素（safrol）也具有致癌作用。

11. 植物的次级毒性

植物除了含有植物毒素外，有些植物还参与次级毒性反应，即从土壤中吸收有毒有害物质，如果动物采食它们就会发生中毒。在采矿的矸石山上生长的植物积聚有毒重金属。生长在比利时、荷兰和德国莱茵兰与威斯特法伦地区杂硅锌矿的堇菜（*Viola calaminaria*），就是一种有名的"锌植物"。黄芪属植物和野紫菀生长在富硒土壤上，从土壤中吸收硒等有毒元素，成为富硒地区的生物指示植物，如果动物采食它们会直接引起急性硒中毒。在非洲、南美洲和澳大利亚的含氟的土壤上，生长着金合欢属植物，他们能够将氟转化为毒性很强的氟乙酸。

在氮肥使用量大的条件下，许多植物能够在其茎和叶中积聚硝酸盐。1895年，梅奥（Mayo）记述了三次牛致死性中毒事件，就是由于生长玉米的土壤大量施用高氮素肥料，以致玉米秆中含有惊人的大量的硝酸钾(干重的25%)，肉眼可见结晶，玉米秆有硝酸盐的特殊气味。动物表现震颤、多尿、虚脱和发绀。研究表明，硝酸盐在瘤胃中还原为亚硝酸盐，导致亚硝酸盐的离子被吸收而中毒。1930年南美洲发生蒺藜中毒，长期以来原因不明，直到1949年才证明是由于含有硝酸盐较多的蒺藜所致。属于这类植物的还有各种蔬菜，如黄瓜、萝卜、菠菜及甜菜。这些植物对成年人一般没有危险，但是对婴儿多喂菠菜，会引起严重中毒。

蔬菜若贮存不当，其中一部分硝酸盐也会还原成亚硝酸盐。在中国20世纪60年代"瓜菜代"的那个时代，猪亚硝酸盐中毒曾经时有发生。

世界上产生草酸盐的两种重要植物是澳大利亚的酢浆草和美国西部的盐生草。前者是由非洲引入澳大利亚的，后者是由亚洲引入美国的。大多数含有草酸盐的植物对动物是适口的。但在一定的条件下，这些植物对反刍动物仍可造成某种危险。据记载，牛和绵羊在盐生草牧地放牧，一次有1200只绵羊中毒。在同样的情况下，有800只绵羊中毒死亡。

1.2.3　动物内含的毒素

在漫长的进化历程中，通过严酷的生存竞争，有毒动物在各种不同的环境中也发生了相适应的变化和发展，遍布于自然界的各个领域，甚至人和其他动物的身上，尤其是大量分布在热带亚热带地区那些阴暗、潮湿、偏僻的地带。

动物毒素在生物毒素中是种类最多、分布最广、结构与功能关系最为复杂的生物活性物质。在自然界激烈的生存斗争中，动物毒素既是动物摄食的自利素，也是动物自卫和捕食的主要武器。动物毒素不仅能够制服猎物的挣扎，使其麻木不动，而且有协助消化的作用。大多数有毒动物直接或间接给人类带来的好处远大于它们带给对人类的损伤。许多有毒动物每天都大量消灭农业害虫或病原原虫，抑制着这些害虫数量的增长。两栖类动物中的蛙和蟾蜍，节肢动物中的蜈蚣、蝎子、马陆、蜘蛛，鞘翅目昆虫中的七星瓢虫，膜翅目昆虫中的蚂蚁、黄蜂、胡蜂、寄生蜂、赤眼蜂等都是消灭害虫的能手。

1. 形形色色的动物毒器

按照有毒动物排毒器官的结构和功能，有毒动物又可分为显毒动物和隐毒动物。显毒动物具有分泌毒液的高度特化的细胞集团和器官：毒腺、毒导管和排出毒液的武器——螯刺（黄蜂）、毒颚（蜈蚣）、尾刺（蝎子）、弓舌（芋螺）、刺丝胞（水母）、棘刺（刺毒鱼）、毒刺毛和针毛（鳞翅目）、颌牙（毒蛇）。隐毒动物没有明显的排毒器官，这种动物的整个组织或部分组织是有毒的，中毒形式通常是因吃了这种动物含有毒素的肌肉、器官或腐败的鱼和肉产生的有毒物质，很少量就能产生一系列的毒理学反应，甚至危及生命。隐毒动物不主动攻击敌人，毒素主要是用于防卫被其他凶猛的动物吞噬，如鞘翅目昆虫、有毒两栖类及有毒鱼类（如肉毒鱼类、血毒鱼类、胆毒鱼类及河豚毒鱼）。

显毒动物的毒腺中制造并以毒液的形式经毒牙或毒刺注入其他动物体内。然而，有毒动物的毒腺、毒牙和毒刺等毒器的结构是五花八门的，射毒机制也十分有趣。

蛇分无毒蛇和有毒蛇。两者的体征有明显区别，毒蛇的头一般是三角形的；口内有毒牙，牙根部有毒腺，能分泌毒液；一般情况下尾很短，并突然变细。无毒蛇头部是椭圆形；口内无毒牙；尾部是逐渐变细。虽可以这么判别，但也有例外，不可掉以轻心（图1-2-3）。

毒蛇可以分为三类。第一类是管牙类毒蛇，头呈明显三角形，毒牙长且大，呈中空的管状，位于上颌前方两侧，平时藏于肉质鞘中，攻击时也会往前伸出。除平常使用的一对毒牙外，其后方常有1~2对备用牙，毒腺非常发达。第二类是前沟牙类毒蛇，头呈椭圆形；毒牙较小且短，牙内侧凹入呈沟状，直立而固定，不能像管牙那样收起，也没有备用牙。第三类是后沟牙类毒蛇，其毒牙仅较一般牙齿稍大，位于上颌后方，毒性稍弱。

毒蛇的毒牙又分为管牙和沟牙，沟牙又有前沟牙和后沟牙之分。前沟牙类毒蛇的毒牙长在其他牙齿前面，后沟牙类毒蛇的毒牙长在后边，管牙类毒蛇在上颌骨前部有一对长而略弯的管牙。蝰科180余种为管牙类毒蛇；眼镜蛇科180余种、海蛇科约50种为前沟牙类毒蛇；游蛇科有一部分属和种为后沟牙类毒蛇，约100余种。

据科学家观察，当眼镜蛇遇到危险时，肌肉收缩挤压毒腺，迫使毒液从毒牙流出。毒蛇自卫喷出的毒液可达到60厘米远，并准确地击中目标（图1-2-4）。如果 射到人的面部可致盲眼睛。

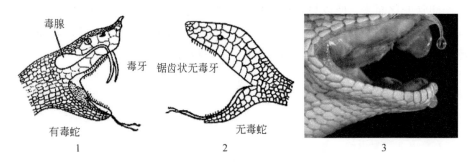

图1-2-3 蛇与蛇毒

1.有毒蛇；2.无毒蛇；3.蛇之毒液

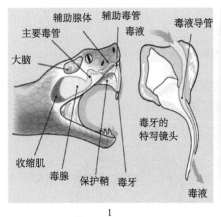
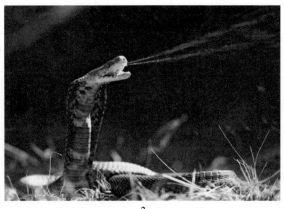

图1-2-4 蛇的毒牙与喷出的毒液

1.毒牙的结构（Lacy Perry）；2.眼镜蛇自卫喷出的毒液

蝎子体节的末端有尖利的毒沟，称尾刺，内有一对毒腺，储存着蝎毒液，毒腺通过毒导管与中空的尾刺相通，当尾刺扎进人体时毒腺便排出毒液，沿着毒导管顺尾刺注入人体（图1-2-5）。

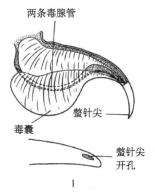
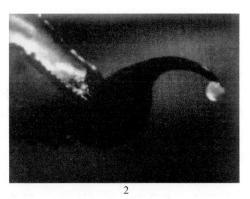

图1-2-5 蝎的毒针

1.东亚钳蝎的毒器；2.蝎之毒液

蜂的毒针位于尾端，毒针连接于毒囊，毒囊是由产卵管变化而来，所以只有雌性蜂才会蜇刺人、家畜及其他昆虫（图1-2-6）。

蜘蛛的毒液由位于每一个螯肢（腭）基部的腺体产生。当蜘蛛咬猎物的时候，毒液通过在螯肢中的管，并且在位于锯齿（螯肢的活动部分）顶端的开口处注射出去（图1-2-7）。

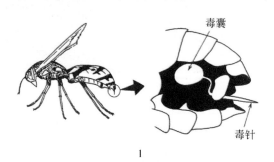
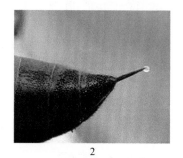

图1-2-6　蜜蜂的毒针

1.蜜蜂尾端的毒针，由产卵管变化而来（杜祖健，2003）；2.蜂之毒液

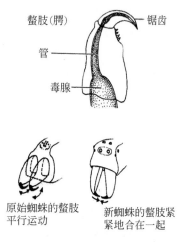

图1-2-7　蜘蛛的毒器：螯肢（腭）

（保罗·希雅德，2000）

一些含过氧化氢、氰化物（苯甲酰氰）以及苯乙醇。

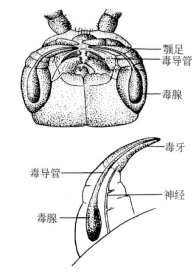

图1-2-8　蜈蚣毒器

（Jangi，1984）

蜈蚣躯干部的第1体节是颚肢节，颚肢节的颚肢（毒颚）的毒腺呈囊状，埋藏在巨大的第1节内，通过毒导管向末端开口（图1-2-8）；通过尖端锋利的末爪，刺穿昆虫的甲壳，毒腺分泌毒液沿着导管从尖刺注入昆虫体内。蜈蚣除毒腺分泌毒液外，还从腹腺和基节腺体产生和分泌一些防卫性分泌物以对抗蚂蚁、甲虫等敌害，其中有一些是黏稠的，一些是放光的，另一些具有强烈的气味，这些分泌物组分中有

昆虫纲很多毛虫的有毒武器是毒刺毛和毒针毛（图1-2-9），为多细胞结构，毛端尖刺能穿破人的皮肤，注入毒液，同时起到刺激人体皮肤发生变态反应的作用。毒刺毛和毒针毛有4种类型：Ⅰ型具有硬尖的简单刺毛，尖端锋利表面倒有倒钩，通过机械刺激引起炎症，刺毛根部有毒腺；Ⅱ

型的刺毛结构类似于Ⅰ型，但有毒液分泌细胞，这种刺毛能引起皮肤的疼痛，如喜斑蛾；Ⅲ型小斑蛾型，刺毛由几个毛原细胞、1个支持细胞、1个毒细胞和1个神经细胞构成，刺毛基部是贮存毒液的气球状结构。当刺毛穿透皮肤时，毛尖破裂，刺毛腔释放毒素进入人的皮肤；Ⅳ型刺毛是背节和下背节长着的圆锥形短毛，如球须刺蛾、翘须刺蛾及黄刺蛾等。

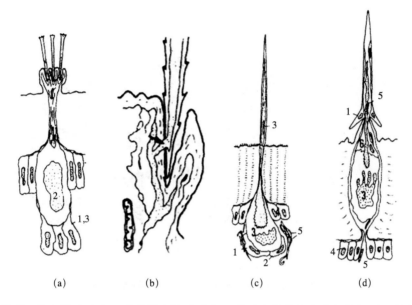

(a)　　　　　(b)　　　　　(c)　　　　　(d)

图1-2-9　鳞羽目的毒针毛（a）、毒蛾的毒针毛（b）、松毛虫的毒针毛（c）和Latoiatu毒针毛（d）

1.毛原细胞；2.膜原细胞；3.毒分泌细胞；4.表皮细胞；5.气管细胞；6.支持细胞。（Fumihiko kawamoto,1984）

玫瑰鲉（石鱼）的毒器由13根背刺棘、3根臀刺棘、腹刺棘2根、外包皮膜和毒腺组织构成（图1-2-10）。玫瑰毒鲉的毒液为无色透明的黏液，蛋白约占13%，有10种毒蛋白组分。

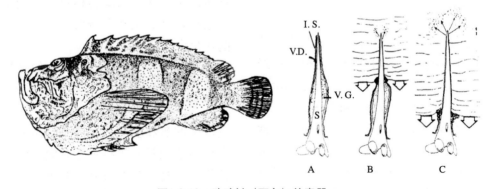

图1-2-10　玫瑰鲉（石鱼）的毒器

A.背刺的后面观；V.G.侧边一对毒腺；S.刺尖；V.D.狭窄的毒导管；I.S.坚硬的皮膜上有两个狭窄的开口；B和C.人踩到鱼身上，皮肤被刺戳穿(大的箭头)，皮肤皱缩挤压毒腺，压力使毒腺排空，毒液和腺组织(小箭头)通过毒导管射入人足组织深部

毒海胆毒刺的结构十分奇妙。毒刺的尖端在刺到人的皮肤后，尖端会破裂（图1-2-11）。先端的正下方有毒囊（毒袋），而其周围被肌肉包围着，尖端破裂时，刺激会传给肌肉，引起肌肉收缩，压迫毒囊，使其毒液注入皮下。

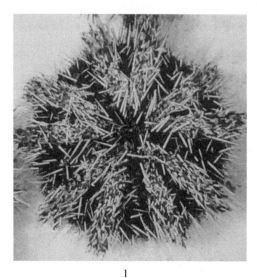
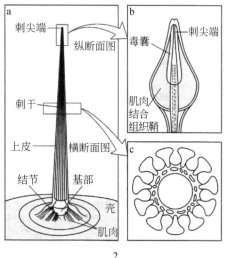

图1-2-11　有毒海胆

1.海胆；2.海胆的毒器官。a.毒刺；b.毒刺断面；c.毒刺横断面。（杜祖健，2003）

蟾蜍体背部布满许多大大小小皮肤腺形成的疙瘩，能分泌白色的浆液。蟾蜍的典型特征是头侧鼓膜上方有一对最大的皮肤腺——耳后腺，其分泌物可制成蟾酥。蟾蜍的皮肤分泌物中的蟾蜍色胺注射入人体后引起恶心、胸痛和墨斯卡灵[1]幻觉效应。

2.重要的动物毒素

动物毒素绝大多数是蛋白质及多种酶类。纯的毒素根据生物效应，可分为神经毒素、细胞毒素、心脏毒素、出血毒素、溶血毒素、肌肉毒素或坏死毒素等。

著名的剧毒动物毒素有岩沙海葵毒素（PTX）、石房蛤毒素（STX）、河豚毒素（TTX）、箭毒蛙毒素（BTX）、黑寡妇蜘蛛毒（MTX）及眼镜蛇毒、太攀蛇毒等。

海葵毒素属环外含氮类。其中岩沙海葵毒素（palytoxin，PTX）最早是从腔肠动物皮沙海葵科沙群海葵属毒沙群海葵（*Palythoa toxica*）中分离出来的毒性极强的化合物，其卵的毒性最大，1克卵所含毒素足以杀死10万只20克体重的小白鼠，所以它是迄今为止在非蛋白毒素中毒性最强的化合物。

动物毒素中研究得最深入的是蛇毒。蛇毒是从毒蛇的毒腺分泌出的黏液，组分复杂，除致死性毒素外，还有10余种无毒或低毒的酶和多肽。其冻干后呈粉末状，在低温下能长期维持毒性。眼镜蛇科和海蛇科蛇毒富含神经毒素及心脏毒素，最高含量可达毒液干物质重的40%以上。而蝮

---

1 墨斯卡灵（mescaline）是从仙人掌科植物肉质茎中提取的一种生物碱，只要口服少量，就能使人恶心、颤抖、出汗，1~2小时后便进入幻梦状态，往往做出许多令人捧腹的动作或荒诞无稽的事情。

亚科和蝰亚科蛇毒则富含出血毒素，只有少数含神经毒素。1919年，阿瑟（Arthur）发现圆斑蝰蛇毒（Russell's viper venom，RVV）具有促凝血作用。1947年，萨卡尔（Sarkar）从印度眼镜蛇毒中分离出一种能使离体猫心脏停搏的碱性蛋白，命名为心脏毒素（cardiotoxin）。1967年，布拉甘卡（Braganca）从印度眼镜蛇毒中用过氯酸处理后抽得一个能破坏大鼠吉田肉瘤细胞的碱性蛋白组分，命名为细胞毒素P6（cytotoxin P6）。1968年，拉森（Larson）和沃尔福（Walff）从印度眼镜蛇毒中分离出两种耐热的碱性蛋白质，命名为眼镜蛇胺（cobramine）。

蝎毒含神经毒素和酶。神经毒素含量占干毒的66.9%，由62~66个氨基酸组成。有抑制兴奋促使膜钠通道失活和钾通道激活的作用。

蜂毒含有神经毒素、溶血毒素和酶。神经毒素是由18个氨基酸组成，能通过血脑屏障而作用于中枢神经系统。蜜蜂溶血毒素能溶血，类似蛇毒的细胞毒素，是由26个氨基酸组成的多肽。

蜘蛛毒含16种以上的蛋白质和坏死毒素及酶等。美洲的黑寡妇蜘蛛毒有突触前神经毒性。

蚂蚁的毒素是一种特殊的分泌物——蚁酸（化学名为甲酸），于1670年由蚂蚁蒸馏而得，故名蚁酸。蚁酸是最简单的一种有机酸，具有高度的腐蚀性[1]，当被蚂蚁蜇咬时，引起刺激痛，严重的可刺激皮肤引起水泡。

海洋毒素之所以受到高度重视，是因为它的影响会产生一些独特的食品毒素。目前在鱼类产品中发现的某些毒素是地球上毒害最严重的物质。有些是耐高温的，普通的烹饪不能使其灭活，而且不易被探测，只能通过一些分析手段才能发现。这些毒素通常不会影响到鱼的外观、气味及口味。海产品中的软体贝类，如牡蛎、贻贝和蛤蜊应特别注意。

1.2.4 微生物内含的毒素

微生物重要的内含毒素主要是细菌毒素和霉菌毒素。

1. 细菌毒素

细菌毒素的研究始于19世纪后期。当时，白喉暴发，死亡严重[2]。德国细菌学家罗夫勒[3]在白喉的早期研究中于1883年分离出纯菌，1884年证明了实验动物因注射白喉杆菌而死亡时，细菌仍留在注射点的附近。他认为动物死亡是由细菌的毒素造成的，从而首次提出白喉杆菌产生毒素的假说。1892年，德国细菌学家科赫的学生普菲费尔[4]在研究霍乱弧菌感染的发病机理时，发现该菌可产生两种具有不同性质的毒性物质，一种是由活菌合成并释放出来对热敏感的蛋白质成分，称为外毒素（exotoxin）；另一种是对热具有抵抗力，并且只有当细菌崩解后才能释放出来的非蛋白质成分，称为内毒素（endotoxin）。

---

1 蚂蚁分泌的蚁酸具有强烈的腐蚀性。家白蚁巢穴较大，如遇到钢筋水泥混凝土阻挡，会分泌甲酸，逐渐腐蚀、瓦解钢筋水泥，破坏力惊人，是几种常见白蚁中最难应付的。此外，蚁酸也存在于松叶及荨麻中。

2 白喉是大规模频繁暴发的恐怖疾病，1735~1740年大流行时在新英格兰某些城镇导致10岁以下儿童80%死亡。

3 弗里德里希·奥古斯特·约翰内斯·罗夫勒（Friedrich August Johannes Loeffler，1852~1915年）是德国细菌学家。出生于德国法兰克福，是军队外科医生的儿子；在柏林就读于维尔茨堡大学，1874年获得医学博士学位；曾在军事医学研究所工作；1884~1888年作为科赫的助理；1888~1913年在Griefswald大学担任教授。

4 理查德·普菲费尔（Richard Pfeiffer，1858~1945年），德国医生和细菌学家。生于兹杜内；1875~1879年在皇家维尔荷姆斯大学学习；1880年获得医学博士学位，其后担任军队医师直到1889年；1887~1891年担任科赫的助手研究卫生问题；1891年，成为柏林传染病研究所科研部门的负责人；1897年参加印度鼠疫调查；翌年，到意大利研究疟疾；1925年退休。

人类在发现第一个细菌毒素白喉毒素之后的50多年中，随着细菌致病性、传染病病原及对人和动物免疫预防研究工作的深入，又发现了许多种毒素，现在发现的细菌毒素有200多种。第二次世界大战时开始从分子水平研究毒素的生化作用，发现产气荚膜梭菌毒素是一种磷脂酶。20世纪50年代以后，在美、英、法、日等国形成了专门从事细菌毒素研究的小组。他们发现炭疽毒素由3个不同部分（水肿因子、保护性抗原和致死因子）组成。接着，英国、美国和法国等学者对炭疽毒素开展了多方面的研究。1959年证实霍乱的致病因子是不耐热肠毒素，17年后，分离和提纯出了霍乱肠毒素，证实霍乱毒素的分子组成，从此许多对人畜致病的重要毒素相继分离出来。20世纪70年代以后，生物合成、免疫学、细胞和分子生物学等方面的大量科学家被吸引到毒素研究方面来，不仅微生物毒素研究取得了重大成就，也对现代生物学作出了重要贡献。

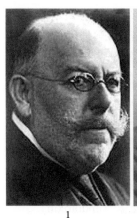 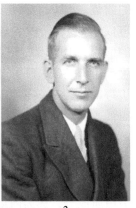

图1-2-12　德国细菌学家

1. 罗夫勒，首次提出白喉毒素假说；2. 普菲弗尔，首次发现霍乱弧菌产生的内毒素和外毒素

外毒素（细菌细胞的代谢排泄物）大多是蛋白质，是由革兰氏阳性菌及少数革兰氏阴性菌在生长代谢过程中释放至菌体外的蛋白质。白喉杆菌、破伤风杆菌、肉毒杆菌、金黄色葡萄球菌等的毒素均为菌体外毒素。外毒素能引起人的恶心、复视、吞咽和说话障碍、膀胱和大肠麻痹，最后因呼吸麻痹导致死亡。这些外毒素使神经末梢麻痹，以致对到来的神经刺激不能再释放乙酰胆碱，这等于是阻滞了神经脉冲。目前，科学还不能阻止中毒事件中麻痹现象的出现，或者重新消除麻痹。肉毒梭状芽孢杆菌能生产6种不同的毒素。这些毒素虽毒性有所不同，但在作用机理上没有区别。科学家指出肉毒毒素是目前自然界中已知的作用最强的细菌毒素，对人的致死量大约0.1微克。毒性比较小的A型肉毒杆菌毒素只要口服10微克，就足以致人死亡。毒性最大的B型肉毒杆菌毒素，用量为0.000 002微克/千克时，就使50%的实验老鼠死亡。

内毒素（含在细菌菌体体内）多半是脂多糖，是革兰氏阴性细菌和衣原体、立克次氏体和螺旋体等胞壁中的组成成分。1933年博伊维（Boivin）最先从小鼠伤寒杆菌提取出内毒素，进行化学免疫学方面的研究。1940年，莫根（Morgan）通过志贺氏痢疾菌的研究阐明了细菌内毒素是由多糖、脂质及蛋白质三部分所组成的复合体，1950年以后，随着生物学、物理化学、免疫学及遗传学等的深入发展，细菌内毒素的化学结构组成及生物活性逐步明确起来。研究证明最常见的由细菌引起的食物中毒是源于葡萄球菌的内毒素，它们导致出现严重的呕吐和腹泻，但很少继发出现循环衰竭。如果葡萄球菌污染了富有蛋白质或碳水化合物的食物，就会以此为培养基而快速生长。当食用这种带葡萄球菌的食物1~6小时后，就会出现严重呕吐和腹泻的中毒症状。这些内毒素是相对分子质量为15~25 000的蛋白质类物质，加热不会受到破坏。除了葡萄球菌，能够形成内毒素的细菌还有沙门氏菌。沙门氏菌在6~48小时内会引起小肠发炎，部分伴有发烧、呕吐和腹泻，在极个别情况下，甚至会导致死亡。但沙门氏菌毒素加热会被破坏。

2.霉菌（真菌）毒素

霉菌毒素又称真菌毒素，是由霉菌或真菌产生的有毒有害物质。在土壤中和植物的植株上，以及谷物、饲草和青贮饲料中均可发现霉菌毒素，对人和动物具有广泛的毒性作用，能引起人和动物癌症、肝毒性等各种症状。

人类对霉菌毒素的研究受到特别重视是在20世纪60年代初。1960年，英国东南部一些农场中爆发火鸡X病，大约10万只火鸡不明原因地突然死亡，造成社会人群的恐慌和不安。经过食品卫生学、毒理学和细菌学专家的通力合作，从喂养火鸡的玉米粉中分离出一种前所未知的由黄曲霉菌产生的毒素——黄曲霉毒素，找到了引起火鸡大批死亡的原因。从此，科学家对霉菌毒素的研究在全世界活跃地开展起来。

霉菌毒素中毒也称为真菌毒素病[1]，是由于食入被霉菌毒素所污染的食物或饲料引起的一种中毒性疾病。它不仅对人类健康构成严重威胁，而且使畜牧业生产蒙受损失。据估计，全世界每年有25%的粮食作物受到霉菌毒素的污染。联合国粮农组织估算，全世界每年由此造成的经济损失可达数千亿美元。因而，防止饲料霉变和预防霉菌毒素的感染成为粮食企业、饲料工业和畜牧业生产中不可忽视的一大问题。

目前已知能产生霉菌毒素的霉菌有

150余种，霉菌毒素约有300种。其中曲霉菌属主要产黄曲霉毒素（aflatoxin）、杂色曲霉毒素（sterigmatocystin）。镰刀菌属主要产脱氧雪腐镰刀菌醇（或呕吐毒素deoxynivalenol）、玉米赤霉烯酮（zearalenone）、伏马菌素（fumonisin）、T-2毒素（T-2toxin）和串珠镰刀菌素(moniliformin)。青霉菌属主要产赭曲霉毒素(ochratoxin)。

在各种霉菌毒素中，黄曲霉毒素的毒性最强、危害最大，是强致癌物质。它能引起动物肝坏死，降低生产效率，减少牛奶的产量，导致胚胎死亡。杂色曲霉毒素可引起肝细胞坏死和肾病。呕吐毒素可引起采食量降低和呕吐。玉米赤霉烯酮可引起雌激素亢进症。T-2毒素能显著降低猪的生产力和生育率，引起动物的兴奋及出血性素质（又称出血性倾向）。串珠镰刀菌素可引起脑白质液化性坏死。赭曲霉毒素是一个潜在的肾毒素和致畸因子，造成肾小管间质纤维结构和机能异常而引起肾营养不良及肾小管炎症。

造成较大社会影响的霉菌（真菌）毒素中毒事件有：①11世纪欧洲发生的麦角中毒，急性麦角中毒的症状是产生幻觉和肌肉痉挛，进而发展成为四肢动脉的持续性变窄和肢体坏死。②1913年俄罗斯东部西伯利亚食用拟枝孢镰刀菌和梨孢镰刀菌侵染的谷物引起的食物中毒，这些谷物是在田间越冬而产生强烈毒素，造成以白细胞极度减少，粒性白细胞缺乏为特征的白细胞缺乏病。③1952年美国佐治亚州发生的动物急性致死性肝炎。④1960年英国发生的火鸡X病。1961年证明其原因为食用了污染黄曲霉的花生饼，这种花生饼并能诱

---

1 真菌毒素病与真菌病不同：真菌病是由活的真菌侵入机体，并在体内生长所致；真菌毒素病是摄入了真菌毒性代谢产物所致。真菌毒素病的特点是：①无传染性；②抗生素治疗无效；③暴发常由某种食物引起；④具有季节性；⑤检查可疑食物可发现真菌毒素。

发大鼠肝癌。1962年鉴定了毒性物质的结构，并定名为黄曲霉毒素。⑤中国20世纪50~60年代发生由于镰刀菌毒素引起马的霉玉米中毒，牛的甘薯黑斑病中毒。⑥1974年印度发生食用污染黄曲霉毒素的玉米中毒事件。由于玉米收获时降雨，玉米发霉，进食数周后，人和狗发生肝炎、黄疸症状。先后有397人发病，106人死亡，流行延续近两个月。

此外，各种野生蘑菇含有各种各样的真菌毒素，如果不加以正确识别，往往误食有毒蘑菇引起健康问题，有时会造成灾难性的毒蕈中毒。

1.3 毒性与生存竞争

1.3.1 有毒植物与毒性方程

在自然界里植物与人类之间，植物与动物之间，为了自身的生存一直进行着一场既激烈又隐蔽，既互相利用又相互排斥的平衡竞争。植物不能用跑开的办法保护自己，它们用化学武器——植物毒素来替代。科普书上列出的那些有毒植物，只是少数毒性最大的有毒植物而已。自然界中，大多数植物都是有毒的，吃得多了便会有害，有时还有可能中毒，这是生活常识。科学家直到20世纪中叶才弄清楚，植物毒素并非进化过程中带来的副产品，而是植物对抗昆虫和草食动物的一种重要防御手段，在自然生态环境平衡中起着关键作用。

有毒植物中毒的生态学研究告诉我们，动物与环境中植物的次生代谢产物——植物毒素之间的关系是一个特殊系统。1977年，金斯伯里在《中毒的生态学》[1]一文中指出：脊椎动物的有毒植物中毒，代表一种毒性方程(toxic equation)，其一侧为化合物的特异作用，这些化合物是由生物区系中的植物产生的；另一侧为一种特殊系统，即脊椎动物。

植物首先面对的是昆虫和动物的取食，最直接的方法是产生具有毒性的次生物质阻止或减少它们取食。常见的生物碱、非蛋白氨基酸、类黄酮和强心苷等次生物质，就是构成对昆虫的一类主要防御力量，同时也为植物自身提供了某些直接的好处(如授粉、增强抗病力等)。在大多数情况下，植物产生的次生化合物在分子结构的差异、毒性影响的范围及这些影响所造成的结果，并不是针对草食动物的，而是为了其他一些具有选择性的原因。所以引起动物中毒是植物次生化合物的偶然特性。要知道与大脊椎动物相关的微管植物的毒性，就必须研究进入这个生态系统并产生有毒作用的那一部分化合物的中毒机理和解毒机制。以烟草为例，烟草演化产生的尼古丁首先是对抗来自昆虫和草食动物的压力，起防御作用，而不是针对吸烟者。因此，解决吸烟危害问题，首先不是消灭烟草，而是如何控制进入人体的尼古丁的剂量，以减少对人体健康的损害。

---

1 金斯伯里（John M. Kingsbury）博士，美国纽约州兽医学院植物毒素学讲师，康奈尔大学植物学教授，他的植物毒素学论述编入《毒理学》（Louis J. Casarett, John Doull. Toxicology, The Basic Science of Poisons. London: 1975，591-603）一书。

近30年来，生物化学的研究出现了惊人的进展。化学家有能力应用最新的技术和精密的仪器去分离、鉴定和研究较为简单或较为复杂化合物的反应。因此，使鉴定毒性方程任何一侧的特殊作用成为可能。当毒性方程是已知的并且对中毒的性质有了详细深入的了解时，则对毒性方程两侧的任何一方(动物或植物)都有重要价值：一方面可以破解中毒机理和生态毒理系统形成的过程；另一方面可以提出一些解毒的机制和解毒的技术，正确处置生态毒理系统形成所造成的损失，同时，也可采取有效措施，加快生态毒理系统的消亡。

我们可以应用纳什均衡理论来理解有毒植物毒性方程两侧动物和植物的得益。将纳什均衡理论扩展到生物进化领域，首先应当明确适应于人类博弈方的经济利益、效用和期望效用概念就不再适用生物界。其次，不应当认为动物和植物也追求经济利益，或主观意义上的"效用"观念，因为我们不认为动物和植物有类似于人类的观念和主观意识。虽然起先有不少理论生物学家确实从动植物的福利或利益出发进行过研究，但很快就证明这些都不可行。因此在生物领域构成纳什均衡的动植物"选择"和"行为"，只能是受某种本能或潜意识的需要驱使，这种本能或潜意识的需要就是最大限度地增殖自身的基因。由于增殖的前提是适合环境的能力，因此适合环境程度的最大化是生物的本能和追求的目标，这时候最合适的得益概念是"适应度"，它的最合理的测度是后代的数量。

植物产生的多种植物毒素是植物最有效的防御武器。当植物在被触摸或吃掉时，这些毒素便发挥有效的作用。如常春藤分泌的生物碱，能引起人和动物产生皮疹。高粱和某些野生植物分泌的氰苷使人和动物在大量吞食后中毒。荞麦、金丝桃等分泌的光敏毒素，使人和动物对光极度敏感。一旦动物误食含有这种毒素的植物后，在遮阴处没有什么反应，但在强烈的阳光下，立即发生多种症状，甚至造成死亡。美国东岸的草地上有一种羊茅草，长得很快、很高，又能抵抗害虫。羊茅草的根部有一种霉菌能制造很强烈的毒素，因而，羊茅草保护自己的办法就是把毒素运送到叶片的顶端，阻止草食动物来吃它。如果放牧的马匹来啃它，则很快就会病倒。

蒂莫西·琼斯撰写的《他们要吃的苦草药》一书[1]，介绍植物毒素在人类历史中所起过的作用。一方面植物需要保护自己不被吃掉，另一方面草食动物和人类为了繁衍后代又必需采食植物。石器时代的中欧某个部落的居民一直处于人与橡树的争夺战之中。橡树芽和橡树籽（橡子）含有丰富的营养，人在春天要采食橡树芽，秋天要采集橡树籽，以备冬季食用，否则人就会饿死；而橡树如果失去了橡树芽和橡树籽，橡树的繁衍就会终止，橡树林就会毁灭。然而，不幸的是橡树芽和橡树籽中含有丹宁、生物碱和其他防御性毒素，吃了没有经过加工的橡树籽的人甚至比他们的饥饿的同族人还要死得快些。

植物毒素的作用都是为了使草食动物不去吃它。为什么有这么多不同的毒素呢？因为草食动物可以很快找到避免某一种毒素中毒的办法，在生存竞争中植物产生出许多不同的毒素来应付。植物毒素的种类和数量之多，毒性作用的奇妙都是惊人的。例如，

---

1 蒂莫西·琼斯（Timothy Johns）撰写的《他们要吃的苦草药》（*With Bitter Herbs They Shall Eat It*）一书，于1990年在美国图森的亚利桑那大学出版社出版，书中综述了许多与植物毒素有关的人类生态学问题，详细介绍了人类处理马铃薯毒素的历史，以及植物毒素的药用价值。1996年，他又撰写出版了《人类食物与医药的起源——化学生态学》一书。

苦杏仁、李的种子和木薯的块根里含有氰化物的前体物质——氰苷，人和动物采食了它们，氰苷或者被植物的酶所释放，或者被摄食动物肠道里的细菌所分解而释放氢氰酸，导致人和动物中毒。热带的大量木本科植物，要不是种子里含有氰化物，90%以上的种子都会被象鼻虫吃光。菜豆也是靠富含有毒的异硫氰酸盐，才保住它高蛋白的种子免遭禽兽之口。

任何适应都要付出代价。植物产生的防御性毒素也要付出代价。一种植物要么含有很高浓度的毒素，要么长得快一些，但常常不能够二者兼得。对草食动物来说，长得快的植物组织通常要比长得慢的或者不再生长的植物组织好吃得多。这就是为什么叶子比树皮容易被吃掉，春天的嫩芽特别容易被毛毛虫咬坏的原因。

种子常常特别有毒，因为它们一旦被损坏就会挫败植物的生殖繁衍"计划"。果实之所以鲜艳、芬芳、含丰富的营养和糖分，是专门为吸引动物采食而设计的包装，果实被动物吃掉能帮助植物散布里面的种子。果实中所含的种子或者被设计成能够被完整抛弃的形式，如桃核；或者是能够安全地通过消化道而被抛到远处的形式，如木莓果种子，动物的粪便充当了其肥料。

如果种子在尚未成熟之前就被吃掉，整个"计划"就失败了。所以许多植物在未成熟的果实或发芽时期制造较多的毒素以防止未成熟的果实或嫩芽被吃掉。例如，没有成熟的果实酸涩难吃，未成熟的绿苹果会引起胃痛。

花蜜也同样是设计给动物吃的，特别为有益的传粉昆虫制造的。花蜜是一种精心调制的"鸡尾酒"，由糖和稀释的毒素调成，配方是利害权衡既适于拒绝错误的来访者又不阻挡正确的来访者之间的最佳方案。

坚果反映了另一种方案，它们的硬壳保护它们免受侵害，如橡树籽含有高浓度的丹宁和其他毒物来保护自己。虽然许多橡树籽被吃掉，但总有一些还是被踩踏到地里去，有利来年萌发生长，还有一些被松鼠埋藏在地下而有机会发芽长成新的橡树。大量的丹宁对松鼠来说也是有毒的，然而，微妙之处在于橡树籽被埋在地下，丹宁由于被水解而失去一部分毒性。这样，松鼠埋藏在土壤中的橡树籽是经过土壤"加工"解毒的，松鼠采食橡树籽后不会中毒，这正是松鼠与橡树籽在生存竞争中采取的一种简洁手法。

植物生存竞争的升级方式很多而且变化无常。有些植物在受到机械损伤之前只有很少的防御性毒素，受伤之后毒素立即聚集在受伤的部位和附近。番茄和马铃薯叶片受伤之后立即产生蛋白酶抑制剂，不仅在受伤处而且遍布全身。有好多植物都有一种应急自身防卫的"武器"。例如，南瓜植株在遭受昆虫伤害时，会立即分泌一种毒素，使昆虫难以忍受而避开。龙舌兰属植物含有能使动物红细胞破裂的植物类胆固醇。有些树被舞毒蛾吃光了叶子，翌年长出新叶时就再也见不到舞毒蛾了，这是因为新长出的叶子中含有抑制舞毒蛾幼虫生长的化学物质。当柳树上出现毛毛虫时，柳树也会分泌某些化学物质，给周围约6米内的同伴"报警"。附近的柳树也开始分泌出相似物质，使毛毛虫无从下口。植物没有神经系统，但是它有电信号和激素系统能够使它的各个部分都知道某个局部发生的事故。有些白杨树有着更加惊人的信息交流系统，甚至可以"通知"附近的树木。一片叶子受伤之后，一种挥发性化合物甲基茉莉酸（methyl jasmonate）从伤处挥发便能使附近的叶片进入蛋白酶抑制剂反应，旁边的树上的叶片也发生这种反应。这类防御通常都能使昆虫吃后不适。

值得指出，植物在长期与自然环境的斗争中，形成了保证自身物种生存的各种各样的防御办法。除了利用植物毒素外，还分泌难闻的气味、利用植物的针、刺和荆棘等特殊结构以及巨大的数量进行防御。

1.3.2 植物之间的化感毒性

1. 植物化感作用

公元1世纪，罗马博物学家普利尼[1]在他编撰的百科全书《自然史》中记载了许多植物(包括作物)的化感作用现象，其中一个最重要的例子是胡桃树下的植物不能生长，"胡桃树下为什么不长草"也就成了千古之谜。直到1世纪后期才有学者推论，可能是胡桃树叶能被雨水淋下毒汁而致死其他植物。真正的谜底直到20世纪30年代才被揭开。原来胡桃叶和皮能释放出水溶性的葡萄糖苷——胡桃醌（juglone）。胡桃醌被雨雾淋溶到地上，经土壤微生物作用水解生成具有毒性的胡桃酚而杀死树下生长的其他植物（胡桃醌和胡桃酚在土壤中极易发生氧化还原作用，二者相互转化都具有毒性）（图1-3-1）。

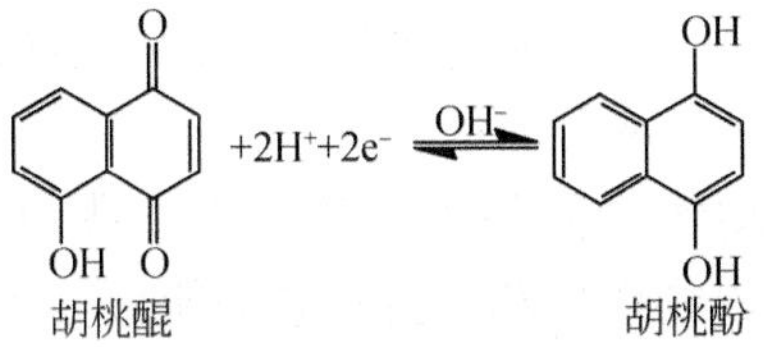

图1-3-1 胡桃醌和胡桃酚在土壤中氧化还原作用，二者相互转化

化感作用首次由坎多利（Candolle）于1832年提出，他指出农作物连作会减产的原因，可能是由于根部分泌有毒物质并

积于土壤所致。1937年，奥地利科学家莫利希（Molish）提出"植物化感作用"这一术语，又称植物毒素的抑制作用，并将其定义为：植物植株向环境中释放某些化学物质，影响周围其他植株生理生化代谢及生长过程的现象。具有化感作用的物质称作化感物质。所有类型植物（包括微生物）之间生物化学物质的相互作用包括有害和有益两个方面。1984年，赖斯（Rice）在其专著《化感作用》中将化感作用定义为：一种植物(包括微生物)产生的化学物质，释放到环境中，对周围其他植物(包括微生物)产生的直接的或间接的有害或有利的影响，其中也包括植物的自毒作用[2]。这一定义首次阐明植物化感作用的本质是植物通过向体外释放化学物质而影响邻近植物，而且，将自毒作用补充到植物化感作用的定义中。随后，植物化感作用的研究不仅发现植物释放的化学物质对植物的有害和有益的作用，而且在农林业生产实践和研究中，发现许多作物的连作障碍和人工林的衰退是因为作物或林木释放的化学物质对自身毒害的结果。这种植物种内的化感作用物质，称为自毒物质（autotoxic chemical）。从而揭示了植物化感作用可在种间进行，也可以在种内进行。从此，赖斯关于植物化感作用的定义被普遍接受。现已发现，许多化感物质不仅对植物，而且对微生物、动物特别是昆虫都有作用。

植物化感作用这一概念对许多人来说可能是一个陌生的术语，如果理解为植物的"相生相克作用"则会更易理解，因此，有人称之为植物界的"化学战"。例如，核桃树喜欢独占地盘，果园四周不能

---

1 普林尼(Pliny，23~79年)的全名是盖乌斯·普林尼·塞孔都斯(Gaius Plinius Secundus)，又称老普林尼，是罗马的一位博物学家。

2 Rice Allelopathy(2nd ed). London:Academic Press，1984，1-5；309-315.

种核桃树，核桃树分泌的胡桃醌，被其他果树和植物吸收后，就引起细胞壁分离，破坏细胞组织，轻则影响生长，重则导致植株枯萎而死。如果核桃树与苹果树种在一起，当它们的根系相接触时苹果树就会中毒，导致枯萎死亡。又如，苹果树、梨树与柏树种在一起，苹果树和梨树就会得梨锈病，严重落叶落果，影响其生长发育[1]。因此，苹果、梨树周围不能种植桧柏、龙柏、塔柏等柏树。此外，刺槐分泌的鞣质，能显著地抑制苹果、梨、柑橘、李等果树的生长发育。苹果树与樱桃树相克，共栽一园，互相都受到抑制。榆树的分泌物对葡萄有较强的抑制作用，严重时可导致葡萄树死亡。小麦对大麻、亚麻、芥菜有明显的抑制作用，所以，不宜种在一起。马铃薯应远离南瓜或向日葵。芥菜与莲花是冤家，番茄和黄瓜种在一起总是萎靡不振。在森林里，接骨木不但会抑制松树的生长，而且会使落在它下面的松子不能萌芽。现代研究证明，植物化感作用在草地植物种间竞争中也具有重要的意义。多年生草本植物瑞香狼毒(*Stellera chamaejasme*)之所以能在草地蔓延，危害草原生态，除了其本身具有耐寒性强、结实多、种子生命力强、根系肥大和竞争力强等生物学特性外，也与化感作用有关。据报道，瑞香狼毒叶挥发油对虎尾草、翅碱蓬等具有化感作用；根中含有对小冠花生长具有抑制作用的物质；根的乙酸乙酯和氯仿萃取物对拟南芥幼苗的生长有抑制作用，并呈现良好的量效关系；瑞香狼毒在土壤里腐解对苜蓿生长具有抑制作用。

中国是传统的农业大国，农民在长期的农业生产实践中，自觉不自觉地应用植物化感作用这一自然现象，十分注意"茬口"，在农作物的倒茬、轮作、间作套种等方面积累了丰富的经验。

2. 化感物质和植物毒素的区别

在研究植物化感作用的同时，科学家注意到化感物质和植物毒素有所不同，二者不能混为一谈。化感物质特指植物对植物的毒性而言。植物毒素是指植物对人类和动物的毒性而言。如果完全用研究植物毒素的方法来研究化感物质，往往会导致错误的结论。许多化感物质是具有不同程度的毒性，但它们必须是植物通过合适的途径进入环境的天然产物（如根系分泌物、植物茎叶产生的挥发性化学物质、微生物分解植物残体并释放到土壤里的化学物质），而且这些物质仅仅是在很小范围内产生效应，如根际、叶冠范围。在研究方法上主要采用植物次生物质的生态学化学方法。而大部分植物毒素是不能有合适的途径进入环境的，它们主要是在植物体内运转，研究方法离不开植物化学的方法。

1.3.3　动物之间的生存竞争

在自然界，人们观察到无数的动物之间生存竞争的激烈场面。

在动物之间的生存争斗中，我们可以看到毒素的作用和抵抗毒素的能力（图1-3-2）。例如，螃蟹与蛇之战、鼠与蛇之战、乌龟与蛇之战、蜘蛛与鱼之战、犀鸟与蝎之战、蟒与麋鹿之战、蜈蚣与青蛙之战、蛇与鳄鱼之争等等。特别有趣的是蓝翅胡蜂捕杀蜘蛛的过程，胡蜂飞行追击，蜇刺蜘蛛的脑袋，蜘蛛挣扎后，腿耷拉着，胡

---

1 据《华商报》2009年8月28日报道：中国陕西省淳化县城关镇城关八村23户果农五六十亩（1亩=666.67米²）苹果树染上锈病，导致落叶、落果，有的枯萎死亡。经调查证明：苹果锈病的发生与周围种植的塔柏有关。因为苹果锈病病菌随风飘到塔柏之上，病菌就在塔柏之上安然过冬，第二年又传到苹果树上，致使苹果树发生更为严重的锈病。

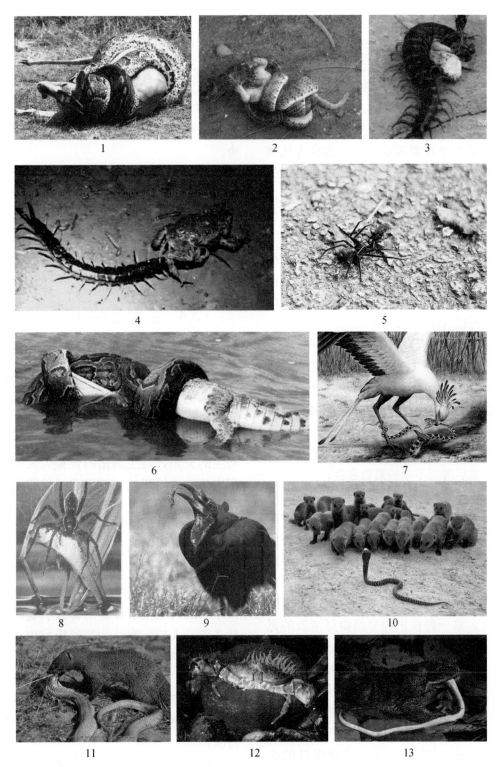

图1-3-2　有毒动物之间的生存竞争

1.蟒与麋鹿之战；2.蛇与蟾蜍之战；3.蜈蚣与青蛙之战；4.蜈蚣与蟾蜍厮杀；5.蓝翅胡蜂捕杀蜘蛛；6.蛇与鳄鱼之争；7.鹰与蛇之争；8.北美两栖狡蛛捕鱼之战；9.犀鸟（Hornbill）斗毒蝎；10和11.獴蛇相斗；12.海葵吃螃蟹；13.蟾蜍吞蛇

蜂拖猎物入洞。獴是捕蛇能手,是蛇的头号天敌,并能抗蛇毒,抓蛇时即使被眼镜蛇咬伤,也会再醒过来继续把毒蛇吃掉!

许多两栖类动物是有毒的,尤其是那些颜色鲜艳的蛙,被亚马孙河人用来制作毒箭镞。蛙用这种强烈的色彩显示自己是有毒的,警告捕食者不要吃它。捕食者从痛苦的经验中学到它们不是可以用来果腹的食物。如果你在热带丛林中被饥饿所困,吃那些躲在草丛中的蛙,不要吃那些颜色鲜艳的坐在旁边树枝上美丽的蛙。

澳大利亚的一种名为蔗蟾蜍的有毒蟾蜍是导致当地淡水鳄鱼数量减少的罪魁祸首。淡水鳄鱼捕食有毒蟾蜍后使消化系统不适而死亡(详见第5章)。

海葵利用毒素来麻痹猎物。在美国华盛顿克拉拉姆海湾(Clallam Bay)的一个潮水坑中,一只巨大的绿色海葵吞食一只红色的巨蟹。海葵是食肉性的无脊椎动物,通过带钩的细丝诱惑并捕捉猎物,捉到猎物后再通过释放强效的神经毒素致使猎物瘫痪,然后再把不幸的猎物吞食。

许多昆虫和节肢动物用毒素和毒液来保护自己。科学家发现,蝎子会用相对较弱,但更容易产生的初级毒液来完成小任务,即麻痹小昆虫,而将最致命的毒液节省下来用于抵挡大型动物。南非的毒蝎——黑粗尾蝎的毒针中含有两种不同的分泌物。第一种挤出的分泌物是清澈的毒液,足以麻痹苍蝇的幼虫和飞蛾,并让小鼠感到疼痛而轻舔身体。另一种浓稠的不透明毒液,用于对付大型猎物或持续的攻击者,比起初级毒液,这种毒液用更小剂量就能对付昆虫和小鼠。

屁弹甲虫[1]的腹端有一对像炮口的小孔,当突然受到强敌袭击时,即放出一种具有毒性和刺激性的臭气——苯醌,射程可达30厘米。苯醌由氢醌和过氧化氢剧烈反应而生成,并产生能量和轻微的爆破声,使发射毒素的温度达到100℃,使螳螂、青蛙和老鼠等劲敌望而生畏,退避三舍。

千足虫(马陆,*Spirobolus bungii*)以植物为食,移动缓慢,是一种能释放毒物的昆虫。它通过其身体上的微小肛门释放氢氰酸气体。当它们被蚂蚁等其他动物攻击或挟持时,即可喷射出氢氰酸气体,从而解除生死危机。

1.3.4 生物之间的毒性关系

植物、动物与微生物之间的毒性关系往往带有神秘色彩。典型事例是,感染内生真菌的一些禾本科植物(如高羊茅、黑麦草等)会引起牛、羊等动物中毒。这是因为内生真菌和禾本科植物之间有着互惠共生的关系,内生真菌的侵染大大增加了宿主植物的抗旱性,使其通过植物的根系发育、渗透调节、气孔开闭、叶片生长等诱发禾本科植物表现出避旱、耐旱及受旱后具有恢复能力。当20世纪末首次在豆科疯草(locoweed)中分离出内生菌后,人们才发现疯草对动物所产生的毒性是由于疯草中的内生菌所分泌的毒素引起的。在此之前,人们一直认为豆科植物中有毒生物碱是由植物体本身所产生。将疯草种子去掉种衣,让不含内生真菌的种子发芽生长,结果表明在长出的植株中不但没有分离出内生真菌,而且也没有检测出有毒生物碱。

人们常说,高粱的茬口不好。除了水肥

---

1 屁弹甲虫也称放屁虫,是能释放烟雾、毒液和臭气的甲虫。它的学名为椿象,也称蝽。椿象是一类翅膀变化异常的昆虫的通称,3万多种。

因素外，重要的原因是由于高粱根系分泌出对其他植物具有毒性的有毒化合物——酚酸和含氰糖苷。用高粱根浸出液进行小麦发芽实验，结果表明小麦种子的胚芽和初生根受到严重的抑制，幼苗株高只是正常的50%，初生根生长缓慢并且畸形。不仅如此，高粱在幼苗期含氰苷较高，动物一旦采食，氰苷在胃肠道会分解产生剧毒的氢氰酸，引起动物中毒。高粱种子裸露在植株的顶部，灌浆期最容易受到鸟类的侵害。许多高粱的种皮中含有一类多酚化合物——丹宁。丹宁具有收敛性和苦涩味，可降低蛋白质的消化率，引起动物消化道便秘。当高粱的籽粒中丹宁含量超过0.5%时，鸟类对高粱的啄食就会明显减少。

蜜蜂采食了藜芦、乌头、毛茛、飞燕草、钩吻、羊踯躅、白头翁、杜鹃等有毒植物开花期分泌的有毒花蜜会引起花蜜中毒。病蜂多见于箱内幼蜂，最初由兴奋转入抑制状态。然而，后翅、足、触角和腹部麻痹，蜜囊充满花蜜，病蜂在蜂箱内和蜂场上慌乱爬行。多数蜂可以自愈，病重的死于箱内和箱外，有的死于回巢途中。此外，蜜蜂如果吸了雷公藤和山海棠、狗胡椒花的花粉，蜜中就含有剧毒，人和动物食用了含毒的蜂蜜也会中毒。

在漫长的进化过程中生物为了抵御捕食者的侵袭也发明了各种招数。科学家发现墨西哥有一种开花植物具有在一定的压力下储存有毒树脂的本领。当甲虫咀嚼叶子时，植物中的有毒树脂将会喷溅而出，使甲虫中毒甚至死亡。特别有趣的是，马利筋植物为防御食草动物的侵袭，在叶子里生成许多像乳汁的毒液，而聪明的黑色甲壳虫则专门选择马利筋的叶子上毒液最

多的地方（主叶脉的管道上）刺出一个个小孔让毒液流出，然后再到叶边吞噬已流完毒液的叶子（图1-3-3）。马利筋植物之所以能存活与发展，一方面因为它的叶片中含有毒液，仅有此一种黑色甲壳虫能吞噬它的叶子；另一方面，它的叶子生长量已远远大于此种黑色甲壳虫的吞噬量，所以能存活下来。如果马利筋植物没有毒液，说不定有许多的食草动物能吞噬它的叶子，它的存活就受到了威胁。作为黑色甲壳虫，因为只有它能"研究"出先放出叶子主管道中的毒液，再吃流完毒液的叶子，同时，也没有其他动物与它争抢食物，所以黑色甲壳虫也存活了下来。因此，马利筋植物和此种黑色甲壳虫在共生生态系统中都成为胜利者。

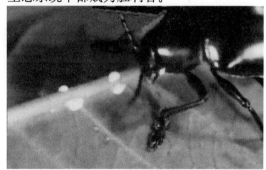

图1-3-3 黑色甲壳虫刺咬马利筋叶子的主叶脉的管道使乳白色的毒液渗漏出去

有机体对各种毒物的敏感程度是不同的。以蛇毒为例，人及许多动物被蛇咬伤后都会有生命危险，而刺猬被几种毒蛇咬后不仅没有生命危险，反而刺猬依靠一身粗糙的毛刺，吃起蛇来津津有味，作为蛇的天敌来对付毒蛇，甚至消灭蛇类[1]。又如，鸟可以吃掉对人有剧毒的颠茄而无危险；反过来，许多鸟是一系列有毒气体（如一氧化碳、氢氰酸）理想的生物指示

---

1 第二次世界大战后，人们在保加利亚的黑海海岸及南斯拉夫的亚得里亚海海岸投放了大量的刺猬，彻底灭绝了定居在这些地区的蛇，使之成为度假者的乐园。

物，即天然证明物。当这些气体达到一定浓度时，鸟就会做出反应，而这个量对别的动物或人却不会有任何损害。

动物和植物并不是天生的敌对物种，多数情况下，它们有一种互利互惠的关系。有时，它们之间还存在一种亲密无间的共生关系。在非洲，金合欢用刺来保护自己，虽然有的动物被挡住，但长颈鹿不理会它们。于是，金合欢就"征集"了大批的蚂蚁卫兵，只要长颈鹿来咬金合欢，蚂蚁卫兵就会马上倾巢而出，向长颈鹿的舌、鼻以至颈部发起进攻。长颈鹿被折腾得异常烦恼，只好离去。金合欢在隆起的刺根部，为蚂蚁提供免费住处的同时，还在叶片的顶端为蚂蚁提供蛋白质小颗粒，作为蚂蚁幼虫的食物。作为回报，任何胆敢落脚金合欢的昆虫，也都同样会遭到蚂蚁卫兵无情地驱赶。

科学家发现虎蛾毛虫受到体内寄生虫的威胁时，毛虫也会果断地"吃药"，即食用一些有毒植物，以抵御寄生虫的侵害。当虎蛾毛虫体内的有毒的植物碱、配糖体积累到一定浓度时，脆弱的寄生虫就因环境毒化而被迅速杀死。虎蛾毛虫通过食用树叶的小毒而除去了寄生虫这个大碍，成功地实现了自救。与此同时，毛虫体内也表现出非同寻常的适应性，能够分泌激素自行解毒。

由上可见，在自然环境下，生命体是不会被动地受制于环境的。为了生存，各种生物都有自己的一套生存策略。

1.4　有毒植物胁迫与农耕兴起

地球上有8万多种植物可供人类利用。但目前人类能够利用的仅仅3000多种，在3000多种植物中，人类需要植物蛋白的95%来自其中的30种，一半以上的植物蛋白又来自其中的3种，即小麦、水稻和玉米。为什么大千世界的绿色植物人类不能直接采食？而要选择农耕之路？中国古籍中记述的"神农尝百草，一日而遇七十毒"的传说，形象地说明原始人类在寻找食物的过程中，不可避免地误食了许多有毒植物，导致中毒现象发生；同时也概括了在有毒植物的胁迫之下，人类不得不去探寻新的食物来源和新的生产食物的方式和途径，于是在有了初步的实践知识的基础上开始萌发了农耕思想。

最新的研究表明：大部分植物的次生代谢产物都是有毒的，这些植物毒素与人类和脊椎动物之间有着一种特殊而微妙的关系。正如我们在"毒素与生存竞争"一节中提到的，有毒植物与人类和脊椎动物之间有一个毒性方程。植物首先面对的是昆虫、动物和人类的取食，因此植物体内的植物毒素就会直接阻止或减少昆虫、动物和人类无限制地取食。也就是说，植物不会行动，它要生存就得依靠自己的防御武器——植物毒素。反之，人类为了避免有毒植物带来的不必要的麻烦，就得适应所处的生态环境。然而，任何适应都要付出代价，这就是人类为什么选择了不是直接采食自然界生长的含有毒素的绿色植物为生，而是走一条自己栽培植物，丰衣足食的农耕之路的原因。

农业起源于没有文字记载的远古时代，当人类做出划时代的选择——不仅靠采集食物，而且通过栽培植物也可养活自己时，一个崭新的世界展现在人类面前，使人类的眼界大为开阔。农耕的兴起标志着人类告别了旧石器时代，跨入新石器时代。

新石器时代文化的4个要素（定居、磨光石器、陶器、原始农耕和原始的家畜驯养）在一些遗址里均已基本具备。现代的研究证实，大部分植物之所以不能被人类直接作为食物的主要原因是植物对人类有毒。人类的农耕活动与加工措施逐渐改良或消除了某些不利因素，具有化毒为利的神奇功效。

在漫长的生产与生活实践中，人类逐步熟悉了植物的毒性及它们的特性，开始并逐步总结去除植物性食物中所含毒素的方法。事实上，世界上一些非常原始的人类在掌握深奥的科学知识方面不乏行家里手。伯克及维尔斯于1861年在跨大洋洲大陆的探险活动中，当携带的粮食吃完后，他们食用了大柄苹[1]的种子，并由于大柄苹的种子含有剧毒而不幸身亡。而当地的土著人却可以用大柄苹的种子做出极富营养的糕点，因为他们知道怎样进行适当的加工才能去除大柄苹种子的毒性。

由于有毒植物的胁迫，人类作为食物采集者不断观察、了解并掌握了主要食用植物的生长周期，通晓一年四季的气候变化，明白在一年中的什么时候、什么地方可以凭借最少的劳力，采集到最多的天然生长的食物，开始对主要食用植物进行模拟栽培。

农业为开始进行耕作的人带来了重大的收获，庄稼能够在易于耕作的环境中存活，产量也得到了提高。农耕也加强了人们的肌肉力量，能够养活更多的劳动力，这样也就有了足够多的人口。不仅如此，农耕还为人们提供了剩余粮食和农作物秸秆来饲养大型的草食家畜，使其能够帮助人类完成一些人力不能完成的工作。牛可以犁地，马匹及骆驼可以帮助人们托运物

品，完成食物的储藏、运输等一系列耗费大量劳力的工作，于是，农耕逐步兴起，并且愈加发达。

作为农业生产力重要标志的牛耕，在中国、埃及有着悠久的历史。牛耕在中国春秋战国时代已获得了初步的推广，汉代牛耕得到了大规模的推广，牛耕技术不但在中原地区盛行，而且逐渐向长江和珠江流域推广。这个时期的牛耕普遍采用的是二牛抬杠一人扶犁的耕作方式。牛耕图是当时牛耕的形象反映。

1.4.1 从有毒植物到食用作物

有毒植物到食用作物经历了相当漫长的栽培驯化过程。在上万年的人类历史中，人类恰恰选择了能产生剧毒的生氰物质的植物作为自己的主要食物进行栽培。当今人类大量消耗的前22类作物中，至少有14类起源于能合成生氰物质的植物，5类中的少部分种也能合成生氰物质，只有番茄、白菜和椰子3类与生氰物质无关（表1-4-1）。

表1-4-1　人类食物与生氰物质作用的关系

作物	生氰物质作用	作物	生氰物质作用
小麦	+	香蕉	+/-
水稻	+	苹果	+
玉米	+	豆类植物	+
马铃薯	+/-	白菜	-
木薯	+	西瓜	-
大麦	+	椰子	-
甘薯	+	洋葱	+/-
大豆	+/-	燕麦	+
番茄	-	油菜	+
高粱	+	花生	+
橙	+/-	谷	+

注：+表示全部种属合成生氰物质；+/-表示部分种属合成生氰物质；-表示全部种属不合成生氰物质。

人类的祖先选择合成生氰物质的植物为主要食物的原因，一是可能处在采猎与耕作

[1] 大柄苹，一种苹属植物，产于大洋洲。

时代的过渡期间；二是这些生氰植物的茎叶对昆虫取食有防御作用，能够普遍种植和旺盛生长，使得人类主要取食它们的果实；三是通过摄入大量肉类蛋白来解毒生氰物质。

许多含有生氰物质的植物经数千年的栽培、选育和驯化，毒性会逐步减弱或消失，再加上烹调方法的不断改进，许多有毒成分被浸洗溶去或在烹调中破坏。例如，小麦、玉米等粮食作物在幼苗期含有有毒的氰苷，但成熟时均无毒或只有含量极低的微毒，可安全食用。再如，野生苦杏仁的核中所含的氰苷（苦杏仁苷）为 $1\% \sim 5\%$，最高可达 7.9%，而栽培的甜杏仁的核中所含的苦杏仁苷只有 0.11% 左右。

木薯有4000年的栽培历史，是南美印第安人的主粮之一。人们食用的是其块根，木薯块根主要含有淀粉、蛋白质、脂肪和维生素。但木薯全株含有氰苷，新鲜块根毒性较大，然而，南美印第安人很早就摸索出木薯去毒的方法，妇女们先把含毒量最高又没有食用价值的块根皮剥除，放入水中浸泡 $1 \sim 2$ 天后，再煮熟或加工成木薯粉，就可以放心食用了。18世纪早期，一位研究美洲土著生活习性的法国观察家曾经报道说："木薯的汁液是有毒的，能够置人于死地，但烹煮后，却成了甘甜美味的饮料，非常适于饮用。"

食品的历史告诉人们，在小麦成为粮食之王以前，世界上的许多农耕社会中，居民们不是吃的面包，而是以植物的根茎、块茎为基本的主食。后来，大多数的食用根茎、块茎作物似乎无力挑战谷物的主食地位，但马铃薯是其中的例外，在世界的粮食消耗排名中，它排在小麦、水稻及玉米之后名列第四，而且所占市场份额很大，在各个文化领域都受到青睐。

马铃薯是首先得到栽培种植的植物，这与它不同寻常的发展历史有关。人类是在首次发现野生马铃薯的地方——安第斯山脉高海拔地区开始培植的[1]。科学家研究证实：野生的马铃薯是有毒的，现代栽培的马铃薯是安第斯的农夫花费几百年的时间驯化改良的成果。尽管这样，栽培的马铃薯仍然是全株都含有植物毒素——龙葵碱，只是不同部位和不同生长时期含量不同（图1-4-1）。新鲜的马铃薯茎、叶含龙葵碱的量以开花至结有绿果期最高，而干燥的茎、叶无毒。一般绿叶中含 0.25%，花内含 0.7%，马铃薯皮内含 0.01%，而成熟的马铃薯块根内只含 0.004%，不致引起中毒。但发芽的马铃薯块中龙葵碱的含量可增加到 0.08%，芽内可高达 4.76%。由此可见，无论是野生的还是栽培的马铃薯都或多或少具有毒性。毒理学家告诫人们，马铃薯既可当粮食，又可作蔬菜。每100克马铃薯中约含20毫克龙葵碱，加热后即被破坏。食用马铃薯必须削皮，尤其对储存了几个月的马铃薯，皮要削得厚一些，经过冰冻，浸出毒素之后再煮熟吃，以策安全。

马铃薯的传播有很长的历史。16世纪中叶，西班牙人征服了秘鲁于1537年在安第斯山脉的村庄里发现了马铃薯，1565年将马铃薯从秘鲁带回西班牙的加那利群岛栽培并引种到欧洲，之后，又将它当做奇花异草引种到英国爱尔兰。1663年，爱尔兰政府鼓励栽培马铃薯，从此马铃薯由供人观赏而跻身餐桌。法国有位药剂师，把马铃薯从美国带回法国。法国国王路易十六

---

1 马铃薯（*Solanum tuberosum*）：英文名potato，印加人称papa，瑞典人称土梨。科学家们认为，马铃薯的首次栽培是在大约8000年前，由游猎和采集者部落进行的，他们居住在秘鲁和玻利维亚交界的安第斯山区的喀喀湖（Lake Titicaca）附近。这些最初的农民通过驯化大量生长在湖区的野生马铃薯植物获得了栽培马铃薯。在随后的数千年中，安第斯山区的人民培育了可以在不同海拔高度和不同气候条件下生长的马铃薯品种。在秘鲁的国际马铃薯中心已经鉴定出种植在安第斯山地区的大约4300个不同的马铃薯品种。

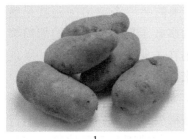 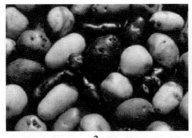 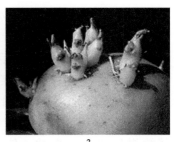

1　　　　　　　　　　2　　　　　　　　　　3

图1-4-1　马铃薯

1.栽培育成的马铃薯；2.种类繁多的马铃薯；3.发芽马铃薯的芽和表皮变绿的部分含有毒化合物——龙葵碱

亲自提倡种植，从而马铃薯在法国获得落脚生根繁衍后代的权利。17世纪初，马铃薯先后传入印度、中国和日本等国家。

值得指出的是，18世纪开始推广马铃薯的时候，许多农夫不愿意种植。农夫抵制马铃薯、芋头及木薯的原因是这些薯类如果不进行加工，都对人体有毒，如果在加工过程稍有不慎就会中毒。因此，有一种危险感。后来，在推广马铃薯栽培技术的同时，推广马铃薯加工去毒技术，从而加快了马铃薯向全球发展的进程。由此可见，人类从发现这些天然有毒植物的人工栽培技术到掌握脱毒加工食用技术，将其转化为人类可吃的食品，这是原始农艺学发现的一个奇迹，也是早期农业的伟大创举。

1.4.2　有毒植物与人类生存

历史经验告诉我们，有毒植物与人类生存息息相关。有毒植物不仅为人类提供了食物，而且是保障人类健康取之不尽用之不竭的医药源泉。

农业活动比人类其他的变革更深刻地改变着这个世界。现在人们所消耗的所有碳水化合物中，近3/4的蛋白质来自植物，植物为世界提供了90%的食物，在人类食物链中，农作物依靠太阳光的光合作用进行生产，为人类提供主食；大多数畜禽都是用饲草饲料喂养出来，为人类提供动物性营养食品；现代科技不断取得去毒解毒的成果，为人类食品安全提供支撑。农业生产仍然是世界经济的基础，食品制造业仍然保持着它的经济霸主地位。

今天，现代社会需要更加保护耕地，更加重视农业，更加关注和保护绿色植物，人类与植物界和谐相处将使人类自己得以可持续发展。

1.5　生态系统中的毒物

1.5.1　绿色世界的污染

1.工业污染的历史

人类直接或间接地向环境排放超过其自净能力的物质或能量，从而使环境的质量降低，对人类的生存与发展、生态系统和财产造成不利影响的现象，称之为环境污染。例如，水污染、大气污染、噪声污染和放射性污染。随着科学技术水平的发展、人民生活水平的提高以及经济和贸易的全球化，环境污染也日益呈现国际化趋势，环境污染问题越来越成为世界各国共同面临的重大课题之一。

污染的历史始于18世纪后期的集中工业化阶段，冶铁和炼钢使用煤炭燃料大量增加，到19世纪世界煤消费量增加了46倍，铁生产增加了60倍。然而，由于缺乏控制释放煤烟的任何尝试，使污染量大为增加。起初污染基本上是地方性的，一般只限于一座城市、一条河流、一处垃圾堆。后来，污染已增加到前所未有的规模，影响到各工业区、海洋、整个大陆甚至全球的运行机制。

在整个19世纪，随着城市数量的增加，煤炭几乎成为家用取暖和做饭的唯一材料，污染问题在每一个城市都更恶化了。伦敦作为当时世界上最大的城市，煤烟污染最为突出。1880年，伦敦中心地区60万个家庭有350万个火炉全部燃煤，烟雾和伦敦上空的大雾形成令人恐怖的雾气，肺病导致的死亡率在每一个恶劣浓雾天气的时段中都急剧上升。1873年12月，特别严重的煤烟导致大约500人死亡，1880年2月的仅仅3周，死亡人数就超过了2000人。1920~1950年，伦敦市中心的平均日照时间比受煤烟影响轻的城市外围地区少20%。1952年12月发生的"伦敦烟雾事件"导致超过4000人死亡。可怕烟雾最终引发了英国的治理行动。1956年英国颁布《清洁空气法案》，禁止使用产生烟雾的燃料。无烟燃料的强制使用，家庭煤消耗的下降，电、天然气和石油更多的用于取暖和做饭，使伦敦的煤烟集中程度急剧下降。到1970年，伦敦上空煤烟量下降了80%，12月阳光照射的时间增加了70%。

工业化带来的另一个突出问题就是酸雨。起先，大多数工厂和发电站的烟筒都比较低，酸雨在工业中心周围出现，呈现地方性。后来随着矿物燃料的更多使用，工业产出的扩大，连同修建很高烟筒的误导政策，使酸雨变成了世界性问题，横行于世界工业中心的周围和下风地区。酸雨现象最早的识别归于英国最早的污染调查员史密斯[1]，他在1872年著的《空气和降雨》一书中详细论述了19世纪50年代英国工业化的中心之一曼彻斯特酸雨的成因。

1945年以来，所有新技术中最有争议的是核电站的建设。核电站只提供世界能源的1%，但可能造成最危险的核污染的危险。

在20世纪80年代后期东欧国家的许多工业地区，由于采取优先发展重工业的政策，大量集中着钢铁、金属工业和化学工厂，又使用劣质的有烟煤，形成严重的污染"危险区"。除了大气污染外，粮食污染到了不适合人类消费的程度，70%的水不能饮用，1/3的河流毒化成为生物学上的死亡区。其他晚一点进入工业化的国家也大致遵循同样的模式。日本采用了西方的工业化样式，产生了环境问题。工业"公害"引发了许多环境污染事件。此外，船舶排放的有毒烟雾每年导致欧洲大约3.9万人早逝[2]。英国是受此影响最严重的国家之一。一些船舶的发动机很大，每年排放的污染物相当于5000辆汽车的排放量。全世界10万艘货船每年使用的2.89亿吨燃料是最便宜而且是污染最严重的燃料。

整个世界的生态系统现在已受到各种类型污染的不同程度的影响，活生生的植物、动物和人类在面临着威胁（图1-5-

1 罗伯特·安格斯·史密斯（Robert Angus Smith,1817~1884年）是英国化学家、首任碱业检察员，因治理英国工业污染而著称。他著有《空气和降雨：化学气候学的开端》（*Air And Rain:The Beginnings of A Chemical Climatology*）一书，于1872年出版。

2 据英国《星期日泰晤士报》2009年4月12日报道。

1）。然而，人类所采取的行为却很少顾及后果。1930~1970年，震惊世界的"八大污染事件"[1]和1972~1992年发生的"十大污染事件"[2]，都是大自然对人类敲响的警钟。

世界环境问题　　　　　　　　　　　　　　1:198 000 000

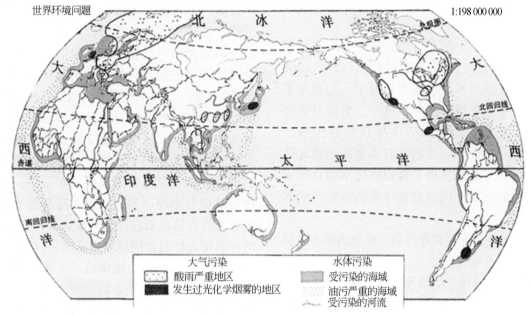

图1-5-1　世界大气与水体污染图

2. 农药对环境的污染

20世纪中期之前，农民依赖于天然产品（如除虫菊）或没有长远损害后果的化学品（如波尔多液）来控制害虫。1945年以来，杀虫剂使用增加了33倍，并以每年大约12.5%的速度在增加。首先使用的剧毒杀虫剂是DDT等有机氯农药，接着使用有机磷农药。几十年来，由于对这些杀虫剂的使用很少控制，每年大约有2万人中毒死亡，75万人的健康受到严重影响。这些剧毒农药影响着周围地区的野生动物和植物，影响使用这些化学品的农业工人。由于杀虫剂会扩散进入溪流并通过渗透土层进入地下水，因此，影响使用喷洒辐射范围水源的当地居民。

20世纪50年代以来，由于农药的大量、大面积使用，有关的使用措施和应该与作物收割相隔开的时间并不总是得到遵守，结果不仅导致粮食的污染，而且杀虫剂的效用不断降低，许多害虫产生了抗药性。有害昆虫的种类从50年代中期的25种增加到450种。不仅如此，滥用杀虫剂引发了新的农药残留问题，威胁着人类的安全。

20世纪80年代禁止生产和使用有机氯农药后，代之以有机磷、氨基甲酸酯类农药，但其中一些品种比有机氯的毒性大10倍甚至100倍，农药对环境的排毒系数比1983年还高，而且，这些农药虽然低残留，但有一部分与土壤形成结合残留物，虽然可暂时避免分解或矿化，但一旦由于

---

　　1 八大污染事件，指比利时马斯河谷烟雾事件、美国多诺拉烟雾事件、伦敦烟雾事件、美国洛杉矶光化学烟雾事件、日本水俣病事件、日本富山骨痛病事件、日本四日市哮喘病事件和日本米糠油事件。
　　2 十大污染事件，指意大利塞维索二噁英事件、美国三里岛核电站泄漏事件、墨西哥液化气爆炸事件、印度博帕尔毒气泄漏事件、前苏联切尔诺贝利核电站事件、德国莱茵河污染事件、卡迪兹号油轮事件、墨西哥湾井喷事件、联邦德国森林枯死病事件和海湾战争石油污染事件。

微生物或土壤动物活动而释放，将产生难以估计的祸害。

3. 重金属污染与土壤"中毒"

重金属污染[1]是环境污染中对人类危害极大的公害。最为典型的是：1953～1968年，日本熊本县水俣湾，由于人们食用了海湾中含汞污水污染的鱼虾、贝类及其他水生动物，造成近万人中枢神经疾患。1955～1968年，生活在日本富山平原地区的人们，因为饮用了含镉的河水和食用了含镉的大米，以及其他含镉的食物，引起的"痛痛病"。

重金属及采矿业污染、农业面源污染和生活废弃物排放是土壤污染的三个主要源头。土壤是构成生态系统的基本要素之一，是一个国家最重要的自然资源之一，也是很多污染物的最后归属地。土壤污染也称土壤"中毒"，土壤"中毒"成为污染向人类食物链进攻的基础。特别是土壤中重金属含量、有机污染物和农药残留严重超标，造成有害物质在农作物中积累，并通过食物链进入人体，进而导致地方病高发、农产品污染严重等诸多问题。人类赖以生存的土地"中毒"越深，生态环境、食品安全和农业可持续发展越令人担忧。

4. "肮脏黄金"破坏生态

很多人都喜欢佩戴光彩夺目的黄金首饰，但大多数人不知道生产黄金的惊人代价！据专家计算，1克黄金，用几十美元就可以买到手，但同时，生产1克黄金却会产生1吨多有毒废物！由于许多金矿在提炼黄金时对环境造成巨大破坏，因此这种黄金被人们称为"肮脏黄金"。

目前，全球高达70%的黄金是在秘鲁、

菲律宾等发展中国家开采出来的。采矿造成环境问题的根本原因在于采矿业依赖于一种称为堆摊浸出的过时采矿技术。这种采矿方法使矿工能从低品位矿石中过滤出微小的黄金微粒。氰化物是采矿业提取黄金时优先使用的化学物质，全球每年黄金产量2500吨，其中90%是通过这种方法提取的。在典型的堆摊浸出法开采过程中，大量矿石被压碎之后堆放在支架上面，垒成类似金字塔大小的矿石堆，上面洒上氰化物溶液。随着氰化物溶液渗入矿石层，将黄金从矿石中冲刷出来，工人随后在支架底部将黄金拾起来进行进一步加工。1吨多的低品位金矿石才能提取出区区1克黄金。氰化物是一种有毒的化学品，一茶匙浓度为2%的氰化物溶液就足以毒死一个人。从秘鲁到加纳，采矿业在提取黄金过程中全部使用这种危险的化学物质。2000年，罗马尼亚一家金矿的蓄水池发生破裂，大约10万立方米含有氰化物和重金属的废水流入多瑙河，导致100多吨鱼类中毒死亡，沿河植物和鸟类也难逃一劫。

一些规模较小的金矿会转而使用汞来代替氰化物。但是这种过滤提取工作通常是在一间配有喷灯的密室里进行，汞极易挥发，工人们长期暴露在高浓度的汞蒸气下，这些工人的脑部将会造成永久性损伤。更糟糕的是，这种小金矿经常雇用童工，造成童工终身的疾患。

5. 废弃物污染与有毒垃圾交易

制造废弃物是人类社会的显著特征。几千年来，人类为改变卫生条件而奋斗着，特别是希望获得无污染的水供应。但随着人口的增加和城市化，全世界每年要产生超过10亿吨的生活和工业垃圾，成为

---

1 水的密度是1克/厘米³，密度大于4.5克/厘米³的金属称重金属。重金属污染主要是指汞、镉、铅、铬及砷等毒性显著的重金属，也指有一定毒性的锌、铜、钴、镍、锡等的污染。

困扰人类社会的一大问题，而广泛的工业生产和新技术的使用带来新的污染使环境问题变得愈加尖锐（图1-5-2）。9月22日埃德·马格努森（Ed Magnuson）在《时代周刊》撰写《美利坚的中毒》的专文指出，在过去的200年，电力和工业的发展预示着人类历史上一个新时代的开始。但是，近5万个化学品进入市场，既是人类的福音，也是人类的痛苦和疾病的根源。在美国，化学污染、水污染和有毒废料污染事件频繁发生，工业社会已经到了依赖于化学品和危害人体健康为代价的时代。当日《时代周刊》封面配以有毒化学废物的图片，提醒人们关注工业污染、化学致癌剂、饮水安全和人类自己的健康。

更为严重的问题是有毒垃圾的交易时隐时现。20世纪80年代中期，许多有毒工业废料的处置出现非法交易的情况。1987年，尼日利亚军政府在发现8000个化学桶泄漏后，逮捕了涉嫌非法交易和倾倒化学毒素混合物及电器工业高度致癌物副产品聚氯联苯的50多人。有毒垃圾在发达国家处理的费用远远高于运往非洲国家处置的费用，由此出现了一批有毒垃圾交易的经纪人，他们为了从中获得丰厚的利益铤而走险。一些不负责任的跨国企业为了避免海关检查或者减少支出费用，将有毒垃圾遗弃到加勒比海、非洲、亚洲、太平洋岛国的沙滩上，或者在海中一倒了之，造成严重的污染。为了遏制有毒垃圾交易和危险废料越境转移，1989年3月22日联合国环境规划署在瑞士巴塞尔召开了世界环境保护会议，会上通过了《巴塞尔公约》并于1992年5月正式生效。

控制污染的努力和污染问题本身一样古老，但反应往往迟缓，很少有合作和强制执行的记录。其重要原因是：人们一直以为地球上的陆地、空气是无穷尽的，所以从不担心把千万吨废气送到天空去，又把数以亿吨计的垃圾倒进海洋。人们总以为世界这么大，排一点废物不算什么！其实地球虽大但半径仅仅6300多千米，生物只能在海拔8千米到海底11千米的范围内生活，其中95%的生物只能生存在中间约3千米的范围内。然而，人类却有意无意地弄污这个有限的生活环境。

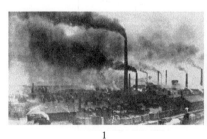 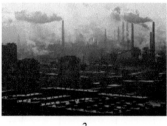 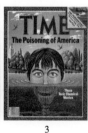 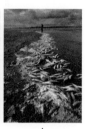

| | | | |
| 1 | 2 | 3 | 4 |

图1-5-2 工业与环境污染

1.19世纪英国的工业污染；2.现代工业区的烟尘污染；3.1980年9月22日《时代周刊》封面标题"有毒化学废物"；4.工业污染导致水养鱼类的大量死亡

1.5.2 毒物的循环与迁移

1.毒物在生态系统中循环迁移规律

在诸多类型的生态系统平衡中，以人类为主体的动物界与植物界之间通过微生物完成的平衡是最重要的一环。这一平衡关系，涉及碳、氢、氧、氮等多种主要元素在大自然界的往复循环过程，并主宰着其他一切的平衡过程。这个平衡一旦被打破，整个地球生物圈将出现不堪设想的后果。

毒理学研究的历史表明：毒物与污染物进入生态系统之后沿着一定的径路进行循环迁移，其基本规律是：有的毒物与污染物作为物质循环被生物所利用。当毒物、污染物进入水体后被水生生物吸收或经微生物作用后被水生生物吸收。吸收的方式，有的是通过食物链上各营养级直接吸收或沿食物链逐级传递浓缩；有的则经陆生生物、人类食用后进一步浓缩。食物链系统受毒物、污染物危害的生物尸体、肢体被微生物尸解后又返回水体，进入再循环，有的则沉淀在江河、湖泊、海洋的底泥中。

有的毒物与污染物在生态循环中受环境中生化、物理作用而逐步被降解，失去毒性和污染性。

有的毒物与污染物进入水体，通过灌溉直接进入土壤，再由陆生生物吸收进入生物体；也可由植物吸收后，沿食物链逐级传递到食物链中的最高层——动物和人类。然后，被污染物由微生物分解又回到土壤、水、大气或沉积层中。

烟尘、废气进入大气后被生物呼吸、吸附而沉降到土壤和水中。比较稳定的毒物与污染物则沿着碳、氮物质在生态系统中循环的路径进行转移。

有的毒物、污染物在进入生态系统后，由于物理、化学、生化的作用被降解、破坏，变成无毒物质。有的毒物与污染物则因被化合、结合而降低了毒性或加剧了毒性。一些生态毒物的毒性在生态系统中时隐时现。

有的毒物与污染物（如有机氯农药、多氯联苯等）进入生态系统中由于降解速率很慢，成为难以消除的毒物，在生态系统中积累起来。

毒物和污染物在生态系统迁移与循环的运转途径如图1-5-3所示。

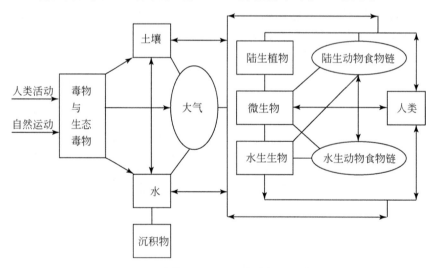

图1-5-3　毒物在生态系统中的循环与转移

2.毒物在生物体的富集

毒物在生物体的富集、浓缩与放大是最可怕的。毒物在体内蓄积的速率与环境中毒物浓度、摄入方式、生物物种、蓄积部位、毒物种类及体内毒物浓度相关。科学家把环境中毒物被生物累积、浓缩的现象，称之为生物放大、生物浓缩或生物富集。当毒物与污染物在生物体内富集起来，并通过不同营养级的传递转移，使顶层生物的毒物、污染物浓缩达到一定程度时，可使人体发生严重的病变。据世界卫生组织报道，全世界生产了约1500万吨DDT，其中约100万吨仍残留在海水中（图1-5-4）。水域中的农药通过浮游植物，浮游动物→小鱼→大鱼的食物链传递、浓缩，最终到达人类，在人体中累积。日本的"水俣病"即是食用浓缩了大量有机汞的鱼引起的，日本的"痛痛病"也是与镉浓缩有关的一种疾病，美国明湖地区的鸟类死亡是由于食鱼使鸟类体内DDT含量为湖水的765~833倍。这些都是因食物链的毒物累积而导致灾难的著名例子。

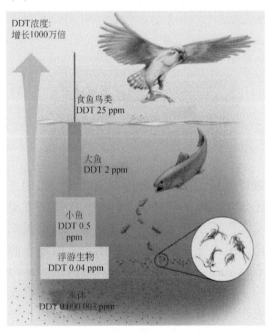

图1-5-4　DDT的生物富集过程

3. 汞的循环与迁移

汞是一种自然存在的化学元素，汞元素可以通过火山爆发及地壳的风化被自然的释放，而后在生物圈、水圈、大气圈和岩石圈间循环，很容易地从一个地区转移至另一个地区，并自然地存在于动植物群落之中。而人类活动，尤其是工业的发展，则加速了汞的排放和汞在全球范围内的循环。汞循环较早被人注意，是重金属在生态系统中循环的典型代表，它的循环如图1-5-5所示。

从图示中可以看出，地壳中汞经雨水途径进入生态系统。一是火山爆发、岩石风化、岩熔等自然运动进入大气、土壤和水体。二是经人类活动（如开采冶炼、工业、日常生活使用的汞及汞化物、农药生产等废水、废气、固体废物的排出）进入生态环境中。据估计，每年约3.7万吨。这些汞的形态主要是元素汞、二价汞化物。在水域中，汞在微生物作用下很快成为甲基汞、二甲基汞。甲基汞能溶于水，可被鱼类所吸收累积，通过食物链传递给食鱼动物和人类，从而使较高营养级的动物和人类遭受其害。二甲基汞挥发后进入大气，可分解成甲烷、乙烷和汞，其中，元素汞又沉降到土壤和水域中进入新的循环。土壤中的汞经淋溶作用可进入水体。水体中汞可通过灌溉进入土壤。土壤中的汞化合物被植物吸收后进入食物链传递。金属汞进入动物体内可被甲基化，已经证明动物大肠内某些微生物也能使汞甲基化。汞进入生物体内，由排泄系统或生物死后被分解返回非生物环境。非生物环境中，汞有一部分进入沉积层，沉积层中一部分汞又分解出来进入生态循环，另一部分则固化为地壳的一部分。大多数重金属及某些类金属元素与汞循环过程大同小异。

4. 农药循环与迁移

农药在环境中迁移、循环、累积、分解、残留的过程比较复杂。一般来说，在

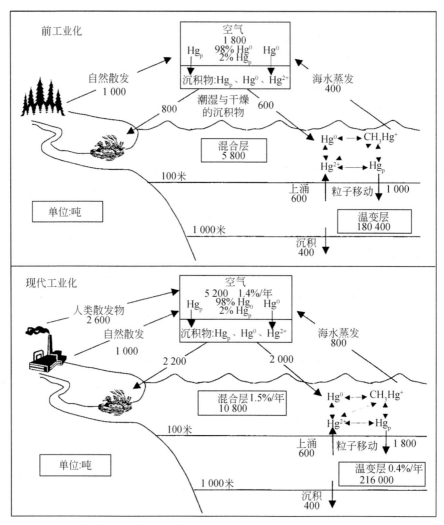

图1-5-5　自然界汞的循环：前工业化与现代工业化比较（Lamborg，2002）

物理化学因素的作用下，农药与土壤有机质结合形成残留物；在光作用下发生异构化、氧化、还原、脱氯、结合、分解；在生物体内酶的作用下形成结合物或发生氧化、还原、水解反应；有的则通过食物链浓缩。人类合成的化合物有相当大部分在环境中循环、迁移、累积、扩散等都与农药经历的过程相似。

有机氯农药属于脂溶性化合物，它的循环与迁移越来越受到重视。有机氯农药通过挥发、溶解、沉降、渗透等途径进入大气、水和土壤中。其间多数有机氯农药最终沉积到海洋，有的发生物理、化学、光化学反应而被分解、转化。生物一方面从大气、水和土壤中吸收或吸入有机氯农药。另一方面直接将喷洒的或食物链中的有机氯农药吸收进入体内。农药进入体内后，有一部分为生物所富集，其中有机氯农药因具有脂溶性而沉积在脂肪层中。一部分则在体内各种酶的作用下被降解或发生氧化、还原、结合等反应，有的则通过排泄系统排出体外。进入水和土壤中的有机氯农药有一部分被微生物氧化、还原为衍生物，如DDT还原成DDD、DDE等，同样具有毒性。没有被降解的又被生物所吸收、蓄积、浓缩，通过食物链再传递给高营养级或进入人体内。生物的排出物或其尸体腐烂分解后，其中没有降解的农药成为残留的农药，又返回非生物环境参与新的循环，如此不断循环。农药在反复的循环中逐步被分解成无害之物，使毒性消失或转化。值得注意的是多氯联苯循环与有机氯农药极为类似，这些化合物的相对稳定性以及人类大量的使用，促使它们通过气流、水流或其他机械、生物的携带搬运，使在不毛之地的南极与在格陵兰冰天雪地中生活的动物中也能检出这类有毒物质（图1-5-6）。

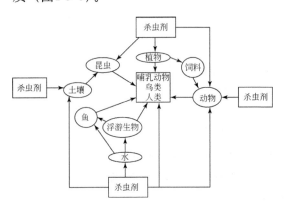

图1-5-6 杀虫剂在生态系统中的分布（Bartik et al., 1981）

5. 气态毒物的循环与迁移

气态毒物与污染物（如硫氧化物、氮氧化物、硫化氢及氟化氢等）在生态系统中的迁移、循环是硫、氮在生态系统中循环的特例。氮、硫化物在环境中稳定性较差、较易分解、化合。在环境中它们的污染性、毒性将发生较大变化。气态的硫化氢只需几小时即被氧化成二氧化硫，几小时后或数日内，二氧化硫又与O_2、O_3、NH_3或碳氢化物发生反应成为硫酸或硫酸盐。它们的危害性要看生成何种硫酸盐。

1.5.3 环境毒物与致癌

癌症是以具有失控细胞生长为共同特征的一类疾病。1850年以前，人类对癌症产生的原因有不同的认识。盖伦认为黑胆汁在组织内的积聚是癌变的根源。德卡迪斯（Decartes）认为癌症是淋巴系统的病变。之后出现很多学说，最流行的是体液学说。当显微镜发明之后，细胞学和病理学先后诞生，关于肿瘤形成的各种假说从体液学说转为细胞学说。现已查明遗传因素、病毒和化学因素与肿瘤有关。20世纪80年代以来，环境化学污染和某些物理有害因素致使肿瘤发病率不断提高，发病年龄向低龄化发展，化学致癌问题成为当今世界关注的热点。

1. 化学致癌的研究历史

化学致癌的历史可追溯到数千年前埃德温·史密斯（Edwin Smith）的文献中关于乳腺癌的记载。1700年,拉梅希兹尼（Ramaxzzini）描述了第一例职业肿瘤。他注意到修女中乳腺癌高发并将其归因于独身生活。1775年，杰出的英国矫形外科大夫波特（Pott）报道了清扫烟囱的工人患阴囊癌与接触职业致癌物质——煤烟有关。100多年以后的1892年，巴特林（Butlin）报道了欧洲大陆其他国家的扫烟囱工患有的阴囊癌。1978年米勒（Miller）描述了在某些接触煤焦油的德国工人中皮肤癌高发，而煤烟中主要成分也是煤焦油。直至今日，波特有关煤烟及香烟与癌症关系的科学报道已过去了200余年，占世界人口很大比例的人们仍然暴露于由烟草和有机燃料燃烧而产生的致癌物之中。

18世纪和19世纪，科学家提出化学物质与人类癌症有关。临床发现长期职业接触煤烟、煤焦油、沥青、页岩和石油的人，皮肤癌、肺癌和其他癌症发病率显著增加。其原因直到20世纪初，才弄清上述有机物中主要的致癌成分是多环芳烃类，直接涂抹这些致癌物可诱发啮齿类皮肤癌。1895年，德国医生瑞恩（Ludwing Rehn）报道了苯胺染料工厂中工人发生的膀胱癌。流行病学研究认定某些芳香胺（萘胺和联苯胺）为肿瘤的激动剂，1938年证明芳香胺类可诱发狗的膀胱肿瘤。从此，2-苯胺已被禁用，其他多种芳香胺的使用也受法律规范（表1-5-1）。

20世纪20～50年代，是化学致癌研究最多的时代，60～70年代掀起寻求癌症病毒潮，70～80年代是癌基因时代，80年代末进入迷恋抑癌基因时代，90年代末细胞周期、信号转导和细胞凋亡理论在癌症研究中广泛运用。

21世纪来临之时，科学家认识到肿瘤干细胞才是癌症的根源。于是，肿瘤干细胞开始进入了新时代。

目前，对人类总的癌症风险而言，最重要的化学致癌物是香烟中的许多致癌成分。其他的化学致癌物主要是燃烧和有机合成产物，某些食物成分，微生物污染产物或食品制备过程产生的物质。

表1-5-1　化学致癌研究的重要历史事件

时间	研究者	事件
1761年	Hill	提出使用鼻烟可能会诱发鼻咽癌
1775年	Pott	提出扫烟囱男童阴囊癌的发生与煤烟过度暴露有关
1888年	Hutchinson	报道长期服用亚砷酸钾可引起皮肤癌
1895年	Ludwig Rehn	首次报道从事苯胺染料生产的工人会发生膀胱癌
1936年	Kinosita	发现偶氮染料4-二甲基偶氮苯有致肝癌症作用
1950~1959年		大量流行病学研究表明：人类肺癌与吸烟之间的相关关系
1960~1965年		发现人类不常见的恶性肿瘤间皮瘤的发生与暴露于石棉有关
1961年		发现黄曲霉毒素，致家禽肝癌
1965~1968年	Hecker等	分别从巴豆油中分离鉴定出佛波酯类促癌物
1970~1971年		首次报道怀孕时期服用过乙烯雌酚的母亲，其女儿成年后易患阴道透明细胞腺癌

资料来源：夏世钧和吴中亮，2001。

2. 常见的致癌性化学物质

按化学结构可分为：①亚硝胺类。致癌性较强，在变质的蔬菜及食品中含量较高，能引起消化系统、肾脏等多种器官的肿瘤。②多环芳香烃类。以苯并芘为代表，广泛存在于沥青、汽车废气、煤烟、香烟及熏制食品中。③芳香胺类。广泛应用于橡胶、制药、印染、塑料等行业，可诱发泌尿系统的癌症。④烷化剂类。如芥子气、环磷酰胺等，可引起白血病、肺癌、乳腺癌等。⑤氨基偶氮类。主要存在于纺织、食品中的染料（猩红、奶油黄等）中，可诱发肝癌。⑥某些金属。铬、镍及砷等也可致癌。以上各种物质，有的是其本身直接有致癌作用，有的则是通过机体的代谢后变为致癌物质。

世界卫生组织指出，人类癌症90%与环境因素有关，其中主要为化学因素。

一类：对人体有明确致癌性的物质或混合物，如黄曲霉素、砒霜、石棉、六价铬、二噁英、甲醛、酒精饮料、烟草、槟榔等。

二类A：对人体致癌的可能性较高的物质或混合物，在动物实验中发现充分的致癌性证据。对人体虽有理论上的致癌性，而实验性的证据有限，如丙烯酰胺、无机铅化合物、氯霉素等。

二类B：对人体致癌的可能性较低的物质或混合物，在动物实验中发现的致癌性证据尚不充分，对人体的致癌性的证据有限。用以归类相比二类A致癌可能性较低的物质，如氯仿、DDT、敌敌畏、萘卫生球、镍金属、硝基苯、柴油燃料、汽油等。

三类：对人体致癌性尚未归类的物质或混合物，对人体致癌性的证据不充分，对动物致癌性证据不充分或有限。或者有充分的实验性证据和充分的理论机制表明其对动物有致癌性，但对人体没有同样的致癌性，如苯胺、苏丹红、咖啡因、二甲苯、糖精及其盐、安定、氧化铁、有机铅化合物、静电磁场、三聚氰胺、汞及其无机化合物等。

四类：对人体可能没有致癌性的物质，缺乏充足证据支持其具有致癌性的物质，如己内酰胺。

美国《食品与药品法》列出2400种可能对动物致癌的物质。已知化学药物在动物身上能诱发肿瘤的数目在150种以上。对于人类，有20～30种化学物质与肿瘤有关。紫外线辐射这样的环境致癌因素是第一次被列入名单之中。

不同环境因素引起的肿瘤死亡分布见图1-5-7。

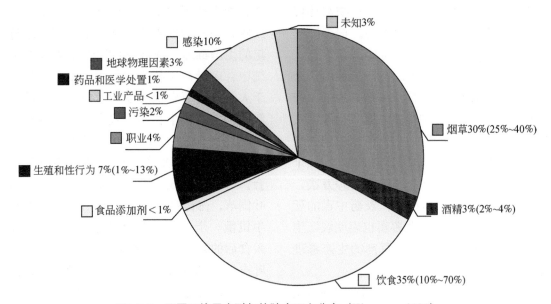

图1-5-7 不同环境因素引起的肿瘤死亡分布（Klaassen，2001）

1.5.4 生态毒理系统的形成与消亡

1. 生态毒理系统的形成

科学家在研究毒物对某一地区的动物、植物区系及生态系统影响的过程中，特别是研究毒物在食物链循环与迁移的过程中，发现在良性循环的生态系统中，进入生态系统中的毒物，正好被系统中的生物所降解和解毒，或者被利用，毒物在生态系统中不但不起危害性影响，反而成为生态系统中不可缺少的一个成员，正是由于毒物的存在，生物与环境之间保持了平衡。但是在一定条件下，毒物的数量在某一过程或某一环节上突然增加，超过了生态系统中生物的降解能力，又没有一种物质抑制它的毒性作用，那么正常的生态系统便失去了平衡，这时，生态毒理系统开始形成。

制铝厂、磷肥厂周围耕牛的氟中毒，体温计厂周围的汞中毒，矿山附近的铅中毒、钼中毒、砷中毒等。有些是污染物通过呼吸、饮水以及食物链的逐级富集，进入人体，损害人体健康，表明工业区生态系统中工业三废(废水、废气、废渣)的生态毒理系统已经形成。

发达国家的现代农业是建立在廉价石油基础上的农业，称为石油农业。由于大量施用农药、化肥、除草剂造成食物与环境的严重污染和生态系统的失调。据美国农业部的调查报告，1978年与1904年相比，农药的用量增加了10倍，农药品种由几种增加到300多种，而由病虫害所造成的农产品损失却由7%上升到13%。据联合国粮农组织统计，粮食每增加1倍，所用农药需增加9倍。世界卫生组织1977年报道，在19个国家中每年发生农药中毒事件达50万次，死亡5000人；全世界统计，农药中毒的死亡率高达5.16ppm。这些事实也表明农区生态系统中农药、化肥、除草剂的生态毒理系统已经形成。

长期给家畜饲喂棉籽饼，当棉酚的量超过动物体解毒能力时会引起动物中毒或生产性能下降，形成棉酚的生态毒理系统（图1-5-8）。如果棉籽油中的棉酚采取新的加工技术控制在人类安全标准之下，动物饲料中的棉酚含量控制在中毒量和饲料安全标准之下，不但避免了不安全问题，而且使人类可以利用棉籽中的油脂，动物可以充分利用棉籽饼中独有的赖氨酸和20%的蛋白质，这

样棉酚的生态毒理系统就消失了。

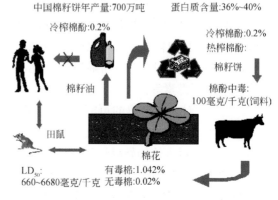

图1-5-8　棉酚生态毒理系统的形成与消亡示意图

20世纪60～80年代，中国12个省、直辖市、自治区的近百个县发生牛栎树叶中毒。据调查，发病地区的栎树林，由于砍伐严重由乔木变为灌丛，由萌生变为丛生，加之林下刮草皮、肥秧田，耕牛长年放牧，饲养管理粗放，从而形成了一个特定的生态毒理系统（图1-5-9）。在这个系统中：①天然栎林形成的灌丛由一个造福于人类的重要资源转变为对耕牛有毒的毒源。②山区耕牛长年放牧在被砍伐的栎林灌丛之中(即农户的柴山、撂荒地、耳树林)，自由大量采食栎叶，造成中毒的机会。③栎树叶成为春季耕牛唯一采食的树叶饲草，占日粮的50%～75%以上，此时耕牛饥饿一个冬季，大量"抢青"，一般在采食后的第7～11天中毒。研究表明，当栎叶占日粮的50%以上，会出现中毒病例；当栎叶占日粮的75%以上，即出现死亡。④由于春季的栎树叶中含有大约10%的可水解的栎丹宁，栎丹宁经瘤胃生物降解产生大量有毒的低分子酚类化合物对耕牛产生毒性。一旦酚类化合物在体内蓄积量超过耕牛解毒能力即表现中毒症状。

在一些栎林区及栲胶加工厂附近，地表水中挥发酚含量超过水质规定标准，当地人群中也可能发生不明原因的肾病。如果

把这些情况联系一起分析，不难看出栎丹宁在栎林在生态毒理系统形成过程中的重要影响。

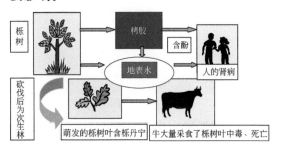

图1-5-9 栎丹宁生态毒理系统

2. 动物微生态系统与毒性机制的形成

微生态系统的变化与毒性机制的形成有着密切的关系。反刍动物瘤胃[1]是一个奇妙的微生态系统，其毒性机制的形成有其独特之处。例如，氰苷在瘤胃中迅速被水解产生氢氰酸，因此反刍动物食入含氰苷饲料比单胃动物更易引起中毒。芸苔和油菜种子中含有硫葡萄糖苷，可在瘤胃中被破坏，因此对反刍动物敏感性很小，而对非反刍动物有毒。高分子的栎丹宁经瘤胃生物降解产生大量有毒的低分子酚类化合物对耕牛产生毒性。

马类动物的盲肠[2]也是一个奇妙的微生态系统。作者曾经遇到健康的驴滥用土霉素引发的中毒事件，其原因是：健康驴的盲肠里有多种细菌参与消化，并且按一定的比例存在，相互制约，保持均势。当驴处于健康状态下内服了土霉素，就会杀死许多有利于消化的细菌，致使消化道菌群的比例失调，均势破坏，造成消化机能紊乱。与此同时，对土霉素不敏感的细菌大量繁殖并产生毒素，引起中毒。

3. 动物的二次中毒

在生态系统中，毒死的动物尸体如果未被处理，让天敌捕食，就容易引发二次中毒[3]。中毒而死的动物将有可能对环境及周围的生物链产生长期影响。

利用化学药物防治鼠害以控制鼢鼠的数量是一个有效的措施，但是中毒死亡的鼢鼠被天敌吃掉以后，会导致天敌二次中毒。天敌数量减少了，抑制鼠害的能力就更差了，反而进入下一轮的恶性循环，引起鼢鼠数量的激增。据报道，草原大面积灭鼠之后，到处都能看见老鼠尸体的同时，老鼠的天敌动物（如黄鼬、黄鼠狼等）也有死伤的情况。有的地方可以看到胡兀鹫因捕食毒死的啮齿类动物引发二次中毒而死亡（图1-5-10）。

鼠药也对其他鸟类，尤其是老鼠的天敌猛禽造成危害。在未投放鼠药的春夏时节，猛禽的遇见率比较高，但由于捕捉吃了鼠药毒死的老鼠导致二次中毒，反而丧命。到了翌年春夏时节，猛禽的遇见率明显下降。

狸猫（又称豹猫、山猫、野猫）主要以鼠类、松鼠、飞鼠、兔类、蛙类、蜥蜴、蛇类、小型鸟类、昆虫等为食，也吃浆果、榕树果和部分嫩叶、嫩草，有时潜入村寨盗食鸡、鸭等家禽。在农区灭鼠后引起狸猫发生二次中毒死亡的现象比较多见。

在肯尼亚，马赛马拉动物保护区西部的马拉三角曾发生一头狮子捕食被呋喃丹

---

1 反刍动物有4个胃，即瘤胃、蜂巢胃、重瓣胃和皱胃。瘤胃是第一胃。瘤胃内水含量可达85%～90%，pH稳定在5.5～7.5，温度由微生物发酵产生，维持在38.5～40℃，很像一个发酵罐。

2 马类动物与反刍动物不同，食物进入口腔后在胃里暂时存放，然后送入盲肠与大肠。盲肠与大肠内含有大量的微生物与消化酶，进行消化与吸收。而反刍动物大部分的消化与吸收则在胃部完成。

3 二次中毒通常发生在一个捕食者吃掉被有毒农药致死的动物（如小鼠、大鼠或昆虫）而发生的中毒，最终导致生态系统新的失衡。

（由美国FMC公司生产的克百威农药）毒死的河马后发生二次中毒，呈现四肢瘫痪病状。事后有关组织召开会议要求政府禁止进口使用呋喃丹。

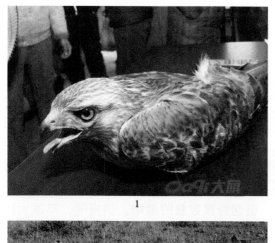
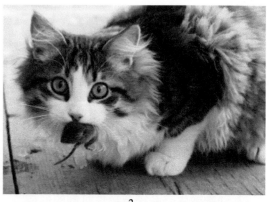
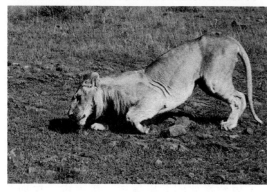
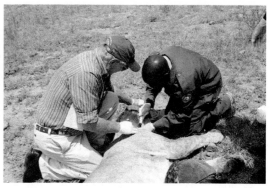

图1-5-10　动物的二次中毒

1. 鹰捕食被毒鼠强毒死的老鼠后发生二次中毒，呈现呕吐症状；2. 猫捕食被毒死的老鼠后会发生二次中毒；3. 肯尼亚的一头狮子捕食被呋喃丹毒死的河马后发生二次中毒，呈现四肢瘫痪；4. 专家对中毒狮子采样检验

1.6　中毒病患与毒性灾害

1.6.1　人间中毒的流行病学

在认识毒物与中毒[1]的过程中，科学家不断地将流行病学方法引入中毒的调查，使人们更深刻地了解中毒发生的规律。描述流行病学方法可以通过日常的毒物新品种的登记、人和动物中毒事件的登记及临床中毒个案及群发性中毒事件的调查，掌握中毒在不同时间内的发病率、死亡率及在各种疾病中的地位。回顾性、前瞻性和追踪调查，可以查明某种中毒发生的主要原因及其特定的致病因素，辨明中毒发生的相关因素及其相关程度。动物实验流行病学方法是通过建立动物实验模型（人工

---

1 中毒按其发生、发展的过程可分为急性中毒和慢性中毒。法医实践中遇到的自杀、他杀及意外灾害事故中毒大多数是急性中毒，且多发生死亡，有的发展为迁延性中毒。少量多次投毒引起慢性中毒致死者，在法医检案中并非罕见。瘾癖属于慢性中毒。公害中毒可以是急性中毒，也可以是慢性中毒。

发病试验）证实中毒发生的原因。理论流行病学方法以数学的语言（数学模型或数学符号）来表达中毒群体中流行过程各种因素之间内在的数量关系，提高对中毒发生过程各因素的定量作用，进而设计控制中毒发生的措施。地理流行病学方法可以查明生物与环境中毒物分布的关系。

来自全球的调查报告表明：中毒是常见疾病，因为急性病而住院的病例中，1/20是中毒病，尤其是药物中毒。中毒多发生于18~25岁，男女发病率相同。1901~1939年，虽然化学品的使用大为增加，但意外中毒率却有所下降。在后来的30年间，由固态及液态化学品造成的意外中毒死亡率虽然保持着相对稳定，但引起中毒的毒物种类有所变化，其中砷和毒鼠碱（strychnine）的死亡率逐渐下降，而巴比妥类意外中毒的死亡率却大为增加。

据美国公共卫生局1946~1951年调查，一年中每1000居民中的中毒数为：毒常春藤和毒槲树中毒2.49；食物中毒0.2；有毒动物和昆虫咬伤中毒1.17；气体意外中毒1.4；铅中毒0.01；其他意外急性中毒0.4[1]。

据美国全国卫生统计中心1967年按照第8次修订的国际疾病分类法进行登记的结果，对死亡原因的分析表明：由药物、固态和液态物质及气体和蒸气意外急性中毒事故引起的死亡数占所有意外死亡数的4%。每年意外中毒的死亡数与直接由酒精中毒及其他药物成瘾所致的死亡数大致相等。大多数致命的车祸，是由于驾驶员血液中的酒精浓度已达到中毒水平；死于肺癌的人，有一半以上是吸烟很多的人；由于过度饮酒和吸烟而继发的死亡比直接由于意外事故、自杀和谋杀而造成的死亡总数多两倍。某些生长在庭院和居室里的外表诱人的花草植物，可能会引发头痛、抽搐甚至会致人死亡。特别是6岁以下的儿童更易受此伤害，在因中毒就医的比例中占到了85%。这些花草植物主要是：水仙花、杜鹃花、小叶橡胶树、夹竹桃、毛地黄等。

据报道，美国61个中毒控制中心每年接到的中毒事故报告有200多万起，超过90%的中毒事故发生在家里。大多数非致命的中毒事故发生在6岁以下的孩子身上，中毒事故也是导致成年人死亡的主要原因之一。1999~2004年，意外中毒死亡的人数提高了62.5%。药物中毒人数的上升导致了死亡率的上升。据意外伤害预防局统计，中毒事故上升最大的群体是妇女（占103.0%）、白种人（75.8%）、生活在美国南部的人（113.6%）、15~24岁的人（113.3%）[2]。

在中国，根据卫生部组织全国各地具代表性的25家综合医院急诊科，进行健康疾病谱和中毒与伤害情况调查的结果，2001~2002年，中国疾病谱的顺位排列为：①心血管病；②脑血管病；③肿瘤；④中毒和伤害。中毒病例统计资料提示中毒的类型在不断变化。据2001~2002年11 121名中毒病例统计，中毒种类的顺位排列依次为：①化学物中毒；②药物中毒；

1 泰恩斯，哈莱.临床毒理学.谭炳德等译.上海：上海科学技术出版社，1959，1-2.
2 根据美国安全委员会网站，宁丙文编译，中国易安网，2007-3-29.

③农药中毒；④其他中毒。99.58%的中毒患者需要医疗干预；60.07%的中毒为意外事故所致；化学物中毒中，以有毒气体的中毒为首位[1]。据中国室内环境中心公布的一项统计显示，中国每年因建筑涂料引起的急性中毒事件约400起，中毒人数达1.5万余人[2]。

1. 食物中毒

食物中毒[3]是人进食有毒有害的食物引起的一类急性食源性疾病的总称。包括细菌性食物中毒、天然毒素食物中毒、化学性食物中毒和真菌毒素食物中毒。食物中毒的主要原因是生产经营者疏于食品卫生管理，滥用食品添加剂或用非食品原料，误食，食品卫生知识宣传不力，投毒及农药生产经营和使用管理不善。据统计，全球每年约有180万人死于食物中毒；有5万人食用珊瑚礁鱼类中毒。2003年，德国统计在案的食物中毒事故约20万起[4]。根据美国食源性疾病暴发情况的统计，1991~2000年食物中毒的发生呈现逐年增加的趋势[5]（图1-6-1）。

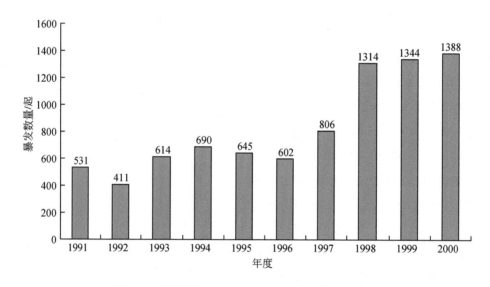

图1-6-1　美国1991~2000年食物中毒暴发统计图[6]

据中国广东省食物中毒统计报表及个案调查资料统计，1984~1995年广东省共发生食物中毒2224起，中毒51 761人，死亡251人。年平均185.3起，4313人，死亡21人。中毒原因依次是农药、细菌和自然毒。主要的引起中毒的食品依次是蔬菜、肉及肉制品、鱼贝类、谷类制品等；家庭食物中毒有下降趋势，集体食堂中毒上升；总体上

---

1 李奇林，田育红.急性中毒事件应急救援探讨.

2 http://www.soufun.com, 中华建筑报，2002-05-15.

3 美国疾病防治中心定义:两人或两人以上在吃了相同食物后出现相同病症，经流行病学分析,此疾病病原来自患者所吃的食物,则称为食物中毒事件。若是肉毒杆菌中毒,或是化学性食物中毒,则只要有一人中毒,即可称为食物中毒事件。

4 德国食品风险评估研究所，BFR，2004.

5 据《美国食物中毒诊断与处理》一书。

6 宋钰.美国食物中毒诊断与处理.沈阳:沈阳出版社，2004，20.

季节差异不大[1]。

2. 药害事件与药品不良反应

药物能防治疾病，也可能引起疾病，由药物直接或间接引起的疾病称之为药源性疾病。根据世界卫生组织统计，20世纪70年代全球死亡患者中有1/3并不是死于自然疾病本身，而是死于不合理用药。仅1922～1979年，重大药害事件就发生20多起，累计死亡万余人，伤残数万人。导致药源性疾病的原因很多，主要是药物种类繁多、名称混乱，宣传广告不实，不成熟的新药或伪劣药物上市。因此，药源性疾病已发展成为一个严重的社会问题。

药品不良反应是一个不可回避的问题。在美国，住院患者中有28%发生药品不良反应[2]。儿童住院患者中，17%发生与药品相关的不良反应[3]。1995年，全美国一年用于处置不良反应的花费达766亿美元。据美国1998年对150家医院调查，每年有200多万患者因药品不良反应导致病情恶化，其中10.6万患者因药品不良反应致死。发展中国家的调查资料表明，住院患者住院期间药品不良反应发生率为10%～20%，以药品不良反应为入院病因的住院患者占5%。

3. 职业中毒

在欧洲的工业化国家，劳动卫生状况的实际情形是，在职业病[4]方面，化学工业占第5位。然而，法律承认的职业病只有12%～15%是中毒。尽管这些国家有成熟的医疗急救和处理办法，但是，死因统计表明，中毒在工业死亡事故中仍然占到2%～3%。

根据世界中毒统计数据，在工业化国家的重度急性中毒事故中，化学技术产品（包括家庭化学品和农业化学产品）引起的中毒占重度急性中毒的13%～14%。

据我国卫生部统计，2000年接到慢性职业中毒报告1166例，主要是铅及其化合物、苯和锰及其化合物中毒。2001年接到职业中毒报告222起756例，死亡110例。其中急性职业中毒的主要化学毒物为苯、硫化氢和一氧化碳[5]。

据中国台湾统计资料，在局限空间职业灾害死亡案例中，火灾爆炸占34%；缺氧窒息占32%；中毒占31%。[6]

4. 农药中毒

应用农药防治农作物虫害的效果不容置疑，但农药中毒问题突出。在全世界范围内，每年急性重度农药中毒患者约为300万人，死亡人数达22万人左右[7]。发展中国家农药中毒的发生率，比消费全世界农药总量85%的发达国家高13倍。这可能与一些发展中国家对农药进口、登记和出售的法规不够健全，对安全使用缺乏经验，缺乏培训和合适的个人防护用具有关。1983年，在泰国每10万农民中就有117名因农药中毒，入院治疗者多达10 000～13 000人，死亡人数达1000人[8]。1992～1996年，中国发生农药中毒事故247 349例，死亡人数24 612人。中毒原因分别为生产性中毒和投毒、自杀、误服、误触中毒。1996

1 邱建锋，邓峰，姜吉芳.1984～1995年广东省食物中毒流行病学分析及预防对策.广东省食品卫生监督检验所.
2 Am J Hosp Pharm，1973,30:584.
3 Am J Epid，1979,110:196.
4 职业病包括职业性放射性疾病和职业中毒.
5 职业中毒出现新特征.三九健康网，2008-04-28.
6 局限空间指密闭空间或部分开放且自然通风不足之空间，如储槽、地窖、谷仓、烤漆炉、锅炉、下水道、消化池、温泉储槽等.贾台宝.局限空间安全作业简介.www.fengtay.org.tw2007.
7 WHO,1990。
8 Jeyaratnam. 1993；Jeyaratnam et al. 1982.

年哥斯达黎加报告，在1274名农药中毒者中，920人是职业中毒或意外中毒，438例（38.5%）是有机磷和氨基甲酸酯杀虫剂中毒。

1971年美国毒物控制中心收到的136 051个案报告中，有6446例接触过农药，占4.7%。五岁以下儿童的报告病例总数为84 370例，其中4531例与农药有关，占5.3%。另外有49名企图用农药自杀者，有19名"佯装自杀"及102名动机不明的中毒者。农药中毒的从1967年的4087例稍稍下降一点之后，又上升到1971年的4513例。

5. 气体和蒸汽毒物中毒

从1945年起，气体和蒸汽毒物所致的死亡率显著下降，大约到1955年始趋于稳定。这种死亡率下降情况与第二次世界大战后的10年间越来越多地采用天然气代替煤气有关。一氧化碳是引起严重中毒事故的一个极为重要的原因。任何含碳物质（包括天然气）的不完全燃烧都可生成一氧化碳。然而，天然气不同于人造燃料气体，它不含原生的一氧化碳。因此，单纯由于天然气漏气而引起中毒危险性极小。一氧化碳作为致死性中毒的直接原因仅次于酒精。

6. 有毒动物咬伤

据1954年世界卫生组织统计，全世界被毒蛇咬伤死亡的人数为4万人，如果按死亡率为咬伤人数的2.5%计算，那么咬伤人数达170多万人。在不同地区不同有毒动物对人的生命威胁有所不同。在印度次大陆蛇毒中毒死亡人数占全世界的一半，而在美国蜂螫致死的人数比蛇毒中毒死亡的人数高三倍多。墨西哥每年有7万人被蝎子螫伤，其中有1200人死亡。在巴西每年800多例蝎子螫伤者当中约有100人死亡。在法国钳蝎是无毒的，而在西北非洲同种蝎子是极危险的有毒动物，占蝎子螫伤人总数的80%，其死亡率高达95%。澳大利亚集中了世界上一些最毒的特殊有毒动物，如水母中的海胡蜂、海荨麻（金黄水母），头足类的蓝环章鱼，蜘蛛中的悉尼漏斗网蜘蛛，蚂蚁中的猛犬蚁，鱼类中的毒鲉，以及眼镜蛇科的一些毒蛇，其中太攀蛇是毒性最强的蛇。所以澳大利亚有毒动物中毒伤亡的情况远比其他地区严重。

全世界每年被海洋有毒动物伤害的人约有5万人。在海滩行走的人，会被身体埋在沙穴内、仅将毒棘露出沙面的毒鲉扎伤；拾贝壳的人容易被织棉芋螺、地纹芋螺或幻芋螺的有毒弓舌戳伤。在海里游泳的人和捕捞渔民会被刺胞动物水母（海胡蜂、海荨麻、僧帽水母）、海葵、珊瑚等刺伤；而海刺猬（长刺海胆）使渔民和潜水者畏惧，它们会主动攻击侵入领域的入侵者，灰怪参、刺参、海星、海盘车、刺尾鱼也常刺伤捕捞者。被海洋有毒动物伤害的5万人中，有2万人是因为吃了毒鱼类（毒腺鱼）和麻痹性贝类而中毒的。有些有毒动物一年内只在某个季节有毒，主要是在有毒甲藻（如钩藤藻、岗比甲藻等）繁殖季节，当这类动物吃了有毒甲藻后，体内产生了次生性毒素，通过食物链，而使人中毒。

1.6.2 动物中毒的流行病学

动物中毒具有普遍散发的特点，几乎所有的国家和地区都存在动物中毒问题，只是由于地理、气候、物种、环境的不同在中毒病的类型上有所差别罢了。动物中毒的种类较多，其流行性、寄生性、地区性、季节性、免疫性和波状性特点具有重要的诊断意义与防治意义（表1-6-1）。有毒植物中毒的发生与植物有毒部位的生长季节、动物采食时间有直接关系。有毒动物中毒的发生与有毒动物活动和动物接触的机会有关。霉菌毒素中毒的发生与霉菌区系、分布、饲料储存的生态环境有关。

例如，1931年苏联乌克兰，由于饲料潮湿霉变，发生葡萄穗霉毒素中毒，死亡马5000余匹。1973年中国湖南省32个县和陕西省汉中地区发生牛霉稻草中毒事件，中毒29 068头，死亡或致残9187头。

表1-6-1　各种动物中毒病的流行病学特点

中毒类型	流行性	寄生性	地区性	季节性	免疫性	波状性
细菌性食物中毒	+	+	+	+	+	
霉菌毒素中毒	+	+	+	+	±	+
有毒植物中毒	+	−	+	+	±	+
含毒饲料中毒	−	−	+	+		
有毒动物咬伤	−	−	+	+	±	
无机毒物中毒	−	−	+			
有机毒物中毒	−	−		±		
毒气中毒						

据对中国1981～1986年450篇畜禽中毒报道的统计分析：饲料中毒占首位（88起，占19.55%），有毒植物中毒次之（82起，占18.22%），霉菌毒素中毒居第三位（78起，占17.33%），之后依次为农药中毒（72起，占16.00%）、药物中毒（46起，占10.22%）、环境污染与微量元素中毒（39起，占8.67%）、化肥中毒（19起，占4.22%）、其他毒物中毒（19起，占4.23%）。受害动物依次为：牛（174起，占38.67%）、猪（104起，占23.10%）、家禽（84起，占18.67%）、羊（48起，占10.67%）、马类（40起，占8.89%）。[1]

在美国，家畜中毒造成的经济损失有时甚至超过某些烈性传染病和寄生虫病的损失。美国每年因寄生虫病使国家经济损失4.2亿美元，而仅仅科罗拉多和蒙大拿两个州，因有毒植物中毒所造成的经济损失达2亿美元。[2]有毒植物每年造成牲畜中毒死亡率为3%～5%，给美国畜牧业造成的经济损失约为5100万美元，其中西部11个州的经济损失为2300万美元，主要是盐生草、翠雀、羽扇豆和疯草中毒[3]引起的死亡损失。

在非洲、北美洲有毒植物有时造成家畜较大的损失。南美洲每年因吃了有毒植物中毒死亡的牛就有10万头。

据英国皇家兽医学院卫生系1959～1960年毒物检验统计，铅中毒比较严重，砷中毒有所减少，而铜中毒对绵羊的危害增大。而苏联，20世纪50年代家畜砷、氟、磷中毒严重，在中毒病中占重要地位（表1-6-2）。[4]

1 丁伯良.近年来国内畜禽中毒概况,动物毒物学,1987,1:8-10.
2 尼·德·克拉柯谢维赤.畜禽卫生学.农业农学院译,1959.
3 疯草（locoweed）是指棘豆属（Oxytropis）和黄芪属（Astragalus）有毒植物。由于这两个属的植物引起家畜产生相似的中毒症状，故统称为疯草中毒。
4 Barden, Paver. Some aspects of vet toxic. Vet Rec, 1961, 73(4):1.

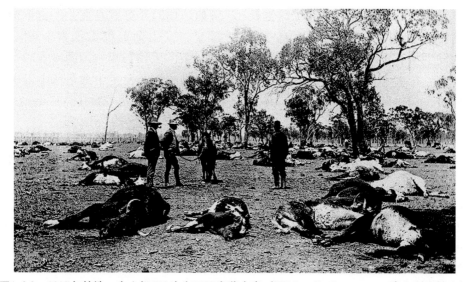

图1-6-2　1907年某地一夜之间700头牛死于毒草中毒（Wikimedia Commons，澳大利亚档案）

表1-6-2　苏联某些毒物造成家畜中毒的情况（占中毒总数的%）

畜别	砷	氟	磷	其他毒物
马	17.4	53.2	16.4	13.0
牛、羊	52.8	24.0	12.1	11.1
猪	7.3	4.2	35.2	53.3
其他畜禽	43.0	21.1	9.8	26.1

波兰1965年报道，家畜、赛马、家禽死于中毒病的有76 775头（匹只），其中磷化锌63 570头（匹只），砷化物2845头（匹只），氯化钠4135头（匹只），其他化学物2518头（匹只），植物中毒3607头（匹只）[1]。

在日本，据1948～1957年统计，在动物中毒事件中，牛3%~4%，马1%，山羊10%，绵羊7%~9%，猪20%~30%[2]。1967～1970年统计，和牛占1%~2%，肉用牛占4%~6%，种猪占6%～7%[3]。

此外，工业的环境污染与化学物质的泄漏也是引起动物中毒的重要原因之一。1968年美国一个注满神经毒气"VX"的飞机储油缸发生故障，造成犹他州斯卡尔（Skull）流域广大地区的污染，持续3个月之久，造成6000多只绵羊中毒，约3/4的中毒绵羊死亡。

1.6.3　毒物引发的毒性灾害

历史上将那些发生突然、人和动物伤亡数量惊人、经济损失惨重、政治影响深远的重大中毒事件，称之为毒性灾害。从恐龙灭绝到现代核泄漏，从古罗马铅的危害到20世纪的环境污染事件，化学品泄漏和有毒生物引发的毒性灾害震惊世界。

20世纪40年代以前，世界人口20亿，

1　兽医通报. 1966，1(36): 4.
2　米村寿男. 论家畜中毒. 日本兽医师会杂志，1961，14(8): 334-339.
3　石井进. 畜产兽医家畜卫生手册. 1974.

资源利用与生态环境状况大体平衡，重大毒性灾害主要有1900年英国发生含砷啤酒中毒案，死亡1000人。第一次世界大战期间，1915年发生在比利时的化学毒气战争，死亡5000人。1921年卡介苗用于治疗结核病后，由于误将有毒结核杆菌作为卡介苗注射人体，发生震惊世界的吕贝克市灾难，207人发病，72人死亡。1930年，欧洲各国近100多万喜欢苗条的妇女服用减肥药中毒，1万多人失明。

进入40年代，由于暴发第二次世界大战，化学武器、核武器在战争中使用。特别是1939年DDT等有机氯杀虫剂问世之后，杀虫剂中毒屡见不鲜。1972年伊拉克发生的甲基汞中毒事件，中毒5万余人，死亡8000余人。1945年，美国科学家蕾切尔·卡逊发现DDT的毒副作用，提出DDT破坏生态系统就是对人类自身的破坏，但这一观点并未引起人们重视，反遭攻击，直到1962年她的专著《寂静的春天》一书面世之后，才揭开癌症与杀虫剂之谜。但是拥有30亿人口的地球，许多国家为了生存，仍然依赖更多的新的化学品和杀虫剂，全球农药和化学品、危险品引起的毒性灾害与日俱增，经济损失和对人民健康的危险越来越大。

20世纪50年代，苏联于1954年启用首座民用核电厂以后，一些国家核电站的核泄漏和核辐射事故屡有发生。1986年发生的切尔诺贝利核电站事故，死亡237人，13.5万人撤离家园，损失120亿美元。

20世纪70年代到20世纪末，世界人口由40亿增至65亿。1972年联合国《人类环境宣言》表明人类与环境矛盾突出，政治、经济和社会矛盾加剧。特别是90年代冷战结束，国际贸易的繁荣和经济的全球化趋势，传统的毒性灾害的发生有增无减，新的毒性灾害不断出现，酸雨、赤潮、药害、有毒生物入侵事件的频繁发生，污染转嫁酿成国际争端。毒性灾害已经成为一个严肃的政治问题和经济问题摆在世界各国政府面前。

1. 恶性突发与群发性

毒性灾害发生突然，有的是十年、百年一遇，一旦发生，来势凶猛，超出一般的承受能力。毒性灾害发生地点多在城市、工矿企业、市场、餐厅、河流、公路、铁路、机场、旅游点等人口集中和流动频繁的地方。一次中毒或由毒物引起的伤害人数惊人。20世纪一次死亡人数达200人以上的毒性灾害见表1-6-3。

表1-6-3　20世纪世界一次死亡200人以上的毒性灾害

时间	地点	灾害类别	死亡人数	灾情
1900年	英国曼彻斯特	饮料中毒	1000	饮用含砷啤酒
1915年4月22日	比利时伊普雷	毒气战	5000	德国向英法联军施放氯气弹，1.5万人丧失战斗力
1942年4月26日	中国本溪	煤矿瓦斯爆炸	1549	日本帝国主义统治下，本溪湖煤矿瓦斯煤尘大爆炸
1943年	美国洛杉矶	光化学烟雾事件	400	刺激性光化学烟雾经久不散，75%市民患红眼病，大片树木枯死，郊区葡萄减产60%
1943年12月2日	意大利巴里港	毒气爆炸	1000	德国飞机轰炸一艘装芥子毒气的美国船，引起大爆炸
1952年12月4日	英国伦敦	毒雾事件	4000	大气中SO$_2$等污染致8000人患病
1957年9月29日	苏联乌拉尔	核污染	1000	核废料存储罐爆炸

续表

时间	地点	灾害类别	死亡人数	灾情
1971年	伊拉克	甲基汞中毒事件	8000	误食浸泡农药的玉米、小麦种子，中毒8万人
1981年	西班牙	食物中毒	600	菜籽油中毒案，中毒致残2.5万人
1984年11月19日	墨西哥城	煤气厂爆炸	450	煤气厂连锁爆炸，4250人严重受伤
1984年12月3日	印度博帕尔	农药厂毒剂泄漏事件	2500	含有异氰酸甲酯的烟雾逸入空气并扩散到附近村庄，中毒20万人，受害者67万人，公司赔款4亿美元
1986年8月21日	喀麦隆尼奥斯	火山喷泄毒气	2000	湖底火山喷出毒气H_2S，死亡牲畜3000多头
1986年4月26日	苏联（今乌克兰境内）	切尔诺贝利核电站事故	237	核堆熔化外泄，13.5万人撤离，损失120亿美元
1989年10月	尼日利亚	药物中毒	300	出售假胰岛素致糖尿病患者死亡

2. 毒性与次生性

毒性灾害最重要的特征就是灾害由有毒物质引起。因此，毒性灾害不仅具有自然灾害的一般特征，而且有其特殊的毒性特点。据20世纪200起毒性灾害的统计，其中核泄漏与核辐射10起，食品中毒32起，药物中毒7起，化学品泄漏、污染42起，毒气泄漏及煤矿瓦斯爆炸60起，有毒生物引发的29起，地球化学灾害4起，利用毒物制造恐怖事件8起，邪教利用毒物自杀或施放毒气伤害他人的8起。

毒性灾害的次生性指事件发生后毒性作用所产生的远期影响及其持续危害。毒物存在于生态系统，必然对生态系统产生不同程度的影响。例如，核泄漏带来的核辐射毒害，将是一个很长时期难以消除的隐患。印度博帕尔事件带来的后遗症使活着的受害人在晚年丧失生存能力，一次性赔偿远不足以安置他们的一生。有的毒性作用将影响到后代的健康。因此，一些毒性灾害引起的法律问题将没完没了。

毒性与次生性构成毒性灾害的特殊性，这就决定了防止毒性灾害的跨学科、跨行业、跨部门性质，同时也是控制毒性灾害的难点所在。

3. 社会性与世界性

毒性灾害不仅造成重大经济损失，而且其破坏性常引起社会不安。发生重大毒性灾害[1]的国家往往由于舆论压力陷入政治危机和社会混乱，有的可能引起地区性政治争端。比利时二噁英事件中，先是卫生部长和农业部长的辞职，接着是首相和政府内阁的集体辞职，世界各国调整相关产品的进出口政策。仅比利时就有1000家农牧场关闭，进出口受阻，经济损失达3000亿比利时法郎（合6.67亿美元）。苏联切尔诺贝利核电站事故，联合国出面干预。罗马尼亚巴亚马雷镇矿区氰化物废水污染蒂萨河流域事故中，匈牙利、南斯拉夫提出责任问题。

1998年12月12日，日本汉字能力协会在全国范围内进行一次民意测验，测验结果

---

1 中国对灾害性化学事故的分级规定如下。①重大化学事故：突然发生危及周围居民并造成中毒10人以上，100人以下，或死亡3人以上，30人以下的化学事故。②特大化学事故：有大量毒气突然泄漏，并发生燃烧、爆炸。短时间内造成大量人员中毒伤亡，中毒100人以上或者死亡30人以上，事故危害已跨区、县，并呈进一步扩展态势，使城市的生产、交通及人民生活等综合功能遭受破坏，社会秩序紊乱。

为：反映年景的汉字竟是一个"毒"字。这是因为1998年对日本人民来说确是多灾多难的一年。年初亚洲金融风暴打击了经济发展，日元贬值，一些大企业倒闭。1998年夏天，日本一名家庭主妇为骗取保险金，在一次游园庆祝活动中，把砒霜放入咖喱饭中，致60多人中毒，4人死亡。7月，和歌山县发生氰化物投毒案，导致4人死亡。8月，新潟县 公司工作的高层职员在喝了怀疑被下毒的绿茶后，不适入院。因此，全国民意测验的结果，自然是"毒"字了。

值得指出的是，工业化时代，人类活动对地球生态环境的破坏和污染往往超越国界。因此，毒性灾害的国际性、世界性特

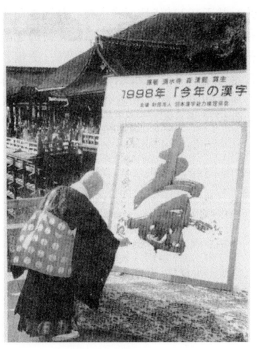

图1-6-3 森青范长老挥笔写下一个大的"毒"字

点，提醒人们必须从全球的立场出发，为了人类的共同利益，建立理想的生存与发展环境，开展战略性、全球性毒性灾害的宏观研究已迫在眉睫。

1.6.4 毒物与恐怖事件

恐怖主义[1]是从20世纪60年代末逐渐发展成为一种世界性的政治瘟疫。在经济全球化的现代社会，企业在不断关注市场经济发展动态的同时，不仅面对外部人文环境、金融环境所引发的危机，而且要特别面对某些不知名凶徒的恶意攻击、恶意投毒所发生的恐怖事件。据统计，1987～2005年全球发生24起核及辐射恐怖事件；1945～2005年全球发生121起生物恐怖事件；1946~2005年全球发生146起化学恐怖事件。每年发生核生化恐怖事件从1995年约60起上升至2001年的178起[2]。

1982年美国强生公司的"泰诺事件"是美国遭受到的首次化学恐怖袭击（详见第4章）。就在那一年，美国药品与食品管理局（FDA）就发现了270起类似的食品、药品污染案，其中有36宗被确认为故意投毒。之后，类似的投毒案呈增长趋势，时不时有人喝到有毒的巧克力或含有杀虫剂的橘子汁。1986年2月，23岁的戴安娜·艾尔斯卓在去纽约看望男朋友时，吃了两粒新包装的速效泰诺胶囊，几分钟后死去，经检验证实是氰化物中毒。调查人员在药瓶里还发现了另三粒含有氰化物的泰诺。泰诺被迫再次召回自己的产品。一切都和4

---

1 恐怖主义是实施者对非武装人员有组织地使用暴力或以暴力相威胁，通过将一定的对象置于恐怖之中，来达到某种政治目的的行为。恐怖主义是反人类、反社会的，恐怖组织是人类共同的敌人。恐怖主义的性质和特征是：①使用或威胁使用暴力；②有明确的政治目的或社会目的；③制造恐怖气氛；④伤害对象的无辜性和随意性；⑤不对称性。恐怖主义的表现形式是：①暗杀；②劫持人质；③劫持交通工具，如美国9·11事件；④武装袭击；⑤使用生化武器，如1995年日本东京地铁的沙林毒气案，2001年美国炭疽邮件事件。

2 李陆平.军队与非传统安全.北京：时事出版社，2009，41.

年前的"泰诺事件"相似，数个州禁止出售泰诺产品，强生公司只好重启危机公关策略，以期渡过难关。

之后，随着恐怖主义活动的演变，较大规模的投毒恐怖事件相继发生，如1995年日本东京地铁的沙林毒气恐怖事件和美国发生的多次炭疽邮件恐怖事件。

造成恐惧就是造成损失。一起恐怖活动本身能够造成的人员伤亡和财产损失是有限的，但由其产生的恐慌心理容易导致多米诺骨牌效应，从而造成巨大的损失。特别是为了遏制事态继续扩散和恶化，政府会投入巨大的资源和精力。有关部门的专家还要参与事件的处置。美国食品与药品管理局资深现场检查认证官欧文·西拉夫博士[1]先后参加并处理"泰诺事件"和智利毒葡萄事件，使事件得到顺利解决。

上述事实表明：以投毒为手段的恐怖事件具有更大攻击性、隐蔽性和致命性，成为20世纪80年代以来一种新的毒性灾难！

除了投毒恐怖事件之外，在20世纪80年代，人们把发达国家向非洲大量倾倒有毒废物的行为，称之为"毒物恐怖行为"。据德意志新闻社（德新社）1988年的一则报道[2]，尼日利亚政府在一个港口发现从意大利发出的装有3899吨有毒废物的集装箱。在几内亚，一艘挪威货轮把15 000吨美国的有毒废物倾倒在首都科纳克里附近的一个岛上。刚果逮捕了5名高级官员，其罪名是谋划从欧洲进口100万吨化学废物。几内亚（比绍）准备每年进口有毒废物，以获得1.2亿美元的外汇。如果非洲成为发达国家倾倒有毒废物场所的话，那么对非洲人民来说这是继殖民主义和饥饿之后的又一大严重威胁。在联合国环境规划署的关注下，1989年3月22日在瑞士巴塞尔召开的世界环境保护会议上通过了《巴塞尔公约》并于1992年5月正式生效。从而在防止和控制越境转移和处置有毒废弃物的危险行为，禁止有毒贸易，限制欧洲、美国、日本等经济合作发展组织成员国，把有毒物质输出到其他非工业化国家，保护人类健康和环境方面有了新的进展。

---

1 欧文·西拉夫（Ervin Shroff）博士在马里兰大学获得了制药化学的博士学位，并在FDA工作了26年，获得了FDA资深现场检查认证官资格。他曾主要参加并处理了泰诺（Tylenol）事件，智利葡萄中的氰化物事件和非专利药调查丑闻事件；1981~1985年任现场科学部门的主管，主要负责指导现场的科学管理措施和方法研究；1985~1992年任FDA地方行政局的副局长；1992~2000年，他曾任执行管理局的副局长并与首席顾问办公室、FDA认证中心管理办公室进行过紧密的合作。

2 李忠东."毒物恐怖行为"席卷非洲. 中国环境报，1988-10-4.

第2章 细说毒物

2.1 植物毒

2.1.1 乌头：毒草之王

乌头（*Aconitum* spp.）为毛茛科多年生或一年生草本植物，株高60~120厘米，是第三纪时的极地植物，随冰川期从西伯利亚传播到欧洲、亚洲和美洲。

乌头属在全世界约有300种。乌头8~9月开花，淡紫娇艳，十分美丽，常与菊花同放,也有人将其栽于园中观赏（图2-1-1）。欧洲的园丁已经培养出了许多观赏的品种，但这些美丽的乌头却像河豚一样有剧毒。在中国，野生的乌头称草乌，栽培的称川乌，其根加工品称附子，可以入药。

乌头属植物是历史上记载最早的有毒植物。中国本草著作诞生以前，乌头是以"堇"的名称出现的（见《诗经·大雅·绵》）。《国语》记载："置堇于肉"用以毒人，堇就是乌头。前汉刘安编著的《淮南子》则更明确地指出"天下之凶药，莫凶于鸡毒"，鸡毒就是乌头。乌头之根是有毒的，故有毒公、美毒、五毒根等名称。

在古代中国，乌头被用做一种箭毒，用于狩猎，具有野兽"中者立仆"的效果。神农氏时期，长江流域以狩猎为生的少数民族就已经知道把草乌头的汁液抹在弩弓上狩猎。毒箭射到熊身上，熊踉跄几步，便中毒而倒，可见其毒力之大。在军事方面，乌头被用做毒药，涂抹兵器，配置火药。生乌头榨出的汁或煎出的汁称为射罔。将射罔涂抹在兵器上，再经晒干，则足以致人死命。北宋军火家曾公亮于1040~1044年编写的军事著作《武经总要》里，记载了当时的一种专用以对付由地道入侵者的毒药烟球，草乌头在其中扮演了重要的角色。这种烟球的火药配方中除了硫黄、焰硝，就是草乌头、砒霜、巴豆等，有点像雏形的毒气弹，里面装的砒霜、草乌头之类毒物，在燃烧后成烟四散，能使敌方中毒而削弱战斗力。

重要的有毒乌头有铁棒锤（*A. anthora*）、乌头（*A. carmichaelii*）、匈牙利乌头（*A. cammarum*）、印度乌头（*A. ferox*）、薄叶乌头（*A. fischeri*）、日本乌头（*A. japonicum*）、北乌头（*A. kusnezoffii*）、舟形乌头（*A. napellus*）、紫花高乌头（*A. septentrionale*）等。

1. 乌头毒素

乌头的有毒成分是二萜类生物碱，可分为两类：一类是氨醇类二萜生物碱，毒

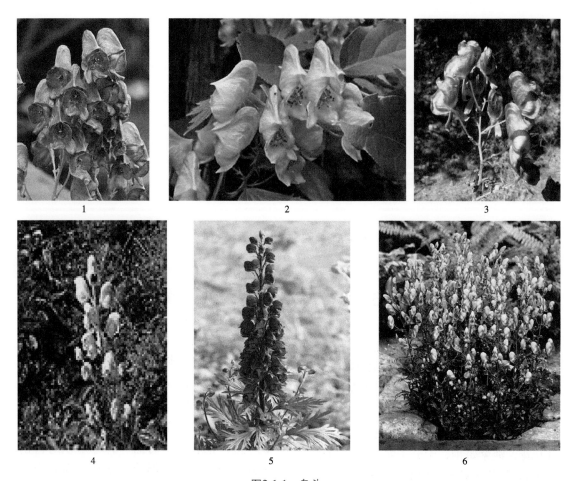

图2-1-1　乌头

1.乌头；2.日本乌头；3.北乌头；4.铁棒锤；5.舟形乌头；6.匈牙利乌头

性很小或无毒；另一类是双酯类二萜生物碱，含双酯基，有强烈毒性，主要有乌头碱（aconitine）和新乌头碱(mesaconitine)及次乌头碱(hypaconitine)等。乌头类生物碱主要侵害神经系统和心脏。毒性作用表现为：①箭毒样作用，即阻断神经－肌肉接头的神经冲动传导；②乌头碱样作用，表现为心律紊乱，血压下降，体温降低，呼吸抑制，肌肉麻痹和中枢神经功能紊乱等。乌头碱只要几毫克就可以让人丧命，它和河豚毒素一样，都是神经毒素，吃下去之后会导致全身神经活动（肌肉活动）

的紊乱，最后的死因，不是呼吸中枢麻痹，就是严重心律失常。

2. 乌头中毒

中国历史典籍中有许多关于乌头中毒的记载。《五十二病方》记载有"毒乌喙"（乌头箭射伤中毒症）的病名，以及毒堇、乌喙中毒的治疗方法。《本草纲目》中提到："吾蕲郝知府自负知医,因病癣疥,服草乌、木鳖子过多,甫入腹内而麻痹,遂至不救,可不慎乎!"这是一起服用乌头过量引起的死亡事故。在历史上乌头一直是一种容易得到的毒药,被应用到宫廷政治谋杀中。《国语》、《汉书·外戚转》和《唐书·武士彠传》中，有宫廷谋杀使用乌头的记载，说明早在西汉时代人们就已了解乌头毒性。

人乌头类生物碱中毒主要表现为流涎、恶心、呕吐、腹泻、头昏，口舌、四肢及全身发麻，呼吸困难、手足抽搐、神志不清、血压及体温下降、心率紊乱等，最后因呼吸及心脏衰竭而死亡。急救一般用大剂量阿托品等可缓解心脏中毒，同时应用干姜和甘草、金银花、绿豆、黄芪、远志、牛奶等治疗也有一定效果。

家畜中以马属动物中毒最为常见，死亡率也高，牛、羊其次。

现代医学表明，乌头碱的药用价值很有限，主要用做镇痛剂，让"痛的地方感到不痛"，但副作用太大，而且分子结构复杂，至今无法人工合成，因此，商业价值有限。

至于乌头的所谓"滋补"的功能，不过是人们的想象罢了。如果要减轻风湿病痛，应当服用更有效、更安全的药物。

2.1.2 茄科植物：神秘之草

茄科有毒植物主要有：曼陀罗、莨菪（天仙子、黑莨菪）、颠茄、龙葵、毒参茄、东莨菪、山莨菪、矮莨菪、华山参等。其主要有毒成分是阿托品和东莨菪碱等生物碱。自古以来，一些茄科有毒植物与巫医、巫术相关，因此，有"神秘之草"之说。

1. 曼陀罗

曼陀罗（*Datura stramonium*）[1]，英文名称为带刺的苹果（thorn apple），原产于

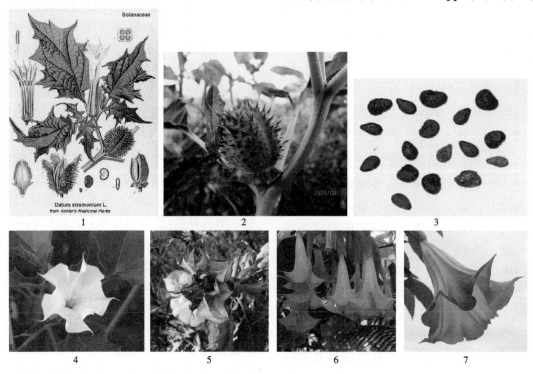

图2-1-2 曼陀罗

1.曼陀罗标本；2.曼陀罗果实；3.曼陀罗种子；4.白色曼陀罗花；5.黑色曼陀罗花；6.黄色曼陀罗花；7.粉色曼陀罗花

---

1 被列为印度佛教五树之一的曼陀罗，实际上是豆科的刺桐（*Erythrina indica*），别名珊瑚树（coraltree），生长在热带亚洲。刺桐是一种先花后叶的乔木，深红色的蝶形花朵很大，数朵簇生排列成密集的总状花序，念珠状的荚果很厚，叶为三出叶，叶片大，在叶柄或叶脉背面有刺，故与本文所说的曼陀罗不同。

印度。它的名称是由梵语音译而来，意思是"悦意花"，中国民间称为洋金花、醉仙桃等。它的花朵从叶腋中长出，单朵花呈喇叭形，花筒长4～10厘米，大多为白色，蒴果卵球形，外被硬棘刺（图2-1-2）。

曼陀罗全草有毒，以果实特别是种子毒性最大，嫩叶次之。干叶的毒性比鲜叶小。有毒成分主要是东莨菪碱、莨菪碱，其次有阿托品，总生物碱含量开花末期最高，到种子成熟时迅速下降。曼陀罗生物碱，能使肌肉松弛，汗腺分泌受到抑制，对神经具有迷幻作用。传说蒙汗药就是从这种植物中提取的，华佗的"麻沸散"也是由这种植物制成的。

16世纪，李时珍在《本草纲目》中详细介绍了莨菪和曼陀罗的毒性。指出"（莨菪）子服之，令人狂浪放宕，故名"。"误服之，冲人心，大烦闷，眼生暹火"。"（根）有毒，杀虫"。"（曼陀罗）花，子有毒，……并入麻药。相传此花笑采酿酒饮，令人笑；舞采酿酒饮，令人舞，予尝试之，饮须半酣，更令人或笑或舞引之，乃验也"。以上不仅介绍了曼陀罗麻醉作用和毒性，而且形象地描写了所引起的精神症状。

中国《水浒传》中的"智取生辰纲"，晁盖、吴用等好汉在黄泥岗用下了蒙汗药[1]的酒，麻翻了杨志和众军士，夺取了生辰纲。类似描述，在古典小说中频有出现。

1676年，一支英国军队被派往北美的一个殖民地——美国弗吉尼亚州的詹姆斯镇（Jimson town）镇压叛乱。为抵御外敌，当地印第安人教英国士兵以曼陀罗的嫩叶拌沙拉吃，结果吃过这种"生菜"沙拉的士兵中毒，产生了疯狂的幻觉。士兵们都脱光了衣服，有时在地上打滚，有时手舞足蹈，口中念着莫名其妙的奇语。与此同时，彼此抚摸，微笑或发呆。这种状态一直持续了11天，之后，无人记起当时曾发生了什么事情。当时，约翰·史密斯（John Smith，1580～1631）上尉是发现曼陀罗的人。英国军队本来是以严肃、善战和服装整齐而闻名于世的，这次事件，使英军威名扫地。此后，殖民地人民便将引起中毒的曼陀罗称为"詹姆斯镇草"（Jimsonweed）。1705年，《弗吉尼亚州及其历史》一书的作者罗伯特·贝弗利（Robert Beverly）记述了战士中毒的情形："当时，战士们有的自然旋转，傻瓜样的一整天，有的钻到稻草中；有的表现愤怒，有的一丝不挂，坐在那里像一个猴子；有的露齿微笑，有的盲目的割草动作，有的怜爱地亲吻和抓他的朋友，有的嘲笑着这些滑稽的动作。当11天后战士们归来时，已不记得曾经发生过的事情。"

曼陀罗中毒一般在食后半小时，最快20分钟出现症状，最迟不超过3小时；中毒剂量因毒性进入途径、年龄及健康状况而异。成人食果3枚即可中毒；儿童较敏感，只要成人的1/10，不超过1个，种子3~4粒即可中毒，多为急性突然发病。

中毒症状是口干、吞咽困难、声音嘶哑、皮肤干燥、潮红、发热、心率增快、呼吸加深、血压升高、头痛、头晕、烦躁不安、谵妄、幻听幻视、神志模糊、哭笑无常、肌肉抽搐、共济失调或出现阵发性抽搐及痉挛。此外，尚有体温升高、便

---

[1] 关于"蒙汗药"有几种解释，有人认为是一种麻醉药，其成分是曼陀罗；有人认为医疗用的和小说、戏剧的所说的"蒙汗药"多是曼陀罗的花末组成的复方；也有人对"蒙汗"二字是古人对服食"蒙汗药"后，人体汗腺受到抑制，汗蒙而不发这种生理现象的客观描述。

秘、散瞳及膝反射亢进。以上症状多在24小时内消失或基本消失，严重者在12~24小时后进入昏睡、痉挛、紫绀、最后昏迷死亡。儿童中毒尚有嗜睡现象。外敷曼陀罗叶也能引起急性全身性中毒，症状与口服相同，出现症状时间较口服者为快。

20世纪下半叶的美国学生运动期间，茄科生物碱的应用出现了复兴。1967年在科罗拉多大学，有20个学生出现曼陀罗中毒，他们使用曼陀罗的时间在20个月以上，中毒症状"像野兔一样急躁，像蝙蝠一样莽撞，像石头一样干渴，像甜菜根一样潮红，像淋湿的母鸡一样疯狂"。

各种家畜都能中毒，以猫最敏感，牛、马次之，绵羊和兔耐受性最强。植株地上部分对牛的致死量为150~300克，马150~200克，绵羊75~200克。马食1千克种子，次日痉挛死亡。种子对鸵鸟毒性特强，对鱼也有毒。羊中毒症状有运动失调、肌纤维自发性收缩、感觉过敏、呼吸快、饮水少等。

2. 毒参茄

茄参属（*Mandragora*）植物在西方也称曼陀罗（曼陀茄、向阳花、毒苹果、曼德拉草），但英文名称为"mandrake"，它是个梵语音译，在中国称为毒参茄。

毒参茄（*Mandragora officinarum*），源自古希腊文"male drug of namtar"，为男人爱欲之药的意思，因其根茎与人参相似，古希腊、埃及和犹太人甚至认为有雌雄之分，并分别称为Mandrake和Womandrake。毒参茄果在希伯来文中读Dudhaim，就是由"爱情"（didi）一词演变而来，它又称"爱欲果"（apple of love）。但阿拉伯人却称之为"魔鬼之果"

（apple of devil）或"魔鬼之烛"（candle of devil）。

毒参茄大多生长在南欧，尤其是地中海和喜马拉雅山地区。它是一种双子叶植物，它那暗绿色的叶子几乎长达一英尺，开黄绿色或紫红色的铃状小花，它的果实是卵圆形的橘红色浆果，味如苹果，所以也称"魔苹果"（图2-1-3）。在中世纪人们把这种植物当作魔女使用的药物而禁止使用。在电影《哈利波特与密室》中就出现过大声哭叫着的、长着人形根部的Mandrake。据说当它被挖出来时会大声尖叫，任何人听到它的叫声都难逃一死，所以采药人会在挖掘时堵上耳朵。毒参茄确是有强烈麻醉效果的一种药草，少量使用有促进人的情欲或是麻醉的作用，如果服用量大就会引起恶心呕吐、全身乏力、颤抖、嗜睡、幻视幻觉、呼吸衰竭等中毒症状。

毒参茄也是一种致幻植物，它是西方大量神话、宗教传说和文艺作品里常客，总是和巫术、下毒之类的事情扯在一起，一度被视为女巫标志物之一的植物。特别是有人将Mandrake译为"曼德拉草"，并赋予许多神秘的色彩。由于它的根的外形像人，或男或女，所以在古代的大多数欧洲人都相信曼德拉草能催情。传说一只母象因吃下了曼得拉草而发疯似的寻找公象。因此，曼德拉草就成了强力春药。在希伯来人的传统文化中，曼德拉草象征生育繁衍，食用它有助于怀孕。在中世纪，它的根被晒干用作护身符或是用作企求生育的护符。

3. 颠茄

颠茄（*Atropa belladonna*）被称为Atropa，源于希腊神话，Atropos是"命运

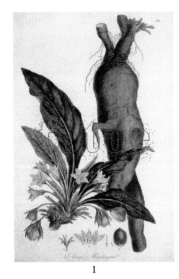 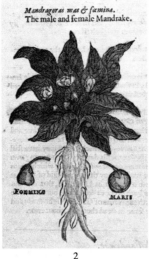 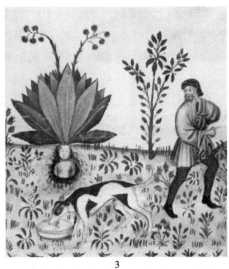

图2-1-3　毒参茄

1.毒参茄标本；2.毒参茄植株；3.毒参茄与圣药[1]

三女神"之一地狱女神，她能斩断生命之脉，可见其毒性非同一般。在古代人们曾提取其果实的成分制作女性散瞳的眼药水。16～17世纪，一位威尼斯的女士在使用了颠茄的蒸馏水使得瞳孔扩张以后，首次把这种植物命名为颠茄（Belladonna），此前称为癫茄。因为颠茄的分泌物滴到眼睛可使瞳孔扩张，姑娘变得俊俏。在意大利语中，"bella"是美丽的意思，"donna"是女郎。1558年Belladonna一词首次在威尼斯采用。

颠茄原产于西欧，后来移植到北非、西亚、北美以及中国，是多年生草本植物，红汁，一般可长到50～200厘米高，花是5瓣不鲜明的红、紫色，果实是光滑的紫黑色。主要生长在亚欧地区气候温度比较适宜的树林、荒地以及山地背阴潮湿地带，在富含石灰质的土壤中群生（图2-1-4）。

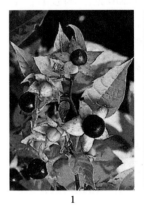 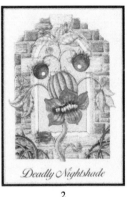

图2-1-4　颠茄

1.颠茄植株；2.颠茄文化作品

颠茄的浆果味道甘甜，但是含有剧毒，绝对不可食用。其有毒成分主要是一些天仙子胺、东莨菪碱及微量的阿托品。

---

1 传说毒参茄不但是催情圣品，而且有强烈的致幻作用，是巫师与灵媒施法时的圣药。毒参茄既然是圣药和仙草，自然不能容凡人随意染指，采摘毒参茄有许多禁忌。采摘时不可用手碰触，以免染剧毒而死；毒参茄一旦离土，必定发出凄厉的尖叫，寻常人听到，非死即疯！在欧洲中世纪的神秘典籍中详细记载了采摘曼德拉草的方法：在月黑风高之夜，背风面向西方，用蜡堵塞住耳道，把草拴在狗身上，让狗把草拉出。为什么必须用狗？因为毒参茄出土时的恐怖叫声会让人萎缩、抽搐、惊悸以至发狂而死。因此，掘毒参茄的都是死囚，享受的则是国王和贵族。后来有人想出一条妙计，在发掘的时候先在根系四周刨出一条土沟，然后找一条黑狗来，以蜂蜡封住狗耳，再将尾巴系在毒参茄的根部，最后在远处放上一块面包或者肉，待狗奔向食物，仙草毒参茄自然破土而出了。挖出来的仙草还不能立即服食，必须用土盖上，过一段时间待毒性减轻之后再使用。

颠茄中毒剂量可引起中枢神经系统兴奋产生焦虑不安、定向障碍、幻觉等症状。中毒或致死剂量引起颠茄中毒其主要症状是心率加速、口渴、嘴干、吞咽困难、焦虑不安、疲劳、头痛、皮肤干热、小便困难、虹膜几乎消失、视力模糊、幻觉、抽搐、共济失调、昏迷等。

人说越美丽的东西越毒，用在颠茄这里正合适。它的果实黑黝黝，亮闪闪，它的花紫盈盈，娇滴滴。但是整株植物却有着很大的毒性。女巫的锅里少不了它，传说它可以给人飞翔的幻觉。一般地，它被用于制作麻醉药剂。会使皮肤失去知觉，并诱发睡眠。因此也有人称其为："瞌睡草"。

2.1.3 蓖麻：随处可见的毒药

蓖麻（*Ricinus communis*）为大戟科蓖麻属一年生或多年生草本。原产非洲东部，后经亚洲传入美洲，再传到欧洲、拉丁美洲的墨西哥，危地马拉及其他热带地区。目前，主要栽培国家有印度、中国、巴西、俄罗斯、泰国、安哥拉、坦桑尼亚和罗马尼亚等。蓖麻种子含油量50%左右，是重要的工业用油，在医药上可作为缓泻剂。进入20世纪，由于近代工业需要大量高级润滑油，蓖麻在全世界被广泛种植，成为随处可见的"毒药"。

蓖麻的每个果实含3粒杂色5~15毫米的种子（图2-1-5）。由于其外观漂亮，在墨西哥等南美的一些国家，有人将蓖麻种子串在一起作为项链和手镯首饰，这种做法非常危险，极毒的蓖麻种子常夺去戴着首饰孩子的生命。蓖麻种子中含有能引起过敏反应的化合物，在卖蓖麻种子项链的人、榨油者、吞食者和农业工人中均有例可寻。

蓖麻全株有毒，种子中含量最高。人们很早就知道蓖麻种子的毒性。蓖麻籽内服的致死量为1毫克/千克。蓖麻导致意外中毒的事件也时有发生。如果小孩子不小心误将1~3粒蓖麻籽放入口中咀嚼，那是足以致命的；2~4粒蓖麻籽可导致成年人中毒，8粒蓖麻籽就可以杀死一个成年人。传说在印第安，因仇视邻居而用蓖麻果实榨汁使邻居的牛中毒死亡。由于加热可使蓖麻毒素丧失活性，因此，在尼日利亚人们食用仔细处理后的蓖麻种子而不会出现中毒现象。但在东非，以前人们则把蓖麻果实放到没人要的孩子的食物中而使他们中毒身亡。此外，家畜误食蓖麻果实而中毒的报道也很多。

1. 蓖麻毒素

蓖麻毒素是1887年迪克森（Dixson）从蓖麻籽中提取出的一种剧毒的蛋白质。蓖麻籽中含2.8%~3%的蓖麻毒素，在幼叶和新茎叶中含0.7%~1%，在干叶中含3.3%。1888年由康伯尔（Kober）等以3%的获取量制取的第一种植物凝血素（lactin）。1889年斯蒂尔马克（Stillmark）研究了蓖麻油生产过程中的蓖麻籽和蓖麻饼的毒性，毒性作用归因于蓖麻毒蛋白，它能凝集人和动物红血细胞的蛋白质。1891年，保罗·埃利赫（Paul Ehrlich）发现了蓖麻毒蛋白的抗原性。

蓖麻毒素为白色粉末状或结晶形固体，无味，对人类的平均致死量为0.2毫克。在水中煮沸或加压蒸汽处理即凝固变性失去毒性，但干热时变性很小。

蓖麻毒素是一种异二聚体核糖体抑制蛋白，由A、B两条链组成。A链比B链稍短，两链之间以一个二硫键相连接，相对分子质量66 000（图2-1-6）。A链是一个由267个氨基酸残基组成的球状蛋白；B链是一个由262个氨基酸残基组成的蛋白质。B链使细胞囊泡膜上形成小孔，便于A链通

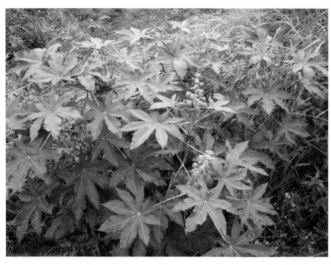
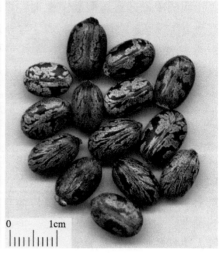

图2-1-5　蓖麻
1.蓖麻植株；2.蓖麻种子

过，进入细胞浆发挥其毒性。由于蓖麻毒素对生物体细胞有严重的非特异性杀伤作用，能使血液凝集、血细胞溶解，并使内脏组织细胞原生质凝固，还作用于中枢神经，使呼吸和血管运动中枢麻痹，因此，也是潜在的军用战争毒剂和抗癌剂。

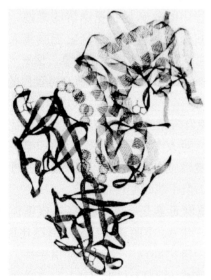

图2-1-6　蓖麻毒素的一段带状三维空间结构
右上部分是A链，左下部分是B链

鉴于蓖麻毒素提取容易，目前还没有对付蓖麻毒素的解药，因此，容易被用作暗杀武器或生物武器。在第一次世界大战期间，美国曾研究蓖麻毒的潜在军事用途，当时的构想包括使用蓖麻毒作为毒气，或是将其包覆于弹药外壳。毒气研究后来并没有充分进行，如果在子弹或炮弹外壳包覆毒素，则违反了1899年的《海牙公约》。到了第二次世界大战时期，美国与加拿大开始研究将蓖麻毒放置在集束炸弹之内。不过经过测试之后，发现经济效益比使用光气更差。与此同时，英国化学生物战研究机构也开始提取蓖麻毒素。前苏联获知了有关情报，也着手研究、制造蓖麻毒素。1978年马尔科夫事件[1]后不久，蓖麻毒素就被列入潜在的生化武器行列。在1997年的化学武器公约中，蓖麻毒被收录于附表1化学品列管的名单之中。

值得注意的是，恐怖分子也把目光转向蓖麻毒素。1991年，一个名为"爱国者委员会"的极端组织的4名成员在美国的明尼

1 见第4章5.4节伦敦毒伞案。

苏达州被捕，罪名是企图暗杀一位美国元帅，方法是在汽车门把上涂上自制的蓖麻毒素。1995年，一名从阿拉斯加入境加拿大的男子被捕，他携带有价值9.8万美元的枪支和一听装满白色粉末的罐子，后来这些粉末被鉴定出是蓖麻毒素。1997年，美国情报部门在调查一起枪击案时，在一个地下室里发现了一个简易的实验室，里面有一些有毒的物质，包括了蓖麻毒素和烟碱硫酸盐。美国疾病控制中心把蓖麻毒素列为B类武器——具有中度威胁。蓖麻毒素武器比较难用以大规模杀伤。一个专家曾经计算过，要在100千米^{2}的范围内造成大规模杀伤要用4吨蓖麻毒素，但同样的范围只需用1千克炭疽孢子。但一旦蓖麻毒素被混入食物和饮水中，那足以毁掉一个社区，而且没有什么医药方法可以对付。在美国若是被发现生产或持有蓖麻毒素，可能被判处30年的徒刑。

2. 蓖麻中毒

蓖麻籽中毒的潜伏期是2～24小时。主要症状为腹痛、呕吐及腹泻，腹泻物中常含血。非肠道（如注射）引起的蓖麻毒素中毒，开始发热、肌肉痛，一般医生是看不出来的，接着体内出血，最后神经麻痹而死亡。

摄入蓖麻籽中毒，只能对症治疗，为阻止其吸收，应用吐根树汁和活性炭。对中毒患者采取支持疗法，防止出现低血糖、红细胞溶解及低血容量等。但是，蓖麻毒至今尚无解毒药物，无药可治。

尽管蓖麻有毒，但仍有可用之处。蓖麻秆可以用作造纸原料，蓖麻籽饼粕可用作肥料，蓖麻籽饼粕经过去毒处理可作为饲料，蓖麻的叶子可用来饲喂蓖麻蚕，还是制作高档西服的好原料。

2.1.4 毒芹：古老的死刑毒物

毒芹（*Cicuta virosa*）是伞形科毒芹属有毒植物，又名毒人参、芹叶钩吻、斑毒芹，为多年生草本植物，生长在潮湿地方。叶像芹菜叶，夏天开白花，聚集为伞形花序，全株恶臭、有毒，花的毒性最大。毒芹分布地区人们要学会鉴别食用芹菜和毒芹，否则就会发生意外中毒（图2-1-7）。

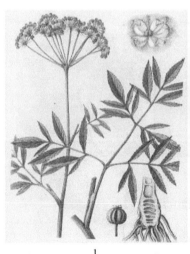
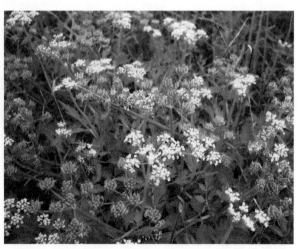

1　　　　　　　　　　2

图2-1-7　毒芹

1. 毒芹标本；2. 毒芹群丛

毒芹的有毒成分是毒芹碱（coniine）、甲基毒芹碱和毒芹毒素。毒芹碱的作用类似箭毒，能麻痹运动神经，抑制延髓中枢。人中毒量为30～60毫克，致死量为120～150毫克；加热与干燥可降低其毒性。毒芹毒素主要兴奋中枢神经系统。

误食毒芹30～60分钟后，出现口咽部烧灼感，流涎、恶心、呕吐、腹痛、腹泻、四肢无力、站立不稳、吞咽及说话困难、瞳孔散大、呼吸困难等中毒症状。严重者可因呼吸麻痹死亡。呕吐物有特殊臭味。

在古希腊，毒芹是自杀的首选良伴。甚至从欧洲普遍可见的毒芹中提取毒药——毒芹碱——用于毒刑。历史上记录在案的最著名的例子是古希腊哲学家苏格拉底因得罪雅典的权贵而被毒芹碱毒死（详见第4章）。此外，毒芹是女巫的花园里的必备品，它与天仙子和大麻构成女巫魔药界的三巨头。至今还流传着一个方子就是讲怎么用上述三者合成女巫的毒气，其功能是使人精神恍惚，然后施于邪恶的力量。

有趣的是：毒芹碱中毒的解毒药是番木鳖碱（strychnine）及印度防己毒素（picrotoxin），这两者好像是"相克"的两种著名的剧毒植物毒素。

2.1.5 山黧豆：瘫痪之因

山黧豆(*Lathyrus sativus*)又称草香豌豆、马牙豆、山棱豆、牙豌豆，属豆科山黧豆属（香莞豆属），有100多种，为一年生植物，高0.3~1米，花似豌豆花，白色或蓝色，叶细长，平行脉荚似豌豆荚（图2-1-8）。其主要分布在北半球温带地区，盛产于印度、欧洲、非洲及亚洲东部。山黧豆种子呈乳白色或微具青灰，有棱角，楔型，含蛋白质23.2%，是一种粮、菜、绿肥、饲料兼用的豆科作物。

目前已确定含有山黧豆中毒因子或能引起中毒的山黧豆属植物主要有栽培山黧豆(*L. sativus*)、香豌豆(*L. odoratus*)、硬毛山黧豆(*L. hirsutus*)、宿根山黧豆(*L. latifolius*)、矮山黧豆(*L. pusillus*)、草香豌豆(*L. palastris*)、林生山黧豆(*L. sylvestris*)、扁荚山黧豆(*L. icera*)及坦尼尔山黧豆(*L.Lingitanuus*)。

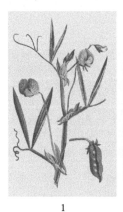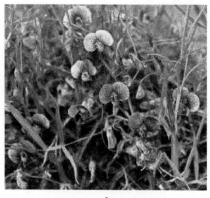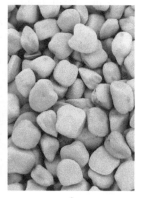

图2-1-8 山黧豆

1.山黧豆标本；2.山黧豆植株；3.山黧豆种子

1.山黧豆毒素

山黧豆含有引起骨性山黧豆毒素中毒的因子，引起神经性山黧豆素中毒的因子及其他一些成分。

骨性山黧豆毒素因子（β-氨基丙腈，β-aminopropionitrile，BAPN），最早从香

豌豆(*L.odoratus*)中分离获得，BAPN能引起小动物骨性山黧豆毒素中毒。吉格尔（Geiger）用含有正在开花的香豌豆及其粉碎籽粒的日粮饲喂小白鼠，引起明显的骨骼变形，长骨变厚变形，胸区脊柱骨弯曲，胸骨弯曲，肋骨变形，肋骨-软骨关节变大，生长减慢。

神经性山黧豆毒性因子（β-草酰氨基丙氨酸，β-*N*-oxalylamin-alaninc，BOAA，也称ODAP），是从草香豌豆(*L. Satixus*)中分离获得的一种神经性毒素，为一类水溶性变异氨基酸，是引起神经性瘫痪型山黧豆中毒的主要因子之一。人的日粮中食入含有1/3或1/2草香豌豆种子3~6月，即可发生中毒。中毒症状为肌肉强直、机体虚弱，下肢肌肉麻痹，严重时死亡。而大多数病例突然出现下肢肌肉强直，部分麻痹或下肢完全失去知觉。

2. 山黧豆中毒

山黧豆中毒（lathyrism）最初被描述为食入山黧豆种子后出现的以脊髓麻痹为主的综合征。后来，在明确山黧豆的两种毒性因子后，将山黧豆中毒分为骨病性山黧豆中毒(osteolathyrism)和神经性山黧豆中毒(neorolathyrism)（图2-1-9）。

公元前400年，希波克拉底曾经描述过吃食山黧豆引起的疾病。第一个记录山黧豆中毒的是一个叫伯哈瓦帕拉喀撒（Bhavaprakasa）的古印度教人士。因此，400年多前，在印度和世界其他国家或地区，人们就知道山黧豆中毒。印度的一项调查报告说，1833年由于干旱穷人食用山黧豆而发病。1874年，意大利学者坎蒂尼（Cantni）首次报道了人吃山黧豆引起的疾病，并首次命名为"lathyrism"，并归因为营养病。山黧豆中毒一般不发生死亡，但

1 指1808~1814年历时6年的争取西班牙独立的战争。

它可使患者在青春期之后发生瘫痪，患者需用一根拐杖或两根拐杖，严重者，只好爬行，严重降低患者的生存能力，成为家庭和社会的负担。在印度许多山黧豆种植地区都有山黧豆中毒发生。1922年仅在雷维（Rewe）地区北部山黧豆中毒患者就达6万人。这个地区的63.4万人口中一度有2.4万患者。20世纪70年代，在埃塞俄比亚的贡德尔地区大约有1%的人口因山黧豆中毒而长期陷于瘫痪。此病在印度等亚洲国家的贫瘠山区仍有流行。

在干旱和洪水双重灾害的情况下，由于缺乏粮食，人们只得种植山黧豆，这已成为一些粮食短缺的某些发展中国家解决穷人生存所需食物的主要办法。在粮食不足特别是饥荒条件下，山黧豆作为人的粮食和家畜饲料。当大量或长时间食用山黧豆就会引起人及家畜的中毒，孟加拉国、印度、巴基斯坦、尼泊尔、中国、德国、法国、意大利、西班牙、埃塞俄比亚、前苏联、阿尔及利亚和澳大利亚等国均发生过食山黧豆中毒事件。

研究表明，明胶、乳清蛋白、酪蛋白和酪蛋白水解产物对山黧豆中毒患者有一定的保护作用。谷酰胺有部分保护作用。各种维生素、氨基酸、抗氧化剂没有保护作

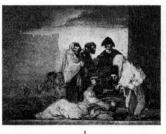 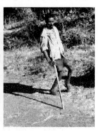

| 1 | 2 |

图2-1-9 山黧豆中毒

1. 西班牙独立战争[1]期间，由于粮食饥荒人们吃山黧豆中毒，一位瘫痪女子躺在地板上；2. 埃塞俄比亚一个山黧豆中毒的受害者

用。用低毒山黧豆饲喂家畜，比较安全。水浸泡和加热可去毒。引种或培育低毒山黧豆品种是预防山黧豆中毒，保证饲用安全的根本措施。BOAA含量在0.2%以下，属安全山黧豆品种。

2.1.6 毒蘑菇：危险的美丽

在第1章中，我们知道了美丽的毒蘑菇在人类历史上一直是有毒植物中解不开的谜。那些能够产生致幻作用的毒蘑菇将在第3章中讲述。目前的问题是，科学家从19世纪60年代开始尽管对已知的200多种毒蘑菇进行了深入的研究，从毒鹅膏菌等少数毒蘑菇中提取、分离、纯化、鉴定出一些蘑菇毒素，并有许多出色的论述，但迄今为止大多数毒蘑菇的有毒成分和它们的中毒机理尚不清楚。

毒鹅膏菌（*Amanita phalloides*）为鹅膏属有毒蘑菇，又称鬼笔蕈、毒伞蕈、绿帽菌、鬼笔鹅膏、蒜叶菌。在北美，被美国人称做"死亡天使"（destroying angel）。在欧洲，毒鹅膏菌在夏秋季阔叶林中单生或群生，主要生长在橡树和欧洲山毛榉树下，或者长在草地上，7~10月开花。尽管采取了各种各样的办法来研究和宣传，但仍然出现因无知而误食中毒的情况，是中欧地区最危险的蕈。据记载，发生在中欧的所有蘑菇中毒中，大约95%归因于毒鹅膏菌，其中有30%~40%最终导致死亡。因此，1727年法国植物学家塞巴斯蒂安·瓦兰特称它为"死亡之帽"（death cap）。

毒鹅膏菌有毒成分的研究是在20世纪初在美国开始的。早期研究认为它的内含物是对高温敏感的溶血性毒蕈溶血苷（Phallin）和其他烹煮都不会被破坏的毒素。后来的研究认为鹅膏属蘑菇中含有鹅膏毒肽（毒伞蕈毒素，amatoxin）、鬼笔毒肽（phallotoxin）或毒伞素（virotoxin）等三大类肽类毒素，极毒，对肝脏和肾脏有强烈的破坏作用。中毒后潜伏期长达24小时左右。病初恶心、呕吐、腹痛、腹泻，此后1~2天症状减轻，似乎病愈，患者也可以活动，但实际上毒素进一步损害肝、肾、心脏、肺和大脑中枢神经系统。接着病情很快恶化，出现呼吸困难、烦躁不安、谵语、面肌抽搐、小腿肌肉痉挛。病情进一步加重，出现肝、肾细胞损害，黄疸，急性肝炎，肝肿大及肝萎缩，最后昏迷。死亡率高达50%以上，甚至100%。

鹅膏肽素（phallolysin）是一种高分子蛋白质类物质，加热时变性，所以炒煮过的蕈不会引起中毒。1937年，莱讷（Fedor Lynen）和威兰德（Ulrich Wieland）以结晶的方法分离出第一种耐高温的毒素——鬼笔蕈碱（phalloidin），它是含7个氨基酸的二环肽的一个代表，能损害肝的内质网状结构，大鼠LD_{50}为2毫克/千克。

白毒鹅膏菌（*Amanita verna*）夏秋季分散生长在林地上，极毒。毒素为鬼笔毒肽和鹅膏毒肽。中毒症状主要以肝损害型为主，死亡率很高。

马鞍蕈（*Gyromitra esculenta*）是一种长期受人们喜欢的食用蕈。长期以来波兰人将这种蕈作为一种可以获利的出口品。但是19世纪，出现了严重的、致人死亡的中毒事件，是因烹饪错误及使用了铜器具所致。1882年，证明了这种蕈含有一种在一定情况下具有致死作用的毒。1885年，从马鞍蕈中分离出了马鞍蕈酸（helvellsäure），并证明与中毒有关。直到1967年，天然物质化学家才发现其中含有名为马鞍蕈碱（gyromitrin）的含氮毒素，其作用与鬼笔蕈的内含物相似。这种毒的主要部分可通过煮10分钟浸提出来。尽管如此，在24小时之内，食用马鞍蕈不能超过500克。马鞍蕈的毒性作用事先无法明确知道，因为这与品种和生长地有密切相关，同时人与人的敏感性也不同，这是对有毒天然物质观察到的一种特异现象。

鬼伞蕈（*Coprinus atramentarins*）是一个在毒理学与药理学上表现出独特性的有趣的例子。食用它会导致出现暂时的酒精过敏。食用后，只要喝1～2瓶啤酒，就足以引起下列症状：脸红、心跳加快、恶心和呕吐。引起这些症状的有毒成分是4-甲氧甲苯醌（coprinin），它与体内的1-羟基环丙基胺（1-hydroxi-cyclopropylamin）形成一种强烈的乙醛脱氢酶抑制物，抑制初级醇代谢物——乙醛的进一步降解。

捕蝇蕈（*Amanita muscarin* var. *muscaria*）又称为毒蝇蕈。在中欧引起的中毒现象很少见，因为它那发亮的带有白色圆点的红菌盖，可能使人们知道这是一种真正的"有毒标记"，因此几乎不会出现与无毒蕈相混淆的情况（图2-1-10）。但是在意大利，情况就不一样，那里经常可以找到可食用的红鹅膏（*Amanita caesarea*），从表面上观察，红鹅膏与捕蝇蕈相似。

捕蝇蕈这个名字的来由，是以前人们用一种在加糖牛奶中泡过的蕈片来消灭苍蝇。捕蝇蕈的有毒成分是捕蝇蕈碱（muscarine）。1864年，斯科迈德伯格（Schmiedeberg）及其同事首次将其——尽管不是纯的——分离出来。1940年，威兰德（Heinrich Wieland）和他的工作小组以结晶的方法分离出来作用缓慢的致死成分——蝇蕈素（amanitin）。它是许多极相似的二环八肽（8个氨基酸）的一个代表，其毒性约为鬼笔蕈碱的20倍，并通过直接作用于细胞核而首先引起严重肝损伤（肝痛增加，黄疸及肝昏迷），随着中毒的发展，

出现无尿症和尿毒症。

捕蝇蕈也是致幻蕈，因此中毒的症状非常复杂，类似于作用于中枢神经的毒素引起的中毒症状。食用捕蝇蕈1~2小时后，可以观察到激动、迷惘、无缘无故的大笑及错觉等现象，严重时出现躁狂症，后来是极度疲惫、麻痹及丧失知觉。

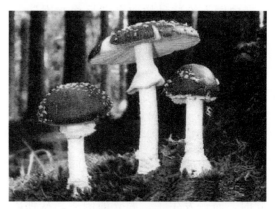

图2-1-10　捕蝇蕈

毒蘑菇是名副其实的毒药，轻者催人呕吐腹泻、折腾不止，重者坏人性命只要个把小时。一些历史人物的意外中毒常常与宫廷斗争中用毒蘑菇暗杀有关。例如，罗马皇帝克劳迪乌斯（Claudius，公元前10～公元54年）据说是被"死亡之帽"谋杀的。教皇克莱门特七世（Clement Ⅶ，1478～1534）由于倾向法国联盟，也是用同样方式被杀害的。神圣罗马皇帝查理六世（Charles Ⅵ，1685～1740年）死于食用"死亡之帽"。查理六世死后，立刻爆发了奥地利王位继承战争。德国作曲家朔贝特（Johann Schobert）同他的妻子和他的一个孩子死于巴黎，死因是食用毒蘑菇。作家尼古拉斯·埃文斯（Nicholas Evans）是误食细鳞丝膜菌（*Cortinarius speciosissimus*）被毒死的。法国哲学家伏尔泰[1]指出："这些毒蘑菇改变了欧洲的命运。"

---

1 伏尔泰（Voltaire，1694～1778年），原名弗朗索瓦·马利·阿鲁埃（Frangccedilois Marie Arouet），伏尔泰是他的笔名，法国启蒙思想家、文学家、哲学家，提倡天赋人权思想。

2.1.7 见血封喉：最毒的树木

见血封喉（又称箭毒木，*Antiaris toxicaria*）为桑科见血封喉属的落叶乔木，分布在中国云南、印度、爪哇、印度尼西亚、马来西亚、斯里兰卡及北非的热带地区（图2-1-11）。

中国人给这种树取名"见血封喉"，形容它毒性的猛烈，超过有剧毒的巴豆和苦杏仁，被称为是世界上最毒的树木。在西双版纳称为"贯三木"、"死亡之树"，傣语称为"戈贡"。相传在西双版纳，最早发现见血封喉汁液含有剧毒的是一位傣族猎人，他在一次狩猎时被一只熊紧逼而被迫爬上一棵大树，而熊也跟着爬上树来，猎人折断一枝杈刺向熊的嘴里。此时，奇迹发生了，熊立即倒毙。从那以后，西双版纳的傣族猎人在狩猎前，常把见血封喉的汁液涂在箭头上，制成毒箭来对抗猛兽的侵害，凡被猎人射中的野兽，只能走上七八步就会倒毙。当地民谚说："七上八下九不活"，意为被毒箭射中的野兽，在逃窜时若是走上坡路，最多只能跑上七步；走下坡路最多只能跑八步，跑第九步时就要毙命。

爪哇土著人称见血封喉为"Upas"，取树皮乳液制箭毒。传说在两个世纪前，爪哇有个酋长用涂有一种树的乳汁的针，刺扎犯人的胸部做实验，不一会儿，犯人窒息而死，从此"Upas"这种树闻名全世界。

现代研究表明，见血封喉含有强心苷箭毒灵（antiarin）。其树干、枝、叶子等都含有剧毒的白浆。用这种毒浆涂在箭头上，箭头一旦射中野兽，野兽很快就会因鲜血凝固而倒毙。如果不小心将此液溅进眼里，可以使眼睛顿时失明。甚至这种树在燃烧时，烟气入眼，也会引起失明。人身上破皮出血处，沾上箭毒木的汁液后，也会很快死亡。

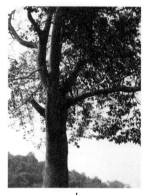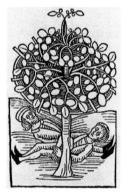

图2-1-11 见血封喉

1. 见血封喉；2. 寓言：使人昏迷麻木的树——见血封喉

2.2 动物毒

2.2.1 毒蛇：动物毒之王

翻开生物进化的历史，6千万~8千万年前蛇出现在地球上，比人类要早得多。蛇的主要特点是眼睑不能动；外耳孔消失；舌的伸缩性很强，末端分叉；四肢退化，身体表面覆盖鳞片；没有肩带和胸骨，身体和尾部由于脊椎骨和肋骨数目的增加变得很长，尾短于头与躯干长度之和。但最引人注意的是蛇类头骨的变化，有一部分成了一种高度活动的构造，具有长的可以活动的方骨，左右下颌骨在前端并不愈合，而是松动地用韧带相连，因此能吞食较大的动物。

蛇属于爬行纲蛇目，是真正的陆生脊椎动物。大部分蛇是陆生，也有半树栖、半水栖和水栖的。蛇遍布全世界，种类很多，热带最多，以鼠、蛙和昆虫等为食。

自古以来，毒蛇作为有毒动物的典型，人们觉得毒蛇是最危险的。可以说，毒蛇是"经典的"有毒动物。在东西方的神话及传说中，很少有像蛇一样频频被传述的动物。这是因为人们恐惧蛇的姿态及其毒性，认为它是具有神秘力量的动物而加以崇拜的缘故。例如，玛雅的神是羽蛇神，埃及壁画都是蛇神，中国女娲还是蛇神，日本的八岐大蛇，被希腊神话英雄——赫尔克里斯打败的九头毒蛇，均属此类。历史上还有一则著名的传说，说的是埃及最后一位女王——克莉奥帕特拉七世[1]在与罗马战败之后，以埃及眼镜蛇噬腕（另传说噬乳房）自杀而亡。总之，在这些民族的宗教和神话中，蛇扮演着一个重要的角色。在古代印度、埃及、阿拉伯、波斯、希腊和罗马人的医学著作中，被蛇咬及其治疗，始终占有很大的篇幅。

1.世界重要的毒蛇

世界上重要的毒蛇是：内陆太攀蛇（*Oxyuranus microlepidotus*）分布在大洋洲中部；棕伊澳蛇（*Pseudechis australis*），分布在大洋洲；太攀蛇（*Oxyuranus scutellatus*）分布在大洋洲北部、新几内亚；东部虎蛇（*Notechis* sp.）分布在大洋

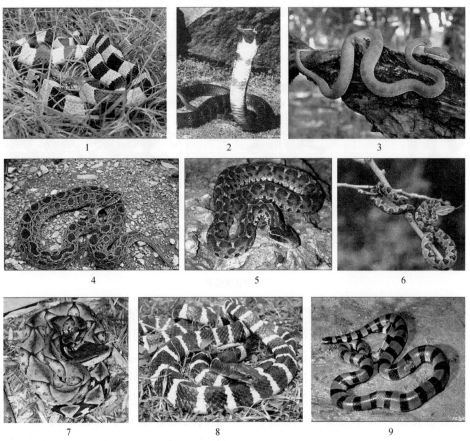

图2-2-1 世界重要毒蛇

1.金环蛇；2.眼镜王蛇；3.白唇竹叶青；4.圆斑蝰；5.白眉蝮；6.原矛头蝮；7.尖吻蝮；8.银环蛇；9.灰蓝刻扁尾海蛇

---

1 克莉奥帕特拉七世（Cleopatra Ⅶ 公元前69～公元前30年）是埃及托勒密王朝末代女王，美貌，有权势欲，先为恺撒情妇，后与安东尼结婚，安东尼溃败后又欲勾引渥大维，未遂，以毒蛇自杀。

洲；巨环海蛇（*Laticauda colubrina*）分布在大洋洲东北部；虎蛇（*Notechis scutatus*）分布在大洋洲东部；黑虎蛇（*Notechis ater*）分布在大洋洲东南部塔斯梅尼亚岛；南部棘蛇（*Acanthophis antarcticus*）分布在大洋洲；西部拟眼镜蛇（*Pseudonaja nuchalis*）分布在大洋洲（图2-2-1）。

2.蛇毒

蛇毒的生物学功能主要是帮助蛇本身捕食和消化食物，可以说蛇毒实际上是蛇的消化液。一些肉食性蛇的消化液消化能力极强，能溶解被吞食动物的身体，所以表现出毒性。除此之外，蛇的消化还要靠在地上爬行，利用肚皮和不平整的地面来摩擦。

蛇毒的主要成分是神经毒素（金环蛇、银环蛇分泌的毒素）、心脏毒素（如蝰蛇、蝮蛇、竹叶青、五步蛇分泌的毒素）、细胞毒素（海蛇分泌的毒素），以及出血毒素，促凝、抗凝组分和一些酶。新鲜的蛇毒液为黏稠的液体，除了含65%～82%的水分外，主要是蛋白质类化合物，其中的毒蛋白和小分子质量的多肽能引起中毒或死亡（图2-2-2）。所有的蛇毒可分为神经毒、血循环毒和二者兼有的混合毒。眼镜蛇和眼镜王蛇的蛇毒属于混合毒素。

蛇毒中的酶是以很高的浓度和极端的生物活性存在其中。因此，蛇毒成为生物化学家分离一系列宝贵的具有药用价值的酶的重要原始材料。现代医学已将蛇毒提取物应用于抗凝、止血、镇痛、降压等方面。

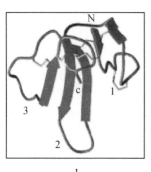 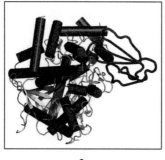 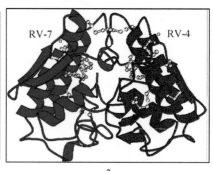

图2-2-2　蛇毒的晶体结构

1.蛇毒Candoxin；2.从非洲绿曼巴蛇（African green mamba snake）获得的蛇毒，Fasciculin（FAS）；3.从锁蛇（daboia）获得的二聚磷脂酶毒素

1664年，意大利医生雷迪（Francesco Redi）在自己身上试验证明，蛇毒喝下去对人体完全无害，因为蛇毒具有蛋白质性质，口腔和胃内的蛋白酶等消化酶可以消化它们。但如果口腔和胃内有损伤或者溃烂，则蛇毒直接进入人体血液组织立即产生毒性作用。

3.毒蛇咬伤

毒蛇咬伤是热带，亚热带地区人民的一大祸害。据估计，每年发生的被蛇咬的事故在200万例以上，其中约7万例死亡。被蛇咬后的平均死亡率为2.5%～3.5%。但是，有些蛇的危险性更大。例如，被生长在非洲的黑曼巴（*Dendroaspis polylepis*）咬后的死亡率几乎为100%。被亚洲眼镜蛇（*Naja naja*）咬后的死亡率为32%，颇具攻击性的美洲珊瑚蛇（*Micrurus* sp.）为10%～20%；被生长在北非、阿拉伯地区和印度的有攻击欲的锯鳞蝰（*Echis carinatus*）咬后的死亡率为20%，南美响尾蛇（*Crotalus durissus terrificus*）为12%，马来西亚响尾蛇（*Agkistrodon rhodostoma*）为20%。据统计，1883～1892年发生在德意志帝国的216例被蛇咬伤的患者中，死亡14例，为6.4%。此外，中欧的蝰蛇（*vipera berus*）毒性比较小。在瑞典，估计每年被蝰蛇咬伤的患者大约1300例，其中大约12%需住院治疗，死亡率为0.3%。在联邦德国，1964～1969年被蝰蛇咬伤的211例中无一例死亡。在采用蛇毒血清治疗之前，蛇咬伤的死亡率一般在10%左右。

每年毒蛇咬伤致死的实际病例相当多，文献上所载的数据只是冰山一角，因为蛇咬伤大多发生在发展中国家，被蛇咬伤后经常采用传统方法治疗，实在没办法才到医院治疗，即使到医院治疗，大多数数据不能完全报道。此外，毒蛇咬伤后较严重的是致死，一般治疗存活下来通常都有严重的后遗症，由此，产生较严重的社会负担，患者生活质量较低。

蛇是不会主动发起对人的进攻，除非你打到了它的身躯。如果你的脚踩上了它的时候，它会本能地马上回头咬你的脚，喷洒毒液，令你倒下。当人们行走在山路上，"打草惊蛇"是防止蛇咬伤最恰当的方式。

2.2.2　毒蜘蛛：丑陋的动物

自古代以来，蜘蛛因其丑陋、讨厌、可怕的样子，对"毒理学寓言"[1]的产生作出了贡献。这些寓言往往把蜘蛛说成是极其危险的有毒动物。

1. 蜘蛛的种类

蜘蛛属于节肢动物门，蛛形纲，蜘蛛目。蜘蛛与昆虫的区别在于蜘蛛有8条腿，而昆虫只有6条腿。世界上的蜘蛛估计有3万余种，最大的蜘蛛体长达9厘米，最小的仅1毫米。在大约2.5万种有毒蜘蛛中，对人类有毒的蜘蛛约130种，分属原蛛亚目（4科）和新蛛亚目（14科），主要分布在热带和亚热带地区。在巴西、地中海东部及南斯拉夫，蜘蛛有时大量出现，几乎像蛇一样成为一大难题，令人们见蛛生畏（图2-2-3）。

蜘蛛的分布较广，适应性强，它能生活或结网在土表、土中、树上、草间、石下、洞穴、水边、低洼地、灌木丛、苔藓中、房屋内外，或栖息在淡水中(如水蛛)，海岸湖泊带(如湖蛛)。总之，水、陆、空都有蜘蛛的踪迹。

2. 蜘蛛毒液

蜘蛛为食肉性动物，其食物大多数为昆虫或其他节肢动物，但口无上颚，不直接吞食固定食物。当用网捕获食饵后，先以螯肢内的毒腺分泌的毒液注入捕获物体内将其杀死，然后由中肠分泌的消化酶灌注在被螯肢撕碎的捕获物的组织中，很快将其分解为液汁，然后吸进消化道内。由此可见，蜘蛛用它们的毒器杀死猎物，蜘蛛的毒液是要解除其他昆虫的行动能力。蜘蛛只会为了自卫而伤人，实际上它们对人类并不感兴趣。蜘蛛毒液对小动物有致死效果，有的对人也能危及生命，一旦被红斑毒蛛或穴居狼蛛蜇咬后，必须及时治疗，以免危及生命。

不同种类的蜘蛛有毒成分是不同的，除了含有生物原胺和酶外，也含有起神经毒作用的多肽。中国湖南师范大学发现的新种虎纹捕鸟蛛（*Selenocosmia huwena*）并对其毒素进行了系统深入的研究（图2-2-4）。从

---

1 如《克雷洛夫寓言》中的鹰和蜘蛛；《达·芬奇寓言》中的锁孔里的蜘蛛和熊蜂；《伊索寓言》中的蚕和蜘蛛比赛等。

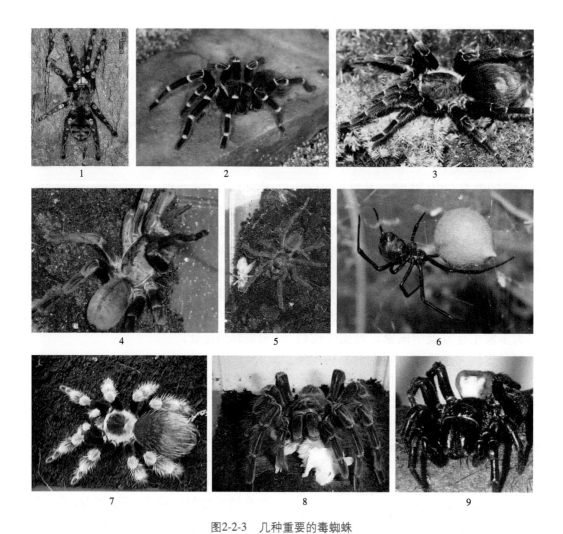

图2-2-3　几种重要的毒蜘蛛

1.比亚人型狼蛛；2.力曼黑寡妇；3.力曼狼蛛；4.星狼蛛；5.洲老虎；6.黑寡妇蜘蛛；7.泥炭嗜雀舞者——出产自印度尼西亚；8.虎蛛；9.漏斗形蜘蛛

蛛毒中分离鉴定出有很强镇痛活性的虎纹镇痛肽HWAP-1。今天，世界上到处都有养蜘蛛的饲养场，提取蜘蛛毒（如黑寡妇毒蛛的毒）用于风湿病等疾病的治疗。

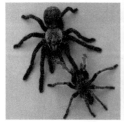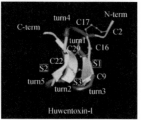

图2-2-4　虎纹捕鸟蛛与虎纹捕鸟蛛毒素-1（HWAP-1）的三维结构（梁宋平）

3.毒蛛咬伤

世界上毒性较强的毒蜘蛛有：球腹蛛科的地中海黑寡妇蛛，甲蛛科的褐平甲蛛，天疣蛛科的澳洲漏斗蛛、栉足蛛科的黑腹栉足蛛、捕鸟蛛科的澳洲捕鸟蛛。

在美国，家庭住宅上的各种缝隙、洞穴，正是黑寡妇最理想的藏身之地。这些致命的节肢动物会定居下来，导致每年平均2500人被咬伤。据统计，1959～1973年美国被毒蜘蛛蜇伤有1726个病例，死亡55人。

澳洲漏斗蛛的毒性极强，雄蜘蛛的体型

虽然比雌蜘蛛小，但其毒液的毒性是雌蜘蛛的5倍，它与多数过着宁静生活的蜘蛛不同，极具侵略性，在受到打扰的情况下，它就会抬起后腿不断地咬受害者。在澳大利亚悉尼市近郊，一旦被漏斗蛛咬伤，将在15分钟内死亡。旅游者需要记住一点：当你在大洋洲上厕所时，要小心碰触马桶座，因为那是毒蜘蛛最喜欢待的地方。

在中国，毒性较强的蜘蛛是广丁广西、云南、海南等地的捕鸟蛛；分布在上海、南京、北京、东北等地的红螯蛛；分布在新疆、陕北、河北、长春等地的穴居狼蛛；以及台湾中南山地的赫毛长尾蛛，福建黑寡妇毒蛛等。

毒蜘蛛中特别具有攻击性的是黑寡妇毒蛛（*Latrodectus mactans*）和尖背蛛（*Phoneutria fera*）。欧洲黑寡妇毒蛛（*Latrodectus mactans*）是一种生长在地中海地区和亚洲的可怕的蜘蛛，在前苏联南部一旦被它咬后，会引起剧烈头疼、重度呕吐、周期性强烈骨疼，严重时导致死亡。19世纪，欧洲黑寡妇毒蛛经常大群出现，曾在伏尔加河下游造成大批牲畜受损。尖背蛛偶然也会通过香蕉供应被带到欧洲。被尖背蛛咬后，成人两天左右就会恢复，而对小孩则往往是致命的。表现灼热的疼痛、心搏加速、发烧、恶心、呕吐、失明及呼吸困难等症状，常因呼吸麻痹而死亡。

苍白蜘蛛（*Chiracanthium punctorium*）是生长在德国（奥登瓦尔德地区和莱茵黑森地区）唯一的一种毒蛛，会引起轻度中毒。被咬部位剧烈疼痛，变成紫红色肿胀，还会出现寒战和胸闷感。小孩会出现恶心、呕吐、头疼及体温稍升高。这些症状3天左右就会消失，但被咬部位在较长时间还会红肿，有的开始化脓。

生长在南美洲巴西的香蕉蛛属（*Phoneutria*）毒素很强，以20克小白鼠做试验，从静脉注射0.006毫克毒素，2～5小时内即出现死亡，雌性蛛的毒性要比雄性蛛的毒性强得多，雄性蛛不会给人以致死量的毒素。

生长在意大利和西班牙并按意大利城市塔兰托（Tarcnt）命名的塔兰托狼蛛（*Lycosa tarentula*），危害不大，被咬后"仅"产生坏死。相传14世纪中叶塔兰托城一带出现了一种被塔兰托狼蛛咬伤所致的奇特的病，受伤者只有发疯般不间断地跳舞，直至全身出汗，才能排出体内毒素，塔兰台拉舞即因此得名。一直到18世纪，人们还是推荐把长时间的充满激情的舞蹈——塔兰台拉舞[1]作为蜘蛛咬伤的治疗措施。

2.2.3　毒蝎：用毒能手

蝎子起源于志留纪[2]，距今已有4.4亿年的历史，考古学家称它为活化石。蝎子属于节肢动物门，蜘蛛纲，蜘蛛亚纲，蝎目（Scorpion），胎生。头胸部的螯肢呈钳状，也称"钳蝎"，胸脚四对，后腹狭长，末端有毒钩，用来防敌和捕虫。蝎子是肉食性的节肢动物，食昆虫、蜘蛛等。

全世界有800余种蝎子，其中毒蝎有50多种（图2-2-5）。对人类最危险的毒蝎是：北非蝎（澳洲毒蝎、黄肥尾蝎、突尼斯肥尾蝎，*Androctonus australis*）、利比亚金蝎（*Androctonus amoreuxi*）、巴勒斯坦毒蝎（*Palestinian scorpion*）、东亚钳蝎（*Buthus martensi*）、以色列杀人蝎（以色列金

---

1 塔兰台拉舞是意大利南部的民间舞蹈，6/8拍子，因速度极快早先用以医治毒蜘蛛咬伤。对塔兰台拉病的根源的种种推测都缺乏充足的证据。那么，这种病的病因究竟是什么？这个问题引起了不少医学家、音乐家和文化史专家的兴趣。
2 志留纪（Silurianperiod）(笔石的时代，陆生植物和有颌类出现)是早古生代的最后一个纪，也是古生代第三个纪。该纪始于距今4.38亿年，延续了2500万年。

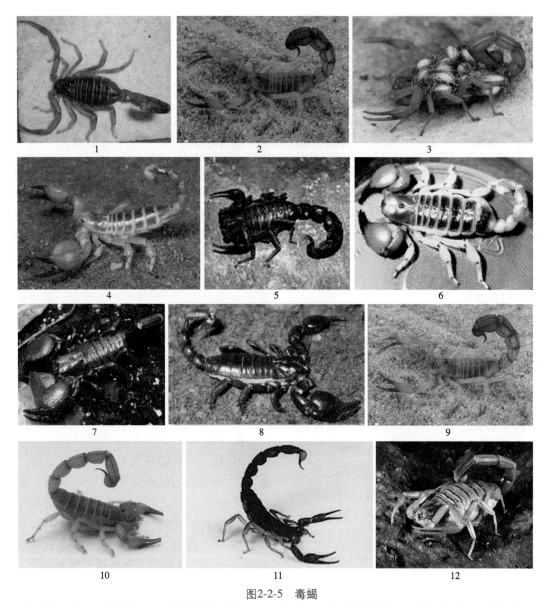

图2-2-5　毒蝎

1. 以色列杀人蝎；2. 黄肥尾蝎；3. 东亚钳蝎母蝎与子蝎；4. 中东金蝎；5. 土耳其黑肥尾蝎；6. 南非三色蝎；7. 真帝王蝎；8. 马来西亚雨林蝎；9. 北非蝎；10. 利比亚金蝎；11. 东亚钳蝎；12. 巴勒斯坦毒蝎

蝎、埃及毒蝎，*Leiurus quinquestriatus*）、马来西亚雨林蝎（亚洲森林蝎、假帝王蝎、*Heterometrus spinifer*）、中东金蝎（*Scorpio maurus*）、土耳其黑肥尾蝎（*Androctonus crassicauda*）、南非三色蝎（*Opistophthalmus ecristatus*）真帝王蝎（*Scorpionids*）等。

1. 蝎毒

蝎毒（scorpion venom）含有多种昆虫的神经毒素和哺乳动物的神经毒素。也含有心脏毒素、溶血毒素、透明质酸酶及磷脂酶等。每次尾蜇的排毒量约有1毫克毒液（图2-2-6）。

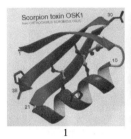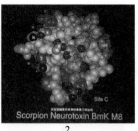

图2-2-6 蝎毒（王大成，1990）

1.蝎毒OSK1三维结构；2.东亚钳蝎神经毒素的三维结构

2.蝎子咬伤

据估计，全世界每年被蝎子伤害的大约50万例，其中死亡约5000人。北美因蝎子蜇伤死亡的病例中，95%是由澳洲毒蝎和埃及毒蝎所致。墨西哥每年被蝎子蜇伤的人数达7000人，死亡高达1200人。在阿尔及利亚，1942～1958年被蝎子蜇伤的人近3万人，其中死亡398人。

巴勒斯坦毒蝎是地球上毒性最强的蝎子之一，主要生活在以色列和远东的其他一些地方。它长长的螯的末尾是带有很多毒液的螯针，一旦被它刺伤，螯针释放出来的强大毒液即产生极度疼痛、抽搐、瘫痪，甚至心跳停止或呼吸衰竭。

单以蝎子毒性排名，黄肥尾蝎可挤进世界第五强毒，在原产地北非的阿尔及利亚、乍得、利比亚、埃及、毛里塔尼亚、索马里、苏丹、突尼斯，西亚的以色列、沙特阿拉伯、也门、巴基斯坦等地，偶有人畜被叮咬致死的案例发生。

蝎子咬伤后可致局部炎症、疼痛、疲劳、身体不适、心律不齐及呼吸衰竭。儿童对蝎毒甚为敏感，中毒时必须尽快使用抗蝎毒血清治疗。

2.2.4 箭毒蛙：雨林华丽的生灵

箭毒蛙(arrow poison frog)也称作毒箭蛙，是全球最美丽的青蛙，同时也是毒性最强的物种之一，主要分布于巴西、圭亚那、智利等地的热带丛林里，是雨林中十分华丽的生灵（图2-2-7）。世界上135种箭毒蛙中，只有55种有毒，如蓝色箭毒蛙（*Dendrobates azureus*），外表冷酷的蓝色箭毒蛙警告着侵略者这将是一个致命的威胁，这种青蛙的毒素存储在皮肤之中。另外还有明亮黑绿箭毒蛙、草莓箭毒蛙（*Dendrobates pumilio*）、黄边箭毒蛙（*Dendrobates leucomelas*）、染色箭毒蛙、金色箭毒蛙等。

箭毒蛙体型很小，身长一般不超过5厘米，通身鲜明多彩，四肢布满鳞纹。由于足部没有蹼边不能在水中游动，因此不会出现在水生环境中。

在捕食方面，箭毒蛙与其他蛙有很大的不同，箭毒蛙不捕食空中飞来飞去的昆虫，而是取食地面上的蚂蚁和螨。它们是雄性育幼，雌性蛙身体比雄性大，但不哺育后代。卵变成蝌蚪后，雄蛙会不辞劳苦地把孩子们一个个分别背到不同的地方，让它们独自生活。因为蝌蚪是肉食性的，两只在一起就会自相残杀。

箭毒蛙的色彩绚丽，它们的颜色十分鲜艳，这是为了警告敌人：不要碰我。大蜘蛛和青蛙是它的佳肴，但是毒蛙例外。通常这种面对面的情况下，蜘蛛会做出让步，让毒蛙先走。但是，有的时候它也会犯错误，当然代价是惨重的，只有口吐白沫等死。

箭毒蛙毒素（batrachotoxin）属于神经膜毒物，含在新热带区*Phyllobates*属的5种箭毒蛙的皮肤分泌腺中，它是一种最毒的甾族生物碱（图2-2-8）。长期以来，它被哥伦比亚的乔科热带森林地域的印第安部落原住民用于制作致死性的吹筒箭的掷枪，因此得名。印第安人很早以前，就

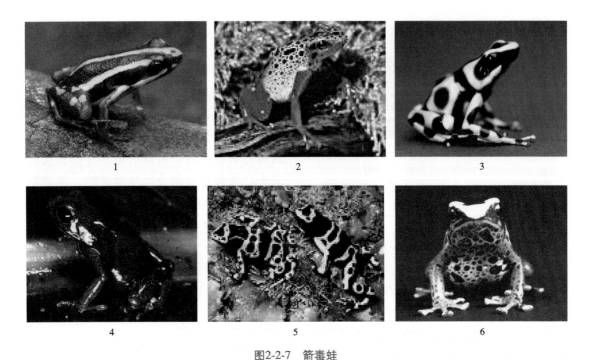

图2-2-7　箭毒蛙

1.箭毒蛙；2.蓝色箭毒蛙；3.明亮黑绿箭毒蛙；4.草莓箭毒蛙；5.黄边箭毒蛙；6.染色箭毒蛙

利用箭毒蛙的毒汁去涂抹他们的箭头和标枪。他们用锋利的针把蛙刺死，然后放在水火上烘，当蛙被烘热时，毒汁就从腺体中渗析出来。这时他们拿箭在蛙体上来回摩擦，毒箭就制成了。用一只箭毒蛙的毒汁，可以涂抹50支镖、箭，用这样的毒箭去射野兽，可以使猎物立即死亡。箭毒蛙的毒液只能通过人的血液起作用，如果不把手指划破，毒液至多只能引起手指皮疹，而不会致人死命。聪明的印第安人懂得这个道理，他们在捕捉箭毒蛙时，总是用树叶把手包卷起来以避免中毒。

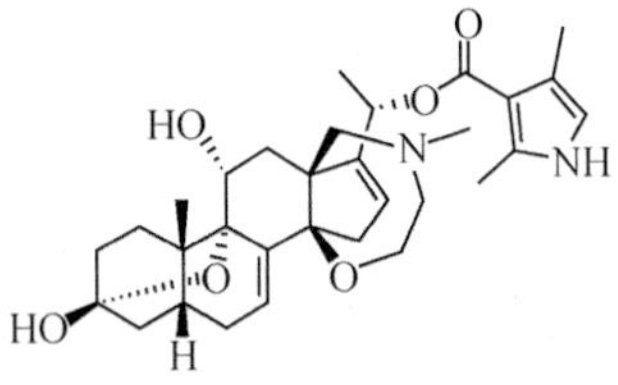

图2-2-8　箭毒蛙毒素

箭毒蛙的背部皮肤上面的小孔能分泌毒液，能使人在短时间内发生肌肉收缩，导致心肌梗死。这种黏糊糊的毒液既可以润滑皮肤，又可以保护自己不受伤害。箭毒蛙家族中蓝宝石箭毒蛙具有非常高的毒性，它们绚丽的体色使潜在的掠食者远远避开。草莓箭毒蛙的毒素的毒性比其他箭毒蛙物种的要小一些，但是草莓箭毒蛙的毒素会使伤口肿胀并有燃烧炙热的感觉。黄金箭毒蛙则是箭毒蛙家族中毒性较强的一种，一只黄金箭毒蛙的毒素足以杀死10个成年人。

最为特别的是，绝大多数毒蛙无法自身合成生物碱，因此，箭毒蛙毒素的来源一直是个未解之谜。科学家最近才发现，一种巴拿马的毒蛙很有可能通过食用毒蚂蚁和一种千足虫来获得自己的生物碱。而人工养的毒蛙无毒！原因是野生状况下的毒蛙以热带的蚂蚁和昆虫为食，正是这些食物使毒蛙能够产生毒素。

2.2.5 蟾蜍：皮肤分泌毒液的动物

蟾蜍属脊椎动物门、两栖纲、无尾目、蟾蜍科（Bufonidae）蟾蜍属（*Bufo*）。蟾蜍科有25个属300多种。主要分布在除了澳大利亚、马达加斯加、波利尼西亚和两极以外的世界各地区。

最常见的蟾蜍有中华大蟾蜍（*B.gargari-zans*）、黑眶蟾蜍（*B.melanostictus*）、虎斑蟾蜍（*Bufo terrestris*）和盘古蟾蜍（*B.bankorensis*）（图2-2-9）。中华大蟾蜍，俗称癞蛤蟆。皮肤粗糙，身体表面有许多疙瘩，内有毒腺，能分泌黏液，吃昆虫、蜗牛等小动物，对农作物有益，通称癞蛤蟆或疥蛤蟆。

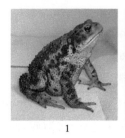 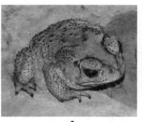 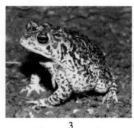 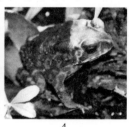

图2-2-9 毒蟾蜍

1.中华大蟾蜍；2.黑眶蟾蜍；3.虎斑蟾蜍；4.盘古蟾蜍

在毒物与药物之间，蟾蜍毒(bufotoxin)没有明确的界限。干蟾蜍被中世纪的江湖医生加工后放在他们的药酒及软膏中，或被"巫婆"放在魔酒中，起初受到现代人的讥笑，但对它的利用，完全具有一种制药学与化学背景。几千年来，在东亚，人们就认识到了一种用研碎的干的蟾蜍皮和干的皮腺分泌物制成的防治心脏病的药。今天，在东亚和南亚一些地区（如台湾），用蟾蜍分泌物治疗心积水和老年心脏病。获取蟾蜍分泌物的办法是，向蟾蜍的口中塞入大蒜和纸，这时蟾蜍"发汗"排出一种分泌物，然后用小竹片从皮上刮下来。在17世纪和18世纪的欧洲，蟾蜍（*Bufo bufo*）的分泌物用在心脏病治疗中。1902年，化学家首次从蟾蜍毒中分离出了真正对心脏具有作用的物质，命名为蟾蜍皮毒（bufotalin）。今天人们知道，蟾蜍皮毒中的起决定作用的物质是蟾蜍皮毒中的甾类物质，此外还含有各种儿茶酚胺（catecholamine），如肾上腺素（adrenaline）、去甲肾上腺素（noradrenaline）和多巴胺（dopamine），以及吲哚烷基胺（indolalkylamine）。吲哚烷基胺作为痉挛毒起作用。

有一种特别引人注意的化合物，就是从北美科罗拉多蟾蜍（*Bufo alvarius*）中获取的*O*-甲基蟾毒色胺，这是目前已知的作用最强烈的致幻剂之一。

1871年，福纳拉（Domemniko Forn-ara）对见血封喉（*Antiaris toxicaria*）的熬浓了的汁液的研究表明，这种汁液对蟾蜍没有作用。在他之前，其他研究者用洋地黄（*Digitalis* sp.）的内含物进行实验时发现了类似的情况。洋地黄的内含物在化学性质上及在药理学作用上，都与蟾蜍毒非常相似。蟾蜍自身肯定对蟾蜍毒具有抵抗力。

但是，像各种蟾蜍分泌的这些剧毒皮肤分泌物，不是总能把所有敌人吓跑的。

美洲浣熊学会了在产卵场捕捉达18厘米长的科罗拉多蟾蜍（它的毒可以杀死一条大狗），把它们反过来背着地，撕开肚皮。然后，浣熊在不接触皮肤的情况下，吃掉蟾蜍的内脏。

在南美一些地方，有时也出现由长达25厘米的海蟾蜍（*Bufo marinus*）的卵引起的人中毒(海蟾蜍被放到甘蔗园来防治害虫)。

在澳大利亚曾经发生有毒蔗蟾蜍（*Bufo marinus*）的入侵事件，造成大批鳄鱼死亡。

2.2.6 河豚：美食与死亡之间

河豚属鲀科东方鲀属（*Fugu*），又名吹肚鱼、气泡鱼、连巴鱼、台巴鱼，在世界上有200多种，其形状、颜色各不相同。如短刺鲀（*Chilomycterus affinis*）、网纹叉鼻鲀（*Arothron reticularis*）、痣斑东方鲀（*Fugu chrysopys*）、星点东方鲀（*Fugu niphobles*）、豹纹东方鲀（*Fugu pardalis*）等，是自然界已知的最毒的动物之一（图2-2-10）。中国长江下游及沿海一带，俗称辣头鱼、廷巴鱼。东亚和太平洋地区的河豚，日语称为"富古"（Fugu）。

河豚头圆形，口小，背部黑褐色，腹部白色，鳍常为黄色。其毒性强度因不同种类和不同季节而有差异，一般在春、夏产卵季节的毒性最强。河豚在危险情况下通过吞入气或水能够把自己鼓成一个圆球，所以称气泡鱼。

河豚的卵巢、肝、脑、卵、睾丸和肠含有剧毒的河豚毒素，有些河豚的皮肤也具有毒性，但河豚的血和肉却无毒而且鲜美，因此，称之为世界上最特别的美味食物。

1. 河豚毒素

河豚毒素的研究日本居世界领先地位。早在1901年，日本东京大学田原教授就开

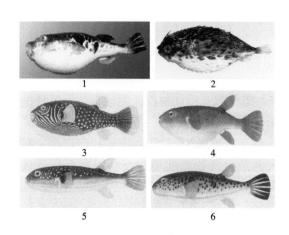

图2-2-10　有毒河豚

1. 河鲀；2. 短刺鲀；3. 网纹叉鼻鲀；4. 痣斑东方鲀；5. 星点东方鲀；6. 豹纹东方鲀

始研究河豚毒素。他从虎鲀的卵巢中提出毒素。1908年（明治四十二年)将河豚毒命名为河豚毒素（tetrodotoxin，TTX）。1950年成功地实现了河豚毒的结晶分离。东京大学的津田恭介教授和名古屋大学的平田义正教授各自独立进行了河豚毒的X射线构造解析，查明了河豚毒的化学构造，受到了世界的广泛关注。根据他们的研究成果，河豚毒是一种与植物生物碱极为相似的低分子质量的毒素，与属于蛋白毒的其他动物毒素有明显差异（图2-2-11）。科学家发现，河豚毒是一种只对骨骼肌具有强烈麻痹作用的独特的毒，1964年在美国公爵大学任教的槽桥敏夫博士从分子水平上证实了这一观点。他指出河豚毒会侵入到使神经产生电流的钠离子通道，强行中断神经传导，致使骨骼肌及心脏肌肉麻痹。有趣的是，河豚毒对属于内脏肌肉的平滑肌不会产生丝毫的影响，这是因为平滑肌的活动不依靠钠离子通道，而是依靠钾离子通道的缘故。河豚自身不会中毒的原因是河豚肝脏中有丰富的半胱氨酸，可与河豚毒素结合为无毒物质。1959年许多学者研究河豚毒素的结构，认为与毒性有关的功能团是内酯环和羟基。

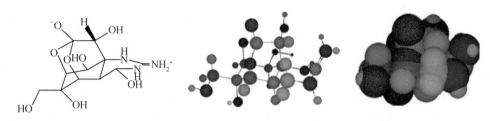

图2-2-11　河豚毒素的结构

河豚毒素是一种剧毒、能致人死亡的神经性毒素，是最早发现的海洋生物毒素之一。它的毒性比剧毒的氰化钠要大1250倍，只需要0.48毫克就能致人死命。半数致死量(LD_{50})为0.01毫克。这种毒素的效力也表现在，要获得不足10克的毒，需要1吨的卵巢，在稀释为1：200万倍时，仍对感觉神经、内脏神经及骨骼肌肉系统产生麻痹效应。河豚毒素属于最强烈的非肽类毒，性状稳定，一般加热和盐腌均不能使其破坏，通过烹煮也不会受到破坏。但在15磅加压锅内加热2小时即失去毒性，遇碱不稳定，易被破坏。

2. 河豚中毒

河豚毒素进入人体内很快被吸收（一部分可能经过口腔黏膜已被吸收），5～30分钟后出现中毒症状：先是口干，心情烦躁，恶心、呕吐腹部不适和全身无力，接着是嘴唇及其周边、腭、舌、手指及其他肢体麻木，吞咽和语言困难，肌肉麻痹，最后完全瘫痪，终因呼吸麻痹导致死亡。不过一般情况下，即使中了河豚毒，若能坚持9～10小时便能死里逃生。

目前，对河豚毒素中毒的患者尚无特效的解救药物，只能采用对症疗法，令其吐出食物、洗胃、服用泻药、进行人工呼吸等。民间流传的芦根、甘草等药方，经动物实验证明仅对轻度中毒有辅助效果。因此，为避免中毒事故的发生，确保生命安全，切勿随意购买和食用河豚。

春天是河豚肉肥美的季节，也是河豚毒性最强的时候。尽管人们早就知道河豚有毒，而且对河豚中毒尚无特效解毒药物，但仍有不少"贪鲜"的消费者铤而走险吃河豚。

中国早在战国时代的《山海经》中，已有"肺鱼（即河豚）食之杀之"的说法。在宋代宋慈所著的世界上第一部法医学专著《洗冤集录》里，将河豚列为普通毒物类。明代李时珍的《本草纲目》中记载："河豚有大毒，味虽珍美，修治失法，食之杀之。"虽然如此，人们往往仍经受不住脍炙人口的河豚佳肴的诱惑，因而民间有"不食河豚，不知鱼味"，"拼命吃河豚"的说法。

据日本的统计，从1886年到20世纪60年代，每年都发生数百例因食用河豚而中毒的事件，死亡率50%～60%。其中，1947年因吃河豚中毒死亡的人数高达470人，占食物中毒死亡人数的22%，居于首位。

2.2.7　有毒贝类：警惕毒素

贝类是人类动物性蛋白食品的来源之一，但大多数贝类含有毒物质，特别是腹足纲中的海兔属(*Aplysia*)、鲍属(*Haliotis*)和双壳纲的蛤属(*Clams*)的一些有毒贝类是常见的贝类中毒食品（图2-2-12）。目前世界上可作为食品的贝类约有28种，只有在地中海和红海生长的贝类是已知无毒的。

海兔，又名海珠，是生活在浅海中的贝类。其卵含有丰富的营养，是沿海地区人们喜爱的食品，并可入药。分布在中国东海和南海沿岸的有毒海兔有黑指纹海兔(*A.dactylomela*)和蓝斑背肛海兔(*Notarchus leachii*)等。

鲍，又称"鲍鱼"、九孔鲍，是外壳略呈耳状的贝类，有90多种，其壳是名贵的药材，有平肝明目的功效，医药学称石决明。因其肉质鲜美，自古以来人们喜欢食用，称之为海珍佳品。常见能引起中毒的有杂色鲍(*Haliotis duversicolor*)、耳鲍(*H.asinina*)和皱纹盘鲍(*H.discns hannai*)等。

蛤，属双壳纲动物，两侧对称，体形侧扁，有从两侧合抱身的两片贝壳。蛤的肉质鲜美营养高，是人们喜爱的海味珍品，也可药用，是贝类中经济价值最大的一类。蛤的种类多杂，全世界已知有15 000多种，多为无毒，仅有少数种类有毒。常见的有毒蛤有文蛤(*Meretrix meretrix*)、四角蛤蜊(*Mactra quadrangularis*)等。

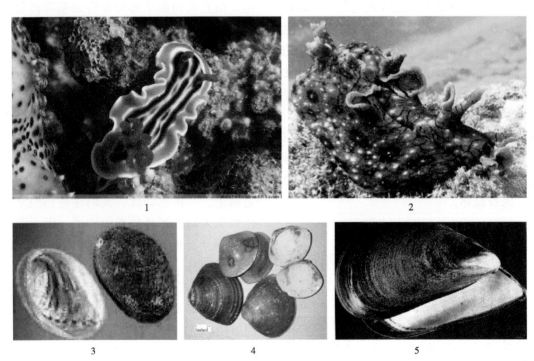

图2-2-12　有毒贝类

1.黑指纹海兔；2.海兔；3.杂色鲍；4.文蛤；5.贻贝

1.贝类毒素

海兔体内藏有毒腺，称为蛋白腺，分泌一种酸性乳状液体，气味难闻。科学家从毒腺中提取出一种芳香异环溴化合物——海兔素，对狗有降低血压作用；对青蛙有使肌肉收缩和心跳停止的作用。如果鼠类食后会迅速引起唾液分泌过多、抽风、呼吸麻痹，直至死亡。人食量过多或食法不当会引起中毒反应。此外，海兔的皮肤组织中含有一种毒性挥发油，对神经系统有麻痹作用，人一旦接触海兔也会发生中毒。

鲍鱼的肝、内脏或中肠腺中含有鲍鱼毒素，是一种光过敏有毒色素，来源于鲍鱼食饵海藻所含的外源性毒物。皱纹盘鲍毒素很耐热，煮沸30分钟不被破坏。冰冻（−20～−15℃）保存10个月不失去活性。

文蛤的肝脏和消化腺内有一种麻痹性贝类毒素（也称为麻痹性海藻毒素），易溶于水，热处理不被破坏，来源于某些海藻。文蛤是在中国、朝鲜、日本常见的贝类，如果食量过多或吃法不当会引起中毒。目前，对麻痹性蛤类中毒尚无有效的解毒剂。

目前认为，贝类食品中毒与贝类吸食浮游藻类有关，藻类毒素在贝类体内蓄积和代谢，人类食用这些贝类后可造成食物中毒。从甲藻和软体动物中已经分离出石房蛤毒素、膝沟藻毒素和新石房蛤毒素等7种麻痹性贝类毒素（图2-2-13）。1976年10月，在5个西欧国家发生由贻贝（*Mytilus edulis*）引起的约200例中毒事件。科学家研究发现了石房蛤毒素（saxitoxin）和膝沟藻毒素（gonyautoxin），后者是由于双鞭藻纲的膝沟藻（*Gonyaulax tamarensis*）污染所致，因此膝沟藻是原发产毒者。

石房蛤毒素对人的最小经口致死剂量为1.4～4.0毫克／千克体重。石房蛤毒素不能经水洗清除，对热有一定的耐受性，据测定，经116℃加热的罐头，仍有50%以上的毒素未被去除。

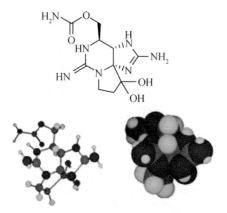

图2-2-13　石房蛤毒素的化学结构

2. 贝类中毒

人食用有毒贝类后数小时出现口、唇和舌尖发麻，以后发展到四肢末端。同时出现恶心、腹泻、头晕等症状。重者言语不清，软瘫，呼吸困难，直至呼吸麻痹和全身麻痹，12小时内就会出现死亡。

人和动物食用鲍肝及其内脏后不在阳光下暴露则不会致病，如若在阳光下暴露，就会得一种特殊的光过敏症，出现皮炎，但全身症状较轻，停止接触日光即可消退。轻者3～5日内逐渐好转，重者可持续1周以上。猫、大鼠、小鼠中毒后在太阳光下引起流泪、流涎、抽搐，随后麻痹，有的30分钟左右即可死亡。

防止贝类毒素中毒的有效的方法是加强卫生监管。许多国家规定，从5~10月进行定期检查，如有毒藻类大量存在，说明食用此时的贝类食品是不安全的，有发生中毒的危险。

2.2.8　斑蝥与芫菁

斑蝥虫为甲壳动物，属芫菁科斑蝥属(*Mylabris*)昆虫，如中国南方的大斑蝥（*Mylabris phalerata*）、黄黑小斑蝥（*M. cichorii*）等，是世界上最毒的甲虫之一，喜群集取食，成群迁飞。当它遭到惊动时，为了自卫，便从足的关节处分泌出黄色毒液（图2-2-14）。

芫菁(*Lytta magister*)为芫菁科芫菁属(*Lytta*)甲虫，如欧洲的西班牙芫菁[(*Lytta vesicatoria*,俗称西班牙苍蝇（Spanish fly)]，蜂芫菁(*Sitaris muralis*)、横带芫菁（*Epicauta vittata*)等。芫菁对人类既有益又有害，幼虫食蝗卵，可控制蝗虫危害，而如果数量很多，成虫就会危害作物（图2-2-14）。

斑蝥和芫菁都能分泌斑蝥毒素(cantharidin)，是一种无色无味发亮的结晶，毒性甚强，能破坏高等动物的细胞组织。斑蝥毒素的致死量约为30毫克。小鼠注射斑蝥毒素7.5～10毫克，连用10天，可致心肌纤维、肝细胞和肾小管上皮细胞混浊肿胀，肺脾淤血或小灶性出血。斑蝥毒素其对皮肤黏膜及胃肠道均有较强的刺激作用，吸收后由肾脏排泄，可刺激尿道，出现肾炎及膀胱炎症状，甚至导致急性肾功能衰竭。

斑蝥有很强的肾毒性，属剧毒物品。一旦与人体接触即能引起皮肤红肿发泡。内服斑蝥虫粉末0.6～1克即可中毒；1～3克可使人死亡！中毒者可引起排尿疼痛、尿频、血尿，引起中毒性损害。重者会出现高热、昏迷和循环衰竭等危象。

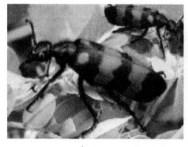
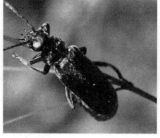
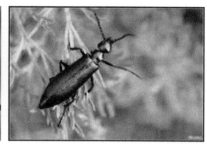

1　　　　　　　　　　　2　　　　　　　　　　　3

图2-2-14　芫菁科有毒动物

1. 斑蝥；2. 西班牙苍蝇；3. 芫菁

2.3　微生物毒

2.3.1　肉毒毒素：毒素之王

肉毒毒素(botulinum toxin，AX)是由厌氧的肉毒杆菌产生的含有高分子蛋白的神经毒素，属于细菌外毒素，是目前已知经口摄入时最致命的微生物毒素之一，也是目前对人类最强的毒素之一。只要0.25微克的纯毒素即可杀害1个成人，不足30克的纯肉毒杆菌就足够杀死2亿人。

肉毒毒素可以分解神经细胞中产生和释放乙酰胆碱的蛋白质，导致运动神经冲动无法传到至肌肉纤维，造成的肌肉瘫痪，而且十分迅速，仅仅几分钟中毒者就会因呼吸肌麻痹而窒息死亡。由于导致疾病的元凶是肉毒毒素，而不是肉毒杆菌本身，因此肉毒毒素不能在人与人之间传播，肉毒中毒患者不具有传染性。

自从1895年肉毒杆菌被分离出来以后，直到1946年施茨[1]和他的同事纯化了肉毒杆菌毒素，第一个获得肉毒杆菌毒素A型的结晶。之后，科学家逐步纯化将肉毒毒素分为A、B、C (C_1和C_2)、D、E、F和G型，其

---

1 爱德华·施茨（Edward Schants，1908～2005年）是美国生物化学家，神经毒素专家。1908年他出生在威斯康星州的哈特福德，在威斯康星大学获得博士学位。第二次世界大战时，在美国国家科学院和威斯康星大学细菌学实验室研究肉毒毒素，但他主张A型肉毒毒素用于医疗。1972年联合国《禁止生物武器公约》生效后，他转到威斯康星大学食品研究所研究神经毒素和与赤潮污染有关的石房蛤毒素。

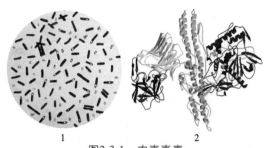

图2-3-1 肉毒毒素

1.肉毒梭状芽孢杆菌; 2.肉毒毒素A的晶体结构

中A、B、E和F型对人类产生毒性作用（图2-3-1）。

1. 肉毒中毒

公元前的西方历史文献中就记载有人吃了腐烂的食物，产生肌肉无力、吞咽困难、视力模糊，以及呼吸困难而死亡的情况。肉毒中毒的最初记载是1735年，当时人们认为食物源性中毒与德国腊肠有关。1817～1822年，德国医生、诗人贾斯廷奴·克奈尔[1]对食物源性中毒的临床症状作过描述，他认为当时的病症是由进食腊肠而引起的，因此命名为"腊肠中毒"（sausage poisoning）。1870年德国医生约翰·穆勒（John Muller）首次用拉丁文"肉毒中毒"（sausage poisoning）[2]这一名词来描述腊肠中毒。

19世纪末，比利时一个村庄的一次葬礼聚餐会上，由于人们食用了生腌火腿肉导致重大中毒事件的发生。在这次事件中，比利时的医生们经过研究首次发现这种致命的疾病是由肉毒梭状芽孢杆菌（Clostridium botulinum，也称蜡样杆菌，肉毒杆菌）所分泌的肉毒杆菌毒素（botulinus toxin）所造成的。这种细菌喜欢生长在缺氧环境下，如未完全消毒的罐头、未煮熟的食物或腐肉。虽然这种细菌毒素对热很敏感，加热煮沸可以破坏其毒性，但这种细菌本身可能因形成芽孢而有坚强的抗热能力，因此不完全的加热与其他处理过程常无法消灭它们。人类如果吃到受到肉毒梭状芽孢杆菌污染的食物，就有可能引起肉毒杆菌症。

肉毒杆菌中毒事件几乎无一例外地与家庭储仓的物品或公共餐饮场所提供的食品被肉毒杆菌污染有关。由于肉毒杆菌的毒素非常稳定，受到污染的食品放入贮藏罐后，在常温下放置几个月或更长的时间依然不会失去毒性。肉毒杆菌以形成孢子广泛分布于土壤中，所以食品制备过程中可因种种原因导致肉毒杆菌的意外污染。在病史的调查中发现，大多数的中毒病例是由进食了未经煮熟的腌制食品或其他食品后导致的。其中最常见的被污染的食品包括马铃薯沙拉、调料以及其他一些生食或未煮熟食品，这些食品放置过久后会导致肉毒杆菌生长繁殖，产生并释放毒素。美国平均每年暴发9起肉毒杆菌中毒事件，平均每起死亡2.5人。1970年，发生在美国的密歇根州的一次中毒事件中，59人在吃了自家腌制的墨西哥辣椒后不幸中毒。中国新疆西北部察布查尔县的锡伯族人，每年春天常因吃自制的米松糊糊[3]曾经发生一种神秘的察布查尔病。1958年经北京大学医学院第一附属医院的科学家研究，发现生

---

1 贾斯廷奴·克奈尔（Justinus Kerner, 1786～1862年）是德国医生、诗人，出生于路德维希堡（Ludwigsburg）。1804年他进入图宾根大学，1808年当了医生，之后成为执业医师。他不仅发现当时的食物源性中毒与腊肠有关，而且首次提出一个新构思，即用肉毒毒素治疗肌张力障碍和自主性神经紊乱等多种疾病的可能性。他是德国最有灵感的诗人之一，他的诗歌当中有众所周知的迷人的民谣，古朴而幽默。他的诗集于1854年在伦敦出版。

2 拉丁文botulus意为"腊肠"。

3 米松糊糊是一种类似甜面酱的食品，是制作面酱的中间产物。

的米松糊糊中含有大量的肉毒杆菌，中毒是肉毒毒素所致，从而揭开了察布查尔病的神秘面纱。

现代罐装方法如高压罐装，可以杀死病原菌。所以，在美国，自1925年以来没有出现过一例因工业生产的罐头食品引起的肉毒杆菌中毒，而且罐头的年产量达200亿只。但是，在自己制作的玻璃瓶装的水、蔬菜或其他食物罐头中，有时隐藏着危险。美国曾发生的金枪鱼罐头引起的E型肉毒杆菌食物中毒是由于罐头杀菌冷却时带有病原菌的不清洁的冷却水侵入罐内，造成内容物二次污染所致。在联邦德国，1962~1972年，有600例这种食物中毒，其中死亡30例。

据统计，1899~1990年美国共有2305人发生肉毒中毒，经检测，303人感染A型毒素，92人感染B型毒，3人感染E型毒素，2人感染F型毒素，有2起中毒事件是由A、B二种毒素引起。F、G二种毒素，主要引起动物肉毒中毒。

2. 从食物中毒到生物恐怖

由于肉毒梭状芽孢杆菌在土壤中分布广泛且较易分离培养，因此制备纯化的肉毒毒素并不困难。在第二次世界大战期间，美国将此毒素作为一种生物战剂进行过研究。由于害怕德国人已经拥有武器化的肉毒毒素，同盟国为即将于1944年登陆诺曼底的军队准备了总共超过100万剂的肉毒毒素疫苗。第二次世界大战后，一些国家也准备将肉毒杆菌作为生化武器。因此，联合国于1972年公布的禁止生物武器公约，把肉毒毒素列入禁止名单。

值得指出的是恐怖组织盯上了肉毒毒素。1984年11月，大西洋某地一美军潜水艇从地方订购的感恩节食品罐装橘汁受到肉毒毒素的污染，导致63人中毒，50人死亡。事发后，某恐怖组织声称为此次生物恐怖行动负责。1990~1995年，日本奥姆真理教的狂热信徒曾不下3次向东京市中心及美军驻日的军事设施等多个地点喷洒肉毒毒素的气雾剂。所幸由于技术不过关，这几次生物恐怖袭击并没有造成人员伤亡。1995年3月，日本奥姆真理教在东京地铁释放化学毒剂沙林后，警方突击搜查发现，这个恐怖组织正在进行的生物武器计划中，所研究的病原体包括肉毒杆菌及其毒素。恐怖组织想要制造生物武器，从日本国内美容除皱市场的肉毒毒素供应环节中购买到毒源。

2.3.2 炭疽毒素与拣毛工病

炭疽病是动物的一种严重传染病，牛、马、羊等动物因采食被土壤中炭疽孢子污染的植物而感染炭疽热(anthrax)，历史上曾在草食动物中发生过多次大规模流行，对畜牧业危害极大。不仅如此，炭疽还是一种能传染给人类的兽疫，特别是牧羊人和屠夫容易患病而死亡。公元80年，罗马因炭疽热死亡近5万多人。1607年中欧有6万人因患炭疽而丧生。1867~1870年，俄国诺夫戈罗德的一个地区一次流行死亡的牛高达5.6万头，同时有528人也因感染炭疽而死亡。1945年，伊朗因炭疽热传染使100万只绵羊死亡。

1836年，艾林特（Eilert）通过炭疽病畜的血液进行人工感染成功，首先证实了炭疽病的传染性。在自然条件下，人感染炭疽病主要发生于某些特定的高危人群，如农民、兽医、牧民、皮革工厂工人及其他一些接触了带有炭疽孢子的动物皮革、山羊或绵羊毛的人，而这些动物的皮毛则是在放牧区域的土地上染上了炭疽孢子。皮毛加工工人由于经常接触带有炭疽芽孢的动物皮毛，感染的机会多，因此炭疽病最初被称为"拣毛工病"（Woolsorter's disease）。这些工人通常感染的是皮肤炭疽，一般预后呈良性形式。1944～1994年的50年间，美国有224例皮肤炭疽报告。皮肤炭疽最大的一次流行发生在津巴布韦，1979～1985年这6年中，共报告人类感染炭疽病例10 000例，几乎所有的患者都为皮肤感染。

炭疽病的病因的研究始于19世纪。1849年，法国医生达韦纳[1]首先在因炭疽热而死亡的羊血液中发现了一种"杆状菌"的微生物，但这个发现并没有引起重视（图2-3-2）。1876～1877年，法国微生物学家巴斯德[2]首先从病死的羊血中分离出了引起炭疽病的细菌——炭疽杆菌（图2-3-3），再把含有这种毒菌的血从皮下注射到做试验的豚鼠或兔子身体内，这些豚鼠或兔子很快便死于炭疽病，从这些病死的豚鼠或兔子体内又找到了同样的炭疽杆菌。在实验过程中，巴斯德又发现，有些患过炭疽病但侥幸活过来的牲口，再注射这种毒菌也不会得病了，这就是它们获得了抵抗疾病的能力（免疫力）。巴斯德借鉴50年前詹纳[3]用牛痘预防天花的方法，把炭疽杆菌在接近45℃的条件下连续培养，使它们的毒性减弱，用这种毒性减弱了的炭疽杆菌预先注射给牲口，牲口就不会再染上炭疽病而死亡了。

1881年，巴斯德在一个农场进行了公开的试验。一些羊注射了毒性减弱了的炭疽杆菌；另一些没有注射。4个星期后，又给每头羊注射毒力很强的炭疽杆菌。结果在48小时后，事先没有注射弱毒细菌的羊全部死亡了；而注射了弱毒细菌的依然活蹦乱跳，健康如常。在现场的专家和新闻记者欢声雷动，祝贺巴斯德的伟大成功。巴斯德的成就开创了人类战胜传染病的新世纪，拯救了无数的生命，奠定了今天已经成为重要科学领域的免疫学的基础。

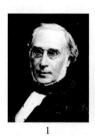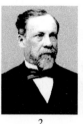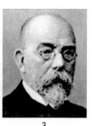

图2-3-2 研究炭疽病的科学家

1.达韦纳；2.巴斯德；3.科赫

1876年，德国医生科赫[4]用3天时间以公开表演实验的方式证明炭疽杆菌是炭疽病的病因，炭疽病菌的生活史是从杆菌→芽孢→杆菌的循环，芽孢可以放置较长时间而不死。他证明了炭疽孢子不惧干燥和严寒酷暑，可以在恶劣的自然环境中生存，真正传递疾病的并不是炭疽杆菌而是炭疽孢子[5]，一旦生存条件合适，孢子会大量繁殖为炭疽杆菌。他的研究被认为开创了实

---

1 达韦纳（Davaine，1812～1882年）是法国医生。1830年他就读于巴黎医学院，1837年成为医生，1848年创办生物学协会，1879年获得法国生理学奖。

2 路易斯·巴斯德（Louis Pasteur，1822～1895年），法国微生物学家、化学家，历任里尔大学、巴黎师范大学教授和巴斯德研究所所长。他研究了微生物的类型、习性、营养、繁殖、作用等，奠定了工业微生物学和医学微生物学的基础，并开创了微生物生理学。

3 爱德华·詹纳（Edward Jenner，1749～1823年），英国乡村医生，1796年发明使用牛痘代替天花进行接种，之后世界各国推广，自此几千年来使千百万人死亡或毁容的天花病终于有了克星，人类终于摆脱了天花病的折磨。1925年前后，天花造成的大规模死亡停止了。1979年10月26日联合国世界卫生组织在肯尼亚首都内罗毕宣布，全世界已经消灭了天花病。詹纳的牛痘疫苗接种法：将减毒的天花病毒接种给牛犊，取含有病毒的痘疱制成活疫苗，再将疫苗接种到体的皮肤，局部发生痘疱即可对天花病毒产生免疫。

4 罗伯特·科赫（Koch，1843～1910年）是德国医生和细菌学家，世界病原细菌学的奠基人和开拓者，对医学事业做出开拓性贡献。当他决定由一名全科医师转为科学家的时候，他的第一个研究项目就是对炭疽孢子的研究。1905年他因研究结核病，发现结核杆菌与结核菌素而荣获诺贝尔生理学或医学奖。

5 炭疽孢子是炭疽杆菌干缩后形成的珠状体。

验微生物学的先河。

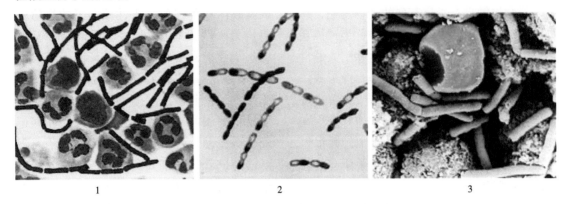

图2-3-3 炭疽杆菌

1.革兰氏染色为阳性；2.炭疽杆菌孢子；3.电子显微镜观察到的炭疽杆菌

1. 炭疽毒素

一旦炭疽杆菌的孢子粘在皮肤或肺上，便开始迅速生长并产生一种由运输结构［称为保护性抗原，(protective antigen，PA)］、水肿因子和致死因子三部分组成的致命毒素——炭疽毒素（anthrax toxin）（图2-3-4）。这种毒素可以导致细胞大量的死亡，从而导致令人恐惧的结果。毒素中的一个区域是运输结构，它能挑选出细胞，其他区域是毒素酶，可以迅速杀死细胞。在炭疽毒素中，运输结构可以运送其他两部分——水肿因子和致死因子，这两部分是攻击细胞的毒素组成部分。因此，运输结构——即保护性抗原具有关键作用，如果缺少了保护性抗原，炭疽桿菌的另外两种毒素便无法进入细胞。

2. 作为生物武器的炭疽杆菌

由于在世界各地的土壤中都能找到炭疽孢子,炭疽芽孢对干燥或极端的气候变化

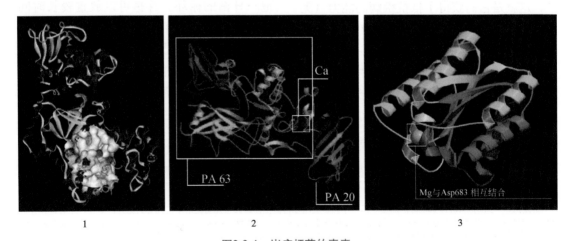

图2-3-4 炭疽杆菌的毒素

1.炭疽病致命毒素结构；2.炭疽杆菌的毒素PA的结构，白色大框的部分就是可以形成聚合物的部分，而另外一边则是在它与炭疽杆菌的受器结合之后会失去的片段；两者之间有一个钙离子；3.炭疽杆菌毒素受器，它所带有的镁离子可以与PA的一个特定的天冬酰胺(asparagine)反应，使两者结合

都具有很强的抵抗力，可以存活长达几十年，特别是生产成本不高，因此，成为现代细菌战的首选材料。作为武器级别的炭疽粉末，其中孢子浓度相当高，同时加入一些添加剂以去除静电。

1939年，德国占领波兰后，在波兹南(Pazan)建立了细菌研究院，研制包括炭疽杆菌在内的细菌武器。1943年，美国在马里兰州的陆军生物研究所生产了225千克的炭疽炸弹和肉毒杆菌炸弹。第二次世界大战期间，炭疽杆菌被列为生物战剂的首位。日本731部队在中国哈尔滨建立的细菌工厂，在生产高峰时，每月仅炭疽杆菌就生产600千克。20世纪50年代初，美军在朝鲜战场使用了包括炭疽杆菌在内的多种生物战剂。1972年，到由美国和苏联等118个国家签订《禁止生物武器公约》为止，各国均把炭疽杆菌作为最重要的细菌武器加以研制和储存。1979年4月，苏联斯威尔德洛夫斯克市的微生物与病毒研究基地发生的炭疽泄漏事件，造成1000多人死亡和许多人中毒。

20世纪80年代后，一些邪教组织和恐怖组织也把播散炭疽杆菌用作进行各种恐怖活动的工具，日本的奥姆真理教曾在东京的一些高楼顶施放炭疽芽孢。

"9·11"事件以后，在美国接连发生了不明人士以邮递方式进行恐怖活动，至少有7封装有炭疽干燥粉末的信函被寄往佛罗里达、纽约和首都华盛顿等地的多家媒体和政府机关办公室。有22名确诊或疑似病例，其中5人死亡（详见第4章）。

气溶胶化的炭疽杆菌无色无味，而且可以在空气中漂浮很长的一段距离。伊拉克、前苏联及美国在南太平洋的部队都研究过炭疽的这种释放形式。1970年，世界卫生组织曾做过这样的估计：如果在有着500万人口的城市中释放50千克炭疽孢子，将会使25万人患病，10万人因此而死亡。1993年，美国国会科学技术办公室的一份评估报告指出，释放100千克的炭疽杆菌所造成的致死率与一枚氢弹不相上下。

3. 炭疽研究的历史贡献

回顾历史，从"拣毛工病"到恐怖袭击，科学家对炭疽的研究之所以经久不衰，是因为炭疽的研究在生物史、医学史和毒理学史的发展中做出重大贡献。一是炭疽热的研究使人们认识了由微生物引起的第一个人畜共患病。二是炭疽杆菌有荚膜、芽孢、毒素等复杂的抗原结构，是较好的细菌研究模型，著名的科赫四要点[1]就是用炭疽杆菌实验证明的，从而提出了细菌学研究的基本原理。三是炭疽减毒活疫苗的研制成功，并用于动物免疫预防，取得了历史性的功绩。

但是，迄今为止，人们对如何从环境中清除炭疽杆菌污染仍然没有一个有效的方法。炭疽杆菌不仅在历史上是最早被采用的细菌战剂，而且是各国细菌武库中第一位的战略性生物武器，进一步研究控制炭疽仍然是科学家的一项新的历史任务。

2.3.3　黄曲霉毒素：致癌之毒

1. 黄曲霉毒素的发现

早在1915年，人们就已经发现油饼发霉后用作饲料时会引起家畜中毒。1940年人们又发现黄曲霉的培养物能使动物中毒，但中毒原因不清。1960年6～8月，英国10万小火鸡的死亡，导致了黄曲霉毒素(aflatoxin)的发现。

---

1 科赫四要点（Kochs postulates）也称"科赫法则"，是科赫为研究病原微生物制订的严格准则：①一种病原微生物必然存在于患病动物体内，但不应出现在健康动物内，②此病原微生物可从患病动物分离得到纯培养物，③将分离出的纯培养物人工接种敏感动物时，必定出现该疾病所特有的症状，④从人工接种的动物体内可以再次分离出性状与原有病原微生物相同的纯培养物。

2. 英国"火鸡X病"事件

1960年6~8月，英格兰南部及东部地区一些农场中，有大约10万只小火鸡不明原因地突然死亡，一时间造成了极度恐慌和不安，造成学术界与农业主管部门极大的震撼，其震惊的程度不亚于当时发生的疯牛症。

绝大部分死亡的雏火鸡都是2~4周龄的雏火鸡。雏火鸡发病后，表现出嗜睡、食欲减退、体重减轻、两翼下垂、脱毛、凄叫、呆立、腹泻、角弓反张和颈肌痉挛等症状，一周以后死亡。死时头向后背，脚向后伸，呈现一种特殊的死象。死亡率一般超过50%，最高达80%～90%。解剖发现，所有火鸡的肝部严重损伤并出血，肾脏肿胀。组织学检查发现肝实质细胞退行性病变及胆管上皮细胞广泛增生。当时病因不明，只得取名为火鸡X病(turkey X disease)。

事件发生后，英国热带产品研究中心于1962年6月成立了火鸡X病研究对策委员会，经过兽医学、微生物学、食品、毒理学家等方面的通力合作，终于找出了引起火鸡大批死亡的原因。原来饲料是由严重霉变的巴西花生粉制成的，他们从饲料粉中分离出一种前所未知的由黄曲霉菌(Aspergillus flavus)产生的毒素，按照其来源被命名为黄曲霉毒素(aflatoxins；取a加fla，再加 toxin"毒素"而得)。黄曲霉毒中毒症(aflatoxicosis)是人畜共患而危害严重的一种真菌毒素中毒病。

不久，匈牙利也发生了类似死亡事故。美国的佐治亚州和亚拉巴马州发生了猪的霉玉米中毒。1968年，日本新潟县发现所养的猪饲喂了从印度进口的花生饼引起中毒，经测定也是黄曲霉毒素所致。

黄曲霉毒引起的动物中毒症状虽然早已被人们所发现，并有过不少记载，但是由于中毒症状与千里光植物中所含的千里光碱(senecio alkaloid)引起的中毒症状极为相似，因此，黄曲霉毒素这个因素长期被忽视了。

3. 黄曲霉毒素

黄曲霉（Aspergillus flavus）广泛存在于自然界中，如土壤、空气、各种谷物及其副产品极易污染，特别是梅雨季节，温度24～30℃，湿度适宜的时期，若收割、脱粒、贮存不当时，更为严重（图2-3-5）。产黄曲霉毒素的量也相应增加，畜禽发生中毒的机会也就增多。

1965年，科学家确定了的黄曲霉毒素的化学结构，并分为黄曲霉毒素B_1，B_2，M_1，M_2，G_1和G_2等6种，其中黄曲霉毒素B_1的毒性最大，其次是M_1、G_1、M_2、B_2和G_2（图2-3-6）。

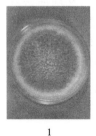 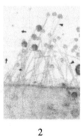 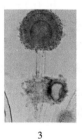 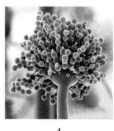 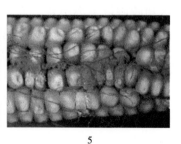

1　　　　　2　　　　　3　　　　　4　　　　　5

图2-3-5　黄曲霉

1.菌落；2.菌丝；3.双层小梗的分生孢子头；4.电子显微镜观察到的孢子头；5.黄曲霉菌污染玉米

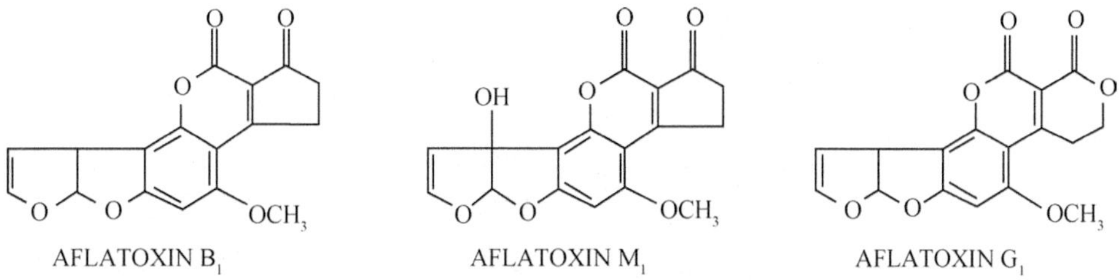

图2-3-6 黄曲霉毒素B$_1$、M$_1$和G$_1$的化学结构

黄曲霉毒素的毒性被列为极毒级毒素，按每千克体重喂饲小于1或等于1毫克，就能够使一半的试验动物死亡。其毒性比剧毒药氰化钾要强10倍；比剧毒的农药1605、1059的毒性还要强28～33倍。黄曲霉毒素属于肝毒性毒素，慢性中毒引发肝细胞变性、坏死，进一步生成肝肿瘤；急性中毒则肝功能被破坏，出现肝昏迷并致人死亡。黄曲霉毒素不仅能引发肝癌、前胃乳头癌、肾小管腺瘤、泪腺癌、垂体腺瘤和纤维组织肿瘤，而且能使细胞染色体发生畸变，使细胞发生突变，导致胎儿发生畸形。

黄曲霉毒素B$_1$是目前最具致癌性的物质之一，其致癌作用比二甲基亚硝胺（dimethylnitrosamine）高75倍。在动物实验中，10微克的黄曲霉毒素B$_1$可使老鼠出现肝癌。1993年黄曲霉毒素被世界卫生组织的癌症研究机构划定为1类致癌物。

4. 控制和管理

1995年，世界卫生组织制定的食品黄曲霉毒素最高允许浓度为15微克/千克。美国联邦政府有关法律规定人类消费食品和奶牛饲料中的黄曲霉毒含量(指B$_1$+B$_2$+G$_1$+G$_2$的总量)不能超过15微克/千克。人类消费的牛奶中的含量不能超过0.5微克/千克，动物饲料中的含量不能超过300微克/千克。欧盟国家规定更加严格，要求人类生活消费品中的黄曲霉毒素B$_1$的含量不能超过0.05微克/千克。

2.3.4　新型细菌性食物中毒

在各类食物中毒中，细菌性食物中毒[1]最为多见。其中又以沙门氏菌、金黄色葡萄球菌最为常见，其次为蜡样芽孢杆菌、变形杆菌、韦氏梭菌、小肠结肠炎耶尔森氏菌、空肠弯曲菌、致病性大肠杆菌和椰酵假单胞菌等引起的食物中毒。

20世纪50年代以来，一些新型细菌性食物中毒显现出来，O157：H7大肠杆菌和李斯特氏菌感染事件，以及嗜盐菌引起的新型食物中毒引起科学家的备受关注和研究。

1. O157：H7大肠杆菌感染事件

O157：H7大肠杆菌是1982年被确认为一种新的致病菌，可寄居于牛、羊、猪、鸡等畜禽的肠内，一旦侵入人的肠内，便依附肠壁，产生毒素，导致人类发生出血性结肠炎和溶血性尿毒综合征。

1982年，美国首次报道O157：H7大肠杆菌引起的出血性结肠炎，以后报道逐渐增多。1993年1月美国发生盒中杰克（Jack in the Box）O157：H7污染事件。盒中杰克速食连锁店是颇具规模的速食店，在不经意的情况下贩售了受O157：H7污染却未经熟煮的牛肉汉堡给消费者食用，造成400多人中毒，4人死亡。事件发生后，美国政

---

1 细菌性食物中毒是由于进食被细菌或细菌毒素所污染的食物而引起的急性感染中毒性疾病。临床上分为胃肠型与神经型。临床主要表现有恶心、呕吐、腹痛、排水样便，可带少量黏液，重者可休克。

府立即采取措施补救：①更换汉堡原料肉的供应商；②负担所有中毒患者的医疗费用；③提高汉堡烹煮的中心温度（由60℃提高到68℃）；④将病原性大肠杆菌检验列入产品检测项目中；⑤提供10万美元作为溶血性尿毒症候群的研究基金。据统计1993~1994年，美国共发生46次O157：H7集体感染，约1300人受到感染。2008年8月，美国弗吉尼亚州位于蓝岭山脉的童子军基地在暑期暴发了O157：H7大肠杆菌污染事件，50多个男童病倒，其中9人入院治疗。在这些病倒的人群中证实有15名感染了O157：H7大肠杆菌。

1996年5~8月，日本的一些中学和幼儿园相继发生迄今为止世界上最大规模的O157：H7大肠杆菌暴发流行。中毒病例首先在日本冈山县中小学校突然出现。午餐后，突然有数百名学生中毒。7月，大阪府市中小学校发生6000名师生大面积中毒。两次中毒事件导致9578名儿童感染，11名死亡。经调查发现，学生食用的萝卜苗含有O157大肠杆菌。之后又发现牛胃和牛肝里有O157大肠菌。事件导致萝卜苗和牛肉销量大减，给日本牛肉生产农户、牛肉食品加工及相关产业带来巨大损失。这次事件迫使日本政府重修法律，废除了颁布100年之久的《传染病预防法》，重新制定《关于感染症预防及感染症患者医疗的法律》。新法禁止食用生的牛肝脏（日本过去有此习惯）；牛肠胃封闭式销毁；牛肉出厂时进行O157菌检查。尽管如此，中毒依然发生不断。1999年报告数为3117例，死亡1例；2000年报告3642例，死亡7例；2001年报告4435例，死亡5例；2002年报告3132例，死亡5例。

2. 李斯特氏菌感染事件

单核细胞增生性李斯特氏菌（*L. monocytogenes*，LM）是一种人畜共患的致病菌，也是重要的食源性致病菌。它广泛分布于自然界，在肉类、蛋类、禽类、海产品、乳制品和蔬菜类都能检出。感染严重时可引起血液和脑组织疾病。

李斯特氏菌在法国、美国、加拿大和德国等欧美国家曾多次引起食物中毒，临床死亡率高达20%~70%。世界卫生组织统计资料显示，每百万人李斯特氏菌的患病率美国为8.3，法国为8.0，澳大利亚为7.6，英国为5.0，日本为0.2。

据美国疾病预防控制中心的资料，美国每年有1600~2000例李斯特氏菌病发生，死亡约450人。1983年美国马萨诸塞州发生被李斯特氏菌污染的巴氏消毒奶中毒事件，49例患者中有7例为婴儿，14例死亡。1985年美国加利福尼亚州发生被李斯特氏菌污染的墨西哥式干酪中毒事件，100人中毒，死亡39人。1998年8月~1999年1月，美国共有11个州报道李斯特氏菌引起的中毒，50例病例中6名成年人死亡，2名孕妇自发性流产。1999年底，美国发生了历史上最严重的因李斯特氏菌污染的食物中毒事件，密歇根州有14人因食用被污染的"热狗"和熟肉而死亡，在另外22个州97人中毒，6名妇女流产。2000年美国10个州发生李斯特氏菌病，29例中4例死亡、3例流产，原因与食用被李斯特氏菌污染的熟食店火鸡肉有关。

德国汉堡的爱芬多夫大学附属医院，于1994年12月~1995年11月连续发生多起李斯特氏菌感染事件，11名来自不同病区的住院患者发生了由李斯特氏菌引起的败血症。

1995年，瑞士西部爆发了一起由于食用

被李斯特氏菌污染的软质奶酪引起的中毒事件，57例病例中有21%有细菌感染症状，40%为脑膜炎，39%为脑炎，42%为体弱者，54%大于65岁，总病死率为32%。

1996年，意大利发生李斯特氏菌引起的食物中毒事件，就餐的39人中18例患者出现肠道症状。流行病学调查发现，米饭和沙拉酱被污染，从3种剩余食品以及厨房冰箱中都检出李斯特氏菌。

许多国家为了确保食品安全，采取相应措施来控制食品中李斯特氏菌的污染，并制定了相应的标准。经研究，必须在食品加工过程控制李斯特氏菌，即中心温度必须达到70℃持续2分钟以上，蒸煮后要防止二次污染。由于李斯特氏菌在4℃下仍然能生长繁殖，因此，冰箱食品需加热后再食用。

3.嗜盐菌与新型食物中毒

长期以来，科学家十分关注沙门氏菌、变型杆菌、葡萄球菌和肉毒杆菌引起的食物中毒，而对嗜盐杆菌食物中毒的发生却感到费解。

1950年，日本大阪发生了多起因沙丁鱼的幼鱼引起的食物中毒，死亡20人。大阪大学微生物研究室藤野教授将尸检材料接种动物，检出一种培养很困难的特殊细菌，命名为副溶血性巴斯菌，认为可能是病因。但未引起重视。至1955年8月20日国立横滨医院食堂中发生了急性肠炎，患者约120名。在这些患者的检查材料中检出很多以前很少见到的、只在含食盐的培养基中能很好生长的细菌。当时因其性质与细菌分类学手册上所载的假单胞菌属近似，故命名为肠炎假单胞菌。由于原因不明，引起日本厚生省的重视，在食品卫生调查会内设立专题组，在国立预防卫生研究所内设立了中心，积极进行全国性的调查并采取相应的对策。结果证实日本各地食物

中毒能检出的致病菌中，嗜盐菌占多数。据山形县卫生研究所调查，1981年该县发生的食物中毒，约70%是嗜盐菌引起的。至此，嗜盐菌所引起的食物中毒在科学上有了一定的地位。

嗜盐菌又称作副溶血性弧菌，海水是它的乐园，盐腌的食品是它栖居之地。海鱼、海蜇、海蟹、海贝等海产品，以及不太咸的咸菜、咸蛋、腌鱼、腌肉之类一旦沾上，嗜盐菌就会大量繁殖，速度十分惊人。实验表明，该菌最喜欢含盐量2%～4%的环境，在5%～6%的高盐浓度或营养丰富的低盐浓度都会滋生。尤其是温度适宜的夏季，10个嗜盐菌在3～4小时后就会育出数百万个后代。

嗜盐菌食物中毒在沿海一带颇为多见，污染的食品多是制作量较大的生拌菜、熟食品，价廉且引人馋嘴的鲜货，常有集体中毒倾向，主要症状是急性胃肠炎。不过，患者经适当对症治疗，两三天即愈，无危险性和后遗症。

2.3.5 黑斑病甘薯毒素与牛气喘病

1890年，美国首次发现动物的霉烂甘薯中毒(mouldy sweet potato poisoning)。继而发生于新西兰、澳大利亚、南美洲等地。1905年日本熊本县发生此病，蔓延日本各地。20世纪60年代以前的30年里成为美国和日本牛肺气肿病的主要病原。1937年，随着甘薯黑斑病从日本传入中国东北、华北及其他盛产甘薯的地区，牛、绵羊、山羊、猪的霉烂甘薯中毒也时有发生。1951～1953年中国河南省大面积暴发"牛气喘病"，死亡耕牛万余头。中国农业部组织专家组研究家畜吃了黑斑病甘薯后，发生以急性肺水肿与间质性肺泡气肿

为特征的中毒病，并定名为"黑斑病甘薯中毒"。据中国河南、辽宁、陕西等12个省114个县统计，1950～1989年牛因饲喂了黑斑病甘薯发生中毒64 095头，死亡35 602头，致死率55.5%。

黑斑病甘薯常见真菌有三种，即甘薯长喙壳(*Ceratocystis fimbriata*)、茄病镰刀菌(*Fusarium solani*)和瓜哇镰刀菌(*F. javanicum*)，其中以甘薯长喙壳感染率最高（图2-3-7）。

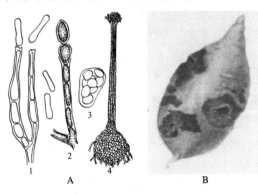

图2-3-7 甘薯黑斑病

A.甘薯长喙壳菌，图中1和2分别为分子孢子和厚垣孢子梗，

3.子囊孢子，4.子囊壳；B.甘薯黑斑病病薯

1960年，日本学者庄保忠三郎从霉烂甘薯中分离出甘薯酮(ipomeamarone)，经皮下注射或口服给大白鼠和家兔的毒性试验结果，中毒的多半死亡，自此确定了甘薯酮的毒性。据日本小濑等的分析，甘薯酮系芳香族碳氢化合物，羟基衍生物有甘薯醇(ipomeamoronol)、甘薯宁(ipomeanine)和巴他酸(batatic acid)等，目前发现甘薯毒素近10余种。其中甘薯酮、甘薯宁毒性较强。

甘薯黑斑病的病原性真菌除长喙壳菌外，又有茄病镰刀菌、瓜哇镰刀菌及甘薯软腐病、甘薯象皮虫病等也可致病。据米切尔（Michael，1972)和威尔森（Wilson，1977)等进一步研究，证明黑斑病病甘薯样中有4种有毒物质，即4-薯酮醇（4-ipomeanol）、

1-薯醇（1-ipomeanol）、1,4薯二醇（1,4-ipomeanol）和甘薯宁(ipomeanine)，前三种属于肺毒因子或肺水肿因子，后一种属于肺肝兼亲毒素。关于黑斑病病甘薯的致病性真菌种类、甘薯酮和甘薯醇等毒素的致病性质以及中毒机理等问题，还有待进一步研究。

2.3.6 镰刀菌毒素与脑白质软化症

18世纪末至19世纪30年代，马属动物的霉玉米中毒曾在美国、希腊、埃及、阿根廷、日本、中国、南非等许多国家发生，造成大批马匹中毒死亡。1850年美国发生马镰刀菌中毒，病理特征为中枢神经机能紊乱和脑白质软化坏死，称之为马脑白质软化症。1932年阿萨米（Asami)报道马饲喂发霉豆荚引起的中毒病，称为由豆荚引起的中毒性脑脊髓炎(tonic encephalitis)。日本专家森本和大屋分别于1936年和1942年发现饲喂发霉豆荚的孕马发生流产和新生马驹死亡，中毒症状近似博纳病[1]。1957年和1958年，中国农业部专家方时杰连续报道了北京、天津郊区马属动物饲喂发霉玉米引起的中毒，称之为马属动物霉玉米中毒。1966年，巴迪亚里（Badiali)报道埃及尼罗河流域马属动物霉玉米中毒。

马脑白质软化症多发生于马属动物，其中以驴的发病率最高，壮龄和老龄发病较多，占45%以上；而幼龄发病相对较少。临床上分为狂暴型、沉郁型和混合型三种，但混合型毕竟少见。死亡率可达50%～80%。

1969年和1971年威尔森（Wilson)两次报道了他从埃及的发霉玉米分离出串珠镰

---

1 博纳病(Borna disease)是由博纳病毒引起的传染病，表现抑郁性的症状，与脑炎相似。

刀菌(*Fusarium moniliforme*)（图2-3-8），并用其培养物复制出马脑白质软化症，他认为串珠镰刀菌是霉玉米中毒的产毒菌。

1973年，科尔（Cole）从串珠镰刀菌培养物中提取出一种水溶性毒素，称之为串珠镰刀菌素(moniliformin)。1979年，哈利伯顿（Haliburton）证实串珠镰刀菌素是引起马脑白质软化症的主要毒素之一。

串珠镰刀菌素（化学名：3，4-二酮-1-羟基环丁烯），是淡黄色针状结晶，具有水溶性。自然界中以钠盐或钾盐的方式存在。其毒性很强，小鸡经口LD_{50}为4.0毫克/千克。急性中毒的大鼠可导致进行性肌肉衰弱、呼吸困难、发绀、昏迷和死亡。威尔森（Wilson）还发现串珠镰刀菌素具有致肝癌的毒性作用。

串珠镰刀菌素可由18种镰刀菌产生。这些镰刀菌分布广泛，常是玉米的病原菌。主要产毒菌是串珠镰刀菌和串珠镰刀菌胶孢变种(*F. moniliforme var subglutinans*)。其次，有亚粘团串珠镰刀菌(*F. subglutinans*)、增殖镰刀菌(*F. proliferatum*)、花腐镰刀菌(*F. anthodphilum*)、禾谷镰刀菌(*F. graminearum*)、燕麦镰刀菌(*F. aveanaceum*)、同色镰刀菌(*F. concolor*)、木贼镰刀菌(*F. equiseti*)、尖孢镰刀菌(*F. oxysporum*)、半裸镰刀菌(*F. semitectum*)、镰状镰刀菌(*F. fusarioides*)、拟枝孢镰刀菌(*F. sporotrichioides*)、黄色镰刀菌(*F. culmorum*)和网状镰刀菌(*F. reticulatum*)等。

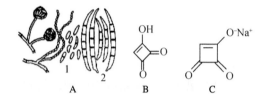

图2-3-8　串珠镰刀菌与串珠镰刀菌素

A.串珠镰刀菌，1. 小型分生孢子；2. 大型分生孢子；B.串珠镰刀菌素；C.串珠镰刀菌素钠盐

2.4 元素毒

2.4.1 砷：经典毒元素

1.砷的发现与应用

在经典有毒元素中，砷居位第一。早在公元前500年，古人就知道砷，它的名字源自希腊语"potent"（有力的）。公元前4世纪希腊人亚里士多德（Aristotle）的著作中已提到可能是雄黄的物质，称之为arsenikon，原意是"强有力的"、"男子气概"，说明当时的希腊人已知砷化物的强烈毒性。公元317年，中国古代的炼丹家葛洪用雄黄、松脂、硝石三种物质制得砷。1250年，欧洲的炼金师马格努斯[1]用雄黄（硫化砷）与肥皂一起加热，首次制得元素砷（图2-4-1）。到18世纪，瑞典化学家、矿物学家布兰特阐明砷和三氧化二砷及其他砷化合物之间的关系。拉瓦锡[2]证实了布兰特的研究

1 马格努斯（Albertus Magnus，1193~1280年）生于德国巴伐利亚州的劳英根，是中世纪的神学家、教会医生、哲学家、科学家。他是第一个在中世纪运用亚里士多德哲学的学者，传播基督教思想。他选择在德国科隆等地讲学。1245年他在巴黎获得了博士学位；1280年11月15日在德国科隆逝世；1899年收集到马格努斯的著作38卷，涉及逻辑学、神学、植物学、地理学、天文学、占星术、矿物学、化学、动物学、生理学和骨相学等。

2 安托万·洛朗·拉瓦锡（Antoine Laurentde Lavoisier，1743～1794年）是法国化学家、生物学家。他出生于巴黎，创立氧化说以解释燃烧等实验现象，指出动物的呼吸实质上是缓慢氧化，阐明了质量守恒定律和它在化学中的运用；1789年出版《化学概要》一书，列出了第一张元素一览表，将元素分为四大类，后人称拉瓦锡为近代化学之父。

成果，认为砷是一种化学元素。

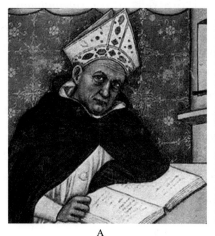

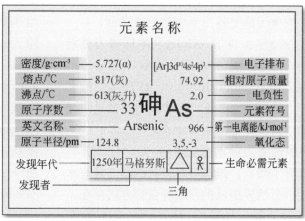

元素名称

密度/g·cm⁻³	5.727(α)	[Ar]3d¹⁰4s²4p³ —— 电子排布
熔点/℃	817(灰)	74.92 —— 相对原子质量
沸点/℃	613(灰升)	2.0 —— 电负性
原子序数	33 砷 As	元素符号
英文名称	Arsenic	966 —— 第一电离能/kJ·mol⁻¹
原子半径/pm	124.8	3,5,-3 —— 氧化态
发现年代	1250年 马格努斯 △	生命必需元素
发现者		三角

A   B

图2-4-1　首次制得元素砷的炼金师马格努斯（意大利壁画，1352年）(A)和砷的理化性质(B)

确切地说，砷是三氧化二砷（As_2O_3），即三价砷的氧化物，通常称为白砷，俗称砒霜。在自然界里，砷（arsenic，As）以自然状态存在，也很容易从硫化砷的矿石或其他化合物中提炼出来。主要砷矿有斜方砷铁矿（$FeAs_2$）、雄黄（又称石黄、鸡冠石、黄金石，成分是二硫化二砷，分子式为As_2S_2）、雌黄[1]（别名黄金石、石黄、黄石、鸡冠石、天阳石，成分为三硫化二砷，分子式为As_2S_3）、辉钴矿（CoAsS）、砷黄铁矿（FeAsS）、辉砷镍矿（NiAsS）、硫砷铜矿（Cu_3AsS_4）等（图2-4-2）。

没有一种元素的历史像砷那样复杂而变化多端。远在古代，人们就知道砷具有剧烈的毒性。19世纪的法国及一些欧洲国家，许多人选择了这种无臭无味的毒药来毒杀亲人，从而获得遗产。因此，砷有一个不光彩的名声，被称为"毒中之毒"、"毒物之王"、"争遗产毒粉"和"继承粉末"。然而就是这种臭名昭著、令人谈之色变的剧毒药物，又可作为一种贵重药物。早在4000多年前，中国人用的雄黄酒有杀菌、驱虫的功效，炼丹家用雄黄作炼制"长生丹"的原料。19～20世纪，砷作

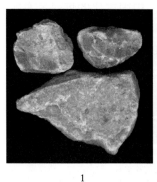

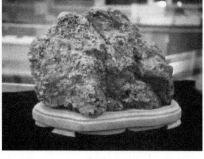

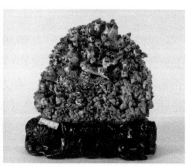

1   2   3

图2-4-2　砷及其化合物

1.砒霜；2.雄黄；3.雌黄

---

1 雌黄与雄黄的性状比较相似，但雌黄全体色黄，而雄黄则呈红色或橙红色可加以区别。

为医药广泛使用，砷的商业化一方面应用治疗疾病。中世纪时人们将砷套在脖子上，作为护身符以驱赶鼠疫，维多利亚时代的妇女将砷化合物涂在脸上，使脸部皮肤变白。西方医学之父希波克拉底记载砷可用于皮肤溃疡的局部治疗。1909年，德国生物学家埃利希第一次合成了有机砷化合物"666"，用以治疗梅毒。砷也曾被用作农业杀虫剂及除草剂。今天，二氧化二砷的闻名是因为它用于对某些化疗药物没有反应或复发的急性粒细胞白血病患者的治疗，成为人类克服不治顽疾的希望。

2. 砷（砒霜）中毒

砷是毒性极强的白色粉末，易溶于水，没有特殊气味。现代技术生产的砒霜与面粉、淀粉、小苏打很相似，所以容易误食中毒。在显微镜下可以看到砒霜的单晶晶形为八面体，也有菱形十二面体。集合体星状、皮壳状、毛发状、土状、钟乳状。古代往往使用的是它的原料，如砒石、信石。红信石也称"鹤顶红"，是三氧化二砷的一种天然矿物。砒霜是砒石、信石的升华结晶粉末。

毒物学在起步时，面临的主要毒物就是砒霜（图2-4-3）。几个世纪以前，对砷的"受青睐"有毒理学与化学的原因。一方面利用砷化物杀人有着悠久的历史，杀手们选择砒霜作为杀人的工具，除了它的毒性之外，还因为砷在致死量时无嗅无味，很容易投给受害者，投毒者又可以安全走开，不会被捉住。因此，砷化物就成为一种古老的毒物。另一方面，由于砷引起的急性中毒症状与中世纪广为流行的霍乱的症状几乎没有区别，而且难以在尸体上被检验出来。特别是人对砷的敏感性极不稳定。急性中毒症状是剧烈的胃疼、咽喉灼烧及呕吐。中毒者在相当痛苦的情况下，12～18小时，甚至在数天后才死亡。

同时，科学家始终没有找到有效的检测方法，因此无数的中毒者的死因难以确定，同时也使得无数的投毒杀人犯逍遥法外。

使用砷的高潮，是在文艺复兴时期的意大利。家族中利用砷毒杀以争夺权力和遗产。例如，波吉亚家族（Borgia family）的亚利山大六世（Alexander Ⅵ）及其儿子恺撒（Cäsar），属于教皇职位上的名声不好的人物。1503年，亚利山大六世自己最后死于白砷中毒。法国皇帝，著名的军事家拿破仑刚死的时候，官方的定论是他患胃癌而死，但后来科学家们从他的身上检验出砒霜。

砷的中毒剂量为0.01~0.05克，致命剂量为0.06~0.2克。砷的急性中毒致死量为0.2~0.6克。砷进入人体后能破坏某些细胞呼吸酶，使组织细胞不能获得氧气而死亡；还能强烈刺激胃肠黏膜，使黏膜溃烂、出血；也可破坏血管，发生出血，破坏肝脏，严重的会因呼吸和循环衰竭而死。

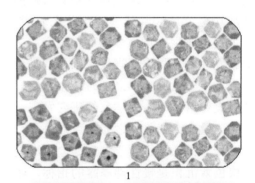

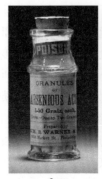 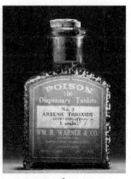

图2-4-3 砷制剂

1.显微镜下的砒霜；2.砷药片；3.三氧化二砷药片

3. 砷的致癌性

慢性砷食入与皮肤癌有密切相关，也可能与肺癌、肝癌、膀胱癌、肾脏癌、大肠癌有关。在长期食用含无机砷的药物、水及工作场所暴露砷的人的研究中常常会发现皮肤癌。通常是全身的，但是在躯干、手掌、脚掌这些比较没有接触阳光的地方有较高的发生率。过去在葡萄种植区，有所谓的"葡萄农癌症"。因为在葡萄种植区，人们用含砷的杀虫剂防治葡萄根瘤蚜（今天，欧洲和美国在法律上禁止使用这种防虫法），砷化合物被吸收，并且较长时间储存在所有组织中，尤其是肝、肾、毛发和指甲中。存在于自然岩石、土壤和水中的砷也会导致泌尿系统的肿瘤和癌症。美国环境保护总局曾经推断，即使是饮用水中存在的痕量（10亿分之一的量）砷元素也会显著增加患上癌症的概率，因此在1999年建议将美国饮用水中砷含量的标准从10亿分之50降低到10亿分之5。然而，很快，《生态毒物学和环境安全》杂志上就发表论文指出，当饮用水中的砷含量介于10亿分之25到75之间时，会产生显著的激效作用。而生物学家的研究发现，将砷的含量改为10亿分之50，可能每天会使1000个美国人免于死于癌症。全身出现一块块色素沉积是慢性砷暴露的指标，较常发生在眼睑、颞、腋下、颈、乳头、阴部，严重砷中毒的人可能在胸、背及腹部都会发现，这种深棕色上散布白点的病变有人描述为"落在泥泞小径的雨滴"。砷引起的过度角质化通常发生在手掌及脚掌，看起来像小粒玉米般突起，直径0.4~1厘米。在大部分砷中毒的人皮肤上的过度角质化的皮肤病变可以数十年都没有癌化的变化，但是有少部分人的过度角质化病灶会转变为癌症前期病灶，与原位性皮肤癌难以区分。

4. 砷中毒事件

7000多年前，在智利北部太平洋沿岸生活着一群辛科罗人。他们生前过着渔猎生活，死后被制成木乃伊保存。与埃及木乃伊相比，辛科罗木乃伊的诞生要早上几千年。埃及木乃伊生前多是王族，而目前发现的辛科罗木乃伊则大多是婴儿。比埃及法老木乃伊历史更为悠久。辛科罗人制作木乃伊的方式和埃及人相仿。尸体被挖空内脏，剔除骨头，填入海草等物再细心缝合。最后，生者给死者戴上假发和黏土面具，向他们告别。智利塔拉帕卡大学教授贝尔纳多·阿里亚萨认为，砷是致使这些婴儿死亡的罪魁祸首。因为砷污染地区分布图和辛科罗人分布图有重合之处。据此，阿里亚萨大胆推测：由于当地水中含砷量高，辛科罗妇女经常小产或生下死胎，婴儿也常常夭亡。

1900年，在英国的曼彻斯特，发生了历史上最大的砷中毒事件。起因是一家啤酒厂在发酵中误用了含砷的葡萄糖，结果使7000多名饮酒者急性中毒，其中128人不幸遇难。

1902~1903年，美国蒙大拿州华灼炼铜厂排放氧化砷，引发数百头家畜死亡（其中马60匹），3500只羊被迫转移放牧。该厂1903年停产。

1956年，日本森永公司生产的奶粉以二磷酸钠作中和剂，其中混有三氧化二砷，发生含砷奶粉中毒12 131人，死亡130人。

1968年，有报道中国台湾西南沿海地区居民，因长期饮用高砷水导致皮肤癌增加，在40 421名居民中发现皮肤癌428例。

1994年，中国湖南省雄黄矿附近居民的调查表明，慢性砷中毒167例，其患病率为25.77%。

1993年，中国广东省连南在土法炼砷停止多年后仍存在环境污染，据调查慢性砷中毒168例，患病率达21.65%。

在智利的Antotagasta曾经发现饮用水中的砷含量高达20～400ppb，同时也有许多人因此而有雷诺氏现象及手足发绀，解剖发现小血管及中等大小的血管已纤维化并增厚以及心肌肥大。

2.4.2　铅：古老毒金属

1. 铅的发现

铅（lead，元素符号Pb，拉丁名称plumbum）是古老的毒金属，炼铅术和炼铜术大致始于同一历史时期。铅分布广，容易提取，容易加工，有很高的延展性，又很柔软，而且熔点低。铅元素来源，主要存在于方铅矿（PbS）及白铅矿（PbCO$_3$）中，经煅烧得硫酸铅及氧化铅，再还原即得金属铅。远古时代人们偶然把方铅矿投进篝火中，它首先被烧成氧化物，然后被碳还原，形成了金属铅。

2. 铅中毒

铅中毒的历史悠久，很早以前人们就认识铅的毒性作用。公元前3世纪，希腊诗人内科医生尼卡麦尔（Nicamer）描述了吸入铅黄和铅白后的中毒症状，表现腹痛、便秘、脸色苍白和麻痹。公元1世纪，著名内科医生、植物学家和药理学家迪奥斯克里德斯（Dioscorides）发现，摄入铅化合物和吸入铅烟后产生腹绞痛和麻痹症。公元2世纪或公元3世纪，某些希腊酒会产生不育、流产、便秘、头痛或失眠症。这些全都是铅中毒的症状。中国古代人也在服食仙丹灵药或矿物药的过程中发觉了铅的毒性。中国元末朱震亨（1281～1358年）记载了铅丹的毒性："一妇因多子，内服铅丹二

两，四肢冰冷，食不入口。时正仲冬，急服理中汤加附子数十贴乃安"。明朝李时珍在《本草纲目》中指出：黑锡"性带阴毒，不可多服，恐伤人心胃耳"，铅霜"非久服常用之物"。"粉锡"栏目中还引用了何孟春、余冬录的记述："……其铅气有毒，工人必食肥猪犬肉、饮酒及铁浆以厌之。"在欧洲，英国国王曾派遣了一只远征军，带上了当时新发明的食品保存技术——罐头。但不久这只军队就开始出现一种神秘的病症，军队里的人陆续死亡，最后探险没有开始就神秘地全都死了。后来科学家挖开这些士兵的坟墓，从尸骨上找到了答案，原来这些士兵全都死于铅中毒，罪魁祸首就是那些罐头，因为这些罐头都是用铅封的口。

铅中毒的原因主要是吸入小于1微米的铅颗粒，其而后进入深部肺组织。铅中毒的第一个原因是在陶器的釉中，以前（现在也有部分）含有铅硅酸盐（bleisilikate）；如果存放酸性食物，会从中溶解出铅硅酸盐，有时会达到危险的浓度。第二个主要原因，自然就是汽油了，室外空气里的铅主要来自于汽车排放的尾气。过去因为发动机燃料的铅添加剂（四乙基铅，一种防爆剂）使铅成了一种几乎无处不在的环境毒。现在汽车烧的都是无铅汽油，不是无铅，其实是低铅，如果这个城市空气里铅的含量超标，首先要找的是加油站和加油站背后的石油公司，要调查这些汽油里到底铅"无"到了什么样的程度。第三个不容忽视的毒源是现代食物的铅污染。由含铅的生铁铸成的爆米花机的炉膛和炉盖，其中的铅在密闭加热时极易挥发并掺入爆米花中，含量最高的超标41倍。皮蛋在传统制作过程中需加入氧化铅，氧化铅能协助氢氧化钠渗入蛋中以加快其成熟，因此皮蛋的含铅也较高。砷酸

铅用作水果园的杀虫剂，使水果皮含铅量较高。大气中的铅直接沉积到食物和蔬菜中；室内铅尘污染厨房中的食物，以含铅釉彩器皿储存食物造成污染，铅质焊锡制作的食品罐头对食物的污染，其中，铅污染罐头食品的危害最大。第四个原因是铅管供水系统与相关的疾病的发生和过早死亡。2008年，沃纳·特罗伊斯基（Werner Troesken）著《铅水管道灾害》一书详尽描述了铅制水管与健康的密切关系[1]，提醒现代社会关注饮水中的铅污染，在卫生和医学历史研究方面作出了重大贡献。

3. "咖啡杯"事件

1981年2月，美国西雅图发生一起家庭铅污染事件，人们称之为"咖啡杯"事件。一个两口之家中，妻子突然出现典型的铅中毒腹绞痛，开始却因没有铅的接触史而被误诊；丈夫为此查阅了大量资料后，要求做血、尿的铅检测才得到确诊。丈夫追忆3年前自己也曾出现腹泻、腹痛、易激动、体重减轻等铅中毒症状，也要求做尿铅、血铅检测，同样获得了确诊。然后，他们试图找出中毒的原因。首先考虑的是自来水管，但那是镀锌的；夫人是画家，颜料含铅，但丈夫从不接触。当种种因素被排除后，他们想起涂釉的咖啡杯。经测定，在放入热咖啡时，含铅量达8毫克/100升。平时，夫妇俩用这样的杯子每天饮8次，进入体内的铅要比美国食品与药物管理局规定的标准高出400倍。铅的慢性中毒就不言而喻了。

4. 近代铅中毒研究具里程碑意义的四大发现

（1）发现铅中毒是古罗马走向衰亡的重要原因。从19世纪20年代开始，人们从毒理学、生命统计学、考古学、古骨、食谱、炊具等各个方面探讨了罗马衰亡与铅中毒的关系。研究表明古罗马统治阶级的低出生率和疯狂与酒和水中含有的大量铅有关，古罗马时期铅中毒现象十分普遍，因此，科学家们认为铅中毒是古罗马走向衰亡的重要原因。

（2）发现儿童铅中毒。1890年，澳大利亚内科医生塔迈尔（Tumer）和眼科医生吉布森（Gibson）第一次观察到了通过直接接触铅而发生儿童铅中毒的病例，到1897年已发现类似病例76例，其中7例死亡。1904年吉布森指出昆士兰儿童铅中毒的主要原因是摄入含铅油漆和铅尘。1914年，索玛斯（Thomas）和布莱克福（Blackfan）报道了第一例美国儿童由油漆铅引起的中毒病例。1924年拉登克（Ruddock）研究发现，美国儿童事实上生活在一个"铅的世界"中，并认为异食癖是铅中毒的重要表现。1924~1933年，波士顿医院治疗了89例儿童铅中毒病例，这些患儿半数以上（45例）有铅中毒脑病，其中11例死亡。但这一时期的研究使人们认为铅中毒是具有明显临床症状和体征的临床疾病。到20世纪50年代，儿童铅中毒在美国一些大城市的贫民窟中已经非常普遍，这一时期所得到的数据是触目惊心的：1950~1960年，巴尔的摩，611例，48例死亡；1950~1954年，纽约，143例，39例死亡；1955~1960年，费城，223例，41例死亡。1987~1989年，法国巴黎贫民区的500名儿童发生铅中毒，有的吸入室内飞扬的尘土中含有的铅毒；有的抠墙皮咀嚼致使中毒，死亡1人。全国开始紧急检查。调查认为铅毒留在墙面涂料内，遗祸后人。

（3）认识儿童铅中毒是全球性公共

---

1 沃纳·特罗伊斯基（Werner Troesken）是美国匹兹堡大学历史学教授，国家经济研究局副研究员。他著的《铅水管道灾害》（*The Great Lead Water Pipe Disaster*）一书于2008年由英国剑桥出版社出版。

卫生问题。20世纪60年代中期，科学家一致认为儿童铅中毒与城市贫民窟中破旧房子脱落的含铅油漆有关，主要影响1～6岁儿童，其中受累危险性最高的是1～3岁儿童。大规模的儿童血铅水平筛查表明，美国儿童铅中毒的现象是十分严重的。在公共健康教育部门的不断呼吁下，美国国会举行了几次听证会，终于在1971年美国总统签署了《含铅油漆中毒预防法案》，决定由联邦政府资助社区建立血铅筛查项目，并规定用于住宅建筑、玩具和家具的油漆含铅量必须在安全范围内。接着美国全国第二次健康和营养调查资料由以无可争辩的事实证明含铅汽油和人体血铅水平有关，这一结果使美国环境保护总局在1982年下决心逐步降低汽油含铅量和取消含铅汽油的使用。这些措施标志着儿童铅中毒已成为公共卫生问题。目前，儿童铅中毒的流行已经成为一个全球性问题，判定铅中毒的有效方法是测定血铅[1]。

（4）发现无症状铅中毒。近30年来，人们对铅中毒的概念发生了根本的变化。最初认为只有当铅暴露引起大脑病变，产生持久的神经后遗症时才诊断为铅中毒，但现在人们认识到即使是低水平铅暴露也会引起神经和生理功能的轻微损伤。同时，诊断铅中毒的标准也从1970年以前的血铅水平2.898μmol/L（60μg/dl）降低到目前的0.483μmol/L（10μg/dl）。

5.含铅汽油

20世纪初，为提高车用汽油的辛烷值[2]，改善车用汽油的抗爆性能，人们采取了很多办法改变汽油组分。1921年，托马斯·米奇利[3]发明了一种添加剂四乙基铅（tetraethyl lead，TEL）（图2-4-4）。在车用汽油中加入一定量的四乙基铅，提高车用汽油的辛烷值，改善车用汽油的抗爆性，对避免发动机的撞击起到一定作用。接着，汽油公司将四乙铅作为抗震剂加入车用汽油，称为含铅汽油[4]。从20世纪20年代开始含铅汽油在全球推广应用。仅美国在1963年含铅汽油就占到98%。

20世纪40年代后期，还是研究生的克莱尔·帕特森[5]采取一个新的试验方法测量岩石的年龄并以此确定地球年龄的过程中，发现了来自大气的铅污染。获得博士学位后，他继续关注有毒金属产生的不良后果。从1965年开始，他发布铅污染与人类环境的报告，提醒社会公众注意工业污染源如何通过环境和食物链导致铅含量增加的问题。他由此遭到某些企业的公开反对。于是他又进行了一系列的测试，证明了汽车燃料与环境中铅的污染有关。结果表明，空气中的铅在1923年前微乎其微，而后来的含铅汽油时代逐年急剧攀升，到1965年铅含量约为原来的1000倍。他还比较了现代人的骨骼比老年人的遗骸样本铅

---

1 血铅水平能准确反映近期体内铅中毒程度。0~99微克/升是正常血铅水平；100~199微克/升为铅中毒；200~249微克/升为轻度铅中毒；250~449微克/升为中度铅中毒；450微克/升及以上为重度铅中毒。

2 辛烷值是表示汽油在发动机中燃烧时的抗震性指标，其大小与汽油的组分性质有关。一般所言的汽油标号即其辛烷值。常以标准异辛烷值规定为100，正庚烷的辛烷值规定为零。辛烷值越高，表示汽油的抗爆燃性能越好，油耗也越小。车用含铅汽油的辛烷值为97，车用无铅汽油的辛烷值分为90号、93号、95号三个标号。

3 托马斯·米奇利（Thomas Midgley，1889~1944年）是美国机械工程师、化学家。他有两项著名的发明，一项是发明了四乙基铅加入汽油中作为防震剂，从而引起了世界范围的铅污染与健康问题。另一项是发明了用氟氯化碳氟利昂取代氨水等剧毒制冷剂的安全制冷剂。然而这项发明造成了对臭氧层的大范围破坏。由于他的两项发明，被后来的历史学家称他为"地球有史以来所有单个有机化合物对大气层影响最大"的那个人。

4 含铅汽油中含铅量在0.05克/升以上。因四乙基铅剧毒，因此含铅汽油染成红、黄或蓝色。

5 克莱尔·帕特森（Clair Patterson，1922~1995年）是20世纪有影响力的地质学家。他的试验结果表明，地球和太阳系的年龄是45.5亿年。他在制止含铅汽油的使用作出重大贡献。他开创的实验方法，改变了环境和医学研究工作。

含量高出数百倍。他的研究促成1970年美国颁布了《清洁空气法》，为淘汰含铅汽油做了立法准备。1973年美国环境保护总局宣布将含铅汽油减少为60%~65%，并最终从所有汽油中除去铅。

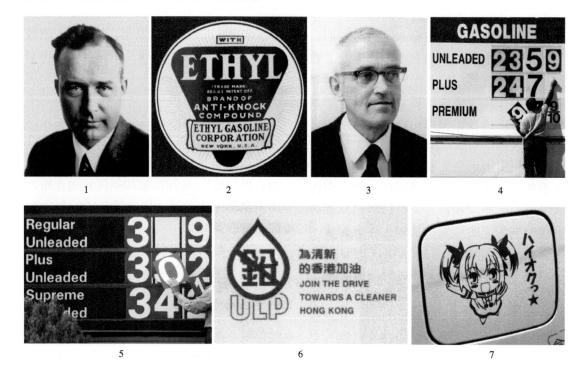

图2-4-4　含铅汽油的发明者与发现含铅汽油污染的科学家

1. 汽油防震剂的发明者托马斯·米奇利；2. 汽油公司出售防震剂的广告；3. 发现含铅汽油污染的科学家克莱尔·帕特森；4和5. 工作人员正在换上无铅汽油的价格牌；6. 香港无铅汽油（ULP）广告；7. "请为我加无铅汽油"广告语

20世纪70年代含铅汽油与工业对空气的污染问题慢慢暴露出来。研究表明，人类吸收铅的主要来源是含铅汽油。由于使用含铅汽油的汽车会排放铅化合物等有害气体，污染环境，损害人的神经、造血、生殖系统，直接危害人体健康，成为世界范围的健康问题。在美国，数目惊人的机动车辆所排放出来的废气，开始在人口集中的洛杉矶山谷地区形成烟雾，这时候人们才开始觉悟空气污染、酸雨等新问题。

美国从1974年开始淘汰含铅汽油，1988年实现了车用汽油的无铅化。日本于1975年实现汽车无铅化，1987年成为汽油全部无铅的国家。其他国家也跟着仿效。中国于1997年6月1日，北京城八区实现了车用汽油的无铅化。2000年1月1日，全国停止生产含铅汽油，7月1日停止使用含铅汽油，实现了车用汽油的无铅化。中国香港从1991年4月开始推行使用无铅汽油，希望减低汽车所排放废气的含铅量，减少空气中的铅对环境的污染及对人与植物的毒害。据调查，在禁止使用含铅汽油改用无铅汽油[1]后美国人的血铅水

---

1 无铅汽油（un-leaded petro，ULP）是指在提炼过程中没有添加铅，含铅量在0.013克/升以下的汽油，辛烷值为95，比含铅汽油的辛烷值（97）略低。使用无铅汽油能有效控制汽车废气中的有害物质，减少碳氢化合物（造成烟雾）、一氧化碳（有毒）及氮氧化物（形成酸雨）等污染。

平明显下降，汽车驾驶员的犯罪率也有所减少。

2.4.3 汞：液态毒物

1. 汞的发现与应用

汞（mercury，Hg，水银）是一种银白色的液态金属（图2-4-5）。早在纪元前，古人就知道和应用了金属汞。古希腊亚里士多德称汞为"液银"。中国很早就掌握了用硫化汞来制取汞的技术。商代人们懂得利用汞的化合物来作药剂、颜料。《史记》中称汞矿为"丹穴"。《史记·秦始皇本记》记载，在秦始皇的墓中灌入大量的水银，称之为"百川江河"，当时这些水银主要是从硫化汞中提炼的。在公元前1500年的埃及墓中，德国著名考古学家谢里曼[1]在一只器皿中发现一小管汞。公元前700年古希腊人也开始采集硫化汞炼取汞，并将它用在墨水中。古希腊科学家普里尼曾描述过从矿物中提取汞的方法，并利用汞的沸点低和液态性质来有效地收集汞。古罗马人则将汞添加到化妆品之中。至于用硫化汞矿物辰砂（又称朱砂）作红色颜料，在古代也是很普遍的，被用于寺庙和宫殿，作为一种庄重的颜色。科学家利用汞在常温下即能蒸发的特性，发明了水银温度计[2]。有机汞化合物过去主要用作农业杀菌剂，目前已不再生产和使用。雷酸汞被用在爆炸品中。氯化汞（升汞）是一种腐蚀性极强的剧毒物品。氯化亚汞，又称甘汞，在医学中被应用。

人们对汞的认识与中古代的炼丹术及欧洲、阿拉伯的炼金术有密切关系。中国古代的葛洪就曾进行烧丹炼汞的实验。他在《抱朴子》一书中说："丹砂烧之成水银，积变，又还成丹沙。"就是说，硫化汞经加热能分解成汞，汞还能再与硫化合又成为硫化汞。

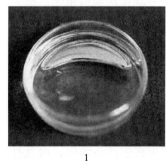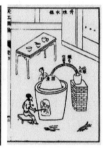

图2-4-5 汞

1. 常温下唯一的液态金属；2. 宋应星著《天工开物》中的升炼水银图

2. 汞中毒

几个世纪以来，汞是毒理学中的一种"问题元素"。汞和汞盐都有毒，特别是氯化汞是一种剧毒物质，致死量为0.3克。由于生成的汞容易挥发，不易搜集，而且操作人员会发生汞中毒。因此，为防止中毒改用密闭方式制汞。有的是密闭在竹筒中，有的是密闭的石榴罐中，其关键在于如何使生成的汞蒸气不被氧化并有效地冷凝收集。中国明代宋应星著《天工开物》中记载炼汞的技术，在天锅上引出导管，将水银蒸气导入冷凝容器中，凝聚成水银。

---

1 海因里希·谢里曼（Heinrich Schliemann，1822~1890年），1822年1月6日生于德国，是一位德国商人和考古学家。他可以使用英语、法语、荷兰语、西班牙语、葡萄牙语、瑞典语、意大利语、希腊语、拉丁语、俄语、阿拉伯语和土耳其语交谈，他的语言能力是他作为一个进口贸易商和考古生涯的重要组成部分，1890年12月26日逝世。

2 最早的温度计是1593年由意大利科学家伽利略（1564~1642年）发明的。第一只温度计是一根一端敞口的玻璃管，另一端带有核桃大的玻璃泡。使用时先给玻璃泡加热，然后把玻璃管插入水中。随着温度的变化，玻璃管中的水面就会上下移动，根据移动的多少就可以判定温度的变化和温度的高低。但测量误差较大。后来，法国人布利奥在1659年制造的温度计，他把玻璃泡的体积缩小，并把测温物质改为水银，这样的温度计才具备了现在温度计的雏形。荷兰人华伦海特在1709年利用酒精，1714年又利用水银作为测量物质，制造了更精确的温度计。

接触汞机会较多的有汞矿开采、汞合金冶炼、金和银提取、汞整流器、真空泵、照明灯、仪表、温度计、补牙汞合金、雷汞、颜料、制药、核反应堆冷却剂和防原子辐射材料等的相关工作人员。15～18世纪中期，汞的加工业是职业性汞中毒的多发场所。人们采用手工方法——涂汞法制造镜子，成为制镜的唯一工艺。威尼斯附近岛上的制镜工人们很不情愿地照着自己制作的镜子，因为在镜子里面看到的是他们自身的贫困和因职业病带来的痛苦，照镜子是他们这个行业的诅咒。

汞中毒主要发生在生产活动中，而且有多种不同的症状出现。18世纪和19世纪，汞被用来将做毡帽的动物皮上的毛去掉，这在许多制帽工人中导致了脑损伤。当吸入大剂量的汞蒸气时发生急性汞中毒，主要症状为肺炎和发烧。长期吸入汞蒸气和汞化合物粉尘引起的慢性中毒，表现牙床红肿出血、耳聋、消化系统失调和手发抖，称之为兴奋益增症状（erethism）。早期常是细小的颤动出现于眼睑、舌头和手指，接着变成动作性颤抖，最后出现头颤摇（titubation）；晚期甚至造成舞蹈症和肌抽跃症状。对汞过敏者，即使局部涂抹汞油基质制剂，也可发生中毒，造成皮肤炎而引起局部过敏。汞的盐类引起的急性中毒会导致胃和大肠发炎，肠肿瘤，以及肾损伤；慢性中毒主要导致神经系损伤。汞有机化合物中毒将损害视神经，后果之一就是失明，称之为汞晶状体症（mercuria lentis）。

3. 汞中毒事件

在罗马时期，西班牙阿尔玛登（Almadén）的朱砂矿主要用的是奴隶做工，奴隶在劳役期间发生汞中毒被称为"奴隶病"。由于人们知道在汞矿工作有危险性，因此，古希腊传记作家、散文家普鲁塔克[1]主张在汞矿只使用犯罪的奴隶。今天，阿尔玛登仍是最大的朱砂矿（硫化汞）矿床，矿石中汞的含量达到6%，相当丰富。

1803年，南斯拉夫的埃迪利亚（Idria）矿，因一次矿井大火使900名工人和居民患上汞颤病。

19世纪前后在一些人群中尤其是妇女中，常有视力下降，神经性萎缩，晶体褐色沉淀，角膜周围灰色环，肢端疼痛、牙齿、毛发及指甲脱落等原因不明的症状，甚至造成死亡。直到1947年，瑞士医师经4年多的追踪和尿液分析，证明该病与日常用药及使用某些含汞化妆品有关，诊断为慢性汞中毒。

自从1914年汞的有机化合物用作种子杀菌剂以来，曾多次发生大规模中毒。其中最为严重的事件是，1972年伊拉克人食用了含有汞杀菌剂（西力生，乙基汞-邻-甲苯磺胺）的粮食烤制的面包后，出现了最严重的伤害，6530人中毒，459人失去了生命（详见第5章）。

1903～1920年，德国、英国、美国和大洋洲的小儿科医师报告儿童肢端疼痛症（acrodynia）。一直到1950年代这些才被证实与亚急性和慢性无机汞中毒有关。当

---

1 普鲁塔克（Plutarch，46～120年）是古希腊传记文学家、散文家和柏拉图学派的知识分子。他的家世显赫，生于皮奥夏（Boeatia）的奇罗尼亚（Chaeronea）。其著作极其丰硕，传世之作为《希腊罗马名人传》（*Plutarch's Lives*）和《掌故清谈录》（*Moralia*）。前者对后世影响最大，莎士比亚的三出戏剧很多情节是根据他写的传记提供素材进行编剧的。英国传记家鲍威尔将普鲁塔克尊为"传记之王"，并与中国的司马迁的《史记》做一对比，发现两者有异曲同工之妙，各领东西方两千年的风骚。

时欧洲生产的刷牙粉含有甘汞（calomel，氯化亚汞）。此后汞从药物中被排除，汞中毒的发生明显降低。1939～1948年英国威尔地区，应用甘汞作为驱虫导泻剂，造成儿童发生同类病症，死亡585例，1953年许多国家规定限制汞制品的应用，此类疾病迅速减少。

1953～1956年，在日本熊本县水俣湾，当地人食用了受汞污染的鱼引起水俣病，损失惨重。

4. 汞的安全标准

据统计，法国每年出售水银温度计500万支，每支用一个月，一年造成10吨水银的污染。为了防止污染，法国决定从1999年3月1日起，禁用水银温度计，之后，丹麦、挪威、瑞典、瑞士等国先后禁用水银温度计。

有关职业性接触所致损害的研究表明，每天口服元素汞剂量大于10毫克/（千克/天），可以杀死一个成年人，0.73毫克/（千克/天）可致成人永久性的神经损伤。一般认为人在汞浓度为1.2～8.5毫克/米³的环境中很快会引起中毒。中国规定汞在室内空气中的最大允许浓度为0.01毫克/米³。美国公众健康标准禁止食用组织汞浓度大于1毫克/千克鲜重的鱼，而其他一些国家则将此标准限制在0.5毫克/千克。1995年国际制定的甲基汞安全剂量标准是0.1微克/（千克/天），但现在许多科学家认为这个安全剂量仍然过宽，目前正在制定新的更严格的"安全"标准。

2.4.4 镉：环境毒物

1. 镉的发现

镉（cadmium，Cd）的是德国哥廷根大学化学和医药学教授施特罗迈尔[1]首先发现的（图2-4-6）。作为当时兼任政府委托的药局检察官，他在视察药商的过程中，观察到含锌药物存在某些问题，1817年他从不纯的碳酸锌中分离出褐色粉末，将它与木炭共热，制得镉。与此同时，赫尔曼（Hermann）和罗洛夫（Roloff）也从氧化锌中发现了镉。由于发现的新金属存在于碳酸锌中，因此用天然碳酸锌的希腊文"Cadmia"命名它为镉。

镉在自然界中都以化合物的形式存在，主要矿物为硫镉矿，与锌矿、铅锌矿、铜铅锌矿共生，浮选时大部分进入锌精矿，在焙烧过程中富集在烟尘中。在湿法炼锌时，镉存在于铜镉渣中。

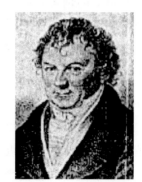

图2-4-6 镉发现者施特罗迈尔

2. 镉中毒事件

镉是银白色有光泽的金属，毒性较大，被镉污染的空气和食物对人体危害严重。镉中毒直到第二次世界大战后才进入人们的视野。急性中毒主要是吸入镉烟尘或镉化合物粉尘引起，一次大量吸入可引起急性肺炎和肺水肿，甚至发生急性肾脏衰竭。慢性镉中毒则因长期食用镉铅污染的蔬菜、稻米、地下水而导致肾小管伤害、软骨症，引起肺纤维化和肾脏病变。

---

1 弗里德里希·施特罗迈尔（Friedrich Stromeyer，1776～1835年）是德国化学家。1776年8月2日生于哥廷根，1800年毕业于哥廷根大学，获得博士学位；随后在大学任教，同时也兼任药剂师督察；1835年8月18日逝世，年仅59岁。

人可能接触镉的职业，主要是镉的冶炼、喷镀、焊接和浇铸轴承表面，核反应堆的镉棒或覆盖镉的石墨棒作为中子吸收剂，镉蓄电池和其他镉化合物制造业。

1955～1972年，日本发生的"痛痛病"就是因长期摄食被硫酸镉污染的水源引起的一种慢性镉中毒。事件发生在日本富山县神通川流域，那里有一个停工的锌矿，该矿在过去采矿和冶炼中排放的废水顺河而下，致下游50千米处的一些村庄发生镉中毒。慢性吸收是从锌矿的废料场冲出的硫酸镉引起的，在居民中可以看到骨骼萎缩到30厘米的患者，这种病症在5～10年甚至25～30年后才表现出来，而且通过治疗也不能再消除造成的损害。因此镉成为当时日本环境毒的一种象征，同时，"痛痛病"——表现形式独特的镉中毒在全世界也出了名（详见第5章）。

英国威尔斯北部的黛姆村有一个被称为"女儿村"的村庄，科学家经过调查确认是镉污染造成的。这个村子附近有一个废弃的锌矿厂，该矿流出的含镉废水，严重污染了当地居民的饮用水源。居民长期喝了被镉污染的水，出现了只生女孩不生男孩的奇怪现象。

中国台湾的镉米事件是塑胶稳定剂工厂排放的废水进入灌溉渠道污染农田所致。因为镉与其他重金属相比，较容易为农作物、蔬菜、稻米所吸收。

根据一项统计表明，在镉镍蓄电池厂的工作人员中患白血病的可能性是通常地区的1000倍。镉中毒所带来的肌肉痉挛、骨质疏松、胃功能下降严重危害着中老年人的健康。

此外，镉极易从呼吸道和消化道进入人体，在人体内沉积时间可达到30年，而且不易排除体外。镉也能在动植物和水生生物体内积蓄，通过生物链进入人体。

被镉污染的空气比被镉污染的食物对人体的危害更严重。因此，国际上普遍规定：冶金车间工作环境空气中含金属镉和可溶性镉尘的极限值规定为200微克/米^3，氧化镉烟雾的极限值为100微克/米^3。含镉大于0.5ppm的废水不许排放。

2.4.5 氟：人类需要的有毒元素

1. 氟的发现与应用

氟（fluorine）在自然界中以氟石（CaF_2）的状态存在，任何岩石收藏家都知道它是一种无害的矿石。由于氟非常活泼，所以自然界中不存在游离状态的氟。重要的矿物有萤石、氟磷酸钙等。

1786年瑞典化学家舍勒[1]用萤石与硫酸作用，产生氢氟酸以刻蚀玻璃。1789年的化学元素表中拉瓦锡将氢氟酸基当作是一种元素。1812年法国物理学家安培[2]指出氢氟酸与盐酸的组成类似，其中可能含有一种新元素。此后，英国戴维[3]等试图用电解法制取这种新元素，均未成功。直到1886年法国化

---

1 舍勒（Carl Wilhelm Scheele，1742～1786年）是瑞典科学院院士、化学家。

2 安培（Ampere，1775～1836年）法国物理学家，对数学和化学也有贡献。他生于里昂一个富商家庭；1802年在布尔让—布雷斯中央学校任物理学和化学教授；1814年被选为帝国学院数学部成员；1819年主持巴黎大学哲学讲座；1824年担任法兰西学院实验物理学教授。他提出了分子电流假说。为了纪念安培在电学上的杰出贡献，用他的名字命名了电流的单位，简称安（A）。

3 戴维（Davy，1778～1829年）英国化学家。青年时代曾给一位药剂师当学徒，在研究所当实验室管理员；1801年在英国皇家学院讲授化学；1802年任化学教授和皇家学会会志助理编辑；1811年获都柏林三一学院博士学位；1813年当选为法国科学院通讯院士；1803年当选为英国皇家学会会员；1820年任主席。他开创了农业化学，发明煤矿安全灯。

学家亨利·莫瓦桑[1]在铂制U形管中，用铂铱合金作电极，将氟化钾溶解在无水氢氟酸中进行电解，制得了单质元素氟（图2-4-7）。

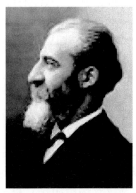

图2-4-7 发现元素氟的化学家亨利·莫瓦桑

氟是人类所需要的有毒元素，对人类的健康和生活贡献很大，对工农业的发展也有辉煌的业绩。氟是人体骨骼和牙齿的正常成分，微量的氟有助于骨骼和牙齿的发育，有明显的预防龋齿的作用。但是，当摄入的氟量较多时，氟可逐渐积累形成慢性氟中毒。轻者出现氟斑牙，严重的出现关节疼痛、氟骨症、并可损伤肾上腺、胃、肠道、肝、睾丸、卵巢等器官。在一定范围内，饮水中氟含量越高，氟斑牙率也越高，饮水氟含量的对数值与氟斑牙概率呈显著正相关。因此，长期生存在高氟区、饮用高氟水的人群会发生地方性氟中毒（详见第5章），给人类带来灾难，工业生产中的氟化物，更是破坏大自然生态平衡的罪魁祸首。

随着含氟工业的发展，氟伴随三废播散污染环境，一座年产100万吨富铁矿的冶炼厂，每年排出的氟高达9600吨，这也是成为高氟区的原因之一。全世界大量的氟利昂排进空气中，造成全球失去生态平衡，使北极上空臭氧层遭到破坏，地球温度升高，南北极冰山融化，造成全球性气候异常，洪水、干旱、森林火灾，从未间断。

20世纪50～60年代，日本学者对铝制品厂、磷肥厂、砖瓦厂、金属厂、玻璃厂、陶器厂等工厂排出的废气危害蚕桑生产情况进行了一系列的调查研究，证实为氟中毒。用X射线法对瓷砖厂排出的煤烟成分进行分析，证明煤烟及其受害桑叶中含有氟化钠、氟硒化钾和氟硒化钠等无机氟化物，它们对桑蚕具有毒性，当桑叶含氟量56毫克/千克时能使9%的三龄蚕中毒死亡。

动物的氟中毒，最早见于1783～1784年拉基（Laki）火山和1845～1846年赫克拉（Hekla）火山喷发时，放牧牛群爆发的氟中毒。最早的文献记载是1912年意大利关于在过磷酸盐工厂邻近地区，牛发生骨软化病的报道。1927年，巴特鲁斯（Barteluoci）记述了铝厂附近牧草中氟的大量沉积而引起奶牛发生一种以骨骼畸形和骨骼变厚为特征的严重疾病。1934年，印度报道了地方性氟中毒地区耕牛发生关节磨痛、肿大、跛行和牙齿磨损。近百年来，全世界相继有印度、俄罗斯、德国、斯洛伐克、澳大利亚及非洲、美洲、中东和东南亚的50多个国家报道动物的地方性氟中毒。

2. 自来水加氟的争议

自来水加氟以减少龋齿或蛀牙的发生，从20世纪30年代一开始就有争议。最初是1930年美国调查人员对比了水源含氟量不同地区人口的蛀牙情况，发现水中含氟量较高的地区蛀牙现象比较低；而含氟量很高地区的人会因为氟侵蚀牙釉，导致牙齿产生氟斑[2]。研究人员最终确定饮水中

---

1 亨利·莫瓦桑（Hernri Moissan，1852～1907年），1852年9月28日生于巴黎，先后在巴黎大学获学士、博士学位，从事植物光合作用、铁的氧化、亚铬盐、电弧炉和氟化物的研究，1900年发表论文《氟及其化合物》。他因对氟研究并分离出元素氟而获得1906年诺贝尔化学奖。1907年2月20日因急性阑尾炎逝世。

2 氟斑，当时因为在得克萨斯州一些地方常见，曾被人称作"得州牙"（Texas teeth）。

含氟量1毫克/升最理想，既能减少蛀牙又不会导致氟斑。从1945年起美国一些地方开始在自来水里添加氟化物。美国环境保护总局将安全氟含量的最高限量设为4毫克/升，但14毫克/升的高氟含量饮用水则存在很大危险。一些地区在水中加氟的原因是这些地区的自然含氟量低于0.05毫克/升，不能帮助加强牙齿的硬度。1962年以来，大约60%的美国城市在自来水中加氟以达到0.7～1毫克/升的标准[1]。1969年，世界卫生组织认可了这一做法。1999年，美国疾病预防控制中心将在水中加氟列为20世纪十大成就之一。因此，世界上许多国家都开始在自来水中加氟。

但是，大多数欧洲国家反对在自来水中加氟，其理由是：过量氟化物会导致牙齿变色或腐坏，也可能引起骨质疏松（氟骨症）。一些专家认为氟的健齿效果没有得到证实，氟化物本质上是有毒的，没有必要冒着生命危险来加氟。因此，在20世纪70～90年代，一些欧洲国家改变了立场。德国、瑞典、荷兰和芬兰等国停止在自来水中加氟，而法国就根本未曾在自来水中加过氟。

目前，美国、加拿大、爱尔兰、澳大利亚和新西兰在内的许多国家仍在向自来水中加氟（大约10%的英国人在饮用加过氟的自来水）。德国、法国、比利时和瑞士没有这样做，但有些国家在食盐中加氟。可见，自来水加氟的利弊之争至今尚无定论。

权衡氟对人类的利弊，大概是功过各半，氟仍然是对人类来说是有用的物质。无氟电冰箱的问世，是一个好的开端，只要增强环保意识，把人类的健康放在首位，兴利除弊，氟的利用空间仍十分广阔。

2.4.6　铀：改变世界的元素

1. 铀及其放射性的发现

铀（uranium，U）的发现者是德国化学家克拉普罗特[2]（图2-4-8）。1789年，他在分析沥青铀矿（又称黑锡矿）样本时，无意中发现了新的金属元素，并将这种新元素以1781年发现的新行星——天王星（Uranus）的名字命名为铀（Uranium）。起初只有化学家和矿物学家对铀略有兴趣。这种新元素用来制造黄色颜料为玻璃和瓷器上色，再无其他用途。

铀的放射性是法国物理学家贝克勒尔[3]发现的。1896年5月，因为天阴无法做实验，贝克勒尔把铀盐晶体和用黑纸包着的照相底版一起放在暗室抽屉里，当他取出之后意外发现底版已被感光，从而发现了铀的放射性，铀元素由此突然之间成为名声大噪的元素。两年后的1898年，法国物理学家居里夫妇[4]从成吨的沥青铀矿中艰辛地分离出新的放射性元素钋和镭，钋的

1　据报道美国卫生与公众服务部将建议水中加氟化物水平改为0.7毫克/升（据美联社亚特兰大2011年1月7日电，《参考消息》2011年1月9日7版）。

2　马丁·海因里希·克拉普罗特（Martin Heinrich Klaproth，1743～1817年）是德国化学家。早期他跟随一名专业的药剂师工作。后来在药店担任助理，1780年他开始自己独立工作，1782年在奥伯大学医学院讲授药品评估，1787年任命为普鲁士皇家炮兵的化学讲师，1804年当选为瑞典皇家科学院的外籍院士，1810年他被选为大学化学教授。他发表的200多篇论文，收集在1806年出版的《明镜化学手册》。

3　安东尼·亨利·贝克勒尔（Antoine Henri Becquerel，1852～1908年），1852年12月15日生于巴黎一个科学家之家，1872年在理工学院读书，1874年在地方政府任职，1877年成为工程师，1878年在自然科学博物馆任助教并在理工学院讲应用物理学，1888年获博士学位，1895年任理工学院教授，1900年任法兰西科学院院长。因发现铀的放射性获1903年诺贝尔物理奖。他在长期从事铀的研究中，由于受到铀释放出的射线照射，造成皮肤损伤，于1908年8月25日去世。

4　居里夫妇，即皮埃尔·居里（Pierre Curie）和玛丽·居里（Marie Curie），1895年7月25日结婚。1896年，贝克勒尔发现了铀盐的放射性现象，引起居里夫妇的极大兴趣。1898年12月26日，居里夫妇发现镭。1906年皮埃尔·居里不幸被马车撞死，但居里夫人未因此而倒下，她仍然继续研究。1903年，居里夫妇共同获得诺贝尔物理学奖。由于从事研究放射性核素的数十年，居里夫人因受到照射而发生慢性放射病，不幸于1937年7月14日患恶性贫血逝世。

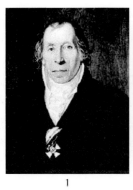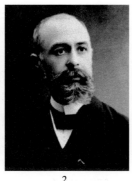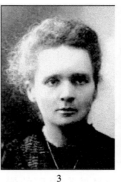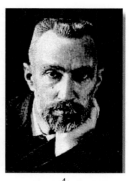

图2-4-8　发现铀和镭放射性的科学家

1.克拉普罗特；2.贝克勒尔；3.玛丽·居里；4.皮埃尔·居里

命名是为了纪念居里夫人的祖国波兰。放射性的发现成为19世纪末最重要的发现之一，并为原子核物理学和放射化学奠定了基础，从此放射性元素化学迅速兴起。

2.改变世界的元素

放射性就是原子核能自发放射出α射线、β射线和γ射线的特性，具有放射性的原子核称为放射性同位素。铀和其他放射性物质的发现，开启了核技术的应用，它在工业、农业、地质、考古和医学上都有广泛应用。例如，医院治病用的γ射线就是钴原子核发射出来的，在夜光表、日光灯及家庭装修选用的色彩艳丽的瓷砖和石材等我们日常用品中都有放射性同位素，核辐射在农业育种上的应用正在改变着人们的生活[1]。

1938年，铀的研究取得了突破。科学家发现用中子轰击铀原子核，会引起铀原子核的裂变反应。反应中铀原子核分裂为2个中等质量的原子核，同时放出2~3个中子，这些中子轰击其他铀原子核，再度引起分裂，由此产生铀原子核裂变的连锁反应，使裂变反应能自动持续下去。铀核裂变时可以放出巨大的能量，1克铀全部裂变时放出的能量相当于2.5吨优质煤的燃烧热。核反应堆和原子弹正是根据这个原理制造出来的。反应堆是一个使核裂变连锁反应能够有控制地持续进行的装置，它是核电站的铀锅炉，而原子弹则是一个不可控制的核反应堆。

铀的同位素主要有三种，它们的质量数分别为234、235和238。原子核是由质子和中子组成的，质量数就是原子核中质子和中子的总数。如前所述，铀核中有92个质子，所以铀234原子核中有142个中子，铀235中有143个中子，铀238中有146个中子。在天然铀矿（主要是沥青铀矿）中，铀234的含量仅为0.0058%，铀235的含量仅为0.720%，铀238的含量则高达99.274%。铀235容易产生核裂变反应，而铀238极不容易产生核裂变反应。铀矿中绝大部分是铀238，因此天然铀不会自然产生核裂变连锁反应，也不能用来造原子弹。核反应堆都是用浓缩铀作为核燃料。浓缩铀是铀235的相对含量高于它在天然铀中相对含量的铀，而原子弹则要使用高浓缩铀（90%）作为核装料。铀238虽然不能直接作为核燃

---

1 核辐射育种是生物育种的一种新方法，利用电离辐射处理生物，以诱发突变，从中选出优良变异个体，通过一系列育种程序，培育出新品种，可以提高农产品的产量和质量。

料，但它俘获中子后可转变为钚-239，也可作为核燃料。

从20世纪开始，人类进入了核子时代。世界各国利用核裂变时放出的巨大能量建成了各种类型的原子能发电站，目前全世界约有1/6的电力来自核电站。在能源危机、气候变暖的今天，核电作为一种经济、绿色能源，是一个国家能源可持续发展的重要组成部分。铀是核发电厂的燃料，也是制造核武器不可缺少的原料。铀蕴藏量丰富的国家，就像那些产油国一样，在世界舞台上具有强大的经济和政治影响力。

原子弹具有非常强的破坏力与杀伤力，一颗1千克铀235原子弹相当于2万吨TNT[1]普通炸弹（图2-4-9）。原子弹爆炸时会放出很强的核辐射，不但危害生物组织，而且污染环境。第二次世界大战期间的1938年12月，德国柏林威廉大帝化学研究所的哈恩和斯特拉斯曼，经过6年的反复试验，发现了铀原子核的裂变反应。铀裂变的发现震惊了科学界，因为这一重要发现使人们找到了释放原子核能的途径。1939年初，丹麦物理学家波尔从两位逃出纳粹统治的同事那里获悉裂变反应的消息，并把这一消息告诉了美国科学家。移居美国的匈牙利物理学家西拉德[2]等人，意识到可能利用核裂变制成有空前破坏力的原子弹。为防止德国人抢先造出原子弹，西拉德在拜访了罗斯福总统的好友和私人顾问、经济学家萨克斯以后，又与爱因斯坦会晤。他竭力劝说爱因斯坦给罗斯福总统写信，建议美国要赶在纳粹德国之前研制出原子弹。爱因斯坦的这封信其实也是西拉德口授起草的。这封信请爱因斯坦签名之后交给了罗斯福总统，信中阐述了研制原子弹对美国安全的重要性。

萨克斯在白宫和罗斯福共进早餐时，还讲了一个历史故事：拿破仑由于没有支持发明轮船的富尔顿，因此错过了用潜水艇装备法国海军打败英国的机会。罗斯福被萨克斯的论证打动了，他决定支持研制原子弹的工作。

1941年12月6日，即日本偷袭珍珠港的前一天，罗斯福批准了美国科学研究发展局全力研制原子弹。1942年8月，美国制订了研制原子弹的"曼哈顿计划"。1942年12月，美籍意大利物理学家费米在芝加哥大学建成世界上第一座可控原子核裂变链式反应堆。1945年7月16日，在新墨西哥州的亚拉摩戈多核试验基地，美国成功试爆了一颗原子弹。3个星期后，即1945年8月6日，美国向日本广岛投下第一颗参与战争的原子弹，代号为"小男孩"，重约4.1吨，威力不到2万吨TNT。当时，广岛的人口为34万多人，当日死去的有8.8万人，负伤和失踪的为5.1万人。全市7.6万幢建筑物，4.8万幢完全毁坏，2.2万幢严重毁坏。同年8月9日，美国向日本长崎投下第二颗原子弹，代号为"胖子"，重达4.5吨，威力约2万吨TNT。长崎市27万人，当日死去6万余人。这两颗原子弹直接导致日本投降，1945年9月2日，日本宣布无条件投降，第二次世界大战结束，从此改变了世界的政治格局。

从1789年发现铀元素到1945年将原子弹用于战争，科学技术经过156年的发展，使铀成为改变世界政治格局的元素。

---

1 TNT即三硝基甲苯，俗称黄色炸药，是一种烈性炸药，呈黄色粉末或鱼鳞片状，难溶于水，可用于水下爆破。其爆炸后呈负氧平衡，产生有毒的一氧化碳。

2 西拉德（Leo Szilard, 1898～1964年）美国物理学家，出生于匈牙利布达佩斯。他青年时就学于布达佩斯技术学院；第一次世界大战之后来到德国，就学于柏林技术大学，1922年获博士学位；1933年迁居英国；1938年移居美国，后加入美国籍，先后在哥伦比亚大学和芝加哥大学从事核物理学的基础研究和应用研究；1958年获爱因斯坦奖；1959年获原子能和平利用奖；1961年被选为美国国家科学院院士。

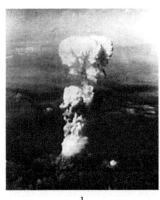 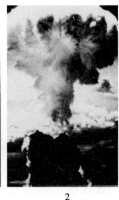 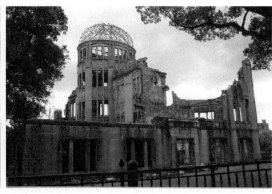

1　　　　　　　　　　2　　　　　　　　　　　3

图2-4-9　原子弹爆炸的威力

1. 美军在广岛投下的原子弹爆炸后形成的蘑菇云；2. 美军在长崎投下的原子弹爆炸后形成的蘑菇云；3. 广岛原子弹爆炸中心留下的废墟

3.铀走私

铀238俗称"黄饼"，是一种质地粗糙的黄色粉末，是最常见的核材料，带有毒性。在新的历史条件下，铀原料走私也是防不胜防。前苏联解体后，走私集团企图从一些核设施窃取核原料买卖给不法组织制造"脏弹"[1]。摩尔多瓦曾是前苏联加盟共和国，处于东欧和西欧相交地带，包括铀走私的各种走私活动盛行一时。

2.4.7　铊：绿色的树枝

1.铊的发现与应用

铊（Thallium，Tl）是一种具有放射性的稀有金属元素，燃烧时能发出十分美丽的绿色光焰。1861年，英国英格兰的克鲁克斯（Crookes）用光谱分析法研究哈兹省某家硫酸厂的废渣时，从光谱中发现一种具有特殊绿色谱线的元素，他认为属于一种新的化学元素——铊，第二年制出少量铊金属，根据拉丁文thallus（绿色的树枝）命名。

铊和铊的氧化物是高毒类，许多国家在公共安全行业标准中，将铊化合物与氰化物同列为A类剧毒物质。铊能使人的中枢神经系统、肠胃系统及肾脏等部位发生病变。铊中毒的主要症状是疲乏无力、肢体疼痛、脱发、脱皮，甚至失明。致死剂量为10～30毫克/千克，即不到1克的铊化合物可致人死亡，而且没有特效的解毒药。

在冶炼矿石的焙砂中，铊是污染环境的毒，因此越来越引起人们的注意。20世纪20年代以来，硫化铊普遍用作毒鼠药。许多自杀和谋杀都记在这种元素的账上。

铊是无味无臭的金属。铊与淀粉、糖、甘油与水混合即能制造一种"款待"老鼠的灭鼠剂。硫酸铊则是一种烈性的灭鼠药。

2.铊中毒案

1958年，中国贵州兴仁县一个小村庄，大批村民发生不明原因的脱发病症，村民称之为"鬼剃头"。持续3年，发病人数420人，其中60人相继死亡。后来查明脱发

---

1 脏弹，又称放射性炸弹，是通过引爆传统的爆炸物将内含的放射性颗粒抛射散布对空气中，造成相当于核放射性尘埃污染，形成灾难性的辐射散布炸弹。

是因为误服了村子附近一个被汞矿污染了的人畜饮用的河水所致，河水中含铊量高达0.052%。

1986年，圭亚那的农民误将灭鼠药硫酸铊当作农药撒到甘蔗植株上灭虫，污染了农田和农产品，引起几千人中毒，死亡44人。

1997年，中国江西省上高县2个乡6个自然村曾发生一起铊中毒。该村144户，共有村民649人，其中130户从邻县某花炮厂购买了含有铊的非食用盐，误食人数约600人，在3~4个月内，先后发生中毒患者266例。

2006年11月1日，利特维年科[1]应约前往指定的地点与一位老朋友会面（图2-4-10）。会面时，在场的还有另外一名俄罗斯男子，他很少说话，而是多次邀请与他们喝茶。当天回到家里后，利特维年科就感觉到自己病得非常厉害，随即前往伦敦一家医院治疗，并于11月23日在该医院去世。医院确认，利特维年科体内有剧毒重金属元素钋。英国皇家检察署宣布，利特维年科的前克格勃同事安德烈·卢格沃将被控涉嫌毒杀俄罗斯前叛逃特工亚历山大·利特维年科，要求引渡安德烈·卢格沃，但遭到了俄罗斯的拒

绝，两国为此打起了外交战。

2.4.8 磷：古老工业毒物

1. 磷的发现与应用

磷广泛存在于动植物体中。1669年德国汉堡一位懂得炼金术的人布朗德[2]首先发现了磷（图2-4-11）。他在通过强热蒸发尿的过程中，偶然在曲颈瓶的接收器中发现到一种特殊的白色固体——白磷，在黑暗中不断发光，称它为"冷火"。磷的拉丁名称phosphorum由希腊文phos（光）和phero（携带）组成，也是"发光物"的意思。布朗德的制磷方法起初极守秘密，后来他发现这种新物质的消息立刻传遍了德国。磷是第一个从有机体中取得的元素，而其他金属元素都是从矿物中提取出来的。

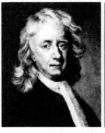
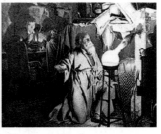

1   2

图2-4-11 发现磷的科学家布朗德

1. 布朗德，摄于1642年；2. 布朗德发现发光的磷，Joseph Wright画

磷有黄磷、红磷、紫磷和黑磷4种同素异构。黄磷又称白磷，毒性最大，人吸收量达1毫克/千克即可致死。职业性急性中毒多见于生产事故，由熔化的磷灼伤皮肤，并吸收入体内产生中毒。人因接触

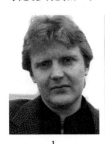
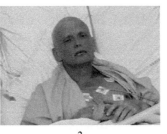

1   2

图2-4-10 亚历山大·利特维年科

1.亚历山大·利特维年科；2.病榻上的亚历山大·利特维年科

---

1 亚历山大·利特维年科是2000年叛逃至英国的前俄罗斯联邦安全局中校。

2 汉宁·布朗德（Henning Brand，约1630~1710年）是德国汉堡相信炼金术的商人。他出身卑微，年轻时是一名玻璃制造商的学徒。他曾听说从尿里可以制得金属之王黄金，于是用尿做了大量实验。1669年，他在一次实验中，将砂、木炭、石灰等和尿混合，加热蒸馏，虽没有得到黄金，却意外地得到一种能在黑暗的地方放出闪烁亮光的物质，取名为"冷光"，这就是今天称之为白磷的物质。德国化学家孔克尔用尽种种方法打听出制磷的秘密，于是他也开始用尿做试验，经过苦心摸索，终于在1678年也告成功。后来，他为介绍磷，著有《论奇异的磷质及其发光丸》一书。

磷剂而引起的中毒有急性、慢性之分。磷中毒多由于误服灭鼠药磷化锌（zinc phosphide）所致，磷化锌的致死量约为40毫克/千克。偶尔因吞食含磷的火柴头，或多次嚼食含磷化物或赤磷的火柴盒边引起。日常生活中可因误服黄磷而引起中毒，但由于吸入黄磷烟雾或磷化氢中毒者甚少。

此外，含有磷酸钙水泥遇水时，含有磷的矿砂遇水或湿空气潮解时，用黄磷制备赤磷过程中磷蒸气与水蒸气结合时都可产生磷化氢。含有磷的锌、锡、铝、镁遇弱酸或受水作用时也可产生磷化氢。磷化锌用作灭鼠药及粮仓熏蒸杀虫剂时，磷化锌遇酸迅速分解产生磷化氢。磷化铝用作粮仓熏蒸杀虫剂，遇水分解也可产生磷化氢。磷化氢属高毒类，经呼吸道吸入或磷化物在胃肠道发生气体后吸收，主要作用于神经系统、心脏、肝脏及肾脏。

19世纪早期白磷被用于火柴的制作中，但由于当时白磷的产量很少而且有剧毒，使用白磷制成的火柴极易着火，很不安全，所以不再使用白磷制造火柴。到1845年，奥地利化学家施勒特尔发现了红磷，确定白磷和红磷是同素异形体。由于红磷无毒，在240℃左右着火，受热后能转变成白磷而燃烧，于是红磷成为制造火柴的原料，一直沿用至今。任何地方都可擦燃的硫化磷火柴的头内含有三硫化四磷（P_4S_3）10%左右。

2. 古老的工业毒物

磷是一种古老而著名的工业毒物，其毒性反应最早发生在使用白磷制造黄磷火柴工厂。19世纪中叶维也纳（Vienna）和波士顿（Boston）报道了第一个病例磷毒性颌疽（phossy jaw），患者在从事磷的制造环境中暴露15年之久，症状特征为明显的下颌肿胀。磷毒性颌疽是职业中毒性疾病中最为痛苦的一种。美国所发生的磷毒性颌疽见于1902年联邦劳工局在火柴制造厂中检查妇女和孩童所作的报告。1910年安德鲁（Andrew）曾经全国的火柴制造厂进行调查，拯救了100位有磷中毒病史的患者。1923~1926年，在美国几个小型火柴制造工业中，曾经发生了若干个严重磷中毒的病例。

鉴于磷毒性颌疽因颌骨坏死而出现明显的毁容现象，引起了欧洲舆论界对磷中毒的重视。特别是法国化学家发现了不具毒性的代用品——硫化磷之后，促使法国政府宣布废弃白磷的使用。1906年，许多国家的政府宣布不再制造和进口白磷火柴。美国通过立法终止白磷在火柴工业上的使用。

3. 黄磷燃烧事件

2007年7月16日，一列载有黄磷的货运火车在乌克兰西部利沃夫附近脱轨并发生火灾。11节运载高毒性黄磷的列车出轨，列车上的黄磷燃烧释放出的有毒气体污染了附近14个居民区，当时至少20人中毒住院，800多人紧急转移。7月21日，利沃夫州12所医院已收治了179位因列车出轨事故中毒入院的患者，其中包括48名儿童和14名紧急情况部的工作人员（图2-4-12）。

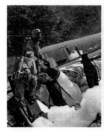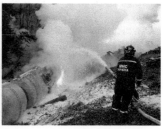

图2-4-12 消防员在乌克兰西部利沃夫附近发生黄磷列车出轨事件的现场救火

2.5 化 学 毒

2.5.1 氰氢酸：毒药之王

氰氢酸（hydrocyanic acid，HCN，prussic acid，又称山埃）是毒性最大和作用最快的常见毒物，人们称它为毒药之王。

氰氢酸是一种具有苦杏仁特殊气味的无色液体。主要应用于电镀业（镀铜、镀金、镀银）、采矿业（提取金银）、船舱、仓库的烟熏灭鼠等。氰氢酸还以游离氰氢酸的形式或以氰苷的形式存在于许多植物之中。氰苷本身无毒，但在水解酶的作用下，水解产生氰氢酸使人和动物中毒。

氰化钾（kalium cyanid），即氢氰酸的钾盐。口服时，通过胃酸，从水溶性良好的氰化钾中大量释放出氢氰酸。氰化钾的致死量大约是0.15克。氢氰酸阻抑细胞色素氧化酶（组织呼吸不可缺少的呼吸酶）的作用，从而不能从血液的血红蛋白中把氧转移到组织中去，二氧化碳也就不能被运走，这样很快出现"内部窒息"。在呼吸困难和痉挛下，氢氰酸在几秒钟就会使人死亡。

在近代史中一些最有名的自杀事件都是用氰化物致死，如希特勒与其情妇服用氰化钾自杀。德国空军元帅戈林在1945年为了逃避纽伦堡法庭审判，咬碎了一个装有氰化物的空壳里的玻璃瓶中毒身亡。尼龙的发明人有机化学博士卡罗萨（Wallace Carother），于1937年在费拉得非亚州旅馆的房里自杀，喝了溶有氰化钾的柠檬汁。1978年圭亚那的琼斯敦（Jonestown）地区913人中大约有800人喝了含有氰化钾的软饮料而死。1978年有2个恐怖分子在巴林岛受到盘讯，牵涉他们爆炸了1个喷气客机，他们嚼吃了藏在纸烟里的氰化物药片很快倒下，身体僵硬。男性4小时后死去，女的救活过来并遭到审判。1985年在北加州谋杀25个人的案件逮捕了一个犯罪嫌疑人，此人吃了携带的氰化物，4天后死于医院。据《纽约时报》1987年8月4日报道，化学家中的自杀者，大约有40%都是吃氰化物自杀的。

1982年9月29日起48小时之内，美国强生公司（Johnson & Johnson）出品的综合感冒药泰诺（Tylenol）因有人蓄意加入氰化钾，而导致芝加哥（Chicago）地区7名无辜的患者死亡。司法部门虽然展开大规模搜捕行动，但只抓到了一名想借该案件捞一笔的敲诈者，而真正的凶手，仍逍遥法外。

在法西斯集中营中，在假冒环酮B（cyklon B）的名字下，用氢氰酸杀死了数百万人。这是迄今历史上最残忍的使用毒物杀人的事件。

此外，化学肥料氰化钙（calcium cyanamide）引起的中毒也有许多报道。

1. 黄金首饰的代价

许多人都喜欢配戴光彩夺目的黄金首饰，然而，他们并不知道生产黄金的惊人代价！据报道，一枚价值1000英镑的结婚戒指（相当于一盎司的黄金，等于31.103

克）能产生30吨的有毒废物。

黄金开采业最终呈现在消费者面前的仅仅是光亮照人的成品，但人们确实不清楚黄金的生产过程。事实上生产一盎司的黄金，矿工必须开采数百吨矿石，然后再将矿石浸泡在氰化物溶液中分离黄金。全球每年黄金产量2500吨，其中90%是使用氰化物提取的。据世界黄金理事会的数据，20世纪末新近富裕起来的消费者将珠宝销量推向了380亿美元的最高纪录。由于大部分发达国家含金量最多的矿石已开采完毕，黄金开采业开始将触角伸向世界上最贫穷的国家。如今，全球高达70%的黄金是在秘鲁、菲律宾等发展中国家开采出来的。遭到开采后的广阔土地不仅变得一文不值，而且成为废料垃圾站，对子孙后代的影响可想而知。因此，黄金开采是世界上最肮脏、污染最为严重的行业（图2-5-1）。

一些国家的环保主义者，尽管敦促政府、公司和消费者认识到黄金真正的代价，试图劝阻消费者不要购买使用氰化物过滤提取的"肮脏的黄金"，仍然无济于事。2001年，在人们的抗议声中，世界银行暂停针对采矿业的资助项目，施加压力要求采矿业减少氰化物的使用，停止随意处理有毒废物的做法。

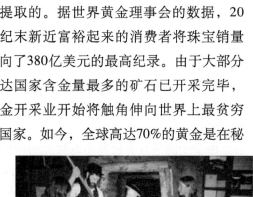
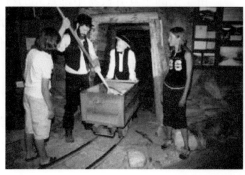
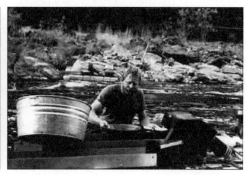

图2-5-1 开采金矿的污染

1.金矿落后的开采工艺；2.开采黄金过程中产生的氰化物废物，储存在废水池中

2.氰化物泄漏

氰化物泄漏污染河水的事故屡见不鲜。在南非，从金矿流出来的水被氰氢酸污染，使饮过水的牛死亡。1984年6月19日，巴布亚新几内亚的一个金矿发生了一起1000吨氰化钠溶液流入河中的特大污染事故，但未造成人员伤亡。1987年11月18日，英国伦敦国王十字地铁站失火事件中大部分人死于油漆着火后释放出来的氰化物中毒。31人中28人死于氰化物中毒。2000年的1月30日，罗马尼亚西北部边境城镇奥拉迪亚附近，巴亚马雷金矿的含氰化钠的污水溢过堤坝，流入溪流。300万米^{3}受污染的水流入邻国匈牙利的蒂萨河，然后流入南斯拉夫。在蒂萨河面收集到100多吨的死鱼，还有更多的鱼葬身河底，沿河植物和鸟类也难逃一劫。所幸的是河里氰化物的浓度还不至于使人丧命。2001年9月29日凌晨4时许，中国陕西丹凤县境内，一辆载有5.2吨剧毒氰化钠溶液的卡车不慎翻入汉江支流铁峪铺河内，约有5吨氰化钠溶液溢出，造成河中生物大面积中毒死亡。由

于当地防化部队监控与处理及时，幸好没有造成人员伤亡。

2.5.2 士的宁：痉笑的毒药

1. 发现与应用

士的宁（strychnine，又名番木鳖碱）为无色有光泽的柱状结晶或白色粉末，味极苦，无臭，常以硝酸盐（硝酸士的宁）和盐酸盐（盐酸士的宁）应用于临床。

士的宁是从植物番木鳖（*Strychnos nux vomica*，又名马钱子）种子中提出的一种生物碱（图2-5-2），最早于1817年由法国药剂师佩利蒂尔（Pelletier）和卡文顿（Caventou）首次完成。1819年他们又从番木鳖中提取另一种生物碱——马钱子碱（brucine）。在番木鳖中的活性成分提取物未纯化之前，已有很长时间人们对士的宁有所了解并应用到医药和犯罪两个方面。

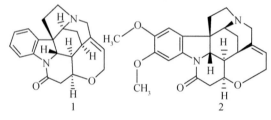

图2-5-2　番木鳖中的生物碱
1. 士的宁；2. 马钱子碱

番木鳖（图2-5-3）和一些相关种主要分布于印度、斯里兰卡、缅甸、泰国、中国、越南及澳大利亚等地，16世纪传入德国。

士的宁最早供毒杀鼠类及其他有害动物使用。1540年首次应用于医学，兴奋肠胃、刺激循环和中枢神经系统，以及作为缓解便秘的药物。但直至200年后才被广泛应用。士的宁的味道极苦，因此能强烈地促进唾液和胃液的分泌。这样可以增加食欲并且用来抵抗由于疾病引起的食欲不振，这样就给人留下了士的宁可使人恢复健

康的药物的印象。事实上，士的宁的有害作用要比由于胃口的增加而使体质提高的危害要大得多。士的宁对有潜在疾病身体的影响，好比是使流的很快的水更加湍急是一个道理。

在19世纪初期的英国，药剂师开始应用士的宁，把它作为一种毒药用作杀灭害虫。1875年出版的一本书中写道："番木鳖以灰棕色粉末的形式被出售给公众。价钱为一盎司8便士。在这个国家出售这种药粉是一个错误"。因为在那个时代，许多神秘而又臭名昭著的制毒者，为了私利而利用士的宁的研究成果变本加厉地进行犯罪活动。

由于士的宁具有极易中毒致死的特点，生产上也用士的宁来扑杀染疫（如口蹄疫等烈性传染病）的生猪，此法具有简便、快速、安全的效果。

2. 士的宁中毒

士的宁的中毒量为2毫克，致死量为30~100毫克。马钱子碱的毒性为士的宁的1/30~1/8。

士的宁是一种中枢神经惊厥毒物。中毒症状一般出现在摄入毒物后20分钟内，但其症状是逐渐加重的，由于士的宁的作用而使肌肉收缩的主要表现是身体的扭曲和拱背。以至于只有脚跟和头顶着地。还有脸呈痉挛的咧嘴，就像人们形容的"痉笑"（risus sardonicus）。

过去，由于法医学技术的局限性，士的宁中毒结论性的证据很难得到。但是，应用现代技术通过尸体剖检，士的宁很容易被检测到。此外，还必须对番木鳖中毒与破伤风加以区别。破伤风发作缓慢，并有潜伏期，同时有外伤史，痉挛常开始于下颌肌，在间隙间，肌肉仍是硬的而不放松，进程缓慢，很少在24小时内死亡。而

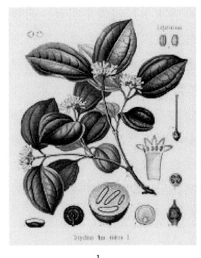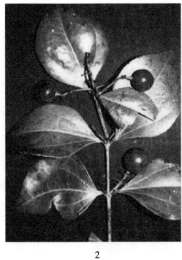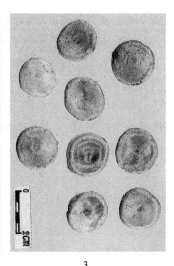

1　　　　　　　　　　　2　　　　　　　　　　　3

图2-5-3　番木鳖

1.番木鳖，植株标本；2.番木鳖的种子马钱籽；3.马钱籽的切片

番木鳖中毒除上述典型的临床症状外，患者尚有用药史。体液中士的宁及马钱子碱的定性分析可以帮助确诊。

2.5.3　滴滴涕：是非功过

1.滴滴涕的发明

1847年，德国著名化学家蔡德勒（Zeidler）合成了一种有机氯化合物，化合物中含有两个氯苯和一个三氯甲基，化学名称为二氯二苯基三氯乙烷，简称为DDT（滴滴涕或二二三）（图2-5-4）。蔡德勒只对

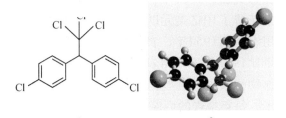

1　　　　　　　　　2

图2-5-4　DDT的结构式

1.化学结构式；2.立体结构

合成本身感兴趣，他没有对DDT进行深入研究，所以没有发现DDT具有杀虫作用。

世界上有3000多种有害的昆虫，它们不仅吃掉大量谷物、水果和纤维品，而且传染疾病。所以，很久以来，人类渴望杀死这些有害的昆虫。20世纪初的前10～20年，人类对付害虫的方法主要是使用天然植物农药和矿物农药，如除虫菊、鱼藤酮、无机砷化剂等等。砷化物对人畜有剧毒，而除虫菊、鱼藤酮的杀虫效果和供应量又很有限，根本不能满足农业生产的需要。因此，人工合成农药和杀虫剂势在必行。20世纪三四十年代，世界农林害虫日趋严重，斑疹、伤寒霍乱、疟疾、鼠疫、黑死病、登革热等传播蔓延、扩散，极大地威胁着人类的健康。

1932年，瑞士化学家米勒[1]（图2-5-5）开始研究有机氯化合物与杀虫活性之间的关系，他发现三氯甲苯基是昆虫致死的活性基团，经过数年的潜心研究，终于在

---

1 保尔·赫尔曼·米勒（Paul Hermann Müller, 1899～1965年）是瑞士化学家，毕业于巴塞尔大学，1939获得博士学位，1925年在巴塞尔的瑞士嘉基（Geigr）公司工作，1939年，他发现杀虫剂DDT，在控制疟疾和黄热病方面取得成就而闻名于世，1948年获得诺贝尔生理学或医学奖。

1939年，发现了DDT的优异杀虫作用——对昆虫具有很好的致死作用而对大多数生物无害。DDT的发明对全世界的农民及对疟疾流行地区的人们来说，是一个大好消息。

1940年，瑞士的嘉基公司成功地开发了DDT杀虫剂产品，从此DDT在世界范围内得到了广泛的应用。

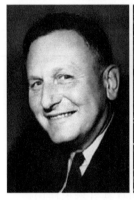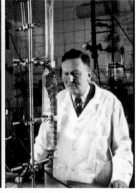

图2-5-5　保尔·赫尔曼·米勒（摄于1948年）

2. 滴滴涕的功劳

1942年，DDT开始在市场上公开销售。1943年，意大利战场上将DDT撒在士兵身上，平民百姓也将DDT稀释成溶液大面积喷洒，蚊、蝇、虱明显减少、迅速死亡，斑疹、伤寒几乎绝迹了，至第二次世界大战末期有200多万人消灭了虱子，从而防止了整个欧洲斑疹、伤寒病的流行。1955年，世界卫生组织号召全世界使用DDT对抗疟疾，使疟疾死亡率迅速从原来的每10万人死亡192人，下降到每10万人死亡7人。疟疾基本上从西方发达国家消失。在引入DDT之前，斯里兰卡每年新增280万疟疾患者，7300人因此死亡。使用DDT后，效果惊人，1963年全国只有17名新增患者，无一人死亡。据统计，由于杀灭了蚊子，1948～1970年全球控制了疟疾和脑炎病的传播，挽救了5000多万人的生

命。由于DDT的灭虫控病效果明显，药效期长，杀虫效力范围广泛，它赢得了"万能杀虫剂"的称号。在防治卫生害虫的同时，防治农林害虫也产生了奇特的效果。

在DDT作为农药使用9年以后的1948年，保罗·赫尔曼·米勒登上了瑞典斯德哥尔摩的领奖台，获得了该年度诺贝尔医学及生理学奖。当时DDT被学术界认定为安全的、无风险的杀虫剂。

3. 滴滴涕灾难

DDT使用20年后被禁用。这是因为DDT对生态环境与人体健康的影响逐渐为人们所认识。

DDT是人类历史上第一种有机合成农药。继DDT之后，又出现了许多有机氯农药，主要是狄氏剂、艾氏剂、异狄氏剂、毒杀芬、高丙体六六六、氯丹、七氯等，它们具有生产规模大、成本低、药效高、应用范围广泛、残效作用长等优点。所以，在20世纪五六十年代，使用量是非常大的。美国每年都要生产几万吨，同时制订了使用化学农药控制害虫的"十年计划"，大量使用农药和杀虫剂。往往一次喷药的土地面积少则几千英亩，多达几百万英亩。1966年，美国一年就在杀虫剂上花费了10亿美元以上。从1948年开始使用农药到1954年，农作物单位面积上的产量比1943年不使用农药时提高了60%。农作物得救了，一些昆虫传播的疾病也消除了，每年报告的疟疾病不到100例。但是，人们慢慢发现，本来是万物复苏的春天，小昆虫和小动物减少了，本来是喧闹的春天，变得寂静起来。20世纪50年代大量使用农药，到60年代才开始认识到其危害。1962年，美国生物学家蕾切尔·卡逊出版

了《寂静的春天》一书，在美国引起了轰动和世界舆论的关注，也引起了对有关化学农药的争论。她从1958年开始，花费了4年时间，详尽地调查了官方和民间的各种有关报道和反映，并进行了实地观察。在书中，她列举了大量事实，说明农药和杀虫剂造成的危害。世界上有近300万种昆虫，其中只有3000种是有害的，其余则是无害的或是有益的，像害虫的天敌瓢虫、寄生蜂等。DDT消灭了许多害虫，但更多的无害的昆虫也遭到了毒杀。

DDT所具有的长效性，这种原来认为的"优点"也慢慢给人类带来了灾害。它的化学性质十分稳定，即使在日光曝晒和高温下也极少挥发和分解，结果，它在土壤中的半衰期长达2~4年，消失95%的效力需要10年的时间。长期使用DDT就会造成土壤、水质和大气的严重污染。再者，虽然DDT对哺乳动物和植物无急性毒杀作用，但在动物体内能够积存，在洒药时也易渗入蔬菜、水果的蜡质层中，使食品增加残毒。当DDT在人体内积存到一定数量时，就会伤害中枢神经、肝脏和甲状腺，积存更多则可引起痉挛和死亡。据世界卫生组织报道，发展中国家的农民由于缺乏科学知识和安全措施，又无较好的医疗设施，每年有200万人发生农药中毒，其中有2%死亡，平均每分钟就有28人中毒，每17分钟就有1人死亡。在20世纪80年代仍然没有好转。

《寂静的春天》给人们敲响了警钟。美国环境保护总局调查表明，美国人体内脂肪组织和血液中检出DDT或衍生物的频率接近100%。进一步的试验表明，如果以含有7~8ppm的DDT残余的干草喂奶牛，牛奶的DDT含量就会达到大约3ppm，制成奶

油后，又会增加65%。到20世纪60年代末期，几乎在所有地球上的生物体内，都可以找到相当数量的DDT残留物。连生活在南极的企鹅和海豹的体内都有DDT的残留物，有人估计，自然环境中已积存了10亿镑的DDT。科学家还发现，动物在吃了喷过DDT的植物后，DDT能在其体内积累。

1963年5月，美国总统的科学顾问委员会建议DDT应在短期内禁止使用。1972年的6月，美国环境保护总局宣告DDT于农业方面全面禁用。但是此时美国境内总DDT的累计使用量已达13.5亿镑，另有数亿镑外销。1970年，瑞典、美国、加拿大已经停止生产和使用DDT，其他国家也陆续停止了生产。

DDT虽然被淘汰了，但是它的功绩在科学史上是不可磨灭的，因为在人类的生产斗争和科学实验范围内，认识总是不断向前发展，决不会停留在原有的水平上，DDT的被淘汰也是科学发展的必然趋势。

4. 能重新使用DDT？

2000年7月，世界著名的科学杂志《自然》药物学分册发表了一篇由英美两国科学家共同撰写的文章，认为，DDT的被禁是疟疾死灰复燃的主要原因，呼吁在发展中国家重新使用DDT。文章指出，目前全世界有3亿疟疾患者，每年死亡人数超过100万，其中绝大多数是地处热带地区的发展中国家儿童。

疟疾是一种致命传染病，防止疟疾传染的一个最有效的方法就是避免蚊虫叮咬，而DDT当初就因为灭蚊效果好，而被称为"神药"，DDT是抗疟的"英雄"。在反DDT思潮影响下，美国撤回了对斯里兰卡DDT防蚊项目的援助，结果该国疟疾患病

人数在一年之内猛增至50万。在南美国家中，只有厄瓜多尔坚持使用DDT，结果该国成为唯一一个疟疾发病率持续下降的南美国家。自20世纪80年代中期开始，南非停止使用DDT。结果仅是南非一个省的疟疾患者数量便从8000人迅速上升至4.2万人，死亡340人。而与之相邻的另一个省则经历了一次疟疾大暴发，至少造成了10万人死亡。2003年，南非重新使用DDT，结果同一地区每年死于疟疾的人数为过去的一半。

DDT的支持者们指出：DDT的使用方法必须改变，不能再像过去那样在农田里大规模喷洒，而应该限制在居民的房间里。按照以前的施用方式，每公顷棉花每个月需要消耗11千克DDT，但是如果只是利用DDT防蚊子，每平方米的墙壁只需2克，每年喷涂1～2次即可。即使有少量DDT逃逸出去，对环境造成的影响也只相当于从前的0.04%。

然而，人们正在采取消灭潜在的蚊子繁殖点，用纱网保护人在房屋里免受蚊子侵袭，种植令蚊子退避的树如橡树，以及在家庭中撒石灰减少蚊子与人之间的接触等非化学品方式消灭蚊子和减少蚊子的叮咬。但是，探寻DDT的替代物将是最终的解决方案。

2.5.4 杀鼠剂：人鼠之战

1. 人鼠之战

在粮食问题上老鼠一直是人类最重要的竞争对手。据联合国粮农组织报告，全世界粮食产量的1/5被老鼠毁掉，仅1982年，全世界超过4200万吨粮食被老鼠毁坏。老鼠可传播斑疹伤寒、立克次体痘、淋巴细胞性脉络丛脑膜炎、野兔热、钩端螺旋体病等30多种疾病，是人类健康的大敌。

据有关资料统计，历史上死于老鼠传染疾病的人数比死于战争的人数要多。另外老鼠对破坏森林、草原、农田，以及啃咬建筑、通信设施、家具衣物、仓储物品等，给人类的生命财产带来了巨大的损失。因此，消灭鼠害是实现和维持可接受的生活水平的必不可少的重要措施。

2. 非化学灭鼠到化学灭鼠

鼠类属于哺乳动物的啮齿目，有3000多种，常见的有500～600种。鼠类繁殖力极强，世界卫生组织曾估计，全球鼠类数目与人口数目相当，分布数量之多以亚洲为冠。

杀鼠剂（rodenticide）包括通过胃毒和熏蒸作用直接毒杀或通过化学绝育和趋避作用间接防治的各种药剂，是用于杀灭仓鼠、家鼠和田鼠等鼠类的药物，主要是用于配制毒饵的毒剂，是杀灭老鼠采用最多、应用最广、效果最佳的方法。

人类捕获鼠类控制鼠患的实践约有5000多年的历史。最早采用公众健康教育、卫生措施以及堵塞鼠洞等非化学灭鼠方法，费时费事，均未达到适度控制的目的。因此，逐步转为采用化学的方法。

从公元前350年开始到20世纪的20年代，人类早期使用的杀鼠剂主要是红海葱、士的宁等植物性提取物和无机化合物，如黄磷、亚砷酸、碳酸钡、磷化锌等，这些急性或单次接触性毒物，药效低、选择性差。

1920年美国M&T化学公司开发了一种有机硅杀鼠剂——杀鼠硅RS-150（silatranes），为无味的白色粉末，后来禁止使用。20世纪30年代后期陆续出现有机合成杀鼠剂，种类繁多，性质各异。1933年第一个有机合成的杀鼠剂甘氟（gliftor）问世，为无色或微黄色液体，能与水、醇互溶，此药也已禁止使用。1940年美国研制化学合成的杀鼠剂氟乙酸钠（1080），50年代又出现氟乙酰胺（1081），二者均为剧毒。急性口服大鼠LD_{50}为0.22毫克/千克（1080）、15毫克/千克（1081），对一切动物有剧毒，且因有二次及多次毒性而被禁止。之后，德国拜耳（Bayer）公司又研制大量的氟乙酰胺衍生物，如鼠立死（2-氯-4-二甲氨基-6-甲基嘧啶）、毒鼠强（化学名称为四亚甲基二砜四胺）、安妥（Antn，化学名称为1-萘苯硫脲）等毒性更强的杀鼠剂，但是这类品种都是急性单剂量的杀鼠剂，在施药过程中需一次投足量使用，否则，就易产生拒食现象。在20世纪40年代出现的杀鼠剂有敌鼠（diphacinone）、氯敌鼠（chlorophacinone）是茚满二酮类中的代表药。

1944年，林克等在研究加拿大牛的甜苜蓿病时发现双香豆素有毒，后来合成第一个抗凝血性杀鼠剂，以杀鼠灵（即华法令）为代表的多种抗凝血剂，称第一代抗凝血杀鼠剂，曾大量推广使用，开辟了一个新的杀鼠剂类型，提高了大规模灭鼠的效果，并减少了对其他动物的危害，也不易引起人畜中毒。这类杀鼠剂从其化学结构分为茚满二酮类、香豆素类及其他类。与早先的杀鼠剂相比，具有鼠类中毒慢，不拒食，可连续摄食造成累积中毒死亡，不易发生二次中毒，误食可用维生素K_1解毒，是目前世界上使用最多的杀鼠剂。

20世纪50年代末期鼠类对这类杀鼠剂就形成了严重的抗药性及交互抗性，使其应用效果受到严重影响。1958年英国首先发现褐家鼠对杀鼠灵产生了抗药性，其他品种的杀鼠效果也降低。为此许多国家探求新的杀鼠剂。以后其他急性杀鼠剂也相继问世，如德国拜耳公司生产的毒鼠磷，1965年取得专利。

20世纪60年代，各种合成的有机化学品（如安妥、DDT和氟乙酸钠）、熏蒸剂（包括氰化氢及二硫化碳）开始使用。这些急性杀鼠剂毒饵和熏蒸剂虽然具有快速杀死老鼠的优势。但是，在投放诱饵的过程中，可能误毒非目标物种，包括人和某些老鼠的天敌。

1972年美国罗门哈斯（Rohm & Hass）公司发明的氨基甲酸酯杀鼠剂RH-945（灭鼠安，LH104）、RH 908（也称LH 106）；1974年该公司又报道一脲类化合物，RH-787或灭鼠优（vacor，LH-105）。20世纪70年代中期，英国索罗斯（Sorex）国际有限公司首先合成了能克服第一代抗凝血性杀鼠剂抗性的药剂鼠得克。

1977年，法国丽华化学公司（Liphatech）开发出新杀鼠剂溴敌隆。溴敌隆具有高效、靶谱广、适口性好的优点，而且对第二代抗凝血灭鼠剂已产生抗药性的鼠种仍有很好的杀灭作用。于是，1978年在加拿大和美国以商品名马其（Maki）登记推广。之后，英国又试验成功"大隆"等新抗凝血杀鼠剂，其特点是杀鼠效果好，且兼有急性和慢性毒性，对其他动物安全，称第二代抗凝血杀鼠剂。从作用机理来看，抗凝血杀鼠剂是抑制鼠体内的凝血酶原，使血液失去凝结作用，引起为血管出血及内出血死亡。20世纪80年代和90年代分别合成了"杀它仗"、LM2219及超级华法令（super warfarin），都属于第二代抗凝血杀鼠剂，这些杀鼠剂兼有急性和慢性毒性，比第一代抗凝血剂的急性毒性更大，尤其可以更有效地毒杀对第一代有抗药性的鼠种，同时对其他动物安全，是目前被推荐使用最广泛的一种杀鼠剂。

尽管如此，由于杀鼠剂具有毒性、二次中毒、抗性和环境等问题，目前使用的杀鼠剂主要有（图2-5-6）以下2类。①生物杀鼠剂：C型毒梭菌素（博多灵）和肠炎

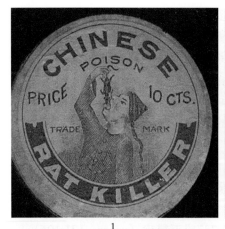
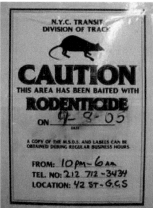
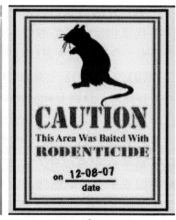
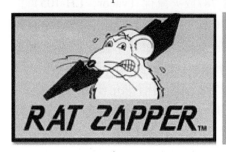
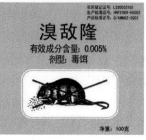
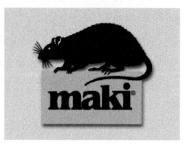

图2-5-6　杀鼠药剂

1.中国老式杀鼠药标志；2~3.放置杀鼠药的警示标志；4.速杀标志；5和6.第二代抗凝血杀鼠剂溴敌隆，商品名马其，Maki

沙门氏菌阴性赖氨酸丹氏变体6a噬菌体饵剂（依萨琴柯）。②化学杀鼠剂7种：磷化锌（耗鼠净）、氟鼠灵（杀它仗）、杀鼠灵（灭鼠灵、华法灵）、杀鼠醚（立克命、鼠毒死、杀鼠萘）、敌鼠钠盐（野鼠净）、溴敌隆（乐万通）、溴鼠灵（溴鼠隆、杀鼠隆、溴联苯、大隆）。

3. 未来的探索

根据鼠类的生物学特性，杀鼠剂除具有强大的毒力外，理想的杀鼠剂应有以下特点：①选择性强，对人、畜、禽等动物毒性低；②鼠类不拒食，适口性好；③无二次中毒危险；④在环境中较快分解；⑤有特效解毒剂或中毒治疗法；⑥不易产生抗药性；⑦易于制造，性质稳定，使用方便，价格低廉等。

按照理想的杀鼠剂的标准，有些杀鼠剂已经不具备条件，需要逐步淘汰。国际上已停止使用的杀鼠剂有：亚砷酸（砒霜、白砒）、安妥（1-奈基硫脲）、灭鼠优（抗鼠灵、鼠必灭）、灭鼠安、士的宁（马钱子碱、番木鳖碱）和红海葱（海葱）。中国已禁止使用的杀鼠剂有：氟乙酰胺（1081、敌蚜胺等）、氟乙酸钠（1080）、毒鼠强（没鼠命、四二四）和毒鼠硅（氯硅宁RS-150、硅灭鼠）。目前，兼有急性和慢性毒性的第二代抗凝血剂正在进一步深入究发，新一代不育剂、驱鼠剂、鼠类外激素、增效剂等化学灭鼠药剂也正在广泛探索。

杀鼠剂为控制鼠害作出了贡献，同时也伤害了不少人的性命，人鼠之战仍在继续。

2.5.5 苯：芳香杀手

1. 苯的发现

苯（benzene）是在19世纪初研究将煤气作为照明用气时合成出来的。1825年，迈克尔·法拉第[1]（Michael Faraday）从鱼油等类似物质的热裂解产品中分离出了较高纯度的苯，称之为"氢的重碳化物"（bicarburet of hydrogen），并且测定了苯的一些物理性质和它的化学组成，阐述了苯分子的碳氢比为1:1，实验式为CH（图2-5-7）。1833年，米尔斯克李奇（Milscherlich）确定了苯分子中6个碳和6个氢原子的实验式，即C_6H_6。1845年德国化学家霍夫曼从煤焦油的轻馏分中发现了苯，后来又发明了结晶法精制苯，从此开创了苯的加工利用途径。1865年，苯成为一种石油化工的基本原料，并能从煤焦油中回收。随着苯的用途的扩大，产量不断上升，到1930年已经成为世界十大吨位产品之一，苯的产量和生产的技术水平是一个国家石油化工发展水平的标志之一。

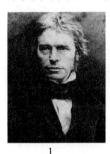
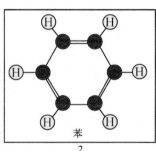

图2-5-7 苯的发明与结构

1. 法拉第；2. 苯分子具有平面的正六边形结构。苯分子中每个碳碳键的键长和键能是相等的

2. 芳香杀手

苯是一种最简单的芳烃。在常温下为一种无色、有甜味的透明液体，具有强烈的芳香气味，微溶于水，能与醇、醚、丙酮和四氯化碳互溶，本身也可作为有机溶剂。苯可燃，有毒，也是一种致癌物质。苯具有易挥发、易燃的特点，其蒸气有爆炸性。经常接触苯，皮肤可因脱脂而变干燥，脱屑，有的出现过敏性湿疹。长期吸入苯能导致再生障碍性贫血。

苯主要来自建筑装饰中大量使用的化工原料，如涂料、木器漆、胶粘剂及各种有机溶剂。在涂料的成膜和固化过程中，其中所含有的甲醛、苯类等可挥发成分会从涂料中释放，造成污染。国际卫生组织已经把苯定为强烈致癌物质，长期吸入会破坏人体的循环系统和造血机能，导致白血病。此外，妇女对苯的吸入反应格外敏感，妊娠期妇女长期吸入苯会导致胎儿发育畸形和流产。因此，专家们称之为"芳香杀手"。

1897年，讷诺伊（Nenoir）与克劳德（Claude）报道了第一例苯作业工人白血病。此后，有关苯的毒性、致癌性及诊断、治疗、预防等问题受到全世界的广泛注意并开展了大量调查研究。近20年来关于苯的毒性与危害的国际专题会议举行过多次，其规模一次比一次大。苯是现代数万种工业化学品中受到广泛、持久和深入研究的少数化学物之一。1996年《美国工业医学杂志》主编兰德里甘（Landrigan）曾发表文章《苯与血液研究100年》，详细叙述了苯与苯中毒的历史。

---

1 迈克尔·法拉第（Michael Faraday，1791～1867年）英国物理学家、化学家，也是著名的自学成才的科学家。在化学方面，他于1820年用取代反应制得六氯乙烷和四氯乙烯；1821年任皇家学院实验室总监；1823年发现了氯气和其他气体的液化方法；1824年1月他当选为皇家学会会员；1825年2月接替戴维任皇家研究所实验室主任，同年发现苯。

在中国，20世纪50年代初期就有苯中毒的研究报告。苯在油漆、喷漆、农药、制药等行业已有较多的应用。调查报告表明：当时苯接触浓度高，中毒发生率也高，少数工厂高达30%～40%。为解决苯中毒的诊断和治疗等实际问题，制定了苯中毒诊断标准和苯在车间空气中的最高容许浓度（MAC）。1956年国家建设委员会、卫生部发布的《工业企业设计暂行卫生标准》中，苯的MAC为80毫克/米^3，1962年《工业企业设计卫生标准》将苯的MAC修改为50毫克/米^3，1979年再次修改为40毫克/米^3，并且规定苯在地面水中MAC为2.5毫克/米^3，在居民区大气中MAC为0.8毫克/米^3。1965年卫生部首次发布《苯中毒的诊断、治疗和处理方法（草案）》，1974年正式发布《苯中毒的诊断标准及处理原则》。1978年，卫生部组织全国开展苯、铅、汞等5种职业中毒的普查。全国接触苯与含苯溶剂的工人约50万人，苯中毒患病率为0.5%。同时发现苯中毒再生障碍性贫血24例、白血病9例。1987年，苯白血病列为8种职业肿瘤之一。

2.5.6 甲醛：居家毒素

20世纪80年代以来，甲醛（formaldehyde）成为室内装修的头号化学性污染物，多数新装修家庭和办公室都存在甲醛污染，而且可以持续数年之久。如果甲醛浓度达到0.12毫克/米^{3}易使儿童发生气喘；如果甲醛浓度超过0.1～4毫克/米^3，则不仅

高于其他单个污染物的水平，而且高于其他挥发性有机化合物的总量，成为高毒性环境。因此，世界卫生组织规定，空气中甲醛环境阈限值为0.1毫克/米^3。[1]

1859年，巴特勒罗夫（Butlerov）首次发现并描述了室内存在的甲醛。1908～1975年，世界上虽然出版了8本关于甲醛的专著，但主要用于甲醛的化学工业研究。

空气中甲醛毒理学的系统研究开始于20世纪70年代，经历了三个阶段：

（1）1975～1983年为发现危害阶段。1972～1974年美国国立职业安全及健康（NIOSH）组织对5000个分散的工作场所进行职业危害普查，结果发现至少有396种工种中使用了甲醛。1975年前后尿醛泡膜隔热材料[2]在西方国家开始应用，美国化学工业毒理学研究所（CIIT）报道了有关甲醛引起刺激和头痛症状；1978年6月在CIIT的资助下，开展了一项长达2年的致癌性毒理学研究，结果在甲醛剂量为15ppm的组中，发现F-334大鼠鼻腔鳞状细胞癌。由此引起各国科学家的高度重视，迅速开展了一系列的毒理学研究和现场流行病学调查，取得许多新的进展。1980年，美国国立科学院主编的《甲醛——对健康的影响评价》，描述了甲醛的急性毒性作用。1983年吉布森[3]主编的《甲醛的毒性》一书，描述了甲醛的慢性毒性作用。

（2）1983～2000年为传统毒理学研究阶段。这一时期，把甲醛仅作为外源性毒物，重点研究甲醛的遗传毒性和致癌作用，

---

1 中国公共场所卫生标准规定空气中甲醛最容许浓度0.12毫克/米^3。居室空气中甲醛的卫生标准0.08毫克/米^3（GB/T 16127—1995）。

2 尿醛泡膜隔热材料是脲醛树脂和发泡液双组分液体组成，无毒无味，保温性与阻燃性能好。甲醛释放量一般在国家标准之内。

3 詹姆斯·E.吉布森（James E. Gibson）博士是东卡罗来纳大学医学院布罗迪分校药理学与毒理学系教授；1983～1984年任北卡罗来纳州毒理学学会主席；1986年为美国环境保护总局科学顾问委员会委员；1998～2000年国际生命科学学会健康和环境科学研究所主席；2006年为北卡罗来纳州环境与资源保护部空气污染物的毒性科学顾问委员会委员。

如DNA的损伤，鼻腔组织病理学改变和细胞增殖作用；研究甲醛对气道的刺激作用和对呼吸功能的影响；研究甲醛的免疫毒性，如哮喘、过敏性鼻炎，以及生殖毒性。

（3）2000年以来为现代分子毒理学研究阶段。采用分子毒理学的研究方法，从细胞和生物大分子的水平进一步探讨气态甲醛的遗传毒性和致癌作用、刺激作用和免疫毒性，同时，开展生物大分子的氧化损伤、神经源性炎症、获得性过敏体质、对基因的转录调控、外遗传毒性等方面的研究。北京大学公共卫生学院提出了中国居室内空气甲醛的最高允许浓度卫生标准为0.08毫克/米^3。中国疾病控制中心指出，当空气中甲醛浓度达到230毫克/米^{3}时可危及生命。

目前，室内空气中甲醛污染仍然是十分严重的问题，称之为"居家毒素"[1]。人们提倡丢掉有害家具，使用触媒（如光触媒分解法[2]、紫外线照射等）净化空气，提高室内通风效率，种植净化空气的植物，选择绿色建材标准建材及产品，以防止甲醛污染带来的危害。

2.5.7 一氧化碳：无声杀手

一氧化碳（carbon monoxide，CAS，CO）又称煤气，是一种最常见的无色、无味、无刺激性的有害气体，素有"无声杀手"之称。

一氧化碳是含碳物质不完全燃烧的产物，在水中的溶解度甚低，但易溶于氨水。空气混合爆炸极限为12.5%～74%，一般作为燃料使用。

常见的一氧化碳中毒（以下简称CO中毒）形式有以下：燃气热水器、燃油和燃气暖气、炭火（如炭火锅、炭火盆）、燃气灶（如煤气灶、液化石油气灶、天然气灶等）。家中煤炉产生的气体含CO可达6%～30%。当一氧化碳浓度在空气中达到35ppm，就会引起人的CO中毒或煤气中毒。

急性CO中毒是吸入高浓度CO后引起以中枢神经系统损害为主的全身性疾病，潜伏期短，起病急。轻、中度CO中毒主要表现为头痛、头昏、心悸、恶心、呕吐、四肢乏力、意识模糊，甚至昏迷，但昏迷持续时间短，如果尽快脱离现场进行抢救，可较快苏醒、一般无明显并发症。

1. 一氧化碳中毒的历史

人类到底从什么时候开始受到一氧化碳的侵害，难以考察。但可以肯定，人类自使用火以来，就开始吸入一氧化碳，若吸入量达到一定程度时，就有中毒的可能，尤其在洞穴中生火，就曾发生过CO中毒。

人们逐渐认识到CO中毒的危害性，并提出一些预防措施是在1794年，这一年普鲁士联邦法律中制订了预防CO中毒的有关规定，其中第731款中规定："在密闭室内因燃煤不慎而产生对敏感者的有害气体，即使未造成任何伤害，也须罚款10塞拉（Thaler）[3]，或自愿受监禁。"可见，当时德国十分重视预防CO中毒，并以法律形式来保证预防措施得以落实。

1857年，法国伯纳德（Claude Bemard）首先指出，一氧化碳的毒性作用是由于它从红细胞的血红蛋白里将氧气不可逆地置换了，因而血红蛋白不起作用了，再不能将氧气输送到身体的组织中去。也就是

---

1 江守山.别让房子夺去你的健康.南宁：广西科学技术出版社，2009.

2 光触媒中的催化剂在光的刺激下，与空气中的氧气与水分生成负离子和氢氧自由基，能氧化并分解各种有机污染物和无机污染物，并最终降解为二氧化碳、水和相应的酸等无害物质，从而达到分解污染物、净化空气的作用。

3 塞拉（Thaler）是当时的货币单位，是一种银币，曾经在欧洲使用了400年，Thaler相当于dollar（元）也称Taler或Tolar。

说一氧化碳与血红蛋白的可逆性结合而形成碳氧血红蛋白，从而导致缺氧。

1895年，霍尔丹（Haldane）通过实验研究指出，一氧化碳的毒性作用完全在于其具有与血红细胞中红蛋白相结合的能力，从而使血红蛋白丧失其携带氧能力。他还指出，在2个大气压（1大气压=1.01×10⁵Pa，下同）下的纯氧环境中，由于血红蛋白原已丧失携氧功能，故一氧化碳的毒性作用也因此而消除。尽管我们现在认识到一氧化碳的毒性作用对于细胞酶系统的影响比较密切，霍尔丹当时的解释并非十分正确，但他的工作仍然是十分有意义的。

1942年，恩德（End）和朗（Long）通过实验研究了高压氧对CO中毒的疗效，为后来使用高压氧急救CO中毒奠定了基础。1960年，苏格兰的史密斯（Smith）和夏普（Sharp）首先利用高压氧成功地治疗了CO中毒患者，引起了世界医疗界的高度关注。

今天，科学家阐明了CO中毒与解毒机制。CO中毒主要是碳氧血红蛋白（HbCO）增加，而使氧合血红蛋白（HbO）减少所造成的低氧血症，以致细胞呼吸功能障碍，进而导致全身各组织器官和中枢神经系统的严重缺氧。

高压氧治疗CO中毒的解毒原理是高压氧能加速碳氧血红蛋白的解离，促进一氧化碳的消除，使血红蛋白（Hb）恢复携氧功能。氧分压愈高，碳氧血红蛋白的解离和一氧化碳的清除就愈明显。一氧化碳的清除时间随氧分压的增高而缩短，如一氧化碳半廓清时间在常压空气中为5小时20分，常压纯氧下为1小时20分，而在绝对大气压下仅为20分。

2. 一氧化碳中毒的流行病学

据报道，世界各地每年因CO中毒而死亡的人数仍居各种意外中毒死亡的首位。美国每年发生非致死性CO中毒而暂时停工者超过10 000人，而死于CO中毒者超过3800人。中国CO中毒病例约占各种中毒性疾病的48.7%。1949～1989年报道的急性CO中毒病例已超过5000例，其中生活性CO中毒，占半数以上。在英格兰和威尔士，1985年报告死于CO中毒人数为1365例，其中仅475人收入住院。朝鲜1977年报告的急性CO中毒发生率每万人中约有306人，其中死亡者1人。韩国1986年曾调查了4个主要城市，结果表明，生活取暖引发的CO中毒发生率为5.4%～8.4%。每年有上百万人受到燃煤释放的一氧化碳的毒害，达到CO中毒程度的有4000多人，其中约300人死亡。日本曾在1972～1975年进行4年的统计，因CO中毒死亡者达2200人。以上国家的统计还表明，CO中毒有季节性变化，与冬天取暖有密切相关。但工业性CO中毒一年四季不间断，以4～9月中毒病例居多。

工业生产性和职业性CO中毒是最常见的中毒性疾病之一。较为容易发生CO中毒事故的工作主要有：炼铁厂的炉前工，烧结厂的看火工、煤气工，动力厂的煤气工，焦化厂炼焦车间的推焦、出炉、炉盖、大车司机、调火、修炉门等工种。炼钢厂转炉车间的净气化工，初轧厂均热车间的加热工，耐火厂的烧窑、干燥、煤气罐、烧水等工种，石灰石矿的竖窑操作工，以及修建部机械队参加各厂检修的人员，如钳工、管工、焊工、锻工、架工，还有以上厂矿的煤气检修工。各厂矿经常次接触一氧化碳的岗位主要有：耐火厂、烧结厂、焦化厂、炼铁厂、动力厂、石灰石矿厂、轧钢厂、初轧厂、炼钢厂等。这里接触一氧化碳的机会一般是：上班岗位周围始终有一氧化碳，接触机会较多的入炉前工、煤气工等视为经常性接触；接触一氧化碳机会较少的车间办事员、干部、辅助工种等为一般接触；修建部工人平时不接触一氧化碳，但经常去动力、炼铁、炼钢等厂矿参加抢修，易于发生急性中毒。某厂矿对335例CO中毒患者进行统计分析，其中男208例，女127例；年龄19~69岁，以青壮年工人居多。按中毒原因分析，生活性用煤中毒39例（11.6%），职业性中毒296例（88.4%），其中设备维修64例（19.1%），设备泄漏159例（47.5%），焦炭取暖38例（11.3%），清理炉渣12例（3.6%），事故停车11例（3.3%），加料6例（1.8%），采样分析6例（1.8%）。

据报道，1951年美国因有毒气体而致死亡的1600人中，350人是由于在汽车修理房中吸入CO中毒而死亡[1]。尤其是在冬季，有的人密闭车窗，开着汽车暖风，长时间呆在车内或将汽车处在发动状态，长时间停在车库内，均可导致严重的CO中毒发生。

此外，随着生活水平的提高，燃煤减少，人们预防一氧化碳中毒的意识逐渐淡漠了。殊不知，这一"无声杀手"并没有远离我们的日常生活，而且又以多种新的形式悄悄地、用比以前更亲密的方式隐藏在我们身边。家用小型发电机曾造成美国百人CO中毒。发电机通常是通过燃烧燃油产生动力来发电的。各种燃油都是高含碳物质，发电机在运行时会产生大量含有一氧化碳的废气，同时它还要消耗大量环境中的氧气。2005年8月，飓风卡特里娜登陆美国佛罗里达州，由于电力中断，人们纷纷采用小型发电机发电，据不完全统计，2天之内导致28人CO中毒。而在美国亚拉巴马州和得克萨斯州，飓风卡特里娜和丽塔两次登陆时，由于同样的原因，先后有78人CO中毒，其中10人死亡。调查显示，这些发电机虽然安装在室外，但与居室窗子或通风口较近。

2006年1月和2007年4月，英国发生100多起CO中毒事件，218人中毒，50人死亡。面对这种"无声杀手"，英国一氧化碳意识联盟（Carbon Monoxide Awareness Coalition，C-MAC）通过电话开展紧急服务，并在10月15~19日发起"一氧化碳意识宣传周"活动，以提醒人们预防CO中毒（图2-5-8）。

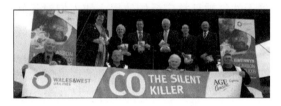

图2-5-8 英国在"一氧化碳意识宣传周"活动中，宣传"警惕无声杀手"

一个多世纪以来，关于CO中毒的论著和出版物有数千种，详细记载了大量的学术观点、实验情况和研究动态。科学家对CO中毒的诊治虽然开展了大量的研究工作，取得了一定成效，但至今仍未达到令人满意的程度。

2.5.8 硫化氢：气中毒枭

硫化氢（H_2S）是无色、有臭鸡蛋气味的毒性气体。当空气中硫化氢的体积超

过0.1%时，就能引起头疼、晕眩等中毒症状。当吸入大量硫化氢时，会造成昏迷，甚至死亡。与硫化氢接触多，能引起慢性中毒，使感觉迟钝，头疼、消瘦等。工业生产上，要求空气中硫化氢的含量不得超过0.01毫克/升。

硫化氢微溶于水，其水溶液称为氢硫酸。化学性质不稳定，点火时能在空气中燃烧。具有还原性，使银、铜制品表面发黑。采矿、冶炼、甜菜制糖、制造二硫化碳、有机磷农药，以及皮革、硫化染料、颜料、动物胶等工业生产过程都有硫化氢产生。有机物腐败场所如沼泽地、阴沟、化粪池、污物沉淀池等处作业时均有大量硫化氢逸出，常有作业工人中毒的情况。因此，制备或使用硫化氢是必须在通风橱中进行。

天然气是洁净、环保、安全的能源，随着天然气被日益广泛的使用，使人们对天然气中的硫化氢更为关注。原始天然气是以碳氢化合物为主的混合气，既有作燃料及原料的有益组分，也有无用、有毒的组分。天然气中的硫化氢就是有毒的组分。硫化氢为剧毒气体，其浓度（大气中）为150ppm时就会刺激人眼、呼吸道，麻痹神经，浓度达到800ppm时，2分钟就能致人死亡。

天然气中含有的硫化氢有两种。一种是原生的硫化氢，有机质在地下热解成烃气的同时，伴生有硫化氢；另一种是次生的，即烃气与硫酸盐化学作用产生的硫化氢。根据天然气中硫化氢的组分量，可将原料天然气划分为低含硫气（硫化氢小于0.3%）、中含硫气（为0.3%~5%）和高含硫气（大于5%）。

居民、用户使用的天然气，不是原始天然气，而是经过净化处理后的天然气，其硫化氢含量在环保标准之内，用户闻到气味只是为防漏气而人工添加的臭剂。

2003年12月23日晚，中国重庆中石油川东北气矿突然发生"井喷"事故，富含硫化氢的气体喷射30米高，失控的有毒气体随空气迅速传播，导致在短时间内发生大面积灾害，距离气井较近的开县4个乡镇数万人受灾。

硫化氢对钻井用具（钻杆、套管等）及井口装置的钢材有强烈腐蚀作用，主要有电化学腐蚀、硫化物应力腐蚀、氢脆等；在采气、输气管线中，硫化氢腐蚀物与硫黄沉淀易造成管网堵塞和气层损害。因此，人们将天然气中的硫化氢称之为"气中毒枭"。

1. 石化企业预防硫化氢毒害的经验

人类开采含硫天然气有几百年的历史。石化企业预防硫化氢的毒害有成套的招法。①钻井时，井场要选在地势高、空气易流通处。因硫化氢比空气重（相对密度为1.18），常在低凹处、避风处滞留。泥浆池要在下风处、钻具在上风处、放喷管线在下风处无人居住区。②井场上要有泥浆——气体分离器、高压硫化氢的阻流器及应急装置（过氧化氢、碱性碳酸铜以除掉泥浆中的硫化氢）和MSA型防硫化氢面具。钻具及井口装置要选用防硫的钢材。③钻井时泥浆要足以防硫化氢侵入井眼，保持泥浆pH大于9，泥浆循环系统要适时监测并用碱处理。④采气井用抗硫的井口装置。在气田内部集气管网采用注防腐剂、涂防腐层、控制温度和流速、添加缓蚀剂等综合防腐措施，确保原始含硫天然气进入脱硫厂，经脱硫、脱水后净化的天然气才进入输气管网供用户使用。

2. 生物灭绝和鱼类集体自杀与硫化氢有关

科学家最新研究认为，2.5亿年前生物

大灭绝主因并非流星而是硫化氢（详见6.1节远古的毒性灾害）。研究人员推测，当时海底巨大的火山喷发释放出了二氧化碳和甲烷，导致了快速的全球变暖。同时，较热的海水也失去了含氧的能力，导致海底厌氧细菌不断制造硫化氢，引发物种死亡。

非洲南部的纳米比亚，海域面积约为20万千米^2，是世界上4个最重要的幼鱼产地之一，这里曾发生过鱼类的集体自杀事件。每隔几年的夏季，游人们会看到一种奇特的自然景观，那就是上百万条海鱼争先恐后地跳上岸边，堆出高达半米、长达几千米的鱼墙。这种悲剧性的鱼类集体自杀现象一度困惑着鱼类学家。因为非洲的工业不发达，海域的污染相对较小，这些鱼类不应该是因污染而自杀。近来，科学家揭开了这个谜底，原因是纳米比亚海域充满了致命的毒气——硫化氢，这些鱼类受不了毒气的熏染而跳出水面自杀了。

科学家观察到纳米比亚的海水中分布着大大小小的毒气团，一团毒气有几十米厚，是由浮游在水中的产硫细菌组成的，硫化氢就是这类产硫细菌的代谢产物。当硫化氢溶解在水中，毒气分布的海域大约有150千米长，几十千米宽。为了躲避毒气，海中的鱼类，宁愿上岸自尽，也不愿意在毒气中身亡。在远洋海域，成年鱼类往往还有机会逃之夭夭，但是它们所产的卵和那些小鱼难于幸免。

另外，有一种硫化细菌，是以海底沉积层中有机物腐烂时生成的硫化氢为养料的，它们在纳米比亚海域的海底，构成一片片几厘米厚的垫子。这些海底硫化细菌非常大，以至于人们用肉眼就可以辨别出来。这些硫化细菌垫子的作用如同一个硫化氢转换器的开关，为了降解产硫细菌产生的硫化氢，它们需要硝酸盐。假如硫化细菌垫子周围的海水中不再含有硝酸盐，

它们就会让那些有毒性的硫化氢气体穿过。随后，这些硫化氢就会聚集在垫子的上方，构成几米厚的气层。一旦这些大型硫化细菌的气化作用发生故障，就会有整块整块的沉积层剥裂，浮向海水表面。大约每隔50年，在纳米比亚海域，人们就可以观察到这些类似于浮冰一样的东西在海上漂游。这些漂浮的沉积层会携带着一团硫化氢毒气前进，所到之处会杀死它周围的所有海洋动物，因此它们被研究人员称作"魔鬼浮块"。

2.5.9　氡：气体放射性元素

氡（Rn222）是人类所接触到的唯一气体放射性元素，无色、无味。1900年，德国人多恩（Dorn）在铀制品中发现了氡。氡主要来源于富含铀、钍的花岗岩、辉绿岩、片麻岩、黑色页岩等岩石及其风化形成的黏土和某些地下水。室内氡的来源主要有以下4个。①从房基土壤中析出的氡。在地层深处含有铀、镭、钍的土壤、岩石中人们可以发现高浓度的氡。这些氡可以通过地层断裂带，进入土壤和大气层。建筑物建在上面，氡就会沿着地裂缝扩散到室内。②从花岗岩等具有放射性的建筑材料中析出的氡。1982年联合国原子辐射效应科学委员会的报告中指出，建筑材料是室内氡的最主要来源，如花岗岩、砖沙、水泥及石膏之类，特别是含有放射性元素的天然石材，很容易释放出氡。③从户外空气中进入室内的氡。④从供水及用于取暖和厨房设备的天然气中释放出的氡。据检测，美国几乎有1/15的家庭氡含量较高（图2-5-9）。

1. 氡的危害

氡是19种致癌物质之一。如果长期呼吸高浓度氡气，将会造成上呼吸道和肺伤害，甚至引发肺癌、白血病等病变。早在

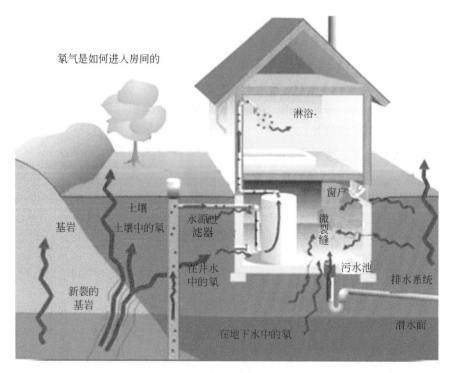

氡气是如何进入房间的

淋浴

基岩
土壤
土壤中的氡
水源过滤器
在井水中的氡
新裂的基岩
窗户
微裂缝
污水池
排水系统
在地下水中的氡
潜水面

图2-5-9　氡的主要来源

15世纪，德国西北部萨克森（Saxony）的西内堡（Schneeberg）矿，发现矿工患了一种被称为矿山病的肺病，死亡率高达52%～57%。后来称之为西内堡肺病。当时并不知道罹病致死的原因是由于矿床所含的铀矿漏出铀的子产物氡而引起，一直到1879年，赫丁（Herting）和海塞（Hesse）对死亡矿工进行首次解剖，才注意到肺部患有恶性癌。1911年阿恩斯坦（Arnstein）证实其为肺癌。其原因是矿工受到矿中铀的放射性子产物镭（Ra226）、氡（Rn222）和钋（Po218）等的辐射所致。1924年第利（Thiele）等研究143名"西内堡肺病"的病例，发现8名肺癌病例，17名肺尘埃沉着病。但矿区附近的296名非矿工，未患此类病症。据培勒（Peller）1929～1938年的报告，契审斯达矿区的400名矿工和100名雇员中，有89名死亡。在对其中60名尸体进行解剖后，发现47名患有癌症。此矿区的肺癌死亡率，较其他正常地区高出30倍。随后，众多的矿工流行病学调查毫无疑问地证明：在高浓度氡环境中，氡子体的α辐射导致肺癌发生率增高。1987年，世界卫生组织把氡列为致癌物质之一，确定了氡与导致肺癌的关系。

据美国国家安全委员会估计，美国每年因为氡而死亡的人数高达3万人。20世纪80年代，美国卫生部宣布，氡是肺癌的第二大诱因。中国也存在严重的氡污染问题。据调查，室内氡浓度远高于室外，有的室内氡含量最高的达到国家标准的6倍。据不完全统计，中国每年因氡致肺癌为5万例以上。中国疾病预防控制中心辐射防护与核安全医学所首次提出室内氡污染所造成的肺癌危险度指数为：0.19，即当室内空气中氡浓度每增加100贝克/米³时，在这种环境里居住的人患肺癌的几率就会增加19%。

2. 氡浓度控制标准

目前，世界上已有20多个国家和地区制定了室内氡浓度控制标准。瑞典是一个室内氡浓度较高的国家，1979年瑞典就成立了国家氡委员会，对所有建筑进行了监测并对每所房屋建立了氡的档案。1987年氡被国际癌症研究机构列入室内重要致癌物质。1990年美国开始举办国家氡行动周，让更多的人了解氡的危害，使更多的家庭接受氡的测试，对发现高氡建筑物采取防护措施。1996年，中国技术监督局和卫生部颁布了《住房内氡浓度控制标准》，规定新建的建筑物中每米^{3}空气中氡浓度的上限值为100贝克，已使用的旧建筑物中每米^{3}空气中氡的浓度为200贝克。随后又颁布了《地下建筑氡及其子体控制标准》和《地热水应用中的放射性防护标准》，提出了严格的控制标准。

空气和水中氡浓度的控制标准，多数国家采用室内空气氡浓度200~400贝克/米^{3}为行动或参考水准，超过这个水准就应采取缓解措施以降低室内的氡浓度。少数国家选用了较高或较低的行动水准。

2004年的《世卫组织饮用水质量准则》和欧洲委员会建议，如果公共饮用水供应中的氡超过100贝克/米^3，就应实施控制措施。美国为私人用水供应建议，150贝克/米^{3}为氡的最高污染水平。欧洲委员会针对公共或商业用水供应建议，如果氡水平超过1000贝克/米^3，就应采取补救行动。

3. 降低室内氡含量的措施

为了保证人民身体健康与安全，各国对室内氡的危害已经引起重视。降低室内氡含量的方法是：①在建房前进行地基选择时，有条件的可先请有关部门做氡的测试，然后采取降氡措施；②家居装修慎用花岗岩及能够产生氡气的放射性建材，提倡用大理石或人造花岗岩；③在写字楼和家庭室内装饰中，要注意填平、密封地板和墙上的所有裂缝，地下室和一楼以及室内氡含量比较高的房间更要注意，这种做法可以有效减少氡的析出；④做好室内的通风换气，这是降低室内氡浓度的有效方法；⑤尽量减少或禁止在室内吸烟，有儿童和老人的房间更要注意。

第3章 成瘾之毒

药物在为人类解除病痛的同时，又使人对药物产生依赖性。20世纪60年代，人们所说的成瘾性一般单指身体依赖性，而将心理依赖性称之为习惯性。1964年，世界卫生组织专家委员会用"药物依赖性"[1]这一术语取代了"成瘾性"和"习惯性"，并于1969年对药物依赖性的含义进行了新的描述：药物依赖性是由药物与机体相互作用造成的一种精神状态，有时也包括具体状态，表现出一种强迫性地要连续或定期用该药的行为和其他反应，目的是要感受它的精神效应，有时也是为了避免停药引起的不适，可以发生或不发生耐受。用药者可以对一种以上药物产生依赖性。总之，不是为了医疗需要，而是由本人主动连续地或周期性地使用药物，造成轻重不等的慢性或周期性的中毒状态，称为药物依赖性。

世界卫生组织将药物依赖性分为两类，一类是精神依赖性（又称心理依赖性）：凡能引起令人愉快意识状态的任何药物即可引起精神依赖性，精神依赖者为得到欣快感而不得不定期或连续使用某些药物。另一类是身体依赖性（也称生理依赖性）：用药者反复地应用某种药物造成一种适应状态，一旦停药，就会产生戒断症状[2]，使人非常痛苦，甚至危及生命。

成瘾毒物（substance abuse）使人产生依赖性。所谓依赖性，即是由于常用药物来获取快感，继而产生续服的渴望意念，之后用药量逐次增加，最后陷入无药即无生趣的无法自拔的境地。成瘾毒物分为四类：①阿片类及大麻；②酒精和镇静催眠药物；③苯丙胺、可卡因；④致幻剂、尼古丁（烟草）等。吸毒瘾、烟瘾、酒瘾和药瘾，同属一类社会病。镇静催眠药物上瘾者中多数属于中、上社会阶层，他们受过较高的教育，生活条件较好，也有一定的社会地位，染上瘾又不愿声张，他们实际上和染上毒瘾或酒瘾者相差无几，离开服药就难以正常生活。在斯德哥尔摩市的居民中，至少有20%的成年人床头柜里都备有安眠镇静药物，完全依赖服用镇静药物过日子的人估计超过3万人，其中2/3是妇女，人们称这类人为药瘾者。据药店统计，1983年瑞典全国镇静药物销售量平均每千人65日剂量，平均每100位女人则年开53次药方。据瑞典医学界统计，在2000名被送往医院抢救的药瘾者中，死亡率竟高达50%。据联合国1998年统计，全球超过1.9亿人非法使用毒品[3]，其中1300万人使用可卡因。使用各种致幻剂的人数高达

---

1 药物依赖性（drug dependence）又称药物成瘾性或药瘾（drug addiction）。依赖性一词是世界卫生组织于1957年定义的。在此之前称之为嗜癖性或耽溺性。

2 戒断症状轻，轻者全身不适，重者出现心血管衰竭、癫痫样发作、虚脱等，可危及生命。

3 外国没有毒品这个词，在英文中毒品和药品是同一个词，即drug。中国的毒品概念，在国外就是违法滥用的药品。

1.4亿。酒精是今天所有药物滥用中最危险的，酗酒与酒精中毒影响全球数百万的人的健康，每年伤亡数以千计的人与酒后驾车有关。由此可见，成瘾毒物足以成为毒理学、法医学和社会学研究的一大难题。

3.1 毒品滥用

3.1.1 从药品到毒品

毒品在出现之初被人们用于为患者治病，把它们当作药品使用，但由于受当时医学和科学水平的限制，人们对它们的依赖性和危害性不够了解，认识不足，在使用过程中，医生滥开处方，商店无限制地出售，宣传媒体的错误导向，使它们被滥用于治疗疾病和消遣娱乐目的，造成今天毒品滥用和成瘾的社会问题。

1. 鸦片

鸦片（opium，阿片，俗称大烟）是从罂粟科植物鸦片罂粟[1]（图3-1-1）未成熟的蒴果中提取的初级产品。在瑞士发掘的公元前4000年新石器时代屋村遗址中，考古学家发现"鸦片罂粟"的种子和果实的遗迹。到公元前3400年，如今伊拉克两河流域，人们大面积种植罂粟，而且给它以"快乐植物（joy plant）"的美名。

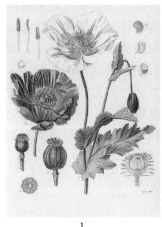 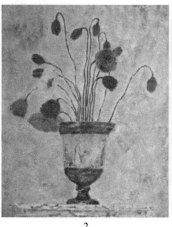 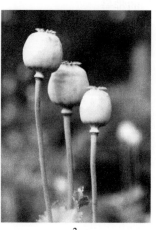

图3-1-1 罂粟

1.罂粟标本；2.花瓶中的罂粟；3.罂粟果实

鸦片问世之初，它的功用限于医学或用来制作饮料（图3-1-2）。在阿拉伯，曾经有一段时期，由于禁酒，人们在酒馆里饮的"酒"就是用罂粟炮制的代饮料。后来，人们就把罂粟视为一种治疗疾病的药品，因而便有意识地进行少量的种植生

---

1 罂粟（*Papaver somniferum*）为一年生或二年生草木，果实为蒴果，未割裂蒴果成熟后乳汁自行凝固于果壳成为阿片的原体。阿片中含有20多种生物碱，包括吗啡、可待因、罂粟碱、那可丁、那碎因等，经人工合成可制成的阿片类毒麻药品有海洛因、杜冷丁、美散痛等。

产。大约公元前2160年，鸦片已经成为兽医和妇科药品。在《圣经》与荷马的《奥德赛》里，鸦片被描述成"忘忧药"。公元前2世纪的古罗马时期的名医盖仑（Galen），记录了鸦片可以治疗头痛、目眩、耳聋、癫痫、中风、弱视、支气管炎、气喘、咳嗽、咯血、腹痛、黄疸、脾硬化、肾结石、泌尿疾病、发烧、浮肿、麻风病、月经不调、忧郁症、抗毒及毒虫叮咬等疾病。17世纪的英国医生、临床医学的奠基人托马斯·悉登汉姆（Thomas Sydenham）歌颂道："我忍不住要大声歌颂伟大的上帝，这个万物的制造者，它给人类的苦恼带来了舒适的鸦片，无论是从它能控制的疾病数量，还是从它能消除疾病的效率来看，没有一种药物有鸦片那样的价值。""没有鸦片，医学将不过是个跛子"。这位医学大师因此也获得"鸦片哲人"的雅号。

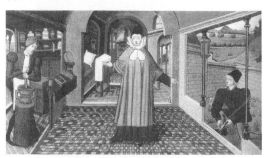

图3-1-2　15世纪的法国绘画

图中间的外科医生正在指导两个助手配药，鸦片在当时是用途相当广泛的药物

在中国，公元前139年张骞出使西域时，鸦片传到了中国。三国名医华佗（公元141~203年）就使用大麻和鸦片作为麻醉剂。唐乾封二年（公元667年），就有鸦片进口的记录，唐代阿拉伯鸦片被称为"阿芙蓉"。当成吉思汗的铁骑踏遍欧亚大陆以后，鸦片也成为社会商品的一个重要种类，是一种入药佳品。烟草传入中国

后，中国吸烟的广泛程度令崇祯皇帝恐慌，并下令禁烟。始料不及的是，烟草被禁却导致了吸食鸦片的泛滥（图3-1-3）。

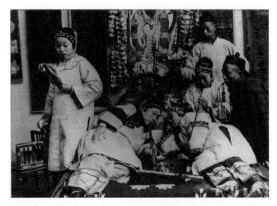

图3-1-3　1932年中国一个吸食鸦片馆（《亚洲周刊》1987年2月8日）

随着人类社会的发展和进步，人们逐步认识到鸦片作为一种商品，既有使用价值也具有经济价值；作为一种药品，它既有医疗使用的价值，又具有一定的麻醉、积蓄毒素乃至造成依赖、病魔的作用。鸦片使用初期有欣快感，精力不集中，会产生梦幻现象。长期使用出现面色蜡黄、神情呆滞、骨瘦如柴，甚至丧失劳动能力。过量使用造成急性中毒，症状包括昏迷、低血压、针尖样瞳孔等，最后导致呼吸抑制而死亡。

2. 古柯碱

1855~1860年，两位德国科学家，菲烈德克·贾德克（Friedrich Gaedake）和阿尔伯特·尼曼（Albert Niemann），提炼出单独的植物碱，尼曼将其命名为古柯碱。于是，这种白色粉末状的古柯碱很快出现在成药和饮料之中。1886年以提神剂方式出现在可口可乐饮料中直到1930年。在当时的欧洲及美国古柯扮演着药品与提神剂双重角色。

当古柯碱越来越广为流行之时，它所带

来的问题也越来越为大众所关注。许多人将犯罪率升高、社会失序归咎于它，并将其喻为自酒精、鸦片风潮之后的第三次大谴责。1901年，英国下议院曾热烈讨论几个古柯碱致死的例子，但不了了之。1914年，美国政府率先将古柯碱列为禁药。1916年英国起诉贩卖古柯碱的案例，被起诉的对象是一名妓女，罪名为战时贩卖麻醉药物给军队。尽管自1916年起古柯碱已成为禁药，得到它的合法方式是经由医师处方，但这并未遏止古柯碱的风行。在第一次世界大战的隆隆炮声衬托之下，古柯碱一枝独秀于英国用药文化中。从工人阶级至上流社会皆可发现同好，特别是伦敦用药者甚多。

犯罪率与古柯碱之间一直存在着若隐若现的关系。当媒体出现因使用古柯碱而导致犯罪行为的报道时，警察开始大力扫荡古柯碱及其使用者。因此，1930~1960年的30年间，古柯碱使用量跌入谷底。1960年之后，古柯碱重回聚光灯下，使用者多为有静脉注射习惯的海洛因用药者，他们喜欢以古柯碱作为大餐前的清粥小菜。20世纪70年代中期，大多数的古柯碱皆为非法制造、输入，尽管如此，使用者仍有增加的趋势。

3. 大麻

大麻原产于亚洲中部，最早于6000多年前在中国有大量种植。大麻最早用于医疗。公元前2700多年前的《黄帝内经》记载了神农氏时代大麻能使人感觉愉快，可"解除罪孽"。2000多年前的药学专著《神农本草经》记载了大麻中毒反应，"麻蕡[1]多食，人见鬼，狂走，久服通神明"。《本草纲目》中也有大麻入药的记载。

公元500年前的印度，大麻被滥用成瘾。19世纪拿破仑远征埃及，在战争中法国军人开始吸食大麻并在战后将吸食大麻的习惯带回法国，随后一些政府官员及曾到近东旅游的人也开始吸食大麻。19世纪30~40年代，大麻在欧洲的吸食已经相当普遍。20世纪60年代，大麻开始被广泛滥用。

4. 吗啡

吗啡（morphine）是1806年由德国药剂师塞特纳（Serturner）从鸦片中分离出的一种生物碱，呈白色结晶粉末。他以希腊神话睡梦之神的名字吗啡（Morphine）命名。吗啡在鸦片中的含量约10%，用于剧烈疼痛和麻醉前给药，但使用后会产生欣快感，常用成瘾。吗啡是一种烈性毒品，成人致死量为0.25克，儿童0.001克即可致死，尸体中的吗啡可长久不变。

5. 可卡因

可卡因（cocaine，苯甲基芽子碱）是1860年德国化学家尼曼（Alert Niemann）从古柯属植物古柯灌木的叶中分离出来的一种生物碱，呈白色晶体状，无臭，味苦而麻（图3-1-4）。其原料为古柯。可卡因是最强的中枢神系统兴奋剂。

1863年，法国药剂师马里亚尼[2]将古柯的萃取物掺入葡萄酒，调制一种饮料称为马里尼酒（Vin Mariani，也称古柯酒，Coca wine），每盎司中含有11%的酒精和6.5毫克的可卡因。当时在法国大受欢迎。无论是音乐作曲家、小说家、发明家都从马里尼酒中获得了创作灵感，几乎全世界的名流们都在尽情享受它所带来的美妙感受，教皇利奥八世，还授予药剂师马里亚尼一

---

1 麻蕡，蕡音fén，指大麻子连壳。
2 安杰洛·马里亚尼（Angelo Mariani，1838~1914年）法国科西嘉岛的企业家、药剂师。

枚金质奖章。

1885年美国佐治亚州的药剂师潘伯顿[1]开发出可口可乐，当时的配方含有可卡因和酒精，让人成瘾，从中大赚其钱。当佐治亚州的亚特兰大和富尔敦县（Fulton County）发出禁酒令，可口可乐停止加入酒精。1902年的测量显示，每盎司可口可乐糖浆中可卡因的含量为1/400克，立即引发争议而被禁止使用，1903年，可口可乐饮料中停止加入可卡因而掺入咖啡因代之。

后来发现可卡因是具有高度精神依赖性的药物，可造成吸食者精神变异和身体各种机能的损害，大剂量使用会造成严重合并症甚至死亡。

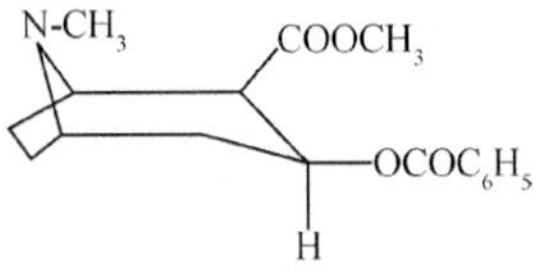

图3-1-4　可卡因的分子结构

6. 海洛因

海洛因（heroin，乙酰基吗啡，俗称白粉、白面）是1874年首次由英国化学家莱特从吗啡中经化学合成而制得。当时，德国科学家认为海洛因在治疗支气管炎、慢性咳嗽、哮喘和肺结核等呼吸系统疾病方面具有极为显著的疗效，受这个不负责任的结论的影响和鼓舞，德国的埃波菲尔德·拜尔化学联合体决定生产二醋吗啡，并以海洛因为其商品名，于1898年用十几种语言在世界范围内掀起了一场全球性的海洛因宣传活动，使全世界在短期内都知道了这种新的止痛药。1906年，美国批准海洛因可在美国广泛使用，并建议用海洛因替代吗啡，

以缓解各种难以忍受的疼痛。由于医师毫无控制地使用和药店无限制地销售海洛因，造成了当时严重的滥用问题。当时由于对其成瘾性缺乏足够的认识，海洛因被用作戒除吗啡毒瘾的药物，后来发现它产生药物依赖性的作用比吗啡更强，常用剂量连续使用两周甚至更短即可成瘾，由此产生严重的药物依赖。面对日趋恶化的海洛因成瘾现象，人们终于认识到，海洛因对个人和社会危害比起医疗价值大得多。于是，1912年在荷兰海牙召开的阿片问题国际会议上，与会代表一致赞成对阿片、吗啡和海洛因的贩运实行管制。随后美国参众两院于1924年一致通过立法，禁止生产、进口和销售海洛因。从此，最初被用作戒除吗啡毒瘾的药物，现在成为世界毒品之王，成为世界各国监控、查禁的最重要的毒品之一。

7. 苯丙胺

苯丙胺（amphetamine，又称苯齐巨林，安非他明、非那明）是1887年人工合成的与麻黄碱（ephedrine）结构相似的新药。苯丙胺开发后的用途是取代麻黄碱用于治疗哮喘病。但在1938年，两个使用苯丙胺的患者发生了严重的偏执性妄想，而且这种妄想在其他患者身上有规律的重复出现，引起了有关专家的关注。第二次世界大战的1939年，苯丙胺被列为军用品走上战场，用于解除士兵疲劳和强化他们的行为。1944年《空军外科通讯》刊登了一篇题为《苯丙胺警报》的报道说："当睡眠的渴望威胁到一个军团的安全时，这种药物是当前可以弄到的各种延迟睡眠的药物中最令人满意的一种。"战后，为了

---

1 约翰·潘伯顿（John Stith Pemberton，1832~1888年）是一位药剂师，出生在亚特兰大，对可口可乐情有独钟。

削减大量库存，这些药物未经处方即被出售，造成过量使用和滥用。第二次世界大战之后，日本于1955年开始对苯丙胺实施严厉控制。美国FDA于1959年禁止在吸入剂中使用苯丙胺。

8. 摇头丸

摇头丸（ecstasy，3，4-甲基苯丙胺，MDMA）是1912年德国制药业巨头默克公司在研制异常失血的凝血药物时获得的一种中间产物，1914年获得专利。由于第一次世界大战的影响，摇头丸的奇妙作用没有获得广泛关注。摇头丸再次进入人们视线是在20世纪五六十年代，地点则从欧洲转到了美国，摇头丸在舞厅开始流行起来并有滥用现象（图3-1-5）。之后，一些年轻人利用摇头丸的药用功能促成了脱衣舞文化，使得摇头丸成为四大违禁药品之一，仅在美国每年就有约50人因其死亡。1977年，英国便宣布摇头丸为非法药物。1984年，英国21岁的青年伊恩·拉库姆一次吞服18粒摇头丸而死亡。1985年美国民主党参议员提议美国禁毒署取缔摇头丸，同年7月，美国禁毒署将其列入管制药品法表Ⅰ管制。1988年，美国禁毒署宣布取缔摇头丸，并声明在全世界范围内予以查禁。

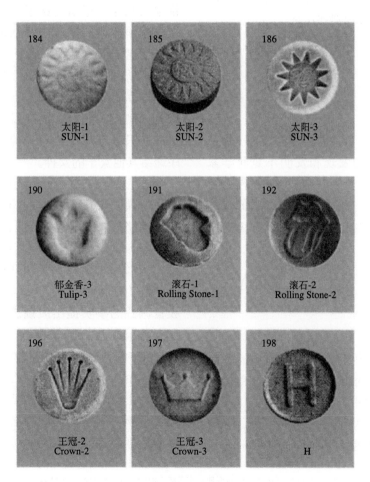

图3-1-5　摇头丸

9.甲基苯丙胺

甲基苯丙胺（methamphetamine，MA，俗称冰毒）由1919年日本化学家首次合成（图3-1-6）。第二次世界大战中，德军在炎热的北非沙漠曾用甲基苯丙胺作为兴奋剂以增加其持久作战的能力。不幸的是，随后的应用发现甲基苯丙胺的中枢神经系统兴奋作用和依赖性比苯丙胺更强，给滥用者带来了更大的危害。20世纪60年代，甲基苯丙胺和苯丙胺的静脉滥用已经成为了美国公共社会的严重问题。到80年代后期，甲基苯丙胺的滥用出现上升趋势，滥用人群主要是部分青年学生、运动员、演员，多为短期用药，以保持精神兴奋、精力充沛、提高效率，但随之出现疲乏及精神抑郁状态。

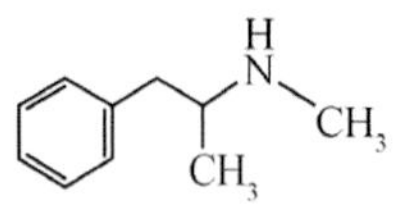

图3-1-6　甲基苯丙胺的分子结构

可见，毒品的发现和发明不是科学家的初衷，而是从发现和发明作为药品开始的，是在应用过程中才发现了它的成瘾性。正是这些成瘾的药品使人吸毒上瘾，形成了毒品依赖。

3.1.2　毒品传播与吸毒蔓延

1.古代鸦片小道

考古发现揭开了鸦片传播历史的全新篇章。在古代近东地区，鸦片的使用始于罗马时代，人们用其来缓解疼痛、焦虑和失眠。后来，澳大利亚考古学家罗伯特·梅里利斯于1962年指出，公元前1600～公元

前1500年在塞浦路斯制作的一种形状奇特的泥罐，似乎是仿照罂粟心皮的形状做成的。这种小罐形状独特，与倒置的罂粟头状花序的形状相似，有些甚至还在罐身上画出平行条纹，是绘画者对鸦片种植者为使白色乳液流出而在罂粟葫果上割开刀口的模仿。古代坛罐的形状和装饰纹样，往往让人一眼就能看出里面盛放得是什么物品。因此，他认为塞浦路斯一度是地中海东部地区偷运鸦片的主要中心。如今，该岛已再度成为世界上运输致幻毒品的主要地区之一。

在与这个国家相距甚远的叙利亚、巴勒斯坦和埃及的无数遗址上，呈塞浦路斯罂粟头状花序形状的罐子也被发掘出来。在古青铜时代的宗教崇拜活动中使用鸦片的证据也来自爱琴海。从公元前2世纪中叶在米诺斯时代[1]的克里特岛上制作的小雕像上，可以看到众女神的头上戴有用罂粟头状花序制作的花冠，而在发现于希腊迈锡尼的一只金环上则绘有一位将罂粟头状花序递给其他女子的女神。

塞浦路斯在古代鸦片行业所起的作用，被另一项发现所证实。1975年，考古专家在塞浦路斯古城基蒂翁出土了一只雕制精美的象牙小烟枪，其制作年代可上溯到公元前1200年前后。烟枪两开口之一带有明显的烧灼痕迹，使人无法对烟斗曾被用来吸食鸦片的事实提出质疑。用来吸食鸦片和大麻麻醉剂的类似烟枪至今仍在使用。

考古证据显示，罂粟种植可能是从欧洲中部传至地中海东部。大约在公元前2500年，瑞士石器时代末期的湖上居民首先种植了罂粟，因为他们的拓居地有成千上万颗罂粟籽。这些籽粒当时可能被用来制作

---

1 米诺斯时代指公元前2300～前1500年（相当中国的夏朝）克里特王国的文化盛极时期，在最后的一二百年中，正是米诺斯王朝。米诺斯称雄爱琴海，威震雅典，成为联系欧、亚、非三洲先进国家的纽带。因此将那一时期所产生的文化称为米诺斯文化。克里特岛是欧洲古文明的发祥地之一。

罂粟籽饼或榨取烹调用油。

2. 全球毒品传播与蔓延趋势

史实表明，毒品滥用问题是在18世纪中后期开始显现为一种社会问题。19世纪的毒品滥用有所发展，但其主要表现形式是对鸦片的滥用，泛滥范围主要在亚洲地区。19世纪中后期，随着鸦片衍生物吗啡、海洛因及古柯碱、可卡因的问世，毒品问题趋于复杂化，流行范围日益扩大。

20世纪全球毒品滥用成灾。20世纪上半叶，亚洲的毒品问题仍以鸦片、海洛因为主。中国的吸毒者约有1500万人，除国内鸦片每年产量2.2万吨外，中国成为海洛因的消费国。20世纪60~80年代，世界范围的毒品问题愈演愈烈，各种毒品的非法生产、加工、贩卖成为全球性灾难。特别是南亚和中东地区的印度、孟加拉国、尼泊尔、黎巴嫩、土耳其等国，它们不仅产毒、吸毒，而且因与"金新月"为邻，成为毒品走私的通道和中转站。20世纪80年代中期，美国爆发可卡因滥用问题，经过多方努力，严峻形势得到控制，但滥用可卡因仍然是美洲和欧洲的严重毒品问题。仅从可卡因滥用人数的地区分布看，美洲的滥用人数居首位（909万人，占全球滥用总人数的64.5%），其中将近70%在北美洲，约30%在南美洲；欧洲为第二位（372万人，占滥用总人数的26.4%），其中绝大多数（92.2%）在西欧，东欧只占少数（7.8%）。

进入21世纪，全球毒品滥用已经达到十分严重的程度。联合国禁毒和犯罪预防署曾向各国发出调查问卷表，要求各国政府对本国药物滥用状况作出总的评估，统计结果显示，2001年报告本国滥用状况增加的国家数占48%（明显增加11个，有所增加37%），滥用状况减少的国家数占15%（明显减少5%，有所减少10%），滥用状况持平的国家数占37%。特别是滥用阿片类毒品已在全世界泛滥成灾。全球滥用阿片类毒品的估计人数及在五大洲的分布，其中亚洲的滥用人数最多（746万人，占全球滥用总人数的49.9%），欧洲占第二位（456万人，占总人数的30.5%）。被滥用的阿片类毒品中，将近2/3（占65.2%）为海洛因。全球海洛因滥用总人数的974万人中，亚洲359万人（占36.9%），欧洲323万人（占33.2%）。据2003年年度报告，大麻的全球滥用人数达到1.628亿人，占全球15岁以上人口的39%；兴奋剂（包括"摇头丸"在内）成为滥用人数剧增的毒品，达到4200万人，占全球15岁以上人口的1%。

今日世界，毒品泛滥遍布于地球上每一个地区，成为文明世界极为流行并难以治愈的"社会瘟疫"和"顽症"。

3. 20世纪主要国家毒品传播与蔓延

1）美国

20世纪初，美国吸毒人数有所增加。据估计第一次世界大战爆发的第二年，美国9000万人中吸毒成瘾者达20万~27.5万人[1]。20世纪60年代，受越战影响吸毒人数开始剧增，到80年代已成了全世界毒品泛滥最严重的国家。全美高中生中1/4的人吸过大麻，1/20的人吸过可卡因。大学生中3/10的人吸过大麻，1/4的人吸过可卡因。在某些执行"大麻法"的州里，学校里几乎每天都有人因吸大麻而被拘留。全美3个25岁左右的青年人中，就有一个染上吸毒

1 威廉·沃克Ⅲ. 美洲的毒品控制. 阿尔伯克基：新墨西哥大学出版社，1981.

的恶习，他们中有1/5的人从十多岁起就开始吸食大麻，成年以后也很少戒掉。在美国相当多的地区，吸毒已成为公开的或半公开的活动了。1985年，美国各兵种中有16 500名官兵因严重吸毒而被勒令退役，55 900名官兵因轻微吸毒而被送进军营康复中心，接受强制戒毒治疗。全世界生产的各种毒品中，近2/3被销往美国。自1978年以来，美国每年的毒品交易额平均增长100亿美元，总交易额已达2000亿美元以上。仅1986年，进入美国的可卡因15万千克，大麻6.5万千克，海洛因1.2万千克。

2）英国

20世纪50年代，毒品仅在首都伦敦索豪区等少数地区流行。每当海关缉获大量毒品时，总被认为是假道英国转运美国或西欧的。50年代中期，英国注册在案的吸毒人数仅为300人。但到了60年代末，英国的注册吸毒人数跃至3000人。70年代后期以来，英国的毒品流行区域逐渐扩大。威尔士、苏格兰和爱尔兰等地区的吸毒人数成倍增加，伦敦、利物浦、伯明翰、格拉斯哥、爱丁堡等大中城市毒品像瘟疫一样流行开来。到80年代吸毒人数增加到5万人。英国报界惊呼："吸毒的风气已经遍及英国所有的社会阶层、阶级，就像在美国的情况一样！"毒品，曾经为大英帝国换回了整船的中国丝绸、茶叶和金银，如今换来的是抢劫、凶杀、卖淫、偷盗等一系列日益严重的社会问题。

3）德国

第二次世界大战以前，德国使用非法毒品的人仅限于某些艺术家和知识分子的地下集团，人数很少。战后盟国占领期间，先从美军兵营里散播出毒品，而后主要在联邦德国流传，在1969年以前还没有任何关于吸毒者的统计数据。1976年，联邦德国警方缉获的可卡因还不到6克。但

到20世纪70年代末，哥伦比亚麦德林集团的卡洛斯·勒德尔率领他的哥伦比亚康采恩开始将雪白的上等可卡因奉献给联邦德国人。由此开始到1980年，联邦德国已有10万人吸食大麻，8万人使用海洛因。1979年西柏林吸毒死亡人数达623人。80年代中期，警方的调查发现，联邦德国的公民中有近400万人曾使用过毒品，青少年在吸毒者中占35%，而且所有吸毒人员的平均年龄只有20岁。几乎每一天都有青少年因吸毒，特别是吸食海洛因而自杀身亡。西柏林成为全球吸毒死亡人数比率最高的城市，而法兰克福则取代荷兰的阿姆斯特丹成为欧洲最大的海洛因市场。

4）瑞士

瑞士苏黎世的普莱茨斯必茨公园如今又被人们称为"针筒公园"。从1985年起，这里成为全世界少见的毒品公开交易市场，毒液从针筒中流向瑞士人。瘾君子的聚集给公园留下了斑斑血迹和遍地皆是的废弃针筒。暴力事件、偷盗、抢劫、强奸等恶性案件频繁发生，令人触目惊心。

5）法国

在1985年境内被查获的各种麻醉剂和毒品仅21千克，而1986年达到13吨。这种增长趋势在80年代后期更加猛烈。法国内政部公布，每年约有250人左右（主要是青少年）死于吸毒过量。

6）中国

中华人民共和国成立以后，曾在短时间内就消除了烟毒的危害。改革开放以来，中国已由毒品过境国转变为毒品过境与消费并存的毒品受害国。1998年全国登记在册吸毒人员59.6万人，累计涉毒县已达2033个，占全国县（市、区）总数的71%，其中吸毒人员在千人以上的县有171个，吸毒人员在百人至千人的县有742个。毒品给社会造成的危害越来越大。

7）印度

印度是世界大麻和鸦片的主要产地之一。新德里、孟买、加尔各答和马德拉斯四大城市就有60万海洛因瘾客。

8）日本

20世纪60年代中期，曾是日本人迷恋海洛因的高峰期，在落入平缓之后很快又在80年代大幅度回升。警方统计，日本每年有30万人想靠吸毒来减肥。

9）澳大利亚和新西兰

1978年，有45万～50万人每周吸食玛丽华娜（大麻制成）一次，15～25岁的青少年中有1/3～1/2曾经吸食玛丽华娜，其中1/4是经常吸毒者。而在新西兰一所全日制学校调查发现，学生中有60%的人吸食玛丽华娜。全澳1400余万人口中，有近500万人使用变相毒品——精神剂。1978～1982年，全澳吸食海洛因的人口从7万人跃至20万人，同期因吸毒而死亡的人数也有所增加。

10）其他国家

拉丁美洲国家是世界上毒品生产和贩运的主要地区之一。在生产和贩卖毒品不断增加的同时，拉美国家的吸毒者也不断增加。仅秘鲁就有80余万吸毒者，其中主要是青少年。哥伦比亚的吸毒者中，40%是12~20岁的学生。妇女吸毒人数也不断增多。此外，有些国家毒品蔓延惊人，如巴基斯坦有45万人注射海洛因。仅有160万人口的尼泊尔，大约有1.5万人离不开海洛因。伊朗的《伊斯兰共和国报》披露，伊朗吸毒成瘾者有200万人。马来西亚约有9.3万人靠海洛因为生。韩国在20世纪80年代后期吸毒人数也达到13万人。

3.1.3 毒品滥用的后果

1. 非法毒品

毒品和毒物是两个概念，它们的区别在于：毒品能使人形成瘾癖，而毒物（如农药、砒霜、氰化钾等）只能使人中毒致死，却不能使人成瘾。

毒品概念具有医学与法律双重属性。广义的毒品概念，是指所有的能使人成瘾的物质，这些物质既包括刑法中所规定的毒品，也包括具有医疗用途、尚未受到严格管制的麻醉药品和精神药品，如酒精、麻黄素等；还包括一般嗜好品，如香烟、烈性酒等。我们通常所说的毒品指的狭义概念。狭义的毒品概念，是指《中华人民共和国刑法》第357条的规定：毒品是指鸦片、海洛因、甲基苯丙胺（冰毒）、吗啡、大麻、可卡因，以及国家规定管制的其他能够使人形成瘾癖的麻醉药品和精神药品。

世界卫生组织把毒品分成八大类，即阿片类、可卡因类、大麻类、中枢神经兴奋药、酒及镇静催眠药、致幻剂、挥发性有机溶剂、烟草。

各国法律所管制的毒品分为非法毒品与合法毒品。对非法毒品（如鸦片、海洛因、甲基苯丙胺、吗啡、大麻、可卡因等）法律严令禁止生产、销售、贩卖和吸毒。对合法毒品（如烟草、酒精、咖啡因）实行专卖或实行严格的限量供应。

2. 毒品滥用的严重后果

毒品滥用损害吸毒者本人的健康。医学研究表明，毒品成瘾是一种脑病。吸毒者对毒品产生无法控制的强烈渴求并处在一种内在的强制状态，迫使自己不断地去寻觅和不断使用毒品，陷入一种"吸毒→上冲感→飘感→破灭感→渴求感→再度寻觅和滥用毒品"的恶性循环而不能自拔，构成了滥用毒品行为，进而导致道德沦落，甚至走上犯罪道路。除了毒品精神依赖性的危害之外，毒品的身体依赖性也对健康产生损害。以海洛因为例，其急性戒断症状表现流泪，流鼻涕，大汗淋漓，流涎，汗毛竖立，恶心，呕吐，腹痛，腹泻，嗜睡，血压上升，脉搏增加，性兴奋；在精神方面表现容易激动，焦虑，不安，惊恐，失眠，手颤抖，呼吸加快，强烈渴求用药，肌肉、骨、关节、背部等发生广泛性疼痛。反复发作的戒断症状必将摧残吸毒者的身心健康。

毒品滥用给社会造成巨大的经济损失。吸毒需大量金钱，中间商每年7000亿～10 000亿美元的收入都是吸毒者支付的。对中低收入者来说，在无力支付毒品开支的情况下很可能通过犯罪以维持一定的吸毒量。大多数青年、壮年滥用毒品者会部分或完全丧失劳动能力，导致社会的生产力降低，直接损害国民经济。中毒程度较深的"瘾君子"无法承担重要工作，甚至完全无法工作。吸毒者不仅自己丧失劳动能力，还往往累及家庭和社会，其经济损失无法估计。面对吸毒蔓延，国家不得不耗费大量人力、财力、物力来应付非法种毒、制毒、贩毒和吸毒等社会问题。据1992～2000年统计，毒品问题给美国带来的经济损失平均每年1305.2亿美元，其中生产力降低899.5亿美元，占68.9%；卫生开支121.9亿美元，占9.3%；治安开支283.8亿美元，占21.7%。美国为了应对毒品问题每年需开支千亿美元。

毒品滥用带来严重的公共卫生问题。注射毒品的滥用方式带来艾滋病（HIV/AIDS）、乙型和丙型肝炎、心内膜炎、结核病及性病的传播，成为严重的公共卫生问题。根据联合国艾滋病规划署2002年7月公布的数字，全世界艾滋病患者已达6万人，其中10%是因注射毒品而感染了艾滋病。

毒品滥用带来严重的社会治安问题。毒品滥用诱发违法犯罪，使社会犯罪率上升，社会治安恶化，官场腐败，社会原有的正常结构和秩序遭到严重破坏。20世纪80年代期间，哥伦比亚公职人员被毒品恐怖分子杀害的总统候选人3名，司法部长1名，首席检察官1名，法官156名，政治家108名，警察1536名，麻醉品官员3491名，记者19名。滥用毒品还会引发攻击性与暴力行为带来刑事犯罪，精神错乱，类偏执狂妄想，幻觉，定向力障碍，性欲亢进（强暴妇女），自杀倾向（因断药后忧郁）及体能调节失控带来各种意外，对社会的危害极大。

总之，毒品的危害是毁灭自己、祸及家庭、危害社会。

3.2 吸烟习俗的传播

3.2.1 吸烟习俗的起源与传播

1. 烟草的起源

烟草是茄科烟草属一年生草本植物，大约有60多种。其中被栽培利用作为制造卷烟和烟丝原料的仅有2个种，即红花烟草（普通烟草 *N. tabacum*）（图3-2-1）和黄花烟草（*N. rustica*）。

烟草起源于美洲、大洋洲和南太平

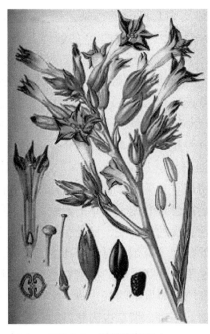

图3-2-1 红花烟草标本

洋的一些岛屿。最早栽培并吸食的是美洲的印第安人。在墨西哥恰帕斯州的倍伦克（Palenqu），自公元432年修建的玛雅文化的古典神庙中的一块浮雕上，可以看到古代玛雅人举行祭祀典礼时人们头上裹着烟叶，以管吹烟和吸烟，而且有喷出烟雾的情景，祈望得到丰收和美满生活（图3-2-2）。公元前5世纪的历史遗存提供了人类最早使用烟草的证据，更表明了烟草与文化活动的联系（图3-2-2）。考古学家还在美国亚利桑那州北部的帕布罗城发现公元650年前后印第安人居住过的洞穴遗址，洞中遗留有烟草和烟斗中吸剩的烟灰。在墨西哥玛德雷山上海拔1200米处的一个山洞中，发现一个塞有烟草的空心草管，经放射性核素测定，确定为公元700年前后的遗物。

然而，美国学者对烟草起源于美洲提出不同观点。1662年，美国人海曼（Roberrtk HelMann）著《烟草与美洲人》一书中，全面论述了烟草原产于中南美洲的观点。并记述在公元5世纪的墨西哥、智利等国出土文物中，吸烟的工具多种多样，有的烟斗上刻有美丽的花纹，有的则刻有人的身体形状。美国语言学家魏纳尔在《美洲与美洲的发现》一书中指出，烟草与很多其他食用植物一样，是由非洲黑人在很久以前从非洲横渡大西洋带到美洲去的。非洲吸烟与使用烟斗的历史要比哥伦布到达美洲早千年之久。这种说法由于主要是从语言学来加以证实的，因而缺乏可靠的考古材料支持。另一位美国学者沃尔费在《香料烟》中指出，最早吸烟的应是东亚大陆的中国人和蒙古人[1]。

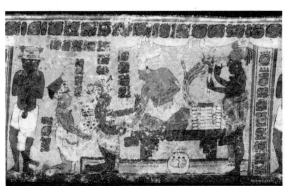

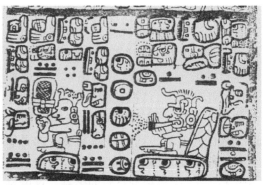

图3-2-2 墨西哥玛雅人祭祀吸烟（右为局部）

---

1 虽然普遍认为烟草原产美洲、墨西哥和西印度群岛，但关于烟草的起源仍然存有争论，如古埃及起源说、蒙古族起源说、中国滇南起源说等。2008年中国湖北省郧县东汉墓出土的实物中发现一个精致铜烟斗。这根铜烟斗的发现，对中国烟草传入的说法提出质疑。如果进一步被现代科技手段所证实，则表明中国人在1900多年前，比欧洲许多国家的人更早开始吸烟。

2. 烟草与吸烟习俗的传播

1492年哥伦布发现新大陆时，两名船员于10月12日第一次见到当地土著人点燃干烟并吸其冒出的烟。10月25日哥伦布接受了印第安人赠送的礼物，其中就有烟草。哥伦布到达西印度群岛海滨时，看到当地印第安人将干燥的烟叶，卷成筒状点燃吸食，冒出烟雾并散发出一股刺激性味道；也看到有人将烟叶碾碎做成鼻烟、嚼烟或类似现在的烟斗吸用。哥伦布记载说：村子里，"每人手里拿着一根烧着的木棒和草叶子，吸取他们喜欢的青烟。……据说这样他们便不觉得疲劳了。"当时有的欧洲人轻蔑地称之为"邪恶的习惯"。但由于吸烟有兴奋作用，跟随哥伦布的西班牙人很快受到影响，因此西班牙人和葡萄牙人将这种新的消遣方式带回了欧洲。由此可见烟草和吸烟的习俗是从美洲开始，然后走向欧洲乃至世界，人类吸烟距今大约500多年的历史。

1500年，抽烟已经成为玛雅人宗教仪式上的一个重要部分。在美洲土著的各种仪式中，烟草都占有非常重要的地位。举凡预卜战争、狩猎、和谈和祭祀，都要用到烟草，以求在烟雾缭绕中达到天人合一的境界，这是丝毫马虎不得的。当时在美洲不同地区，烟草的名称是不同的，但植物种类却是同一种，即红花烟草。西印度群岛称"约里"，巴西称"碧冬木"，墨西哥称"叶特尔"，古巴则称"和依瓦"。由于哥伦布及其助手当时所关心的是吸烟这一奇怪的过程，而留下印象最深的是印第安人所说的Tabaco，其实这是指他们手中吸入烟气的V形植物空管的名称。这就是西班牙文中Tabaco的由来。后来英文写作Tobacco竟成了欧洲对烟草的通称。

1518年，西班牙探险家发现阿兹台克人和玛雅人用空芦苇吸烟草（图3-2-3），西班牙人也学着吸起来，第一支卷烟就这样产生了。

1558年，烟草种子首先由水手带到葡萄牙，并种植于里斯本。1559年，烟草种子又传入西班牙。1560年，法国驻葡大使让·尼古特将烟草从葡萄牙带到法国巴黎，并向法国皇后凯瑟琳介绍了烟草的药用功能，称它为"治百病的良药"，深受皇后赏识，皇后便开始闻起了鼻烟，对烟草产生了好感。从此，法国的公卿大臣们都跟着皇后闻鼻烟，这种高雅、时髦的嗜好，曾一度在法国上层社会盛行一时，烟草也因皇后的喜爱而身价百倍，被称为"太后草"、"帝王之草"。那时认为烟草可治疗溃疡和呼吸道疾患，称为"吸药"，并以尼古特的名字称为"尼古丁安那"。后来烟草的拉丁名"Nicotiana"也由此而来。1565年，乔·哈肯斯将烟草种子带入英国种植。到1928年海德堡大学的德国化学家波塞特和莱曼分离出烟草生物碱，为纪念让·尼古特，也把烟草生物碱命名为"尼古丁"[1]。

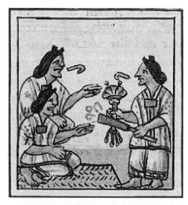

图3-2-3　阿兹台克妇女在宴会前准备鲜花和吸烟管

---

1 让·尼古特（Jean Nicot，1530～1600年）是法国外交官和学者。1560年，当时烟草还不流行，法国驻葡萄牙大使让·尼古特把烟草作为治疗疾病的药物寄回法国。鼻烟治好了法国皇后凯瑟琳的头痛，他成为欧洲皇室俱乐部中的鼻烟代言人，对18世纪鼻烟文化巅峰的到来，功不可没。几百年后，化学家揭示烟草中的尼古丁之后，所谓"能治病的药物"其实是有害物质，尼古特成为第一个把烟草当作药物的大使。

当吸烟在欧洲流行起来之时，欧洲的海员和商人也将烟草和吸烟习俗传入了亚洲。亚洲地区的烟草业主要是英国、葡萄牙、西班牙人的大力推广的结果。菲律宾、印度等是亚洲种植烟草的重要地区。

1573～1620年，即中国明朝万历年间，烟草传入中国[1]，最早译音为"淡巴枯"，明朝末年改用烟草名称。据史学家研究，烟草是通过三条路线传入中国的，一条是从菲律宾最早传入台湾、福建，再传到北方各地；另一条是从南洋传入广东；第三条是从日本经朝鲜传入辽东。到明朝崇祯末年，吸烟盛行。到清朝，此风更盛。从此，迎接客人先敬烟，后敬茶，已成世俗。

1584年，英国人沃尔特·雷利在北美东海岸建立以烟草著称的弗吉尼亚殖民区，1585年，雷利将烟斗带回英国，并迅速传开。青年人以吸烟来显示风度，烟草种植和加工业也应运而生。1530年，葡萄牙人在巴西种植烟草。1612年，英国殖民官员约翰·罗尔弗在美国弗吉尼亚州的詹姆斯镇建立了世界第一个大型烟草植物园，开始做烟草贸易，烟草产品远销各地，成为第一个大面积种植商业烟草的人。1714年，世界上第一座制烟工厂在俄国哈尔科夫建立。

17世纪初，烟草已传入德国、俄国、土耳其、菲律宾、日本等地。烟草也传到了中东，在那里与当地的水烟袋习俗融合在一起，成为社会文化不可缺少的元素。来到这里的异乡客人总会在返乡后向亲朋好友提到那奇妙的穆斯林水烟。

3. 香烟的发明与广告效应

1799年，土耳其发明了最早的香烟（纸烟）。当时守卫亚克城的土耳其军队受到拿破仑炮兵的攻击，士兵们公用的水烟筒被炮弹击毁。嗜烟如命的土耳其人就用点枪炮的火药纸来卷烟叶，这样就发明了香烟。

1843年，法国烟草经营商开始生产西班牙式烟卷，并以法文正式命名为cigarette，英文香烟一词由此而来。1876年，美国人在费城世界博览会上展出了纸包装卷烟。到了1880年，21岁的美国人邦萨克（Bonsack）发明的卷烟机将香烟带入了机器化生产的时代。1881年，一种日生产12万支烟卷的卷烟机获发明专利，至此，烟草生产告别了手卷制作的时代。1887年卷烟机在英国问世，于是卷烟生产飞速发展。

1890年前后，美国人运烟到中国上海销售，第二年运来机器就地生产。因为获利颇丰，西方国家的烟商纷纷效仿发展卷烟行业。由于纸烟（香烟）具有便于吸食、便于运销与便于谋利三大特点，加之西方烟商的商业宣传，千方百计向世界各地大量推销（图3-2-4）。到20世纪20年代，喷烟吐雾，吸食纸烟，渐渐成为风靡世界的时尚。国王、总统、达官贵人在众目睽睽之下，缕缕青烟，袅袅直上，以显示其身价、风度和气派。

1916年，美国烟草公司请一位从不吸烟的著名歌剧演员为"好运来"（Lucky）香烟做广告，广告词说：此烟对嗓子无害。好运来"甜美"的香烟广告对刚刚解放的妇女具有极大的吸引力，造就了众多的女性烟民。广告的神奇功效推动着烟草贸易。在这一时期，仅在伦敦，就有7000多个烟草商人。烟草带来的丰厚利润让欧洲的统治者们心动不已，纷纷加入到如火如荼的世界烟草贸易的队伍中来。

20世纪中叶，香烟在西方社会成为一种文化象征，吸烟达到风靡全球的顶峰。英国3/4的男人吸烟，妇女吸烟者多

---

1 据吴晗考证，烟草传入中国约在明万历后期，大约是17世纪初叶。

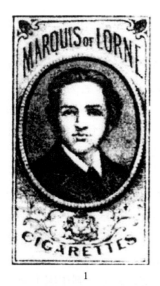
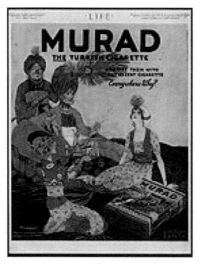
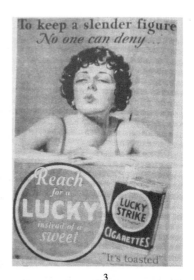
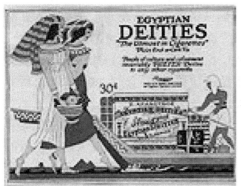
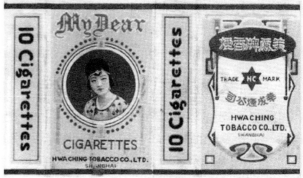

图3-2-4　香烟画片与香烟广告

1. 1879年美国烟厂发行的烟画；2. 1918年土耳其穆拉德（Murad）香烟广告；3. 1925年"好运来"香烟广告；4. 1919年埃及"埃及如神"（Egyptian Deities）香烟广告；5. 1925年中国上海"美丽"牌香烟广告

达900万人，占英国成年妇女的半数，烟雾弥漫英国千家万户，烟害遍及英国城市乡村。

随着烟草的传播，近代人们的吸烟方式呈现多样化，如吸旱烟、吸鼻烟[1]和吸水烟等。因此，吸烟用具也多种多样。鼻烟传入中国后，中国人先是利用传统药瓶盛放鼻烟，后来利用了多种材质和制作工艺来完善鼻烟的盛具，这种盛具，被人们称做"鼻烟壶"。

时至今日，全世界已有数亿吸烟人口。有许多种类、许多品牌，然而较受欢迎的产品还是卷烟（香烟）、雪茄还有烟斗的烟。香烟离不开广告，是广告把香烟和现代生活中的一切元素包括健康、运动、活力和成功等联系在一起。香烟将在21世纪杀死比20世纪更多的人。

关于烟草传播的书籍很多，可参阅《烟

1　17世纪初期，欧洲部分地区，吸烟被视作有损尊严，令人作呕的嗜好，吸烟习惯渐渐由嗅烟取代，因为嗅鼻烟的举动雅致而优美。鼻烟是磨成细末的烟草，有时加入香料和药草，以增加香气和药味。

草史》[1]、《尼古丁女郎——烟草的文化史》[2]和《改变世界的植物》[3]等书籍。

3.2.2 成瘾物质：尼古丁

1.烟草中的生物碱尼古丁

烟草中有害物质虽然很多，但使吸烟者产生成瘾的物质只是尼古丁。1809年，路易·尼占拉·沃克兰[4]以不太纯的形式，作为烟草精（essence de tabac）分离出了导致对烟产生依赖性的作用物质。1828年，德国化学家波塞特（Posselt）和莱曼（Reimann）从烟草中提取出一种生物碱尼古丁（nicotin，也称烟碱），并因此受到巴登州大公路德维希（Ludwig）的嘉奖。1843年，梅尔森斯[5]建立了尼古丁的分子式。1893年，平纳（Adolf Pinner）建立了结构式，其为一个吡啶环，在与氮连接的位置上有一个氮-甲基吡咯烷环（图3-2-5）。烟叶中尼古丁含量为8%，有的高达16%，商业通用的烟草制品的尼古丁含量为1%~3%。

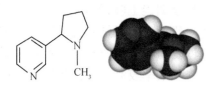

图3-2-5　尼古丁的化学结构

尼古丁是一种难闻、味苦、无色透明的油质液体，挥发性强，在空气中极易氧化成暗灰色，能迅速溶于水及酒精中，通过口鼻支气管黏膜很容易被机体吸收。粘在皮肤表面的尼古丁也可被吸收进入体内。

尼古丁毒性强烈，服2～3滴能致人死亡。它对人的致死量为50～70毫克。1支香烟所含的尼古丁可毒死1只小白鼠，20支香烟中的尼古丁可毒死1头牛。如果将1支雪茄烟或3支香烟的尼古丁注入人的静脉内3～5分钟即可死亡。烟草不但对高等动物有害，对低等动物也有害，因此也是农业杀虫剂的主要成分。所谓"毒蛇不咬烟鬼"的道理是因为毒蛇闻到吸烟所挥发出来的苦臭味，就避而远走。同样道理被动吸烟者对烟臭味也有不适的感觉。

尼古丁极易由口腔、胃肠、呼吸道黏膜吸收。吸入的尼古丁90%在肺部吸收，其中1/4在几秒钟内即进入大脑。尼古丁对人体最显著的作用是对交感神经的影响，可引起呼吸兴奋、血压升高；可使吸烟者自觉喜悦、敏捷、脑力增强、减轻焦虑和抑制食欲。大剂量尼古丁可对植物神经、骨骼肌运动终端胆碱能受体及中枢神经系统产生抑制作用，导致呼吸肌麻痹、意识障碍。长期吸入尼古丁可导致机体活力下降，记忆力减退，工作效率低下，甚至造成多种器官受累的综合病变。

2.尼古丁成瘾环的形成过程

烟草成瘾性与尼古丁有关。尼古丁成瘾环的形成过程，首先是尼古丁在大脑内造成一种化学物质多巴胺的释放增加→多巴胺对脑部的刺激产生吸烟时带来的愉悦和平静感→随着尼古丁浓度下降，多巴胺分泌减少，导致吸烟者渴望补充尼古丁来恢复愉悦和平静感→如果无法适时补充尼古丁，便会导致戒断症状的发生，表现易怒和紧张→迫使吸烟者不得不再次吸烟。而吸烟是为了释放更多的多巴胺，以得

1 乔丹·古德曼（Jordan Goodman）.烟草史（*Tobaccoin History*）.Routledge，1993.
2 伊恩·盖特莱（Iain Gately）.尼古丁女郎——烟草的文化史（*La Diva Nicotina*）.沙淘金，李丹译.上海：上海人民出版社，2004.
3 托比·马斯格雷夫等.改变世界的植物.董晓黎译.北京：希望出版社，2005.
4 路易·尼古拉·沃克兰（Louis Nicolas Vauquelin，1763～1829年），是一位法国药剂师和化学家。
5 路易斯·梅尔森斯（Louis Melsens，1814～1886年），比利时化学家和物理学家。

到愉悦和平静（图3-2-6）。

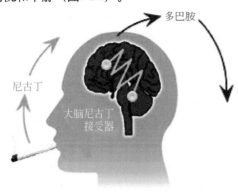

图3-2-6 尼古丁的成瘾环

尼古丁能产生一种嗜毒癖（toxomanie），即烟瘾。在依赖性上，烟瘾与典型的毒瘾相当接近。吸烟者一旦成瘾，每30～40分钟就需要吸一支烟，以维持大脑尼古丁稳定水平，当达不到这一水平时吸烟者就会感到烦躁、不适、恶心、头痛并渴望补充尼古丁，感觉似乎与鸦片毒品无异。因此，要使烟瘾大的人戒烟，大多收效甚微。

此外，一个有趣的现象是，人们往往在紧张或劳累时便不自觉地想吸烟，以期得到休息或放松。但实际上吸烟会使人血压上升，呼吸兴奋，心率加快，这与人休息时的情况恰恰相反，每个吸烟者的主观感觉确实是舒适与放松。其原因是尼古丁刺激了体内肾上腺素的分泌，而肾上腺素能明显增加人体的应激能力，从而使人适应外界刺激的能力提高，导致主观上的轻松感。

3.2.3 烟草依赖与觉醒

1.烟草依赖的形成

烟草依赖又称尼古丁依赖[1]，表现为无

法克制的尼古丁觅求冲动，以及强迫性、连续地使用尼古丁，以体验其带来的欣快感和愉悦感，并避免可能产生的戒断症状[2]。

鉴于烟草依赖不只是一种个人习惯，而是一种明确界定的慢性病。因此，世界卫生组织于1998年将烟草依赖作为一种疾病列入国际疾病分类（ICD-10）（F17.2，属精神神经疾病），并把吸烟定义为一种慢性复发性疾病，将烟民视为慢性患者。确认烟草是目前人类健康的最大威胁。其病因就是尼古丁依赖。

烟草依赖与社会环境、心理因素和遗传因素都有密切的关系，而且互为因果。在社会因素方面，烟草制作成为卷烟以后，成为一种容易获得的消费品。烟税增加财政收入成为烟草滥用的重要原因。生活在父母吸烟家庭的孩子，长大后吸烟率高于不吸烟家庭的子女。同伴影响，社会压力，使缺乏自信和生活能力的青少年容易成为吸烟者，多数吸毒者也是在同伴的影响下，从吸烟走上吸毒道路的。在心理因素方面，研究发现吸烟者外向性格居多，且外向程度与吸烟量成正比。有神经质倾向的个体吸烟率较高。在遗传因素方面，吸烟开始时间、持续过程、烟草依赖、吸烟量及戒烟行为均受遗传因素的影响。

烟草依赖是一种慢性高复发性疾病。只有少数吸烟者第一次戒烟可完全戒掉，而大多数吸烟者均有戒烟后复吸的经历，需要多次尝试才能最终戒烟。

2.烟草危害的发现

经研究测定，一支点燃的香烟烟雾中含

---

1 医学上判断某种物质是否有依赖性，主要依据有两条：一是看人们对这种物质是否有强制性地使用和觅求的特点；二是在停止使用某种物质后，是否不断产生重新使用该物质的强烈欲望及与之相应的行为方式。

2 尼古丁成瘾的吸烟者戒烟后早期会出现烦躁不安、易怒、焦虑、情绪低落、注意力不集中、失眠、心率降低、食欲增加等症状，即为停止吸烟后的戒断症状。

有2000多种有害物质，对人体危害较大的有49种，其中有15～20种是致癌的，尤以3,4-苯并茂更为严重。此外，一氧化碳、氢氨酸、丙烯酸、亚硝胺、砷、钋、铅、铋及微粒状的焦油和尼古丁均为有害物质。

每支烟产生的烟焦油如果在15毫克以下，按一天吸烟20支，其中1/4吸入体内计算，吸烟者每天吸入的烟焦油量为120～200毫克。烟焦油中的有害物质联合作用是人类癌症的一大威胁。

早在1795年，德国的赛玛林格首先发表了吸烟有害健康的论文，他认为吸烟斗的人容易生唇癌。因此，他是第一个报道吸烟致癌的人。1858年，《柳叶刀》杂志首次报道了人们对吸烟影响健康感到担忧。1900年，一些流行病学者根据人类流行性疾病调查研究，发现患肺癌的患者逐年增加。因此，引起对吸烟与健康关系问题的关注。1924年，美国《读者文摘》刊载一篇文章，题目是"烟草损害人体健康吗？"成为第一篇指出烟草有害的文章。1927年，英国医生弗·伊·蒂尔登在医学杂志《柳叶刀》上撰文：他看到或听到的每一个肺癌患者都有吸烟的经历。成为第一位撰文提出吸烟致癌的医生。1932年，发表在《美国癌症杂志》上的一篇文章第一次将肺癌与香烟联系起来。1934年，中国学者吕富华发表了《关于家兔涂布烟草焦油致癌的研究》论文，是世界上首次通过动物实验提出烟草有致癌性的研究报告。1950年英国皇家医学会和1964年美国医政总署正式发表"吸烟与健康"的报告，报告综述了流行病学研究、烟草消费趋势、烟草化学成分及其致癌性、吸烟对试验动物的影响；吸烟对人和动物的病变机理等多方面的资料，明确提出了吸烟对人体健康是有害的，特别是与肺癌和心血管疾病有密切关系。1964年1月11日，美国公共卫生局局长卢瑟·特里（Luther Terry）博士发布了关于香烟和健康之间关系的首份报告指出："吸烟会引起支气管炎、肺气肿及其他一些肺部疾病，同时会增加心脏病突发的危险性。"1986年，美国卫生官员西·埃弗里特·库普提出：生活在烟雾中的不吸烟的人，同样面临严重的健康危险。成为第一位提出被动吸烟有危害的人。

3. 吸烟的危害

1998年11月，世界卫生组织西太平洋区办事处召开了第四次"烟草或健康工作会议"，会议指出，在西太平洋区国家每年因吸烟死亡的人数几乎等于因酗酒、凶杀、自杀、吸毒、溺水、交通事故、工业事故和艾滋病死亡人数的总和。吸烟能损害人体的各种组织器官，引起癌症、高血压、冠心病、脑中风、消化性溃疡、慢性支气管炎、肺气肿等多种疾病。

据2007年12月16日美国癌症协会公布的报告，2007年全球有760万人死于各种癌症。20世纪，烟草共夺去全球1亿人的生命。2000年，全世界共有500万人死于与吸烟有关的疾病，其中30%（约142万人）死于癌症，大部分为肺癌。预计21世纪吸烟将导致10亿人死亡。

据2009年报道，中国现有吸烟人数达到3.5亿，被动吸烟人数高达5.4亿，其中青少年吸烟达1.8亿，每年死于与烟草相关疾病的人数为100万人，超过因艾滋病、结核、交通事故及自杀死亡人数的总和，占全部死亡人数的12%[1]。

世界卫生组织估计，全世界每天有8000人死于与吸烟有关的疾病。牛津大学癌症

---

1 曾晓东.中国的控烟禁烟工作任重道远.中国环境报，2009-5-21.

研究所皮托（Richard Peto）教授指出："经常吸烟的人中1/3将死于这一嗜好，其中1/2只能活到中年。"在发达国家中，吸烟与肺癌死亡人数的85%有关，与支气管炎及肺气肿总死亡人数的75%有关，与心脏病总死亡人数的25%有关。据统计，英国平均每4个吸烟者中有1人死于肺癌，中年死亡者中1/3死于肺癌和吸烟引起的心脏病。据美国科学家研究，吸烟者比不吸烟者平均要缩短寿命20年左右。

4. 人类对烟草危害的觉醒

在知道烟草危害的时刻，人们不解的是：烟草，这个已经伴随我们几百年的奇特植物，难道是致命的慢性毒药吗？

由于科学的进步，对吸烟的危害日趋明确。吸烟不仅对吸烟者有害，其烟雾对其他人也有危害。因此，各国政府对吸烟有所控制。在烟草工业方面也在做了种种改进。例如，选择低焦油的烟草品种，改进制烟工艺，在烟丝中加入中草药以减少焦油含量和某些疾病等。当然这只是部分地减少吸烟对人体的危害，为了人类自身的健康最好是戒烟。

于是，人们对烟草从热爱转向疑虑，从疑虑转向抵制，禁烟运动逐渐地拉开帷幕。1955年，美国联邦商业委员会规定，禁止在香烟广告中使用有关健康词汇。1966年，美国香烟包装上开始印有新标志："当心！吸烟有害健康"。1967年，在纽约举行了首次世界吸烟与健康会议。

1971年1月，美国法律规定，禁止在广播，电视中做香烟广告。1973年，美国航空公司国内航班给乘客提供吸烟舱使不吸烟乘客免受其害。1980年，世界卫生组织提出"要吸烟还是要健康，任君选择"的口号，并把这一年定为"反吸烟年"。

1985年，瑞典的法院决定，同事吸烟可能引起共同办公人员患肺癌从而导致死亡，并把这种现象称为"职业伤害"，受害者的家庭可以索要一定的经济补偿。

1987年，联合国世界卫生组织总会作出一项决议，把1988年4月7日，即联合国世界卫生组织成立40周年纪念日作为第一个"世界无烟日"。从1998年起，"世界无烟日"定在每年国际儿童节的前一天，即5月31日，以便提醒人们注意烟草对儿童的危害。

在美国，20世纪90年代，烟草公司开始面临危害公众健康的诉讼。1997年，美国的烟草巨头们已经与40个州达成了协议，将在未来25年里，赔款数千亿美元。

在欧洲，禁烟风暴从2004年开始掀起。公共场合吸烟也被视为违法，商家们再也不许把香烟售给未成年人了。

香烟的广告从主流媒体中被赶了出去，即使是烟盒上，也必须注明"吸烟有害健康"的标识。

然而，世间万物自有存在的道理。禁烟也好，控烟也好，考验的是人性。明知吸烟有害健康，人们仍然钟爱香烟，这难道不是软弱的人性吗？

3.3 酗酒与酒精中毒

3.3.1 酿酒和饮酒史

酒是人类文明进步的产物，饮酒是生活中一种难得的享受。酒和人类的历史几乎同步，早在史前时期，人们就已经知道使果汁和粮食发酵来酿酒的方法。新石器时

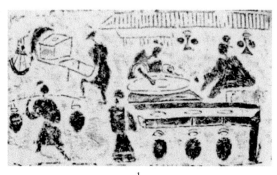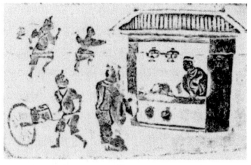

1   2

图3-3-1　中国汉代画像砖

1.酿酒图；2.酒肆图[1]

代已有饮酒，传说埃及农神沃西利斯教人用谷物制酒。希腊神巴加斯教人以葡萄制作葡萄酒。中国大禹时代仪狄制酒献王。

中国酒的最早发明者是仪狄和杜康，并以谷物粮食酿酒一直处于优势地位。传说当年杜康酿出芳香四溢的酒后，城乡人民欢欣鼓舞，奔走相告。由于"殷人酗酒成风"，周朝始颁酒诰，如火如荼的酒势才有所控制（图3-3-1）。

用葡萄来酿酒的技术起源于高加索南部的亚美尼亚地区。在公元前3000年传入美索不达米亚和埃及一带，随着希腊文化的向外传播，葡萄酿酒术逐渐从黑海、爱琴海地区渗透到西班牙一带。罗马帝国的远征和占领则使葡萄酿酒术越过阿尔卑斯山在德国、法国、英国等国落户。15世纪哥伦布发现新大陆后，葡萄酿酒术输入美洲、非洲及澳大利亚等地，从此新旧大陆经济、文化联系不断加深。美国的葡萄酿酒业是随着欧洲殖民者的涌入而发展起来的。美国虽有许多天然的酿酒用植物，西部和南部的印第安人曾用仙人掌、玉米和花果等植物酿酒，但葡萄栽培作为一个部门和行业直到18世纪下半叶才形成。1769年，西班牙人在加利福尼亚州种植经过改良的欧洲葡萄插枝获得成功才使美国

的葡萄酿酒业正式确立。之后随着葡萄栽培术的推广，酿酒厂开始在美国东部和加利福尼亚州等地建立起来。南北战争前夕，制酒业已成为美国最发达的工业部门之一。

在酒精饮料中，啤酒是自古以来最有名气的，在全世界分布最广，适量饮用或许对健康人也是相对最无害的。关于啤酒的最早的文献，就是刻在石头上的《蓝碑记》（*Monument blue*）。这块石碑出自巴比伦苏美尔王国，现收藏在巴黎的罗浮宫。石刻表现的是在给二粒小麦脱皮，来酿造啤酒作祭品献给女神。啤酒在古埃及也很有名，出自公元前2500年左右的石雕，表现的就是揉捏麦芽浆的情景。从埃及的莎草纸文卷中可以得知，女王每天可得到2壶啤酒，公主每天1壶，军官每天2壶。后来通过贸易和战争，啤酒酿造术从埃及经东非埃塞俄比亚传到欧洲。

在中世纪，人们已采用蒸馏方法来酿制比天然生成的产品更加浓烈的酒。中世纪后期，高浓度的烧酒和利口酒[2]开始酿造，并在欧洲酒精饮料的消费中占据首位。今天，除啤酒外，大多数国家高浓度的酒精饮料已经成了头号危害品。由于价格相对较低，所有人群都容易得到，特别是广告

---

1 酒肆，就是酒店，喝酒的地方。

2 利口酒（liqueur）是烈酒或是蒸馏酒的意思，因为在蒸馏过程中浓缩除去部分水分，而相对提高了酒中的酒精含量，如白兰地、威士忌、伏特加等都属于此类酒。

和税收政策起到促销的作用。

酒不仅以其特有的醇香美味吸引着人们，饮酒后还会令人心情舒畅、忘却烦恼、全身放松、减轻疲劳、振奋精神。因此，酒成为世界各国人们喜爱的饮料之一。大量科学研究结果表明，偶尔或少量地饮酒对身体能起到活血化淤的作用，对人的健康有益无害。但是如果长期过量地饮酒，嗜酒成瘾成为酒滥用者或酒依赖者，引起酒精中毒，则对个人和社会有害无益。

3.3.2 嗜酒成瘾：来自瓶中的享受

1. 快乐之水变为毒水

酒自古即被赞誉为"百药之长"，然而，另一方面，它也有"狂水"之称；与麻醉药同样具有正邪两面性。这是因为酒中主要成分——酒精所能产生的可怕毒物——乙醛。

酒精口服后，从胃和小肠迅速吸收而分布在体内。酒精在人体内的分解代谢主要靠两种酶：一种是乙醇脱氢酶，另一种是乙醛氢酶。乙醇脱氢酶能把酒精分子中的两个氢原子脱掉，使乙醇分解变成乙醛。而乙醛脱氢酶则能把乙醛中的两个氢原子脱掉，使乙醛被分解为二氧化碳和水。人体内若是具备这两种酶，就能较快地分解酒精，中枢神经就较少受到酒精的伤害，因而即使喝了一定量的酒后，也行若无事（图3-3-2）。在一般人体中，都存在乙醇脱氢酶，而且每个人的数量基本是相等的。但令人遗憾的是许多人的体内缺少乙醛脱氢酶，这些缺乏乙醛脱氢酶的人，过量饮酒则酒精在体内不能被完全分解为二氧化碳和水，而是以乙醛的形式继续留在体内伤害中枢神经，在喝酒后产生恶心欲

吐、昏迷不适等醉酒症状。因此，不善饮酒、酒量在合理标准以下的人，即属于乙醛脱氢酶数量不足或完全缺乏的人。对于善饮酒的人，如果饮酒过多、过快，超过了两种酶的分解能力，也会发生醉酒。快乐之水就会变为不悦的毒水。

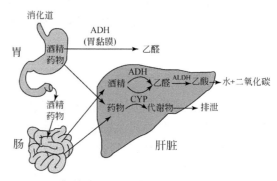

ADH:乙醇脱氢酶；ALDH:乙醛脱氢酶；CYP:细胞色素氧化酶类

图3-3-2　酒精在人体内的代谢路径

1983年，日本筑波大学的原田胜二副教授，详细调查了不同人种体内乙醛脱氢酶的缺乏程度。结果发现由于人种不同，体内缺乏乙醛脱氢酶的程度有所不同，中国人占35%、日本人占48%、印度尼西亚人占40%、越南人占52%、南美印第安人占69%、埃及人和欧洲人为零（0%）。由此可知，黄种人中几乎有半数人是缺乏乙醛脱氢酶的，因此大多不胜酒力。而欧洲地区，在冰河时代冬季所贮存的食物均经酒精发酵，所以那些缺乏乙醛脱氢酶的女性被自然淘汰了。因为男人们无法接受缺乏乙醛脱氢酶的女性所生下的不能适应此类食物的子孙。因此，西欧平均酗酒量比世界其他地区要多1/3。

2. 嗜酒成瘾

按照世界卫生组织的定义，下列情况的过度饮酒的人为嗜酒者：他们对酒精依赖的程度，达到了对身心健康的明显干扰，或在人际关系中及社会和经济职责中发生冲突。慢性饮酒而致病者，患有精神

官能症、精神病、谵妄、柯沙科夫氏精神病[1]，以及作为脑萎缩后果的永久性精神衰弱。

嗜酒成瘾的人很容易形成酒精滥用或酒精依赖。酒精滥用是一种饮酒过度的现象，包括一般的酒后闹事到酒精中毒的前期。这类人的饮酒行为与众不同，其表现形式为：①饮酒量大，如每天饮酒，一月纯酒精总量超过3000毫升，即50度白酒6千克，或间断大量饮酒，每周至少2次，每次纯酒精达100毫升，即至少白酒200毫升；②饮酒行为异常，即一月至少两次酗酒；③社会功能受到损害。由于长期大量饮酒并经常酒后滋事，给自身的工作、学习、生活、人际交往带来一系列影响。

酒精依赖又称酒瘾或酒癖，指长期饮酒者对酒产生了一种精神上和躯体上的依赖。其表现特点为以下3点。①渴望饮酒，酒已成为他们生活中的必需品，只要一日无酒，就会感到若有所失，甚至焦虑不安、精神疲惫，同时躯体方面还会产生许多不适，如头痛、心慌、乏力、浑身酸痛等。于是千方百计找酒喝，甚至不择手段，只有喝到了酒，症状才会消失。为了喝酒，可以妻儿不顾，甚至挪用公款、偷窃犯罪。②酒量不断增加，即对酒的耐受性不断增强；饮酒的频率越来越高。开始是逢年过节饮，逐步每周每日饮，直至一天数次饮，且酒量不断增加。一般来说，达到酒精依赖的程度，大多要经过十几年的时间。③大多数酒精依赖患者清楚自己的行为，也知道过量饮酒对身体有害，但就是不能控制。

酒精依赖也属于药物依赖，是目前药物依赖的主要类型。这类患者由于长期饮酒，喝少了已经达不到理想的效果，于是加大剂量，最终造成了酒精依赖。停酒后即出现失眠、全身不舒服、颤抖等症状。酒精依赖的患者最明显的表现是"睁眼酒"[2]，那是因为在一夜或一觉醒来由于身体代谢后，体内的酒精浓度下降，造成身体的不适感，所以就要给予补充来缓解身体的不适。酒精依赖不仅严重损伤了人体的机能，还造成了家庭的不和谐，成为社会的不安全因素。

3.嗜酒习惯的成因

嗜酒习惯的成因较复杂，主要是以下3点。①遗传因素。嗜好饮酒者常常具有家族性，家族中曾有酒精中毒者，其他成员也易发生酒精中毒，并且发生得早而严重。根据中国10个单位对部分酒依赖者的亲属进行调查，发现一级亲属为44.7%，二级亲属为12.6%。②社会文化因素。受民族传统和地方风俗习惯的影响，许多国家和民族把饮酒当作社交和礼仪需要，如逢年过节，亲朋好友相聚，都要举杯畅饮，以增添喜庆气氛。中国就有以酒代"久"之内涵，表示"友谊天长地久"和"永久"之意。西方国家的人也有在工作之余或回家之后斟上一杯的习惯。高寒地区的人，有空腹饮酒的习惯，并以豪饮为荣，不醉不休。③生意的需要。洽谈生意都要在餐桌上"烟酒"（研究）。由于长期陪客谈生意，生意人则慢慢养成嗜酒的习惯。④心理因素。许多人因生活枯燥、精神空虚，或感到前途悲观、渺茫，于是常常"借酒消愁"，以减轻精神上的苦恼，即所谓"一醉解千愁"。此外，财政部门和商业部门出于增加税收和赢利的考虑，不愿减少酒类的生产和销售。这也是酗酒恶习难以根除的社会经济原因之一。

1 柯沙科夫氏精神病是一种与麻木欣快情绪和恐怖情绪联系在一起的记忆力高度下降的精神病。
2 "睁眼酒"，就是睡醒觉后一睁开眼睛就要饮酒的行为。

3.3.3 酗酒与酒精中毒的危害

1. 酗酒的医学定义

社会学认为，酗酒就是酒后闹事；或者用赊欠、欺骗等手段去获取含酒饮料；或者当酒供应匮乏时，饮用自制酒或非饮用酒。

医学界则将酗酒定义为：一次喝5瓶或5瓶以上啤酒，或者血液中的酒精含量达到或高于0.08[1]。重度饮酒往往根据超出一定的日饮酒量（如每天3标准杯[2]）或每次饮酒量（如一次5标准杯，每周至少一次）加以确定。由于大量酒精会杀死大脑神经细胞，长此以往，会导致记忆力减退。还可能引起脂肪肝、肝硬化等肝脏疾病，情况严重者必须进行肝脏移植才能保全性命。

2. 酒精中毒病

按照世界卫生组织的定义，酒精中毒（alcoholism）的最高程度是醇毒性谵妄（alcohol delirium），这是一种有生命危险的病，伴有最严重的意识障碍、强烈的恐怖状态、高度兴奋、失去辨别方位的能力和各种各样的视觉错乱，表现为手、臂颤抖或震颤。

联合国世界卫生组织在一份报告中指出：酒精中毒是当今世界范围内第一公害，其毒性作用可累及全身主要脏器，对肝脏的影响尤大，在西方国家酒精中毒是80%肝硬变的原因，对病毒性肝炎、肝癌等的发生和预后有着不可忽视的影响。饮酒对胚胎毒性的重要危害，对优生的损害已受到广泛的关注。在疾病统计中，酒精中毒在心血循环疾病和肿瘤之后，已占到第三位。从医学角度统计的嗜酒者的人数至少在3000万以上。

自从公元10世纪以来，酒精就成为俄罗斯社会历史的重要组成部分，并形成一种饮酒文化。在俄罗斯，无节制地饮酒带来了大量的社会问题。据俄罗斯卫生部的统计，俄罗斯1/3的成年男子和1/7的成年女子"喝酒上瘾"。酗酒人数日益上升，使酒精中毒问题更加突出。全国平均每天有100多人死于酒精中毒事件，每年30万起交通事故中死亡人数70%死于酒后驾车。男子平均寿命排在全球第136位，酗酒是继自杀和交通事故之后的第三大元凶。2001年俄罗斯共有4.7万人因饮用假酒或劣质酒而死于酒精中毒。

在英国，据国家医疗服务系统联合会和皇家医学院公布的报告，大约有1050万成年人饮酒过度，110万人患有不同形式的酒精成瘾。国家医疗服务系统每年要花费27亿英镑用于治疗与酗酒问题有关的患者。酗酒文化让医院和医务工作者不堪重负。

在美国，20世纪80年代酗酒和酒精中毒成为最严重的社会问题之一。据估计，美国社会90%以上的成年人喝酒，大约1800万人酒精中毒，而青少年喝酒的现象也十分普遍。《华盛顿邮报》1987年11月4日报道，美国每年因酒精中毒、酗酒造成损失1170亿美元。每年约有40万人被捕。酒几乎与美国一半以上的自杀、他杀及交通事

---

1 驾驶员呼气中的酒精浓度含量每升超过0.25毫克，相当于血中酒精浓度含量0.05%。中国国家标准规定，当驾驶员驾车时血液中酒精含量达到每升0.2毫克，定性为饮酒驾车；当每升达到0.8毫克时，定性为醉酒驾车。

2 标准杯指WHO的标准杯（standard drink）。一个标准杯代表含有10克纯酒精量。啤酒常以12盎司（约355毫升）瓶装或罐装出售，可以看成一个标准杯。12盎司啤酒的酒精含量，约为0.6盎司（约18毫升），等同于一杯5盎司（约143毫升）葡萄酒的酒精含量；也等同于1.5盎司（约44毫升）蒸馏烈酒的酒精含量。

故有关，每年夺去约10万人的生命，比所有其他毒品造成的死亡高出25倍。

在中国，酒民（指长期饮酒者）已超过3亿人，其中大约有8000万人为青少年；少数民族地区居民的慢性酒精中毒发病率比汉族高3～7倍。中国人饮酒的浓度远高于西方国家，多数伴有高脂餐低维生素，有的甚至单独大量饮酒而不伴其他饮食。中国每年因酒精中毒的人数超过千万。1986年因酒精中毒死亡9830人，1987年因酒精死于心血管病的人达57万，社会为此付出了巨大的经济代价。

在澳大利亚，据统计，每8人中就有1人过量饮酒；每天平均有10人死于饮酒过量引发的疾病或事故。

3. 酗酒与酒精中毒的危害

酗酒与酒精中毒造成严重的公共卫生、社会治安、家庭不和及意外事故等诸多严重的经济问题和社会问题。

第一，影响健康与寿命。酒精中毒可能引起慢性肝病、胃炎、胃糜烂出血、神经炎、震颤、癫痫和头脑功能减退、胰脏炎、心脏病等并发症。慢性饮酒也会导致心、肾、胰腺疾病和血压调节系统疾病，经常还有酒精引起的肝损伤，以及末梢神经系统上的变性变化，不能修复的脑损伤，灾难性的体质衰退和道德堕落。慢性饮酒更容易引起酒精性肝病（表3-3-1）。

表3-3-1 1992年一些国家人均纯酒精消费量与肝硬化的关系

国 家	人均纯酒精消费量/夸脱	1992年肝硬化死亡率/（1/10万）	国 家	人均纯酒精消费量/夸脱	1992年肝硬化死亡率/（1/10万）
卢森堡	13.1	27.0	罗马尼亚	9.3	50.1
法 国	12.5	23.9	荷 兰	8.6	6.2
奥地利	10.6	41.6	澳大利亚	8.0	8.8
葡萄牙	11.3	40.6	新西兰	7.8	5.1*
匈牙利	11.0	104.5	芬 兰	7.6	16.7
丹 麦	10.9	18.8	日 本	7.0	19.1
瑞 士	10.7	13.7	加拿大	7.0	11.1
捷 克	9.3	27.0	波 兰	6.7	15.6
保加利亚	9.1	28.9	冰 岛	3.8	1.5

注：夸脱（qt），1qt=1.136523升（L）。
资料来源：江正辉，2001。

统计资料表明，长期大量嗜酒者的死亡率比一般人高1～3倍。嗜酒男性的神经精神疾患、肝病、心血管疾病的发病率比一般人高20%。据世界卫生组织的数据，在俄罗斯仅有40%的年轻人能活到领取养老金的年龄，即55~60岁。在15~54岁之间死亡的俄罗斯人中，约有一半死于与饮酒相关疾病。这是导致俄罗斯人口前景堪忧的一个关键因素。因此，俄罗斯总统梅德韦杰夫呼吁该国的"酒鬼"放下酒杯，停止豪饮，称酗酒已经成为"民族灾难"。

由于酒精饮料含有各种伴随物质，如白兰地酒和威士忌酒中的杂醇油（fusel oil），葡萄酒中的生物胺（biogenic amine），都会对人的机体产生损害。毒理学研究表明高浓度酒精饮料中的杂醇油，与严重肝损伤和恶性肿瘤（醇毒癌）有关。

第二，影响后代的发育。饮酒对后代产生何种影响是一个始终不断讨论的问题。希腊人早就相信喝酒对后代有不良后果，因此他们以此解释说，内翻脚的赫斐斯托斯（Hephästus）的怪样子是宙斯（Zeus）在喝醉酒时造的。哲学家柏拉图推测，醉酒时生育会导致孩子弱智、癫痫、多病。就要成为母亲的饮酒妇女，是她们首先给胎儿造成损伤，仅仅轻度到中度的饮酒，就会导致出现30%左右的死胎，或胎儿器官严重变形。在中国，在低能儿中，因与父母嗜酒有关者在50%以上，酒精能使70%精子发育不健全、染色体异常，致使胎儿畸形、死胎及大脑发育不全，智力低下。今天，人们在儿童身上认识到了一些临床上的典型的酒精中毒综合征：过早的生长障碍，智力发育迟缓，头部和面部异常，肢体缺陷，心脏和生殖器畸形。

第三，经济损失严重。据前苏联乌克兰加盟共和国的调查材料，在工业企业和建筑工地工作的所有男士，因酗酒旷工约占1%，工时损失每年为几千万个工日。拉脱维亚加盟共和国有一个排水管厂，因酗酒1年中有7个整天处于停工状态。在格鲁吉亚这个国民收入总计为65亿卢布的加盟共和国里，因酗酒造成的经济损失（用于过度饮酒者住院、预防治疗的费用，工时损失、劳动率下降、车祸造成的物质损失等）1年约2亿卢布。

第四，影响人际关系和家庭和睦。酒精中毒是一种对酒精所产生的身体与心理的依赖，它会造成慢性疾病与人际、家庭和工作关系上的破坏，是造成家庭不和、破裂、贫困和家庭内暴力冲突的重要原因之一。据前苏联社会学家调查，平均每一百个家庭中就有五或六个家庭的夫妇双方都是酒鬼，男方是酒鬼的家庭更多。酗酒越来越严重地妨碍着家庭生活的和睦，致使离婚率上升。调查表明，由女方主动提出离婚的71.4%，都是由于男方酗酒使女方无法忍受造成的。

第五，社会犯罪活动和交通事故增多。据美国有关部门统计，与酒精有关犯罪中，抢劫犯罪占72%、强奸犯罪占50%、杀人犯罪高达86%；狱中闹事为83%，因工受伤者47%与酒精有关；交通事故驾驶员死亡事故中有59%与酒精有关。前苏联乌克兰加盟共和国全部犯罪活动的50%是犯罪分子在酒醉状态下进行的。惯犯中近1/3是嗜酒者。在一个青少年劳改营中，有65%的青少年犯罪分子是在酒醉状态下犯罪的。据前苏联交通安全科学研究所统计，交通事故的1/3、死亡事故的1/4都是由于司机酒后驾驶车辆造成的。仅车祸造成的直接物质损失每年就是几千万卢布，因车祸而致死、致残的人每年有几万。

3.4 致幻毒物

3.4.1 诱发梦幻的毒物

人类对致幻植物（又称迷幻植物）的认识，远溯千年。原始社会的巫医常将致幻药用于祈神、占卜和治病。一些原始的部族，在宗教仪式中集体食用致幻植物，共同引起幻觉和特殊的心理变异。今天若干有名的致幻植物是由原始部族和巫师们代代秘传，沿用至今。

中国《神农本草经》中准确地记载了大麻和莨菪的致幻效应："麻蕡一名麻勃（大麻花），味辛平，……，多服令人见鬼狂走，久服通神明轻身"；"莨菪籽，味苦寒，……，使人健行见鬼，多食令人狂走，久服轻身，走及奔马。"

墨西哥的古代玛雅文明中有致幻蘑菇的记载。考古发现中美洲危地马拉的玛雅遗迹中有体现蘑菇形象的石雕[1]，说明这里的居民早在白种人渡海到达这里之前就已经使用致幻蘑菇了。原来，早在3000多年前，生活在南美丛林里的玛雅人就对这种具有特殊致幻作用的蘑菇产生了充满神秘感的崇敬心情，认为它是能将人的灵魂引向天堂、具有无边法力的"圣物"，恭恭敬敬地尊称它为"神之肉"。美洲的印第安人，尤其是他们的巫师和酋长，有时要吸食大麻、仙人掌、蘑菇之类制成的迷幻药，使自己进入一种与神同在的极度兴奋迷狂的状态（图3-4-1）。古代秘鲁、印度、几内亚、西伯利亚和欧洲等地有些少数民族在进行宗教仪典时，往往利用致幻蘑菇的"魅力"为宗教盛典增添神秘气氛。

在美洲大陆的土著居民中常常可以看到巫师在模仿神灵时，有食用致幻植物的习惯。墨西哥东部瓦卡哈的马萨克族人在诊断和治疗疾病的同时，食用产生幻觉的蘑菇。在一些治疗仪式中，由于人们对蘑菇怀有崇拜心理，因此，巫师吃了毒蘑菇后所说的话，就认为是蘑菇说的话。16世纪，西班牙法兰西教派神父对由于宗教原因食用毒蘑菇产生幻觉的情况有过记述，他说："阿兹台克人[2]将致幻蘑菇与蜂蜜一起食用。……服用致幻蘑菇的土著居民，逐渐开始兴奋，舞蹈、歌唱和哭泣。有的人饮食不思，呆呆地坐着，沉迷于幻境中；有的人因为出现野兽撕食自身的幻觉而开始恐惧；也有的人产生在战争中被俘，或者突然致富而拥有奴隶或者犯通奸之罪被杀头种种幻想。……一旦陶醉觉醒后，他们就在一起谈论自身所经历的幻境"。

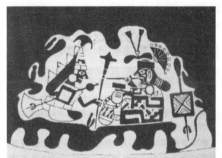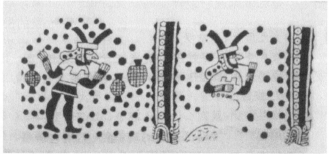

图3-4-1　印第安先民吸食迷幻药（秘鲁彩陶装饰）

在中世纪，致幻植物成为女巫手中的一大法宝。在17世纪前，巫术盛行一时，成了当时人们的精神领袖，他们相信女巫的心灵是与天神相通的。

现代毒理学研究表明，致幻植物能使人产生幻觉的主要原因是其中含有某些特殊的生物碱。过去，巫师和魔术师们用致幻植物搞迷信活动骗人，使许多人对它产生了神秘

---

1 蘑菇石雕最早在19世纪被发现，开始误以为可能是男性生殖器官的象征，后来才知道它们是致幻蘑菇的形象。迄今为止，南至萨尔瓦多及洪都拉斯，北至墨西哥，发现的石质蘑菇雕像约200多个，是距今2200年前的遗物。

2 阿兹台克人（Aztec）是北美洲南部墨西哥人数最多的一支印第安人。在服饰方面，男子披短披肩，妇女穿裙子和白色长背心。男女均戴大耳环。阿兹特克人今已成为现代墨西哥居民的组成部分，只有少数人尚保留旧的经济结构和传统文化习俗。

感和崇拜心理，但随着社会的进步和科学的发展，人们逐渐弄清了它的有效化学成分和致幻机理，现在它已成为药用植物宝库的重要组成部分，正在为治疗神经性疾病发挥积极作用。一是以致幻植物作用机理设计制造出实验性精神病模型，从中探索神经中枢疾病的病因及发病机制；二是研究分析药物间的相互作用机制，为寻找和研制治疗老年痴呆、精神分裂症、忧郁症等精神病的新药物提供线索；三是研制用于外科手术、减轻病痛的麻醉剂和镇痛剂；四是寻找反致幻作用的植物，研制具有对付致幻作用的缓释剂和解毒剂。

3.4.2 致幻植物与致幻剂

1. 致幻蘑菇

据统计，全世界16 000多种蘑菇中，能够产生致幻作用的有24种，主要分布在中美洲和南美洲。致幻蘑菇与原始宗教密切相关，是真菌家族中最神秘的一支，每一个致幻蘑菇都拥有无穷的魔法。

蛤蟆菌（*Amanita muscaria*）被印第安人称做"提奥那纳托卡"，意为"神蘑菇"（图3-4-2）。早在古代它就在印第安人的宗教仪式中占据重要位置。在唱颂歌时，人们要在祭司的指导下，进食"神蘑菇"，过后很快会出现各种幻觉、幻象，如庄严华美的宫殿、绚丽缤纷的花园、变幻莫测的湖光山色等，让人仿佛脱离了尘世，遨游在极乐天国。

蛤蟆菌最拿手的戏法就是，如果谁不小心吃了它，只要15分钟，就会发现眼前所有的东西都变得很大很大，甚至连只小蚂蚁也成了庞然大物……据说，如果猫吃了它，也会觉得眼前的老鼠变得硕大无比，再不敢捕食了。这是因为蛤蟆菌体内有毒蝇碱的缘故。

无论在中美洲的热带雨林里，还在西伯利亚寒带的白桦树林间，蛤蟆菌猩红与黄相间的艳丽色彩，总是最能吸引采蘑菇人的注意。翻阅现代植物手册可以了解到，这种美丽的大型真菌其实是一种有毒蘑菇，少量食用就能麻痹人的中枢神经，使人进入酒醉状态，并且产生各种幻觉与幻象，过量则能置人于死地。然而，考古学家的发掘与人类学家的调查都表明，历史上世界各地的巫师都曾经十分爱吃这种被称为"神菇"的有毒蘑菇，把它作为神人

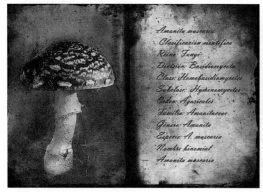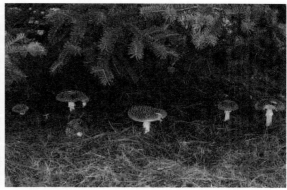

1　　　　　　　　　　　　　　　　　2

图3-4-2　蛤蟆菌

1.藏于马德里的古玛雅抄本，在蛤蟆菌的插图边加上"西迷"（死亡）的标记，强调它的危险性；2.野外生长的能把一切变大的蛤蟆菌

交往、占卜、预言以及作法的媒介，可以说致幻菇与原始宗教曾经有过密不可分的联系。

捕蝇蕈（毒蝇蕈*Amanita muscaria ver. muscaria*）是极有名的致幻蕈，早在1762年，被西伯利亚的通古斯人，雅库特人以及其他部族在宗教仪式中使用。由女人将干蕈嚼成糜状，裹入腊肠，供男人食用，其时甚感愉悦，精神振奋，如醉如痴。

裸盖菇属的墨西哥裸盖菇（*Psilocybe mexicana*）、阿兹毛特裸盖菇（*P. azte-corum*）、蓝色裸盖菇（*P. caerulescens*）、日本裸盖菇（*P. hoogshagenii*）；锥盖菇属的角状锥盖菇（*Conocybe silignoides*）；花褶伞属的钟状花褶伞（*Panaeolus campanulatus*），紧缩花褶伞（*P.sphinctrinus*）；红褶菇属的古巴红褶菇（*Stropharia cubensis*）等被墨西哥印第安人称为"神之肉"（teonanacat），在宗教仪式中集体食用，共同引起幻觉和特殊精神体验。据考证，公元前300年这种食菌就用在致幻的宗教仪式上。后来又在危地马拉发掘出一座石像，在菌盖下坐着一位少妇，如果与食菌的宗教仪式联系起来，历史上可追溯到公元前1000年。

2. 大麻

大麻又名火麻（*Cannabis sativa* L.），为世界仅有的一个独种植物。原产亚洲，最早记载于《神农本草经》。公元前500年左右，印度大麻在斯坎特人[1]中作为麻醉品大受欢迎。在关闭的房子里，他们把大麻籽及小块脂分散到灼热的石头上，吸着它们产生的烟雾。11世纪分布在巴勒斯坦和叙利亚的大麻瘾者（吃大麻者）部落，臭名昭著。他们的目的是杀死宗教的和政治上的敌人。吸食大麻可以使部落成员变成顺从的杀人者。

公元1271年马可波罗得之于中亚，带入欧洲，近代人称之为印度大麻。吸食大麻树脂、花、苞片和叶，可得欣快感。此时，外界事物的彩色和形状显得分外鲜明，思维沉入梦状，往事重现，自我控制力减弱，不再有自责感，轻松愉快，语言增多。过量则明显精神失常，可狂笑或猜疑。滥用则精神涣散，人格衰败，沉沦犯罪。

今天，大麻仍是世界各地分布最广的精神植物。联合国麻醉品委员会的专家们估计，吸大麻成了世界上2亿~3亿人的习惯。大麻含有四氢大麻醇，这是一种毒素，吃多了能使人血压升高、全身震颤，逐渐进入梦幻状态。

3. 肉豆蔻

肉豆蔻（*Myristica fragans*）（图3-4-3）原产摩罗加群岛，15~17世纪传入欧洲。当时的非洲奴隶随身带有肉豆蔻果核，每一食之，便看见光明的幻景，暂时忘记悲惨的遭遇，减轻离乡别亲的乡愁。肉豆蔻内含有毒的肉豆蔻醚。食用少量种仁即可产生幻觉，曲解时间与空间，并有超越实际的欣快感。据说，非洲土人爱随身携带一些肉豆蔻的果实，每当身体患病或精神痛苦时，便服食少许，能很快进入美妙幻境，如看见天使的微笑、久别的亲人，而暂时忘却了自身的痛苦与不幸，故称之为"暂忘痛苦肉豆蔻"、"麻醉果"。15世纪初，非洲奴隶过着牛马不如的生活，他们当中的许多人每当痛苦不堪时，就吃下肉豆蔻果实，顷刻间忘掉了自己的悲惨身世和不幸的遭遇。肉豆蔻醚的毒

---

[1] 斯坎特人（Skyten）是古代生活在黑海以北、俄罗斯以南草原上的一个游牧民族，属印欧语系，公元前1世纪在黑海地区定居下来，并与当地的希腊文化有所接触。

性副作用很大，尤其是头痛、口干、全身病感。

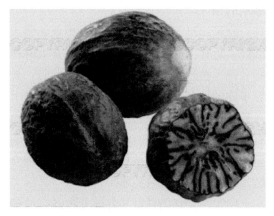

图3-4-3　肉豆蔻

4. 仙人掌

墨西哥仙人掌（*Lophophora williamsi*）和仙人掌（*Trichocereus pachanoi*）是极著名的致幻植物。印第安人用之于宗教仪式，以产生鲜明的视幻觉与销魂似的狂笑。从中提出的仙人掌毒碱（mescaline）是研究比较透彻的致幻药，它抑制中脑缝际含5-羟色胺的细胞群，从而影响脑内儿茶酚碱胺的代谢。只要口服少量，它就能使人恶心、颤抖、出汗，1~2小时后便进入幻梦状态，往往做出许多令人捧腹的动作或荒诞无稽的事情。

墨西哥是致幻植物之乡。产于墨西哥北部荒漠上的仙人掌类植物中有一些是被当地人称为"魔球"的迷幻植物，如佩奥特仙人球就是其中典型的一种（图3-4-4）。这种球形植物的茎为扁球形，在灰绿色球茎顶部的小芽苞上生有鸟羽状的软毛，故又名"乌羽玉"。每当生机盎然的夏季来临，从茎的中央开出薄如蝉翼的白色或粉红色小花。乌羽玉有着神奇的致幻作用，人们若吃了它的嫩茎或嫩芽苞，随即就会出现种种幻觉：有的看到自己在水上浮着，不会沉下去，周围的鱼全都是奇形怪状的；有的看到自己周围全是奇珍异宝；有的则躺在万紫千红的花朵中；有的则进入了色彩斑斓的蝴蝶世界。在墨西哥印第安人的宗教活动中，乌羽玉是不可缺少的。在特定日子里，教徒们成群结队地来到仙人球生长茂盛的地方，咀嚼顶部最嫩的幼茎或嫩芽苞，不久就受到"神"的召唤，共同进入"极乐世界"，享受着从迷幻中得到的舒适感。直到1896年，科学家从仙人球中分离出了墨斯卡林生物碱，才揭开了这种致幻植物的神秘面纱。

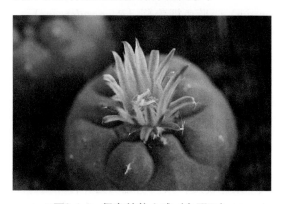

图3-4-4　佩奥特仙人球（乌羽玉）

5. 夹竹桃

关于伊波夹竹桃（*Tabernanthe iboga*），非洲加蓬有动人的神话。相传造物神肢解自己的骨肉，埋于森林之中，长出伊波夹竹桃，造物神传语其妻，食此植物之根即可以重见丈夫之精灵并得到超自然的启示。部族人民十分崇敬这一植物，称之为"神之骨肉"。每于祭祀之时，嚼食其根皮，其时，意识形态改变，求得与精灵交通，口唱部族史，占卜未来，治疗百病。方出现呕吐与共济失调之时，幻觉色彩瑰丽鲜明。

6. 茄科植物

曼陀罗属（*Datura*）植物遍布世界，是全球共知的古老迷幻植物。其迷幻成分是东莨菪碱（scopolamine）。在美洲的土著居民自古就将曼陀罗属植物用作致幻剂和麻醉药。古代一些印第安部落对妇女和奴隶十分残酷，当一名武士死亡后，他所拥有的女人和奴隶也要喝下曼陀罗果（图3-4-5）制的药酒，等麻醉失去知觉后，与武士一起下葬。早在1770年，格梅林[1]对一次俄国之行作了报道，里边提到，哥萨克人把曼陀罗籽放到啤酒中，以增强它醉人的效果。在古代的中国及亚洲地区的其他民族中，人们就已经知道这样一种"增强"酒的作用的办法。

早在14世纪，梅吉伯格[2]在他的《自然之书》（*The Book of Nature*）中写到："不应给人吃天仙子的种子，因为它能使人死亡，使人出现长久不愈的遗忘症，只想睡觉，忘掉很多东西。" 1664年，雅各布·西奥多[3]在巴塞尔出版了《草药典》一书中告诫人们："掺有天仙子籽的啤酒谁都不能喝，因为那些喝了这种啤酒的人就这样丧失了生命；天仙子籽会引起脑狂癫，无理智，偶尔还导致突然死亡。"

1507年，德国拜恩州的弗兰肯地区的艾希施泰特（Eichstätt）警察局就发布命令，酿酒者不允许在啤酒中掺入天仙子籽，否则罚款5古尔登[4]。

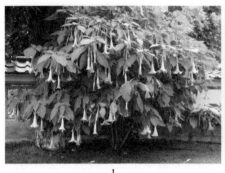 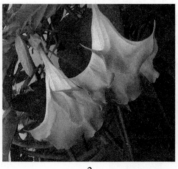 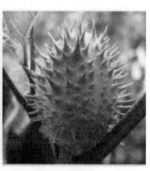

1   2   3

图3-4-5 曼陀罗

1.全植株；2.花；3.果实

颠茄属的颠茄（*Atropa belladonna*）知名于欧洲，古时称之为魔鬼之药，巫师之草，含东莨菪碱。欧洲古代文学作品中提到曼德拉草（Mandrake，*Mandragora officinarum*），其根被雕成各种人形，由古墓中出土。

天仙子属的天仙子（*Hyoscyamus niger*）的叶子和种子，作为致幻剂用，可以引起安眠、止痛，其主要成分为莨菪胺（scopolawiue），也含有东莨菪碱，但天仙子胺无致幻作用。

颠茄和天仙子的作用成分是：（硫）-天仙子碱[（S）-Hyoscyamin]，少量的阿托品（atropin）和东莨菪碱（scopolamine），及托品烷生物碱（tropane alkaloid）。今天，几种托品烷生物碱在医学上得到应用，来解除胃肠范围的痉挛，抑制呼吸道的黏液分泌（麻醉准备）。东莨菪碱对呕吐中枢具有的特殊的抑制作用，用来防治所谓的晕船病。

在日常生活中，首先受到危害的是孩子，他们受到引诱，喜欢吃亮晶晶的颠茄浆果，或曼陀罗果。大约1克曼陀罗籽就能使年龄小的孩子死亡，两三颗颠茄果就有可能毒死小孩，如果不能立即得到医生帮助的话。

---

1 塞缪尔·戈特利布·格梅林（Samuel Gottlieb Gmelin，1744~1774年）是德国医生，植物学家和探险家。

2 康拉德·冯·梅吉伯格（Konrad von Megenberg）是一位学者和作家。

3 雅各布·西奥多（Jakob Theodor，1522~1590年）是一位植物学家，医生和教授。

4 古尔登，银币，是德意志地区货币之一。1古尔登（Gulden）约等于1.18欧元。1853年1个工人年薪在200~300古尔登。

7. 致幻剂

致幻剂（致幻药hallucinogenic，drug或agents）也称幻想药（psychedelic）、心理变异药（mind altering）、拟精神病药（psychotomimetic）。

人类对迷幻植物的认识源远流长，但是对致幻剂的研究仅仅有70多年的历史。1938年，艾伯特·霍夫曼[1]（图3-4-6）利用黑麦麦角中所含的麦角胺、麦角新碱，首次在山德士实验室合成麦角酸二乙胺（lysergic acid diethylamide，LSD[2]），它为一种无色无嗅无味的液体，属于半合成的生物碱类物质。1943年他在自己的身上试验发现其致幻效果。他一生中服用过大约20次麦角酸二乙胺，最后一次服用是在1972年。因此，他被称为"致幻剂之父"。

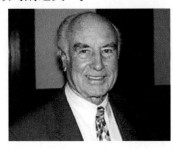

1

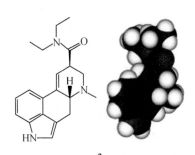

2

图3-4-6 艾伯特·霍夫曼

1. "致幻药之父"艾伯特·霍夫曼；2. LSD的化学结构

1947年精神科医生斯托尔（Stoll）对麦角酸二乙胺进行了研究，发现致幻剂对中枢神经系统有强烈作用。致幻剂阻断神经传导，使服用者对周围世界的感觉发生改变。麦角酸二乙胺是致幻剂的代表，口服30毫克可出现明显症状。口服后大约半小时出现效应，1~4小时效应最强烈，8~16小时后作用逐渐消除。

目前，主要的致幻剂是麦角酸二乙胺、裸盖菇素（psilocybin）、毒蕈碱（mescaline）、二甲氧甲苯丙胺（DOMSTP）、亚甲二氧基甲基苯丙胺（MDMA）及其他苯丙胺代用品。致幻剂带来的利益很少，而祸害不浅。一些致幻剂后来成为流行的麻醉毒品。

3.4.3 迷魂酒·致幻烟与魔膏

1. 迷魂酒

茄科植物是最早配制迷魂酒（催欲药）使用的配料。在东方，主要用的是曼得拉草，它的希伯来语名字"dûdaim"中的"dûd"就是爱的意思。这类药物也进入了古典文学作品中，例如，莎士比亚在《奥赛罗》第1幕（第3场）中写到，戴斯德蒙娜的父亲知道奥赛罗与他女儿结婚后，指责奥赛罗用迷魂酒引诱了他女儿。

迷魂酒的内含物都是毒物，它们或参与了中枢神经系统的作用过程，或通过血管扩张对性器官产生作用。1697年，莱比锡大学告诫人们：用迷魂酒和其他"魔幻药"可迫使做爱。但是在古代，学者和诗人就已对这样一些作用产生怀疑，认为"那个最后求助

---

1 艾伯特·霍夫曼（Albert Hofmann，1906~2008年）是著名的瑞士化学家。1906年1月11日他出生于瑞士北部城镇巴登；在苏黎世大学攻读化学专业；1929年研究动物及植物化学成分及其结构，在蟹壳质的研究上获得重大成果而得到博士学位；后加入制药研究部门，在巴塞尔山德士（Sandoz）实验室（现为诺华公司）工作，从事真菌、麦角等生物成分的研究。1972年，66岁的霍夫曼从山德士制药公司退休。他著有描述自己发现LSD经历的书《LSD，我的问题儿童》（*LSD, My Problem Child*）。2008年4月29日辞世，享年102岁。尽管他的发明一直备受争议，但这位天才化学家对人类科学研究的贡献毋庸置疑。

2 LSD是德文lysergids名字母缩写。

于魔法的人是自己欺骗自己"。

古罗马拜占庭皇帝查士丁尼一世[1]把迷魂酒视同巫术，按照《科妮莉亚法》（Lex Cornelia）进行惩处：对下层人或钉在十字架上，或扔给野兽；对上层人要么绞死，要么毒死。在18世纪的普鲁士，《普鲁士通法》对给人吃迷魂酒规定了惩罚：使用迷魂酒致人死亡，处10~15年监禁。

2. 致幻烟：Asthmador

致幻烟Asthmador是一种绿色粉末，可在任何一家药店购买，其成分是从曼陀罗叶中提取的抗胆碱酯酶药（图3-4-7）。美国学生通过卷烟或直接吸食该药的粉剂。用火柴点燃散发出恶臭气味的烟雾，在20世纪60年代还有很多关于吸食含有曼陀罗香烟而中毒的报道，中毒症状表现为谵妄、幻觉、语无伦次。含有致幻剂Asthmador的香烟在小剂量时，有治疗哮喘的作用。

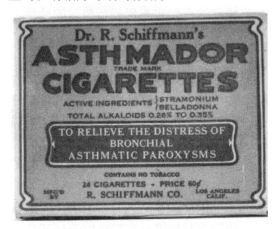

图3-4-7　致幻烟Asthmador

3. 魔膏

直到今天，魔膏（Hexensalben）的作用仍是科学家面对的一个谜。1954年，费克尔（Siegbert Fercker）非常生动地描述了他用一种所谓的魔膏在自己身上做的危险试验。尽管这种魔膏的确切成分今天无法得知，但可以肯定颠茄、天仙子和曼陀罗是主要成分。费克尔在胸部，特别是在心脏部位涂上这种魔膏后，很快就感觉到它的作用。他写道："过了不到5分钟，我的心脏开始飞快地跳动，我感到一阵强烈眩晕的感觉，……我的面部完全变形，瞳孔几乎和整个眼睛一样大，嘴唇发紫变厚，整个脸苍白，墙壁和房顶开始呈波形运动并大声啪啪相撞，……黑暗中有面孔向我冲来，……慢慢地，我的周围完全黑了下来，我快速向前飘动。周围又重新亮了起来，透过一层粉红色纱布似的东西，我模模糊糊发觉自己在城市上空飘动。在房间里使我感到压抑的形状，伴我飞过云端……"

费克尔的描述，大致与13世纪到18世纪巫婆审判的审讯记录中记录的情况相似。在古文化鼎盛时期（古希腊和古罗马），想必人们已经知道这些魔膏，这些可以从古典时期的诗人和哲学家的著作中得到证明。例如，卢西安在他的《卢修斯与魔术驴》[2]中写到一个女巫师："……接着，她打开一只相当大的箱子，里边有许多小盒子。她从中取出一个盒子，里边到底放着什么，我说不上来，看样子觉得像是油。她用这东西在全身涂抹，从脚趾甲开始涂到椎骨。突然，她全身长出了羽毛，鼻子变成一只弯弯的鸟嘴。她得到了属于鸟的一切，而这一切把这只鸟与其他动物区分开来。一句话，她不再是原来的她，变成了一只乌鸦……"。

---

1 查士丁尼一世（Justinian I，483～565年）是古罗马拜占庭皇帝，执政于527～565年。518年，身为禁卫军首领的叔父查士丁即皇帝位，他被指定为继位人。527年被授予奥古斯都尊号，与叔父共同执政。同年8月，查士丁去世，他成为唯一的君主，直到565年去世。

2 卢西安（Lukkian）. 卢修斯与魔术驴（*Lucius oder der magische Esel*）. Aufbau-Verlag Berlinund Weimar, 1979.

现代药物学与毒理学研究认为，"魔膏"可能含有欧乌头添加物。欧乌头含有乌头碱能刺激皮肤敏感的神经末端，然后使之瘫痪，这样（尤其是在麻醉状态下）就会产生身上长羽毛或长皮毛的感觉。

从今天的角度看，中世纪的魔膏是最穷人群的麻醉品和享受品。他们用飞行幻觉、人变动物、丰盛的宴席、跳舞及性爱，作为实际经历来试图逃避绝望的生活。今天，在拉丁美洲、亚洲和非洲的贫民区，社会边缘人群中会见到使用某种魔膏的人。

3.5 上瘾物品

在严格的上瘾的定义下，只有逐渐增高用量才是上瘾，用咖啡因依赖描述更为恰当一些。但是在一个被广泛接受的定义下，所有慢性的很难摆脱的行为都称为上瘾，社会学家将毒瘾、酒瘾和药瘾归属为一类社会问题或者社会病加以研究。

3.5.1 咖啡

茜草科（Rubiaceae）的咖啡树（*Coffea arabica*）以及其他人工栽培品种的产物，有着毁誉参半的丰富历史。咖啡树生长着像樱桃似的红色果实，有两个核，称为咖啡豆。通过在200~250℃下焙炒，咖啡豆才能得到其特有的香味。

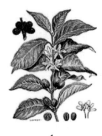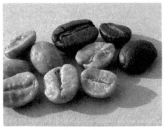

1   2

图3-5-1 咖啡
1.咖啡植物全株；2.咖啡豆

食用咖啡的早期历史十分朦胧。很早以前在咖啡的发源地埃塞俄比亚流传一个神话，一个名叫卡迪的牧羊人发现，当山羊食用了咖啡灌木上的浆果时会变得兴奋异常并且在夜里失眠。之后，山羊会不断地再次食用咖啡浆果。据记载，1454年一个亚丁的伊斯兰教长成为最先饮用咖啡的人。15世纪，也门的苏菲派穆斯林[1]开始有规律地饮用咖啡来保持祈祷时的清醒。可见饮用咖啡已经有600多年的历史。15世纪，咖啡从埃塞俄比亚传入阿拉伯。16世纪中叶，通过麦加朝圣者将咖啡带到外地。咖啡作为一种饮料在17世纪流传到欧洲，最初被称为阿拉伯酒。这段时间，咖啡屋开始增多，最初的咖啡屋是在君士坦丁堡和威尼斯。1652年，英国第一家咖啡屋在伦敦圣迈克尔巷开业。在巴黎，咖啡通过使节于1669年进入路德维希十四的宫廷。德国北部的第一家咖啡馆于1670年在汉堡出现。很快咖啡开始在西欧流行并在17世纪和18世纪社会交流中扮演了重要的角色。

在过去的几百年中，人们对咖啡的评价变化无常。有一段时间，把许多身体缺

---

1 苏菲派是伊斯兰教神秘主义派别，是对伊斯兰教信仰赋予隐秘奥义、奉行苦行禁欲功修方式的诸多兄弟会组织的统称，也称苏菲主义。

陷的责任推给咖啡，认为男人阳痿和女人胸脯干瘪应由咖啡负责。《维也纳杂志》在1896年第一期上登了一篇名为"论茶以外最无害的毒性嗜好品"的文章，指出："毋容置疑，经常性有规律地饮用咖啡，对身体强健的人的健康也会产生损害；这种损害最初表现为一般性神经错乱、头痛、眩晕、耳鸣和剧烈心跳。这些症状然后有一段时间又会消失，这时开始有咖啡消化不良症。中毒继续发展，会使血液循环受到损害。症状是：失眠，或睡眠极度不安并伴有可怕的梦魇、突发惊慌以及抑制不住的恐惧感并使毛孔出汗，在这个过程中会出现特别明显的四肢抽搐，以及嘴唇和舌头抽搐，甚至扩大到整个面部肌肉；这些症状然后又很快减退，身体和精神越来越接近完全崩溃的边缘；结果是精神迟钝及精神错乱。在有些病例中，心脏活动完全瘫痪（中风）。"

咖啡作为魔鬼饮料反复受到禁止，对喝咖啡的行为也以严惩来威胁。但是，饮用咖啡有时也受到官方的控制，这或是为了降低烧酒的消费量，或是用咖啡关税和赋税充填国库。今天，咖啡税仍是"国家口袋"的可观的财政来源。

1819年德国化学家弗里德里希·费迪南·龙格[1]（图3-5-2）第一次分离得到纯的咖啡因（caffeine）。1895年，德国有机化学家埃米尔·费歇尔[2]对茶叶、咖啡和可可等饮料的组分进行研究，分离并分析了茶碱、咖啡因和可可碱等，进一步化学合成了咖啡因。

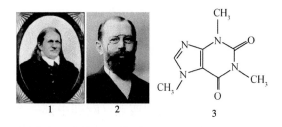

图3-5-2 研究咖啡因的科学家

1.弗里德里希·费迪南·龙格；2.埃米尔·费歇尔；3.咖啡因的结构式

全世界最有名的嗜好品浸提物就是咖啡，而咖啡最重要的内含物是咖啡因。在咖啡豆中，咖啡因的含量约为1.5%。微小的量就能对心脏、代谢和呼吸起到刺激作用，人体表现为血压、体温和血液循环速度升高，大脑血管扩张，结果因血流提高而使机体受到刺激，疲倦被驱走，工作效率暂时得到提高。目前，每年咖啡因的国际销量已达到12万吨。在北美洲，90%的成年人每天都要消耗一定量的咖啡因。

今天，尽管医务工作者认为，适量饮用咖啡对人体没有损害。但是，心血管系统不稳定、癫痫、肾病、痛风、高血压或有动脉硬化倾向的人一定要当心，不要常喝咖啡。长期喝咖啡会加剧高血压，诱发骨质疏松。对健康人来说，饮用纯咖啡因达500毫克时，会出现手抖、中枢神经明显兴奋、失眠、心跳，而且有可能出现心绞痛。

滥用咖啡因通常有吸食和注射两种形式。在短时间内过多的咖啡因可以导致上瘾和一系列的身体与心理的不良反应。在长期摄取的情况下，大剂量的咖啡因是一种毒品，能够导致咖啡因中毒，表现为神经过敏、易怒、焦虑、震颤、肌肉抽搐

---

1 弗里德里希·费迪南·龙格（Friedrich Ferdinand Runge，1795~1867年）德国分析化学家。

2 埃米尔·费歇尔（Emil Fischer,1852~1919年）1852年10月9日生，1881年他被埃尔朗根－纽伦堡大学任命为正教授。费歇尔的后半生得到了很多荣誉。他是剑桥大学、曼彻斯特大学和布鲁塞尔自由大学的荣誉博士。1902年他因化学合成咖啡因和对糖、嘌呤的合成被授予诺贝尔化学奖。但生活是悲惨的，他的一个儿子在第一次世界大战中阵亡。另一个儿子在25岁时因忍受不了征兵的严厉训练而自杀。费歇尔因此陷入抑郁之中并患上了癌症，于1919年7月15日去世。

（反射亢进）、失眠和心悸。

3.5.2 嗅醚和饮醚

嗅醚和饮醚有一定的知名度。19世纪中叶，在爱尔兰、加利西亚（欧洲中部一个地区）、挪威和俄国的部分地区，有嗅醚者和饮醚者。据说，爱尔兰农民每天饮入的醚达400克。这种瘾几乎无法治疗，因为治疗中会出现严重的禁戒症状（类似于吗啡瘾）。法国作家莫泊桑[1]由于过度劳累得了偏头痛残酷地折磨着他，在试用了好几种麻醉品后，沉迷于醚。他躺在沙发上，通过嗅醚解脱沉闷的痛苦。在一封信中，他描述了慢性吸收的结果：谵妄、幻觉、恐惧和无法忍受的偏头疼。

为了获得刺激，还有使用其他各种不同的溶剂的情况。例如，有服用香水的，也有吸香水的。今天，可以明显地看到，贵重的香水越来越受到喜爱。宜人的气味作为刺激剂，常常成了一桩好生意，并且作为一种有益的"化学紧张状态"。这些问题需要从科学上进行了深入的研究。然而，这属于嗜好品领域，与毒理学关系不大。

3.5.3 槟榔

槟榔（*Areca catechu* L.）为棕榈科植物，多年生乔木，其种子称之为槟榔子（图3-5-3）。槟榔含有生物碱——槟榔碱（arecoline），有兴奋作用。中国传统医学用作治疗虫积、食滞、脘腹胀痛、水肿、脚气等病症。其果皮称为"大腹皮"，能行气、利水、消肿。槟榔果实可以食用，树叶也可食用。嚼食槟榔能提神、祛睡意、产生"幸福感"，但容易得口腔癌。

早在公元前504年的印度史籍中就有嚼食槟榔的记载。在巴基斯坦、孟加拉、斯里兰卡、南非、乌干达等国，人们都有嚼食槟榔的习惯，而中国人嚼食槟榔主要以南方为多。

在中国台湾、海南等地，吃槟榔已成了重要的习俗。台湾嚼槟榔的习俗源于明清时期。明代琼州诗人王佐《咏槟榔》

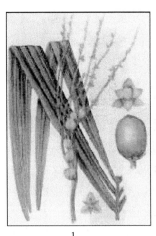
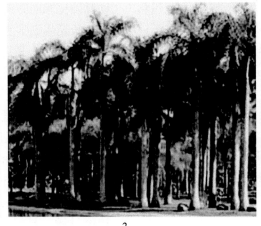
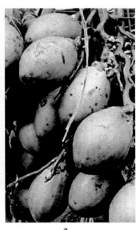

图3-5-3 槟榔

1.槟榔全株；2.槟榔树；3.槟榔

---

1 居伊·德·莫泊桑（Guy de Maupassant，1850~1893年）是19世纪后半期法国优秀的批判现实主义作家，曾拜法国著名作家福楼拜为师。他一生创作了6部长篇小说和350多篇中短篇小说，由于过度劳累得了精神错乱症，被送进巴黎的一家疯人院。1893年7月6日逝世，年仅43岁。

诗云："绿玉嚼来风味别，红潮登颊日华匀。心含湛露滋寒齿，色转丹脂已上唇。"清代大陆移民进入台湾，由于槟榔既是人们礼尚往来的信物，也是解决民间纠纷的中介物，甚至是女性美容的附属物，导致台湾社会嚼食槟榔成风，渐成时尚。台湾地处热带、亚热带的气候，适应槟榔的种植，自清代以来就成为台湾农家的一道风景线。乡村民众嚼食槟榔的普遍性，致使槟榔园在台湾各地进一步普及，"东围西社浑桃津，后旺瓜麻种海滨；百里裹粮漫远佃，槟榔千树赛千囷。"[1]人们在自家院落、宅旁、田埂都栽种着槟榔，"居处前后栽植槟榔、蒌藤"[2]。后来，槟榔逐渐发展成为台湾历史上独特的槟榔文化，在乡村社会中有着不可替代的地位。根据估计，台湾种植槟榔的农户高达7万户。"红唇族"（嗜嚼槟榔的人）每年花钱买"台湾口香糖"（槟榔）的钱，超过千亿台币，是非常庞大的收益。

中国海南黎族妇女嚼食槟榔，甚于男子嗜好烟酒。槟榔有生吃、干吃两种。生吃，即把新鲜的绿色槟榔果切成小片，果肉和果核同时嚼食。干吃，即把果子煮熟晾干，保存起来供长期食用。吃槟榔更有趣的是，不单食它的瓤肉，而与"扶留叶"（俗称蒌叶）、灰浆（用蚌灰或石灰调制而成）为佐料一起嚼食，即所谓"一口槟榔一口灰"（图3-5-4）。先将槟榔果切成小片，取灰浆少许放在扶留叶上，裹住槟榔片放入口里慢慢咀嚼。此时口沫变成红色，再把口沫吐掉而细啖其汁，愈嚼愈香，津津有味，直至脸热潮红，谓之"醉槟榔"。

一般来说，天然的槟榔成瘾性很淡，而且危害性不是很大。但是，槟榔在加工

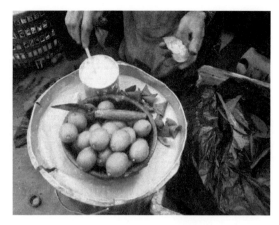

图3-5-4　用石灰制作嚼食槟榔

的过程中会被加入能够增加槟榔劲道的配料，如加劲油和劲粉，这些劲油与劲粉的主要成分就是生石灰和麻黄、细辛、薄荷。如果不法商贩加进去的麻黄草是煮制出来的，实际上是添加了麻黄素。麻黄素是严厉打击的生产冰毒的前体，对心脏病、肾脏有病的人都有很大的危害性。此外，槟榔中含有成瘾和致幻作用的一些成分，不过没有麻醉性镇痛药（吗啡、杜冷丁）强，所以很少有人会上瘾。槟榔的成瘾机制，目前还不清楚。

嚼食槟榔的危害，轻者引起牙齿咬耗磨损、牙周病、牙齿动摇、口腔黏膜下纤维化（嘴巴张不开）、白斑性黏膜溃疡；重者可发生口腔癌、食道癌。世界卫生组织癌症研究中心指出，加入烟草的槟榔可以导致口腔癌、咽癌和食道癌，而不加入烟草的槟榔也会导致口腔癌。据报道，全球每年发生39万例口腔癌和咽癌，其中22.8万例发生在南亚和东南亚地区，占58%，而这些地区居民大都有咀嚼槟榔或槟榔子的习俗。如果嚼槟榔、吸烟又合并喝酒，则更有促进致癌的危险。

在台湾，嚼食槟榔也时有批评指责之

---

1 余文仪.乾隆《续修台湾府志》卷26《艺文（七）·诗（四）·留题诸罗十一番社·萧社》.956.

2 范咸.乾隆《重修台湾府志》卷14《风俗（二）·番社风俗（一）·凤山县（三）》.426.

声。因此，在槟榔商品的纸盒子上注明："吃嚼槟榔会引起咀嚼功能障碍及口腔癌"的字句。《台北市槟榔管理自制条例》规定未满18岁者不得咀嚼槟榔，业者更不得向未满18岁者贩卖槟榔，否则即违法。

戒食槟榔成功者的秘诀是：放松心情、规律生活、提升形象、远离诱惑、寻求替代、增加意愿。

3.5.4　樟脑

很早以前，樟脑就是一种受人喜爱的商品，往往作为战争贡品向战败者索要（图3-5-5）。在递交国书及类似情况时，樟脑用作贵重的礼物。1345年，中国皇帝把一盒樟脑送给罗马教皇本尼迪克特七世（Benedikt Ⅶ）。12世纪，宾根（Bingen）的女修道院院长希尔德嘉（Hildegrad）劝告修女服樟脑，以便在做礼拜时注意力集中。此外，人们还相信樟脑不仅能使人精神兴奋，而且能祛除霍乱。19世纪末，化学家拉斯佩尔[1]认为，樟脑就是那种所渴望得到的万灵药。

樟脑是单萜（monoterpene）类的一种酮。用水蒸气蒸馏法，可从南亚樟脑树（*Cinnamomum camphora*）的刨片中获得樟脑。在其他植物如鼠尾草（Sago）、缬草（Baldrian）、胡椒薄荷（Peppermint）的香精油中，也有微量的樟脑。所以，在几百年中，樟脑瘾也属于许多毒瘾之一就不足为奇了。

樟脑瘾首先在法国、斯洛伐克传播，后来在美国的来自中欧的移民中蔓延。对此没有特殊的理由来解释，可能是和其他

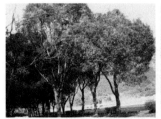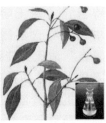

图3-5-5　樟树（樟科）——樟脑与樟脑油的原料

上瘾物品相比，樟脑价格低。以牛奶、酒精，或以丸剂形式摄入的剂量，通常为0.5~3克。19世纪，药理学与毒理学家莱温把樟脑说成是一种智力刺激剂，能使皮肤产生一种令人愉快的温暖感，大约持续一个半小时。较大量使用，产生明显的运动欲和思想"飓风"，使人无法做任何脑力劳动的工作，暂时出现记忆障碍，并失去辨别方位的能力。今天，在医学上，樟脑用作心脏兴奋剂，也用来做软膏。含樟脑的油作为天然药物，用来治疗呼吸道疾病。

3.5.5　服石

为了追求长生不老，古代中国的皇帝到处觅求仙丹妙药。秦始皇统一六国之后，曾派人到海上求仙人不死之药。汉武帝热衷于求神拜仙以此得到长生不死之药。东汉时期中国的炼丹术得到发展，出现了著名的炼丹术家魏伯阳，著书《周易参同契》以阐明长生不死之说。之后，晋代炼丹家陶弘景著《真诰》。到了唐代，炼丹术与道教结合进入全盛时期，这个时期的代表作就是炼丹术家孙思邈所著《丹房诀要》。

中国古代的丹药[2]和五石散，都属于

---

1 弗朗索·文森特·拉斯佩尔（Francois Vincent Raspail，1794~1878年）法国化学家，博物学家，生理学家和社会主义政治家。1830年他开始参与政治，作为人权研究会会长被监禁。在狱中，他研究囚犯的疾病，发现樟脑有杀死囚犯身上寄生虫的功效。释放后，他继续研发樟脑药物并发表论文，使樟脑成为近一个世纪以来最畅销的药物。

2 丹药是以朱砂（主要成分是硫化汞）炼制的汞制剂，流行于宫廷，最奢侈；五石散为砷制剂，流行于士林，是次一等；雄黄酒也是砷制剂，流行于民间，是又次一等。另外，还有女人擦脸的铅粉，也有一定毒性。其成瘾性和依赖性不明显，应与通常说的毒品加以区别，只是对毒药的另一种追求。

"金石之药"。这些由矿物或用矿物炼成的化学制剂都是有毒的，它和中国的冶金史、化学史及中国炼丹术有密切关系，成为中国古代最有特色的东西。中国古人认为"金石之药"是一种"人体冶金术"。古人把它们从工厂搬到实验室，再搬到人体，有它自己的一套逻辑。一是以"五毒"为材，铅、汞、砷为核心，以模仿冶金，"炼人身体"。这些东西结实耐用，什么长寿的家伙都比不过。二是朱砂、水银都是防腐剂。人活着可以"防腐"，死了也可以"防腐"。所以古人服丹求寿，就是来自这种观念。三是"以毒攻毒"，追求长生不老。服毒之后飘飘然的感觉，古人称为"通于神明"，有致幻作用。四是魏晋时期道家养生学和炼丹术的兴起，对魏晋时期服石之风的盛行也起到推波助澜的作用。

中国魏晋时期的200多年，政权频繁更迭，战祸屠杀，几无宁岁。当时的氏族们在遭遇生命危险和心灵的苦闷下，在精神层面为了寻找慰藉和解脱的方式，以逍遥、养生、纵欲三种不同的生活态度和目的，在上流名士中出现服食药物"五石散"的风潮。

"五石散"又称"寒食散"。由紫石英、白石英、赤石脂、石钟乳、石硫磺五种药物组成。"五石散"服用后需要一整套程序，将药物中的毒性和热力散发掉。如果散发得当，体内疾病会随着毒热一起发出。如果散发不当，则五毒攻心，后果不堪设想。散发的重要一点是，必须在服药后多吃冷饭，用冷水浴，故称"寒食散"。除了多吃冷饭之外，还要多出外行走运动，称为散动或行散。此外，要多喝热酒并使自己处于微醉状态。如果喝冷酒就会送命。西晋中国科学制图学之父——裴秀，就是服药后喝了冷酒而致命。

雄才大略的汉武帝刘彻因为迷信神仙，长期服食丹药最后导致慢性中毒而死，成为中国历史上被"长生药"毒死的第一个皇帝[1]。贞观二十一年（公元647年），唐太宗李世民得了中风的疾病，瘫痪在床上。经御医诊治，半年后病体稍愈，可以三天上一次朝了。此时的李世民却迷恋上了方士们炼制的金石丹药，希望自己长生不老。他先是服食了国内方士炼出的丹药，并不见效，以为国内方士们的道术浅，于是派人四处访求国外高人。贞观二十二年，大臣王玄策在对外作战中，俘获了一名印度和尚，名为那罗迩娑婆，吹嘘自己有专门研究长生不老之术，煞有介事地开出一大串稀奇古怪的药名来，李世民号令天下，按此方采集诸药异石。一年之后，药配制好了，李世民非常高兴，毫不迟疑地将药全吃了下去，结果七窍流血中毒暴亡，时年52岁，是中国历史上被"长生药"毒死的又一个皇帝[2]。

到唐代，由于服石死了一大批帝王将相，才开始有所收敛。孙思邈认为"五石"有毒，不可能有长生不老的奇效。指出："宁食野葛，不服五石，明其大大猛毒，不可不慎也"，劝人不要服石。

近代和现代医学和药理学研究表明"五石散"中含有无机砷化合物，如"礜石"、砒霜，长期小量服用会引起慢性砷中毒。

中国服石之风盛行约300年后，从唐代开始逐渐衰落了，其根本原因则在于"五石散"药性酷烈，服石造成的一系列特殊病症引起了社会警觉。因此，有人认为服石是毒物利用中的一大失误。

---

1 郗杰. 漫话求仙服石的皇帝. 体育文史, 1994 (4) .
2 兰克辉. 中国历史上被"长生药"毒死的第一个皇帝. 国际在线综合, 2007-06-11.

第4章 中毒奇案

4.1 毒物谋杀

4.1.1 中国古代宫廷斗争与用毒

中国古代从春秋战国到南北朝的这段时间里，毒药已成为处理政治斗争、军事斗争、社会各种矛盾乃至家庭生活矛盾的一个重要工具，其使用范围不断扩大，使用频率呈逐年增加之势。毒药之所以广泛使用与毒药的天然特性有密切关系，因为多数毒药都极易溶于或者混于液体饮料和固体食物中，下毒与投毒[1]时难以被识破。在此时期，毒药的使用方式多是酒中下毒、食物中下毒、药中下毒，可见当时的制毒技术和投毒手段之隐蔽。使用毒药者，有皇帝、皇后、皇太后、权臣，也有地方官员，更有家庭女性。被毒杀者，有皇帝、皇后、皇太后、权臣，也有地方官员及其妻儿，毒药同时也在战场中使用。政治毒杀和民间毒杀对社会生活的影响之大，不仅反映出封建社会的制度缺陷及其所伴生的权力斗争对民众生活和社会经济所造成的巨大危害，而且，也使朝廷不得不用法律来控制毒物的使用和买卖。在战争期间，偶尔用毒的时候，敌对双方都有中毒的情况发生。

1.战国后期的用毒

中国《史记》中记载著名的刺杀事件——荆轲刺秦。说的是荆轲受燕国太子丹的托付，捧着燕国的地图去朝见秦始皇。荆轲在地图里包裹着涂有毒药的匕首，试图刺杀秦王未遂。荆轲所用之匕首是加了剧毒药的。据记载匕首上的毒药是"使工以药淬之，以试人，血濡缕，人无不立死者"[2]。意思是太子丹事前准备的一把锋利的匕首，叫工匠用毒药煮炼过。谁只要被这把匕首刺出一滴血，就会立刻气绝身死。

秦王政九年（公元前238年），有人告发嫪毐实际并不是宦官，常常和太后淫乱私通，并生下两个儿子，都把他们隐藏起来，还和太后密谋说"若是秦王死去，就立这儿子继位"。于是秦王命法官严查此事，把事情真相全部弄清，事情牵连到相国吕不韦。这年九月，把嫪毐家三族人众全部杀死，又

---

1 下毒与投毒，两者有所不同。一般来说，下毒，是在自己的地盘，为了保护自身利益而采取的极端措施。一是在家庭、家族及宫廷内部对亲人或不同政见者的下毒谋杀；二是带有明显自卫性质的行为。如为了保护自家衣服和食物的安全，在自家室内或农田下鼠药。投毒，是在别人不知情的状态下，在别人的地盘上下毒，结局往往是既害人，又害己。

2《史记·刺客列传》

杀太后所生的两个儿子，并把太后迁到雍地居住。秦王政十年（公元前237年）十月，免去吕不韦的相邦职务，遣出京城，前往河南的封地。吕不韦在河南封地时，并未韬光养晦，而是广交宾客，各国诸侯使者络绎不绝，去拜访他。又过了一年多，秦王恐怕他发动叛乱，命吕不韦出居河南封地，举家迁蜀，吕不韦受秦始皇的威胁，害怕日后被杀，"饮鸩而死"[1]。

2. 两汉时期宫廷斗争与用毒

中国两汉400多年的发展过程中，王朝内部宫廷斗争中权变之术可以说无所不用其极，毒物的使用也成为其中一个重要部分。

西汉王莽乱后，公孙述割据一方，"称王巴蜀"。为了掩人耳目，公孙述派人征召名誉天下的贤士李业以为己用，"业固疾不起数年。述羞不致之，乃使大鸿胪尹融持毒酒奉诏命以劫业：若起，则受公侯之位，不起，赐之以药。"[2] 但李业心志坚强，不为所动，"遂饮毒而死"[3]。另一位名士谯玄也有类似的经历，当公孙述的使者登门征召时，谯玄矢志不渝，以许由伯夷为榜样坚辞不受，"遂受毒药"[4]，谯玄的儿子连忙向太守提出愿意捐献全部资产以赦免自己父亲的请求，"太守为请，述听许之。玄遂隐藏田野，终述之世"[5]。

汉宣帝时，权臣霍光之妻用尽权谋，与宫女淳于衍勾结，毒杀许后，另立霍光女

成君为皇后。霍光去世后，皇帝立许后所生儿子为太子，霍皇后与其母心生妒意，多次试图投毒杀害太子而未成。后来丞相用事，霍氏自危，加之事情败露，霍氏家族遂阴谋反叛。宣帝地节四年（公元前66年）秋七月，宣帝一纸诏书评定叛乱，大司马霍禹被诛，霍皇后被废[6]。

东汉初年，邛人长贵计谋在犒劳汉军时在酒中下毒，毒害汉军。威武将军刘尚获悉情报后先发制人，起兵消灭了长贵[7]。东汉时西羌的一支反叛，东汉将军张纡派兵打败羌人迷吾，迷吾投降，张纡却"设兵大会，施毒酒中。羌饮醉，纡因自击。"[8]

王莽居摄二年（公元7年），东郡太守翟义自号大司马柱天大将军，立严乡侯刘信为皇帝，起兵十万反王莽。王莽在诏书中对翟义和刘信予以严词声讨，并揭发出刘信父亲刘云以毒弑父的故事[9]。这是两汉的政治斗争中，亲自毒杀父亲的一个典型案例。

两汉时期，宫闱之中后妃充盈，争权夺势的斗争也是异常激烈。而且，后宫的斗争也常常与朝廷大臣相联系，从而具有内外勾结的性质。在后妃争宠的过程中，毒药的使用也成为一种重要的消灭异己的手段。汉宣帝时，宠臣张彭祖"以旧恩封阳都侯，出常参乘。"但不幸的是这位公侯竟然死于一个妻妾之手，"为其小妻所毒，薨，国除。"[10] 西汉末年，王崇为大司空，封扶平

---

1 《史记·吕不韦列传》。鸩是毒酒，含或加入毒物的酒。
1 《史记·吕不韦列传》。鸩是毒酒，含或加入毒物的酒。
2 《后汉书·李业传》
3 《后汉书·李业传》
4 《后汉书·谯玄传》
5 《后汉书·谯玄传》
6 《汉书·外戚列传》
7 《后汉书·南蛮传》
8 《后汉书·西羌传》
9 《汉书·翟方进传》
10 《汉书·佞幸传》

侯，"岁余，崇复谢病乞骸骨，皆避王莽。莽遣就国，岁余，为傅婢所毒。"[1]一位以清正廉洁著名的公侯最终也身死奴婢之手。更为离奇的是宫闱斗争中为解私愤，用毒药毁尸。武帝时以广川惠王之孙去继任广川王，这是一个暴戾歹毒之人，他的宠姬阳成昭信利用其特点杀害了幸姬王昭平、王地余，并巧用心计陷害幸姬陶望卿，逼迫望卿投井自杀。昭信还不解恨，"出之，椓杙其阴中，割其鼻唇，断其舌。……与去共支解，置大镬中，取桃灰毒药并煮之，召诸姬皆临观，连日夜麝尽。复共杀其女弟都。"[2]

东汉多幼主继位，外戚势力扩张，任人唯亲。在这种情况下，外戚势力必然和皇权发生冲突，在斗争的过程中投毒用毒成为

一种重要的手段。王莽专政时期，东郡太守翟义起兵反叛，其讨伐檄文中谴责王莽的罪行之一就是"毒杀平帝，摄天子位，欲绝汉室。"[3]东汉梁冀毒杀质帝是外戚危机皇权的一个典型案例，时年仅九岁的汉质帝登基未久，"大将军梁冀潜行鸩[4]弑，帝崩于玉堂前殿。"[5]《汉书外戚传》中详细记载了一次药物中投毒用毒的全过程。

3. 魏晋南北朝政治斗争和下毒

魏晋南北朝时期，毒药广泛用于政治谋杀和官员的自杀事件之中，并使用于战争、血亲复仇、忌才、殉葬、家庭矛盾事件中。这一时期众多毒药与政治谋杀事件见表4-1-1。

表4-1-1　中国古代魏晋南北朝毒杀事件

施毒者	被毒者	用毒方式与原因	事件出处
董卓	何太后	鸩毒：妨夺权	汉书·袁绍传注引献帝春秋
董卓	弘农王	鸩毒：忌为人用	汉书·董卓传
曹操	伏后二子	鸩毒：家人欲图操	后汉书·皇后纪下
曹丕	曹彰	毒枣，忌骁壮	世说新语·尤海
孙休	孙亮	鸩毒：忌夺权	三国志·孙休传注引吴录
孙皓	孙奋父子	饮药，疑为帝	三国志·孙奋传注引江表传
孙皓	孙谦	鸩毒，疑为帝	三国志·孙休传注引吴录
孙皓	万彧	毒酒，有所谋	三国志·孙皓传注引江表传
司马师	夏侯徽	鸩毒，忌通信	晋书·后妃传
司马懿	牛金	毒酒，因谶语	晋书·元帝纪
司马昭	郑小同	鸩毒，忌见密疏	三国志，三少帝纪注引魏氏春秋
贾南风	废太子	毒药，忌为人用	晋书·愍怀太子传
司马伦	司马威	鸩毒，将称帝	宋书·五行志

---

1 《汉书·王贡两龚鲍传》
2 《汉书·景十三王传》
3 《汉书·王莽传》
4 鸩毒：源自鸩鸟，可制成毒性很强的毒药。据《说文》解释，"鸩，鹄鸩也"，为鹖鸩科的鸟，本身具有很强的毒性。"鸩鸟，黑身赤目，食蝮蛇野葛，以其羽画酒中，饮之立死。"
5 《后汉书·顺冲质帝纪》

续表

施毒者	被毒者	用毒方式与原因	事件出处
司马	司马伦	金屑酒，欲称帝	晋书·赵王伦传
司马禹	羊皇后	鸩毒，忌人借其名	晋书·刘毅传
司马越	晋惠帝	毒饼，想做皇帝	晋书·惠帝纪
桓玄	司马道子	鸩毒，准备篡位	晋书·通鉴卷122，晋纪34元兴元年
刘聪	孝愍帝	鸩毒，忌为晋人用	晋书·刘聪载记
冯跋	孙护	鸩，忌反	晋书·冯跋载记
麻秋	符洪	毒酒，欲并其众	晋书·符洪载记
姚冲	秋伯友	鸩毒，惧泄其谋	晋书·姚兴载记
李期	李霸等	鸩毒，忌夺皇权	晋书·李期载记
石勒	段文鸯	鸩毒，忌反	晋书·段匹之传
刘裕	晋安帝	鸩毒，准备夺权	宋书·王韶之传
孝武帝	刘铄	毒食，与帝不和	宋书·南平穆王铄传
前废帝	沈庆之	毒药，忌反	宋书·沈庆之传
前废帝	齐子勋	毒药，忌夺权	宋书·孝武十四王传
宋明帝	王景文	毒药，外戚势大	宋书·王景文传
宋明帝	刘休仁	鸩毒，忌反	南史·宋明帝纪
后废帝	王皇后	毒药，管教过严	宋书·王皇后传
孔熙先	女婢	鸩毒，惧泄消息	宋书·范晔传
刘季之	翟弘业	鸩毒，烦谏已	宋书·文五王传
齐武帝	江谧	药毒，怨望	南史·江秉之传
齐明帝	萧子伦	鸩毒，忌齐武诸子	南史·齐开帝诸子传
齐明帝	萧铿	毒药，忌夺权	南史·齐高帝诸子传
东昏侯	沈文季	药酒，忌反	南齐书·沈文季传
东昏侯	徐孝嗣	药毒，忌废已	南齐书·徐孝嗣传
萧恬	兰钦	毒食，欲为刺史	梁书·兰钦传
高肇	元懌	毒酒，忌之	魏书·彭城王懌传
胡太后	孝明帝	鸩毒，欲继续掌权	北史·后妃传上

续表

施毒者	被毒者	用毒方式与原因	事件出处
孝武帝	节闵帝	鸩毒，斩草除根	资治通鉴卷155，梁纪中大通四年
高洋	高岳	鸩毒，功高震主	北史·齐宗室诸王上
高演	废帝高殷	鸩毒，忌复兴帝业	北史·齐孝昭帝本纪
武成帝	高孝瑜	毒酒，威望过高	北齐书·文襄六王传
高纬	高长恭	毒药，忌其勇猛	北齐书·文襄六王传
宇文泰	魏孝武帝	鸩毒，有怨言	南史·宋明帝纪
宇文护	周明帝	毒食，忌帝聪明	周书·晋荡公护传
周宣帝	宇文神举	鸩酒，威名太盛	周书·宇文神举传

资料来源：付开镜，2006。

从中国古代宫廷斗争与用毒的情况可以看出：①施毒者多为皇帝或权臣，他们多处于主导地位，被毒杀者往往受其控制，这就使得他们可创造机会实施毒杀行动。②如果被毒者是公开的"敌人"，或有公开的"罪恶"的话，施毒者就可以公开地毒杀。③如果皇帝嗜杀，也就不管有没有罪名，如孙皓杀孙奋父子。④如果被毒者并无罪状，而且，施毒者考虑到公开杀害有可能对其不利时，多用暗中施毒手段，如司马懿毒杀牛金，手段甚卑劣。《宋书·符瑞志》记载："先是，宣帝有宠将牛金，屡有功，宣帝作两口榼，一口盛毒酒，一口盛善酒，自饮善酒，毒酒与金，金饮之即毙"。⑤骁壮和功高震主是一些大臣被毒杀的主要原因。⑥被俘的皇帝和大臣，被杀时也多以毒药手段进行。⑦皇帝和皇族之间的仇杀。⑧同一集团间用毒药互相残害。

除此之外，多有官员因反对上司、受牵连、受猜忌、反抗政治迫害、讨厌政治残杀及皇帝赐死等政治原因用毒药自杀结束自己生命的。

4.1.2　古罗马帝国宫廷毒杀案

1.莉维娅毒死奥古斯都案

历史记载，罗马皇帝恺撒·奥古斯都[1]的妻子莉维娅是一个下毒高手。

莉维娅·德鲁塞拉（Livia Drusilla）出生于公元前58年，她的前夫克劳狄乌斯·尼禄，她与他育有两子。她的第一个儿子出生于公元前42年，就是后来的提贝里皇帝，继承了他父亲的名字。当美貌妙龄的莉维娅在公元前38年1月17日嫁给奥古斯都的时候她已经身怀六甲，婚后她很快产下了尼禄·克劳狄乌斯·德鲁苏斯，即大德鲁苏斯。公元前35年，莉维娅被授予第一份公职，有权在卫兵不在场的情况下处理自己的事务，并且享有了保民官的神圣不可侵犯权。同时她的第一座雕像也被放置在公共场合，以表达对

1　恺撒·奥古斯都（Augustus）生于罗马，原名盖乌斯·屋大维乌斯·图里努斯（Gaius Octavius Thurinus，公元前63～公元14年）是罗马帝国的开国君主，统治罗马长达43年。公元前27年以后以"奥古斯都"闻名于世。公元14年8月19日去世后，罗马元老院决定将他列入"神"的行列，并且将8月称为"奥古斯都"月，这也是英语中8月的来历。

这位母仪天下的女性的崇敬。

起初，奥古斯都的指定继承人是其妹的儿子玛尔凯路斯，可是，玛尔凯路斯在公元前23年死于食物中毒[1]。公元前12年，奥古斯都的女婿阿格里帕去世之后，继承人的位子开始向莉维娅的儿子提贝里敞开大门。公元前4年奥古斯都收养了提比略。同时也收养了女婿阿格里帕和女儿尤利娅的最后一个儿子阿格里帕·伯图姆斯。而伯图姆斯作为一个新君远不够格，这样看起来这位诡计多端的继母莉维娅最后终于得逞了（图4-1-1）。

由于莉维娅对于让自己儿子继承大统的那种野心似乎也不得不让人怀疑她对于奥古斯都的死也要担上责任。传说她在一棵无花果树上涂毒然后诱使奥古斯都去摘果子来吃，而她自己则挑了一些没有涂毒的[2]。她这样做的原因大概是害怕奥古斯都召回在外的养子阿格里帕·伯图姆斯，从而威胁到自己的儿子提贝里。伯图姆斯在奥古斯都死后不久就被处死了，至于究竟是谁下的令，至今仍不清楚。另一个细节更加重了人们的猜忌，那就是奥古斯都死后莉维娅密不发丧。部队甚至在公布皇帝死讯之前就已经拥戴提贝里为帝了。为了避免元老院的非议，这时生米煮成熟饭无疑成了上策。

虽然莉维娅毒死奥古斯都有多种说法，但在有的记述里，也有与毒杀完全不同的温情版本，描述的是莉维娅与奥古斯都长达50年的婚姻（公元前38~公元14年）令人赞美，特别是莉维娅在奥古斯都弥留之际展示了甜蜜爱意。这位皇帝最后的遗言是"世间唯一让朕还怀念就是我们的婚姻生活，永别了莉维娅"，随后皇帝亲吻了莉维娅，然后咽气了。这个段子似乎并不比有毒的无花果让人信服，不过倒是展示了莉维娅阴狠之外的另一面：野心勃勃的阴谋家，当然还是一位尽职尽责的贤妻。莉维娅于86岁高龄死于公元29年，在相对简朴国葬典礼之后，被葬于奥古斯都陵。

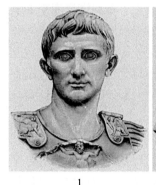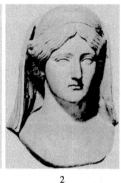

图4-1-1 奥古斯都与莉维娅

1. 罗马皇帝恺撒·奥古斯都；2. 莉维娅·德鲁塞拉，选自梵蒂冈博物馆

2. 阿克利碧娜谋杀案

公元37年，尼禄[3]出生在罗马附近繁华的海滨城市安齐奥。他的父亲是罗马帝国的一个劣迹昭著的官员，曾杀死过许多无辜的百姓。尼禄（图4-1-2）3岁时父亲死去，母亲是喀里古拉皇帝的胞妹，名为阿克利碧娜（Agrippina），是一个美如天仙、毒如蛇蝎的女人。她专门以杀戮折磨他人为乐，后来和克劳迪乌斯（Claudius）一世皇帝结婚。她先说服了克劳迪乌斯立尼禄为嗣，后来又劝说他让尼禄接替克劳迪乌斯的亲生儿子布里坦尼克斯（Britanicus）继承王位。54年，阿克利碧娜趁克劳迪乌斯没有改变主意之前，就用一盘有毒的蘑菇把他毒死了。她又用一大笔钱收买了宫廷卫队，然后正式宣布16岁的尼禄为新的罗马皇帝。

---

1 历史学家对玛尔凯路斯中毒死亡事件，认为是奥古斯都的妻子莉维娅下毒所致，但未被证实。

2 另有一说，毒药是莉维娅使用从颠茄这种致命植物的根与叶提炼出来的毒药阿托品，把毒药灌入奥古斯都私人的无花果树盆栽里毒死她的皇帝丈夫。

3 尼禄·克劳狄乌斯·德鲁苏斯·日耳曼尼库斯（Nero Claudius Drusus Germanicus，37~68年），古罗马帝国皇帝，54年登基，是古罗马最神秘的皇帝之一。

年轻的尼禄登上王位后，就开始担心14岁的异母兄弟布利塔尼库斯会要求得到其父的王位，在那个曾帮助其母制备毒蘑菇杀死克劳迪乌斯的毒品专家洛卡斯（Locusta）帮助下，尼禄得到了一种烈性毒药。在一次宫廷宴会上他把毒品放进了布利塔尼库斯的酒中。席间，当14岁的布利塔尼库斯饮进毒酒痛苦地痉挛时，尼禄一边津津有味地继续吃饭，一边若无其事地解释说，这只不过是在发癫痫病，使在场的人都目瞪口呆。这是他开创的第一个杀人纪录[1]。

但是，这时尼禄还不能随心所欲地行使最高权力，因为他的母亲阿克利碧娜要分享他的权力，并常常以女王身份自居，这使尼禄十分恼恨。他策划了一个残暴的毒计。一次，他在海滨举行宴会招待母亲，然后用一只特别的船送她回家。当天夜里，这只船在大海上破裂成碎片，但是阿克利碧娜游到了岸边，并派人给尼禄送信。尼禄在和信使讲话时，偷偷在地上放了一把匕首，然后脸色一变说，他母亲派人来刺杀他。这条罪状便使他的母亲丧了命。尼禄于68年自杀，只活了31岁，在位11年。

4.1.3 欧洲中世纪毒杀纷乱年代

中世纪制毒与药毒不分的管理体制，致使从古代演进到中世纪漫长的时期成为一个使用毒物与中毒频繁发生的纷乱年代。

4世纪，罗马女人用汞来除掉他人的有嫉妒心的丈夫。在中世纪的威尼斯和其他地方，被收买的放毒谋杀者用觉察不到汞气来除掉令人不快的人。这方面流传下来的记载（部分有历史证明，部分是传说和轶事）数量是很大的[2]。

意大利人为了政治目的、经济利益及婚姻而下毒。例如，在佛罗伦萨和威尼斯的市议会记录里，都曾经提到要用下毒的方式除掉某人，并且翔实记载被下毒对象的姓名及毒死他们的费用。在某些炼金术士和下毒者组成的协会的记录里显示，他们列出了受害者的名字和付给投毒者提供服务的报酬额度。在威尼斯、罗马及一些城市的一些学校，有人研究毒物与中毒，甚至教一些毒害的方法，使下毒药成为一种技术。据记载，1310～1797年，威尼斯共和国有一个强有力的和秘密的政治集团"威尼斯十人委员会"（Venetian Conucil of Ten）[3]（图4-1-3），这个组织曾使用威胁和毒杀的手段，杀死了许多有争议的人物。

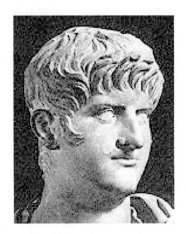

图4-1-2　罗马国王尼禄（头像雕塑）

---

1 杀死布利塔尼库斯有两种说法。一种说法是阿克利碧娜叫人送了很烫的热汤给布利塔尼库斯，试吃者喝过热汤，确认无毒后再呈给布利塔尼库斯，这时假借为了让汤冷一点，阿克利碧娜派人在汤里加进掺了含砷的冷水。另一种说法是尼禄在他的毒品专家洛卡斯的帮助下，用氰化物毒杀了他的异母兄弟布利塔尼库斯。今天人们知道这种氰化物是从桃仁提取的，桃仁含有氰的糖苷基，在胃内经水解释放出有毒的氢氰酸。

2 从5世纪起，人们就认识到升汞（氯化汞，mercuric chloride）。在法国革命时期，首先是升汞（$HgCl_2$）被用作自杀毒。在以后的几百年中——直到20世纪上半叶——升汞的"名声"是自杀毒和谋杀毒。

3 威尼斯十人委员会也称为"十人议会"、"十人理事会"，相当于安理会的作用，是一个掌握威尼斯最大管理权限的秘密组织。十人委员会选出一位公爵，成为威尼斯正式的领导人。该委员会创建于1310年7月10日，目的是为对付公爵叛乱，并给予紧急权力，以处理国家安全问题。1334年成为常设机构。17世纪后半叶，委员会的权力开始下降，1797年解散。

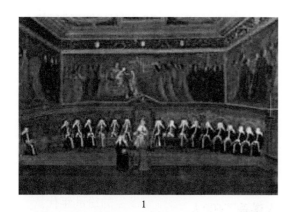

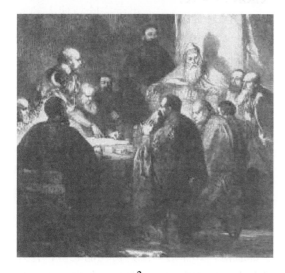

图4-1-3　威尼斯共和国议会

1. 图中央宝座上穿金衣者为总统，红衣者为总统辅佐官，黑衣者为十人委员会成员；2. 十人委员会与总统和其幕僚的秘密集会

15世纪，意大利的波吉亚家族（Borgia family）是最出名的下毒家族，几乎家族中人人掌握用毒物杀人的方法。波吉亚家族1455年从西班牙移民到意大利。他们用磷和砷联合用药。磷最初是一个秘密，一个西班牙修道士泄露给波吉亚家族的，他知道磷和砷的解毒剂。波吉亚家族成员里的席撒利（Cesare）和卢克利希亚（Lucretia）就是罗马中世纪时期著名的下毒人。

16世纪，波吉亚家族的一位亲戚——凯瑟琳·梅迪西[1]把下毒艺术引入法国，她使用的毒物包括砷、干斑螯（粉）及砷、乌头、颠茄和鸦片的混合物。从此在法国神秘的死亡开始出现，以后极为流行的砒霜开始盛行起来。此外，还有几位著名的用毒专家：安东尼·伊西里，可以用毒药控制被害者的死亡时间；路易十四的宫廷香水师拉芳欣，宫廷众多的贵族死于她的手下；玛丽多培亚，利用下毒取得家产，并在医院的患者身上实验，最后死于实验中。

16世纪末，用毒药杀人犯罪从意大利蔓延到法国，以致法国的刑事投毒犯罪案件越来越频繁。据统计，在1570年就有约3万人在巴黎单独使用毒药或者用非法非道德的方式进行犯罪，投毒犯罪像瘟疫一样在流行，社会上产生了对中毒的恐惧和不安，尤其是上层社会贵族非常害怕毒药，他们只参与非常信任的宴会，雇佣精选的佣人。即使出席宴会也都要有可信赖的人在身边。例如，在洛林，英格兰玛丽女王的舅舅卡迪纳（Cardina）因为抓了涂抹毒物的金币而死，然而却有更重要的证据证明他死于脑膜炎。在英格兰，恒丽艾塔安（Henrietta Anne）公主嫁给奥尔良的公爵后由于十二指肠溃疡引起肠炎突然身感不适，而她认为被下毒了。亨利四世（Henry Ⅳ）拜访卢浮宫时，据说他只吃自己煮的鸡蛋，只喝他从围网中抽的水。

意大利著名贵族弗朗切斯科·德·美第奇[2]在患病后的第11天，于1587年10月17日死去，年仅46岁，而就在几个小时前他的

---

1 凯瑟琳·梅迪西（Catherine Medici，1519~1589年），生于佛罗伦萨，是意大利公主。1547年，她嫁往法国，成为法国国王亨利二世（Henry Ⅱ）王后。1559年亨利二世去世，因15岁的国王弗朗西斯二世体弱，于1560年死亡。她的10岁的儿子查尔斯九世国王执政，她开始摄政，获得广泛的权力。1589年1月5日去世，享年69岁。

2 弗朗切斯科·德·美第奇是意大利佛罗伦萨著名贵族托斯卡纳大公，从1574年开始统治托斯卡纳。

第二位妻子卡佩罗也死了。当时，人们认为他（她）们死于疟疾。但在他们死去不久，就有谣传他死于中毒，症状与砒霜中毒相吻合。但没有科学的依据。最后的判断认为：弗朗切斯科·德·美第奇和卡佩罗并非死于疟疾而是被人投毒身亡，杀害他们夫妇的不是别人，正是他的兄弟卡迪尼奥·德·美第奇，目的就是为了争夺权势。

此外，欧洲中世纪[1]，曾经在公元9世纪时发生麦角中毒，当时人们称为"圣安东尼之火"，致使4万多人患上坏疽病，成为当时欧洲人的一大灾害（详见第5章）。接着在1347～1350年发生"黑死病"[2]，使欧洲出现一场死亡人数、混乱状况和恐惧心理可以与20世纪两次世界大战相比的大灾难。

除了历史文献之外，中世纪的文学作品中经常提到毒物，中毒成了一个流行的话题。例如，乔叟[3]的《坎特伯雷故事集》中，描写了获准售卖天主教免罪符的人[4]叫一个即将杀人的杀人犯买点毒物以备鼠害。莎士比亚在《麦克白》[5]悲剧的第四幕第一场（山洞）三女巫的对话中，就有"豺狼之牙巨龙鳞，千年巫尸貌狰狞；海底抉出鲨鱼胃，夜掘毒芹根块块，……"的词句。福楼拜[6]在《包法利夫人》里描写爱玛服毒，受害人就是被下了砷毒。他在写作此章时，为了具体了解砷中毒的症状，竟认真研究了当时的一部医学专著。又因过分"进入角色"而真正出现了中毒症状，幸亏他父亲的学生就在左右，及时呼来救治。

4.1.4　17～20世纪的毒杀案

1. 17～18世纪的毒杀案

17世纪初，意大利投毒谋杀者的活动从政治转向了社会、婚姻和经济目标。在那不勒斯，托法娜（Tofana，1635～1719）专门制造并兜售含砷的有毒化妆品"托法娜仙液"（Aqua Tofana），帮助怀有阴谋的人谋杀了600人。

在西班牙，因为谋害英国女王伊丽莎白失败多次而受到关注，一个名为卢佩兹（Rodrigo Lopez）的犹太医生被西班牙派去杀害女王，但他被抓后不久处于绞刑。在这个意外的谋杀事件发生后，女王的食物必须被品尝以防有毒，以便实现最大的安全保障，女王甚至知道为了保护自己每周都吃解毒药。然而西班牙王室中的阴谋不断，1689年9月卡洛斯二世妻子玛丽·路易斯（Marie Louise）猝死，尽管官方消息报道她死于霍乱，但死于中毒也流传开来，尤其死前指甲全部脱落，10年后国王拜访玛丽之墓，打开骨灰盒，脱去寿衣，可见尸体保存完好，几乎没有腐烂，虽然当时这个发现没有引起重视，但足可证明女王死于砷中毒。

当时，毒药在欧洲一些地区引起"妄想病"。一些重大毒杀事件往往引起公众的高度关注，许多罪犯不容易被察觉。公众渴望的信息被隐瞒，给公众留下充分的想象空间。于是精明的图书销售商将带有悬

---

1 欧洲中世纪（约公元395～1500年），是欧洲历史上的一个时代（主要是西欧），由西罗马帝国灭亡开始计算，直到文艺复兴之后，极权主义抬头的时期为止。也有历史学家认为，中世纪是指公元476年西罗马帝国灭亡到1640年英国资产阶级革命这段历史时期。17世纪，德国历史学家克里斯托夫·凯勒尔在他的历史著作《通史》中，第一次把全人类的历史划分为古代、中世纪和近代3个时期。

2 黑死病是一种淋巴腺鼠疫和肺鼠疫。黑死病使西欧人口在1300～1450年间大约减少了一半。

3 杰弗雷·乔叟（Geoffrey Chaucer，约1343～1400年）英国诗人。《坎特伯雷故事集》是他著的小说。

4 中世纪获准售卖天主教免罪符的人，称pardoner。

5 莎士比亚（1564～1616年）是英国文艺复兴时期伟大的剧作家、诗人。《麦克白》是他的代表作四大悲剧之一。

6 福楼拜（1821～1880年）是法国批判现实主义作家，他的三部主要作品是《包法利夫人》、《萨朗波》和《情感教育》。《包法利夫人》的发表，轰动了当时的法国文坛。但是这部作品却很快受到了当局的指控，罪名是败坏道德，诽谤宗教。

念的事件当做一种市场营销策略，以便人们能更多地购买他们的书。同时一些掌握巫术治疗的医生也从中受益。

在毒杀成为公开的威胁的情况下，为了阻止谋杀事件继续发生，在托法娜被处决后，法国国王路易十四[1]（图4-1-4）采取措施限制药商出售毒药，并于1662年颁布了一项法令，严禁药剂师出售砷、升汞及有毒药物给不认识的人，要求对购买毒药的人进行登记、签名和说明购买原因。法令的颁布不仅规范了毒药的管理，而且建立了正常的法律诉讼，很快使得职业投毒谋杀者衰亡。从1679年开始的为期3年的毒杀案调查[2]中有442人被处罚。

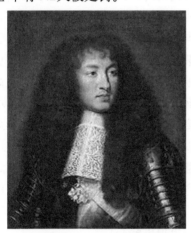

图4-1-4　法国国王路易十四（摄于1661年）

17世纪之后，一些职业的投毒者通常被一些有钱人雇佣，偶尔也受雇于欧洲皇室。因此，一些重大案件，一般都难以侦破。最常用的毒物是砷、番木鳖碱和氰化物。尽管投毒杀人的案件有所减少，但总有一些人作案来以身试法。

18世纪早期，托马斯·温赖特步入上流社会后，由于生活奢侈很快囊中羞涩，他开始利用邪门歪道造假赚钱以免破产。后来利用士的宁继承大笔遗产。1835年他从事流氓团伙活动与他人毒死自己舅舅。

18世纪中叶，随着近代生命保险的初创，1762年在英国发生了第一桩保险毒杀案。这一年英国艾克伊达布保险公司刚刚成立，有位名为伊里士的男子，先怂恿养女投保艾克伊达布保险公司1000英镑的人寿保险后，再将养女毒死，并伪造了一份遗书，指定伊里士为财产继承人，伊里士据此向保险公司提出申请。艾克伊达布保险公司根据伊里士性格、对金钱的沉迷及事件发生的疑点，声称遗书并非真实，控告伊里士。在诉讼过程中，因当初参与伪造遗书的2个证人当中的1人，承认遗书是伪造的，伊里士遂被判处死刑。

18世纪晚期，英国发生一例重要的毒杀案例。狄奥多西·鲍顿爵士（Sir Theodosius Boughton）之死受到怀疑，人们开棺验尸发现了砷。他的姐夫巴特（Bart）为了夺取财产杀害了他。巴特于1781年4月2日被处决。

2. 维多利亚时代的毒杀案

在毒理学历史研究中，一些学者把19世纪晚期称为"维多利亚时代"[3]，这个时期的特征是中毒现象蔓延，整个世纪接连报道毒杀案，中毒成为沉重而流行的话题。当时众多的职业杀手参与毒杀案，原因是诸如士的宁、砷之类的毒物很容易买到。最常用的是砷，很多人放在屋中用作毒鼠药，妇女则声称用于改善她们的肤色。当妇女去药剂师那里买砷时，她们只需签个

---

1 路易十四（King Louis XIV，1638～1715年）是法国国王，从1643年至1715年执政，他也称"太阳王"（Roi Soleil）。

2 据记载，当时Notre-Dame神父开始惊骇和罪犯中毒有关的忏悔，并报告了国王，促使国王成立"阿尔登特法庭"（Chambre Ardente）调查中毒事件。尽管调查官受到国王支持，但是那些作恶多端的投毒者通过种种关系逃避惩罚。

3 维多利亚时代（Victorian era）是英国工业革命的顶峰时期，也是大英帝国经济文化的全盛时期。它的时限为1837～1901年，即维多利亚女王（Alexandrina Victoria）的统治时期。也有学者认为，应将通过改革法案（Reform Act 1832）的1832年视为一个新的文化时期的开端。

字（毒物记录本，每个药剂师和五金商店都有）说明她们买了什么。没有人问干什么用。因此，妇女投毒谋杀很普遍。在维多利亚时代，任何人一旦买了保险，身价陡然升高，其家人由于贪心常常不予法院提供毒杀证据而放走谋杀犯，致使毒杀犯轻易逃脱。因此，当时随着保险业的发展，毒杀案也形成一种时尚的犯罪。

3. 20世纪的毒物谋杀案

20世纪早期的毒杀案中，老毒药——砷仍占主流地位。1911年塞登（Fredrick Seddon）谋杀案中，把黏蝇纸（fly-paper）浸泡在含砷的水中，通过这种方式让房客接触毒物而死，然后夺其房客的财产。20世纪20年代海伊下毒案（Hay Poisoner）也是用砷作为毒物。除了老毒药仍然流行外，士的宁、三氯甲烷和东莨菪碱（hyosine）等过去不敢使用的毒物也出现了并形成新的趋势。同时，下毒给药的途径也改变了，出现了各种剂型以去除异味。由于在众多案例中使用了新的毒物，因此，20世纪早期法庭毒理学取得了巨大进步。

20世纪中叶，氰化物开始流行，以液体型使用作为减少痛苦的自杀工具。20世纪后期，氰化物再度流行，常将其藏匿于食物、饮料和药剂之中，进行恐怖谋杀。1982年在美国有人利用氰化物制造的"泰诺恐慌"事件，罪犯至今未能归案。特别是随着工业的大发展，化学药品和现代农药的增加，人工合成的毒药纷纷出现。据统计，下毒与投毒用的最多的是外用药、清洁剂和其他家用产品，其次是杀虫剂、生物碱，最少的下毒是煤气和浓烟。此外，蓖麻毒素和铊等这些极端毒物也在20世纪后期的政治谋杀和毒杀案中出现。因此，法医毒理学成为现代毒药学与法医学的一门交叉学科并得到新的发展。

与此同时，由于现代毒理科学的发展，接受毒物科普知识教育的人越来越广，公共安全与法律的不断完善，先进侦破手段的逐步装备，预防中毒的技术变得更好更为有效，侦破毒杀案的技术和能力大为提高，使得毒药犯罪比以前的世纪更加艰难。尽管如此，毒药犯罪随之变得更加巧妙，毒药犯罪分子以更为隐蔽的计划，采用现代技术相对抗，甚至不择手段，铤而走险，采取意想不到的方式作案，悍然投毒。因此，下毒与反下毒，投毒与反投毒的斗争将会长期存在，千万不可掉以轻心！

4.2 毒案侦破

4.2.1 英国玛莉·布兰迪案

这是世界上公认的用毒物作为证据的首起案例。案件发生在1751年的英国，投毒者是26岁的待嫁女子玛莉·布兰迪。

1. 案情始末

玛莉·布兰迪天生丽质、秀美迷人，具备乔治王朝时代男人眼中理想妻子的所有条件。她一直未嫁的原因并不是她本人挑三拣四，而是她的父亲——弗朗西斯·布兰迪。这位名声显赫的律师父亲为女婿定下的标准是：他必须富有、有社会地位。然而他女儿偏偏爱上了一个有妇之夫、身无分文的军人——威廉·克兰斯顿。

1746年，在泰晤士河边一个风景如画的

亨莱小镇,威廉·克兰斯顿居住在布兰迪家里,平静地生活了6个月。

为了得到玛莉·布兰迪的爱情,威廉·克兰斯顿决定和他的妻子分手,他给妻子写了一封信,说明他的婚姻状况使他在军队的前途大受影响,问她是否介意把她当作情人而不是妻子来消除这一不良影响。结果克兰斯顿太太十分气愤,并且把这位不忠实的丈夫告上了法庭。这种公开的曝光,激怒了玛莉的父亲弗朗西斯·布兰迪。尽管如此,克兰斯顿和玛莉仍然在暗中幽会。

克兰斯顿认为这样生活一定十分辛苦,所以他准备获取弗朗西斯·布兰迪先生的好感。他对玛莉说,有一副"神气药剂"可以提高老人的心性。他是在一个偶然的机会知道,一名苏格兰草药商有这样一副神奇药方。1750年,克兰斯顿想方设法得到了布兰迪先生的欢心,并且回到了他的家里。他在布兰迪先生的茶水中加入了一些粉末,怪事发生了:先生变得善解人意,风度翩翩,甚至充满爱心,然而不论克兰斯顿使用了什么药剂,他的功效也是暂时的。第二天布兰迪又会变得同往常一样粗暴。于是,克兰斯顿吩咐玛莉进行同样的"治疗"。第二年的4月,他送给玛莉一些粉末,并且教给她如何给她的父亲使用小剂量的粉末。

向往自由婚姻生活的玛莉·布兰迪终于等得不耐烦了,在情人——威廉·克兰斯顿教唆下,她丧尽天良使用了最简单的也是最常见的毒物——砷化物,在父亲弗朗西斯·布兰迪的茶水中加入了毒粉末,布兰迪开始激烈的呕吐,而且胃疼。当一名佣人苏珊·古内尔对老人突然间的衰弱感到怀疑和迷惑时,就尝了一些玛莉给她父亲送来的

粥,她立刻开始生病。在盘子底上,她发现了一些沙砾状的白色粉末。于是她就把这些残留的粉末刮了下来,让一位邻居看。后来,这两人把这些粉末送到了药剂师那里。因为当时还没有有效的方法检测砷,科学分析也更是不可能了。可是,苏珊·古内尔却把她的怀疑告诉了布兰迪先生,并且告诫他,他的女儿正在向他下毒。于是布兰迪把自己的女儿叫到了身边,问她是否在食物中做了手脚。玛莉脸色苍白,惊慌失措地逃离了他的房间。难以理解的是,布兰迪仍然让玛莉给他准备食物。当厨师看到玛莉把一些信件和一些白色粉末抛到了厨房上的火炉上时,厨师从火堆里捞出了一些粉末。

但是一切已经为时太晚。1751年8月14日,身体极度衰弱的布兰迪开始昏迷,直至死亡。

在老父亲死的那天夜里,玛莉给了马车夫一些英镑,让他帮助她逃往法国,但是车夫拒绝了。第2天,玛莉·布兰迪就逃走了。克兰斯顿知道弗朗西斯·布兰迪死亡后,也逃亡欧洲。

2.法庭审理

愤怒的人们当然不会放过这个不肖之女,1752年3月3日,玛莉·布兰迪在牛津巡回法庭受审,审判仅有一天就顺利结束了。

控方的证人、死者的佣人和厨子证明,他们多次看到玛莉·布兰迪把一种白色的粉末加进老主人的食物中,而他们的老主人正是从此以后才开始突然衰弱直到死亡。与老主人感情颇深的女佣在怀疑和迷惑中,居然还品尝过玛莉·布兰迪送给父亲的食物,很快品尝这些食物就有了不适的反应。

控方的专家证人是4位医生,他们发现死者内脏器官并没有致死性的病变,这个

证据证明死者显然不是死于疾病。他们根据死者的佣人和厨子提供的情况，认为死者的死因可能和砷有关。于是，4位专家证人对警方提供的玛莉·布兰迪在大意之中留在家里的白色粉末进行了检验，通过气味判断，证明送检验物是砷化物。

医生们检验白色粉末所使用的方法是把粉末放在热熨斗上加热，把闻到砷化物的气味，作为砷中毒的证据。

在法庭上，玛莉·布兰迪没有做任何的否定陈诉，而是坚持说，这些药剂是为了调解她父亲的性情。然而当起诉人问她，为什么当她意识到她被怀疑时，就把粉末毁掉时，玛莉哑口无言了。陪审团也明白了真相。

陪审团经过5分钟的考虑，一致认为玛莉·布兰迪投毒谋杀罪名成立。

1752年4月6日清晨9时，玛莉·布兰迪身着黑衣，双手被黑色丝带捆绑着，登上了绞刑架。这时，她仍然坚持自己是清白的。她对行刑官所说的最后一句话是："为了庄重不要把我吊得太高"。

几个月后，玛莉·布兰迪的情人——苏格兰贵族公子、一名有妇之夫威廉·克兰斯顿上尉，虽然侥幸逃过了玛莉的命运，但在逃亡法国的日子里受尽苦难，潦倒而终。

3. 案件意义

这是世界上公认的用毒物作为证据的首起案例。按照现在的标准，这次审判中，医生关于气味的检验证据是不科学的。但是，那个时代，还没有科学的化学分析的方法，人们还不知道怎样检测进入人体内致人死亡的毒物。法庭凭着所掌握的那些值得人们怀疑的现象，这个案件也就只能这么判定。值得指出的是，科学战胜无知的

斗争总要有个开端。

4.2.2　美国罗伯特·布坎南案

1. 案情始末

罗伯特·布坎南出生在新斯科舍省，后来移居苏格兰，在爱丁堡取得了医生资格，在新斯科舍省成家。1886年，他移居纽约开始行医。白天他是一名受人尊敬的医生，晚上他却在低等酒吧里豪饮，而且经常出入妓院。酒和女人在他的生活里同等重要，甚至缺一不可。他的这种放荡生活，迫使他的妻子海伦同他离了婚。有一段日子里，他始终注意一个很有魅力的女子安娜·萨瑟兰，她是一名有着20多年妓院生涯的女子。1890年10月20日，她按照布坎南的意愿，改变了自己的生活方式，嫁给了这个和她最要好的顾客。

对布坎南来说，这是个不幸。安娜·萨瑟兰需要被当作一个合法的妻子，她要求布坎南每天晚上必须在家里陪着她。但这是这位花心医生难以接受的。他的目的是彻底占有安娜·萨瑟兰的钱。结婚后，他发现安娜·萨瑟兰非常粗俗，令他为难。

1892年，随着市坎南提出他要单独乘船到爱丁堡进行他的医学研究后，问题也就接踵而至。安娜·萨瑟兰直言不讳地说，要么她和他一起去，要么就分道扬镳。布坎南毫不犹豫地拒绝了。两人沟通的道路被堵死了。从4月22日以后的几天里，安娜·萨瑟兰突然病倒了，不到24小时她就去世了。她的治疗医生，在她最后的详细病情记录中，所填的死亡原因一项写道：死于脑溢血。布坎南忙于计算他的5万美元继承遗产，甚至连葬礼都没有去参加。

2. 开棺验尸

纽约世界报的记者艾克·怀特去参观验

尸官的办公室，他想在那里收集一些好的素材，结果他偶尔听到了一位老人要求对安娜·萨瑟兰的死因进行调查。怀特想，布坎南一定是一个有计划谋财害命的恶魔。布坎南曾经向怀特介绍过自己说他是安娜·萨瑟兰的配偶。他承认自己并不是没有个人私心，他想分享安娜·萨瑟兰的财产。于是，怀特把这个怀疑报告了警方。但警方拒绝调查这件事。

怀特相信自己的直觉，他提出许多实验性的建议，而且知道布坎南现在已经不在此地了。一个来自新斯科舍省的人揭发说，仅仅在安娜·萨瑟兰死后三个月，布坎南就和他的妻子复婚了。这一消息使怀特十分气愤。怀特把这些情况告诉了给安娜·萨瑟兰出具死亡证明的医生，医生完全否定安娜死于脑溢血以外的原因。谈到关于投放吗啡毒物时，医生指出安娜不具备中毒死者的瞳孔症状。

怀特表现出了不屈不挠的职业特点，他拒绝接受医生的结论。他突然想起了一个患有眼病朋友，每次治疗回来，瞳孔都不自然地扩张着，这是用阿托品药水治疗的结果。怀特想会不会有这种可能，布坎南在他妻子安娜临死之前，或许在她的眼里点过一些阿托品药水。这样做的目的是防止瞳孔的收缩吗？怀特迫不及待地冲到了最后几天照顾她的护士家里，这位护士清楚地回忆到：有好几次布坎南医生向他的妻子眼内滴一些药水。于是，怀特发起一场新闻运动，迫使纽约的验尸官发布了对安娜的开棺验尸令。

5月22日，安娜的尸体被从墓地里掘出，迅速送往卡内基研究所进行尸检。结果非常明显，安娜死于吗啡过量注射。鲁道夫·威特华斯教授是一名著名的毒物学家，他发现尸体内有1/10格令[1]的吗啡，他估计吗啡致死量是5～6格令。他同时把自己的想法写了下来，那就是阿托品可以伪装收缩瞳孔。根据鲁道夫·威特华斯教授的报告，布坎南被指控谋杀而被捕。

3. 奇异实验

起诉方为了加强说服力，于1895年3月20日在法庭上用吗啡杀死了一只猫，然后在这只可怜的猫眼中滴了少量的阿托品，猫眼瞳孔反应变慢了，但并不是很明显。于是辩方全力反对鲁道夫·威特华斯的判定。后来，鲁道夫·威特华斯找到了失败的根源，是使用了不纯的化学药品。

在这种情况下，纽约法律委员会同意布坎南的律师把他们的当事人推上了证人席，这对布坎南真是一场灾难。在控方的交叉盘问下，使用技巧，使他连连撒谎，矛盾重重，科学争论产生的所有怀疑都彻底消除了。布坎南衣冠不整，四肢无力地离开了证人席，陪审团经过6小时的评议，认定布坎南的谋杀罪名成立。

布坎南提出上诉，但上诉被驳回了。1895年7月2日，他坐上了电椅。

4. 案件意义

媒体报道往往在侦破重大案件方面起着重要作用。在犯罪史上，尤其是19世纪末20世纪初的纽约市，美国报纸记者所扮演的角色常常被忽略。但这个案例中纽约世界报记者怀特所起的作用是最具有代表性的。因此，人们把怀特称之为"可怕的艾克·怀特"。

刑事犯罪推动了毒物分析化学的发展。现在的毒物分析方法比布坎南时期的方法

---

1 格令（grain），是最小的重量单位，1格令等于0.00143磅或0.0648克，用于称量药物。

灵敏多了，使用阿托品点滴，在现代实验室不用花很长时间就会被发现，新的颜色反应方法已经比沃恩先生的方法更现代化了。薄层色谱法和气相色谱法已经能把大部分5/1000格林的毒物检验出来。

4.2.3　哈维·克里平杀妻案

1.案情始末

哈维·克里平（Harvey Crippen）博士（图4-2-1）是美国专利医药公司芒尼恩药品公司和牙科医生公司1900年派驻伦敦的代表，是一位顺势医疗医生[1]。他娶了一个名为科拉·塔涅（Cora Turner）的英国女人，但他发现这个女人与他的秘书埃塞尔·莱·尼夫（Ethel Le Neve）有染。1910年1月31日晚上，科拉·塔涅神秘消失。

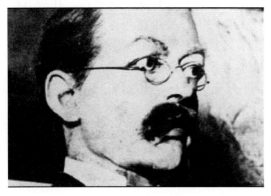

图4-2-1　哈维·克里平

事发不久，引起哈维·克里平所在社区人们的怀疑。6月30日一个姓尼什的人向苏格兰场（即英国警察总部）报案。英格兰场经过质询，克里平声称其妻子与另一男子私奔到美国后死了。

警方搜查了克里平在伦敦北区的住宅，在地下煤室的地板下发现了一具掩埋在石灰中的尸体，尸体严重损坏，无头、无

骨、无生殖器。同时，发现一小块人体组织包裹在男人的睡衣里。克里平发现他被调查，便试图逃往加拿大。

国际刑警穿越欧洲寻找克里平。7月31日，在由英国驶往加拿大的蒙特罗斯号客轮上，一对"父子"被逮捕。化妆成父亲的是霍利·哈维·克里平医生，化妆成儿子的是他的情人埃塞尔·勒尼夫，他们正打算一起离开英国。而克里平医生此时已经被英国警方通缉，他涉嫌谋杀了妻子。登船之前，船长恰好读过有关这对情人的新闻，他立即留心观察他们。他发现，这位"父亲"刚刚剃掉胡须，而通过暗中搜查，他又在克里平的船舱里发现了一件女性内衣。父子二人身上缘何带着女性内衣？船长立即使用当时的先进技术——无线电报技术，从加拿大向英国警方通知了这一消息。接着，克里平医生与其情人在加拿大被逮捕并遣送回英国，接受谋杀妻子案的审判。

与此同时，毒理学家经过检测在那块包裹在男人睡衣里的人体组织中发现有毒的生物碱东莨菪碱（hyosine）。同时，证据还证明克里平作为顺势医疗医生曾购买过东莨菪碱，尽管他声称用于顺势疗法的制备。

法庭认为克里平医生和他的情妇埃塞尔·勒尼夫一起谋杀了科拉·克里平。在接下来的审判中，克里平医生声称自己是清白的，地窖里的残躯不是他的妻子。但是对于逃离，他又无法给出可信的理由。经过审判，克里平终于因毒死并肢解他的英国妻子于1910年11月23日被施以绞刑。

当时的报纸纷纷报道这一消息，这起恐怖的杀人案引起民众的公愤，克里平医生被描述为"生活在这个国家最危险、最臭

1　顺势医疗派（homeopath）也称类似医疗派，是Samuel Hahnemann（1755～1843年）创立的一种医疗系统，即对患者给予能使健康者产生类似该病症状的少量药物治疗方法。

名昭著的人。""哈维·克里平"这个名字成为最可怕的杀人犯的代名词。然而，许多人认为克里平是无辜的，他给妻子服用东莨菪碱是为了抑制性欲。

2. 百年调查

97年后的2007年，最新的DNA检测结果显示，当年定案的尸体并非是他妻子，克里平医生很可能是清白的[1]。

尽管克里平杀妻案过去了近100年，但刑侦方面的专家仍对这起20世纪轰动一时的大案存在的疑点感兴趣，希望继续深入调查。著名法医生物学专家、美国密歇根州大溪城地区中毒预防中心负责人特雷斯特雷奥医生领导的研究小组，在系谱专家贝丝·韦尔丝的帮助下，再次对这起案件展开调查。研究人员在加利福尼亚州和波多黎各找到科拉·塔涅的3名远亲，将他们的线粒体DNA与存放在皇家伦敦医院档案馆的科拉·塔涅的尸体样本进行了对照，发现并不相符。2007年10月16日，研究小组正式公布结论：这具尸骸不是克里平医生的夫人。

特雷斯特雷奥医生认为，克里平案最大的疑点就在于尸体被严重损毁，这与下毒人的通常做法相矛盾。在一般情况下犯罪人会营造一种"自然死亡"的假象，然后悄悄地溜走。

而此案中尸体被严重损坏恰恰表明受害者在死亡之前并没有中毒。根据他掌握的1100件关于毒杀的案子，仅有这一起被告尸体被损坏。

研究小组在尸体腹部发现了一块伤疤，当年陪审团就是凭这块伤疤相信尸体就是克里平的妻子。然而这个判断是错的。关于地窖里的尸体，特雷斯特雷奥医生认为克里平医生曾从事非法堕胎手术。

既然尸体不是克里平妻子的，那么她究竟去了哪里？研究小组没法查清这个问题，但是有些线索很耐人寻味，科拉曾经在舞台上唱歌，当时使用的艺名是百丽·爱尔摩。就在这起案件平息10年后，一个同名歌手同科拉的姊妹住在纽约。另有记录显示在克里平妻子失踪不久，这个女人从百慕大群岛的埃利斯岛入境美国。"百丽·爱尔摩和科拉·塔涅是否为同一人，"特雷斯特雷奥医生表示，"我们无法证明，这也许需要更多的调查了。"因此，克里平妻子下落仍然有待证实。

3. 案件意义

哈维·克里平杀妻案是刑侦史上第一次用无线电报联络逮捕一个罪犯的典型例子，当时多亏有了无线电报这项新的发明才把这个凶手抓住了。

案件中描述克里平携同乔装成小男孩的情妇出逃的情节像小说中描写的一样惊险离奇，其引人入胜的程度不亚于克里平在"蒙特罗斯"号轮船上被捕的情节。

然而也正因为克里平案惊险离奇，法医学与毒理学家一直在关注这个案件并起到重要作用。百年之后，据最新的DNA检测结果显示，当年定案的尸体并非是他妻子，克里平医生很可能是清白的。DNA检测技术对百年前的克里平杀妻罪能否翻案，能否定为冤案，成为法律史研究的新课题。

4.2.4 塞登谋杀案

1911年，弗雷迪利克·亨利·塞登（Frederick Henry Seddon，1870~1912年）把黏蝇纸[2]浸泡在含砷的水中，通过这种

---

1 DNA检测表明百年前克里平杀妻或为冤案.http://www.sina.com.cn，国际在线，2007-10-17.
2 黏蝇纸（fly-paper）也称捕蝇纸、毒蝇纸。

方式让房客接触毒物，毒死房客，以夺其财产。1912年，他在英国因投毒谋杀艾丽莎·玛丽·巴罗（Elize Mary Barrow）被绞死。

1. 塞登其人

1910年，塞登是一位40岁的国家保险公司的监督。他和他的妻子玛格丽特·塞登有5个子女。他的父亲和他住在一起。

1901年，他曾经参加利物浦的共济会[1]。一年之后，他辞职南下。1905年，他住在白金汉郡的斯蒂芬别墅3089号，1906年他离开了那里。1909年，塞登买了陶林顿公园63号的有14个厅室的小楼，紧靠伦敦芬斯伯里公园。他妻子做二手服装生意。在这期间，他产生了赚钱的念头，并想做房地产。因此，他和妻子发了广告，让出他们的伦敦家中的二楼。1910年7月26日，附近一个49岁的老处女艾丽莎·玛丽·巴罗回应这个广告，在此之前，她同她的表妹弗兰克·沃德埃亨（Frank Vonberahe）住在一起，因为她们之间不够融洽，同时她希望住在塞登家中的二楼会更便宜。

2. 谋杀巴罗

在塞登的诱导下，巴罗很快被说服并与塞登签署了协议。巴罗将自己所有的积蓄和养老金交给塞登管理，其中包括1500万英镑的印度股市的回报，而塞登答应让她住在他家免租，并照顾巴罗一生，此外，给她一定的年金（图4-2-2）。

1911年8月，塞登、巴罗和她年轻的监护一起去绍森德度假。在返回时，塞登的女儿玛吉从当地的药房用3便士购买了一袋黏蝇纸。不久之后，巴罗开始遭受痛苦的胃痛。当地医生开具了处方药铋和吗啡。9月9日，医生再次看望了她，但在接下来的几天里病情开始恶化。她拒绝去医院，只能躺在床上。9月13日，她立下遗嘱，口授并同意由塞登办理，并由他的亲属见证。9月14日早晨6时15分，巴罗在塞登夫人的照料下去世了。塞登找过医生，请他开具死亡证明，但由于当时在该地区有疫情和工作劳累，医生没有去看巴罗的遗体。

9月15日，塞登去了殡仪馆，安排一个简短而简单的葬礼，只有与自己有关的少数治丧人员参加。巴罗的葬礼是在一个普通的墓地举行，虽然她的家人在伊斯林顿墓地。

巴罗的表妹，弗兰克·沃德埃亨对巴罗去绍森德度假两个星期后突然发病死亡感到可疑，特别是对安排死后第二天迅速举办葬礼感到不解，对塞登产生了占有巴罗遗产的怀疑。

然而，塞登对这样的安排有自己的解释，早些时候巴罗的家人对巴罗很冷落，他不愿看到这种对待才要巴罗住在自己家里，如果巴罗的家属参加葬礼可能要花费很多的钱。塞登告诉她，巴罗什么也没有留下，他支付了大量殓葬费和巴罗的保养费用。

1911年11月15日，巴罗的尸体被挖出来，由高级内政部专家威廉·威利考克斯（William Willicox）和年轻的病理学家伯纳德·斯皮尔斯伯里（Bermard Spilsbury）进行检查，他们在巴罗的尸体中发现约两格令的砷。

接着，巴罗的家属向警方报告了他们的怀疑。

3. 案件审判

案件的审理由著名的侦探巴克尼尔

1 共济会（Freemasonry）出现在18世纪的英国，是一个带宗教色彩的兄弟会组织，也是目前世界上最庞大的秘密组织，宣扬博爱和慈善思想，以及美德精神，追寻人类生存意义。世界上众多著名人士和政治家都是共济会成员。

（Justice Bucknill）担任法官。塞登和他的妻子成为谋杀案的主要嫌疑人接受审判。在审判期间，检察长老贝利（Old Bailey）起诉的证据是塞登的妻子曾经购买了大量黏蝇纸，其中含有砷。用来杀害巴罗的毒药是浸泡黏蝇纸的水。

辩护律师爱德华·马歇尔霍尔（Edward Marshall-Hall）反对所有刘巴罗的指控，认为中毒死亡是由于其他药物中的砷引起的。塞登坚持要为自己的辩护，而陪审团对他的傲慢非常反感。有趣的是他自己也不否认，巴罗可能在她的房间里喝了防苍蝇而浸泡黏蝇纸的碟子中的水。尽管塞登谋杀的证据确凿，但认定他是否有罪在辩护律师和陪审团之间争议十分激烈。一名共济会的成员说：我们都属于同一个兄弟，但我们的兄弟并不鼓励犯罪，我们只能谴责他的行为。

最后，塞登的妻子玛格丽特·塞登因未参与谋杀被宣告无罪。法官巴克尼尔根据内政部专家和病理学家检查的结果，宣判塞登死刑。1912年4月18日，塞登在本顿维尔监狱被绞死。

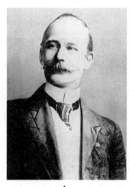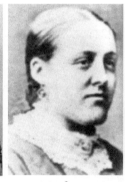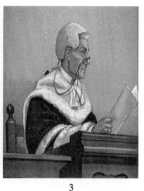

图4-2-2　塞登谋杀案

1. 弗雷迪利克·亨利·塞登；2. 艾丽莎·玛丽·巴罗；3. 法官巴克尼尔做最终宣判

4.2.5　海伊下毒案

20世纪20年代发生在英国的海伊下毒案（Hay Poisoner）表明砷仍然是下毒的主要毒物。由于被告阿姆斯特朗是在英国被绞死的唯一的律师，因而备受关注。

赫伯特·劳斯·阿姆斯特朗（Herbert Rowse Armstrong）是一位律师，从1906年起，他一直在苏格兰和威尔士的边界瓦伊河畔的海伊镇工作。1921年12月31日，他因企图谋杀他的竞争对手而被捕。其后，他又因为谋杀他的妻子而受到起诉。

1. 早期生活

阿姆斯特朗1870年生于牛顿阿伯特的一个小康之家，毕业于剑桥大学，获得了法律学士学位，并于1895年取得了律师资格。他最初在利物浦执业，1906年申请到了去海伊就职。第二年，他与凯蒂结为夫妻，婚后夫妻俩育有两个女孩和一个男孩。

阿姆斯特朗是一个辛勤工作的男子，在小镇中的地位不断上升。他还是共济会的领导人之一，担任过法官的秘书。他参加了县志愿部队并被授予上尉军衔。1914年，他投身于一战中，人们称他是"勇敢长者阿姆斯特朗"。

2. 凯蒂之死

1919年，阿姆斯特朗的妻子凯蒂（凯瑟琳·阿姆斯特朗）由于患有肾炎，健康每况愈下。起初，她的健康状况有所改善，但后来健康状况一日不如一日。阿姆斯特朗十分关心妻子的病情，一直与当地医生托马斯·欣克斯（Thomas Hincks）博士保持着密切的联系。但欣克斯医生发现，凯蒂出现精神崩溃的迹象，可能和她的病情有密切的关系。1921年凯蒂被送往医院，在那里她开始有了好转。但不久她便回家了，此后她的病情不断恶化，于1921年2月22日逝世于家中。

3. 谋杀未遂

在海伊工作期间，奥斯瓦尔德·马丁（Oswald Martin）是阿姆斯特朗唯一有竞争力的律师。他们每人代理了一个法律诉讼，结果以阿姆斯特朗的客户最终流失而失败。因此不得不为马丁的客户赔偿一大笔资金。马丁不断地向阿姆斯特朗提起赔偿费用的问题，但阿姆斯特朗却一直拖延付款日期。

1921年10月26日，阿姆斯特朗邀请马丁在他家做客。阿姆斯特朗用蛋糕、酥油茶和烤饼来招待他。两人在用餐过程中讨论了还款的问题，阿姆斯特朗拿起烤圆饼对马丁说："对不起，我的好朋友"，便把烤圆饼递给了马丁。马丁没有多想，就吃了下去。而后，两人没有对欠款问题达成共识。马丁便离开了阿姆斯特朗的住所。

回家不久，马丁就感觉到了身体不适。马丁的岳父约翰·戴维斯（John Davies），是海伊的药剂师，他对马丁突然生病表示

怀疑。此外，欣克斯医生很惊讶地发现马丁生病的症状和阿姆斯特朗妻子凯蒂生病的症状很相像。

于是，欣克斯医生、马丁和他的岳父，一起讨论分析他们所掌握的信息，分析了马丁在阿姆斯特朗家中进餐的情况。欣克斯医生说他清楚地记得阿姆斯特朗是如何用含砷的除草剂管理他家的草坪的。随后发现，10月26日进餐的几星期前，有人把一盒巧克力发送给马丁的家人。这个人并没有写下他的姓名和地址。马丁的弟媳吃了一些巧克力后不久，便突发疾病。幸运的是，还有未吃完的一些巧克力，经检查发现巧克力上面有一些小孔。他们三人便与英格兰场（英国警察总部）联系，并向警方描述了马丁的遭遇，以及他们对阿姆斯特朗夫人的逝世怀疑。警方经过检验在巧克力样品和马丁的呕吐物中发现了砷。

1921年12月31日，英格兰场逮捕了阿姆斯特朗，并以企图谋杀马丁这个罪名起诉了他。当他被捕时，警察在他的口袋和房子的一些角落中发现了大量的砷。对此，阿姆斯特朗并没有作出合理的解释。

后来，阿姆斯特朗夫人的尸体被掘出，由伯纳德·斯皮尔斯布吕（Bernard Spilsbury）检查。发现她的体内存在高水平的砷。

4. 案件审判

在审讯中，在法官先生查尔斯·达林（Justice Charles Darling）面前，是有刑事审判律师掌门人之称的贝内特（Henry Curtis Bennett）先生，为阿姆斯特朗辩护。

向警方指控阿姆斯特朗的这三个人，包括马丁和他的岳父。这可能定为怀疑对象。

阿姆斯特朗曾解释过，他的生活习惯有很多受到砷的影响。他声称，这是他的个人做法，习惯把小部分的砷放到口袋里，把砷喷洒到周边的草坪上，可以限制蒲公英的生长。

法官查尔斯·达林审讯这个案子期间，阿姆斯特朗并没有胡扯。

1922年5月16日，刑事法庭驳回了阿姆斯特朗的上诉。1922年5月31日，格洛斯特监狱对阿姆斯特朗执行了死刑。

在阿姆斯特朗走上绞刑架的那一刻，他大喊"我来了！凯蒂！"

5.案件影响

海伊下毒案有一个疑问，当时没有作出解释。后来的调查分析认为，阿姆斯特朗毒死凯蒂，可能有两种动因。一是他希望有一个浪漫的妻子。而凯蒂却重病卧床。二是凯蒂在1917年曾留下遗书，说她离世后，她的财产大部分不是给她的丈夫，而是留给她的孩子。阿姆斯特朗在妻子去世后，假冒了一封遗书，内容是他妻子的财产由他来控制。不久这封假冒的遗书就被发现。很明显，这次谋杀主要是由于阿姆斯特朗的财政困难，他不愿支付马丁费用，因为支付的费用太高。

海伊下毒案的扑朔迷离引起文学艺术界的兴趣，1994年电视剧《蒲公英之死》中一些著名演员分别扮演阿姆斯特朗、玛蒂、马丁、药剂师戴维斯和法官达林。由迈克·霍奇斯（Mike Hodges）导演。2001

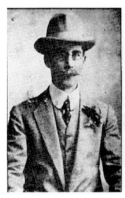

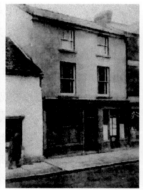

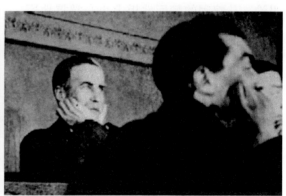

1 　　　　　　　　　　2 　　　　　　　　　　3

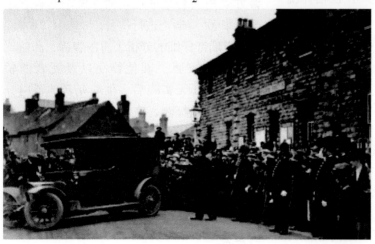

图4-2-3　海伊下毒案

1.阿姆斯特朗律师；2.阿姆斯特朗在海伊的办公室；3.阿姆斯特朗在法庭上，左第一人；4.1922年4月，人们看到在法庭判决阿姆斯特朗毒杀他的妻子后离开法庭

4

年罗伯特黑尔有限公司出版了马丁·比尔斯（Martin Beales）著《海伊下毒者：赫伯特·劳斯·阿姆斯特朗》一书，详细介绍了案情。

4.2.6 美国伊娃·拉柏林案

1. 案情始末

1929年4月29日，在加利福尼亚州塔特尔镇，因为战争双耳失聪而无法欣赏音乐的卡罗尔·拉柏林在他的汽车外边等着妻子伊娃。而伊娃正在小镇的学校校舍里跳舞。对于一名残疾的老兵来说这就意味着，他只能默默地看着自己引人注目的妻子在其他舞伴陪伴下欢腾。

像往常一样，伊娃用托盘端着咖啡和三明治，从喧闹的舞厅地板上小心翼翼地迂回而过。在大门附近，她偶然撞到了另一个妇女，这位妇女耸了耸肩，表示道歉。伊娃说没有关系。站在汽车旁的卡罗尔·拉柏林吃起了妻子送来的点心，他边吃边和妻子交谈了几句。然后伊娃就返回了舞会。几分钟后，舞迷们跑出去发现，卡罗尔·拉柏林在小车里痛苦的翻滚扭动，痉挛的过程中，他喘息地说：咖啡奇苦无比。还没有来得及送往医院，卡罗尔·拉柏林就停止了呼吸。

满脸泪水的伊娃没有给调查此案的侦探们提供什么线索。相反，也排除不了她的这位心情不稳定的丈夫可能是自杀。塔特尔镇的大部分居民，甚至检验医生都认为卡罗尔·拉柏林是自然死亡。但是卡罗尔·拉柏林的父亲——斯蒂夫·拉柏林认为这一切都是他的儿媳所为。老人认为伊娃毒死卡罗尔·拉柏林是为了3000美元的保险金。于是，他不断地找警方。为了应付这位坏脾气的老头，谢里夫·戴姆帕克勉强同意再次对这个校舍进行勘验。

2. 发现毒物

一个小时的毫无结果的搜查后，谢里夫·戴姆帕克发现舞厅阶梯下，有一片很黑的地面，用一块厚木板挡着，但是木板已经破了，于是他就冒险把手伸了进去，几秒钟后，就摸到了一个小瓶，标签上用黑体字写着"番木鳖碱"，这个药瓶是6英里（1英里=1.60931千米，后同）以外的图奥勒米镇上的比奇洛药店出售的。

谢里夫·戴姆帕克找到了比奇洛药店专门负责毒物买卖记录的职员沃伦·萨海，他说最近有人买过番木鳖碱。这瓶毒药是在卡罗尔·拉柏林死前三天，卖给了一名自称乔·威廉姆斯太太的人，她说她买毒药是为了毒杀地鼠。沃伦·萨海后来认定，那位乔·威廉姆斯太太正是伊娃。对于谢里夫·戴姆帕克来说，已经有充足的理由逮捕这位寡妇，控告她谋杀。伊娃大叫道，她是被她的公公陷害的，并且坚持说她是无辜的。

逮捕伊娃只是谢里夫·戴姆帕克走出的第一步，因为毕竟药物检查后发现，死者体内并没有毒物。权威人士认为，现在还不能单单地把买药作为案件的转移点。于是下令对尸体进行重新检验。上一次尸检的法医是一个毫无经验的新手。这一次，警方委托加利福尼亚州的首席法庭科学家爱德华·欧·亨瑞奇进行检验。

亨瑞奇仔细的分析了胃内容物、药瓶、拉柏林的衣服、其他物品以及死者的轿车。经过几天实验后，他从死者的胃内分离出了番木鳖碱，在死者的汽车上也有毒物的残留物。在死者喝过的咖啡杯里同样也有番木鳖碱。另外，他还利用自己的文检技能，对药店毒物买卖登记簿上的乔·威廉姆斯太太的签名和已经取得的伊娃笔迹进行比较，认定登记簿上的字迹是伊娃的假签名。

亨瑞奇听说，在舞会现场众人拥挤的地板上，伊娃曾经绕行而过，他立刻意识到，她可能和某些人相撞，这样就有可能把咖啡溅到其他人身上。于是，每位舞会的参加者都被警方询问，让他们仔细回忆当时的情景。其中一位年轻的妇女艾丽斯·谢清楚的回忆到，伊娃曾经碰到过她，还把咖啡溅到了她的身上。而且这套衣服她一直没有清洗，并问他们是否愿意看这件衣服，之后衣服立即被送到亨瑞奇那里进行检验。咖啡污点清晰地显示出了微量的番木鳖碱。一切都无可争辩，伊娃就是投毒者。

3. 审判伊娃

审判前消息传出，当地的人们对此案都极为关注，以至于法官决定在一栋露天舞场的临时建筑里进行审理。几百名观众都伸长了脖子听伊娃的无罪辩护。伊娃的辩护团要求特殊法庭开庭。在法庭上他们宣布，他们的当事人希望做有罪陈述。通过这种方法，伊娃保住了性命，被判无期徒刑。

4. 案件意义

加利福尼亚州的首席法庭科学家爱德华·欧·亨瑞奇，在几百起案件的侦破中发挥了关键作用。在本案的审理中精彩的推理和严密的法庭科学分析所产生的新闻效应，风靡整个美国。人们被他为"伯克利的魔术师"。1958年爱德华·欧·亨瑞奇突然在工作中去世，享年72岁。人们不会忘记法医毒理学家为科学公平破案所作的贡献！

4.2.7 英国约翰·阿姆斯特朗案

1. 案情始末

1955年7月22日凌晨，在英国朴次矛斯附近的戈斯伯特，26岁的护士约翰·阿姆斯特朗打电话给著名医生伯纳德·约翰逊，说他5个月的儿子泰伦斯病了。伯纳德·约翰逊大夫知道阿姆斯特朗和他的妻子珍妮特很恩爱。但是，这两口子似乎命运不佳。他们的大孩子斯蒂温死于1954年3月，仅仅两个月后，他们两岁的女儿帕梅拉又突然得病。幸运的是，保住了性命。

当伯纳德·约翰逊医生来到他家时，孩子已经死了。由于伯纳德·约翰逊难以查清死因。所以他通知法医，将尸体上、婴儿的奶瓶及枕头上前一天晚上的呕吐物，送到当地的病理学家哈罗德·米勒博士那里做进一步的检查。

哈罗德·米勒在死者的喉头发现了一块皱缩的红壳，就好像是月桂树浆果的皮，这种浆果是一种剧毒的果实，另外在胃内也发现了一些浆果壳。米勒用甲醛把浆果泡在烧瓶里。剩下的红色胃内容物放入另一个瓶内，他请求法医检验孩子是否吃过月桂树浆果。然而，在约翰·阿姆斯特朗家的花园里有一棵月桂树，而且正在结果。阿姆斯特朗肯定婴儿车曾在树下停留过。

所有这一切符合米勒的看法。但是当他打开自己的冰箱时，他发现溶液中的浆果壳不见了，它被溶在了红色甲醛溶液里。在另一个瓶中的壳也溶解了，并且加深了已经是红色的胃内容物。假如这些是月桂树皮的话，就像他最初思考的那样壳是不会溶解的。米勒被这种变化迷惑了，他把两个烧瓶、枕头及奶瓶都送到了当地的法医毒物实验室。他们的检验报告，并没有所提到的毒物——微量的月桂树浆果皮。唯一特别的是发现了少量的玉蜀黍淀粉和一种名为曙红的红染料。

2. 发现毒物

米勒一边读报告一边思考，这样的混合物最可能存在于红色的凝胶素中，这种凝胶素包括药效很强的巴比妥盐酸和速可眠，这就意味着是有预谋的下毒。大家都传说约翰·阿姆斯特朗家的生活非常拮据，这是众所周知的。设想一下，难道是夫妻俩为了减轻生活负担故意杀死自己的孩子？用盐酸巴比妥杀人，以前还没有这样的先例。米勒知道很少量的速可眠就可以致死婴儿。为了使他的这一发现令人信服，米勒把枕头以及其他检材都送到了警察局做更进一步的分析。

苏格兰法庭科学实验室的主任尼柯斯督察，负责此案件的侦破。尼柯斯的报告结论：从婴儿器官内提取的速可眠数量可以推断，最初的药量是3~5粒胶囊，这样的剂量对于这么小的孩子足以致死。

于是，侦探们去阿姆斯特朗工作的海军医院调查是否丢失过速可眠时，一位护士回忆到，有一次当阿姆斯特朗进入药房不久，柜子里的5粒速可眠胶囊就神秘地失踪了。

同时，警方又对前几年阿姆斯特朗的大孩子斯蒂温死亡的情况进行调查。结果表明泰伦斯死时所表现出来的症状与两岁的帕梅拉突然病倒时，出现的症状相同，如果不是因为用药治疗，也会出现同样的后果。

所有见过阿姆斯特朗夫妇的人都认为是两人共同计划进行了谋杀。为了澄清两人中是否有人不在现场的可能性，尼柯斯需要知道一粒速可眠进入孩子体内多长时间生效，他发现，纤维素胶囊被吸收到胃液后，将导致玉蜀黍淀粉膨胀，这样依次导致胶囊迸裂，里边的药剂进入胃内，有时胶囊迸开极快，药物会在9分钟之内被吸收。但是，这对调查阿姆斯特朗夫妇并没有多大的帮助，没有任何肯定的证据可以

证明在谋杀发生的那一天，他们两人持有速可眠，因而无法指控他们。警方现在能做的只是等待。

一年之后的1956年5月24日，珍妮特·阿姆斯特朗突然提出和丈夫分居，当申请赡养费时，他们产生了矛盾，珍妮特列举了她丈夫滥用药物的许多事实。当赡养费被拒签时，她转过来指控她的丈夫，是她丈夫从单位把速可眠带回家，在谋杀发生的那一天，他们两人都在家。两天后，孩子死了，他就命令她把所有的胶囊扔掉。她责问他："你是不是给孩子吃了胶囊？"，他回答说："我怎么知道你没有给孩子吃呢？"她害怕丈夫报复，所以一直保持沉默。

珍妮特愤怒的揭发，并没有消除警方对她共同犯罪的嫌疑，4个月后，她和丈夫一同站在法庭，被指控为共同谋杀。结果在法庭上，他们互相指责对方。这时判决结果发生了改变，阿姆斯特朗被判死刑。他的妻子走出了法庭成为自由人。一个月后，在法庭允许的范围内，她承认曾经给过孩子一粒速可眠，这使得她的丈夫被改判为无期徒刑。

3. 案件意义

尽管药理学的发展带来了大量的社会效益，但也有不利的方面。药物很可能被罪犯作为毒药杀人。当时，速可眠在英国当地的毒物调查过程中没有被发现，而且在其他的实验室中，也逃过了实验人员的眼睛。值得强调的是，作为一名毒物学家必须研究各个方面的情况。因为人们不知道，下一种毒物将会是什么。

4.3 毒杀骗保

4.3.1 美国尼克尔杀夫骗保案

1.案情始末

1986年6月11日，美国西雅图的奥本，40岁的银行经理苏伊·斯诺正准备去上班，突然倒在卧室里。医生被召唤到现场，发现斯诺夫人处于半昏迷状态，非常迟钝，呼吸紧迫，送往医院抢救未果而死。医生们都非常疑惑，她的症状既不像脑力衰弱也不像药物过量，也没有内出血的迹象。斯诺夫人平常解除疼痛时都特别注意限制自己的用药量。然而，碰巧那天早上，她为了止住长期的头痛，服了两片强力埃克塞德林（Excedrin）胶囊[1]（图4-3-1）。

在尸检时，助手发现尸体散发出一种轻微的苦杏仁味道，这似乎在昭示她最近吞食过氰化物。实验室检验的结果进一步证实了猜测。家庭成员一致坚持认为苏伊·斯诺不可能吃毒药。她是怎样吞食氰化物的呢？只有一个可能就是埃克塞德林[1]胶囊里含有氰化物。接着的实验证实胶囊里确实含有氰化物。

6月16日，食物和药物委员会（RPA）调查了这一批被污染的胶囊，制造商布里斯特·米尔斯打电报给全国各地的销售商，立即回收在货架上的所有强力埃克塞德林药瓶。同时，西雅图警署发现另外两瓶含氰化物的埃克塞德林，一个在奥本，一个在肯特，这是两个紧邻的郊区。

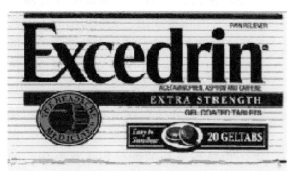
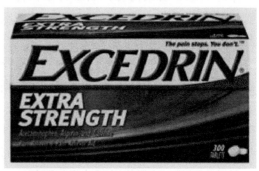

图4-3-1 埃克塞德林止痛药盒

2.案件调查

此案调查权交给了联邦调查局。最初怀疑杀人凶手可能是政治恐怖分子或者是不满意制造商布里斯特·米尔斯的雇佣工人干的，但后来一种怀疑很快就被排除了。因为没有一个雇佣工人提出过要嘉奖或者是别的要求。

苏伊·斯诺死后的第6天，即6月17日，42岁名为丝蒂娜·尼克尔的寡妇打电话给警署讲了一个奇怪的故事。她说，12天之前，她的丈夫布鲁斯，52岁，在服用了强力埃克塞德林胶囊之后突然死亡。她怀疑她丈夫的死与苏伊·斯诺之死是否有某种关

---

1 埃克塞德林（Excedrin）是止痛药，含有乙酰氨基酚、阿司匹林和咖啡因。

联。第二个受害者调查人员感到了更深的恐怖，虽然布鲁斯·尼克尔的尸检表明死因是气肿，但他已经被埋葬。掘尸检验已经没有必要，因为死者是一个自愿器官捐赠者。不过血样被保留。当检测血样时，发现有氰化物的迹象。警署官员从尼克尔的家里发现了两瓶含氰化物的强力埃克塞德林胶囊。

警员在对比重型机械操作工人布鲁斯·尼克尔和银行经理苏伊·斯诺两案的关联时，毫无进展，徒劳无功。

但联邦调查局犯罪实验室的化学家罗杰·马兹提取指纹时发现每个被污染的强力埃克塞德林胶囊上都沾有一种小小的、晶亮的绿色成分。经证实，这是一种除海藻的药，一般用于水族箱或者鱼池。经过仔细的提取和对比，他还确认了这是阿尔加牌除藻药。可以推断，疑凶可能是用装过除藻药的瓶子装氰化物，然后将氰化物注射到胶囊内。很明显，有人在碾碎杀藻剂药丸的容器里将氰化物混入胶囊。

另外，更多的犯罪嫌疑不可思议地暴露出来。FDA检测了在太平洋西北部和阿拉斯加售出的7400多个强力埃克塞德林胶囊中，仅有5瓶是被污染的。而其中的2瓶都是在丝蒂娜·尼克尔家里找到的。难道她在同一时间买了这两瓶，这只能说明她运气不好。但是她声称是在不同日子在不同商店买到它们的，这实在无法用通常的概率作出解释。随机抽样有这么大的概率是不可能的事。

很快，丝蒂娜·尼克尔受到了监视。作为一个母亲，她有两个女儿，她看起来不像杀人凶手。邻居们都说她和布鲁斯看起来很幸福。丝蒂娜·尼克尔在西雅图机场担任保安。同事们都说她为人快乐且工作努力。布鲁斯的死给她毁灭性的打击，伤心

得简直无法慰藉。联邦调查局还发现了另外的情况——丝蒂娜·尼克尔家里不仅拥有一个鱼池，还在案发前去宠物店买过阿尔加牌除藻药。

这些似乎是巧合，当然，药瓶的来源成为所有疑点聚焦。最后的败露把丝蒂娜·尼科尔推到了投毒犯罪嫌疑人的位置。警员访问了当地的宠物商店，急于打听是否能回忆起一个中年人买过杀藻剂。8月25日，当警员出示了丝蒂娜·尼克尔的照片后，一个商店的服务员毫不迟疑地认定丝蒂娜·尼克尔曾经从他手里买过杀藻剂。他记得很清楚，是因为她在商店里走动时她手提包上有一个铃铛叮当作响。

警员更深一步地探究她的生活背景，一个真实的丝蒂娜·尼克尔显现在人们的面前。1968~1971年，她住在加利福尼亚州，曾被指控为欺诈、伪造、虐待儿童。从那时候起，他们曾一度冒险投资濒临破产。尽管债务如山，在布鲁斯死去的前一年，尼克尔还是设法为布鲁斯作了巨额人寿保险。作为一个州的雇员，他已经投了31 000美元的保险，后来又加上了105 000美元的意外伤亡保险。在这些保险基础上，尼克尔又为布鲁斯加了意外伤亡保险。如果布鲁斯的死被判作意外伤亡的话，她将得到总计176 000美元的保险金。所有这一切都安排得天衣无缝，只有一点不尽如人意。尽管尼克尔打电话一而再再而三焦急询问，非常想知道医生是否弄错了死因。开具布鲁斯死亡证明的医生证实，丝蒂拉曾多次找到他，辩称丈夫并非病死，肯定有意外其他原因。但医生开具了尼克尔的死亡证明，还是将气肿作为死因。按照保险单规定，如果布鲁斯·尼克尔死于氰化物，那么他的死就属意外事故，

尼克尔就可将176 000美元装入口袋。于是，所有的疑点都指向了丝蒂娜·尼克尔。

3. 法庭审理

1986年11月18日，在苏伊·斯诺死后5个多月，丝蒂娜·尼克尔被带进法庭审问。她开始极力否认买过杀藻剂，在提及她给她丈夫买额外的人寿保险时，她表示出一种嘲笑的态度。第二个否认简直太愚蠢，太没有必要了，很快表示她在说谎。警方要求丝蒂娜·尼克尔进行测谎实验，当审问越来越透彻的时候，她变得哭哭啼啼，拒绝接受测谎器测试。

无法解释的是，4天之后她改变了主意。当问及她是否在胶囊里掺过氰化物，她回答："没有"。此时测谎器指针猛烈地跳了一下，她没能通过。

一个多月过去了，案情仍毫无进展。不过，证据主动找上门来了，丝蒂娜·尼克尔与前夫所生的27岁的女儿辛蒂·哈米顿与警方取得了联系。虽然她与母亲疏远，但是此刻她想使自己清醒。她说，她母亲经常谈及要杀布鲁斯，她甚至曾想用毛地黄毒死布鲁斯，还设想可能雇一个人谋杀，但失败了。而在布鲁斯死前的几个月，丝蒂拉曾整日埋头于图书馆，研究氰化物的用法。虽然肯定辛蒂·哈米顿说的是事实，但是控方知道称职的辩护律师将会把这些证词说成是没有得到爱的女儿企图报复的产物。这时候他们最好是要消除这些证词是辛蒂·哈米顿臆想的印象。

1987年初，联邦调查局根据辛蒂·哈米顿提到她母亲曾经到多个图书馆查询氰化物的线索，访问了当地的图书馆。在她的家乡奥本，有一个借书超期告示表明丝蒂娜·尼克尔曾借了一本书，但永远没有还回来，书名为《人类毒物》。拿着她的借书卡，代理人查遍了她曾借过的每一本书。在一本有关

有毒植物名为《死亡收获》的书中，警员发现在借出条上出现过两次，两次时间都在布鲁斯死之前。警员将书拿到了联邦调查局犯罪学实验室进行指纹鉴定，在书中各页共提取到丝蒂娜的84个指纹，大多数地方都是有关氰化物的。这些指纹，证实投毒案的确是丝蒂娜·尼克尔所为。

1987年12月9日，丝蒂娜·尼克尔被捕，被指控为五项谋杀和药物污染罪。她的审判在第二年的4月进行。控方将她描绘成一个故意谋杀、罪该万死的精神变态者，不可思议地仅仅想从她自己丈夫的死上获利。

1988年5月9日，丝蒂娜·尼克尔被判决有罪，判90年徒刑。

4. 案件意义

此案调查的一个重要特点是案中有案。银行经理苏伊·斯诺的意外死亡，带出丝蒂娜·尼克尔毒杀她的丈夫布鲁斯的大案。历史上此类案件不多，但也不少。

药物污染是最令人头疼的犯罪之一，此案的凶手利用此种手段为自己获得非法利益而毒杀亲人，又是何等的残酷无情！

4.3.2 日本和歌山投毒骗保案

1. 案情始末

1997年7月25日，是日本和歌山市一年一度祭夏的日子，又是公休日。对孩子们来说，节日里抬轿子活动和咖喱饭大会餐是具有魅力的内容。这一天和歌山市园部的居民自治会举办夏日庆典活动，在庆典会上许多食用了组委会提供的咖喱饭的人出现了严重的呕吐和腹痛症状，有67人被送到医院抢救。第二天，自治会长谷中孝寿（当时64岁）、副会长田中孝昭（当时53岁）、高中1年级学生鸟居幸（当时16岁）和小学4年级学生林大贵（当时10

岁）4人死亡（图4-3-2）。

和歌山县警署得到报警马上派警员赶到现场调查，经取样化验结果表明，中毒源于一种砷化物。事件随即变成了一宗投毒杀人案。

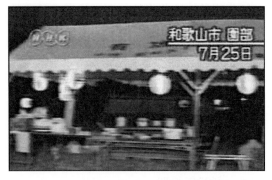

图4-3-2　日本电视播放的咖喱中毒案现场

2. 破案前后

案件的侦破从聚餐现场和医院两个方面展开，县警署的警官们首先收集含毒食品的可能范围。据了解，参与操作的20名妇女都是在各自家里分头做准备，肉、菜、大米和调料集中到会场的临时伙房后，再搅拌到一起，分批下锅做成咖喱饭。应用排除法最后将含毒部分缩小到了完成咖喱饭最后过程的3口电饭锅里。在场有机会作案者也只剩下3个妇女。据在场证人回忆，咖喱饭在要求的开饭时间之前做好了，妇女们闲聊了一会儿，后来决定留3个人守在这里，她们用保鲜膜将3口锅、餐具等一一盖好后轮换看管，有一名妇女为品尝味道，自己先吃了几口，但只有她没有表现出任何反应，这名妇女名为林真须美（图4-3-3）。

与此同时，来自医院方面的一个线索引起了警方注意，在查阅患者病历时发现，今年早些时候还有过两例被怀疑砷中毒的门诊患者，而这两人中一个53岁的男子经熟人指证正是林真须美的丈夫。

林真须美的丈夫也成了受害者，这意味

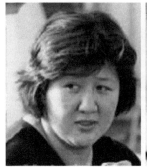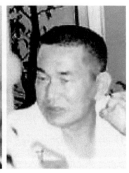

1　　　　　　2

图4-3-3　日本和歌山投毒骗保案主犯
1.投毒者林真须美；2.林健治

着什么？为了排除其中的偶然性，警方立即对林氏夫妇的身世进行调查。

当年37岁的林真须美出生于和歌山市郊的一个渔民家庭，母亲是一家保险公司的寿险推销员，论生活水平在当地算富庶人家。在兄妹二人中她相貌平平，但爱好体育，天生一副运动员的身材，因此备受父母宠爱，从小娇生惯养，但在小伙伴中间却非常活泼大方，同学们常从她那里分到零食。在当地高中毕业后，林真须美考入了大阪的一所护士学校，苦熬两年，虽然毕业了，但最后由于没有拿到参加全国统一考试的资格，未能获得文凭。

入学期间，一个比她大16岁的白蚁防治员林健治闯入了她的生活，并从此改变了她的人生。这个堪称叔叔辈分的男子喜欢跑马场、自行车赛场等赌博活动，他们便经常在这些地方约会。后来林健治索性把她领到自己家中，作了女儿的家庭教师，两人关系也更加密切，前后不到3个月，两人在和歌山市内租下一套公寓开始同居。

就在她毕业这一年，林健治与妻子离了婚，接着与林真须美在市内一家饭店里正式结婚。婚后他们在市郊租了一套日式公寓，月租金3万多日元，林健治在白蚁防治员之前还开过出租车，但收入都不算高，又不是固定工作，生活越来越艰难。第二年他们的大女儿出生，经济上就更显拮据了，一向好吃懒做的林健治为养家糊口不得不起早贪黑出去赚钱。这时，同样游手好闲的林真须美也终于闲得不安稳了，她操起了母亲当年搞寿险推销的行当，并于1990年正式受聘于市里一家颇有名望的保险公司。林真须美进入角色非常之快，公司交给她的指标总能提前完成，有时一个人可完成两三个人的指标，而且经常能拉到5000万日元以上的死亡保险。由于业绩显赫，老板曾奖励她去夏威夷旅游。不久，夫妇二人由郊外搬到了市内，在一流地段买了一套4000万日元的住宅。不到一年，他们又在郊外用7000万日元买了一套300多米²的别墅，两辆高级轿车，为了能与牌友们尽兴豪赌又特意开辟了麻将室，购置了最新式全自动麻将桌，一家人经常出入星级饭店。可是，调查中发现，他们近两年在双双辞去工作赋闲在家的情况下，又接连有两笔大的支出，其中最引人注目的是去年春天刚刚斥资6000万日元买下了市内繁华地段一座14层大厦中的一层，而且全部用现金一次付清。没有固定职业，一家人却过着如此奢华的生活，让警方从中闻到了另一种味道。

3. 案中有案

警方首先怀疑的是林真须美是否有造假账、贪污等违法行为，然而她的前部门领导矢口否认。这一结论并未动摇追查到底的信心。接着，警方在保险公司找到了重大线索案情有了新的突破。

就在7月25日咖喱饭投毒案发生之前的3周内，林真须美先后为其亲属、朋友代买了9笔总值1.2亿日元的巨额死亡保险。人数众多、时间又如此集中地恰恰赶在案发之前，而且无一例外都是发生死亡即可赔付的巨额险种。通常这类险种都是在探险或太空旅行时才使用。

来自另一路调查小组的消息是6月30日主办这次祭夏活动的和歌山市园部区政府官员召集筹备会议时，林真须美作为筹委会用餐组组长出席了会议。会上讨论并通过了活动日程及咖喱饭会餐的食谱。而前面提到的9笔1.2亿元的巨额投保中的7笔就发生在活动日程决定下来1周之后的7月7日，而且他们都是林氏夫妇的熟人。他们是：中毒者之一，一个35岁的无业男子；一个41岁的牌友；一个46岁的已停业的某不动产公司社长；林真须美的一个亲属；加上林健治本人投的2笔和林真须美自己的1笔一共5人7笔。值得注意的是他们都选择了发生死亡即可赔付的巨额险种。

就在案发的前一天，林真须美还代人投下了9笔中最大的3000万元死亡保险，投保人是她丈夫的另一个牌友，今年52岁。奇怪的是此人因患肾衰竭正在接受透析治疗，而病到这种程度居然还能买到死亡保险。林真须美的骗保手段开始露出冰山一角。按规定这类险种，保险公司务必对投保人进行严格的身体检查，既然顺利通过了检查，就只能是有人冒名顶替。

经查明，林真须美一共为11人代办过各种保险，投保金额高达12.7亿日元，其中保险公司已被骗赔付3.3亿元，大部分已被林氏夫妇挥霍。而促成罪恶数字一再膨胀的除死亡保险的冒名顶替外，在伤害保险上林真须美竟亲自出马，不惜采取"苦肉计"骗取保险金。1996年底，林真须美凭一份烫伤诊断及后遗症骗取一笔高达4900万日元的赔付。1997年1月林健治因吃了一些"天妇罗"（一种油炸食品）呕吐不止，住院后被诊断食物中毒，从此下半身失去知觉，走路靠人搀扶，为此夫妇又得到保险公司1.2亿日元的巨额赔付。据后来的统计表明，自1996年2月以来，林氏夫妇频频住院期间又常有人见他们接送孩子、上街购物。据此，警方认为这是他们为"骗保"施展的："苦肉计"。在"苦肉计"、"造假"等骗术上林氏夫妇堪称妇唱夫随。

投毒案初显端倪，骗保险节外生枝。这宗意外暴露的巨额杀人骗保案轰动日本全国。警方在继续调查中发现，经林真须美介绍投了巨额死亡保险的人都先后出现过莫名其妙的身体不适，1995年9月22日，林氏家中的赌局散后，留下其中一个35岁牌友在家里吃牛肉面，饭后该男子出现中毒症状，经医院紧急抢救才幸免一死。时隔将近一年以后，警方找到该男子，根据砷化物在人体内残留时间长这一特性，1996年8月化验了他的头发，结果从距发根11厘米的发梢处查出砷化物成分，按人类头发的生长速度准确推断出摄入时间正是1995年9月下旬，该男子在林家吃的牛肉面被掺入了砷化物已确凿无疑。更能说明问题的是该男子经林真须美介绍投保的1.3亿元死亡保险即将到期，林真须美骗保心切急不可待，怎奈性急中投毒过多当场发作唯恐自家成为命案现场，又违心地抢救了过来。尽管如此，在他住院期间林还是骗得287万日元的住院费。杀人骗保即使中途败露，林真须美也总有办法蒙混过去。另一起死亡保险的投保人死后，遗属察觉其中有诈，原来保险有效期被她做了手脚，结果为了将不宜公开的获利二五分成，对方无奈与她私了。

至此，咖喱饭投毒与杀人骗保终于两案汇合到了一处，笔笔在录，人证齐全，凶手是同一个人出于同一目的的林真须美，她投毒杀人旨在骗取被害人的死亡保险。

然而，若构成依法起诉还必须有杀人手段的物证——砷化物。据查，林真须美的丈夫所曾从事过的白蚁防治工作有机会接触各种杀虫剂，而三氧化二砷正是常用的一种，她的丈夫林健治身上一定会查出毒源。林健治1978年开办了防治白蚁的林氏装修公司，1992年停业后将剩余的一桶杀虫剂三氧化二砷运回自家隐藏在仓库里。1995年曾向经营同行业的一个至交转让了22千克。鉴于这一事实，警方对林氏住宅做了彻底的封闭搜查，结果不出所料，林氏住宅的外墙排水口、周围土壤中都呈现高浓度三氧化二砷的反应，厨房的洗碗池附近还找到了这种药品的粉末。经过与采自现场锅、盆的微量药品成分对比鉴定，结论为同种三氧化二砷。

4. 审判

当初，日本警方认为这是一起集体食物中毒事故，但是，后来在咖喱饭中检测出砒霜。警方开始展开刑事调查。随着调查的进展，以前在人寿保险公司工作的林真须美（当时37岁）逐渐进入警方的视线。案件被定性为以骗取保险金为目的的偷渡杀人案件。

10月4日，警方以保险金诈骗的罪名逮捕了林真须美和她的丈夫林健治（当时53岁）。但是，在对警方的指控二人始终予以否认或保持沉默。警方无法取得口供，只能通过大量的调查寻找物证。通过反复的现场验证，警方发现除林真须美以外，其他人参与犯罪的可能性逐渐被排除。

警方调查发现，在咖喱可能被投毒的时间段里只有林真须美一人在临时厨房值班，也有许多目击者看到在这一时间段内，林真须美手拿纸杯，鬼鬼祟祟地出入临时厨房的情形。警方对咖喱锅、纸杯及在林真须美家中塑料容器中找到的砒霜进行了有效成分分析，结果显示，三者成分完全相同。此外，在林真须美的头发上也发现了成分完全相同的砒霜。据此，警方获得了物证。

12月9日，警方以杀人和杀人未遂两项罪名对林真须美进行了再逮捕。

12月29日，林真须美被和歌山地方检察院起诉。

1999年5月13日，法庭公开审理此案。对于保险金诈骗犯罪林真须美供认不讳，但是对于杀人和杀人未遂两项犯罪则全面否认。

2000年10月20日，林健治因保险金诈骗犯罪被和歌山地方法院判处有期徒刑6年。2002年12月11日，和歌山地方法院对林真须美作出了死刑判决。

林真须美的辩护律师当天就提出上诉。

2003年12月25日，和歌山地方法院针对受害人家属提出的涉及41人，总金额达1亿3700万日元的损害赔偿的要求进行判决，命令林真须美向受害人家属赔偿1亿1800万日元。2005年6月7日，林健治刑满释放。6月28日、大阪高等法院驳回了林真须美的上诉，维持原判。当天林真须美的辩护律师就提出上诉。之后，此案正在日本最高法院审理中。

总之，1998年，因咖喱饭投毒导致4人死亡，63人急性中毒嫌疑，逮捕的林真须美，11年来一审、二审均被判处死刑，最高法庭裁决死刑成立，驳回被告的冤罪请求。咖喱投毒案因无直接证据，被告一直坚持无罪。但一审、二审根据目击者证词及从被告头发上检测出砒霜残量，认定林真须美杀人罪成立，且态度恶劣，故要求死刑[1]。

林真须美律师表示，即使再次上诉失败，根据死刑按顺序执行的惯例看来，被告10年内被执行的可能性极低。

4.4 名人之死

4.4.1 苏格拉底之死

苏格拉底（Socrates，前470～前399年）是著名的古希腊哲学家，他和他的学生柏拉图及柏拉图的学生亚里士多德被称为"希腊三贤"。他的父亲是石匠并掌握雕刻技术，母亲是助产婆。青少年时代，苏格拉底曾跟父亲学过手艺，熟读荷马史诗及其他著名诗人的作品，靠自学成了一名很有学问的人。他以传授知识为生，30多岁时做了一名不取报酬也不设馆的社会道德教师。许多有钱人家和穷人家的子弟常常聚集在他周围，跟他学习，向他请教。他喜欢在市场、运动场、街头等公众场合与各方面的人谈论战争、政治、友谊、艺术，伦理道德等各种各样的问题。他曾三次参战，当过重装步兵，在战斗中救助受伤的士兵。苏格拉底认为，在世界上只有一样东西是美好的，那就是知识；只有一样东西是邪恶的，那就是愚昧。身

---

1 战后（1950年）迄今为止（包括林真须美），日本高院共裁决11名女性死刑成立，其中执行3人，病死2人，尚有5名关押狱中。

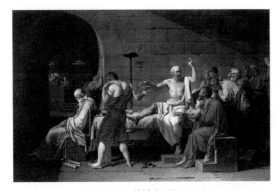

图4-4-1　苏格拉底之死

狱中服毒受死的哲学家苏格拉底，雅格·路易·戴维1787年绘

为雅典的公民，苏格拉底坚持真理、主持正义，经常批评雅典统治阶层的腐败，甚至批评一些最高领导人，因而遭到他们的忌恨。由于他在街头进行他的哲学探讨，又强烈反对当时诡辩学派。公元前399年，他被人控告有罪，罪名是拒绝城邦所规定的神祇[1]，而引进了一些新的不同的神祇来腐蚀青年，结果被雅典法庭判处死刑。死刑是用植物毒进行神意裁判（图4-4-1）。

处决是在公元前399年6月的一个傍晚，只见他衣衫褴褛，散发赤足，而面容却镇定自若。打发走妻子、家属后，他与几个朋友侃侃而谈，似乎忘记了就要到来的处决。当死刑等待期结束后，执刑官递给苏格拉底毒酒[2]时，他才收住"话匣子"，接过杯子，以略带嘲弄的口吻问执刑官："那么，长官，我怎么做呢？""很简单"，执刑官答道，"喝下去，然后来回走一走，直到你觉得大腿发沉的时候就躺下。"苏格拉底毫无畏惧地一口喝下了毒酒。他看到站在自己周围的朋友们在哭泣，便让他们给医神阿斯克勒庇奥斯献上一只鸡，作为感谢他让自己"重获健康"的献祭品。在苏格拉底看来，死亡意味着重获健康[3]。说完，他安详地闭上双眼，睡去了。

苏格拉底的朋友及弟子觉得这种审判不合理，打算营救他逃离雅典，但他拒绝了，他认为自己必须遵守雅典的法律，因为他和国家之间有神圣的契约，他不能违背。苏格拉底认为自己的灵魂不死，逃亡只会进一步破坏雅典法律的权威，同时也是因为担心他逃亡后雅典将再没有好的导师可以教育人们了。

苏格拉底的一生没有任何著作，今天我们了解他的生平、思想主要见于色诺芬尼的《回忆录》和柏拉图的《对话录》（有一大部分是他借苏格拉底来阐述自己的思想）。

4.4.2　拿破仑之死

拿破仑·波拿巴（Napoleon Bonaparte，1769～1821年）是法国19世纪初叱咤风云的法兰西第一帝国和百日王朝名声显赫的皇帝，1812年对俄战争失败，1814年被放逐。1815年，拿破仑逃离厄尔巴岛回到了巴黎，率军在滑铁卢跟威灵顿指挥的联合军作战。在这一战役中，拿破仑被打败，再次被捕，被流放于英属南大西洋小岛——圣赫勒拿岛。1821年5月5日17时49

---

1 神祇（音shénqí）："神"指天神，"祇"指地神，"神祇"泛指神。

2 苏格拉底喝下的"毒酒"是毒芹汁。当时的希腊，多用欧洲普遍可见的毒芹作为毒药用于死刑。毒芹汁含有毒芹碱，它可以使人呼吸麻痹，从而导致死亡。

3 另有一种说法，当狱卒端一杯毒汁进来，他才收住话匣子，接过杯子，一饮而尽。之后，他躺下来，微笑着对前来告别的朋友说："我曾吃过邻人的一只鸡，还没给钱，请替我偿还"。

分，长眠该岛，享年52岁（图4-4-2）。

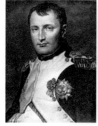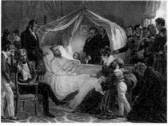

图4-4-2 拿破仑之死
1.拿破仑；2.拿破仑之死

关于拿破仑的死因一直争论不休：有的说他死于胃癌，有的则说他是被毒死的，有说他是被情妇所杀。

20世纪60年代，一位名为斯滕·富尔舒沃德的瑞典牙医曾读到拿破仑的第一仆人路易·马尔尚的回忆录。从回忆录中了解到，拿破仑在被流放期间经常忍受慢性疼痛，他当时就怀疑拿破仑是因慢性中毒而死。接着，美国联邦调查局和法国巴斯特大学对拿破仑的头发进行检验分析，发现含有大量的砒霜（砷），进一步支持拿破仑被下毒的说法。拿破仑的继承人保留下来的这位君主的一些头发，专家找到了这些头发，并将其中的几根送到英国哈威尔的核化验室进行化验。结果表明，拿破仑头发中的砷含量很高，超过正常人的20倍甚至30倍，只有长时间的慢性砷中毒才会达到如此高的指标。

法国国际拿破仑协会著名毒物学家帕斯卡尔·金茨的最新研究成果证实，拿破仑的死因是慢性砷中毒，不是癌症或其他疾病。金茨进行的化验结果表明，1821年去世的拿破仑的头发中砷含量高得反常，而且可以确定，这是一种矿物砷，即当时著名的"老鼠药"。为进行毒理学研究，金茨得到了5绺

拿破仑的头发，使用了各种各样的检验方法，最终确定，死者头发中砷含量是自然死亡人头发中砷含量的10倍。而且，拿破仑头发的外层、内层内都含有砷成分，内层中的砷含量特别高。这一发现否定了拿破仑头发内含有砷是因为他使用了当时加了砷的特殊养发护发成分的说法。金茨的研究证明，毒素是经毛细血管进入人体的，这些砷只有通过拿破仑所用的食物进入血液。这一研究令人信服地证明，51岁的拿破仑的死因是中毒，而不是其他原因。

拿破仑死后140年，头发样品到了英国格拉斯哥（Glasgow）大学的法医研究所，在那里，用核反应堆的中子对头发进行了长达24小时的轰击。激活了的头发经测定含有10.38ppm的砷，而正常含量为0.5~1.3ppm，也就是说至少高10倍。在对结果进行分析后，人们最后认为，拿破仑从1816年到死亡之日经常间隔性地摄入砷，而且测出的砷毒浓度的周期性，与流传下来的"病历"记录一致。

另据研究，1775年，瑞典化学家舍勒（Scheele）曾经采用绿色的亚砷酸铜作为颜料（1815年，人们已经知道亚砷酸铜有毒）。这种颜料制作的裱糊纸曾经引起中毒现象（图4-4-3），由于霉菌的作用，挥发性三甲基砷（trimethylarsine）便从这种裱糊纸颜料中释放出来。人们在圣海伦那岛拿破仑寓所从无意中发现了保存下来的小片墙纸，这片墙纸是在拿破仑工作室的一个笔记本中发现的。专家对这块裱糊纸进行了化验，结果在裱糊纸的绿色花纹中发现了砷。

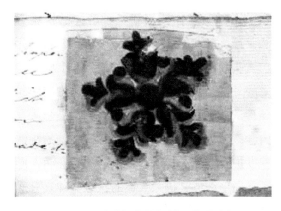

图4-4-3　亚砷酸铜作为颜料制作的裱糊纸

然而，对毒理学家来说，"砷与拿破仑"的关系还将继续研究下去[1]。

4.4.3　贝多芬之死

音乐家路德维格·范·贝多芬（Ludwig van Beethoven）1770年12月16日生于德国波恩市，1827年3月26日逝世，享年57岁。少年时期，酗酒的父亲强逼他长时间地练习键盘乐器，望子成为莫扎特式的神童。贝多芬11岁辍学，13岁任宫廷乐队习管键琴手，14岁任宫廷第二管风琴师，18岁任歌剧乐队的中提琴演奏员。1803年完成的《第三交响曲》（英雄交响曲）标志着他在创作上进入一个新的成熟时期。贝多芬最杰出的作品，是在他之后处于耳聋状态中的30年生涯中创作的，如杰出的《第九交响曲》（合唱交响曲）等作品。他终生未娶。

尽管他生前曾受多种疾病的困扰，包括耳聋，20岁时就开始腹痛，此后病情不断加重，曾为此多次就医，但他的死因一直

是人们关注的一个话题。

在贝多芬去世后的那段日子，他的朋友和敬慕者纷至沓来，为的只是最后再看一眼这位音乐家，有人更是偷偷剪下他的头发作为纪念。

后来，对这些头发进行的化学分析却使科学家相信，正是医疗过程导致的铅中毒，加速了贝多芬的死亡。

1827年3月，即贝多芬去世前的4个月，出现了严重的腹胀，这大概是由于肝硬化所致。为了排出腹腔积液，他的主治医生安德烈·沃鲁奇（Andreas Wawruch）进行了腹腔刺穿。2005年研究人员认为贝多芬患有肝硬化，同时伴有严重的铅中毒症状。奥地利维也纳医科大学法医学家克里斯坦·瑞特（Christian Reiter）用光谱仪对贝多芬的两缕头发进行了分析，并查看了贝多芬临终前4个月的体内化学物质的检查日志。结果发现贝多芬去世前共接受了4次腹腔穿刺，每次排出的积液从7.7~14升不等，而贝多芬头发中的铅含量在每次腹腔穿刺后都会达到峰值。这一关联意味着医生使用的治疗方法加剧了铅中毒。瑞特认为，当时用铅盐清理伤口很可能是造成悲剧的罪魁祸首（医生为了减轻贝多芬腹水痛苦，在他腹部刺孔引流，再以含铅药膏涂抹伤口防止感染）。瑞特推测，大量的铅使音乐家的肝硬化进一步恶化，最终加剧了他的死亡。这项研究的英文译文发表在《贝多芬杂志》上。

1 据《生活科学》2007年1月17日报道，美国得克萨斯西南大学教授罗伯特·格恩塔（Robert Genta）认为拿破仑死于胃癌晚期，而非此前广为传说的砒霜中毒。他和他同事对拿破仑胃部两处溃疡的描述同50例良性溃疡和50例胃癌的照片进行了比较，结果发现拿破仑的溃疡属于癌症并发症。格恩塔说："从他胃部入口至出口有一大块溃疡，至少有10厘米长。仅仅创口大小就表明那是癌症造成的。"胃肠出血是导致拿破仑死亡的直接原因。这使得持续200年的拿破仑死亡之谜更为复杂。

美国伊利诺伊州健康研究所威廉·沃尔什（William Walsh）对贝多芬的头发进行的化学分析，铅含量要比瑞特分析的含量高一些。沃尔什认为，利用头发作分析存在一定的局限，特别是仅有少量的样本时，化学分析数据是不可靠的。而正是医生一手造成的铅中毒杀死了贝多芬。

此外，科学家不仅在贝多芬的头发中验出达到中毒含量的铅，而且，在贝多芬的遗骨碎片中也有相同的发现，从而强化了贝多芬死于铅中毒的推论。

4.4.4 查尔斯·霍尔之死

1871年，美国北极探险队长查尔斯·霍尔在格陵兰神秘死亡。一个世纪后的1968年，当科学家进行验尸证明是砷中毒而死。

1. 案件始末

1871年7月3日，美国国会提供了5万美元和387吨的蒸汽拖船北极星号，在查尔斯·弗朗西斯·霍尔[1]指挥下，考察北极圈的探险队从康涅狄格州的新伦敦出发。虽然霍尔具有多年北极航行的经历，但是探险队从一开始起航，航线就偏右。途中霍尔和最主要的科学家埃米尔·贝塞尔斯医生发生了多次冲突。这位医生是名24岁的高傲的年轻人，这次他作为团队的内科医生参加探险。

两个月后，北极星号到达格陵兰岛的西海岸。霍尔决定抛锚，去他自己命名的上帝港的入海口找淡水。但贝塞尔斯和助手西德尼·布丁格顿却不同意，因为他们两人打算继续向南，去寻找更安全的水。

10月24日下午，霍尔结束找水回到了船上。要了一杯热咖啡，刚喝了半杯，他就痛苦地弯下了腰，并且呕吐不止。他抱怨说这杯咖啡有些甜，就把咖啡推到了一边。医生说他中了风。当天晚上，助理领航员乔治·泰桑在他的航海日志里写到：船长霍尔病了，症状奇异，这场病是在他喝下一杯咖啡后立即发作的。随后几天，霍尔看起来稍有恢复。后来，疾病再次发作，他遭受了更大的痛苦。乔治·泰桑记述道："尽管埃米尔·贝塞尔斯医生不断地给他吃药，他病情不见一丝的好转。埃米尔·贝塞尔斯医生不在时，重病中的船长就会稍微恢复。11月3日，霍尔病情严重恶化。他的嘴周围生了许多的疮。他发疯地喊着自己中毒了，并痛骂埃米尔·贝塞尔斯医生。后来的调查显示，贝塞尔斯曾给霍尔注射过一种液体，说是治病的奎宁。

在霍尔稍微清醒的时候，有人看到过他有一本私人日记（这个日记本是放在一个木箱里的，这些箱子因为后来在船遇险下沉时，为了减轻船的重量，被人扔出船外）。一个偶然的机会，霍尔曾经问布丁格顿："他（指贝塞尔斯）是怎样害我的。"后来，霍尔拒绝吃贝塞尔斯给他开的任何药。他认为这些药里有毒。布丁格顿找到贝塞尔斯，要求先尝一下药，以此来消除船长的恐惧，但贝塞尔斯拒绝了。

1871年11月7日晚上，霍尔陷入了最后的昏迷。第二天早晨霍尔死亡。全体船员们对贝塞尔斯和他助手布丁格顿表示怀

1 查尔斯·弗朗西斯·霍尔（Charles Francis Hall，1821～1871年）美国北极探险家。1821年生于美国佛蒙特州，1849年婚后，他到达俄亥俄州，从事制作印章、雕刻，也发表一些文章。1857年前后，霍尔对北极感兴趣，花了数年的时间研究以前的探险者约翰·富兰克林爵士北极探险报告。1860～1863年，他在巴丁顿船长带领下完成第一次北极远征。返回纽约后，出版了探险记事《北极研究与生活》一书。1863年，他策划了第二次远征，寻求更多的关于富兰克林的线索，1871年11月8日在格陵兰探险中不明死亡。

疑,他们陷入了困境。3天后,用美国国旗包裹的霍尔的尸体被放入了棺材,遗体就葬在了上帝港。这时,港上已经上冻。

霍尔死后,北极星号遇上风险,被冰围困。慢慢地船体被挤压成碎片。30名船员只好陆路前行。在这之后的18个月,他们忍受了极度的饥饿和困境。直到1873年4月30日,他们获救了,这是探险史上最英雄的一次探险。那个夏天,船员把霍尔死亡的经过讲述给华盛顿的调查人员,调查人员的报告说霍尔属于正常死亡,死因是中风。

2. 世纪验尸

近一个世纪,人们对霍尔死因一直很感兴趣。1968年8月,达特默斯大学的教授昌·鲁米斯和伦诺克斯地区的病理学家福兰克林·帕多克一起飞往上帝港,决定解决这个秘密。埋葬霍尔的地方有一块橡木和黄铜制成的碑。几分钟的挖掘后,终于发现了棺材。揭开棺木盖,发现尸体保存得非常好,从腰际以下覆盖着一层薄薄的冰,脸部除了塌陷的眼窝和皱缩的鼻尖外,其他部分保存完整,红褐色的胡子和头发已经失去了往日的颜色,尽管潮湿改变了他的躯干,手足已经变成尸蜡状,但内部器官完好。帕多克仔细收集了大脑、心脏,以及头发、指甲及坟墓旁边的泥土样本,首先被送到了公共安全实验室,然后又送往多伦多的法庭科学技术中心,在那里进行了中子活化分析。

多伦多实验室的主任帕金斯博士,在死者的指甲里发现了大量的正在变化的砷,指甲的尖端含有24.6ppm的砷,指甲的根部含76.7ppm的砷。帕金斯博士假设指甲正常的生长率是0.7毫米/天,他推断在霍尔生命的最后两个星期里摄入了大量的砷。因为坟墓

附近的泥土中含有22.0ppm高浓度的砷。因而必须排除砷从泥土侵入人体的机会,才能断定霍尔身体内的砷是投毒者所为造成的。然而帕金斯说:"如果砷是从泥土中侵入尸体,这种转移无法解释头发、指甲根部砷的高含量"。每一个检材在用中子照射之前都清洗过,所以砷从泥土中转移的可能性可以排除。然而,这个案件即使不在头发和指甲里发现砷,就单单考虑霍尔当时的病情,帕金斯认为砷中毒是容易诊断的。他说,结果是肯定,霍尔生命的最后两个星期里,摄入了大剂量的砷。

3. 结论

1968年,法庭科学家最后回答了这个旷日持久的难题——霍尔船长死于砷中毒!

近一个世纪里,北极的探险家查尔斯·霍尔神秘的死亡,使刑事犯罪专家和水手们都感到迷惑不解。一个有趣的反常的地方是,霍尔抱怨咖啡是甜的。几个世纪以来,投毒者都比较偏爱砷,因为砷无味。然而根据格利森、戈斯陵、霍奇等人撰写的《商业产品临床毒物学》书上的观点,砷并非一定是无色无味的。他们引用了一些案例,证明人们在吸收砷时,感觉到砷有一种甜的金属味。在一个特殊案例中,他们引用了砷中毒过程中的症状:呕吐、妄想、昏迷、皮肤出疹——和霍尔表现出的症状十分相似。那么凶手是谁?很显然埃米尔·贝塞尔斯的嫌疑最大,因为他厌恶霍尔,难道这就是谋杀的根源?因为时间久远,这个问题也就成了一个谜。

4.4.5 史蒂夫·艾尔文之死

史蒂夫·艾尔文(Steve Irwin)是澳大利

亚著名的动物保护主义者，参与了对濒临灭绝物种的保护。他把科学和商业表演融合在一起，素有"鳄鱼猎人"之称，他因在"探索"频道的节目而闻名世界。在许多人眼中，史蒂夫·艾尔文是一位英雄，一位纪录片制作人，一位活跃在野生动物世界的摄影记者，一位传奇式的人物。他的勇敢无畏、渊博知识、无可阻挡的热情及对动物无与伦比的爱心，早已深深扎进全世界欧文迷的心中，令他成为最受观众认同和欢迎的名人之一。

史蒂夫·艾尔文1962年2月22日生于澳大利亚墨尔本，幼年随父母移居昆士兰州。艾尔文的父母在位于比亚瓦的爬行动物馆的动物园工作。父亲是一名水管工，非常喜欢爬行动物。母亲是一名产科护士，是一位有拯救野生动物热情的人。艾尔文自幼热爱野生动物，9岁时曾徒手捕到一条鳄鱼。1991年，他接管父亲留下的爬行动物园并将其更名为澳大利亚动物园。1992年，艾尔文摄制了他的第一集《鳄鱼猎人日记》在澳大利亚首播。该片通过《探索》有线电视频道在全球播出后，艾尔文一举成名。到艾尔文去世时为止，《鳄鱼猎人日记》系列电视节目已播出46集，全球观众总数达2亿人。

2006年9月4日，当地时间上午11时，艾尔文在昆士兰州道格拉斯港附近的大堡礁水下拍摄《最危险的海洋生物》纪录片时，不幸被一条鳐鱼[1]尾部尖锐的毒刺刺中胸部，中毒身亡，年仅44岁。当时，艾尔文慢慢靠近这种尾部带刺的鳐鱼，接着游到它上方。不料鳐鱼翘起了尾巴，用上面的尖刺猛扎欧文胸部，艾尔文的心脏当即被戳穿。这次拍摄的危险程度远不及他往日空手擒巨蟒、单人缚鳄鱼，却成了他的"诀别之旅"。

9月20日，约5000名澳大利亚民众聚集在澳东北部昆士兰州的澳大利亚动物园，以歌声和眼泪悼念4日被鳐鱼刺死的"鳄鱼猎人"史蒂夫·艾尔文。悼念仪式长达1小时，在澳大利亚、美国及亚洲部分地区现场直播，估计全球有3亿观众收看。悼念仪式的主题是：他改变了我们的世界。澳大利亚歌手约翰·威廉森带领参加仪式的民众唱起欧文生前最喜爱的一些歌曲。艾尔文遗孀特丽和他们的两个孩子身穿欧文生前标志性的服装——卡其布短裤和衬衫出席了悼念仪式。

艾尔文的死牵动很多人的心。澳大利亚前总理约翰·霍华德对欧文英年早逝感到震惊和悲痛。英国自然保护主义者戴维·贝拉米对欧文的死非常痛心。他说："艾尔文把科学和商业表演融合在一起，没有人能做出他那样的成就。"有的观众说这真是一个噩耗！当我看到他在纪录片里，穿着短裤和短袖，征服那些鳄鱼，玩弄那些毒蛇的时候，那种佩服，实在不是言语能形容的。很可惜，从来没有被蛇和鳄鱼伤害的他，竟然在海里被鱼刺中了，而且再也没有活过来。

4.5 毒杀奇案

4.5.1 威廉·帕尔默下毒谋杀案

威廉·帕尔默下毒谋杀案发生在英国伦敦的鲁奇利（Rugeley），故此案也称"鲁奇利下

---

1 鳐鱼（魟鱼，刺鳐；俗称魔鬼鱼），身体扁平，略呈方形或椭圆形，长长的尾巴呈鞭状，带有尖锐的毒刺。一旦受到惊吓或被踩踏，尾部会伸展出25厘米长的锯齿状刺，用以防身。

毒案"（Rugeley Poisoner）。

1. 案情始末

1855年11月14日，威廉·帕尔默[1]医生由于欠别人很多钱正在犯愁，他得知28岁的朋友、赌徒、养马人约翰·帕森斯·库克（John Parsons Cook）赢得了3000英镑，便邀请库克在鲁奇利吃饭。第二天，库克突然发病抽搐。威廉·帕尔默马上接管了对这个年轻人库克的治疗。经历两天极度的疼痛之后，库克还没来得及对帕尔默控诉就死了。

库克的死只是一系列因突发病症死亡中的一个。几个月前，帕尔默的妻子和中年的哥哥死了，而在这之前，帕尔默为她（他）买了高额的保单。比这更早的是帕尔默的妈妈、叔叔及四五个与帕尔默有过接触的人也突然得病死去。这些人的死都与帕尔默有关。联系到帕尔默负债累累，被债权人催债的情形，加之，帕尔默有占有库克奖金的企图，引起了库克父亲的怀疑，他要求挖出库克的尸体进行检查。

验尸是由当地医生组成的小组来负责的，但帕尔默以小组成员而不是嫌疑犯的身份参加了验尸工作。在验尸的检查过程中，帕尔默在关键物证上玩弄花招。当帕尔默将库克的胃提起时，撞了一位医师，致使胃内容物泄漏留出。剩余的胃内容物被放到一个密封的罐里，而帕尔默被怀疑将密封条撕开了。

法医咨询了阿尔弗雷德·斯温·泰勒医师[2]，他检查过库克的胃和胃内容物的少量残余样品。结果只发现了少量非致死量的锑，锑是常用药吐酒石的有效成分。但根据死前症状，泰勒断定库克是被士的宁毒死。帕尔默被指控谋杀了库克。

这样，威廉·帕尔默下毒谋杀案在审理中出现了一个问题，即化学分析结果不能解释受害者临床检查所表现的症状。受害者症状显示为士的宁中毒，但尸检却没有发现其体内有士的宁。泰勒和同事在死者的胃肠样品中发现了锑，证据显示投毒者给受害者吃过吐酒石，引起了呕吐反应。

审判持续了12天。帕尔默的辩护律师对泰勒的专业知识及毒理学这门学科提出质询。认为泰勒没有在胃内容物提出直接的士的宁对人影响的证据，只是在20多年前观察了士的宁对10只兔子的影响。并请来持有对立观点的专家来反驳泰勒，指责泰勒态度傲慢，对媒体散布有偏见的观点。泰勒作为法医毒理学的权威被传唤为证人。泰勒认为法官了解化学分析方法的原理和法医了解法庭审判过程同样重要。这样法官才能正确理解医师、病理学家、法医在描述疾病和毒物所引起身体变化的显著差异，才能透过一些表面现象看到一些深层次的事实真相。原告反驳帕尔默玩弄证据致使化学分析完全不可能进行，同时，专业的医学知识使帕尔默足以成为一个有经验的诡计多端的投毒者，这使得对库克的中毒的分析更为困难。帕尔默能以少量的很难被察觉的士的宁进行谋杀，特别是士的宁是有机毒药，一段时间后能够降解。陪审团同意了原告的观点。

法庭审判最终认为库克死于士的宁中毒，帕尔默被判有罪处以绞刑。1856年6月14日法庭判帕尔默犯有谋杀罪被绞死。但帕尔默的最后一句话是"我没有用士的宁毒死库克，我是清白的"。

最后的判决使泰勒遭到了公众的指责，不过几年后，泰勒维护了自己权威的地位。在1859年版的《与法医学和医学有关

---

1 威廉·帕尔默（William Palmer）1824年8月6日生，是一位英国医生。因谋杀罪于1856年6月14日被绞死。
2 阿尔弗雷德·斯温·泰勒（Alfred Swaine Taylor），医学博士，英国法医毒理学家。

的毒物》一书中，泰勒写了很多页来为他在帕尔默案件审理过程中的言行辩护。多

年后公众忘却的这件事，泰勒也在其后的版本中也删去了这件事（图4-5-1）。

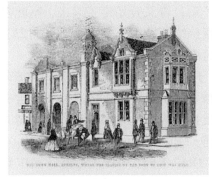

1

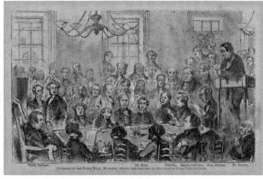

2

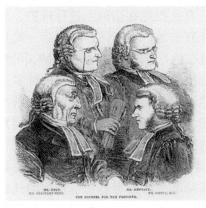

3

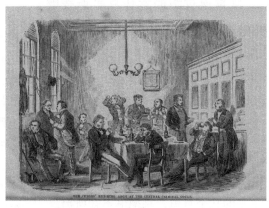

4

图4-5-1 威廉·帕尔默谋杀案

1. 1856年在英国伦敦鲁奇利举行案件审讯的市政大厅；2. 审讯大厅内审讯场面；3. 审议双方意见分歧；4. 陪审员们正在会议室讨论案情。自伦敦国立医学图书馆，版画

2. 历史意义

这是一桩发生在英国维多利亚时代中期的最受质疑的谋杀案，是19世纪英国著名的案件之一，也是毒理学这门新兴的学科在此经历史了一次严峻考验，并发现毒杀案件判定上的不足之处。

2003年英国出版了大卫·刘易斯（Dave Lewis）著《鲁奇利下毒案：威廉·帕尔默先生》一书，详细介绍了案情及其历史意义。

4.5.2 马德琳·史密斯谋杀案

这是一起发生在英国的著名案例。1857

年，马德琳·史密斯（Madeleine Smith，1835～1928年）（图4-5-2）被怀疑用砒霜投毒杀害她的情人埃米尔·劳安格里尔（Emile L Angelier），但法庭认为证据不足而被释放，使该案成为历史疑案。

1. 案情始末

马德琳是一位22岁的少女，出生在格拉斯哥（Glasgow）的一个望族家庭。1855年春天，她与受雇于在格拉斯哥的家族种子贸易店的一名员工埃米尔相遇，并在后来的时间里成为了朋友。那年夏天，在马

德琳随家人迁居到罗瓦莱（Rowaleyn）避暑公寓的日子里，他们之间仍然通过许多信件保持联系维护友谊。不久，马德琳的父亲詹姆斯·史密斯（James Smith，1808～1863），一位富有的建筑师，发现了他们的交往，由于埃米尔是来自新泽西州的贫穷移民，社会地位低下，马德琳又是自己的第一个女儿，因此，表示反对。尽管如此，他们仍然保持着秘密交往和约会，常常通过她的女仆克里斯蒂娜（Christina）把写的信传给埃米尔。1855年夏天，他们公开了爱情关系，私下订婚并计划在来年的9月份举行婚礼。

1856年7月，马德琳的父母在不知道女儿打算与埃米尔结婚的情况下，把马德琳介绍给富商威廉·莫尼卡（William Minnoch），并同意将她的女儿嫁给这位富商。接下来的几个月里，马德琳不知所措。

1857年1月，莫尼卡正式向马德琳求婚。这时，马德琳试图结束她与埃米尔的交往，并向埃米尔提出退回她给埃米尔写的所有信件。但埃米尔不但拒绝了马德琳的要求，而且威胁马德琳，要把信件送给她的父亲。马德琳为了阻止埃米尔所为，只好继续与埃米尔往来。

1857年2月21日，马德琳在当地的一家药店买了价值6便士的砒霜。她告诉店员说是用来毒鼠的，并按照法律要求签署了购买毒药的清单。马德琳和埃米尔那天晚上见面与否人们不得而知。但是，第二天早上埃米尔回到家里就感到胃里绞痛，恶心和呕吐，一直在家里待了一个星期。隔了几周，马德琳又以毒鼠为名再次买了6便士

的砒霜。3月22日，他们约好在晚上见面。第二天凌晨的2时半埃米尔回到自己寄宿的房子后，胃又开始疼了起来，呕吐多次，一直持续了好几个小时。直到3月23日早上10时埃米尔死亡。

几个星期之后，马德琳写给埃米尔的信件被发现了，埃米尔的尸检发现含有大量的砒霜，因此，马德琳被以谋杀情人罪而拘捕。

1857年6月30日，法庭开庭审判，吸引了许多公众的关注。马德琳不仅拒不认罪，而且拒绝在法庭上进行辩护。然而，在开庭前她做了陈述，她最后一次见埃米尔是在他死前3周，而且她所购买的那些砒霜是用作美容目的。在庭审中许多人对他（她）们之间的关系、埃米尔死前那天晚上所发生的事情，以及马德琳购买毒药砒霜的目的都表示质疑。

控方（检察机关）将案件的关键集中在马德琳所买的毒药与埃米尔的死亡相一致。他们认为是马德琳因担心会破坏她和莫尼卡之间的婚约，而将砒霜混入可可粉中然后在他们秘密约会时冲给埃米尔喝的。而辩方将案件集中在由于埃米尔是一个情绪多变的人，有可能导致他自杀。根据埃米尔的账单，认为由于马德琳的拒绝使埃米尔非常愤怒，企图通过自杀死亡来陷害马德琳。辩方还出示了埃米尔服用小剂量的砒霜作为滋补品的证据。

1857年7月9日，陪审团驳回了没有证据的谋杀控告[1]。马德琳·史密斯被法庭释放逃到了罗瓦莱。与此同时，她和威廉·莫尼卡之间的婚约也被取消了。格拉斯哥家族企图忘掉这件不光彩的事件，然而，民众对这件事的兴趣并没有因此而消退。

---

1 当时，这种裁决仅适用于苏格兰，允许被告获得自由，但却要背负污名，因为，它一方面表明控方检察机关对案件没有提供举足证据；另一方面，辩方也未能说服陪审团被告的清白无罪的证据。因此，这种裁决在法律界意味着一种耻辱。

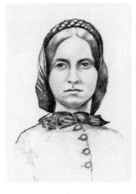 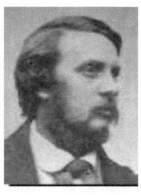 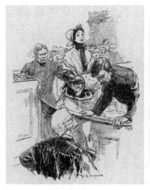 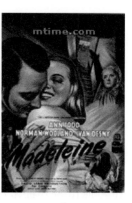

1   2   3   4

图4-5-2　马德琳·史密斯谋杀案

1. 马德琳·史密斯；2. 埃米尔·劳安格里尔；3. 马德琳·史密斯被宣判无罪释放；4. 1950年英国大卫·里恩导演的影片《马德琳》
广告

马德琳释放后不久，与一个艺术家结婚，一起离开苏格兰移居到伦敦。他们有两个孩子但是还是在结婚28年后离婚了。后来马德琳移居到美国生活了一些年，又结了一次婚，并一直居住在纽约。1928年4月12日马德琳因肾病去世。

2. 案件影响

这一案件裁决后的几十年来，人们对马德琳与埃米尔在1857年3月23日凌晨，即埃米尔死亡之前，到底发生了什么事情不得而知。于是许多作家著书对案件的种种猜测进行推测，并加以描写。但大多数现代学者认为，马德琳是当时犯下谋杀罪而唯一免于绞刑的人。1950年，英国导演大卫·里恩根据马德琳·史密斯案件的真实故事，创作导演了影片《马德琳》。报纸头条标题称此次审判为"世纪审判"。

4.5.3　格雷厄姆·杨下毒案

格雷厄姆·杨（Graham Frederick Young，1947～1990年）是20世纪后半叶英国著名的投毒者。1962年，他毒杀了他的

继母，用毒物在他身边的亲友进行毒理试验，包括其家庭成员、朋友。1971年，他又用铊在茶中下毒，毒杀了同事。一些文学作品中称他为"茶杯下毒者"。

格雷厄姆·杨于1947年9月7日出生在伦敦北部的尼斯登（Neasden）。他从小着迷于毒物及其毒性作用的影响。1961年，在他14岁的时候，就谎称学校做实验多次骗购少量的锑和洋地黄，开始在家人身上测试毒药。

1962年，他的年轻继母莫莉（Molly）被毒药致死。之后，他又给父亲、姐姐和一个学校的朋友下毒，但没有毒死他们。他的阿姨温妮（Winnie）知道他迷恋化学和毒物，于是对他产生疑心，将他送往医院精神科看病，医生得知他的情况后与警方联系。1962年5月23日，格雷厄姆·杨被警方逮捕。他承认他给自己的父亲、姐妹和朋友下毒，她继母的遗体由于火化，不能加以分析，因此，警方判为谋杀未遂案。格雷厄姆·杨作为精神不稳定的罪犯，判处15年监禁，在布罗德莫尔医院治疗。到第

9年，医院视其为"完全康复"，将他释放。然而，在医院里，他继续研究医学文献，学习毒药知识，并利用囚犯和工作人员继续进行实验。

1971年春天，格雷厄姆·杨出院后，在约翰·哈德兰实验室（John Hadland Laboratories）制造的摄影设备的实验室工作，他作为一名保管员从工厂获得用来制造相机镜头的铊化合物。他还告诉同事，他的业余爱好是研究有毒化学品。就在他开始工作后不久，他的工头鲍勃·埃格尔（Bob Egle）得了肠胃炎，剧烈呕吐，失去平衡，在他的胸部和背部严重疼痛，谵妄，最后死亡。但很少有人怀疑是中毒。埃格尔的继任者也生了同样的病，于是不得不离开。埃格尔死后，另一位年轻的工友弗雷德比格斯（Fred Biggs）又发生了同样的病症，被送往伦敦的一所神经病与神经外科医院，但为时已晚，几个星期痛苦的煎熬后，他成了第三位，也就是最后的受害者。医院和调查人员认为该患者的症状有铊中毒的迹象。

在几个月中，格雷厄姆·杨在茶中下毒，致使70人中毒，但没有致命。

警方查出了格雷厄姆·杨年轻时的刑事纪录，并在他的口袋里发现铊。埃格尔火化的骨灰分析表明存在大剂量的铊。在他的日记中还详细记载了他给所有的受害者下毒的每一个细节、剂量及遭受的症状。警方于1971年11月21日被捕了格雷厄姆·杨。经圣奥尔本斯（St Albans）巡回刑事法庭审讯，于1972年6月19日判处终身监禁。

1990年8月22日，42岁的格雷厄姆·杨在

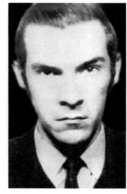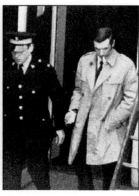

图4-5-3　格雷厄姆·杨下毒案
1.格雷厄姆·杨；2.格雷厄姆·杨被警察拘留

帕克赫斯特（Parkhurst）监狱因心脏病发作而死。

4.5.4　伦敦毒伞案

1978年，伦敦的报纸报道了一起蓖麻毒素谋杀案。在一个公共汽车站，有人用一只刺针把一个大头针头大小的金属丸刺到死者的腿中。这个金属丸是中空的，里面装有3微克的毒。这一微小的量，能发挥出极大的毒力。由于马尔科夫是被雨伞刺死，于是这一案件便被称为"杀人伞案件"（图4-5-4）。

1.案情始末

1978年9月7日，在家里吃过午餐后，49岁的乔治·马尔科夫[1]开着自己的绿色雪铁龙轿车到英国广播公司（BBC）上班。像往常一样，他把车停在滑铁卢桥旁边的一个停车场中，然后走上台阶前往公共汽车站，乘车穿过半英里长的大桥，到对面的BBC总部工作。就在他靠近排队等候公共

---

1 乔治·马尔科夫（Georgi Markov）是保加利亚的持不同政见者、小说家和剧作家。1929年3月1日生于保加利亚的索非亚；1969年访问意大利时叛离祖国，向西方投诚；后来在英国广播公司工作，成为英国广播公司、德国之声和自由欧洲电台的播音记者。他常在广播中抨击保加利亚政府。1978年9月11日被含有蓖麻毒素的雨伞刺中中毒，死在英国伦敦，年仅49岁。他的第一部小说《男人》获得1962年索非亚最高文学奖。

汽车的人群时，忽然感觉到右边大腿后方有什么东西刺了一下，一阵突然的刺痛。他转过身，发现一个身材魁梧的男人正在弯腰拾起一把掉在地上的雨伞。那个人用带着外国口音的英语向马科夫道了歉，随后截住一辆出租车扬长而去。马尔科夫对此并未在意。晚上，他回到家里把这件事告诉了他的妻子，并谈到了那把可疑的伞。然后卷起裤了，他的妻了在他的右臀部看到了一块发红的刺伤痕迹。第二天早晨，乔治·马尔科夫发烧呕吐，住进了伦敦詹姆斯医院。医生用X射线检查他的臀部，虽然刺伤处（半径2毫米）已经发炎，但没有发现任何东西。这时，他的体温、血压急速下降，脉搏突然升到160次/分钟，白细胞数量急剧上升。经检验，已经出现了败血症。医生使用大量的抗生素，但没有改变他身体状况的急剧恶化。星期一早晨，即9月11日，在经历了极端痛苦的3天后，他因为内脏衰竭而死。

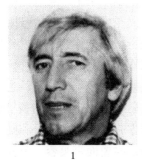 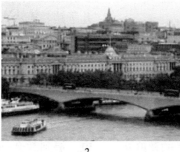 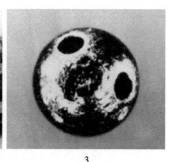

图4-5-4　伦敦毒伞案
1.马尔科夫；2.滑铁卢桥；3.金属毒弹丸

2.金属毒弹丸

马尔科夫之死，引起了英国警察当局的注意。法医解剖了马尔科夫的尸体，在他的右大腿肌肉中，找到一颗直径为1.7毫米的银光闪闪的小圆珠——金属毒弹丸。经鉴定，在这个金属球上，钻有两个0.35毫米大的小洞，中心是空的，容积约为0.28毫米^3（1978年，伦敦的报纸报道说，这个金属丸是中空的，里面装有3微克的蓖麻毒素）。在小孔附近，找到蜡迹。估计两个小孔本来是用蜡封死的，进入人体后，蜡化了，小圆珠里的东西流了出来。

经过电子扫描显微镜的观察，发现这是一个由90%的铂和10%的铱组成的直径为1.52毫米的金属毒弹丸，它比钢的强度更大，而且不容易被腐蚀。中波以上的电磁波无法透过，所以X射线看不到。金属毒弹丸是用气枪发火进入乔治·马克伍的右臀部的。

经过法医鉴定认为：按照小圆珠里的容积计算，最多只能容纳0.4毫克以下的毒剂。氰化钾使一个成年人致死，起码要100毫克；剧毒的砷化物，致死量也是100毫克，都无法装进这颗小小的圆珠里。经过检查，血液里没有发现放射性物质。也没有明显的细菌或病毒中毒的症状。法医们仔细鉴定，并研究了有关的间谍情报，最后查明小圆珠内装的是剧毒的"蓖麻毒素"[1]。那颗使马尔科夫致死的小圆珠，是装在一把特殊的雨伞里。这是一把"杀人伞"，内有弹簧、枪管、扳机等。一扣板

---

1 蓖麻毒素（ricin）是从蓖麻种子中获取的剧毒蛋白类物质。

机小圆珠就沿枪管射出，刺入人体。

为了检验这一结论，科学家在波特顿镇给一头猪注射了蓖麻毒素，剂量相当于金属球携带的量，这头不幸的猪在24小时内就死亡了。它的器官变化和乔治·马尔科夫体内的器官病变一样，彻底遭到了破坏。

1979年1月，验尸官正式确定，正是藏在金属球里面的蓖麻毒素将马科夫置于死地。几年后，两位前任前苏联克格勃官员承认，他们与当时的保加利亚政府共同策划了这次暗杀。那把雨伞的伞尖是一个微型的发射器，剧毒的金属球便是通过它进入被暗杀者的体内。这个金属毒弹丸仍然在伦敦新苏格兰场的警察厅总部展览，而马科夫之死也成了历史上最著名的蓖麻毒素暗杀案。

3. 案件意义

马科夫之死成为历史上最著名的蓖麻毒素暗杀案，也是世界上用微量蓖麻毒素进行刺杀的典型案例。事件所有的细节都表明这是一起谋杀案，这些细节所反映出的丑闻，却让科学家探究到国际间谍活动的阴暗内幕。直到1991年，保加利亚才勉强承认，是他们的前任下令暗杀了几个保加利亚的反对者，其中包括乔治·马尔科夫。尽管他们答应做详细调查，但是他们还是拒绝透露具体作案人。

马尔科夫杀人伞案件是蓖麻毒素最著名的案例。为了打击国外的"叛徒"，间谍研制的下毒办法越来越高明。例如，香烟，人吸入后会致命的有毒气体；用枪发射的带毒的短箭，或装有致命气体的胶囊以及各种毒刺。

4.5.5 人民圣殿教集体服毒案

1978年，在圭亚那的琼斯敦（Jonest-

own）地区，人民圣殿教的913人中大约有800人喝了放有氰化钾的软饮料中毒死去。

1. 事件起因

琼斯敦是南美洲圭亚那西北区的一个村庄。20世纪70年代，美国人民圣殿教领袖吉姆·琼斯[1]带领信徒，从旧金山来到这个地处密林深处与世隔绝的地方定居（图4-5-5）。

1977年春天，美国加利福尼亚州众议员利奥·瑞安同他的老朋友——美联社摄影记者罗伯特·休斯敦在谈话时，说到休斯敦的儿子鲍勃叛离人民圣殿教的第二天被暗杀一事。据一些人民圣殿教信徒的亲属说，信徒们被迫在村里工作，常遭殴打和讹诈。琼斯布道时，如有人抽烟或没有注意听，也会遭到当众辱骂，然后一顿毒打，在向孩子们灌输信仰时使用的方式是在他们臂上和腿上通电。提到教会领袖时要面带笑容。公社里的每个人都必须称呼琼斯为"圣父"。

为了进一步查明情况，1978年11月14日，瑞安带领3名记者来到琼斯敦进行官方调查。当时，一些信徒向瑞安一行提出愿意返回美国愿望，于是瑞安就此问题与琼斯谈判。4天后，11月18日，当瑞安等人和14名叛离者准备从琼斯敦附近的简易机场启程回国时，琼斯命令将瑞安杀害。有一名信徒企图用刀杀死瑞安，但未能成功。后来，瑞安等5人被枪杀，有10人被打伤，其他幸存者逃离琼斯敦。

琼斯感到自己的末日即将来临，便把全体信徒召集到一起，命令他们服毒自杀，谁违抗，就杀谁。最后，913名人民圣殿教信徒，全部服毒自杀或被杀身亡，其中包括276名儿童。最后琼斯持枪自杀。

2. 事件经过

事件发生在1978年11月18日晚上。当利

---

1 吉姆·琼斯（Jim Jones）1931年5月生于美国，他的妻子名为马塞林，是一位护士。

奥·瑞安的遗体、记者和脱离教会的人上了卡车离开营地之后，琼斯和他的几个亲信开了1小时的秘密会议，随后，用高音喇叭命令所有信徒到中央大棚集合。琼斯主教对信徒们说："献身的时候到了，公社将遭到袭击。"他命令教徒排好队，大家默默地服从了。

几个姑娘抬来了一大桶掺有氰化物的葡萄汁（有报道是柠檬水）剧毒饮料，放在两行队伍中间。最先走上前去的是儿童，他们在父母的陪伴下，服了毒。10分钟过去了，秩序一直很好，就像平时进行多次集体自杀的演习一样。但后来，站在后面的人发现前面的人喝了饮料之后，不一会就四肢抽搐，接着便栽倒在地上。这时，教徒们一下子紧张起来，不知发生了什么事。有人问，这次是不是演习？难道真是死到临头了吗？做父母的眼看着亲生骨肉服毒后剧烈抽搐，痛苦万状，一边落泪，一边把自己那杯剧毒饮料也吞下去。在这生死关头，许多教徒乱了方寸，但并不打算逃走，只是在一边踱来踱去，最后还是服了毒，摇摇晃晃地倒下了。

琼斯和他的保镖们走来走去，劝说那些动摇不定的信徒履行自己的诺言。公社迟早会遭到进攻的，唯一的出路就是以死来自卫。

在整个自杀过程中，几乎没有发生恐慌和骚乱。只有一个姑娘进行了反抗，在轮到她时，她咬紧牙关，拒绝服毒，尖叫起来。但保镖们抓住她，灌下了毒药。

从旧金山赶来的美国记者里特曼（Tim Reiterman），为了报道圭亚那的琼斯教事件，他在集体自杀和他杀以前被开枪打伤。

3. 人民圣殿教

人民圣殿教前身是人民寺院（The Peoples Temple），是一个小教派，1953年由吉姆·琼斯在美国印第安纳州印第安纳波利斯市创立。起初只是一个普通的独立宗教团体，但在20世纪60年代中期开始变成一个邪教。

1974年琼斯创立"人民圣殿教"，自封"教主"，声称"人民圣殿教""反对种族主义的魔鬼、饥饿和不正义"，经常宣传"世界末日"即将到来和核战争恐怖，鼓吹自杀才是"圣洁的死"。他以经办农业为名，带领教徒到荒野、丛林中建立了与世隔绝的农业公社，取名为"琼斯敦"，过着脱离社会现实的生活。1974年该

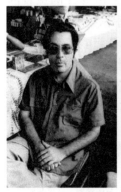 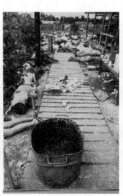 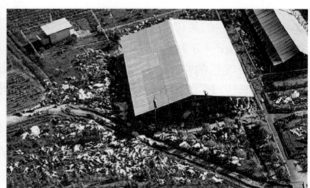

1　　　　　2　　　　　　　　　3

图4-5-5　人民圣殿教集体服毒案

1.人民圣殿教教主吉姆·琼斯；2.信徒们领取含有氰化钾的柠檬水自杀的铁桶；3.集体自杀现场惨不忍睹

教派的信徒首次来到圭亚那，1975年在圭亚那西北部地区占据了数千英亩土地。1977年夏，一本美国杂志揭露了这一教派野蛮虐待教徒和绑架人的情况。后来，"教主"琼斯也来到圭亚那。在他的蛊惑下跟着他到圭亚那的有1200人。这个教派的教徒是一些对生活感到绝望的人和得不到社会帮助的人、吸毒者、老年人和孤独的人。他们对社会现实不满，对前途感到渺茫，对核战争恐惧异常。不少人受虚无主义思想影响，认为人生无常，活着是一种痛苦。因而他们入教之后，经常议论自杀。"圣殿教"的"教主"在圭亚那还组织过"集体自杀演习"。这一教派的教规极其野蛮。信徒入教之后，从经济、信仰到肉体都受教主支配。信徒常受到殴打、鞭挞和种种精神折磨。小孩违犯教规，也要受罚，甚至可能被投入水中溺毙。教主极其专横，生活腐朽透顶。这一教派因此受到了外界的抨击和信徒亲属的控告。由于涉嫌违法引起美国社会关注。1977年率领信徒迁到圭亚那，在丛林中。他没收信徒的护照和财产，攫取了大约1500万美元的财富，并以殴打和处死等手段操纵信徒。

4. 事件影响

事件发生后的第10天，即1978年11月28日晚，旧金山市4万人上街游行，他们举着火把，拖着沉重的步子，缓缓地行进在肃穆的大街上。

历史上把这一事件称为发生在南美洲圭亚那丛林中的"琼斯白夜"，震动了世界。有专家指出，琼斯对他的信徒进行了

"社会规模的集体催眠"，这种邪教是人类的公害，社会的毒瘤，邪教教主散布的歪理邪说是谋害无辜，应当采取果断措施，坚决打击。

1978年圭亚那人民圣殿教集体自杀事件只是邪教施毒的一角，人们还记得：1985年9月19日，菲律宾答那莪岛的"阿达"部落领袖下令成员服毒，死亡60人；1995年法国韦科斯森林集体自焚事件；1997年美国加利福尼亚州圣地亚哥集体自杀事件；2000年乌干达"恢复上帝十诫运动"教徒集体死亡案等。

人们正在思考为阻止类似事件的发生应当做些什么！

4.5.6　哈罗德·希普曼谋杀案

2000年1月31日，英国历史上最恶劣的连环杀手，医生哈罗德·希普曼被裁定犯有谋杀罪（图4-5-6）。他的作案手法是用吗啡杀人，人们给他起了一个绰号为"死亡医生"。

1. 案发前后

1993年，哈罗德·希普曼[1]，在海德的市场街开设了诊所，从事社区诊疗工作。

他的同行认为他有以医疗为手段谋杀患者的迹象，因为在他那里诊疗的患者的死亡率是他自1970年从事医疗工作以来的3倍。他的同行还认为，希普曼自取得执业医生资格以来，毒杀患者多达186例。他使用吗啡或海洛因，以治疗为名杀死患者。

1997年9月19日，鉴于有关希普曼传闻开始广泛的传播了，曼彻斯特晚间新闻报道了此事并表明了对希普曼的怀疑。

---

1 希普曼（Harold Shipman，1946~2004年）1946年1月14日生于英国诺丁汉，1970年，毕业于利兹医学院，在庞蒂弗拉克特总疗养院工作。1974年，他作为一个普通医生在托德莫登、西约克郡充任家庭医生32年。1975年，他曾经因伪造供自己使用的哌替啶（pethidine）处方，被罚款600英镑。1977年，在哈特菲尔德（Hatfield）学院、国家煤炭局和海德医疗中心工作。80年代，继续在海德作为普通医疗工作。1993年，他自己在海德的市场街开设了诊所，从事社区诊疗工作。

1998年3月，在海德的布鲁克诊所的琳达·雷诺兹（Linda Reynolds）医生对希普曼看过的患者为什么死亡率高而产生怀疑，特别是老年妇女死亡火化的很多。这件事引起警察的调查，但由于无法找到足够的证据，于4月17日警方放弃调查。

1998年6月24日，81岁的前女市长凯瑟琳·格伦迪老太太被发现死在她的家里。希普曼就在那天了上午到过她的房间，希普曼是唯一受邀请出入她房子的人。最后看到她还活着的人，看到希普曼签署的死亡证明："死于晚年"。

当看过格兰迪女士的遗嘱后，首先引起了人们的怀疑。一份近期从新起草的遗嘱代替了他的家人所熟知的那份，令他们诧异的是格兰迪以感谢希普曼的精心照料为由，将所有的财产和钱款全部留给了希普曼医生。新的文件写得十分的潦草，而且格兰迪女士的签名和他平时的不一样。为此，格兰迪的女儿，律师安吉拉·伍德拉夫向警方报告她怀疑希普曼医生可能伪造了她母亲的遗嘱。由于争论激烈，警方决定对刚下葬在海德公墓一周的格兰迪的遗体进行开棺验尸。法院的毒物专家在组织样品中显示出含高标准的吗啡毒品。

此时，许多家庭把老年人的死因不明与格伦迪的死亡事件联系起来。当地的社会妇女团体要求将更多的死因蹊跷的独居老年女士的尸体都挖掘出来进行检验。

1998年9月7日，由于针对希普曼的类似案件越来越多，警方被捕了希普曼。

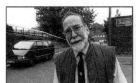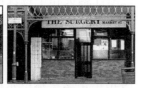

图4-5-6 哈罗德·希普曼与他在市场街开设的诊所

2. 法庭审讯

1999年10月5日，法庭开始对希普曼进行审判。主持法官是福布斯（Jastice Forbes），希普曼被控对1995～1998年，玛丽西、艾琳特纳、丽齐斯、让·李洁明、洛马斯、穆里尔格·里姆肖、玛丽·奎因、凯瑟琳·瓦格斯塔夫、诺拉·琼斯·纳托尔、帕梅·拉希、温妮·梅勒、琼莲、凯瑟琳·格兰迪等15人的死亡负有谋杀罪。希普曼一直拒绝承认自己有罪，反驳对他的所有证据。但他也没有对自己的行为作出任何陈述。

法医文件分析家和计算机专家证明，希普曼实际上已经篡改了格兰迪女士的遗嘱。同时，在警方被捕希普曼的那天，在他的住处发现他的一台用于制作伪造遗嘱的打字机。

经过对希普曼的调查，在法庭审讯后，英国医师协会主席德姆·珍纳特·史密斯（Dame Janet Smith）指出，有足够证据证明1975~1998年希普曼在海德（Hyde）、塔德摩登（Todmorden）和西约克郡（West Yorkshire）的23年间，杀了215个人，其中80%的受害者是女性。最年幼的受害者是41岁的男子彼德·刘易斯（Peter Lewis）。法庭认定，希普曼在1995～1998年杀害15名中年女性患者。但非官方估计他共杀害了250人。

3. 案件结局

2000年1月31日，希普曼被英国法庭判处终身监禁，法官提议永不释放。两年后，英国内政大臣大卫·布伦基特（David Blunkett）接纳法官的建议。

2002年2月，在英国医学总会正式剔除其注册的希普曼。

2004年1月13日，57岁的希普曼在韦克菲尔德监狱上吊自尽。

根据2005年的调查，发现希普曼窃取受害人的33件钻石戒指和珠宝。其中有价值1万多英镑的珠宝于1998年藏在他的车库。警方写信给受害者的家属，要求他们提供一个所有权证明的照片，以便归还找出的珠宝。

2009年，受害者的家属仍在试图寻求对亲人的损失应予赔偿的途径。

4. 案件影响

希普曼被以谋杀了15个人而指证，是英国历史上连续性的谋杀最高案件纪录。他都是通过注射吗啡的方式使其中毒而死。希普曼案件留下一个引人深思的问题。希普曼是通过什么方式使用如此多的吗啡来谋财害命？后来的调查表明，希普曼在1970年开始他的职业生涯时就是一名吸毒者（哌替啶依赖），吸毒成瘾导致了他的犯罪行为。当时，医药总会（GMC）医院惩戒他在手术中不得使用管制麻药（如吗啡）。当警察在他的诊断室搜查到这些受限物质时，希普曼讲述了他先前的犯罪事实。他们询问了当地的配药师，在他们的受限药物登记中，希普曼确实为许多患者开过吗啡或海洛因的处方。如果当时的配药师根据医药总会医院惩戒不给希普曼出售吗啡或海洛因时，后来毒杀患者的事件就不会发生。

2002年根据希普曼案件摄制了电视片。

2005年7月30日，为了悼念那些被希普曼杀害的受害者，在海德公园设立了"宁静花园"。

4.6 中毒要案

4.6.1 英国含汞牙粉中毒案

1. 案情始末

早在1890年，首先在英国，然后在其他国家不断发现一些儿童发生肢端疼痛病（acrodynia）。1903～1920年，德国、英国、大洋洲和美国一些小儿科医师发表文章，进行详细的描述。但一直到1950年才被证实与汞中毒有关。此后停止了含汞的药物和用品，儿童的罹患率明显降低。

肢端疼痛病是一种很有特征的病患，婴儿和幼童出汗，烦躁不安，痛苦。手足呈粉红色，发痒发烧，四肢剧痛，对光线很敏感。常常有口腔发炎，唾液增多，牙龈肿胀，偶有脱发，掉牙，脱指甲，甚至手指脚趾脱落。大多数患者患病若干月后可以复原，大约20个患者中有一个死亡。据统计，1939～1948年仅在英格兰和威尔士地区就有585名儿童因此病死去，其中多数是在3岁以下。专家估计世界各地在20世纪前半叶已死去数以千计的儿童。本病在英国的大部分地区、美国西北部、澳大利亚的一些省和欧洲大陆的很多地方特别常见。

2. 案发原因

肢端疼痛病的病原经过长期调查才证实是汞和汞化合物引起的。最早医学家曾经认为这种病的病因可能与维生素缺乏、病毒性脑炎和中毒反应（怀疑是砷中毒）有关。瑞士医师范可尼（Fanconi）有一个实验室，可以检查血或尿标本中的各种金属。他最早怀疑砷是肢端疼痛病的病因。1940年化学家赫巴尔检查几个病例的尿液后没有发现过多的砷。之后，他设计了测定尿中汞的试验，希望能找出砷以外的其他金属。在后来的4年内，共检验了87份肢端疼痛病患儿的尿样，其中2份含有大量汞。而对照者的87份尿样中，也有2份含有汞。那些少数患者曾经接触汞，他们的尿中却没有大量的汞。当时不能解释这种现象。但在取样品的地点上发现了新问题。肢端疼痛患者的尿标本是从美国各地送来的，而对照者的尿标本则是从没有肢端疼痛病的美国俄亥俄州辛辛那提市送来的，那里也极少用含汞的药物。于是，1947年范可尼医师提出汞可能是病因。他发表文章认为患者的尿中汞含量很高，少数儿童得病是由于对汞药物耐受性低。

1951年，在伦敦新发现11名患者的尿和16名对照尿中的15份尿，都有大量的汞。专家们肯定了汞是病因，但汞是怎样引起儿童得病的呢?经过调查发现在英联邦，婴儿用的刷牙粉中含有甘汞（calomel，氯化亚汞），是常见的肢端疼痛症原因。汞多引起9个月龄的婴儿患病。患儿很少是大于2岁的。而在欧洲，甘汞是幼儿的轻泻药和驱虫药，于是患肢端疼痛病者多数是8岁的儿童。此外，软膏、尿布漂洗粉中也含有汞。

汞是肢端疼痛病的原因的另一个证据是，1953年当澳大利亚通过禁用甘汞的法令后，患者数目突然减少了。澳大利亚的阿得雷德市过去经常发生肢端疼痛病，但到1959年只发生了1例。同样在美国和瑞士，在减少使用甘汞以后，发病率也显著下降了。英国没有组织力量去禁止甘汞用于儿童药剂中，肢端疼痛病仍旧发生。只有当各药厂不使用甘汞，其产品在药房和杂货店的货架上消失时，肢端疼痛病才逐渐减少。

经过长期的流行病学调查，证明肢端疼痛病是由于使用含汞药物所致，从而确定儿童肢端疼痛病是孩童汞中毒。

3. 历史意义

洁齿品的使用可追溯到2500~2000年前，希腊人、罗马人、希伯来人及佛教徒的早期著作中都有使用洁牙剂的记载，早期的洁齿品主要是白垩土、动物骨粉、浮石甚至铜绿，直到19世纪还在使用牛骨粉和乌贼骨粉制成牙粉。用食盐刷牙和盐水漱口至今也还存在。中国唐代有中草药健齿、洁齿的验方。早期的牙粉主要用碳酸钙作为摩擦剂、以肥皂为表面活性剂。18世纪英国开始工业化生产牙粉，牙粉才作为一种商品。期间含有甘汞的牙粉造成悲剧。1840年法国人发明了金属软管，为一些日常用品提供了合适的包装，这导致了一些商品形态的改革。1893年维也纳人塞格发明了牙膏并将牙膏装入软管中，从此牙膏开始大量发展并逐渐取代牙粉。20世纪40年代牙膏从普通的洁齿功能发展为添加药物，成为防治牙病的口腔卫生用品。1945年，美国在以焦磷酸钙为摩擦剂、焦磷酸锡为稳定剂的牙膏中添加氟化亚锡，研制出了世界上第一支加氟牙膏。加氟牙膏使龋齿病发病率大大减少，但也带来新的争议。

认识肢端疼痛病的本质，科学家花了半个多世纪的时间。由此可见，真正认识一种疾病的本质，需要经过很长的时间并进行辛勤的科学研究。

4.6.2 中国桂花糕含肥田粉中毒案

1. 案情始末

1925年5月16日（农历4月24日）清

晨，温州城里发生一起特大惨案，120余位市民吃了"益美"店的桂花糕，全部命归黄泉。市民李立中的两个天真活泼的小孩，边吃桂花糕边在庭院追逐戏耍，突然扑地而死；一位重男轻女的市民，从女儿嘴边夺回桂花糕转送给儿子吃，结果断送了儿子性命；黄顺和鱼店阿福的妻子怀孕数月，她和三个孩子吃了桂花糕，无一生还；花柳塘口肉脯阿喜，贪图白吃，不惜以生命与人打赌，连吃几块桂花糕，命归西天。这些市民怀着怨恨和不解，匆匆离开了这个世界。

事隔68年，一提起桂花糕惨案，当时健在的严琴隐（百岁，原籍园图书馆馆长）、陆雨之（85岁，温州工商界前辈）、汪远涵（82岁，温师院退休教师）及大南门外许多耄耋老人，都是记忆犹新。陆老说，那时他只有10多岁，他那吸食鸦片的哥哥每天要他去买桂花糕当早点，每次他也可分得几块。"不知怎的，那天恰巧哥哥不叫我去买，否则，我早已不在人间了"。汪老说，当年城南小学小卖部，每天清晨从"益美"贩进桂花糕，专供学生作早点。好在那时大学生买得多，不然，真不知有多少小孩子死于非命。老人们回忆说："益美"店开设于大南门土地堂巷口，原先是"叶德昌"的分店，后由陈心斋顶受。当时，吃过该店桂花糕身亡的，以花柳塘、游嬉巷、荷花巷、龙泉巷、锦春坊等居民为多。一时忙

坏了温州棺材店，百余户人家披麻戴孝，扬幡招魂，那凄惨的哭声令人心碎！

2. 案发原因

事发后，遇难家属纷纷涌进"益美"店问罪，老板陈心斋找出种种借口为己辩护，并指责前来问罪者是"无理取闹"。医生王子云十分清醒，他责问："为何中毒身亡者，无一不是吃了'益美'的桂花糕？"他肯定问题出在桂花糕上。接着，受难者家属联名向法院提出控告。年初刚上任的瓯海道尹张宗祥[1]，十分重视此案，当即责令将"益美"店查封，并将陈心斋以及账房、执事、技工等扣押审讯。

老板陈心斋慑于国法，支支吾吾地交代说："店里工人买来一袋"肥田粉"放在床下，我误以为工人偷白糖，就把肥田粉当白糖用，以致过失酿成大祸。"张道尹即令将桂花糕化验，结果证明：①桂花糕内并无"肥田粉"成分，即使有，也不致毒死人；②"肥田粉"呈灰褐色，易于辨认，其味苦涩难以入口。当时，还令技工当场将掺有肥田粉的原料制成桂花糕丢给狗吃，狗吃后仍活蹦乱跳。至此，胡言乱语的陈心斋，不得不耷拉着脑袋，哑口无言。

终因陈心斋是工商界头面人物，又有一些豪绅在幕后为他献策，最后以"钱"了结此案，由陈心斋补偿每个遇难者百元。司法机关以"玩忽职守，过失杀人"罪，分别判处在押者4~6年徒刑。此案虽已了结，但留给人们的疑虑并未就此消除。几年后，被押人员出狱，先后暴露了两个迹象：一是技工叶岩伦曾说，出事那天凌晨，当他把米粉拌进白糖时，呈红色，当即请示执事曾琴荪，

---

1 张宗祥（1882~1965年），浙江海宁人，当代学者、书法家、古籍校勘家、藏书家。1922年他任浙江省教育厅长；1925年（民国14年）调任瓯海道尹，任内创办平民识字夜校；1926年（民国15年）冬，定居上海，专事抄校古籍；新中国成立后，1950~1965年任浙江图书馆馆长。瓯海是浙江温州的别称。道尹是民国时期的官名。当时实行"省、道、县官制"，分一省为数道，全国共九十三道，道尹管理所辖各县行政事务，隶属省长。

执事随口说："有红色，就改制桂花糕好了。"二是老板陈心斋出狱后，曾因贩制"红九"[1]被当局查获。

3.历史疑案

从以上迹象，人们对这起扑朔迷离的特大惨案，不能不做出以下判断：当年老板陈心斋因非法贩制"红九"，将海洛因等有毒原料从外地运到温州时，混藏在白糖包中，时值霉季，毒液渗进白糖，以致铸成惨案。

尽管人们的分析合乎逻辑，但因时过境迁，无人细加追究，此案终成一起疑案。可怜120余条性命永远沉冤莫白！

4.6.3 西班牙假橄榄油含苯胺中毒案

1.案情始末

1981年春天，西班牙一家经营工业用菜籽油的公司从法国购进682吨变质的工业用菜籽油。为牟取暴利，它在油中掺进少量苯胺及葡萄籽油、豆油等，并加进一种工业颜料，装入不带商标的塑料壶，美其名曰"纯净橄榄油"。这批油由一批流动商人在马德里近郊廉价出售，对西班牙的普通家庭来说，黄油尚属稀有之物，橄榄油乃是煎炸烹炒及制作家庭糕点的必备品，更为需要。这些流动商出售的"纯净橄榄油"每升比通常的便宜35比塞塔（西班牙货币），所以购买者很多。结果造成了严重的中毒事件。中毒者全是家境不好的人。起初，人们并不知道是食油中毒。由于它的初期症状与肺炎相似，医务界称之为"异型肺炎"。

5月1日出现了第一个死亡病例。一个8岁的小学生在送医院急救途中，死在母亲的怀里。之后，中毒者不断增加，死亡病例频繁出现。

中毒症状是，初期发高烧，呼吸系统和消化系统紊乱，出现皮疹，肌肉疼痛；中期血液循环系统紊乱，供血不足，四肢开始瘫痪，先是手脚变形、麻木、疼痛；皮肤干枯，失去弹性。晚期肺功能逐渐丧失，直到停止呼吸。症状严重者惨不忍睹。一个16岁的女孩，看上去已年近半百，头发脱落而变稀疏，两眼突出，双颊鼓起，上面长毛。另一位妇女皮肤萎缩，面部变形，下巴隆起，饮食不能自理。

到1982年已造成256人死亡[2]，17 800名中毒者的症状还在继续恶化，医务界对它仍束手无策，多数中毒者只能坐以待毙。

然而，工业用的变质菜籽油与苯胺等混合后，究竟会产生什么致命毒物，人们至今不得而知，更谈不上找到有效的解毒药。维生素E、激素都试用过，均告失败。不少女性因服用激素过量，四肢以至脸上都长了毛。许多经过治疗被认为已经痊愈的人，又复发住院。

2.案件处置

政府卫生部门直至6月10日才确定是中毒事件。病情确定后，政府立刻用真正的橄榄油去兑换居民手中的假橄榄油。这时虽然已经晚了1个多月，但还回收了150万升之多。为了防止不测，政府公布了与之有关的20多种销售食品名单。

---

1 "红九"疑似"红丸"，1933年法医毒理学家林几曾经对江苏高等法院第三分院送检的"金丹红丸"进行化验，结果分别检出吗啡、金鸡纳霜、士的宁和海洛因。于是认定"金丹红丸"为违禁麻醉品的配合丸剂。

2 据2002年11月11日报道，中毒患者超过20 000人，死亡人数为402人。

3. 司法审理

司法部门将有关公司的负责人和一些流动商人共35人被逮捕归案。但审判迟缓，由于法官有大量的证据需要复审，直到1987年才开始审理，1988年6月28日结束。终审时，38名被告被指控他们的被污染的食用油致使600多人中毒身亡。辩护律师说，造成如此多的人痛苦后致死和严重残废的中毒综合征，是由杀虫剂或美国空军基地的化学武器实验引起的。

4. 案件影响

事件发生后，人们不清楚中毒有无遗传后果。当时有80名孕妇要求堕胎。中毒者当中，女性居多，死亡率也较高。人们猜测这可能与男子爱饮酒有关，所以许多男性中毒者每天喝一升水果酒，希望控制症状。这些不幸者在试用各种操练疗法，顽强地与这场"罕见的瘟疫"作斗争。第一个中毒而死的儿童的母亲在马德里一家医院说："为了自己，为了丈夫，为了孩子，我不死。虽然人们都断定我们必死无疑，但是我们要活下去！"她一半时间卧床，另一半时间跟同伴一起用椰叶编织肥皂盒。

中国《人民日报》在1982年8月17日以《奸商一何毒 百姓一何苦》为标题，就西班牙假橄榄油中毒事件造成200多人死亡，近两万人未脱离危险的情况进行了报道。

橄榄油在地中海沿岸国家有几千年的历史，在西方被誉为"液体黄金"，"植物油皇后"，"地中海甘露"，原因在于它有极佳的天然保健功效，美容功效和理想的烹调用途。可供食用的高档橄榄油是用初熟或成熟的油橄榄鲜果通过物理冷压榨工艺提取的天然果油汁，是世界上唯一以自然状态的形式供人类食用的木本植物油。由于市场销售供不应求，不法商经常销售假橄榄油。美国营养咨询师雷蒙·福兰西斯发表"橄榄油丑闻"一文，揭露橄榄油市场存在丑闻，指出生产厂家经常用其他油类勾兑橄榄油。20世纪最大的丑闻就是有充分的证据表明意大利的一些最著名的品牌曾经多年使用从土耳其进口的便宜的精练榛子油勾兑橄榄油。尽管这一事实被瑞士和德国以及意大利的一些媒体披露，但仍被成功封锁以至于只有少数人知晓此事。涉案榛子油至少10 000吨。一般橄榄油中可勾兑20%的精练榛子油而不会被消费者察觉。美国FDA于1996年进行的一次调研发现，在随机选取的标有100%特级初榨的橄榄油中，高达96%的橄榄油被发现掺杂了便宜的劣质油类。大多数的橄榄油并不是你想的那样有益健康。问题的关键在于供不应求。为了满足需求，国际橄榄油市场充满了欺骗，掺杂使假的情况比比皆是。卖出的橄榄油远高于实际产量。因此他积极向民众宣传，如何识别真假橄榄油。

4.6.4 中国猪油有机锡污染中毒案

1994年和1998年，在江西省会昌县和龙南县、定南县先后发生两起猪油有机锡污染中毒案。

1. 1994年会昌县猪油中毒案

1994年7月2～14日，江西省会昌县长岭乡农民食用从个体户经营的小店购买的猪油后，连续发生急性中毒。主要表现为神经系统损害，症状为头昏、头痛、乏力，随着病程的进展出现多语、记忆力减退、意识障碍、昏迷、抽搐、死亡。患者均无呕吐、腹泻等胃肠道症状。经流行病学调查证实，80人进食，35人中毒，4人死亡。调查发现，盛装猪油的容器为非标准食用油桶，根据桶贴英文商标methyl tinmercaptide，直译为甲基硫醇锡，属有机锡化合物，由此证明该桶是盛装化工产品的工业废桶，它是导致猪油污染的原因。

根据流行病学调查、临床表现、实验室检测结果，结合桶贴英文商标，会昌县猪油中毒诊断为有机锡化合物——三甲基硫醇锡中毒。

2. 1998年龙南、定南县猪油中毒案

1998年12月上中旬开始，江西省赣州地区定南、龙南两县相邻地区陆续出现一批以头痛、头晕、记忆力减低及精神异常改变为特征的患者。12月25日，定南县卫生防疫站接到报告，汶龙镇石莲村的村民王月林全家患病，有头痛及哭闹等精神异常，怀疑所购猪油色味俱差，可能有毒。同日，本镇坳背村村民黄福秀住院后病情急剧变化，于27日凌晨死亡。防疫部门现场勘察后发现，两家所食猪油都是购自本镇个体食油销售店，为桶装批进，零售供应。此后，大批食用从此店所购猪油的村民发病，表现基本相似。12月27日县防疫站电询江西省食品检验鉴定所，该所李显英根据1994年处理会昌县猪油中毒病例的经验，提出可能为有机锡中毒。经检验，猪油中锡最高含量为1460毫克/千克，患者血液中锡最高含量为10毫克/升。12月28日地区防疫部门根据抽检的桶装猪油中总锡含量极高的间接证据，初步拟诊此事件为有机锡中毒。由于准确及时的早期诊断，救治患者及时，中毒病死率为0.045%，大大低于1994年的11.4%。据统计，截至1999年1月7日，人民医院已收治中毒患者526人，其中24人中毒严重，3人死亡。

中国中央电视台就此事件在1月上旬连续做了追踪报道，人民日报在1999年1月8日首次报道后也在上中旬连续追踪。卫生部于1999年1月12日发出严厉查处有毒猪油中毒事件的紧急通知，要求赣州地区积极治疗中毒病例外，各地卫生行政部门要采取严密防范措施，与有关部门配合，查源截流，以保证春节期间食品卫生安全。国家工商行政及技术监督部门也分别发出通知，对有关责任人进行查处。公安部门也迅速取证后封存龙南、定南两县及深圳与本次事件有关的四千桶猪油。

1月中旬，当地政府邀请解放军307医院的专家到定南、龙南会诊并携样本回京进行毒物检测，结果在猪油中测出了三甲基氯化锡。龙南县公安局对一例死亡病例开棺检尸，取组织样送北京公安部二所做毒物鉴定，测出死者心、血及肝脏中均有三甲基氯化锡。

专家组到封存猪油现场进行了实地调查，发现可疑油桶的油漆下隐约可见原包装的标签。辨认出原桶装物为甲基硫醇锡（methyl tinmercaptide），标签上还有明确毒物警示标记及禁止在专业清洗前改装其他物品等说明。据此，专家组认为此次发病性质为猪油污染有毒化合物三烷基锡所致的中毒事件。

3. 警方追查

经查，这些有机锡主要来自装猪油的桶内，而这些桶装猪油又是来自深圳一家名为"深安贸易部"的私营企业。这个公司的老板叫林烈群。他从香港以一吨1000元的价钱购进大批工业猪油囤积到这里，再以一吨3000元的食用猪油的价格，倒手卖到外地。当林烈群听说卖到江西的猪油出事后，便把所有的桶装猪油转到他地，自己逃之夭夭。深圳警方经过6天6夜的侦察，终于在龙岗区大光勘村和铁路北站一个仓库内查获转移来的2700多桶工业猪油。此时，江西警方也在江西龙南、定南

查获卖到那里的工业猪油800多桶。加在一起一共3000多桶。于是，警方逮捕了在逃的林烈群等嫌疑人。

江西和深圳警方对嫌疑人经过几轮紧张的审讯后，嫌疑人终于供认，除了现已查获的这批工业猪油以外，他们还有一批从香港购进的工业猪油卖到了湖南，广西等地。按照江西，深圳警方和技术监督局提供的线索，湖南省先是在长沙市的一些粮店和食品店，发现了这些工业猪油的下落。在这些粮店，工业猪油已经被分散到更小的瓶瓶罐罐里，堂而皇之地向市民出售，谁也没发现这些猪油背后隐藏着什么凶险。只是当技术监督局的同志来到粮店，打开储藏室时，才看到里面静静地立着几个盛猪油的大铁桶。桶上用英文写着"杀虫剂"、"小心中毒"。要是不懂英文的人们看了，也许还以为是原装的外国猪油。

据了解，南方许多地方有食用猪油的习惯，林烈群等不法分子恰恰是钻了这样一个空子，用价值比食用猪油低三倍的工业猪油卖给老百姓，牟取暴利。

4. 历史意义

有机锡是包括烷基锡在内的所有烃基锡化合物的通称，工业用途很广，可用作舰艇涂料、农用杀菌剂及塑料稳定剂等。商品中以三烷基锡化合物及二烷基者最为常见，而且时有中毒发生。江西省赣南猪油中毒事件，促进了毒理学家对有机锡毒性的研究。

江西省赣南猪油中毒事件的重大意义，还在于这一事件推动了中国第一个中毒控制中心（PCC）的成立。江西赣南猪油中毒事件发生后，有关卫生防疫单位通过电话询问的方式进行咨询，使中毒救治工作顺利进行。有关专家由此得到启示，并借鉴一些国家早在20世纪50年代建立中毒控制中心，作为中毒事件发生后应急处理系统的经验，建议国家建立中毒控制中心。该建议得到我国卫生部的支持，1999年4月23日，中国预防医学科学院成立了中国第一个中毒控制中心。

4.6.5 日本森永奶粉含砷中毒案

1. 案情始末

1955年6月，日本冈山县的医院出现婴儿奇病，患儿全身发黑、呕吐、腹泻、彻夜哭泣，这些患儿几乎都饮用过日本著名乳制品企业森永生产的奶粉（图4-6-1）。

事件曝光后，医院里挤满忧心忡忡的抱着孩子的父母，退货的人群排到了商店外，奶农把一桶桶的牛奶倒掉。受害儿童发热、腹泻、肝肿大、皮肤发黑，年纪稍大时，又出现痴呆和畸形的症状。

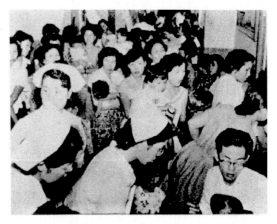

图4-6-1 森永毒奶粉事件（1955年，毒奶粉事件发生后，焦急的母亲抱着喝过森永奶粉的孩子在医院就诊）

事故发生一年内，在家长们的强烈呼吁下，政府主管部门出面挑选专家，组成了专门委员会，研究受害者的诊断标准和赔偿方案。在金钱的作用下，两个由医学权威组成的调查组在3个月后先后得出结果："不存在发生后遗症的担心。"这个结论误导了医生。

据2007年统计，日本27个府县相继出现了砷中毒患者达13 426名，共有130名婴儿先后不幸死亡。

2. 案发原因

森永集团[1]在加工奶粉过程中通常使用磷酸氢二钠作为调节pH的稳定剂。但森永集团在德岛的加工厂使用了混入砷的劣质磷酸钠，结果导致日本国内暴发大规模的婴儿奶粉中毒事件（图4-6-2）。

1955年8月24日，森永乳业公司承认，自1955年生产的奶粉中，将有毒化合物当作乳质稳定剂添加到奶粉中，而这一添加物来自于提炼铝矿石后的工业废弃物，在脱色和再结晶后生成了含大量砷的化合物。由于添加物是几经倒手的非食品用原料，奶品加工厂又未作检验，直接混进了奶粉中，而衍生这次不幸事件。

3. 事件处置

1955年8月24日，冈山大学医学部证实森永是祸源，警告厚生省，厚生省立即停止森永奶粉销售。

事件发生后，森永公司支付每位死亡婴儿家属抚慰金25万日元、住院婴儿家属1万日元，并上门回收了喝剩的奶粉，还送去了森永其他批次的奶粉和饼干。森永设想的是通过一时的慰问金来与受害者做个了断。但是婴儿父母们担心的是，前所未有的毒奶粉中毒事件，将对孩子将来的成长带来哪些影响？会不会有后遗症？

消费者组织在维护消费者权益进程中发挥了重要作用。1955年森永奶粉砷中毒事件暴发后，受害婴幼儿的父母组成了日本全国森永牛奶被害者同盟协会（简称全协），与森永乳业就受害婴儿康复及损害

赔偿问题展开了异常艰难的交涉。在当时的社会条件下，全协被迫于1956年解散。除了冈山森永奶粉中毒儿童保护协会一直在开展活动外，各府县消费者联盟也依次被解散。

此后，日本厚生省组织5名专家组成五人委员会就此事件磋商和解方案，5人委员会出具了"关于森永牛奶中毒事件补偿等问题的意见书"。但是该意见书有关治愈的认定标准过于简单，受害儿的父母对于据此得出的"痊愈"结果和没有后遗症的结论心存疑虑。

14年后的1968年，大阪大学的丸山博教授证明这起事件是砷中毒并产生后遗症。结果在日本社会再次引发了诉讼风潮。1968年，大阪大学医学部的丸山博教授在日本公众卫生学会上发表了《第14年的访问》的调查，即著名的《丸山报告》。报告根据67名受害婴儿中，50人健康出现了不同程度异常的结果，认为受害儿极有可能留下后遗症。随后，日本全国各地展开体检，证实了多数中毒患儿会出现包括脑神经麻痹、智障、皮肤病变等后遗症。《丸山报告》之后，各地的森永牛奶中毒儿童保护协会（简称保护协会）再次轰轰烈烈地组织和发展起来。受害家庭除了通过保护协会提出民事赔偿主张以外，还在实现受害儿童康复和社会自立等后续问题上积极与森永奶业以及政府进行交涉。该协会得到了诸多专家和社会舆论的大力支持，协会活动大大推动了消费者以厚生省及森永奶业为被告的民事诉讼运动，特别是促成了政府出台专门针对该事件的《永久性对策案》。

1973年，日本政府、森永奶业和保护协会开始了三方对话，同年12月缔结了包

---

1 森永乳业株式会社是日本历史最悠久的奶类食品生产商之一，成立于1917年。

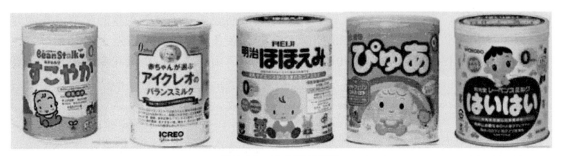

图4-6-2　森永婴儿奶粉

括对被害者救济措施等5项内容的《永久性对策案》，并于1974年4月设立了一个公益财团法人：光明协会，针对森永奶制品受害者给予专门救济。根据该《永久性对策案》的约定，森永奶业集团负担全部营运资金，日本厚生省（现日本厚生劳动省）则对救济活动进行全面监督。该协会的理事包括保护协会推选的5名理事，以及10～15名有相关专业知识和经验的人士组成，负责有关森永奶品受害者的咨询、保健医疗、生活保障和援助，以及实现社会自立等所有事业。光明协会每年都要公布下一年度工作事项以及预算报告，时至2009年仍然在运营之中。35年间，森永已经累计支付了410亿日元的救助金。

4. 案件审理

事件发生后，森永公司一直不认错、不道歉，只在事发15年后，森永才承认祸源来自其产品中的添加物。森永主张毒物来自原料供应商，森永也是受害者。

添加物供应商主张，他们供给的是合法工业原料，较食品添加物便宜，不知道森永会加入食品。森永在一审时被判无罪，受害者因此放弃民事诉讼。

日本政府不情愿承担受害者的余生照护责任，基于产业优先政策，如果承认毒物会产生各类后遗症，怕波及乳品业与畜牧业。因此中毒范围一直被界定只限于西日本地区。此案刑事诉讼进行了18年，于

1973年，法院二审判处森永奶粉德岛工厂制造科长有罪，被判了3年有期徒刑。森永在政府部门主导下，继续生存。

5. 事件影响

吸取森永事件教训，日本政府于1957年大幅修改了食品卫生法，强化了食品添加物的有关规定。1960年后，出版了《食品添加物法定书》，其中对乳制品添加物做了新的限制。

2008年《国际先驱导报》记者在日本采访了这起恶性食品安全事故。53年过去了，当年的受害婴儿大多已经步入中年，有的卧床不起，有的长年失眠，有的骨骼发育还停留在婴儿阶段。他们对于毒奶粉的痛苦记忆，仍然挥之不去。受害者们承认，事件后他们再也不买森永的任何产品了。

4.6.6　日本雪印牛奶金黄色葡萄球菌中毒案

1. 案情始末

雪印乳业在1955年就曾因北海道工厂产品被金黄色葡萄球菌感染，造成一所学校全体学生中毒。雪印不汲取教训，相隔45年后又发生雪印牛奶金葡菌中毒案（图4-6-3）。

从2000年6月26日到7月10日的近半个月内，又发现因同样原因，造成包括京都大阪在内的关西地区共有1.4万名消费者由于饮

用日本雪印乳制食品公司生产的低脂牛奶而中毒发病，出现不同程度的上吐下泻现象。一名84岁的老太太，在喝了雪印牛奶中毒后引发其他疾病而去世。据统计，仅大阪府和京都府以及附近6县，中毒发病者已达10 682人，其中有155人被送往医院。

经检验，雪印公司奶粉、低脂肪牛奶、酸奶等3种牛奶制品被查出金黄色葡萄球菌毒素。

事件的最后结局是：雪印乳业信誉受损，巨额赔偿。由于信誉影响销量，雪印乳制食品公司资金短缺，不得不向银行贷款2.8亿美元，用于赔偿等危机的处理。雪印乳业公司向受害者支付29亿日元的赔偿费。

2. 案发原因

据化验，在工厂生产线的设备中，检查出金黄色葡萄球菌，工厂生产的一些乳制品中含有金黄色葡萄球菌，这种细菌可产生使人出现腹泻、呕吐症状的A型肠毒素。该厂乳制品染菌是生产设备没有按规定定期清洗而造成的。

经过查证，雪印问题牛奶的起因是生产牛奶的脱脂奶粉受到金黄色葡萄球菌感染。而奶粉之所以受到感染，是因为雪印公司大树工厂突然停电三个小时，造成加热生产线上的牛奶繁殖了大量毒菌。

3. 案件处置

事发后，雪印乳制食品公司所有产品被迫全部召回，其中回收近期生产的约30万盒低脂牛奶。日本各地超市和食品店都已停止销售雪印牌乳制品，一些地方政府已下令禁止食用雪印牌食品。大阪雪印厂已被当地政府勒令无期限停产，并且大规模回收6月下旬出厂的几种染菌食品。

7月1日，当事实真相搞清楚之后，雪印公司总经理石川哲郎会见记者时，向广大的消费者表示"深刻的道歉"。

7月2日，大阪市政府勒令雪印乳业公司大阪工厂无期限停产，并且要求该工厂自觉收回市场上所有由它加工和生产的食品。

日本雪印乳业食品安全事件曝光后，受害者依据《制造物责任法》，对生产问题牛奶的企业提出索赔。由于律师的帮助，受害者赢得诉讼，索赔29亿日元。

虽然雪印倒闭了，但受害者对雪印乳制食品公司的追讨并没有结束，围绕雪印事件的赔偿问题，受害者展开了一系列维权行动。

雪印牛奶赔偿案件的审判历时两年，在大阪地方法院的调停下，原告和被告进行了庭外和解。一位原告律师表示，根据和解协定，雪印乳制食品公司一共向8位原告提供110万日元的赔偿金额，8位原告将根据自己所遭受的病情分享这笔赔偿金。

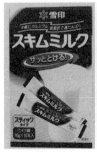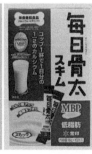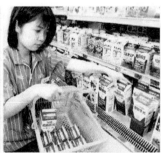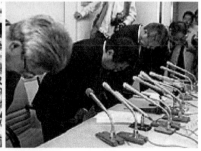

1   2   3

图4-6-3 日本雪印牛奶金黄色葡萄球菌中毒案

1.雪印奶产品；2.日本商店正在清理雪印牛奶；3."雪印食品"的吉田升三社长等人在记者招待会上低头谢罪

4.案件影响

雪印乳业曾经是日本最大的乳品企业，总部设在北海道首府札幌市，在全国共拥有35家工厂，其中21家工厂加工生产牛奶、牛奶饮料、酸奶等奶品。2000年度《财富》500强排名中排在第430位，市场占有率国内第一。中毒事件发生后，雪印问题牛奶在日本引发了持续性的恐慌，雪印乳业负责人引咎辞职，公司股价从6月27日的619日元跌到7月6日的405日元，跌幅达35%（图4-6-4）。日本几乎所有超市和食品店把多达五六十种的雪印牌食品撤下了柜台，东京、大阪、神户等地政府都下令公共部门不要购买雪印食品，市场占有率急剧下滑到第三位。2000年雪印乳制食品公司首次出现亏损，亏损总额高达475亿日元。此后，由于民间对雪印的抵制，相关子公司不得不关门谢罪。其后雪印公司不再经营牛奶业务，只主营黄油、奶酪等，雪印牛奶辛苦70余年积累的信誉就此烟消云散。

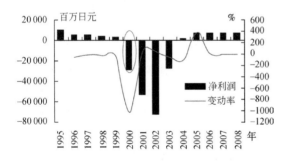

图4-6-4　日本雪印乳业食品安全危机

(资料来源：雪印乳业公司年报，圈处为毒奶粉事件曝光时间)

鉴于雪印公司的教训，日本厚生省向东京都、北海道和全国各县政府下达指示，要求对处理和加工牛奶的设施进行全面的卫生检查。雪印乳制食品公司在日本乃至海外都拥有相当大的市场份额，在卫生安全方面享有较高声誉。但是，其大阪工厂的乳制食品于1998年初就引起过集体食物中毒事件，再次给消费者带来严重伤害，引起各界和新闻媒体对这家公司和工厂的强烈不满和谴责。

4.6.7　中国广东河源"瘦肉精"中毒案

21世纪之初，中国发生生猪添饲"瘦肉精"引起人的中毒，成为公共卫生事件的一个新热点。广东省河源市爆发大规模的"瘦肉精"中毒事件是其中的一个典型事件。

1.案情始末

2001年11月7日，广东省河源市暴发大规模的"瘦肉精"猪肉中毒事件。11月7日早上7时许，河源市市区某中心小学10名教师和1名学生因吃了学校厨房的"猪肉粥"后，出现头晕、呕吐、手颤等症状，随后入院。上午9时许，又有一些患者陆续来到医院，他们都称早餐后感觉不适，全身乏力，四肢颤抖，恶心，心跳加快，经检查大多心肌缺血、心律加快，经医生询问，这些就诊的患者都吃了猪肉，医生高度怀疑食物中毒引起。仅河源市人民医院，在近3个小时的时间里就来了15名同样症状的患者，他们中有12人（8男4女）是新市区文明路某金融单位的职员，而且中毒前均到单位附近的一家快餐店进食早餐，全部吃过猪肉。13时至午后，河源市的其他医院也有中毒者求医。

从11月7日上午到8日凌晨，市区4家主要医院有2000多人前来就诊，中毒表现为头晕、恶心、手脚颤抖、心率加快等症状。确诊中毒需要留院观察治疗的患者有484人，不少人是听说发生中毒事件而引起心理惊慌赶往医院。

2.事件原因

毒猪肉是这个市的肉联厂从养猪户处收

购屠宰后供应市场的。此事是由瘦肉精生产经营厂家非法出售这种药品,广东台山市中洋饲料有限公司非法生产含瘦肉精的饲料,河源市两名个体养猪户非法使用含瘦肉精的饲料喂猪而引发。

"瘦肉精"即盐酸克伦特罗,是肾上腺类神经兴奋剂,临床上用作平喘药。20世纪80年代初,美国的一家公司意外发现,饲料中加入盐酸克伦特罗可明显促进动物生长,并增加瘦肉率。随后,这一发现被一些国家应用于养殖业。80年代后期,中国的一些科研单位将其作为开发项目向一些饲料加工厂、养殖专业户进行了推广,称为"瘦肉精",可以促进动物多长瘦肉,少长膘,具有诱人的经济效益。猪肉用了"瘦肉精",比没有用"瘦肉精"的猪肉,能够多获利30元。因此,成为饲料加工企业和养殖专业户的"秘密武器"。

"瘦肉精"既不是兽药也不是饲料,由于一些不法分子把它卖给了非医疗部门、流通商和饲料厂,作为饲料添加剂。使用"瘦肉精"饲养的动物体内肝脏、肺脏等内脏产生药物残留,人食用了带有药物残留的畜禽内脏,等于无病用药,就会引起人的心血管系统和神经系统的疾病,导致中毒,危害人的健康。

3. 事件处置

事件发生后,河源市市长亲自任总指挥,主持卫生部门,全力抢救。经过三四天的紧急抢救之后未发生死亡患者。

河源市农业局和河源市人民医院抽样猪肉、猪肝,委托农业部广州饲料质量监督检验测试中心检验,结果证实猪肉含有盐酸克伦特罗而引起中毒。

11月8日,河源市对已查实的3个养猪场的118头毒猪集中统一销毁,并决定在全市范围内继续展开普查,对毒猪有一头销毁

一头,一查到底,决不遗留隐患。

11月9日,公安人员缴获中洋公司生产的预混饲料7包,经检验含有"盐酸克伦特罗"。案发后,被告生产饲料的中洋公司和林清源交出人民币12万元支付中毒人员医疗费用。

11月10日,被告人林清源因涉嫌生产、销售有毒、有害食品罪被刑事拘留(12月7日被逮捕)。

11月12日,毒源侦查工作获重大突破,6名经销"瘦肉精"的嫌疑人先后被缉捕归案。

其中3人是给生猪喂食国家明令禁止添加使用的"瘦肉精"的私营养猪场负责人。

2002年3月1日,河源市源城区人民检察院指控中洋公司和林清源犯生产、销售伪劣产品罪,向源城区人民法院提起公诉。

2002年4月29日,河源市源城区人民法院一审判决,被告广东中洋饲料有限公司因犯非法经营罪被判处罚金15万元,公司法定代表人林清源犯非法经营罪被判处有期徒刑4年,并处罚金10万元。

法院审理查明,被告中洋公司没有取得主管饲料的农业部门颁发的经营许可证和批准文号。2001年初,被告人林清源得知用一种F89原素(化学名称盐酸克伦特罗,俗称"瘦肉精")加入猪饲料中,可以使猪增加瘦肉率,猪肉不滴水,且肉色鲜红。被告中洋公司及其直接责任人林清源为牟取利润,使饲料在市场上销售量更大,遂于2001年3～9月,先后与江苏省金坛市的郭某、魏某各购得F89原素11千克、10千克,并在广东台山市的饲料工厂进行非法生产,生产出一种含4%F89原素猪用复合预混饲料(中洋公司称该预混饲料为"大猪后期饲料")共20吨,该预混饲料包装后无商标、无厂名、无说明使用。此后,被告中洋公司将该预混饲料陆续销售给河

源市区金冠饲料店个体户陈某8吨，每吨5000元，得款4万元，销售给东莞市附城区个体户袁某3吨，每吨4500元，得款1.35万元。金冠饲料店陈某又将该预混饲料销售给养猪户张某3吨，还销售了其他养猪户。

4. 历史意义

2001年中国食品行业十大曝光新闻中将猪肉中查出了"瘦肉精"列为第七条。顿时，全国哗然，"瘦肉精"事件为食品安全敲响了警钟。但由于事件处置过轻，未能引起各地重视，导致其他省份仍然连续发生"瘦肉精"中毒事件。[1]

中国"瘦肉精"中毒事件具有重要的现实意义和历史意义，成为中国食品安全立法的一个新起点。2001年11月30日，农业部公布了四季度第一次生猪生产中违禁药物的抽查情况，23家养殖场（户）被查出饲料中含有"瘦肉精"，检出率比以往有明显下降。2001年12月2日，北京市资源集团、北京鹏程食品公司两家以养殖、饲料和加工为主业的农业产业化龙头企业的负责人共同倡议：呼吁加强行业自律，自觉抵制使用"瘦肉精"，保证人民群众的身体健康。

4.6.8　中国三鹿毒奶粉中毒案

1. 案情始末

2008年3月以来，三鹿集团先后接到消费者反映，有婴幼儿食用三鹿婴幼儿奶粉后，出现尿液变色或尿液中有颗粒现象（图4-6-5）。6月中旬以后，三鹿集团又陆续接到婴幼儿患肾结石等病状去医院治疗的信息。9月8～11日，甘肃、河北首先报道婴幼儿肾结石与三鹿牌奶粉有关。9月

12日，甘肃等地报告多例婴幼儿泌尿系统结石病例，调查发现患儿多有食用三鹿牌婴幼儿配方奶粉的病史。同日，北京、湖北、湖南等地相继接到婴幼儿肾结石病例报告。北京市卫生医疗机构共接诊有三鹿牌婴幼儿配方奶粉喂养史患泌尿系统结石婴幼儿25名。现住院患儿9名。这25名患儿中，北京儿童医院接诊23名，北京首都儿科研究所附属儿童医院接诊2名。除1名患儿为北京儿童外，其余均为外地来京就医者。

2008年北京奥运会结束以后的9月，中国三鹿牌奶粉含有三聚氰胺问题浮出水面后，国家有关部门对全国109家生产奶粉的企业进行了排查，共检验了这些企业的491批次产品，其中22家企业69批次产品检出了含量不同的三聚氰胺。

据卫生部通报，截至9月21日，各地报告因食用婴幼儿奶粉接受门诊治疗的婴幼儿逾5万人，住院接受治疗的"肾结石娃娃"高达12 892人，其中有较重症状的婴幼儿104人，死亡3人。截至2008年12月27日，累计报告因三鹿牌奶粉和其他个别问题奶导致泌尿系统出现异常的患儿29万余人。住院患儿5.19万人，仍在住院的861人，收治重症患儿154例，死亡6人。

2. 案发原因

三聚氰胺作为一种化工原料，并不在法定许可的食品添加剂行列。不法分子将三聚氰胺作为添加剂，可以使原奶在掺入清水后仍然符合收购标准，从中获利。石家庄三鹿集团股份有限公司所生产的婴幼儿"问题奶粉"就是不法分子在原奶收购过程中添加了三聚氰胺所致。婴幼儿食用含有三聚氰胺的奶粉导致泌尿系统产生结石。

---

[1] 2001年1～11月，浙江、广东、长沙、上海、河南、北京先后发生"瘦肉精"中毒事件。2002～2003年杭州、苏州、广东、辽宁发生"瘦肉精"中毒事件。2009年3月，广州又发生"瘦肉精"中毒案。广州天河区动防所在天河牲畜交易市场查出来自河南新乡孟津的149头生猪中17头含有"瘦肉精"。

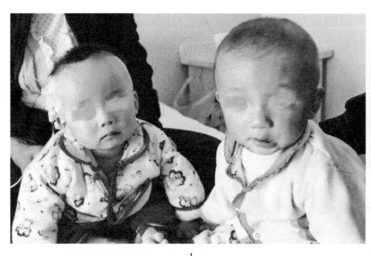
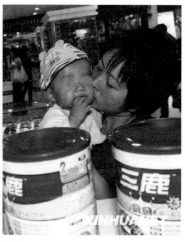

1   2

图4-6-5 三鹿牌毒奶粉中毒案

1. 2008年9月11日，一对来自甘肃省岷县的同患泌尿结石的双胞胎在甘肃省兰州市中国人民解放军第一医院接受治疗；2. 2008年9月17日，一名妇女带着孩子在银川市新华百货连锁超市东方红店内的三鹿奶粉召回点退货

图4-6-6 三聚氰胺分子结构式

三聚氰胺（图4-6-6）作为饲料添加剂，增加饲料里面的氮含量，不是中国人的发明。1958年，美国就有人申请了专利。后来发现，饲料里添加三聚氰胺效果不好，主要是在动物体内的水解过程太慢，效果不如尿素，用的就少了。三聚氰胺中毒事件在美国曾经发生过。2007年，美国十几只猫狗食用了含三聚氰胺的宠物饲料而患肾结石死亡，产品被召回。2007年3月，美国FDA报告：宠物食品里面发现了颗粒状的三聚氰胺，是混在从中国进口的麦麸里的。随后从中国进口的植物蛋白粉里面也发现了三聚氰胺。这个时候才发现在中国，在饲料中掺加三聚氰胺用来冒充蛋白，提高检验的蛋白含量结果。这个发现导致了美国临时禁止从中国进口任何

可能被动物或者人食用的植物蛋白粉。随后，美国的FDA给出了每日的安全摄入量推荐值，为每天每千克体重0.63毫克。按照奶粉每千克体重每天奶粉20克的推荐标准，达到0.63毫克的三聚氰胺摄入量，奶粉里面的三聚氰胺含量不能超过每千克奶粉32毫克。而三鹿牌奶粉每千克含有三聚氰胺2500毫克，远远超过这个推荐值。甘肃省调查患儿摄入三鹿牌婴幼儿奶粉中三聚氰胺含量为2563毫克/千克，患儿是在食入三鹿牌婴幼儿奶粉3～6个月后发病的。

除了三聚氰胺超标问题之外，中国有关法律的缺失也是原因之一。农业部门只管农产品的食品安全；质检部门只管生产环节；工商部门只管销售环节。质检部门早在3月份就接到类似投诉，但不了了之。不仅如此，还给三鹿牌婴幼儿奶粉戴上免检的桂冠。在质量管理方面，许多新化学品，新饲料添加剂都没有进行生态毒理

学试验。加之传统生产方式，中国农户分散、个体经营规模小、生产过程标准化水平低、生产监控不周，造成发生事件的有利环境。

3. 案件处置

案件发生后，企业立即召回产品。9月10日，三鹿集团封存问题奶粉2176吨，收回奶粉8210吨，还有700吨奶粉正在通过各种方式收回。

国务院总理温家宝召开国务院常务会议，迅速启动国家重大食品安全事故Ⅰ级响应机制，成立专门应急处置领导小组，一方面全力对患儿开展免费医疗救治，另一方面治理整顿奶粉市场，并采取停止国家免检制度、召开《缺陷产品召回管理条例》立法听证会等措施建立完善食品安全和质量监管机制；特别是及时严肃地处理违法犯罪分子和处置问题官员，维持了社会公众的支持和信心。

国家成立处理婴幼儿奶粉事件领导小组。从5个方面着手处理危机：①在奶源环节，由农业部全面监控奶源质量，各级政府划拨专项资金补贴奶农，防止奶农出现倒奶杀牛事件。②在生产环节，对问题企业清理整顿，也给予龙头公司财政补贴、帮助解决资金流动不足问题。③在销售环节，媒体舆论渐渐从批评指责转为呼吁消费者增加乳品消费，国家质检总局及时公布抽检结果，各级政府领导人在视察乳品市场后都带头品尝乳品以安民心。④国家工商行政管理总局开展含三聚氰胺婴幼儿配方奶粉市场清查工作，一旦发现含三聚氰胺的婴幼儿配方奶粉，立即责令经营者停止销售、下架退市。⑤卫生部门对检测出存在三聚氰胺的产品，没有出厂的就地封存，不得出厂。已经进入流通领域的，

配合有关部门立即采取下架、封存、召回、销毁等措施。

案件审理方面，9月12日，石家庄警方传唤了78名嫌疑人员。9月18日，河北省18人被批准逮捕。其中对生产和销售三聚氰胺问题奶粉的两人判处死刑。三鹿集团董事长田文华免职，被判无期徒刑，并被罚款2468万元。2009年2月12日，三鹿集团股份有限公司宣布破产。事件涉及的石家庄市市长辞职，一批官员被免职。国家质检总局局长引咎辞职。2009年3月20日，中央纪委检察部对三鹿毒奶粉事件中负有重要责任的质检总局、农业部、卫生部、工商总局和食品药品监管局的8位高官进行处分。

4. 历史意义

美国《时代》周刊将"中国三聚氰胺事件扩散"评为2008年度十大国际新闻之一。称"2008年，含三聚氰胺的奶粉导致6名中国儿童死亡。9月中旬，一家中国公司为此道歉。随后，恐慌情绪蔓延全球。"

案件推进了中国和世界卫生组织重申标准。中国卫生部、工业和信息化部、农业部、工商总局、质检总局，于2008年10月8日公布乳制品及含乳食品中三聚氰胺临时管理限量值：①婴幼儿配方奶粉限量值为1毫克/千克；②液态奶、奶粉、其他配方奶粉限量值为2.5毫克/千克；③含乳15%以上的其他食品限量值为2.5毫克/千克。世界卫生组织于2008年12月5日宣布：①食品中含有微量三聚氰胺是不可避免的；②设定每日三聚氰胺可容忍摄入量为每千克体重0.2毫克；③按照这一标准计算，一个体重50千克的成年人，每日三聚氰胺可容忍摄入量为每千克体重10毫克。

中国进一步完善立法。国务院于2008年10月9日发布《乳品质量安全监督管理条理例》，同时调整管理体制，食品药品管理局划归卫生部。全国人大修订《食品卫生法》，包括食品添加剂应按标准使用；取消食品免检制度；建立追回制度；依法惩办不法分子等[1]。

奶业市场受到冲击，企业蒙受巨大经济损失，中国乳品行业面临整顿。毒奶粉事件显示四大社会问题：①职业道德严重缺乏；②良知严重缺乏；③清廉政治严重缺乏；④新闻监督严重缺乏。

4.7 毒酒大案

4.7.1 美国亚特兰大假酒中毒案

在美国南方各州的许多地区，有些穷人不愿出高价和高税购买合法出售的威士忌酒，而习惯于购买非法酿造的威士忌酒和违禁出售的饮料。1950年10月22日，在佐治亚洲亚特兰大市，这一习惯带来了痛苦、失明和死亡。出售违禁威士忌酒的商人杰克·豪威尔为了节约蒸馏提取威士忌的费用，在300加仑威士忌中加进了将近一酒桶的甲醇。然后这些有毒的酒由他的10名推销员分别在整个黑人居住区出售。

在假酒出售以后的几天中，亚特兰大的格拉迪医院里挤满了数百名饮用假酒的受害者。他们自诉有胃疼痉挛、呼吸困难和减弱等症状。大量的患者涌向医院，以致医学院的学生和实习护士都不得不出来接诊。假酒事件造成433人中毒，其中39人在一星期内先后死亡，7人失明。

假酒制造商杰克·豪威尔受到追踪并被逮捕，被判终身监禁。

4.7.2 中国山西朔州假酒中毒案

1998年1月26日，山西省朔州市平鲁区人民医院接诊一例36岁的男性患者，患者的症状为咳嗽、胸闷、气短伴头晕、乏力，查体未发现阳性体征，胸片见肺纹理增粗，以支气管炎予以治疗。但患者病情迅速恶化，短时间内出现恶心、呕吐、头疼、视物不清、呼吸困难，再次就诊，询问病史才得知患者于1月25日晚餐饮散白酒50毫升，检查发现双侧瞳孔散大、对光反射消失，之后相继出现烦躁不安、昏迷，终因呼吸衰竭抢救无效，于当晚8时死亡。当天另有5名出现类似症状的患者先后在入院后不久不明原因死亡。随后发现与第一例死者同桌饮酒的两人也出现类似症状，由此医生怀疑饮酒中毒。经调查，得知他们在发病前分别饮用散白酒150~300毫升不等。检测发现，死者饮用的酒中甲醇含量超过国家标准数百倍，结合其临床表现，明确诊为甲醇中毒。

这起假酒中毒事件波及朔州、平鲁、灵丘三县（市），中毒患者共295例，其中男性占96.61%，平均年龄40.73岁，死亡27例。

事件发生后，山西省政府迅速在全省各地查封散白酒销售点100多个，并通知各医院发现类似病例立即上报，并按甲醇中毒

1 2010年初，发现2008年未被销毁的一批含三聚氰胺"问题奶粉"流入市场。2010年2月，国务院成立食品安全委员会，李克强副总理任主任，指出"问题奶粉"要全部销毁。

处理。采取这些措施后，发病的势头得到了有效控制。

1998年1月31日，国家主席江泽民批示：对制造、贩卖假酒的不法犯罪分子，必须依照有关法律从速从严惩处。

当地公安部门在查明了假酒的来源后，抓获35名犯罪嫌疑人，据交代，此批假酒是按100千克甲醇兑1吨酒梢的比例，搅拌成63度左右的散白酒。根据此线索，很快查明了假酒流向，有效控制了中毒的蔓延。

据不完全统计，1980年以前，中国未发现一例因假酒致死人事件。但自1980年专卖停止以后，到1998年发生假酒中毒案650多起，中毒人数逾6000多人，死亡260多人，双目失明或留下种种后遗症者不计其数，仅此次山西朔州假酒案涉嫌网点118个，白酒113吨，其中已有3万多千克卖向全国各地。为防止中毒事件发生，各地政府加强了对甲醇生产、经销企业的监督检查；强化对食用酒精的生产许可证管理；依法查处无证生产销售的违法行为。此外，通过媒体，对用甲醇和非食用酒精勾兑的假酒危害性进行广泛宣传。

甲醇是一种主要作用于神经系统的毒物，进入人体后，经过酶的作用，氧化为甲醛，甲醛对视网膜细胞有特殊的毒性作用，能抑制视网膜氧化和磷酸化过程，使视网膜细胞发生恶性变化，甚至发展成视神经萎缩，导致视力丧失。同时，甲醛也能使神经系统功能发生障碍，甲醛还会对肝脏产生毒副作用，削弱肝脏功能。

4.7.3　肯尼亚假酒中毒案

1998年和1999年，肯尼亚曾因饮用一种名为"昌嘎"的土酒引发多起酒精中毒事件，造成数百人死亡，其中1998年死亡90人。

2000年11月17日，肯尼亚首都内罗毕发生一起假酒中毒事件。假酒使400多名中毒者被送进肯雅塔国家医院抢救，80余人失明，128人死亡，创下了一次假酒中毒死亡人数最多的纪录。

警方证实，这批假酒从肯尼亚西部运往内罗毕，由于价格便宜，得以在贫民区大量销售。饮用假酒造成死亡的受害者全部来自首都内罗毕的贫民区。这种假酒是用工业酒精配制而成，饮用后的中毒症状包括失明、肝肾功能衰竭。

假酒中毒事件发生后，警方逮捕了涉嫌此案的22人，其中包括2名出售工业酒精的化工厂负责人和7名配制和销售假酒的人。与此同时，警方在全国范围内开展了打击非法配制和销售假酒的活动。

据当地报纸报道，过去两年中大约有500人死于饮用假酒。

4.7.4　俄罗斯假酒中毒案

2006年俄罗斯频繁发生假酒中毒事件，到11月中旬为止已有9660人因饮用假酒而中毒，其中406人丧生。

假酒中毒事件波及俄罗斯12个地区，"重灾区"伊尔库茨克州、普斯科夫州、彼尔姆州已宣布实施紧急状态。俄紧急情况部的机动救护队紧急动员抢救大量的酒精中毒者。

俄罗斯政府官员证实，饮用掺有工业用途成分的伏特加酒而中毒死亡和受伤害的案例多到令人震惊的程度。仅在伊尔库茨克地区，就有100多人死亡，近1000人因肝功能衰竭而住院治疗。伊尔库茨克地区及周边的数十个村镇进入紧急状态，全面查禁可置人于死地的假酒（图4-7-1）。

俄罗斯主管酒精市场官员证实，6月之前市场偷偷出售的假酒原料都是工业用酒

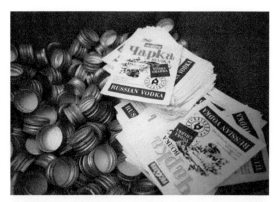

图4-7-1 2006年11月9日在俄罗斯普斯科夫收缴的
假酒瓶盖和商标

精，但从8月份开始上市的假酒都是由含有防腐剂、杀虫剂的酒精制造。正是这批假酒导致了大批的伤亡事件。医疗人员指出，这种防腐剂做成的假酒，中毒后引发肝脏发炎，对人体组织造成破坏，严重的就会死亡。

10月28日，俄罗斯总检察长下令在13个地区立案调查，严厉侦办假酒致死事件的犯罪嫌疑人。

10月31日，俄罗斯卫生部长朱拉波夫向媒体发表谈话指出，假酒很有可能是故意制造的，因为这些假酒原料是从北高加索地区的北奥塞梯流入俄罗斯市场的。有人怀疑，不排除是恐怖分子的新伎俩——用假酒来制造新的恐怖事件。

据调查，假酒中毒事件之所以大规模蔓延，与俄罗斯政府当年采取的整顿酒类市场的举措有关。2006年1月1日起，俄罗斯政府开始在酒类市场实施"国家统一管理信息系统"，规定含有酒精的饮料都要贴上新的酒类印花税才能上市出售，6月1日起，旧的酒类印花税一律作废。俄罗斯政府的这项政策规定对整顿酒类市场起到重要作用，但也给不法商贩以可乘之机，大量假酒流入到黑市上兜售。其原因是这项政策出台之后，由于印花赶制不及，使得

市面出现有钱买不到酒的情况，酒类价格一度上涨，一瓶中低档伏特加的价格大都在65卢布（1元人民币约合3.3卢布）以上，"普京"牌伏特加一瓶售价150卢布，至于高档的"斯米尔诺夫"伏特加更是价格不菲，这样的价格让俄罗斯许多穷人负担不起。同时，由于俄罗斯和格鲁吉亚、摩尔多瓦产生冲突，使得格摩两国生产的有"好喝不贵"美誉的葡萄酒无法进入俄罗斯市场，这造成了俄罗斯本国产葡萄酒价格猛涨。为牟取暴利，一些不法商贩用工业酒精简单兑水制成伪劣的伏特加，而一些丧尽天良的酒类制造商甚至还利用除冰剂、防锈剂、玻璃清洁剂等原料来制作假酒。在南部城市沃罗涅日，警方就查获了600吨制造假酒的工业溶剂。为了解馋，买假酒喝的人不在少数。

俄罗斯《独立报》惊呼："俄罗斯每年有4.2万人死于酒精中毒，这比当年在阿富汗战争中阵亡的人数还高两倍，苏军在占领阿富汗的10年间死亡了1.4万人。"《莫斯科共青团员报》的标题更是触目惊心：《俄罗斯人怎么了？他们正在死亡！》

这次大规模的假酒中毒事件给俄罗斯政府再次敲响了警钟。总理弗拉德科夫责成相关部门要在3天内缓解危机，查出并惩办有关犯罪人员。11月1日，俄罗斯议会下院（国家杜马）召开一次紧急会议讨论此事，这是俄罗斯政界首次就假酒案召开专题会议商讨对策。俄罗斯总统普京下令探讨新的措施，其中包括可能实施严格的国家专卖制度，同时允许生产较便宜但安全的伏特加，供民众消费，以避免再次暴发大规模的假酒中毒事件。

4.7.5 印度假酒中毒案

印度西部古吉拉特邦是"圣雄甘地"的

出生地，也是印度唯一的一个实行禁酒法令的省份，在该省制造销售和消费酒精都是犯罪行为。

2009年7月初，印度古吉拉特邦爆发假酒中毒事件。7月9日，死亡的人数升至71人，另有5人在医院接受治疗，病情严重。7月10日死亡人数增加到107人。7月11日死亡人数达122人。另有194人在当地医院接受治疗。许多妇女在墓地，哀悼因饮用假酒而死亡的亲人（图4-7-2）。

假酒中毒事件后，印度警方加紧追查假酒来源，并有多名地方高阶警官因涉嫌查禁私酒不力，已被停职处分。另有800多名

私酒贩子被逮捕。

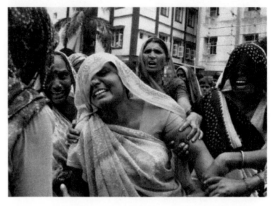

图4-7-2　古茶拉底古吉拉特邦艾哈迈达巴德地区，人们听到亲属因饮用假酒死亡的消息后悲痛不已

4.8　疑案破解

4.8.1　北极探险队覆灭之谜

15世纪后期，欧洲探险家想从西北或东北的航行中，找出前往亚洲的航路。当时，正值西班牙和葡萄牙的鼎盛时期，欧洲国家从美洲、印度、中国的贸易中获得了巨大的利益。英国起步晚了一点，但总想急起直追，由于已有的航道被西班牙和葡萄牙两国所霸占，所以摆在英国面前第一个难题就是寻找通往东方的航线。当时，人们知道挪威北部并没有结冰，于是，探险家们开始为寻找西北航线而进行北极探险，并为此奋斗了几个世纪之久。1845年，英国政府决定设立两项巨奖：2万英镑奖励第一个打通西北航线的人；5千英镑奖励第一艘到达北纬89度的船只。正是这两项巨奖导致了北极探险史上最大的一次悲剧。

1. 探险队出征北极

1845年5月19日，英国北极探险家——59岁的约翰·富兰克林（John Franklin）[1]爵士（图4-8-1）率两艘船共129名船员组成的探险队出发了，他们沿泰晤士河顺流而下，出征北极。富兰克林发誓调查美洲的北部海岸和完成打通西北航线的任务。

探险船队首先驶向格陵兰岛，然后沿加拿大北海岸西行。富兰克林的两只探险船是"埃列巴士号"和"特罗尔号"，这两艘船不仅装备有当时最先进的蒸汽机螺旋桨推进器，在需要时还可以将这种螺旋桨缩进船体之内以便于清理冰块，而且还装备了前所未有的可以供暖的热水管系统。此外，它们还装有厚厚的橡木横梁以抵挡浮冰的冲撞和挤压，人们认为，这种

---

1 约翰·富兰克林（1786～1847年），英国船长，著名的北极探险家。1818年随一支皇家海军探险队首次出征北极。1819～1822年，他先后率领两支陆地远征队前往加拿大北极地区勘测海岸线并绘制地图。他带领20人在加拿大西北地区沿科珀曼河进行陆上探险，结果有11人中途丧生，当中大多数死于饥饿，其余生还者曾被迫进食地衣维生，甚至试图吃掉皮靴充饥。返回英国后，富兰克林在1823年结婚，1825年妻子死于肺结核。1828年富兰克林获封爵士，同年再婚，1836年获任命为塔斯曼尼亚总督，1843年离任。

新式的探险船完全可以冲破西北航线上的冰障。按照富兰克林的计划，当探险队驶经巴芬湾时，船会在冰层中被冻住，熬过冬季，待夏季解冻时，远征队再继续向西行驶，直到下一个冰冻期降临为止。船上储备的食物及物资足够用3年，包括：61 987千克面粉，16 749升饮料，909升为治病用的酒，4287千克巧克力，1069千克茶叶，大约8000桶罐头，装有15 100千克肉，11 628升汤，546千克牛肉干和4037千克蔬菜。他们预定于1848年抵达太平洋。

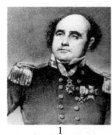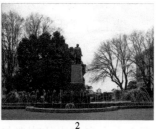

图4-8-1 约翰·富兰克林

1. 英国北极探险家约翰·富兰克林；2. 在塔斯曼尼亚首府霍巴特市中心的富兰克林雕像

2. 失踪与救援

1845年7月下旬，有些捕鲸者在北极海域看到了富兰克林的船队。自那以后，再也没有他们的任何消息，船队消失得无影无踪。到1848年末，英国方面确信富兰克林的队伍已经失踪，搜索者们一直没有找到任何可信的证据。

1854年，在北极居民因纽特人（爱斯基摩人）中间流传的消息传到了英国，消息说：有一群来路不明的白人正在北极的海岸边奄奄一息。哈得逊公司的约翰·雷博士把这个消息及遇难者的一些遗物带回了英国——其中有富兰克林本人的一枚勋章，这些东西便成为证明富兰克林探险队遭难的最初线索。

从1848年后的十几年里，共有40多个救援队进入北极地区，其中有6支队伍从陆上进入美洲北极，34支队伍从水路进入北极地区的各个岛屿之间，展开大面积搜索。这些救援队伍大部分都是由政府派出的，但也有少数是个人资助的。其中最感人的是富兰克林的妻子的不倦努力，她坚信自己的丈夫还活着，所以不惜一切代价，先后派出4艘船到不同的地方去搜索。起先，人们还抱着一丝希望，但几年之后，事情已变得很清楚，任何救援活动都已毫无意义，此后的努力只不过是为了搜索富兰克林探险队全军覆没的证据罢了。

3. 发现尸骨

1859年，利波尔德·麦克林托克船长在距布西亚半岛不远的威廉国王岛上发现了一条当年探险船上使用的救生艇，艇中装有死人骨骼。而且，在救生艇附近，麦克林托克发现破碎的尸骨散落在四周。

麦克林托克注意到一件不寻常的事情：这群走投无路的水手拖着小艇逃难时，在艇中塞进了半吨多重的奇怪货物：茶叶和巧克力、银制刀、叉和匙、瓷器餐具、衣物、工具、猎枪和弹药，偏偏没有探险船上储存的饼干或其他配给食品。都是些不能吃的东西——除非把人体也算进去！而因纽特人传播的消息中恰恰提到了吃同伴尸体的事。

一支由利奥波德·麦克林托克所率领的海军远征队，在深入北极圈的威廉王岛费利克斯角后发现了几具骸骨和部分航海日记。原来富兰克林的两艘船在1845年9月陷在了冰里。由于无法在翌年夏季脱身，他们只得在船上再熬过一个冬季。

把搜集到的所有证据拼凑起来后，人们

可以清楚地看出，富兰克林探险队悲剧的过程大约是这样的：1845年7月以后，探险工作进展得似乎很顺利。他们曾发现了大片无冰的水域，往北航行达北纬77度。但因任务是往西，所以便停止了前进而掉头往西，沿途考察了陆地沿岸，并在比奇岛建起了越冬基地，度过了第一个冬天，其间有3个人死去，尸体就埋在比奇岛上。估计富兰克林死于1847年6月。

4. 追踪考察

一个半世纪过去了，人们对于富兰克林探险队的覆没仍然觉得迷惑不解。因为，129名身强力壮的男子，携带着足够3年以上食物和物资，却一去不复返，无一生还。于是，科学家开始解这个疑案了。

20世纪80年代初，加拿大阿尔伯塔大学的人类学家、法医欧文·比埃蒂特博士把富兰克林悲剧看成灾难，希望到威廉王岛上搜集可能的遗物和骨骼进行研究，以便对他们的死亡原因做出判断和分析。1981年6月，比埃蒂和其他考古学家一起追踪当年的考察线路，结果在威廉王岛南岸海滨找到了31块骨骼，这些骨骼散布在一个石头窝篷遗址的四周。经过仔细研究和分析表明，这些骨头属于同一个人，且为22～25岁的青年男子。从保存得比较好的那些骨头的凸凹不平的表面可以断定，在死前的几个月里，他确实受到坏血病的折磨。而更加严酷的事实是，在一根腿骨上他们发现了3条相互平行的刀痕，再加上骨头部残缺不全，显然是被人为地肢解过的，于是只能得出这样的结论，即当时有人曾以同伴为食。

比埃蒂决定对尸体的骨骼组织进行了分析，1982年，第一个微量元素分析结果出来了，令人惊讶地发现在那位不知名的水

手的骨骼中，铅元素的含量高达228ppm，而在同一地点搜集到的两个爱斯基摩人的骨骼中，铅元素含量却只有22ppm和36ppm。结果表明遇险水手骨骼中的铅含量是正常标准的10倍。这立刻引起比埃蒂的高度重视。但只凭一个化验结果很难说明问题。于是，比埃蒂决定开棺验尸。

原来，富兰克林探险队进入北极不到半年，就有3个年轻力壮的船员很快死去。他们的尸体就埋在第一次越冬的那个小岛上。1984年和1986年，比埃蒂科学调查小组两次来到这个小岛对3个坟墓开棺验尸。当打开死于1846年1月1日当时只有20岁的托令顿的棺材盖时，一个个惊得目瞪口呆。虽然时光流逝了138年，但因冰封雪盖的缘故，就像是刚刚死去不久似的。只见他睁着双眼，张开大嘴做呼吸状。其他两个人中有25岁的哈奈尔，死于1846年4月3日，其状况也一样。这3人都身强力壮。但在出发之后不到8个月的时间里就病入膏肓，一命呜呼，到底是什么原因造成的呢？

待全部化验结果出来之后，富兰克林探险队的死因又有了新的解释，即他们很可能是由于严重的铅中毒所致。在托令顿的头发里，铅的含量高达423～657ppm，其他两位的铅含量稍低，分别为138～313ppm和145nnm～280ppm，同样是相当高的。严重的铅中毒不仅损坏人的健康，使人的体能下降，而且还能破坏人的神经中枢，使人的性情狂乱，行为失去控制。在这种情况之下，探险队后来的悲惨结局就可想而知了。

5. 疑案破解

那么，是什么原因引起如此严重的铅中毒的呢？据比埃蒂分析，铅的主要来源是罐头食物。听装罐头是1811年才在美国

取得专利，作为一种新技术为皇家海军所用。而那时的密封罐头所用的焊料主要是铅和锡的合金，其中铅的含量高达90%以上。这种焊料还有一个缺点，所焊的缝隙常常会留下许多空隙，因而导致食物腐蚀变质。由此便引起了两个严重后果，一是导致食用者铅中毒，二是有相当大一部分罐装食品很快变质而无法食用。对富兰克林探险队来说，这两个结果都是致命的。这很可能就是富兰克林探险队全军覆没的最根本的原因。

铅极易渗透到食物中，在比奇岛上发现的罐头就显示出铅渗漏的迹象及腐败变质的含铅食物。铅使人体中毒并使身体虚弱，进而损害大脑的功能和思维能力。于是，人会感觉疲乏、恍惚和麻木不仁，并导致偏执狂症或多疑症，使人的性情狂乱，行为失去控制。接下去坏血病、铅中毒，加之北极的严寒与磨难将整个探险队推向了绝境。

4.8.2 动物中毒疑案

1. 牛"翘摇病"与双香豆素中毒

20世纪20年代初期，美国北达科他州的阿尔伯塔省出现了一种使牧场破产的牛病——"翘摇病"。中毒表现以血凝不良和全身各器官组织广泛性出血为特征。通常在动物较常活动和卧地受压力最大的部位，如关节周围、胸部、腹部、臀部等处皮下组织和肌肉中发生弥漫性出血或形成血肿。有时出现鼻出血，胸、腹腔内出血。胃肠道常发生出血，致使粪便带血并呈煤焦油色。乳中也可出现血液混杂物。去势、分娩及手术可引起严重的出血不

止。失血严重时，动物常出现出血性贫血症状。

1933年，威斯康星州的一位农民带着一头死亡的小母牛，一奶罐不凝固的血液和大约100磅腐败的草木犀属植物（这些草是那些不景气的年代为给牛的全部饲料），驱车来到威斯康星大学，偶尔交给了一位早已对草木犀属植物引起的疾病感兴趣的生物化学家科尔森（Corlson）。这位生物化学家花了6年时间于1939年从腐败的草木犀饲料中分离了双香豆素（最初称为败坏翘摇素dicoumarin，药学与化学学会称dicumarol）。因此，确定病因是双香豆素是引起的"翘摇病"（图4-8-2）。当草木犀在冬季不适当的收获受到损坏或者由于霉变败坏时，草木犀中的香豆素分解变为具有延长血凝时间性质的双香豆素。试验证明，当干草中含0.0026%双香豆素时，便能发生这种有害作用。后来，兽医诊断牛"翘摇病"的病因，是因牛吃了保存不当的腐败草木犀属植物（Sweet clover）[1]，引起严重的凝血E原缺乏，以致造成的血液不凝。

1981年，苏联伊尔库茨克省阿拉斯加区一农庄的肥育牛发生一次草木犀干草中毒，419头牛中59头发病，死亡42头。牛饲喂保存不当的草木犀10～16天后引起中毒，死亡率80%。哺乳的犊牛常因内出血而死亡。

在治疗"翘摇病"的过程中，兽医发现维生素K能克服双香豆素的毒性。双香豆素的主要毒性是抗凝血作用，而双香豆素的化学结构与维生素K相似，可与维生素K发生

---

1 草木犀属（*Melilotus*）植物是重要的豆科牧草和绿肥作物，约有20种。主要有白花草木犀（*Melilotus albus*），黄花草木犀（*M.officinalis*）、细齿草木犀（*M.dentatus*）、印度草木犀（*M.indica*）等。

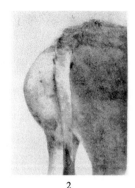

图4-8-2 牛"翘摇病"

1. 双香豆素化学结构式；2. 牛草木犀中毒，左坐骨部的血肿，引自Hutyra

竞争性拮抗作用。维生素K是肝脏合成凝血酶原和凝血因子过程中所需生物酶的组成成分。双香豆素进入体内后与维生素K竞争，妨碍维生素K的利用，从而阻碍肝脏中凝血酶原和凝血因子的合成，引起低凝血酶原血症，使机体的正常凝血机制发生障碍，动物表现出血性素质，常因体位变化、较强的肌肉活动和在轻微机械作用下都可使被损害的组织出血，形成的血肿。继之，又可导致体内器官受压，从而引起种种继发症状。因此，在解毒方面，利用这种相互抑制的可逆性，给予维生素K进行治疗。

牛"翘摇病"病因的破解具有重大的经济价值和历史意义。一是双香豆素与维生素K之间竞争性拮抗作用的发现，启发医学家将双香毒素应用到治疗预防血栓形成的疾病上。在医学史上，发明抗凝血剂的生动历史，是建立在对牛"摇摆病"致病原因辛勤研究的成果之上，特别是随着人工合成双香毒素的成功，开创了抗凝血疗法的新时代。二是双香豆素掺进食饵可引起致命的出血机制研究成果，也为发明新一代高效而且理想的杀鼠剂创造了条件，增加了人类控制鼠害的新手段。

2. 牛"腹泻病"与钼中毒

1938年，弗格森（Ferguson）等报道了英国萨默塞特（someeset）地区牧场上放牧的牛和绵羊流行一种原因不明的，已经有100年历史的严重"腹泻病"。经过调查和检测，发现该区牧草中钼含量高达20～100ppm，而其他地区牧草中钼含量为1～3ppm。如果健康牛投给钼酸钠或间接的利用钼酸钠给牧草施肥，也能引起症状类似的严重腹泻，放牧于这个地区高钼牧场的牛只，只需几天甚至24小时即可发生严重腹泻。

1943年弗格森等再次报道并证实英国天然高钼牧草引起放牧牛及绵羊流行的"腹泻病"。之后，其他国家陆续报道了牛羊发生类似的"腹泻病"。1946年布里顿（Britton）等报道了美国高钼牧场放牧的牛羊发生的"腹泻病"。1950年坎宁安（Cunningham）报道了新西兰部分沼泽性的"泥炭土"或腐殖土的高钼牧场，放牧牛发生以腹泻为主症的疾病——"泥炭腹泻"（peat scours）。1954年安诺（Anon）报道新西兰曾过多施用钼肥刺激牧草生长，结果导致放牧牛的"腹泻病"。同年霍尔（Hallgron）等报道瑞典高钼牧场放牧牛群发生的"腹泻病"。

1981年高桥达几报道日本岛根县能义郡自从1950年以来，当地牛群中流行一种毛白化病，其主要症状为严重下痢，体质消瘦及食欲减退，直到1955年才查明该病发生的原因是由于河川上游的辉铅矿及二硫化钼的浮选矿废水污染水质，使该地区牧草含钼量剧增，放牧牛群采食被污染的高钼牧草导致发病。

1981年中国樊璞等报道了赣州大余县由钨钼选矿厂含钼尾砂水污染当地的饮水及土壤，逐渐形成高钼土壤。该地区生长的青草，特别是稻草含钼量过高。经分析土壤中钼含量为25.2ppm，稻草中182ppm，牛羊食1千克即中毒。中毒的牛临床表现持续性腹泻和皮肤发红，当地称为耕牛的红皮白毛症。

3. 羊瞎眼病与萱草根素中毒

20世纪40年代，中国陕西北部的吴旗、志丹、靖边等县发生羊瞎眼病。1962～1963年，发病死亡率达到了历史最高峰。据1949～1963年的不完全统计，仅志丹、吴旗两县发生羊瞎眼病2699例。另有调查表明，吴旗县33个生产队1952～1976年累计发病羊数为3234只，占羊群总数（10 108）的32%，死亡1543只，致死率为47.1%。发病严重的羊双目瞳孔散大、失明、全身瘫痪，膀胱麻痹。发病较轻未致死的羊只，因双目失明不能恢复，长期不能随群放牧，也不能自由采食和饮水，最终死于饥饿或被宰杀。

1972～1975年，中国甘肃省甘南地区的临潭、卓尼、舟曲等4个县16个乡41个大队87个生产队也发生了羊瞎眼病。

为了查明病因，陕西省畜牧厅于1962～1963年组织专家组对羊瞎眼病进行病因调查、临床检查和药物试治工作，未能得出结论。1975年，专家组成员孟庆波研究员在陕西省淳化县卜家公社城前头第三生产队偶然发现爆发羊瞎眼病。经调查和人工发病试验，证明病羊采食黄花菜根后中毒所致，从而揭开了羊瞎眼病之"谜"。此后，西北农业大学进行人工饲喂试验，发现陕北吴旗县的小黄花菜（H.minor）根可引起典型的中毒症状，而黄花菜（H.citrina）根则不显中毒症状，从而进一步证实了陕北羊瞎眼病的真正病因。1978年，邹康南等在甘肃省南部地区调查，证明北萱草（H.esculenta）根能引起中毒，并从北萱草根中提取分离出有毒成分——萱草根素（hemerocallin）。由此把瞎眼病的病因研究向前推进了一步。1982年，王建华对6种萱草属植物根的毒性进行了比较研究，证明两种萱草根中含有萱草根素；4种萱草根中不含萱草根素。表明萱草属不同种根的毒性有显著差异（图4-8-3）。

中国是世界上唯一发生家畜萱草根中毒病的国家。目前已确定的有毒种是：野黄花菜（H. altissima）、北黄花菜（H. lilio-asphodelus）、北萱草（H.esculenta）、小黄花菜（H. minor）和童氏萱草（H.thunbergii）。确定不含萱草根素的种是：黄花菜（H.citrina）、萱草（H.fulva）、千叶萱草（H. fulva L.Var. Lungibriacteata）。

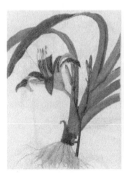 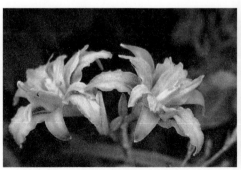 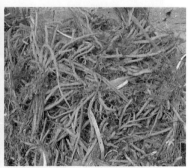

图4-8-3 萱草

1. 全株；2. 花；3. 萱草根

科学家认为，萱草根中毒发生在牧草缺乏的情况下，放牧羊用前蹄刨食有毒的野生萱草根而中毒。在移栽萱草时，对修剪下来的根茎如果处理不当或误投给家畜采食就会引起中毒。挖沟、翻地时，将田梗或地边上种植的萱草根暴露出地面，被家畜自由采食也会引起中毒。

萱草属（*Hemerocallis*）植物，民间俗称的"萱草"，俗名黄花菜、金针草、忘忧草。萱草属植物原产于亚洲及欧洲、美洲的温暖地带。多作为观赏植物。只有中国最早作为蔬菜（但必须经过蒸煮之后才能食用），根可入药，治疗多种疾病。

4. 牛羊"震颤痉挛症"与有毒黑麦草中毒

1945～1961年，美国俄勒冈地区发生牲畜饲喂了被感染的一年生黑麦草（*Lolium multiflorum*）（图4-8-4）后，发生一种神经系统疾病，致使牛、羊出现震颤痉挛和共济失调而死亡。随后在澳大利亚也报道了吃了侵染粒线虫属（*Anguina*）线虫和棒状杆菌（*Corynebacterium* sp.）的一年生黑麦草后，牛、羊暴发了以神经症状为主的疾病，并逐渐蔓延开来。除南澳洲外，该病在西澳大利亚洲也有发生，不断扩散，对畜牧业生产造成严重损失。到20世纪90年代初期，仅南澳洲已有8500头羊、290头牛死于一年生黑麦草中毒。而西澳洲所受损失更为惨重，自从1968年发现此症以来，其所侵袭的农场数和家畜死亡数呈指数增加，1968～1985年共有4万头羊和422头牛死亡；1985～1986年又有187个农场的6200头羊和4头牛死亡。

经过科学家研究，原来一年生黑麦中毒是黑麦草的种穗受到粒线虫属线虫和棒状杆菌的侵染所引起的。一年生黑麦草由于在分蘖期间被感染剪股颖粒线虫（*Anguina agrostis*），线虫的幼虫侵入黑麦草而变为有毒。线虫在秋天从地面的虫瘿中逸出，在初冬时迁移到刚发芽的黑麦草种子的生长点上，以后随着植物生长上行侵袭幼花，最终形成虫瘿。线虫在虫瘿内成熟、交配并产生下一代。线虫从土壤沿植物上行的过程中，往往会感染棒状杆菌，因此棒状杆菌也就同时被携入虫瘿之中。棒状杆菌在虫瘿中增殖，有时其数目增大到使其从虫瘿中"分泌"出来。

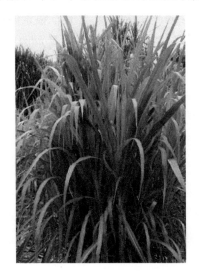

2

图4-8-4　黑麦草与鼻炎棒状毒素
1.一年生黑麦草；2.鼻炎棒状毒素化学结构式

科学家用被寄生虫侵害的一年生黑麦草植物的不同部位，饲喂实验动物，结果发现只有含有棒状杆菌的虫瘿才是有毒的，并确认棒状杆菌在黑麦草虫瘿内合成为鼻炎棒状毒素（Corynetoxin），而其他部分无毒。这种鼻炎棒状杆菌毒素具有抑制蛋白的糖基形成作用，是黑麦草中毒症生化机理的主要因素。在死亡牲畜体中找到感染剪股颖粒线虫和棒状杆菌的黑麦草就可以最后确诊。牲畜进入一个有毒的牧场后在4～12周出现症状，牛和羊的一年生黑麦草中毒症其病状相似，特征是间歇性发作，呈现神经系统功能紊乱，共济失调、震颤、痉挛、惊厥、继之发生死亡。孕畜发生流产。该病的致死率可达100%。一般治疗通常不见成效，用普通麻醉剂或采用大剂量镇静药物可减少绵羊的死亡。

防止中毒的主要方法是尽量保持放牧场地不受黑麦草的侵染。可以定期将黑麦草穗头的样品送交有关部门进行检验，看是否有线虫和棒状杆菌。南澳洲进行的试验证实，从线虫进入一个田块到棒状杆菌数目达到一种危险的水平需10～15年。因此，一旦检出田块中有线虫就应想到有可能会发生一年生黑麦草中毒，也就应该采用有效措施来加以预防。控制线虫和棒状杆菌数目的具体方法，一是至少连续2年尽可能除去大田谷物中和草场中的黑麦草，防止虫瘿的产生，把线虫数目降至最低水平。二是在黑麦草开花结实期施用除草剂，并辅之以提高草场中豆科牧场比例，可达到预防效果。

4.9 恐怖事件

4.9.1 美国"泰诺恐慌"事件

1.事件经过

1982年9月29日和30日，一条爆炸性的消息震惊了美国。美国强生公司[1]的拳头产品止痛药"泰诺"（Tylenol）[2]出现不安全信号，不知名的凶徒在泰诺胶囊中注入氰化物，导致7人因服用该药而中毒死亡。当时，该药占据美国成人止痛药市场近4成的份额，年销售额高达4.5亿美元，占有强生公司总利润的15%。"泰诺事件"成为美国遭受到的首次化学恐怖袭击。顿时，"泰诺恐慌"（Tylenol scare）成为全美传播的特别事件（图4-9-1）。

事件发生在1982年9月29日凌晨，伊利诺伊州鹿林镇。那天天还没有亮，12岁的玛丽·克莱曼就醒了，她跑到父母的房间，告诉妈妈自己有些不舒服，嗓子疼痛，鼻子也有点塞。睡意未消的妈妈给她吃了一粒泰诺速效胶囊，叮嘱她回房好好休息。然而早上7时，玛丽的父母却发现孩子倒在卫生间的地板上，10分钟内，女儿被送到了医院，但一切都迟了，玛丽已经停止了呼吸。医生对悲伤的父母说，玛丽可能是倒下时头部受到撞击，导致猝死。就在同一天，附近阿林顿镇27岁的邮递员亚当·詹诺斯也向急救中心打来了求助电话，说自己感觉有些不对头，十分痛苦。急救人员赶到时，发现他倒在地板上，呼吸困

---

1 强生公司（Johnson & Johnson）曾翻译为"约翰兄弟公司"。
2 泰诺即乙酰氨基酚（acetaminophen），1894年首次用于医学治疗。

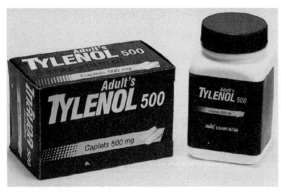
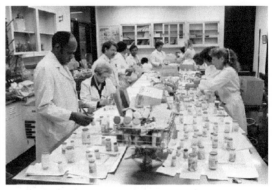

图4-9-1　"泰诺恐慌"事件

1.搜寻的泰诺药品；2.核查泰诺药瓶

难，血压下降，瞳孔已经开始散大。医护人员迅速将他送到附近的医院，但抢救的医生宣布，詹诺斯死了，罪魁是心脏病。当天晚上，詹诺斯悲痛的家人聚在一起，商量如何为他办理后事。詹诺斯25岁的大哥斯坦利和19岁的新婚妻子特丽莎因为难过，加上忙了一天，感到有些头痛，斯坦利在詹诺斯的橱柜上看见一瓶速效泰诺胶囊，就拿出一粒自己吃了，又给妻子吃了一粒。没过几分钟，斯坦利和妻子都面色发青，倒在了地上。家人吓坏了，立即叫了救护车。几分钟后，急救人员再次冲进詹诺斯家里，竭尽全力抢救这对年轻的夫妇，但悲剧再次重演，斯坦利当天即告不治，而他的妻子两天后也随他而去。詹诺斯一家三个人神秘的猝死令当地医院的托马斯·吉姆起了疑心，他认为可能是某种有毒气体惹的祸。但毒物中心检验员约翰·苏利万却认为元凶是某种氰化物。于是他们抽取了死者的血液样本，送去检查。两个小镇一天死了4个人，这种骇人听闻的事情一下子成了当地的社区新闻，人们议论纷纷，各自揣测事情的真相。

消防员菲利普和朋友理查德·肯沃斯闲谈时，偶然提到小玛丽死前吃过速效泰诺胶囊，于是理查德开玩笑地说："也许她是吃泰诺吃死的吧？"一言提醒梦中人，菲利普认为不是没有这个可能，他立即打电话给仍在詹诺斯家里忙活的急救人员，询问詹诺斯死前有没有吃过泰诺。结果令他大吃一惊：4名死者死前全都吃过这种当时颇为普遍的镇痛药——泰诺胶囊。菲利普报了警，警方马上赶到詹诺斯家，取走了那个可疑的药瓶。第二天，菲利普和理查德的预感被证实了：毒物专家迈克尔·夏弗尔检查了瓶中的胶囊，发现内含大约65毫克的氰化物，足以致1万个成人于死地，而受害者血样检验结果也证实了这一消息。

泰诺的制造商——强生公司的子公司迈克耐尔消费品生产公司很快知道了这个不幸的消息，并马上做出反应，自1982年10月起大规模回收这种泰诺胶囊。但是这些努力没有来得及挽回另外3名受害者的生命：27岁的玛丽·瑞娜刚刚生完小孩，在家休产假，结果服了有毒胶囊，旋即丧生；美国航空公司空中小姐、35岁的波拉·普林斯当日死在芝加哥郊区的家中，身边是泰诺的药瓶；惨遭厄运的还有与她同龄的玛丽·迈克菲兰。短短两天，这小小的胶囊就夺去7条生命。

美国芝加哥地区发生服用含氰化物的泰诺药片而中毒死亡的严重事故的消息，不胫而走，随着消息的扩散，一度被误传为死亡250人，影响迅速扩散到全美。

2.事件处置

此事件发生后，在公司董事长、首席执行官伯克（James E.Burke）的领导下，强生公司采取了一系列快速而有效的措施。强生高层经过紧急磋商，认为这件事情非常严重，不仅影响着强生公司在公众和消费者中的信誉问题，更为严重的是消费者的生命安全受到了威胁。强生公司立即抽调大批人员对所有药片进行检验。经过公司各部门的联合调查，在全部800万片药剂的检验中，发现所有受污染的药片只源于一批药，总计不超过75片。最终的死亡人数也确定为7人，并且全部在芝加哥地区。不会对全美其他地区造成影响。但强生高层仍认为不应对公众隐瞒这件事情的真相，应向全美公众公开这件不幸的事情。于是迅速启动公司的最高危机方案"做最坏打算的危机管理方案"，把预警消息通过媒体发向全国。这个方案的原则在于"在遇到危机时，公司应首先考虑公众和消费者的利益"，随后的调查表明，全国94%的消费者知道了有关情况。

与此同时，强生公司一边从市场上召回泰诺胶囊；一边表示对消费者健康的关心，而这正是消费者所希望的。事故发生后除了将产品全面下架，在5个月内，全部召回价值1.25亿美元的3500万瓶泰诺速效胶囊。花了50万美元，架设几十组免费电话，方便市民随时查询事件进展情况；向那些有可能与此有关的内科医生、医院和经销商发出警报；圆满答复各界打来的2000多个询问电话；重新改变包装，设计了新的抗污染的包装，重新向市场投放了该种产品；在媒体取得发布消息的主动权，表明自己的立场，表示将尽全力调查此次事件，充分显示对社会的责任心。

强生公司成功处理这一危机的做法，得到社会好评。当时的《华尔街日报》报道说："公司选择了自己承担巨大损失而使他人免受伤害的做法。如果它当时昧着良心干，将会遇到很大的麻烦。"美国第二舆论调查公司的负责人伦纳德博士当时曾针对泰诺中毒事件指出："对药品的全部回收是一个深谋远虑的营销决策。"社会舆论普遍认为，泰诺事件成功处置的关键是强生公司有一个"做最坏打算的危机管理方案"。这一危机管理方案的原则正是该公司的信条，即"公司首先考虑公众和消费者的利益"。这一信条在危机管理中发挥了很好的作用。如果强生公司当时竭力掩盖事故真相，将会犯很大的错误，不仅影响自身在公众心目中的地位，而且带来不可挽回的损失。因此，在3个月后，泰诺胶囊就重返市场。

11月11日，强生公司又在纽约召开大型电视记者招待会，让传媒进入药品制造和包装现场进行采访，详细介绍公司改进包装杜绝事故发生的成功努力。这一招待会产生了巨大反响，受到社会各界赞赏，树立了公司诚信、透明、负责任、维护公众利益的良好形象。一年后公司的产品就恢复了危机前市场份额的95%。这一危机公关案例也获得当年美国公关协会的银砧奖。

在事件发生前后，当时的美国政府、芝加哥地方政府及其他地方政府正在制订新的药品安全法，而身处逆境的强生公司看中了这个营销好机会，立即果断采取行动，结果在价值12亿美元的止痛片市场上挤走了它的竞争对手。它也是美国医药行业对政府要求采取防污染包装及美国食品与药品管理局制定的新规定做出积极反应的第一家企业。

3. 事件调查

经过仔细的调查，强生公司最后确认问题胶囊不是在生产过程中被投毒的，这样只有一种可能性：有人在产品运输及销售过程中拿走了部分泰诺，将氰化物注入瓶中，然后再将之放回原处销售。但由于泰诺销售网络极其广泛，一时之间，调查部门无处下手。

10月2日，检验局从一批撤下来的泰诺速效胶囊中又发现了一瓶"毒药"，胆战心惊的强生公司当即悬赏1000美元，寻找破案线索。调查发现，含毒泰诺主要出现在芝加哥地区6个商店，除了奥斯科药店发现2瓶含毒泰诺外，其余5家商店各有1瓶含毒泰诺，瓶中有3~10粒被污染的胶囊。警方认为投毒者有可能与这几个商店有矛盾，所以故意选择在这几个地方放置毒药。但考虑到事情造成的后果，他们最后认定更有可能是与泰诺制造商有仇，他可能就住在附近，所以随意选择了几个商店进行调查。

进一步的化验证实了含毒泰诺里面含有的成分是氰化钾，但这对破案帮助不大，因为许多行业都可以接触到这种剧毒物质，如金银开采加工业、化肥厂、电镀厂、底片处理和化学制造业等。一个月之后，警方锁定了第一个疑犯是48岁的码头工人，化学爱好者。他所工作的仓库常为售出含毒泰诺的一家商店供货。警方在调查中发现他曾经参加过"如何使用氰化物"之类的培训，在搜查中发现他家里有各式各样的武器，还有一本可疑的书籍：《如何往胶囊里注毒杀人》。尽管警方没有确切证据可以控告这位码头工是含毒泰诺投毒案的元凶，但他们还是以非法拥有违禁武器等罪名将其逮捕，并将他投进了监狱。但之后的调查却一直没有进展，警方找不到有力证据可以将此人与含毒泰诺案联系在一起，最后他以6000美元的代价获得保释。

1983年5月，美国国会通过了新的"泰诺"法案，规定恶意污染公共消费品被视为危害国家安全。美国食物与药品管理局也加大了对此类行为的处罚力度。时至今日，"泰诺恐慌"案仍未告破，强生公司的1000美元奖金仍悬在那里。

4.9.2 日本毒糖果敲诈恐怖事件

1. 绑架日本糖业巨子与氰化物恐怖事件

1984年3月18日深夜，三名持有消音器手枪的蒙面大汉，悄悄地潜入了坐落在大阪市附近西宫地区的一所豪华的别墅内，巧妙从容地避开屋子里暗设的防盗报警装置，迅速闯入房主人的卧室，用枪逼住正在洗澡的房主人——日本糖业巨子江崎胜久，强行将其押到别墅外一辆接应的汽车里，旋即消失在茫茫的夜色中。至此，拉开了被日本新闻界称为"向全体国民挑战"的犯罪奇案的序幕。

江崎胜久当年42岁，是日本首屈一指的糖果企业——江崎固力果食品公司的老板。固力果公司的产品不但驰名本国，而且行销海外。1983年营业额高达100亿日元，这样的富豪失踪，顷刻轰动了整个日本。

正当举国众说纷纭之际，一名男子打电话给固力果公司的人事部长滕江新弘，让他到住所以南3千米外的电话亭里取通知书，滕江新弘立刻通知警方。当警方赶到时，果然在电话亭中发现了一张用打字机打成的一封勒令信，索款10亿日元和黄金100千克。

日本警视厅立即成立了兵库、大阪联合搜查本部，并要求新闻界停止采访报道。由兵库县出动警察2500名、大阪府出动3700名，四处蹲坑设点，张网搜捕。3月21日，被绑架的江崎胜久突然打电话给大阪府警察通信指令室，说道："我已逃出，请快派人来！"警方立即倾巢出动，赶到现场接走江崎胜久。并根据江崎胜久的指点，迅速包围了监禁江崎胜久的地点，但一无所获。江崎胜久无恙归来使江崎家人和警方都松了一口气。但谁知就在江崎胜久逃离魔窟不久，固力果公司位于大阪府的一间货仓突然起火，整个货仓付之一炬。稍后又有另一间货仓被人烧毁，损失达数千万日元。

正当警方漫无头绪之际，警视厅收到了署名"怪人：二十一面相"（千面人）[1]的一封打印信件，声称发生的一切均由他们所为，并详细描述了绑架江崎胜久的全部过程。

5月1日，犯罪集团以"怪人"名义向日本各大报社驻大阪分社致公开信，声称江崎公司如不交出3亿日元，他们将在固力果公司生产的糖果、饼干中放置氰化物。在宣称下毒的同一天，化验人员果然在几家超级市场的货架上发现了18包经氰化物处理过的朱古力糖和2块带毒的雪糕。

此事一出，全国上下人心惶惶。超级市场、百货商店及糖果店纷纷撤去固力果公司的产品，固力果的销售量一落千丈，400多名工人被解雇。

6月2日是"怪人"集团规定的向固力果公司收钱的日子。当晚8时15分，一对在寝屋川市淀川堤边散步的情侣被三名武装歹徒劫持，其中一人被当做人质，另一人被胁迫替"怪人"集团去摄津市的一家烧肉店提取勒索款项。约定9时在堤边交钱换人，在摄津市，警方跟踪拦截了此人，以为人赃俱获，大功告成。待查明此人身份和被迫的经过后，警方赶到堤边时，已为时太晚，三名罪犯早已离去。

6月26日，案情突然发生了戏剧性的变化。"怪人"集团发表了结束犯罪的宣言，新闻界收到打字信，声言他们已对勒索下毒厌倦了，决定宽恕固力果公司，并称已取回5月9日在一家超级市场放置的含毒糖果。信中最令人注目的内容是："鉴于日本的气候一天比一天炎热起来，所以我们打算前往欧洲避暑游玩，明年1月再返回日本来"。并向日本警视厅厅长钧木真利致意，"非常抱歉给您添了这么多麻烦。"

对于"怪人"集团突然中止犯罪活动。日本国民议论纷纷，警方的公开说法是，由于警方全面戒严，保护江崎及固力果公司，严密监视零售商店，使犯罪集团自知无机可乘，才就此罢休。也有一些人认为"怪人"集团已经得手，固力果公司暗地妥协，并且已经付款，因为如固力果公司继续僵持下去，损失更加惨重。

---

1 日语为"怪盗：二十一面相"，台湾翻译为"千面人"，意思是歹徒经过乔装打扮，出入不同的商店、食品店放毒，再用匿名信恐吓勒索企业的罪犯。因此，也将日本毒糖果事件称之为"日本千面人事件"。英文翻译为"消费恐怖主义者"（consumer terrorist）。在全世界发生的案件中，除了饮料以外，糖果、婴儿食品、泡面、眼药水等产品，都有被下毒的实例。

日本毒糖案虽告一段落，但余波甚广。在英国、瑞士、中国台湾等地也出现了类似的事件，但怎奈犯罪分子技逊一筹，均被一一抓获。平静了只一个多月的时间，"怪人"集团便提前结束休假，卷土重来。这一次他们改变了目标，锋芒对准了日本另一个著名糖果公司——森永糖果公司，向其勒索1亿日元。从而更大的恐怖再次笼罩日本，这神奇的罪案又一次进入高潮。

2. 格里克森永公司氰化物恐怖事件

1984年5月10日，大阪市内4家报社分别收到格里克森永公司的产品被投放剧毒氰化物的威胁信，大荣、伊藤洋货堂等超市、百货店随即决定撤下格里克森永公司的产品。

10月7日，在大阪、兵库、京都等地的5个超市发现了部分格里克森永公司的产品上贴有"有毒危险"的标签。

10月8日，大阪市内5家报社又分别收到"已将20个贴有有毒标签的含有剧毒氰化物的产品投放到东京至博多的地区。10天后将在全国各地投放30个不贴有毒标签的含有剧毒氰化物的产品"的威胁信。

10月9日，日本放送协会（Nippon Hoso Kyokai NHK，又称日本广播协会）大阪放送局也受到了同样的威胁信。同时，警方于10月7～13日在发现大阪、兵库、京都、爱知等地的14个店铺找到了13个贴有有毒标签的含有剧毒氰化物的格里克森永公司产品。

1985年2月12～13日，日本警方又在东京和名古屋地区发现了8个含有剧毒氰化物的格里克森永公司生产的巧克力和5个贴有"无毒安全"标签的巧克力，其中包括未受到威胁的明治糖果公司和罗特公司的巧克力。这一连串的糖果投毒事件，犯人并无杀人的意图，实际上也无人误食糖果而中毒。日本警方认为这是一起通过利用投毒威胁有关企业的个案。但是，这一连串的针对格里克森永公司产品的投毒使得日本国内的食品安全受到很大的威胁。日本警方虽然开展了大量调查，但收获甚微。1985年8月12日，投毒犯人宣布停止继续投毒，舆论普遍认为犯罪团伙可能与格里克森永公司达成了某种协议。

2000年2月13日，全部案件时效成立，投毒犯人至今仍逍遥法外，逃脱了法律的严惩。

3. 森永公司毒糖果事件

1984年9月18日，日本出现恐吓信和邮件，称森永公司糖果中含剧毒的氰酸钠，致使森永公司陷入"空前危机"。

10月8日，"怪人"集团致信日本所有母亲：森永公司是日本一流公司，但产品味带苦涩，这是因为加了特别调味品——毒药。

10月10日，"怪人"集团致信日本警视厅，除非森永让步，否则10天内将放置30包不标明警告字样的毒糖。并嘲弄说："那将是一场有趣的寻宝游戏。"

10月18日，大阪各大报社均收到"怪人"集团的打字信件，声明在从博多到东京一带的超级市场中，已放置了20包毒糖。

果然在大阪、京都、兵库等地的超级市场，警方发现了11包混毒糖果。所有毒糖果均标上"有毒"、"忌服"的警告字样。森永公司在这场巨大威胁的冲击下，不断地解雇工人，糖果产量下降了50%，销售量下降了30%。于是在一家销路很大的周刊上向犯罪集团提出愿付出一亿二千日元作为交换，要求"怪人"集团取消他们的敲诈勾当。但"怪人"集团的答复是："你说你会给我们金钱，但我们并不想要这些钱，我们并不是乞丐，我们可以从那些巨富和大公司获得我们所需要的……"

"怪人"犯罪集团中，至少有一人精通药品和犯罪学，有高超的犯罪手段和各种专门技术。他们了解足以致人死地的氰化物的剂量。据一位大学化学系教授分析，一般化学系毕业的本科生对此也不甚了解。更令人惊奇的是他们能够准确地将0.2克氰化物注入糖果内。

由"怪人"集团发出的信件中可看出，其撰写人具有较高的写作水平，所用语句极有宣传效果，他们对公众的恐吓及对警方的嘲弄，表现出他们具有相当明显的反社会反权力的倾向，而且有着强烈的表现欲。他们充分地利用了日本社会的高度信息化来提高犯罪效率，"怪人"集团的恐吓信、勒索信通过邮电系统迅速传到报纸、电台等新闻机构，由新闻机构广泛报道，收到全面的恐吓效果，使全国消费者闻糖色变。

犯罪集团对警方的活动了如指掌，几次在警方的眼皮下投放毒糖。几名嫌疑分子也从警方的包围网中逃遁。他们声称："在警方内部有他们若干'同谋'"。"怪人"集团多次显示他们的犯罪本领，标榜他们"明人不做暗事"在被注入毒品的糖果的糖袋上，均注有"有毒"、"忌服"的标志，所以至今日本无一人中毒。

日本首相中曾根亲自过问此事，并下令让财政部长研究支持森永公司的办法。农林水产省也要求政府机关和私人企业直接向森永公司购买糖果，以拯救森永公司使其摆脱困境。"怪人"集团的犯罪行为不断升格，使日本警方压力重重。日本警方动员了全国5万名警察参与大规模的搜捕行动，警视厅一科科长亲临大阪坐镇指挥，从10月份起连续以大阪地区为中心实行周末戒严，在全国范围内广泛调查，在3100多个地方设置检查站，实行全面盘查，并抽出1.5万名警察，对大阪、神户之间区域

大约400万户家庭逐门逐户地进行调查，同时有1万名警察继续在超级市场等地保护戒严状态，但均无侦破反响。

12月5日，日本警视厅召开署长会议，决定实行年末特别戒严，不让犯罪分子有可乘之机。日本警方还引入电子计算机协助侦破，把各类情报进行等类处理并全部储存起来。对罪犯的电话录音，作了声纹鉴定，以此判断罪犯的体貌、特征、身份及生活地域。另外，对罪犯留下的泥土采用现代科学的鉴别方法，从泥土中培养出的细菌，分析泥土是由什么地方带来的，从而推断犯罪分子的活动范围。此外，日本警方还特意请来了7位著名的推理小说作家协助破案，但至今尚无结果。这场震惊日本的毒糖游戏何时了结，下一步如何行动，日本警视厅和全体日本国民都在拭目以待。

4.事件影响

日本毒糖果案是日本最大的恐怖敲诈勒索案之一，震惊了整个日本列岛，波及海外许多国家和地区。日本国民人心惶惶，警方疲于奔命，焦头烂额。日本毒糖果敲诈恐怖事件发生后，一些学者发表论著。例如，宫崎学、大谷昭宏合著《固力果、森永事件》、森下香枝著的《固力果森永事件"最终报告"真犯人》及一桥文哉著《消失于黑暗的怪人·固力果与森永事件的真相》等，这些都成为研究这一事件的重要文献（图4-9-2）。

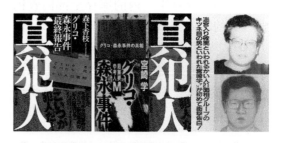

图4-9-2 日本毒糖果敲诈恐怖事件有关著作封面

4.9.3　台湾毒蛮牛恐怖事件

毒蛮牛事件是2005年发生在台湾省台中市的一起饮料遭遇下毒的犯罪恐怖事件。

1.事件经过

2005年5月中旬，台湾台中市的便利商店货架上，被人放置了注入氰化物的罐装机能性饮料——蛮牛[1]，蛮牛饮料瓶贴着"我有毒，请勿喝"字样的标签，是用个人计算机的印表机印出来的，有4人购买后不慎误饮，相继引发氰化物中毒，其中55岁的男子周乙桂于5月18日深夜死亡，另外2名受害者赵世芳、李峰铭则生命垂危，经过抢救逐步转危为安（图4-9-3）。

2.事件处置

事件发生后，台湾媒体报道说，事件是模仿"日本千面人事件"（指日本毒糖果敲诈恐怖事件）的恶劣犯罪手段，呼吁社会大众不要喝来历不明的饮料。台湾卫生署勒令蛮牛的制造商保力达公司停止贩售蛮牛和保力达B的系列商品，直至安全无虞为止。

保力达公司借鉴美国"泰诺恐慌"事件和日本毒糖果敲诈恐怖事件的经验，采取的产品下架、回收、销毁等处置措施，在第一时间内全面回收市售的蛮牛和保力达B；公司提供100万元新台币检举奖金给提供线索协助破案的民众。据统计，蛮牛无论通路上或是工厂内的库存全部回收销毁，共约20万箱，约6000万元新台币；保力达B则先暂回收通路部分，约6000万元新台币，合计损失约1.2亿万元新台币。港澳部分也有2000～3000箱的蛮牛，同样全面下架。工厂决定无限期停工，待中毒事件

调查告一段落，才可能复工。工厂停工及人事费用损失则无法估计。经理吕百仓表示，未来蛮牛将会变更包装重新上市。

5月19日上午，台中市警方公布从超市取回的监视录像带里发现的可疑人照片，锁定一名年约20~30岁的男子，于17日晚上8时54分曾进入一家超市，从口袋中取出类似蛮牛的罐状物品放进超商冷藏柜内，这名男子也出现在至少三家超市，行迹可疑，警方公布男子照片请社会大众帮忙指认。随后，警方陆续接获群众提供线索，并根据各个线报展开追查。同时，警方分别朝保力达公司离职员工、股东或通路商等方向进行调查。

警方经过10天的侦办，于5月26日下午在台北县中和市逮捕犯罪嫌疑人王进展，在充分的证据面前王进展俯首认罪，王犯痛哭失声，向警方坦承其恐吓的目的及犯罪手法是模仿"日本千面人事件"的做法，表示后悔犯案，愿到死者灵前忏悔。犯罪嫌疑人王进展两年前曾任职台北县永和耕莘医院外勤工友，警方发现他就是曾经在17日出现在台中市北平路康是美药妆店的男子，于是立即将他逮捕。警方在王进展租屋处搜出新的证物，王进展从事网络拍卖，因经营不善，负债百万甚至上千万元新台币，并且办卡以债养债。此外，警方也在屋内找到针筒、球帽、口罩等证物。警方调查，王进展在案发后，前往香港之际，在手臂上刺青，头发剪成平头。

3.案情真相

经台中地检署侦查终结，"千面人"王进展[2]犯罪事实如下：王进展为得到财产上的不法利益，遂仿效网络上千面人下毒

---

1 蛮牛是在台湾和港澳地区贩售的一种能消除疲劳、提神醒脑的机能性饮料。
2 在台湾，"千面人"是指经过乔装打扮，出入不同的商店、食品店放毒，再用匿名信恐吓勒索企业的罪犯嫌疑人。

恐吓厂商的手法，于2005年5月13日分别在台中地区购买蛮牛12瓶，在台北县中和住处附近购买保力达B两瓶后，旋即于5月17日携带6~7套服装、氰化物及蛮牛、保力达B等犯罪工具，租车南下至台中。王进展于车内换装及打开蛮牛饮料，以医院药师专用的双头瓢，每瓶掺入3~5瓢的氰化物，并将印有"我有毒POISON请勿喝"字样及毒性骷髅头图样的自粘纸条，贴在二种饮料玻璃瓶外，即将已掺入添加有氰化物的蛮牛与保力达B饮料，混杂摆在商家内公开陈列的贩售饮料架上或冰箱内。

王进展于当日9时许放置完毕后便驾驶租来的小客车，返回台北县中和租屋处。在返回途中在国道，省道苗栗县，新竹县境内等不详地点，将其穿着进入商家放置"毒蛮牛"与"毒保力达B"时的衣裤、帽

子、眼镜、铁制勺子及剩余的氰化钾等物陆陆续续丢弃。

2005年5月17日晚间21时25分许，周乙桂至台中市市府路63号全家便利商店，购得王进展前述时间所混杂在该店内之其所添加有氰化物的"毒蛮牛"一瓶饮用后，步出店外随即倒地，经送台中医院转送台中荣民总医院医治，延至翌日即2005年5月18日晚间23时32分，终因氰化物中毒合并心肺衰竭不治而死亡。2005年5月17日晚间22时3分许，赵世芳、何汉森至台中市中正路125号OK便利商店，购得王进展混杂在店内之其所添加有氰化物的"毒蛮牛"饮料一瓶，赵世芳饮用一口察觉有异常后，即由同行的何汉森浅尝一口随即吐出时，赵世芳旋即倒地，二人经送台中荣民总医院医治后，幸好急救得当二人均未罹难死

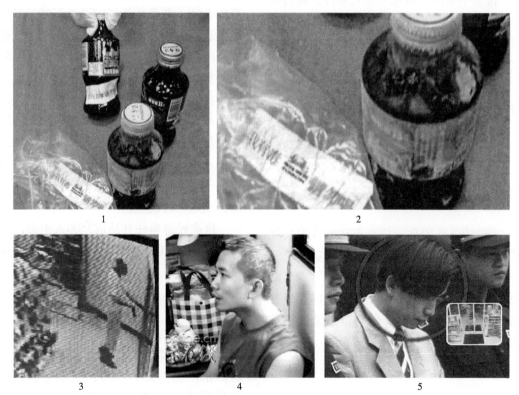

图4-9-3 台湾毒蛮牛恐怖事件

1和2.台湾警方将瓶身贴有"我有毒，请勿喝"警告标签的"蛮牛"饮料带回做进一步鉴定；3.警方公布从超商取回的监视录像带里发现的可疑人照片；4和5.犯罪嫌疑人王进展被逮捕前后

亡。2005年5月18日凌晨3时20分许,李峰铭至台中市建国路202号7-11便利商店,购得王进展混杂在该店内之其所添加有氰化物的毒蛮牛饮料一瓶,饮用一口察觉有异常后,经送台中荣民总医院医治后,幸急救得当而未罹难死亡。

6月2日,全案经台中地方法院检察署侦查终结,认定王进展在11处商店摆放掺有氰化物的饮料,涉嫌11次的流通物下毒罪、1次杀人罪和10次杀人未遂罪,从重依连续杀人罪嫌起诉,具体求处死刑。7月11日,台中地方法院一审宣判,依连续杀人罪判处王进展死刑,剥夺公权终身。

4.事件影响

毒蛮牛事件(也称千面人事件)是台湾的第一个投毒恐怖案例,让社会陷入恐慌,消费者草木皆兵。在毒蛮牛事件之后,食品饮料业者倍感威胁,借此机会企业建立更强有力的保护措施。保力达公司则在事件后,为蛮牛系列商品增加保护膜。必须将此膜撕开后才能开启瓶盖,以防下毒。

4.9.4 日本东京地铁沙林毒气事件

1995年3月20日,日本东京地铁内发生了一起震惊世界的投毒事件。东京地铁三条线路的5节车厢同时施放"沙林"毒气,造成12人死亡,5000多人受伤,14人终身残疾。这就是历史上著名的东京地铁沙林毒气袭击事件(图4-9-2)。

1.事件经过

1995年3月20日早上上午7时50分,一列地铁刚进入筑地车站,乘客们便蜂拥而出,突然有人瘫倒在地上,有人则踉踉跄跄,许多地铁工作人员和乘客坐在地上大声咳嗽,感到头晕、恶心和呼吸困难,许多人捂着眼睛,说看不见东西,现场秩序一片混乱。8时20分,东京筑地地铁车站的工作人员拨通了110报警台,称站内出现了异常气味,已经有人倒下!紧接着,霞关、神谷町、惠比寿等14个车站相继发出同样警报。霞关站站长助理高桥一正提着从车厢内清理出的一塑料袋走到办公室便倒下了,再也没有苏醒过来。大批乘客相继从地铁站被抬出,出来的人都是大口喘气,有的口吐白沫,有的神志已经不清。

警方得到消息后迅速做出了反应,消防队和医疗救护队迅疾赶到了现场,身着防护衣的救援人员立即将中毒人员送往医院。30分钟不到,防化专家乘直升机赶到现场采样。万余名军警封锁现场、疏散人员。警方立即关闭了两条地铁线的26个车站。日本政府所在地及国会周围的几条地铁主干线也被迫关闭。经过两个半小时的侦检分析,确认为沙林毒气中毒。事件发生3个小时后,政府即出版宣传印刷品以稳定人们的情绪。同时组成140人的防化部队对列车和车站的有毒现场进行清除。各方投入了紧急救援,这时的东京,各种救援及救护车辆笛声不断,来往于各地铁出口和医院之间。全市交通堵塞,陷入一片混乱。

这次投毒事件共造成5500人中毒,其中12人死亡,1036人住院治疗,14人终身残疾。

2.事件调查

事件发生后,日本警察立即封锁车站,抢救伤员,疏散乘客。警视厅派出一支法医队伍严密搜查,同时,召集化学专家分析找到的5个容器中的残留物。很快,他们确定这些是沙林毒气和其他剧毒溶剂。

鉴于沙林毒气是在第二次世界大战纳粹

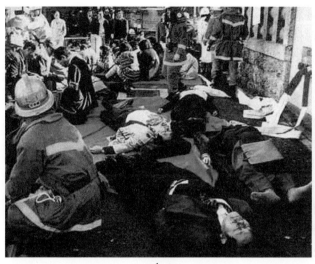
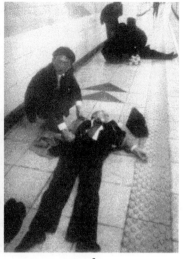

1

2

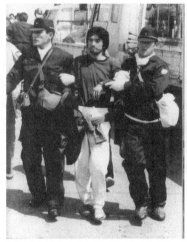
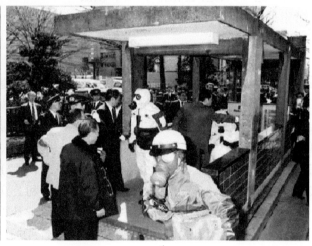

3

4

图4-9-4　东京地铁毒气事件

1和2.东京地铁毒气事件发生现场；3.在突袭中一名奥姆真理教的成员被逮捕；4.发生毒气事件的东京地铁站

研制出来的，一般人是不可能弄到的。若无专业知识，放毒者很难做到既要伤害别人而又不祸及自己，因为沙林在常温下很易挥发，一旦吸入，自己也难幸免。

警方通过沙林这个线索，联系到此前发生的一连串毒气事件，判定这个事件与奥姆真理教有关[1]。于是，警方立刻封锁了富士山脚下的奥姆真理教总部，对奥姆真理教采取了行动。3月22日，2500名警察和自卫队防化部队包围了上九一色村的奥姆真理教设施，用焊枪打开了3座大库房，发现各种化学药品和仪器，俨然是一座化学工

---

1 此前发生的一系列毒气事件与奥姆真理教有联系。1993年7月，东京一建筑物内散发白色烟雾，邻居感到不适，当局接到200多宗投诉。据查这幢建筑物同奥姆真理教有关。1994年6月，东京北面的松本县遭神经性毒气吹袭，导致7人死亡，200多人受伤。毒气是从松本县郊区的两幢公寓里散发出来的，它使100米以内的生命死得一干二净。狗在街上卧毙，鸟从空中坠亡。在遇难者中，有三名正在审理一宗涉及奥姆真理教案件的法官。警方肯定有人施放沙林毒气进行报复。1994年7月，富士山山梨县村民投诉说，设在当地的奥姆真理教场所发出强烈异味。警方随后在场所附近的泥土中化验出有沙林气体的物质。

厂。药品中有制造沙林的初级原料，还有600多个比煤气罐大得多的金属密封桶，里面装着可以稀释沙林的溶剂和其他化学制品。

警方这次搜查了25处场所，初步确定了奥姆真理教与地铁惨案有关，奥姆真理教的一些头目也陆续落网。然而奥姆真理教信徒企图反扑，3月30日负责调查此案的警视厅长官国松孝次遭蒙面枪手袭击，身受重伤。4月13日该教一名信徒在电视台接受采访时警告，一场比神户大地震更加严重的灾难即将来临。4月19日，横滨火车站遭毒气侵袭，近400人送入医院。21日，横滨火车站附近一家商店受到不明气体侵袭，25人被送到医院。

4月27日，日本警察厅下令在全国搜捕奥姆真理教教主麻原彰晃（图4-9-5）。5月16日几百名头戴钢盔、全副武装的警察奔赴上九一色村，以杀人和杀人未遂罪逮捕了奥姆真理教教主麻原彰晃[1]，同时还袭击了该教在全国的130多个据点，抓获40多名头目和教徒。

事件调查最终证实，东京地铁毒气事件是有人施放沙林[2]毒气引起。东京地铁沙林中毒事件是奥姆真理教的成员所为。

3. 事件处置

（1）慎重对待，依法办事。毒气案件发生后，日本警方逮捕了该教创始人、教主麻原彰晃及几百名被发现有参与犯罪嫌疑的信徒。该教团有192人被正式起诉，但只有几人被判刑，其余人包括麻原都尚

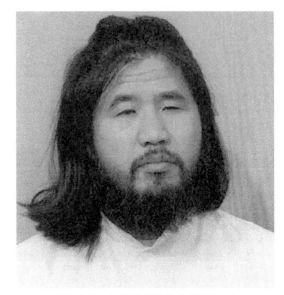

图4-9-5　奥姆真理教教主麻原彰晃

未结案。在政府、议会、司法机关及民众中，曾围绕这一问题展开激烈的争论。当时有不少人主张予以取缔，法律根据是日本的《破坏活动防止法》。但是，另有相当多的人认为动用该法要十分慎重。

（2）密切监视，不时敲山震虎。在警方和公众的严密监视之下。1996年11月，琦玉县警公安特技队出动多人，以"用假名片找人装修房屋属欺骗行为"为名，抄了十多处奥姆真理教的设施，扣押了一千多台计算机及附属设备。

（3）诉诸舆论，逐步釜底抽薪。对奥姆真理教这类邪教迷信团体，防止其造成刑事或政治危害的最有效的方法是通过媒体，大力加强关于反对迷信的宣传，让人民懂得其危害性，减少信徒的来源。由于现代社会传播手段的发达，使奥姆真理教

---

1 麻原彰晃是奥姆真理教的创始人、教主，原名松本智津夫。1955年生于九州熊本县八代市曾因制造并出售一种名为"贵妃"的假药，受医者投诉。警方于1982年以违反《药品管理法》为由，将其逮捕，并处以20万日元的罚款。他出狱后加入了日本一新兴宗教"阿含宗"；1985年成立"奥姆神仙会"；1987年7月改名为"奥姆真理教"。1989年8月，该教在东京都取得了宗教法人的资格，得到日本政府的承认，成为一个合法的宗教团体。1990年2月，以麻原为首的25名奥姆真理教干部以真理党的名义参加众议院议员选举，耗资2亿日元但无一人当选。竞选失败成为麻原及其教团走向极端犯罪的转折点。

2 沙林（sarin）化学名甲氟磷酸异丙酯，是第二次世界大战中由纳粹德国以马铃薯杀虫剂为基础研制出来的一种神经毒气，能破坏神经系统，使受害者窒息，最后因心脏和呼吸系统衰竭而死。但从未在战争中使用。东京地铁发现的液体沙林在常温下很容易挥发成无色气体。

制造的沙林毒气杀人事件在日本乃至世界各地家喻户晓，妇孺皆知。案件发生后，奥姆真理教成员已成过街老鼠，一般人对他们都投以蔑视和厌恶的目光，甚至是仇视，使教徒感到社会对他们的强大压力。

（4）长期作战，警惕死灰复燃。事件发生后，奥姆真理教重建的动向加剧。教徒们以东京都足立区的一所楼房为据点，在板桥区、埼玉县等地建有相关设施。曾因沙林毒气案而一度离开该教的人，因在社会遭另眼看待，又返回奥姆真理教。以各种罪名被当局抓起来的人刑满后也回到教团。但与该教鼎盛时期的万名出家信徒相比，该教出家和在家者合计仅有1500~2000人。

（5）公开审理，依法判罪。自1996年4月24日对松本智津夫（教名为麻原彰晃，48岁）进行首次公审以来，已历时约7年10个月，公审次数为257次。在因该邪教所犯一系列罪行而被起诉的189人中，松本智津夫的"教主判决"是对该邪教一审中的最后一次公审。针对被控犯有杀人罪，由检察机关要求判处其死刑。东京地方法院（审判长：小川正持）做出死刑判决[1]。松本智津夫被指控制造沙林毒气事件并杀害坂本堤律师一家等13起案件，总共造成27人死亡。

4.9.5 美国炭疽邮件恐怖事件

"9·11"事件后，装有炭疽粉末[2]的7封信件被寄往美国新闻和重要政府机构，在美国国会大楼、邮局和新闻中心等地造成恐慌，人们谈"炭"色变（图4-9-6）。事件中22人感染，其中5人丧生。美国联邦调查局（FBI）调查了7年，在排除1000多名嫌疑人后，起诉的唯一嫌疑犯是布鲁斯·艾文斯，在准备对其实施逮捕时，艾文斯却自杀身亡。人们将这一事件称之为炭疽邮件恐怖事件（anthrax mail：terrorism accident）。

1.事件经过

美国炭疽恐怖事件是从2001年9月18日~10月9日为期数周的生物恐怖袭击。炭疽袭击分两波进行。第一批含炭疽菌的信件的邮戳是2001年9月18日在新泽西州普林斯顿盖的，正好是在9·11袭击事件之后1星期。这批信件共5封信，分别寄给位于纽约的美国广播公司、哥伦比亚广播公司、全国广播公司、纽约邮报，以及位于佛罗里达州博卡拉顿美国媒体公司旗下的国家寻问者。第二批含炭疽菌的信件是3个星期后从特伦顿发出的，邮戳日期是10月9日，共两封信，是寄给2名民主党参议员的，即参议院多数党领袖，佛蒙特州的汤姆·达施勒和参议院司法委员会主席，南达科他州的帕特里克·莱希。信里含有约1克高纯度的几乎完全由炭疽孢子组成的干燥粉末，是用专用高级喷雾器将炭疽菌粉末喷涂在信件上，比第一批更加危险。

2001年9月25日，美国全国广播公司一名员工收到第一封信，里面装有不明的白色粉末。信上的邮戳时间是9月20日。10月1日，这名员工因为发低烧并伴随着严重的皮疹来到了医院，医生给她开了抗生素盐酸环丙沙星制剂（Cipro）对防治炭疽热比较有效。10月7日，一名负责发送信件的员工布兰科被送进了迈阿密医院，在他的鼻腔内发现了炭疽菌。10月11日，第三例炭疽热病菌感染者是36岁的戴利，她已经在的家中接受抗生素的治疗。10月12日，纽

---

1 松本智津夫（教名麻原彰晃）被东京地方法院作出死刑判决。但截至本书完稿的2010年10月尚未执行。
2 炭疽菌是一种典型的生物武器制剂，相对容易生产，剧毒，但不具传染力，故炭疽病只在直接受攻击的人当中暴发。最重要的是，炭疽病菌在受到环境压力时会形成结实的孢子，而这样的孢子有助于发展武器生产。

约美国广播公司的一名员工的皮肤组织切片显示，她曾经接触过炭疽菌。这是第四个被确认接触过炭疽菌的美国人。10月13日，美国媒体公司发现5名员工感染了炭疽菌。同时，美国广播公司的另一名也开始有了类似症状。10月14日，感染炭疽菌的人数达到了12人。

事件共有22人表现出炭疽病现象，其中11人患的是吸入型，5人死亡。第一名感染炭疽死亡的是63岁的美国媒体公司《太阳报》的图片编辑罗伯特·斯蒂文斯，他10月2日发病，在肯尼迪医疗中心治疗，10月5日死亡。

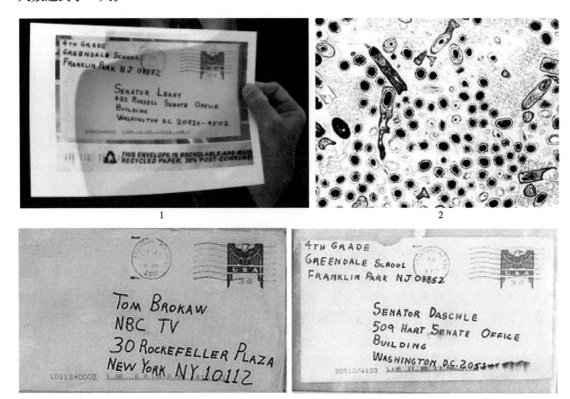

图4-9-6　炭疽邮件与炭疽菌孢子

1. 一封寄到国会的炭疽信件，据美联社；2. 炭疽菌孢子的显微图像，法新社档案照；3. 寄给全国广播公司（NBC）的信件；
4. 寄给参议院多数派领袖汤姆·达施勒的信件，内含炭疽菌粉末，导致两名邮政人员死亡

2.事件处置

事件发生后，美国政府立即采取如下措施：①立即加强公共卫生体系，包括增加资金和资源，提高公共卫生体系的能力；②设计实施一个广泛的监视疾病暴发的网络；③将所有医疗机构在因特网上联网，建立提供疾病信息的网上资料库，使卫生官员得以监督公共卫生状况，及时发现事态的重大变化，从而避免失控局面；④提高实验室能力从而使更多实验室具备用标准程序确定病原体的能力；⑤向所有医疗保健人员提供培训和信息，使他们能够识别有可能是疾病暴发的迹象和症状；⑥有关政府部门紧急安装了炭疽菌探测器。美

联社、美国有线新闻网和哥伦比亚广播公司等著名媒体，暂时关闭邮件收发室。

美国疾病和预防中心专门建立了应急危机的"紧急指挥中心"，政府拨款710万美元，完善全国疾病监测网络等应急公共卫生危机措施。该中心24小时运作，增强美国各政府部门、地方各级卫生机构与世界卫生组织之间的实时信息交流能力。

布什政府委任一名生化恐怖专家，率领一个新的部门协调全国对公众卫生紧急事故的应变，并向国会建议额外拨款15亿美元用以购买抗生素和加强反生物恐怖措施。

事件发生后，进行紧急检查。2002年3月14日上午10时半左右，五角大楼的一个邮件处理中心内安装的生化武器探测器突然警报大作，从而使得原本平静的五角大楼顿时紧张和繁忙起来。随即，五角大楼相关人员开始就此展开调查，该邮局也暂时停止营业。几个小时之后，五角大楼的另一处的邮局也响起同样的警报。这两个邮件处理中心被紧急关闭，所有邮局内的人员，总共300多人被禁止离开邮局，并一一接受检查。同时，五角大楼的邮件处理中心约275名雇员全部接受医务人员对其身体进行检查，提取身上的污染物进行微生物培养，并给他们服用了抗生素。所有进入五角大楼的信件都在此检查分发，然后才可进入大楼。美国政府机构和邮政系统都进行了严格检查和消毒，邮政人员带上了面罩和手套分检邮件。

美国联邦调查局迅速展开调查。17名联邦调查局官员和10名邮政警察专门负责调查此案。2002年1月，联邦调查局和美国邮局共出赏250万美元奖金给提供线索者。调查取得了积极的成果。①调查人员共审问了6个州9000多人，进行67次搜索和6000多次传训。②信件的调查表明，信件是从新泽西州普林斯顿寄出的，经测试约600个

可能寄出这些信件的邮箱，结果只在普林斯顿大学校园附近街区的10号邮箱发现了炭疽孢子。③在调查的同时，由于炭疽与恐怖活动有关，波及邮政系统、公共卫生部门、媒体、政界和军界等各方面。因此，有1万人服用了预防性的抗生素。④随着调查深入，2001年12月17日，白宫发言人弗莱舍宣布，在美国一些地方出现的炭疽袭击行动中所用的炭疽芽孢，"可能来自美国国内"。否定了有人一度将事件嫌疑指向伊拉克的猜测。⑤调查发现炭疽芽孢与美国军队自1980年以来储存的炭疽芽孢完全相同。由北亚利桑那州立大学遗传学家凯姆教授牵头协助调查炭疽恐怖事件的科学家，经基因测试确定，两位参议员收到的炭疽邮件中的炭疽杆菌与美国军方的"陆军传染病医学研究中心"多年来培育的炭疽杆菌，不仅同属于"艾米斯"菌株，而且两者的基因组成完全吻合。⑥对300多名科学家进行了调查取证，并将范围缩小到全美50多名科学家身上，他们都掌握了利用炭疽孢子制造尖端武器的技术。最后，将目标锁定在美国马里兰州安迪特里克港陆军传染病医学研究中心工作过的几个人身上，并对他们进行了一段时间的调查。先是盯上了布鲁斯·爱德华兹·艾文斯的同事斯蒂芬·哈特费尔，后来锁定是艾文斯博士。⑦2007年初，对陆军传染病医学研究中心嫌疑人艾文斯及其朋友、同事的调查中，联邦调查局和每位配合调查的人签署了秘密协议，确保在联邦法院的判决下达之前，不能对外界透露艾文斯案件的任何细节。

国会进行监督。2002年末，达施勒和莱希要求联邦调查局解释《华盛顿邮报》2002年10月28日刊登的报道《联邦调查局关于炭疽的理论受怀疑》。2006年10月23日艾奥瓦州参议员格拉斯勒给司法部部长

写了一封6页长的信，要求报告炭疽调查。至2006年12月共33名国会议员要求司法部部长对他们做报告。

3. 第一嫌疑人的误判与赔偿

在炭疽案调查中，美国司法部长约翰·阿什克罗夫特在一次新闻发布会中称斯蒂芬·哈特费尔为"利害关系人"。2002年6月25日，联邦调查局搜索20世纪90年代在美国陆军从事过研究工作的斯蒂芬·哈特费尔的家。但哈特费尔在8月11日举行的露天记者招待会上，含泪否认自己和炭疽邮件有关，指责媒体不负责任、利用不实消息破坏他的声誉。并在2003年提起诉讼，控告联邦调查局和司法部调查人员侵犯个人隐私，将他的信息泄露给媒体。在此后的4年间，哈特费尔成为"过街的老鼠"，人人喊打。但是斯蒂芬·哈特费尔医生一直坚持自己是清白的。2006年6月，联邦法院认为联邦调查局提供的证据不足，宣告斯蒂芬·哈特费尔无罪。此后，哈特费尔反诉美国政府和司法部，认为他们在4年的调查中侵犯了自己的隐私，将大量未确定的罪名强加在他的头上，导致他名誉受损，失去工作。2008年6月27日，美国法院判定政府赔偿哈特费尔精神损失费582万美元（包括282.5万美元现金和每年15万美元、20年付清的年金）。

4. 炭疽恐怖袭击的嫌疑人

经过6年的调查，美国联邦调查局将2001年美国发生的一系列炭疽病毒的袭击者确定为62岁的布鲁斯·爱德华兹·艾文斯博士[1]（图4-9-7）。2008年7月末，联邦调查局通知艾文斯将对他起诉，称他将极为危险的炭疽菌偷出实验室，寄给美国的诸多机构，造成人员死伤和整个社会的混乱。艾文斯得知将被联邦调查局逮捕后，于7月27日服用大量对乙酰氨基酚自杀。他的妻子在数小时后发现他不省人事报警，7月29日艾文斯去世。艾文斯博士自杀之前曾私下向一些朋友透露：几个月来，联邦调查局向他儿子保证，只要他能揭发其父亲，他就能获得250万美元的奖励。还拿着炭疽菌受害者的照片给艾文斯博士的女儿看，欲让其女儿敌对他的父亲。巨大的压力使艾文斯最终走上不归路。

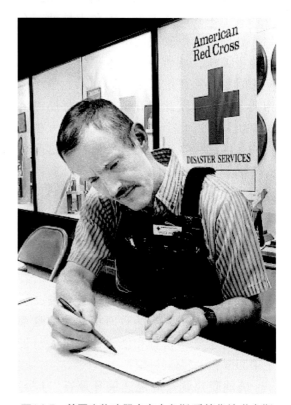

图4-9-7　美国生物武器专家布鲁斯·爱德华兹·艾文斯

---

1 布鲁斯·爱德华兹·艾文斯（Bruce Edwards Ivins）出生于黎巴嫩，父亲是一个药剂师，长大后来到美国普林斯顿大学读书，在辛辛那提大学获微生物学博士学位。1990年进入美国国防部设在马里兰州弗雷德里克的陆军传染病研究中心（负责生物武器防控和研究的机构之一）工作，开发传染病防治疫苗。该机构开始着重研究在战场上检测生物武器病毒的方法，为美军士兵在战场上遭到敌方生物武器攻击时提供防护和治疗手段。18年间，艾文斯一直兢兢业业，专注于专业研究，参与了中心最重要的几个病毒研究项目。2003年，艾文斯以民间雇员的身份，获得了美国国防部颁发的致力于改进炭疽菌疫苗技术的最高荣誉奖，成为全美最优秀的生物武器专家之一。他还在美国红十字协会做志愿者，是个业余的魔术师，虔诚的天主教教徒，有一对儿女，家庭幸福美满。

联邦调查局怀疑艾文斯的主要原因是以下6点。①在"9·11"发生后的几个月间，艾文斯违反研究中心的规定，多次从实验室内进行炭疽菌取样。②他没有报告2001年他办公室里的炭疽孢子丢失。③调查人员猜测，艾文斯私自转移炭疽菌，是想扩大试验对象，将病菌应用到人类身上。④特工在他的办公室发现了一个密封箱，保存了他从实验室里偷出来的炭疽菌样本。调查人员还在研究中心男性科学家的更衣室里发现了艾文斯藏匿的炭疽菌样本。⑤艾文斯是在普林斯顿大学毕业的，他经常去参加毕业生的聚会，这个场所距离信件发出的信箱只有100来英尺。⑥美国警方证实，5封"炭疽菌邮件"的邮戳显示，信件都是从新泽西州普林斯顿市的一个邮局寄出的，这个邮局距离艾文斯的居所有198英里，大约3个半小时的车程。

2008年8月6日，联邦调查局宣布艾文斯为此案的唯一嫌疑犯，他的动机在于促进疫苗生产，他选择的那两位议员是因为他们是天主教徒。但艾文斯死后，他是否此案的真凶仍有争议。

5.事件影响

美国政府与专业机构对炭疽邮件的发现、确认和后果处置的对策、措施、内容、工作量与结果，并根据相关部门实际情况，提出了具体建议。美国炭疽事件的医学处置对相关单位做好应对生物恐怖袭击的应急准备有一定参考价值。

炭疽恐怖事件导致十多座建筑被炭疽污染。美国媒体公司搬到另一建筑。清洁布兰特伍德邮政设施共用了26个月，花费了1.3亿美元。哈密尔顿的邮政设施一直关闭到2005年3月，其清洁措施花费了6500万美元。美国国家环境保护局花费了4170万美元清洁华盛顿的政府建筑。整个事件造成的经济损失超过了10亿美元。

炭疽恐怖事件与"9·11"事件一样，导致美国政府大力提高了生物战的研究和准备。国立变态反应与传染病研究所和生物战有关的资金在2003年提高到15亿美元。2004年国会通过了生物盾牌工程法，在此后的10年里提供56亿美元来购买新的疫苗和药物。

第5章 毒性灾害

5.1 远古的毒性灾害

自古以来，毒性灾害造成生物灭绝和重大的经济损失曾震惊世界。根据化石记录，地球上自6亿年前出现动物以来，地球生物进化史上曾经发生过6次"物种大灭绝"事件，即寒武纪末期、奥陶纪末期、泥盆纪末期、二叠纪末期、三叠纪末期和白垩纪末期均发生过物种大灭绝事件。其中，发生在6500万年前的恐龙灭绝事件和发生在2.5亿年前的二叠纪末期海洋生物大灭绝事件，都是规模最大、涉及生物类群最多、影响最深远的，而且与毒物的影响有关。此外，古罗马的衰亡，固然有内部矛盾和外族入侵等多种因素，但科学家认为，铅中毒是迅速衰亡的根本因素。

5.1.1 恐龙灭绝的中毒假说

恐龙曾在地球上繁盛一时，到白垩纪末期完全灭绝。科学家对恐龙的灭绝有许多推测和假说，诸如，陨星撞击说、彗星碰撞说、气候变化说、天体影响说、古磁场变化说、造山运动灭绝说、星体周期性冲击灭绝说、大地构造变化说、火山影响说、恐龙繁殖受挫说、竞争淘汰说、植物影响说、氧气陡降论、气温下降论、性别

失调论、酸雨论、中毒论、种族老化论、哺乳类竞争论、臭氧层破坏论、火山爆发论、地球膨胀论、地磁移动论、疾病论、超新星爆发论等。尽管看法不一，但都认为恐龙灭绝是一场生态灾难。许多考古发现和古生物生态学研究成果支持了一些科学家所提出的"中毒说"。

植物毒素中毒说（食物中毒说、被子植物中毒说）：有的科学家推测，恐龙生活在中生代，植物界的蕨类、苏铁、银杏、松、柏等裸子植物占统治地位，苏铁和羊齿中含有毒的生物碱，长期采食造成中毒而亡，从而导致灭绝。有的科学家认为，恐龙年代末期，地球上的裸子植物逐渐消亡，取而代之的是大量的被子植物，这些植物中含有裸子植物中所没有的毒素。特别是被子植物中的有花植物组织内含有剧毒的植物毒素，如马钱子碱等生物碱具有很大的毒性，形体巨大的恐龙食量奇大，毒素在体内长期积累，导致死亡。从出土的恐龙化石全身呈弯曲状的状况看，极有可能是过量的马钱子碱中毒的结果[1]。

也有认为，地壳运动和大陆板块漂移使地球气候发生重大变化，被子植物逐步取

---

1 咏梅.解开史前大浩劫之谜.民防苑，2000，2：22-23.

代蕨类植物而占据优势地位。恐龙是草食性特大型动物，由于食量过大，被子植物中含有毒素在恐龙体内大量蓄积，最后导致慢性中毒死亡[1]。

有毒元素中毒说：美国亚拉巴马大学的天体物理学家托马斯·乌多维亚克修正了"6500万年前一颗小现行星撞击地球导致恐龙灭绝"的说法，他认为导致恐龙灭绝的直接原因是小行星撞上地球时激起的烟尘中充满了镍，它们在大气中四处扩散，随后溶于水，使恐龙所食的植物被污染而具有毒性。乌多维亚克等的实验分析结果表明，陨石中的镍化合物大部分是水溶性的，用陨石碎片混入栽培的土壤中，当镍浓度达到40ppm时就可能使植物带毒。他认为小行星撞击使动、植物种群大量死亡，但难以灭绝，而随后的镍中毒才导致了整个种群的灭绝[2]。

被誉为"恐龙之乡"的中国四川自贡地区曾发现过大量的恐龙化石，成都理工学院的专家们采用孢粉分析、沉积相分析和光谱分析等方法对恐龙化石进行研究后，发现这些化石中含有高量有毒的砷和铬，其中砷含量超过了100ppm。与恐龙共生的植物中，其砷、铬的含量也很高，由此认为，四川自贡地区大批恐龙暴死的主要原因与砷有关。砷的来源可能是含砷的食物和饮水[3]。

提出微量元素中毒说的学者认为白垩纪末期可能下过强烈的酸雨，使土壤中包括锶在内的微量元素被溶解，恐龙通过饮水和食物直接或间接地食入锶等微量元素，出现急性或慢性中毒，最后一批一批恐龙不断死亡直至灭绝[4]。

有毒气体中毒说。据《协作新闻》网站消息，6500万年前撞击地球的小流星所激起的岩石和灰尘不足以杀灭恐龙，而是由于碳酸盐及含硫岩石的蒸发所产生的硫和温室气体二氧化碳长期停留在大气中，使恐龙窒息死亡[5]。瑞士的科学家认为，火山爆发及其导致的气候变暖是恐龙灭绝的主要原因。6500万年前的大约20万年时间段内，德干高原火山喷发出的毒气总量10倍于尤卡坦半岛陨石撞击所产生的有害气体[6]。

放射性元素铱中毒说：20世纪70年代末期，阿尔唯拉兹（Alvaraz）和他的同事对意大利古比奥（Gubbio）地区的KT界面[7]黏土层中的铂族元素进行分析，发现了灰岩沉积物中的铱异常(图5-1-1)。

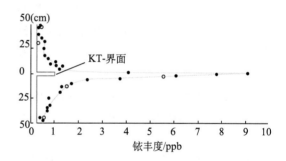

图5-1-1　恐龙灭绝的放射性元素铱中毒说

铱在地壳中的含量极少，大约为0.03微克/千克，因为地球上的大部分铱都与铁组合成合金分布于地核内。科学家们发现，界面黏土中的铱含量要比它上下层沉积物中铱含量高数十倍甚至数百倍，不仅如此，其他具有相似化学行为的元素（铂、铑、锇、钌、金等）的含量也都与地球外

1 柯婧.恐龙正在天空飞翔.大众科技报，2000-9-14.
2 肖智.恐龙灭绝原因有新解.中国科学报，1990-7-13.
3 甄朔南.祸起萧墙——食物中毒说.中国恐龙.海科技教育出版社，1998.
4 柯婧.龙正在天空飞翔.众科技报，2000-9-14.
5 恐龙灭绝又有新说法.国气象报，2001-1-1.
6 杨京德.火山爆发让恐龙灭绝.华商报，2007-11-19.
7 恐龙生存的最后年代是白垩纪，这段时期之后是第三纪，分隔这两个时期的一段时间被称白垩——第三纪分界期，即KT-分界期。

来的原始陨石类似。这种化学异常可以用地外物质撞击得到解释[1]。

1980年，美国科学家在6500万年前的地层中发现了高浓度的铱，其含量超过正常含量几十甚至数百倍。这样浓度的铱在陨石中可以找到，因此，科学家们就把铱元素与恐龙灭绝相联系起来。

1999年9月16日，在西班牙召开的国际恐龙蛋及小恐龙研讨会上，中国科学院古脊椎与古人类研究所赵资奎认为，恐龙在陨石撞击地球后仍然生活了几十万年，至少在中国的某些地区是这样。由此可见陨星撞击地球并不是恐龙灭绝的原因。赵资奎提供了在陨星撞击地球后一段长时间的恐龙蛋——中国东南部的南雄年代久远的地层中发现的11种恐龙蛋。分析表明，在KT分界期有6种恐龙失踪了。而这一时间的恐龙蛋中找到了铱。剩下的5种在这个分界期后仍然生存着，而且生活了好几十万年[2]。

为了证实恐龙蛋中所发现的铱，杨高创和毛雪瑛（2000）在鸡饲料中添加了一定数量的铱化合物 $[(NH_4)_2IrC_{16}]$，喂养14天，用中子活化法分析所产鸡蛋中的铱。结果在蛋壳、蛋清、蛋黄中均发现了添加的铱，其中蛋黄为最高。同时，铱的含量随着鸡饲养天数的增加呈上升趋势，到7、8天后稳定在一定范围；当停止喂给含铱的饲料后，铱含量迅速下降。这一结果为铱可能从食物链进入恐龙体内，并通过代谢作用沉积到蛋壳中的推断提供了科学依据[3]。

铱元素高度富集，正好与恐龙绝灭的时间相吻合，随后在世界许多地区都发现这一时期地层中的铱含量异常，于是，天外来客撞击地球使铱元素赋存于地层中的假说就有了证据。

有的科学家认为，6500万年前的白垩纪晚期和第三纪初期，当太阳系穿过宇宙间银河系庞大氢云团高氘辐射区时，大量对生命有害的氘粒子流射向地球，与氧化合生成了氘氧重水混入氕氧轻水中[4]，使自然水的含氘量急剧增加而大大超过当时地球生物所能承受的低氘量，致使长期生活在低氘水自然生态环境中的各种大中型恐龙因不能适应而发生严重的氘中毒，以至难以生存繁衍，纷纷衰退、坏变、死亡和灭绝，以水的低氘含量为基础的当时地球自然生态环境也随之消失。而那些逐渐承受和适应水的高氘含量环境的生物，如一些小型恐龙和有亲缘关系的各种变温爬行动物和恒温哺乳动物，不仅生存了下来，而且把进化变异的机体新基因传衍下去，一起繁衍生息到水的含氘量为0.015%（D:H）正常值的现代[5]。

缺乏解毒功能说。比较毒理学家认为，细胞色素P450的分布及其功能表明，它常是对进入体内的外来物质进行代谢的一种古老的酶。这种解毒酶可能在动物进化早期是必需的。因为，低毒的植物性次生代谢产物多数是有毒的后亲脂的，如果体内缺乏解毒的酶和解毒功能缺陷的情况下，

1 地球科学.www.nju.edu.cn/njuc/dikexi/earthscience/chp2/ch2-4.2.htm
2 晚霞.恐龙灭绝有新说.大众科技报，1999-10-17，第23期.
3 杨高创，毛雪瑛.用中子活化法研究鸡蛋中铱的含量与富铱饲料的关系.核技术，2000,10.
4 氘（dāo），氢的同位素之一，普通的氢中含有0.02%。氕（piē），氢的同位素之一，是氢的主要成分，普通的氢中含有99.982%。
5 在水中不论氘的含量多少，对生命体都是有毒的。氘的含量越高，对生命体的毒害就越大，而生命体对于氘却又是毫无防御能力的。因此包括人类在内的各种动植物生命体实际上始终都在受到不同程度的氘中毒，不过是它们现在对于自然水中0.015%比值的含氘量已经适应了而已。如果自然水中氘含量的浓度超过了D:H正常值0.015%时，对生命体的毒害就更大了。H是氢，D是重氢（氘）。

就会在脂质膜和脂质库中产生蓄积而中毒。谁能证明恐龙的解毒酶是否存在，那么，他将会有新的惊人的发现[1]。

有毒海藻说：美国克莱姆森大学的科学家研究认为恐龙灭绝的"罪魁祸首"不是因为超级陨石撞击地球，也不是因为巨大火山发生喷发，而是因为当时地球上广泛分布的蓝绿藻疯狂生长。地质学家詹姆斯·卡斯尔和生态毒理学家约翰·罗杰斯认为，这种海藻能够制造出有毒物质，而当其凋谢腐败之后，残留的海藻遗体还能消耗氧气。虽然，单单是有毒海藻的作用所造成的生物灭绝是一个非常缓慢的过程，但突然爆发的巨大灾难（如超级陨石撞击地球或者巨大的火山喷发），则加速了生物灭绝的进程。但造成生物大范围灭绝的罪魁祸首还是有毒的海藻。

5.1.2　二叠纪海洋生物灭绝毒杀说

二叠纪[2]初期，地球上一派欣欣向荣的景象。到了二叠纪末期，发生了历史上最大的一次集群灭绝事件。研究表明：陆生生物大约70%未能摆脱灭绝的命运。海洋中至少有90%以上的物种在这一时期消失。陆地上超过3/4的脊椎动物消失了，蜥蜴类、两栖类、兽孔目爬行类也急剧衰落。繁盛于古生代早期的三叶虫、四射珊瑚、横板珊瑚、蜓类有孔虫以及海百合等全部绝灭，腕足动物、菊石、棘皮动物、苔藓虫等也遭受严重的打击。在这次大灭绝中，整个地球生态系统也彻底更新，成为地球历史从古生代向中生代转折的里程碑。

造成这次物种大灭绝的原因，科学家有多种猜测。一是认为超大规模火山爆发或者海平面的下降导致；二是认为由于水化甲烷大规模释放所致；三是来自彗星、小行星等天体撞击引起。但是各种说法一直未有充分证据证明。2003年，一个由中国、美国、澳大利亚、德国等国科学家组成的科研小组研究了中国浙江煤山和澳大利亚帕斯盆地两口钻井样品中的生物分子化石，发现古生代向中生代转折期间，全球性古海洋表层水体透光层存在大量有毒硫化氢，初步推断这就是导致2.5亿年前超级生物大绝灭事件的"疑凶"。专家们推测：当时可能是因海洋透光层(海底200米左右，生物能自主进行光合作用生存的最远距离)带有有毒硫化氢，"杀死"大量需要氧气呼吸的海底生物，并且这种有毒气体达到富集状态，向陆地扩散，造成陆地生物短时间内以同样的方式大面积"消失"。

有毒硫化氢是海底淤泥产生的，但海洋是流动的，一般情况下会缓慢释放，不会全部富集到表层水体透光层中，只有当古海洋表层水体和底层水体完全不流动不交换，呈完全静止状态，才会出现有毒硫化氢富集到表层水体的情况，造成海洋动物灭绝。研究中国浙江煤山露头样品的生物分子化石，得出与澳大利亚帕斯钻井样品类似结果，同时还证明了2.5亿年前海洋硫化氢污染事件是全球性的。

2003年，澳大利亚科学家葛瑞斯(Grice Kliti)先从帕斯(Perth)盆地的岩芯样品中发现来自绿硫细菌(*Chlotobiaceae*)的特征分子化石，并在其中发现其他单烃分子的有机碳同位素和岩石中的硫同位素、铁离子丰度等都出现异常变化。绿硫细菌适合生存于厌氧、硫化氢丰富的透光带水体环境中，它的存在表示水体含有大量有毒硫化

1 依·霍奇森，弗·格恩里.生化毒理学导论.伯钦等译.北京：人民卫生出版社，1987，141.

2 二叠纪是古生代的最后一个纪，也是重要的成煤期。二叠纪开始于距今约2.95亿年，延至2.5亿年，共经历了4500万年。

氢。这说明生物大灭绝期间帕斯海区与现代的黑海类似，90%的水体缺氧并富含硫化氢和甲烷，表层水体中生物种类单调。

为什么海洋透光层会存在大量有毒硫化氢？科学家进一步研究认为：很有可能是当时南北极温度不断升高，造成海洋难以形成环流，大量绿硫细菌聚集在一起，形成的大量硫化氢气体难以沉积到海底。然而，更全面的认识有待于进一步的深入研究，特别是通过多学科综合研究才能获得。

5.1.3 铅与古罗马的衰亡

1.古罗马的衰亡

古罗马起源于意大利拉提乌姆平原台伯河左岸，距海约20千米。公元前2世纪，繁荣的希腊，被强盛的罗马帝国征服，并于公元前146年并入罗马版图。公元2世纪下半叶，古罗马已经扩张成为地跨欧洲、亚洲、非洲三洲的庞大帝国。到公元4世纪，除建筑、土木工程和艺术之外，古罗马的文明和精神开始全面衰退。公元395年，罗马君主狄奥尔西一世死后，罗马帝国分裂为东、西两部分。以黑海沿岸君士坦丁堡为首都的东罗马帝国和以意大利本土拉文那为首都的西罗马帝国。公元410年，哥特人[1]首领阿拉里克率领日耳曼蛮族大军攻占了有"永恒之城"之称的罗马城，西罗马帝国逐步走向灭亡。公元5世纪初，统治西罗马帝国的皇帝是个萎靡不振的傻子，在他当政期间，800年没有任何外族入侵过的罗马城终被西哥特人[2]攻破，60多年后西罗马帝国正式灭亡，从而结束了西欧奴隶制的社会历史。

2.铅中毒导致了古罗马的衰亡

强大的古罗马帝国为什么在公元5世纪会突然消亡？菲里普·李·拉尔夫在《世界文明史》中认为，西罗马帝国的衰亡主

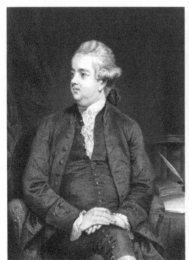
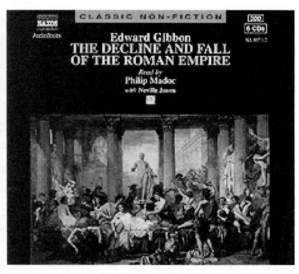

图5-1-2 爱德华·吉本与《罗马帝国衰亡史》一书封面

---

1 哥特人（Goths），是德国东部的日耳曼民族的一支部族，从2世纪开始定居在斯基泰、达其亚和潘若尼亚。5到6世纪时，分裂为东哥特人和西哥特人。

2 西哥特人（Visigoth），是哥特人的一支，原居住于罗马帝国东北部，4世纪下半叶，受到来自中亚的匈奴人的威胁，开始向西迁徙。公元378年，西哥特人打败了罗马帝国的军队，410年西哥特人又洗劫了罗马城，随后占领了高卢南部阿基坦地区，以图卢兹作为首都，建立了西哥特王国。

要是由于内部问题。第一，政治上，元首制下缺乏明确的继承法，结果元首一去世，接着就是内战；第二，经济上，罗马最严重的经济问题是由奴隶制度和劳动力短缺所引起的；第三，缺乏公民理想。

但是，英国历史学家爱德华·吉本[1]在其所著的《罗马帝国衰亡史》中首次指出：罗马帝国的衰亡源于一种重金属元素——铅（图5-1-2）。

许多考古学、毒理学、环境化学、古尸分析法检的科学家经过大量调查研究，描述了铅性食品和用具给古罗马带来的灾难。其证据和理由如下。

（1）铅的大规模开采和广泛使用。古罗马时代是全球铅生产的第一个高峰期，仅古罗马每年平均生产80万吨以上的铅。随着铅的大规模开采，罗马对铅的应用也达到了顶峰。罗马人用铅盖屋顶，用铅保护船的龙骨，有的用铅制造棺材，致使铅毒在古罗马广泛流行。

（2）铅制管道和器皿的盛行。古罗马人在攻占古希腊后，发现涂铅的器皿不再像铜器那样会随时间的推移而生出令人厌恶的绿锈。于是，铅制器皿的使用盛行

取代了容易生锈的铜器。不仅如此，古罗马人以铅为荣，用铅管道输送饮水，用铅杯喝水，用铅锅煮食，在铅制容器里长期存放食品、果酒，甚至用氧化铅代替糖调酒。用铅制作各种玩具、铸像、纪念品、佛珠、戒指、钱币、筛子、焊剂、盒子、标记油漆、化妆品、药品和颜料。

（3）铅暴露相当严重。铅制管道和器皿的盛行造成古罗马人的铅暴露，遭受到严重的铅污染。据考察估计，古罗马时期贵族、平民和奴隶铅暴露的状况有所不同，平均每人每日所吸收的铅分别为250微克、35微克和15微克。其中贵族铅暴露远高于世界卫生组织1977年规定的成年人铅摄入量：45微克/日的标准。但是贫苦人没有遭受到严重的铅污染，原因是贫苦人既没有太多的酒、葡萄糖浆、蜜饯或蜂蜜制品，也没有奢侈的化妆品和含铅的油漆或颜料。他们饮用的水也与城里贵族或富人不同，因为农村很少使用铅制水管。贫民的饮食主要是大麦和其他谷类，烹调比富人少，而且使用的饮具和容器不是昂贵的铅器或青铜器，而是土制的便宜陶瓷（表5-1-1）。

表5-1-1 古罗马帝国时期铅暴露估计

人群/铅来源	铅含量	每日摄入量	吸收因子	前吸收量/（μg/d）
贵族				
空气	0.05μg/m³	20 m³	0.4	0.4
水	50（50~200）μg/L	1.0L	0.1	5（5~20）
酒	300（200~1500）	2.0L	0.3	180（120~900）
食物	0.2（0.1~2.0）μg/g	3000g	0.1	60（30~600）
其他				5.0
合计平均				250（160~1520）
平民				
空气	0.05μg/m³	20 m³	0.4	0.4
水	0.5（0.5~5.0）μg/L	2.0L	0.1	0.1（1~1.0）
酒	50（50~400）μg/L	1.0L	0.3	15（15~120）

1 爱德华·吉本（Edward Gibbon，1737~1794年），英国历史学家。他于1770年开始撰写《罗马帝国衰亡史》，1781年出版第二、三卷。1787年6月27日夜，写完了最后一章。整整花了20年时间。1788年所有手稿全部出版。全书共6卷71章，120多万字。

人群/铅来源	铅含量	每日摄入量	吸收因子	前吸收量/（μg/d）
食物	0.1（0.1～1.0）μg/g	2000g	0.1	20（20～200）
合计平均				35（35～320）
奴隶				
空气	0.05μg/m³	20 m³	0.4	0.4
水	50（50～200）μg/L	2.0L	0.1	5（5～20）
酒	5（1～10）μg/L	0.75L	0.3	1.1（0.2～2.0）
食物	0.05（0.05～0.5）μg/g	1000g	0.1	5（5.0～50）
其他				5.0
合计平均				15（15～77）

（4）古罗马宫廷贵族阶层的铅中毒。古罗马贵族阶层很富有，他们用的是很贵重的铅壶装酒、饮酒，盛行在葡萄汁中添加铅丹（四氧化三铅），以增色降酸；将蜂蜜加到铅容器中加热，可以止泻治病。现代研究表明，葡萄酒降酸，是由于生成了带甜味的乙酸铅；加热蜂蜜止泻是因为溶出的铅抑制消化道的运动，是一种毒性反应。

古罗马上层贵族和有钱人的妻子或主妇大量饮用混合酒、葡萄糖浆、水果蜜汁和各种饮料，这些妇女所摄入的铅足以导致她们不育、流产、死产和早产。早产儿往往精神发育迟缓，其他婴儿也极易在出生后不久死亡。幸存的幼儿由于铅暴露而造成永久性的生理或精神损伤。

在古罗马，女性由于生物自然属性的进化和文化的渲染与强化，"白色为美"成为时尚。人们采用各种手段来使自己的肤色变白，以凸显其美。当时化妆品中的面霜都是以铅为制作原料，从而产生一种具有美白效果的乙酸铅，能使女性的皮肤变得白皙细嫩，更为漂亮。于是，古罗马女性乐此不疲，长期使用铅来美白皮肤。妇女化妆使用的铅蓄积在骨骼和软组织中，特别是蓄积在脑组织中造成慢性铅中毒（图5-1-3）。结果不仅不美，而且远离了健康，造成了悲剧。致使妇女不怀孕，流产、死胎和畸胎，即使生下来的孩子也是傻子。

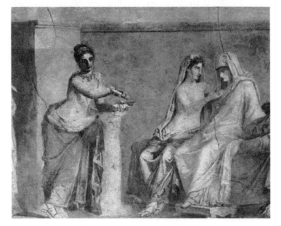

图5-1-3 古罗马女性为了皮肤美白喜爱使用铅制的面霜

（5）罗马帝王的生活方式本质上决定了他们必然遭受铅中毒而缺乏执政能力。加拿大学者纳里亚古（Nriagu）研究表明，在公元前30～公元220年30位统治罗马帝国的皇帝和皇位篡夺者中，有19位皇帝嗜好严重铅污染的菜肴和酒混合物。例如，克劳迪厄斯（Claudius，41～54年在位)是一位智力愚钝、精神失常的贪食者，他说话口吃，四肢无力，步态蹒跚，震颤，突然狂笑，动辄发怒，整个儿童和青少年时代头脑愚蠢、体质虚弱，成年时仍对公共和个人事务缺乏思考能力，曾因剧烈绞痛而想自杀。卡利古拉（Caligula，公元37～41年在位)成年时是慢性酒精中毒患者，过度放纵和铅中毒使他身心衰竭，智能衰退，罗马帝国的统治急速恶化。加尔巴（Galba，公元68～69年在位)是一位贪食者，他的四肢因痛风而扭曲，以致不能穿鞋和拿书。

（6）铅中毒使古罗马贵族出生率下降、死亡率上升，文化素质和传统精神全面衰落。大约从公元前2世纪或公元前1世纪起，罗马上层阶级的人数迅速减少，每一代人也许只有前一代人的1/4，大部分上层家庭只养育极少的孩子，有钱人几乎全都没有自己生育的子女。根据对古罗马贵族墓碑碑文资料所作的统计表明，当时罗马人出生的期望寿命仅为22～25年。另据古罗马特洛伊贵族区的资料，除寡居者外，在19岁的101名男子中，已婚35人，其中18人无后嗣，10人仅有1个子女，7人有2～3个子女，总计仅有子女27人；后代的存活率很低，即使存活，也有不少子女体格和智力发育不良。特洛伊贵族35名结婚的王爷中半数以上没有生育；其余的王妃虽然有喜，活着生下的只是少数几个低能儿和痴呆儿，皇室几乎没有嫡生的可以传位的子女。为此，安东宁斯皇帝提出了一项补救措施，选拔贵族中健康而又聪明的人为皇位继承人。这本是一项希腊早期贵族共和制的明智决策，可惜当皇位传到马康斯奥里利斯时，皇后生了一个白痴康美大斯，而昏庸的皇上让他继承了王位。从此破坏了选拔制度，罗马统治集团日益衰落。

现代的研究表明，铅可直接作用于男性生殖系统的核心器官睾丸。睾丸的正常生理功能主要是制造精子及合成雄性激素，这两个功能中任何一个受到损伤，都会影响男性的生殖功能，其结果是精子的质和量发生改变，表现为精子数量减少、精子畸形率增大和活动能力减弱。因此，罗马帝国的衰亡可能与罗马上层人物铅中毒导致生育能力低下、人口质量明显下降有关。

（7）铅中毒性痛风广泛流行。根据文学和医学的记载，在古罗马时代，铅中毒性痛风成了许多文学家讽刺和嘲笑的话题。许多医生留下了关于诊断和治疗痛风病的珍贵资料和秘方。痛风病的并发症状是关节麻木、运动困难、沉闷、暴热暴冷、失眠、腹绞痛、便秘。这说明痛风在那段时期已成为一种很普遍的疾病。

（8）古罗马人的遗骸中含有大量的铅。考古学家发现，古罗马人的遗骸中含有大量的铅，铅的含量远高于其他民族，也高于现代人。古罗马人墓穴中的尸骨上的点点黑斑经过化验分析，确证是硫化铅的痕迹。通过检验，罗马人的食谱、饮料、厨具、水管等实物也提供了罗马人可能铅中毒的确实证据。

以上事实表明，古罗马的衰亡，固然有内部矛盾和外族入侵等多种因素，但科学家们和历史学家推测，铅中毒是古罗马迅速衰亡的根本因素，生育能力与智力的下降使罗马帝国最终抵挡不住日耳曼的进攻而亡国。

3.历史意义

历史的教训是深刻的。古罗马人很早就掌握了铅的冶炼技术。因此两千多年前的古罗马时代，盛行使用铅制器皿，从而取代了容易生锈的铜器。古罗马人用铅制造各种用具、器皿、化妆品等，在铅制容器里长期存放食品、果酒，应用铅管道输送饮水。尤其封建贵族家庭与铅的接触更多。他们在葡萄酱里加入铅丹，以增色降酸。妇女化化妆使用的是铅白，结果造成慢性铅中毒，致使妇女不孕、流产、死胎和畸胎，即使生下来的孩子也是傻子。历史学家推测，由于铅中毒而导致了古罗马的衰亡是有科学道理的。

科学家认为铅中毒是古罗马速衰亡重要原因的结论，是近代铅中毒研究中具有里程碑意义的一个重要事件。

5.2 大气污染灾害

5.2.1 比利时马斯河谷烟雾事件

1930年12月1～5日，比利时的马斯河谷 (Meuse Valley)工业区内13个工厂排放的大量有害废气（主要是二氧化硫）和粉尘在河谷中数日不散，对人体健康造成了综合影响，一周内有几千人中毒发病，近60多人丧生，市民中心脏病、肺病患者的死亡率增高，大批畜禽死亡。这是20世纪最早记录下的大气污染灾害。

1.事件经过

在比利时境内沿马斯河24千米长的一段河谷地带，即马斯峡谷的列日（Liege）镇和沪伊（Huy）镇之间，中部低洼，宽60～80米，两侧山高约90米，整个河谷地带处于狭长的盆地之中（图5-2-1）。许多重型工厂分布在狭窄的河谷地带，形成一个工业区，包括3个炼油厂、3个金属冶炼厂、4个玻璃厂和3个炼锌厂，还有电力、硫酸、化肥厂和石灰窑炉（图5-2-2）。

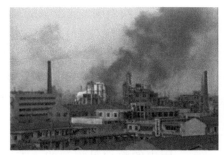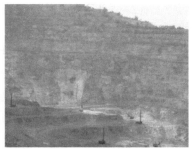

图5-2-1 比利时马斯河谷工作区

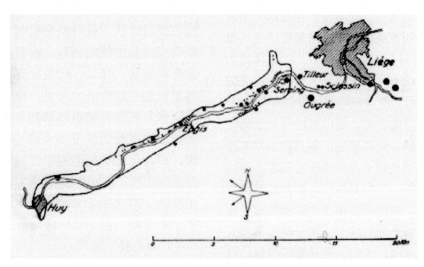

图5-2-2 比利时的马斯河谷工业区平面图

图中显示列日镇和沪伊镇之间中部的低洼地区；连续的 ⌒ 线表示发生灾害的地区；黑点表示工业企业的位置。

1930年12月1日开始，由于气候，反常整个比利时被大雾笼罩。在马斯河谷上空出现了很强的逆温层，雾层尤其浓厚，致使13个大烟囱排出的烟尘无法扩散，大量有害气体积累在近地大气层，对人体造成严重伤害。在这种气候反常变化的第3天，这一河谷地段的居民有几千人呼吸道发病，有63人死亡，为同期正常死亡人数的10.5倍。发病者包括不同年龄的男女，症状是流泪、喉痛、声嘶、咳嗽、呼吸短促、胸口窒闷、恶心、呕吐，尤其是咳嗽与呼吸短促最为明显。死者大多是年老和有慢性心脏病与肺病的患者。尸体解剖结果表明，刺激性化学物质损害呼吸道内壁是致死的原因。其他组织与器官没有毒物效应。患病的牛表现呼吸急促、不安、黏膜发绀等急性肺气肿的症状。鸟类和老鼠也有死亡的情况。

2.事件处置

事件发生以后，虽然有关部门立即进行了调查，但一时不能确证致毒物质。有人认为是氟化物，有人认为是硫的氧化物，说法不一。以后又对当地排入大气的各种气体和烟雾进行了研究分析，排除了氟化物致毒的可能性，认为二氧化硫气体和三氧化硫烟雾的混合物是主要致毒的物质。事件发生与工厂排出有害气体在近地表层积累有关。据费克特（Firket）博士在1931年对这一事件所写的报告，推测大气中二氧化硫的浓度约为25～100毫克/米^3（9～37ppm）。空气中存在的氧化氮和金属氧化物微粒等污染物会加速二氧化硫向三氧化硫转化，加剧对人体的刺激作用。但是，1937年罗尔姆在《工业卫生与毒理学杂志》上发表文章，认为患病的人是该区域的某些

工厂排出的气态氟引起的急性中毒。

在马斯河谷烟雾事件中，地形和气候是两个重要因素。从地形上看，该地区是一狭窄的盆地；气候反常出现的持续逆温和大雾，使得工业排放的污染物在河谷地区的大气中积累到具有毒级的浓度。该地区过去有过类似的气候反常变化，但为时都很短，后果不严重。据记载，1911年的发病情况与这次相似，但没有造成死亡。

3.历史意义

马斯河谷事件发生后的第二年就有人预言："如果这一现象在伦敦发生，伦敦公务局可能要对3200人的突然死亡负责。"22年后，伦敦果然发生了4000人死亡的严重烟雾事件。这说明造成以后各次烟雾事件的某些因素是具有共同性的。

5.2.2 美国洛杉矶光化学烟雾事件

1943年5～10月，美国加利福尼亚州的洛杉矶市的大量汽车废气产生的光化学烟雾[1]，造成大多数居民眼睛红肿、喉炎、呼吸道疾病恶化等。1943年以后，又两度发生光化学烟雾事件。1955年发生光化学烟雾事件，400多人因五官中毒、呼吸衰竭而死。1970年发生光化学烟雾事件，使全市3/4的人患病。这是世界上最早出现的新型汽车尾气排放污染的典型——光化学烟雾污染事件。

1.事件经过

洛杉矶是美国西部太平洋沿岸的一个阳光明媚、气候温暖、风景宜人的海滨城市。早期金矿、石油和运河的开发，加之

---

1 汽车排放的废气和其他污染物，如氮氧化物、一氧化碳、不稳定有机化合物，在阳光中的紫外线作用下发生复杂的光化学反应，产生以臭氧为主的多种二次污染物，称为"光化学烟雾"。一般发生在湿度低、气温在24~32℃的夏季晴天的日子里。

得天独厚的地理位置，使它很快成为一个商业、旅游业都很发达的港口城市。自从1936年在洛杉矶开发石油以来，特别是二次世界大战后，洛杉矶的飞机制造和军事工业迅速发展，洛杉矶已成为美国西部地区的重要海港，工商业的发达程度仅次于纽约和芝加哥，是美国的第三大城市。

20世纪40年代，随着工业发展，洛杉矶的人口猛增到800万，市内高速公路纵横交错，占全市面积的30%，行驶的汽车达400多万辆，每天大约消耗2500万升汽油[1]，排出1000多吨碳氢化合物，300多吨氮氧化物，700多吨一氧化碳。另外，还有炼油厂、供油站等其他石油燃烧排放的废气，这些排放物聚集在大气中，加之洛杉矶地形不利于污染物扩散，而造成大气污染。

在这种特殊的环境条件下，洛杉矶的光化学烟雾毒化污染空气极易形成（图5-2-3）。在一天里，由上午9~10时开始形成烟雾，一氧化氮浓度增加，其浓度在10ppm以下就可以积蓄臭氧。到下午2时左右，臭氧浓度达到高峰，氧化氮浓度减少。然后随太阳西下，烟雾也逐渐消失，这正是形成光化学烟雾的典型特征。

从20世纪40年代初开始，人们发现每年从夏季至早秋，只要是晴朗的日子，城市上空就会出现一种浅蓝色烟雾，使整座城市上空变得浑浊不清。这种烟雾使人眼睛发红，咽喉疼痛，呼吸憋闷、头昏、头痛。

1943年9月8日，洛杉矶市被一种奇怪的浅蓝色烟雾整整笼罩一天，大气能见度降低，具有浓烈的特殊气味，刺激人的眼睛和咽喉，呼吸困难，致使400多人死亡。街道树木和郊外蔬菜纷纷枯黄叶落，犹如深秋景色。这就是震惊世界的"洛杉矶烟雾事件"。此后的十几年里，几乎每年都发生类似现象。洛杉矶的市民，谈烟色变，心有余悸。

1943年以后，每年5~10月，经常出现烟雾几天不散的严重污染。烟雾肆虐，以致数百千米以外的海拔2000米高山上的大片松林也因此枯死，葡萄、柑橘减产。1950~1951年，因大气污染造成的损失达15亿美元。几千居民不同程度地得了红眼病、喉痛和胸痛。

1955年9月，由于大气污染和高温，使烟雾的浓度高达0.65ppm。在两天里，65岁以上的老人死亡400余人，为平时的3倍多。许多人眼睛痛、头痛、呼吸困难。

1970年，约有75%以上的市民患上了红眼病。

当时，洛杉矶失去了它美丽舒适的环境，人们称之为"美国的烟雾城"。

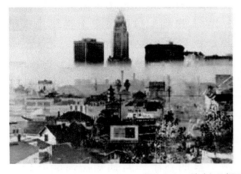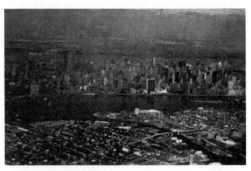

图5-2-3　洛杉矶烟雾事件（1943年夏季）

---

[1] 有的资料记载，当时洛杉矶行驶的汽车达250万辆，每天消耗1200吨汽油。

2.烟雾成因

对于20世纪40年代洛杉矶烟雾产生的原因，并不是很快清楚的。开始认为是空气中二氧化硫导致洛杉矶的居民患病。但在减少各工业部门（包括石油精炼）的二氧化硫排放量后，并未收到预期的效果。后来发现，石油挥发物（碳氢化合物）同氮氧化物或空气中的其他成分一起，在阳光（紫外线）作用下，会产生一种有刺激性的有机化合物，这就是洛杉矶烟雾。但是，由于没有弄清大气中碳氢化合物究竟从何而来，尽管当地烟雾控制部门立即采取措施，防止石油提炼厂储油罐石油挥发物的挥发，然而仍未获得预期效果。

直到20世纪50年代，人们才发现洛杉矶烟雾是由汽车排放物造成的。加利福尼亚工业大学的哈根·斯密特博士，经过长期的调查研究和科学实验，于1953年揭开了洛杉矶烟雾的形成机理，原来罪魁祸首是汽车的有害排放物——"尾气"[1]。当时的250万辆各种型号的汽车，每天消耗1600万升汽油，由于汽车汽化器的汽化率低，使得每天有1000多吨碳氢（CH）化合物、300多吨氮氧（NO_x）化合物、700多吨一氧化碳（CO）进入大气。这些碳氢化合物在阳光作用下，与空气中其他成分起化学作用而产生一种新型的刺激性很强的含剧毒光化学烟雾，这种化学反应被称为光化学反应。

从地形看，洛杉矶地处太平洋沿岸的一个口袋形地带之中，只有西面临海，其他三面环山，形成一个直径约50千米的盆地，空气在水平方向流动缓慢。虽然在海上有相当强劲的通常从西北方吹来的地面风，但海岸线上吹的基本是西风或西南风，而且风力弱小。这些风将城市上空的空气推向山岳封锁线。另一个因素促使逆温层的形成的原因是，沿着加利福尼亚

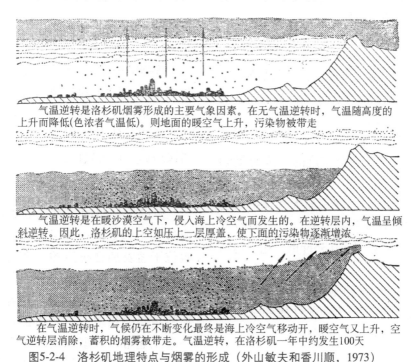

气温逆转是洛杉矶烟雾形成的主要气象因素。在无气温逆转时，气温随高度的上升而降低(色浓者气温低)。则地面的暖空气上升，污染物被带走

气温逆转是在暖沙漠空气下，侵入海上冷空气而发生的。在逆转层内，气温呈倾斜逆转。因此，洛杉矶的上空如压上一层厚盖，使下面的污染物逐渐增浓

在气温逆转时，气候仍在不断变化最终是海上冷空气移动开，暖空气又上升，空气逆转层消除，蓄积的烟雾被带走。气温逆转，在洛杉矶一年中约发生100天

图5-2-4 洛杉矶地理特点与烟雾的形成（外山敏夫和香川顺，1973）

---

1 汽车发动机（内燃机）的燃烧生成物，都是通过排气管、消声器等排入大气的，专业术语称作"排气排放物"，俗称"尾气"。

州海岸向南方和东方流动的是一股大洋流——加利福尼亚潮流。在春季和初夏，这时海水较冷。来自太平洋上空的比较温暖的空气，越过海岸向洛杉矶地区移动，经过这一寒冷水面上空后变冷。这就出现了接近地面的空气变冷，同时高空的空气由于下沉运动而变暖的态势，于是便形成了洛杉矶上空强大的持久性的逆温层。每年约有300天从西海岸到夏威夷群岛的北太平洋上空出现逆温层，它犹如帽子一样封盖了地面的空气，并使大气污染物不能上升到越过山脉的高度（图5-2-4）。

洛杉矶烟雾，主要是刺激眼、喉、鼻，引起眼病、喉头炎及不同程度的头痛。在严重情况下，也会引起死亡。烟雾还能造成家畜患病，妨碍农作物及植物的生长，使橡胶制品老化，材料和建筑物受腐蚀而损坏。光化学烟雾还使大气浑浊，降低大气能见度，影响汽车、飞机安全运行，造成车祸、飞机坠落事件。

3.事件处置

从20世纪50年代开始，洛杉矶当地政府每天向居民发出光化学烟雾预报和警报。光化学烟雾中的氧化剂以臭氧为主，所以常以臭氧浓度高低作为警报的依据。1955～1970年，洛杉矶曾发出臭氧浓度的一级警报80次，每年平均5次，其中1970年高达9次。

1979年9月17日，洛杉矶大气保护局发出了"烟雾紧急通告第二号"，当时空气中臭氧含量已经超过了0.35ppm，几乎达到了"危险点"。

1947年，洛杉矶市划定了一个空气污染控制区，专门研究污染物的性质和它们的来源，探讨如何才能改变现状。

4.历史意义

光化学烟雾可以说是工业发达、汽车拥挤的大城市的一个隐患。20世纪50年代以

来，世界上很多城市都不断发生过光化学烟雾事件。后来人们主要在改善城市交通结构、改进汽车燃料、安装汽车排气系统催化装置等方面做着积极的努力，以防患于未然。

继洛杉矶之后，光化学污染相继在世界各地出现，如日本的东京、大阪，英国的伦敦，澳大利亚的悉尼，德国、墨西哥、印度的一些大城市。

随着环境保护要求的日益严格，1990年美国清洁空气法(修正案)规定，逐步推广使用新配方汽油，减小由汽车尾气中的一氧化碳及烃类引发的臭氧和光化学烟雾等对空气的污染。新配方汽油要求限制汽油的蒸汽压、苯含量，还将逐步限制芳烃和烯烃含量。还要求在汽油中加入含氧化合物，如甲基叔丁基醚、甲基叔戊基醚。这种新配方汽油的质量要求还进一步推动了汽油的有关炼油技术的发展。

5.2.3　美国多诺拉烟雾事件

1948年10月26～30日，美国宾夕法尼亚州多诺拉（Donora）镇大气中的二氧化硫及其他氧化物与大气烟尘共同作用，生成硫酸烟雾，使大气严重污染，4天内42%的居民患病，17人死亡。

1.事件经过

多诺拉是美国宾夕法尼亚州匹兹堡市南边30千米处的一个工业小城镇。多诺拉镇位于孟农加希拉河的一个马蹄形河湾内侧。两边高约120米的山丘，坡度为10%的山岳把小镇夹在山谷中。多诺拉镇与韦布斯特镇隔河相望，沿河狭长的平原地形成一个工业带。大型炼铁厂、炼锌厂和硫酸厂集中在河谷。多年来，这些工厂的废气通过烟囱不断地排到空中，以致多诺拉镇的空气中总有一些怪味。

1948年10月26日，多诺拉镇气候潮湿寒冷，天空阴云密布，持续的大雾使多诺拉镇看上去格外昏暗。受反气旋和逆温控制，一丝风都没有，空气失去了上下的垂直移动，出现逆温现象，工厂排出的有害气体扩散不出去。在这种死风状态下，工厂的烟囱却没有停止排放，不停地喷吐着烟雾。两天过去了，天气没有变化，只是大气中的烟雾越来越厚重，工厂排出的大量烟雾被封闭在山谷中。空气中散发着刺鼻的二氧化硫气味，令人作呕。空气能见度极低，除了烟囱之外，工厂都消失在烟雾中。随之而来的是小镇中的居民突然发病，中毒症状为咳嗽、呕吐、腹泻、喉痛，有的患眼病、流鼻涕、头痛、四肢乏倦、胸闷。截至10月30日，全镇1.4万人中有近6000人中毒，17人死亡。

2.事件调查

事件发生后，美国联邦公共卫生局会同州卫生局进行了为期2个月的调查，结果是：5天之内，空气污染积累到了极为严重的程度。事件发生期间，多诺拉发病人数共5911人。轻患者占居民总数的15.5%，症状是眼痛、喉痛、流鼻涕、干咳、头痛、肢体酸乏；中度患者占16.8%，症状是痰咳、胸闷、呕吐、腹泻；重患者占10.4%，症状是综合的。各种症状中咳嗽是最普遍的，占33.1%；其次是喉痛，占23.1%；胸闷占21.5%。调查证明，发病率和严重程度同性别、职业无关而同年龄有关。患者年龄在65岁以上的超过60%。死亡17人，为年龄52~84岁的老人，而且大都是在发病的第三天死亡的。死者的一个共同点是原来都患有心脏或呼吸系统疾患。尸体解剖记录证明死者肺部都有急剧刺激引起的变化，如血管扩张出血、水肿、支气管炎含脓（图5-2-5）。

事件发生的主要原因，是由于小镇上的工厂排放的含有二氧化硫等有毒有害物质的气体及金属微粒在气候反常的情况下聚集在山谷中积存不散，这些毒害物质附着在悬浮颗粒物上，严重污染了大气。人们在短时间内大量吸入这些有毒害的气体，引起各种症状，以致暴病成灾。

在事件发生当时虽然来不及作环境监测，但可推断二氧化硫浓度大概在0.5~2.0微升/升，并存在明显尘粒。所以，有人认为二氧化硫同金属元素和某些化合物反应生成的"金属"硫酸铵是主要致害物。二氧化硫及其氧化作用的产物同大气中尘粒的结合是致害的关键因素。

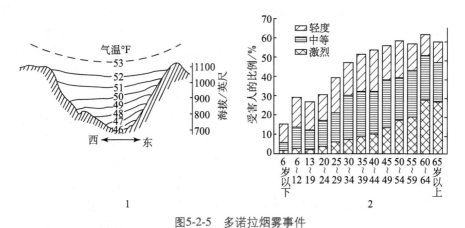

图5-2-5 多诺拉烟雾事件

1.多诺拉河谷的气温逆转；2.多诺拉事件中不同年龄的患病率。外山敏夫和香川顺，1973

3.历史意义

多诺拉烟雾事件和1930年12月发生在比利时马斯河谷的烟雾事件，以及多次发生的伦敦烟雾事件，1959年墨西哥的波萨里卡事件一样，都是由于工业排放烟雾造成的大气污染公害事件。大气中的污染物主要来自煤、石油等燃料的燃烧，以及汽车等交通工具在行驶中排放的有害物质。全世界每年排入大气的有害气体总量为5.6亿吨，其中一氧化碳（CO）2.7亿吨，二氧化碳（CO_2）1.46亿吨，碳氢化合物0.88亿吨，二氧化氮（NO_2）0.53亿吨。美国每年因大气污染死亡人数达5.3万多人，其中仅纽约市就有1万多人。大气污染能引起各种呼吸系统疾病，由于城市燃煤煤烟的排放，因此城市居民肺部煤粉尘沉积程度比农村居民严重得多。

5.2.4 英国伦敦烟雾事件

1952年12月5~8日，正是伦敦城市冬季大量燃煤之际，排放的煤烟粉尘在无风状态下蓄积不散，致使城市上空连续四五天烟雾弥漫，伦敦城内到处可以听到咳嗽声。仅仅4天时间，死亡人数达4000多人。2个月后，又有8000多人陆续丧生。这就是骇人听闻的"伦敦烟雾事件"（图5-2-6）。这次历史上罕见的大气污染事件推动了英国环境保护的立法进程。

1.事件经过

1952年12月3日，对进入冬天的伦敦来说是一个比较好的天气。一个冷锋已在夜间通过，到中午，气温达到5.6℃，相对湿度大约70%。天空中点缀着绒毛状积云，这是英格兰有名的在天气晴朗的片刻才有的云彩。老年人与患者难得有一个坐着晒太阳的机会，迎着从北海吹来的风喝茶。然而，人们不知道伦敦正处于一个巨大的反气旋，也就是高气压地区的东南边缘。风围绕这一高压中心以顺时针方向吹着。

12月4日，这个反气旋沿着通常的路径移向东南方，其中心在伦敦以西几百千米风向已稍转，从西北偏北的方向吹来，风速比原来慢了。几层阴云几乎遮蔽了天空，透过较低层广阔均匀的暗灰色层云裂缝间，可以看到约3000米高空处还有较高的云层，它们把太阳和天空统统遮住。空气中充满了烟味，成千上万个烟筒排出的煤烟和灰粒悄悄飘进大气中。大的颗粒落在屋顶、街道上，落在帽子和衣服上，较小的烟尘随着空气而飘动。玩耍的孩子们跑进跑出房子时，一阵阵的风就把这些烟尘与煤气带进室内，而烟雾离奇地钻进那些门窗关闭着的房子。与前一天相比，伦敦人知道天气已经坏到何等可怕的程度。

12月5日，逆温层笼罩伦敦，城市处于高气压中心位置，垂直和水平的空气流动停止，空气寂静无风。当时伦敦冬季多使用燃煤采暖，市区内还分布有许多以煤为主要能源的火力发电站。由于逆温层的作用，煤炭燃烧产生的二氧化碳、一氧化碳、二氧化硫、粉尘等污染物在城市上空蓄积，引发了连续数日的大雾降临伦敦。伦敦市中心空气中的烟雾量几乎增加了10倍，前所未见的浓雾弥漫全城，能见度节节下降。烟雾还钻进了建筑物，Sadler's Wells剧院正在上演的歌剧《茶花女》由于观众看不见舞台而被迫中止。电影院里的观众也看不到银幕。由于毒雾的影响，街上行人的衣服和皮肤上沾满了肮脏的微尘，公共汽车的挡风玻璃蒙上烟灰，只能开着雾灯艰难地爬行。公路和泰晤士河水路交通都几近瘫痪，警察不得不手持火把在街上执勤。患呼吸道疾病的人激增，而浓雾使救护车根本动弹不得。在此后几天里，市内某些地区的能见度曾经降到零，人们连自己的脚都看不到。当时，伦敦的警察使用燃烧着的火炬，以便在烟雾中能看清别人，并能被人看到。伦敦的交通几乎瘫痪，在烟雾弥漫的第4天，一辆双层巴士只能借助于雾灯缓慢地在市区行驶。

正在伦敦举办的一场牛展览会，一群获奖牛首先对烟雾产生了反应，表现为呼吸困难，张口伸舌，350头牛中有52头严重中毒，14头奄奄一息，其中1头当场死亡，另有12头病重牛送往屠宰场。不久，伦敦市民也对毒雾产生了反应，许多人感到呼吸困难、眼睛刺痛，发生哮喘、咳嗽等呼吸道症

状的患者急剧增加，进而死亡率陡增。烟的气味渐渐变得很强烈，风太弱，不能刮走烟筒排出的烟。烟和湿气积聚在离地面几千米的大气层里。人们开始向他们的邻居相互叫苦，汽车司机嘟嘟囔囔地咒骂着烟雾。

12月6日，情况更坏。烟雾遮住了整个天空，城市处于反气旋西端。中午温度降到−2℃，同时相对湿度升到100%，大气能见度仅为几十尺。所有飞机的飞行都取消了，只有最有经验的司机才敢于驾驶汽车上路。步行的人沿着人行道摸索着走动。风速表不转动，读数为零。由于空气流动太慢，工厂的锅炉、住家的壁炉及其他冒烟的炉子

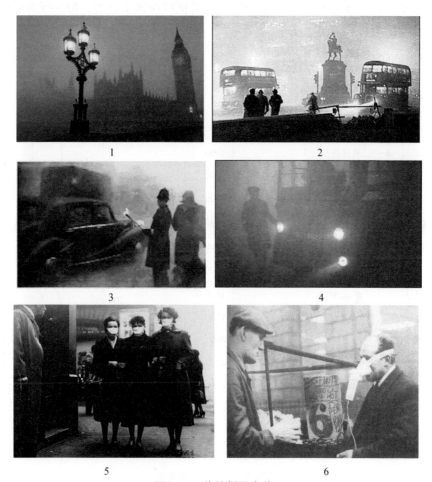

1

2

3

4

5

6

图5-2-6　伦敦烟雾事件

1.雾都景色之一；2.雾都景色之二；3.伦敦的警察使用燃烧着的火炬，以便在烟雾中能看清别人，并能被人看到；4.伦敦的大巴士在毒雾中缓慢行驶；5.严重污染的空气使得市民不得不戴上口罩；6.伦敦街头销售板栗的商贩，兼售防毒的口罩

往空气内增添着毒素。雾滴混杂上烟里的一些气体和颗粒，雾不再是洁净的雾了，也不再是清洁的小水滴了，而是"烟雾"的混合物。烟雾弥漫全城，侵袭着一切有生命的东西。当人们的眼睛感觉到它时，眼泪就会顺着面颊流下来。每吸一口气就吸入一肺腔的污染气体。凡是在有人群的地方，都可以听到咳嗽声。学校里讲课的人不得不提高声调以超过干咳声和哮喘声。

12月6日，为了视察英国烟雾事件，美国卫生教育部大气污染局局长普兰特博士抵达伦敦。他把在伦敦观察到的情况做了记录并发表在杂志上。他写道："因伦敦机场烟雾弥漫，所以飞机只得在伦敦南面32千米的加多意奇机场着陆。在机场上，刚一推开机舱门，一股硫黄和煤烟的气味迎面扑来。有人说如果晚上在伦敦的街头散步，口中经常有金属的味道，鼻子咽喉

及眼睛都感受到刺激。这种对眼睛的刺激与洛杉矶不一样，很像剥开葱皮时眼睛所感到的那种刺激。在12月6日我们到达的那一天傍晚，旅馆外面的能见度只有4～5米……行人中约有2/3用围巾、口罩、手帕等捂着鼻子……时值寒冬，使人咳嗽的灰褐色的烟雾笼罩着一切。"

12月7日和8日，伦敦的天气仍然没有好转。烟雾厉害极了。几天以来曾享受来自北方的爽快和风的老年人和患者，现在在这污浊的空气中就感到呼吸非常困难，甚至一些青年人也感到不适，患有呼吸器官疾病和气喘患者来说，这烟雾简直是一种酷刑。伦敦的医院挤满了患者，都是烟雾的受难者，并且有许多人因此而死亡。

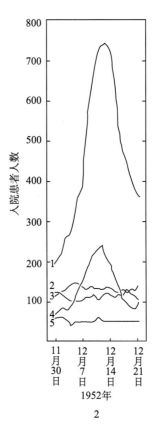

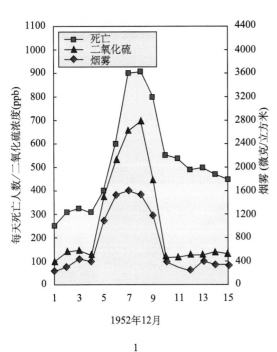

1

2

图5-2-7　伦敦烟雾事件

左图：1952年大雾期间烟尘污染与死亡率数据曲线。右图：1952年12月伦敦入院患者人数的疾病变化。1.呼吸器官疾病；2.急性外科疾病；3.其他急性疾病；4.心脏病；5.脑溢血。采自外山敏夫和香川顺，1973

据史料记载从12月5日~8日的4天里，伦敦市死亡人数达4000人。根据事后统计，在发生烟雾事件的1周中，45岁以上人群死亡最多，约为平时的3倍；1岁以下的儿童死亡数约为平时的2倍。在这一周内，伦敦市因支气管炎死亡704人，冠心病死亡281人，心脏衰竭死亡244人，结核病死亡77人，分别为前一周的9.5倍、2.4倍、2.8倍和5.5倍，此外肺炎、肺癌、流行性感冒等呼吸系统疾病的发病率也有显著性增加（图5-2-7）。

12月9日，天气略有好转。大雾依然存在，但是风不断地从南方轻轻吹来。一些洁净的空气与烟雾混合，冲淡了原有的烟雾。中午的气温为3℃，相对湿度为95%。毒雾逐渐消散，但在此之后的2个月内，又有近8000人因为烟雾事件而死于呼吸系统疾病。

12月10日，一个冷锋通过英格兰。轻快的西风带来了北大西洋的空气。人们的肺部又重新吸进了新鲜清洁的空气。这时人们都共同长叹一声，放下了心。回想起过去了的5天，就好像作了一场噩梦。

除死亡之外，还有成升上万的人病情大大加重，也还有些人由此而引起呼吸系统疾病这些人尚未统计在内。另外，受难人数中还应包括患者和死者的亲属，他们虽然幸存，可是他们所受的损失使他们的生活变了样，他们经历了有生以来的一场大灾祸。

2.发生原因

酿成1952年伦敦烟雾事件的直接原因是冬季取暖燃煤产生的二氧化硫和粉尘污染，以及工业排放的烟雾；间接原因是开始于12月4日的逆温层所造成的大气污染物蓄积引发了烟雾事件。潮湿有雾的空气在城市上空停滞不动，温度逆增，逆温层在40~150米低空，大量的烟喷入其中，使烟雾不断积聚。伦敦上空的大气成了堆置工厂和住户烟筒里出来的粉碎了的废物的垃圾场。特别是燃煤产生的粉尘表面会大量吸附水，成为形成烟雾的凝聚核，这样便形成了浓雾。另外燃煤粉尘中含有三氧化二铁成分，可以催化另一种来自燃煤的污染物二氧化硫氧化生成三氧化硫，进而与吸附在粉尘表面的水化合生成硫酸雾滴。这些硫酸雾滴吸入呼吸系统后会产生强烈的刺激作用，使体弱者发病甚至死亡。

事后调查数据显示，尘粒浓度高达4.46克/升，为平时的10倍；二氧化硫高达1.34微克/升，为平时的6倍。烟雾中的三氧化二铁促使二氧化硫氧化产生硫酸泡沫，凝结在烟尘上形成酸雾。

3.事件处置

事件发生之后，伦敦市政当局开始着手调查事件原因，但未果。此后的1956年、1957年和1962年又连续发生了多达12次严重的烟雾事件。直到1965年后，有毒烟雾才从伦敦销声匿迹。

伦敦毒雾事件所造成的悲剧使英国人痛下决心整治环境。经过数十年的努力，不断完善法律，依法治理污染，伦敦"雾都"重见蓝天。

1956年，英国政府首次颁布《清洁空气法案》，对城市居民的传统炉灶进行大规模的改造，减少煤炭用量，冬季采取集中供暖；在城区设立无烟区，禁止使用产生烟雾的燃料；发电厂和重工业等煤烟污染大户迁往郊区。1968年又颁布了一份清洁空气法案，要求工业企业建造高大的烟囱，加强疏散大气污染物。1974年颁布的《空气污染控制法案》，规定工业燃料里的含硫上限。这些措施有效地减少了烧煤产生的烟尘和二氧化硫污染。1975年，伦敦的雾日由每年几十天减少为15天，1980年降到5天。与此同时，英国政府还颁布了与控制大气污染有关的《控制公害法》、

《公共卫生法》、《放射性物质法》和《汽车使用条例》等法令和通告。1995年英国通过了《环境法》，要求工业部门、交通管理部门和地方政府共同努力，减少一氧化碳、氮氧化物、二氧化硫等多种常见污染物的排放量。

2001年1月30日，伦敦市发布了《空气质量战略草案》。政府将大力扶持公共交通，目标是到2010年把市中心的交通流量减少10%~15%；鼓励居民购买排气量小的汽车，推广使用天然气、电力或燃料电池等低污染汽车；鼓励更多的伦敦市民选择自行车作为代步工具；伦敦市政府采取收取交通拥堵费等措施，缓解交通拥堵状况。

现在，工业时代那棕黄色的伦敦雾已经成为过去。阳光驱散薄雾后，公园里绿草如茵，空气清明，让人难以想象当年迷离晦暗的雾中情景。虽然"雾都"从形式上已经不复存在，但它作为英国文化的一个象征，烟雾灾害将继续提醒伦敦市民，污染并不是我们必须为财富所付出的代价。

4.历史意义

1952年的烟雾事件引起了英国民众和政府当局的注意，使人们意识到控制大气污染的重要意义，并且直接推动了1956年英国《洁净空气法案》的通过。

英国人尝到了发展工业化而忽视环境保护的恶果，于是痛定思痛，开始进行产业转型。改变过去单纯依赖制造业的局面，逐步发展服务业和高科技产业。英国政府逐渐认识到，城市大气污染问题既与燃料结构有关，也与人口、交通、工业、建筑高度集聚有关，必须结合地形、气象、能源结构、绿化、产业结构和布局、建筑布局、交通管理、人口密度等多种自然因素和社会因素综合考虑，采取综合措施加以治理。然而，治理环境污染远远大于污

染环境的代价，英国人花了50多年时间将闻名于世的伦敦"雾都"变成今天见得更多的蓝天白云的伦敦。英国解决空气污染的四条经验值得借鉴：①立法提高监测标准，改善空气质量；②科学规划公共交通，减少道路上行驶的车辆；③控制汽车尾气、减少污染物排放；④科学建设城市绿化带。

1952年伦敦烟雾事件列为20世纪重大环境灾害事件之一，作为煤烟型空气污染的典型案例，载入环境科学教科书，提醒人们永远记住毒性灾害对人类健康的危害！

5.2.5 意大利巴里港毒气爆炸事件

1943年12月2日，德国飞机轰炸意大利巴里港，击中一艘装有芥子气的美国巨轮，致使1000多名士兵丧生。历史上称之为巴里港灾难（Disaster at Bari）。

1.事件经过

1943年12月2日晚，意大利南部紧靠亚得里亚海的巴里港灯火通明，港口内停满了为盟国军队运送作战物资的大小船只，其中有一艘来自美国的名为"约翰·哈维"号的巨轮，它那灰黑色的身影掩映在众多的船只之中。此刻，"约翰·哈维"号已经熄火停泊，船上的船员们大部分都已就寝，甲板上只有一些值班水手还在那里忙着检修、擦拭、保养船上的设备，摆弄那些各种各样的缆绳。

突然，警报长鸣，划破了沉寂的海港之夜。19时30分，100多架满载炸弹的德国轰炸机吼叫着冲了过来，对这个港口城市发起了空中袭击。先是在港口市区内投下炸弹。随后，德军飞机又飞临了港口上空，对那些密密麻麻地拥挤着停泊在港内的船

只进行了一阵狂轰滥炸。这次袭击持续了20分钟，共炸沉16艘船，炸伤4艘。空袭把船舶密集的港口炸得七零八落。20时刚过，一艘油船起火爆炸。紧接着，被直接命中三四枚重磅炸弹的"约翰·哈维"号也发生了爆炸，并燃起熊熊大火，船体开始摇晃下沉，不幸的灾难就这样发生了。因为在"约翰·哈维"号船上，除了受美国军方派遣的霍华德·D.贝克斯特罗姆上尉及其率领的5名化学兵助手外，包括船长都不知道船上究竟装了些什么货物。而这6个知情人已经和该船的埃尔文·诺尔斯船长在空袭中当场遇难了。

早在几周前，驻巴尔的摩基地美国第701化学器材保养连的上尉霍华德·D.贝克斯特罗姆接到命令准备出国作战。贝克斯特罗姆是杰出的化学战专家之一，曾受训于亚拉巴马州的西比特营特别中心。他的任务之一是监督化学弹药的运输。

他拿到通知时才知道，这回他的目的地是意大利境内盟军的一个主要补给站：亚得里亚的巴里港。他的货物是美国大量储存的化学武器的一部分：100吨芥子气。

贝克斯特罗姆的任务没有什么不寻常之处。战争期间，英国和美国向全世界输送化学武器，在各个战斗前线都保持有大量的储存。轴心国列强也都一样。双方都把储存的化学武器作为重要的秘密严加封锁，担心一旦被对方发现就会把它当成发动化学战的借口。

只有高级指挥官及其少数几个参谋才知道自己所管地区的毒剂储存情况。正是这种严格的保密措施，导致了巴里港的这场化学悲剧。

在"约翰·哈维"号沉没的地方，有些毒气开始燃烧，有些则直接沉入海底，其余则从破裂的船底货舱渗漏，在布满残骸的港口扩散开来，与漂浮在水面上的数百吨的油料混合在一起，形成置人于死地的混合物。整个港口上空充满了刺鼻的大蒜味。大蒜味如此强烈，以致有一条船上的人足足戴了半个小时的防毒面具。浓黑的烟雾夹着毒气在海港上空翻滚，渐渐遮盖了巴里港（图5-2-8）。

然而，受害最重的并不是那些吸进了烟雾的人，而是那些漂浮在港口海水里的人，那些在救生艇中脚浸在油水里的人，以及那些用手扒着救生艇的人，他们的整个身体几乎浸泡在芥子气的死亡之液中。无论是港口和医院的抢险队还是被救的人都不知道自己暴露于芥子气中了。

医院全力以赴医治800名伤员（1000多名伤员已经丧生）。据推测，大多数受害者因暴露于芥子气中受到最严重的毒害而承受着痛苦的折磨。送到医院时他们仍然浑身湿漉漉，原油沾遍全身。他们全身裹在毯子里，有人给他们端来热茶。大部分人都这样安静地坐在那里，消度残夜，却全然不知芥子气正悄悄地发生毒效。2周后，一份为盟军最高统帅部准备的报告说道："灼热和吸收的机会恐怕是太多了。每个人实际上都浸泡在芥子气和原油混合的溶液之中。随后，他们又用毯子裹着身体，还给喝了热茶。这就提供了一个长时间的毒剂吸收期。"

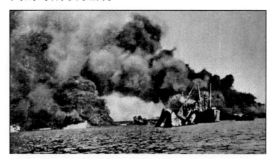

图5-2-8　巴里港毒气爆炸灾难（1943年12月）

2.事件后果

灾难发生后的第二天早晨，最初有大约630名芥子气中毒者开始诉苦说他们的眼睛瞎了。恐怖气氛遍布整个医院。医生强使他们睁开眼睛以证明他们还有视觉。可怕的灼烧效应还在发展，对此有各种各样的描述，有的青铜色、红棕色或黄褐色的受伤的表皮从身体上剥落下来。一些人烧伤面积达90%，大片的表皮变得松弛，有的皮肤带着汗毛一起剥落。有的生殖器部位的灼烧最严重，也是最令人感到痛苦的。有些患者的生殖器胀大至原来的3～4倍，阴囊也胀大了许多。这种灼烧给患者造成了莫大的精神痛苦。

在海面较远一些的地方，美国驱逐舰"比斯特拉"号在逃离巴里港之前打捞了30名伤员。由于不知底细，当船离港行驶了5小时后，30名中毒者的潜伏期已过，芥子气的延发效应出现了，不但被救上船的人迅速倒下，而且原先船上的人也因从他们湿漉漉的衣服中挥发出来的芥子气受到伤害。很快，船员都丧失了视力，不久便全部失明，有许多人严重烧伤。这批"盲人"水手驾驶着这只军舰，克服了难以想象的困难之后，才到达了意大利的塔兰托港。

就在"比斯特拉"号驱逐舰摇摇晃晃驶向港口时，这次事件中最早的受害者已经死在巴里的医院里了。2周内死亡70人。初步尸检证实了芥子气中毒死亡的典型症状：严重烧伤、皮肤起泡、肺和呼吸器官的内壁剥离，实心的管状黏膜堵住了气管。

仅有区别只是症状的严重程度不等。这仿佛是在试验条件下，有意让芥子气使人受到最严重的烧伤似的。40具来自12个民族的典型受害者的尸体，被运到波顿和埃奇伍德兵工厂做进一步的检查和研究。

在巴里城内也发生了相似的惨景。有1000多市民死亡，很多是因为大片芥子气烟云笼罩了城区引起的，其他的人是由于席卷海岸的充满了油芥子气的浪潮的扑打而中毒身亡。此后，在数周的时间里，这些原来健康的市民躺在床上呻吟。一场大规模的化学战会给人们带来什么样的灾难，对平民和士兵来说，这实在是一次可怕的预演。

当这场灾难的混乱不清的细节情况传到盟军最高统帅部时，立即引起一连串的惊慌。开始，他们以为是德国人发动了一场毒气战。后来当初步查清是美国人的毒气酿成这场骚乱时，又估计德国人可能以此作为借口而竭尽全力发动一场化学战。当时在意大利的盟军处于进攻态势，他们希望能尽快在法国海岸登陆，这样，使用毒气很可能对打击希特勒有帮助。起初，美国驻欧盟军最高司令艾森蒙威尔将军想把整个事件加以保密。那些运到英国和美国进行解剖的死者的亲属接到通知说：他们的孩子或丈夫"由于敌人的袭击发生休克、出血等症状"而死去。为了便于记录，艾森豪威尔建议用这样的字眼："皮肤疼痛、灼烧感"和"眼睛受伤"，纯粹是由于"敌人的袭击"，"肺和其他并发症引起了支气管炎"。他电告盟国参谋长联席会议，他"考虑这些用语足以能够使那些受伤的人在将来能够申请领取养老金"。为了进一步完善保安措施，各军事基地都强行设立了严格的邮政审查。美国总统罗斯福和英国战时内阁批准了艾森豪威尔的保密策略。

然而，艾森豪威尔试图对巴里港发生的事件加以保密的计划归于失败。当时数以千计的人逃离了巴里港。置人于死地的新武器造成的事故已经广为流传。

1944年1月，盟军想把事件的细节情况只秘密告诉指挥官和医生的意图也破灭了。在盟军内部，一再否认事实真相的简报难以自圆其说。2月，参谋长们根据艾森豪威尔最早提出的想法，拟订了一项声明，重申"盟军政策是不使用毒气，除非敌人首先使用。但我们已严阵以待，准备还击。我们并不否认这是一次有意冒险的事件。"

巴里港惨案在一些正式的参谋工作史和盟军将领个人回忆录中都很难见到，有人想抹杀或淡忘这段历史，然而，它所造成的骇人听闻的悲剧，决不会轻易被人们所忘记。

5.2.6 酸雨——空中的死神

1.酸雨的发现

早在17世纪就有酸沉降的发生，当时伦敦的硫污染成为一个难题。工业革命初期，格陵兰冰冠中沉积的硫酸盐开始增加。1872年，英国化学家史密斯[1]发现伦敦雨水呈酸性反应。他在《空气和降雨：化学气候学的开端》一书中分析了伦敦的雨（雪）水成分，指出伦敦远郊农庄的雨水中含碳酸铵，酸性不大；但近郊雨水含硫酸铵，略呈酸性；市区雨水含硫酸或酸性的硫酸盐，呈较强的酸性。因此，首次提出了"酸雨"这一专有名词。史密斯推论，这是因为工业革命后，伦敦以蒸汽机为动力的发电厂机械制造厂等星罗密布，蒸汽机驱动的轮船、火车、汽车越来越多，燃煤数量逐年猛增的结果。

首先报道酸沉降影响的严重性来自欧洲北部的斯堪的纳维亚半岛，也是最早发现酸雨并引起注意的地区。在瑞典，20世纪30～60年代，湖水的pH开始下降，到了20世纪60年代，瑞典大约有50%的湖泊中湖水的pH低于6，有5000个湖泊中湖水的pH小于5，结果导致了瑞典西部蛙鱼种群的大批死亡。在中部和东部，其他的鱼种群也受到了严重的影响。20世纪60年代，挪威的蛙鱼数量也有所下降。在加拿大和美国的部分地区，湖水的酸度有显著上升。在安大略省的南部，70年代，在所调查的150个湖泊中，有33个湖泊中湖水的pH小于4.5，有32个湖水的pH在4.5～5.5。由于受酸度影响，鱼类种群开始减少。污染源是安大略省萨德伯里庞大的冶炼厂，它位于休伦湖北部约50千米。在围绕萨德伯里的半径达80千米范围内的几百个湖泊中，仅有少量的鱼或根本没有鱼。60～70年代，美国的一项研究表明，在海拔高于600米的遥远的阿迪朗客的高山湖泊中，超过50%的湖泊中湖水的pH小于5，90%的湖泊中根本没有发现鱼。1955年，戈勒姆（Gorham）发现只要风是从城市和工业区吹来的，英国湖水区域的降雨便呈酸性。随着1968年瑞典的奥登（Oden)和1972年美国的莱肯斯（Likens)开展的研究工作，酸雨造成跨国界的损害得到了普遍认可。

科学家定义：人为排放的二氧化硫或氮氧化物和汽车尾气中的氮氧化物遇到水蒸气会形成含高腐蚀性的酸性沉降物,称为"酸雨"[2]。现在酸雨已成为世界许多国家和地区的"默默而至的危害"、"死亡之雨"和"空中的死神"。

现在"酸雨"的范围不单单是"雨"，而且包括雪、雾、露、雹、霜等各种形式的降水，因而，从大气污染物沉降形式的角度又把"酸雨"称为"酸性降水"。由于沉降包括"湿降"和"干降"，所以又称为"酸沉降"。考虑到酸雨对整个环境的影响，为了更完整地表达"酸沉降"这个环境问题，有人称之为"环境酸化"。

酸雨的主要成分是硫酸和硝酸，两者占总酸量的90%以上。酸雨中除了含有酸性物质外，还有来自大气中的碱性物质，如

---

[1] 罗伯特·安格斯·史密斯（Robert Angus Smith，1817～1884年）是英国化学家、首任碱业检察员，他首先提出"酸雨"理念，并创造了"酸雨"新的环境科学词汇。
[2] 酸雨的词义是雨（水）比正常情况下偏酸性，即被酸化了的雨，即pH小于5.6的雨雪或其他方式形成的大气降水（如雾、露、霜等）。空气中的CO_2浓度约316ppm时，降水的pH可5.6,最低可达3左右。

土壤粒子、工业粉尘和天然来源的氨等。众所周知，酸碱会发生中和反应，因此，酸雨的酸碱度实际上是酸碱中和平衡的结果。目前所指的酸雨主要是由于二氧化硫溶解在水中所形成的硫酸。因此它是大气二氧化硫污染的特征。在近代工业发展中，特别是由于燃料煤和石油的使用，把大量浓高的二氧化硫排放到大气中，与水汽生成腐蚀性很强的酸雨。

2.酸雨的形成

酸雨的形成是个由多种因素综合构成的十分复杂的过程，科学家将这个过程分为4个阶段：①水蒸气冷凝在含有硫酸盐、硝酸盐等的凝结核上；②形成云雾时，二氧化硫、二氧化氮、二氧化碳等被水滴吸收；③气溶胶颗粒物质和水滴在云雾形成过程中互相碰撞、聚凝并与雨滴结合在一起；④降水时空气中的一次污染物和二次污染物被冲洗进雨中（图5-2-9）。

近20年来，酸沉降的主要因素，一是石化燃料使用的增加；二是发电厂与不同工业排气烟囱高度的增加。升高烟囱可以减轻由烟囱排放废气引起当地空气的污染，但烟囱高度的升高造成了烟囱下风向几千米外的酸沉降难题。

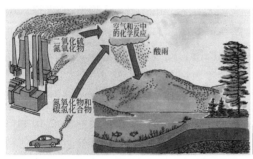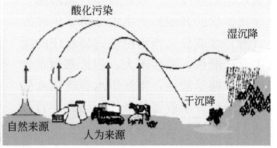

图5-2-9 酸雨的形成

3.酸雨的危害

酸雨真正引起各国关注是从1972年联合国第一次人类环境会议开始的。会上，瑞典政府做了"穿越国界的污染：大气和降水中的硫对环境的影响"的报告。1975年5月，在美国俄亥俄州立大学举行了第一次国际酸性降水和森林生态系统讨论会之后，人们才清醒地看到酸雨所带来的危害。目前，欧洲、北美正蒙受着人为的酸雨危害。酸雨的危害主要如下（图5-2-10）。

（1）森林毁灭，农业减产。酸雨损伤树叶，阻碍植物的光合作用，使树叶枯黄脱落。全欧洲约有14%的森林受酸雨危害，德国高达50%。美国的世界观察研究所在一份研究报告中指出，因酸雨引起的世界范围的森林毁灭，就木材的损失，估计每年超过100亿美元。前联邦德国"森林枯死病"就是酸雨危害的典型事件[1]。据日本的调查，酸雨使某些谷类农作物减产30%。在美国，酸雨使农作物每年损失10多亿美元。据中国农业部门统计，受酸雨侵害的农田达530万公顷，每年损失粮食63亿千克。此外，硫酸淋溶了土壤中的钙、镁、钾等养分，导致土壤日益酸化、贫瘠化，

---

1 "森林枯死病"事件：前联邦德国共有森林740万公顷，到1983年为止有34%染上枯死病，每年枯死的蓄积量占同年森林生长量的21%，先后有80多万公顷森林被毁。枯死病来自酸雨之害。巴伐利亚国家公园里，几乎每棵树都得了病，景色全非。黑森州海拔500米以上的枞树相继枯死，全州57%的松树病入膏肓。巴登-符腾堡州的"黑森林"，也有一半森林染上枯死病，树叶黄褐脱落，其中46万亩完全死亡。汉堡也有3/4的树木面临死亡。当时鲁尔工业区的森林里，到处可见秃树、死鸟、死蜂，该区儿童每年有数万人感染特殊的喉炎症。

同时也影响了土壤微生物的活性。

（2）湖泊酸化，水质变坏。瑞典全国9万多个湖泊中，22%已不同程度酸化。加拿大有5万个湖泊正面临成"死湖"的危险。当湖泊和河流水体的pH降到5以下时，鱼类的生长繁殖就会受到严重影响，鱼类会减少甚至灭绝。流入土壤中或者湖河底泥中的有毒金属铅等会溶解于水中毒害鱼类。

（3）污染环境，危害人类健康。当空气中的二氧化硫增加到400毫克/升时，会置人于死地。1952年冬，伦敦发生"杀人烟雾"事件，死亡4000人，罪魁祸首就是酸雾。欧洲等国每年因酸雨导致死亡的老年人和儿童达数千人之多，不少人还因酸雨得眼疾、结肠癌、阿尔茨海默病等一些疾病。日本"四日市哮喘事件"就是酸雨危害的典型事件[1]。

（4）腐蚀建筑物，破坏历史古迹。酸雨具强腐蚀性，对历史古迹（多数是青铜、铁、花岗岩或大理石构件）的剥蚀显而易见。欧洲一些著名的古建筑，如希腊的阿可罗波利斯王宫、阿姆斯特丹王宫，波兰克拉

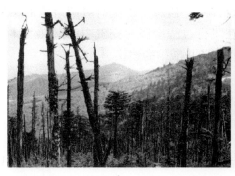
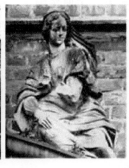
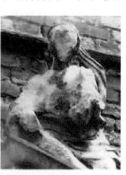

1　　　　　　　　　　　　　　　　　　2

图5-2-10　酸雨的危害

1.被酸雨腐蚀的树木；2.德国的这座石像经历了60年已经彻底被酸雨毁坏了

科夫纪念碑，意大利的古老宫殿受酸雨剥蚀十分明显。在美国，自由女神像和华盛顿纪念碑也遭受到酸雨的威胁。泰姬陵和古玛雅人的庙宇、巨碑和壁画也遭到破坏。波兰克拉科夫市的6000座古建筑杰作被酸雨摧残，世界上最大的佛像中国乐山大佛，由于酸雨的侵袭曾"伤病缠身"。

4.酸雨的扩张趋势

目前，世界上形成了西北欧、北美和中国三大酸雨区。由于全世界酸雨污染范围日益扩大，而且有从工业发达国家向发展中国家扩张的趋势。因此酸雨已成为"偷越国界的污染"，常引起国家间、地区间的某些争端。

在欧洲，酸雨较突出的国家是瑞典和挪威。英国是欧洲二氧化硫和二氧化氮排放量最大的国家之一，酸雨也比较严重。英国每年排放的二氧化硫的一半以上随风飘移到北欧诸国，尤其是斯堪的纳维亚国家

1　日本四日市位于东部海岸，25万人口。1955年建成第一座炼油厂，接着建起3个大的石油联合企业，形成日本石油工业1/4的重要临海工业区。1956年，石油冶炼和工业燃油（高硫重油）产生的废气，使整座城市终年黄烟弥漫。工厂排出的二氧化硫和粉尘年总量达13万吨，超过允许浓度的五六倍。烟雾中还含有铅、锰、钛等有毒重金属粉尘。有毒物质被吸入肺部，引起支气管炎、支气管哮喘和肺气肿等呼吸道疾病。有毒物质进入血液，导致癌症。由于发病以哮喘为主，故称为"四日市哮喘病"。1961年四日市哮喘病开始大发作，1964年严重患者开始死亡。到1970年，四日市哮喘病患者达到500多人，其中死亡10多人。1972年全市共确认哮喘病患者达817人。后来由于日本各大城市普遍烧用高硫重油，致使哮喘病在千叶、川崎、横滨、名古屋、水岛、岩国、大分等大城市蔓延，据日本环境厅统计，1972年全日本患者多达6376人。

受害最重。前苏联也是输出和输入二氧化硫的大国之一，二氧化硫飘落到中国和蒙古国境内；同时，也有大量二氧化硫从东欧飘降到俄罗斯境内。

在北美，降水中pH以美国和加拿大最低，为4.0～4.5，最低值出现过3.2。美国是世界上能源消耗最多的国家，每年向大气中排放二氧化硫等有害物质占世界之首，因此早在20世纪50年代初美国就出现了酸雨。在北美，降落在加拿大的二氧化硫有50%以上来自美国东部。

中国于1979年首次发现酸雨，主要集中在长江以南、青藏高原以东和四川盆地。由于中国的能源结构以燃煤为主，因此，酸雨一般属于硫酸型。中国大部分城市出现酸雨，总的趋势是有北向南，酸雨逐渐加重。长江以南地区，尤其是西南地区酸雨比较普遍。

1999年5月24～25日，由亚洲开发银行主办、联合国亚太环境评估中心（UNEP/EAP-AP）组织承办的"亚洲酸雨及其减排"第二次区域研讨会，在泰国亚洲理工学院会议中心举行。科学家提出减少二氧化硫和氮氧化物的排放；发展太阳能、水能、风能等新能源；在生产过程中使用脱硫技术；假想一种配有吸硫装置的飞机，在飞行过程中吸收空气中的酸性气体等治理和防止酸雨的建议。

5.3　水污染灾害

5.3.1　日本"痛痛病"

镉是人体不需要的元素。日本富山县的一些铅锌矿在采矿和冶炼中排放废水，废水在河流中积累了重金属镉。人长期饮用这样的河水，食用浇灌含镉河水生产的稻谷，得了"痛痛病"。日本"痛痛病"事件是世界有名的公害事件之一。

1.事件经过

横贯日本中部的富山平原有一条清水河名为神通川，两岸人民世世代代喝的是这条河的水，并用这条河的水灌溉两岸肥沃的土地，使这一带成为日本主要粮食产地。

1931年起，神通川流域出现了一种怪病，开始在劳动过后腰、手、脚等关节疼痛，在洗澡和休息后则感到轻快。几年后，全身各部位发生神经痛、骨痛现象，行动困难，甚至呼吸都会带来难以忍受的痛苦。到后期，患者骨骼软化、萎缩，四肢弯曲，脊柱变形，骨质松脆。全身各处都很易发生骨折，就连咳嗽都能引起骨折。患者不能进食，疼痛无比。得这种病的人都一直喊着"痛啊！痛啊！"直到死去，所以被称为"痛痛病"（itai-itai disease）。得了"痛痛病"的许多妇女由于痛得厉害，以致呼吸、咳嗽都带来难忍之苦，因而自杀（图5-3-1）。

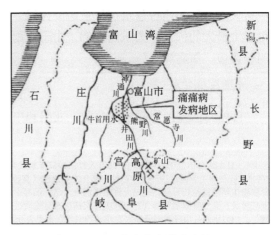

图5-3-1　日本痛痛病的发病地区

二次世界大战后，日本大规模发展炼锌工业。1955年以后，在神通川河流两岸的群马县等地又出现"痛痛病"。患者一开始是腰、手、脚等各关节疼痛，延续几年之后，身体各部位神经痛和全身骨痛，使人不能行动，以至呼吸都带来难以忍受的痛苦，最后骨骼软化萎缩，自然骨折，一直到饮食不进，在衰弱疼痛中死去，有的患者甚至因无法忍受痛苦而自杀。经尸体解剖，有的骨折达73处之多，身长缩短了30厘米，病态十分凄惨（图5-3-2）。

1961年，经过调查认为神通川两岸发生的"痛痛病"与三井金属矿业公司神冈炼锌厂的废水有关。该公司把炼锌过程中未经处理净化的含镉废水成年累月地排放到神通川中，两岸居民引水灌溉农田，使土地含镉量高达7~8微克/克，居民食用的稻米含镉量达1~2微克/克，同时饮用含镉的水，久而久之体内积累大量的镉毒而发生"痛痛病"。进入体内的镉首先破坏了骨骼内的钙质，进而肾脏发病，内分泌失调，经过10多年后进入晚期而死亡。三井矿业公司工人因镉中毒生病者也不在少数。有的患者甚至无法忍受而自杀。死亡后解剖肾脏发现含有大量镉，甚至骨灰中镉含量达到2%。但是，在此确凿事实面前，日本三井金属公司仍以缺乏依据为借口，拒不承认。直到1968年，经调查才证实富山"骨痛病"是三井金属公司排出镉造成的。

1968年日本厚生省公布的材料指出，"痛痛病"发病的主要原因是当地居民长期饮用受镉污染的河水并食用此水灌溉的含镉稻米，致使镉在体内蓄积而造成肾损害，进而导致骨软化症。妊娠、哺乳、内分泌失调、营养缺乏（尤其是缺钙）和衰老被认为是"痛痛病"的诱因。但这时的骨痛病已开始在日本各地蔓延了。后来日本骨痛病患区已远远超过神通川，而扩大

到黑川、铅川、二迫川等7条河的流域，其中除富山县的神通川之外，群马县的碓水川、柳濑川和富山的黑部川都已发现镉中毒的骨痛病患者。截至1968年5月，共确诊患者258例，其中死亡128例，到1977年12月，又死亡79例。

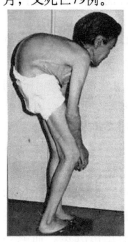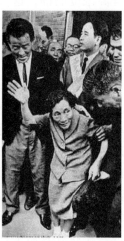

图5-3-2 "痛痛病"患者

1."痛痛病"患者骨骼畸形；2.1971年3月赢得赔偿诉讼的一位"痛痛病"患者，体格矮小

2.事件原因

早期人们以为"痛痛病"是缺乏营养造成的。但通过对动物喂食的实验表明除非镉的浓度很高，否则在正常的饮食条件下镉并不导致骨质软化。对"痛痛病"患者进行住院营养疗法，虽然能够减轻病痛，但不能治愈。

1946~1960年，日本医学界从事综合临床、病理、流行病学、动物实验和分析化学的人员经过长期研究后发现，"痛痛病"是由于神通川上游的神冈矿山废水引起的镉中毒。

富山县神通川上游的神冈矿山从19世纪80年代成为日本铝矿、锌矿的生产基地。该流域从1913年开始炼锌。"痛痛病"正是由于炼锌厂排放的含镉废水污染了周围的耕地和水源而引起的。冶炼厂的废水中

含有较多的镉，镉随废水流入河中，又随河水从上游流到下游，整条河都被镉污染了。用这种含镉的水浇灌农田，稻秧生长不良，生产出来的稻米成为"镉米"。河水中的镉被鱼所吸收，鱼的组织中就富含高浓度的镉。这些含镉的稻米和鱼被人食用，人体中含镉量增多，发生镉中毒。"镉米"和"镉水"是神通川两岸人们患"痛痛病"的罪魁祸首。

镉是一种有毒重金属元素，主要引起剧烈的骨痛和骨骼严重畸形。镉中毒首先是引起肾功能障碍，再加上妊娠、分娩、哺乳的巨大消耗，使妇女营养不良，特别是缺钙等生理或生活因素诱使软骨症出现。其次，镉能使肾脏中维生素D的活性受到抑制，进而妨碍十二指肠中钙结合蛋白的生成，干扰在骨质上钙的正常沉积。而缺钙会使肠道对镉的吸收率增高，加重骨质软化和疏松。此外，镉影响骨胶原的正常代谢，当镉中毒后影响胶原蛋白质的形成，导致骨痛和骨骼严重畸形。特别是Cd^{2+}会影响人体对Zn^{2+}的吸收；Cd^{2+}与Ca^{2+}的离子半径相近，Cd^{2+}替代Ca^{2+}进入骨骼是发生"痛痛病"的主要原因。

3.事件处置

为了治疗因镉引起的"痛痛病"，除用配位剂疗法，即化学促排外，主要是脱离镉接触和增加营养。一般是服用大量钙剂、维生素D和维生素C，晒太阳和用石英灯照射。这些措施也适用于一般的婴幼儿及老年人的软骨症和骨质疏松的治疗和预防。其实质是补钙、补锌及其他有益微量元素以顶替镉，从而缓减和消除镉的毒害。

1961年，富山县成立了富山县地方特殊病对策委员会，开始了国家级的调查研究。1967年研究小组发表联合报告，表明"痛痛病"主要是由于重金属尤其是镉中

毒引起的。1968年开始，患者及其家属对三井金属矿业公司提出民事诉讼，1971年审判原告胜诉。被告不服上诉，1972年再次判决原告胜诉。

4.历史意义

"痛痛病"是人因长期食用含镉的食物而引起的镉中毒症。日本在1931年和1955年两次发生"痛痛病"，间隔20多年，未能及时查明原因。这个事实，一方面表明工业发展造成的环境污染所带来的负面影响，给人类敲响了警钟；另一方面也可以看出毒理科学的发展与迅速发展的工业不相适应。在世界经济全球化的今天，毒理科学落后于整个社会经济发展的状况依然没有根本改变。

建立镉的摄入量标准至关重要。世界卫生组织规定，人的镉每日摄入量为0.4～0.5毫克，如果按照现有无公害食品卫生标准0.2毫克/千克进行判别，每周粮食摄入量低于2千克就是相对安全的。

5.3.2 日本水俣病

1953～1956年，日本熊本县水俣镇一家氮肥公司排放的含汞废水，使汞在海水、底泥和鱼类中富集，又经过食物链使人中毒。根据日本政府在事件发生期间和后来的一项新的统计，共有2955人患上了水俣病，其中有1784人死亡。历史上称之为"水俣病事件"（图5-3-3）。

1.事件经过

日本九州熊本县水俣镇是水俣湾东部的一个小镇，有4万多人居住，周围的村庄居住着1万多农民和渔民，外围的"不知火海"是被九州本土和天草诸岛围起来的内海，那里海产丰富，是渔民们赖以生存的

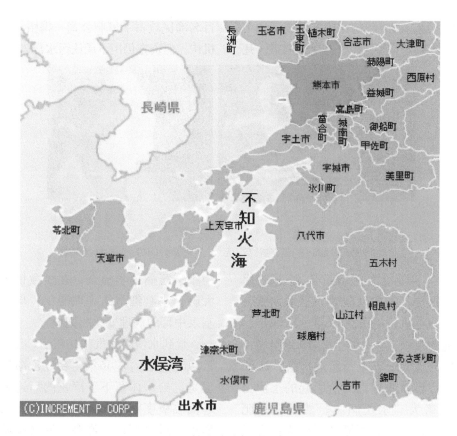

图5-3-3 水俣病事件的发生地区

主要渔场。丰富的渔产使小镇格外兴旺。

1950年，有大量的海鱼成群在水俣湾海面游泳，任人网捕，海面上常见死鱼、海鸟尸体，水俣市的渔获量开始锐减。1952年，水俣当地许多猫出现不寻常现象，走路颠颠跌跌，甚至发足狂奔，当地居民称"跳舞病"。1953年1月有猫发疯跳海自杀，但当时尚未引起注意，一年内，投海自杀的猫总数达5万多只。接着，狗、猪也发生了类似的发疯情形。

1956年4月21日，来自入江村的小女孩田中静子成为首例患病者，被送到氮肥公司附属医院，症状初始是口齿不清、步态不稳、面部痴呆；进而眼瞎耳聋、全身麻木；最后精神失常、身体弯弓高声大叫而死。成为人类历史上被确认的第一例水俣病患者。死者二岁的妹妹也罹患相同的病症，不久又

发现50多例类似病患者。由于事态严重，渔民们向官方提出了正式报告。

1956年8月，日本学者发现水俣湾海水中有污染物质，研究人员调察的矛头指向氮肥公司。这种"水俣奇病"造成水俣近海鱼贝类市场价值一落千丈，水俣居民由于陷入贫困，反而大量食用有毒的鱼贝，使得灾情扩大。全镇4万居民，先后有1万人不同程度的患有此种病状（图5-3-4）。由于水俣病的发生不断增加，渔民向氮肥公司提出抗议，但氮肥公司长期以来以保密为借口，拒不提供工艺过程和废水试样，致使水俣病的病因一直拖了许多年弄不清楚。

1957年，由于鱼有毒使成千上万渔民失业。1957年8月，当地成立了"水俣病患者家庭互助会"。1958年春，资方为掩人耳目，把排入水俣湾的毒水延伸到水俣川的北部。

六七个月之后，这个新的污染区出现了18个汞中毒的患者。于是引起广大渔民愤怒，几百名渔民攻占了氮肥公司，捣毁了当地官方机构。但资方仍拒不承认污水毒害的事实。

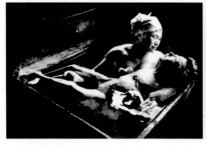 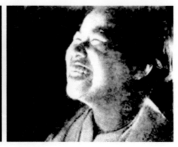

1　　　　　　　　　　　2

图5-3-4　水俣病事件

1.水俣病的残疾儿童——智子在沐浴。尤金·史密斯摄，1972；2.活着的受害者

1959年，熊本大学医学部水俣病研究组发表研究报告，指出水俣病与当地氮肥公司所排出的有机汞有关。1932～1966年，有数百吨的汞被排入水俣湾。1959年底，渔民开始向氮肥公司进行示威抗议。1960年正式将"甲基汞中毒"所引起的工业公害病，定名为"水俣病"。然而，氮肥公司立即否认此说。氮肥公司认为：它只用金属汞，不用甲基汞，因此，不可能是水俣病的来源。工厂不但没有停止排放污水，还企图掩盖真相，阻挠相关的调查工作，甚至买通打手，以暴力吓阻。美国摄影师尤金·史密斯被日本窒素公司所雇的暴徒打成残废。

1963年，熊本大学水俣病医学研究组从水俣氮肥厂乙酸乙醛反应管排出的汞渣和水俣湾的鱼、贝类中，分离并提取出氯化甲基汞结晶，用此结晶和从水俣湾捕获的鱼、贝做喂猫实验，结果400只实验猫均获得了典型的水俣病症状。用红外线吸收光谱分析，也发现汞渣和鱼、贝中的氯化甲基汞结晶同纯氯化甲基汞结晶的红外线吸收光谱完全一致。对水俣病死亡病例的脑组织进行病理学检查，在显微镜下也发现大脑、小脑细胞的病理变化，均与氯化甲基汞中毒的病理变化相同。

直到水俣事件发生10年后，工厂主才承认负有责任。1966年，合成乙酸厂关闭，但是已给水体留下了严重的后遗症。幸存者面临极度艰难和困苦的生活，随之便是痛苦的过早死亡。许多家庭必须照料无助的受害者，其中许多是儿童。水俣的年轻妇女怕生孩子，因为生下的孩子万一智力迟钝或畸形，将后患无穷。

1967年8月，在400只猫以合成乙酸厂废水做试验全部得了水俣病的事实面前，氮肥公司虽然不得不承认该厂含汞废水污染带来的灾害，但继续排放含汞废水最终导致的是更大的灾难。日本氮肥公司既是给水俣市的崛起和日本的现代化作出重大贡献的企业，又成为甲基汞的排放者，给当地居民及其生存环境带来了无尽的灾难。居民不断地向该公司提出抗议，举行游行示威。

1968年，鉴于新潟县阿贺野川流域发生"第二水俣病"事件[1]，日本政府才确认两地水俣病之间的关系，但这样的迟误已造

1　1966年，新潟县阿贺野川流域暴发因汞污染引发的水俣病，为了与水俣湾发生的水俣病相区别，史称"第二水俣病"，也称新潟水俣病。水俣病使得有丰富水资源的阿贺野川成为世界上第二个水俣病发生地区。新潟水俣病的祸首是昭和电工公司，该公司不负责任的态度引起市民的极大不满，曾展开激烈的示威抗争。1967年新潟市民正式向法院提出控诉。缠讼数年之后，1971年法院终于做成判决，昭和电工公司败诉并负赔偿责任。新潟的受害者又主动与水俣的受害者联手向法院控告氮肥公司。

成严重的灾害和经济损失。

据1972年日本环境厅统计，水俣湾和新潟县阿贺野川下游有中毒患者283人，其中66人死亡。到1987年，该事件中毒人数超过2000人，死亡900余人。1991年，日本环境厅公布的中毒患者仍有2248人，其中1004人死亡。根据日本政府的一项新的统计，有2955人患上了水俣病，其中有1784人死亡。由于中毒最早发生在水俣小渔村，故称之为"水俣病"（Minamata disease）。1997年10月，由官方所认定的受害者高达12 615人，当中有1246人已死亡。

2.事件原因

1925年，日本氮肥公司在这里建厂，后又建设了合成乙酸厂。水俣市1/10的人是该公司的职工。1949年该公司开始生产氯乙烯，年产量不断提高，1956年超过6000吨。据调查从1932～1968年，特别是1950年前后，公司用汞作为催化剂制造乙酸和乙醛，生产过程中的副产品甲基汞，大约有数百吨的汞未经任何处理随着废水源源不断地排放到水俣湾中。

经过调查研究，发生水俣病的原因是：工厂将含汞的有机化合物催化剂排放到河里，再流入水俣湾，在那里含汞的有机化合物通过细菌的作用被转化甲基汞（methylmercury）。甲基汞通过食物链和生物浓缩后使生物（如鱼和介壳类动物）中毒，人食用有毒生物后，摄入甲基汞而引起蓄积性甲基汞中毒[1]（图5-3-5）。

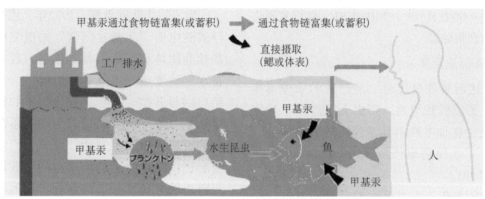

图5-3-5　水俣病的发生和形成途径

3.事件处置

1956年水俣病确诊后，企业和日本政府直到1968年9月才确认水俣病是人们长期食用被含有汞和甲基汞废水污染的鱼、贝造成的。在证据与真理面前，日本氮肥公司不得不低头道歉，向12 615名被正式认定的受害者支付巨额的补偿金。企业的发展因此遭受重创，1975年以后不能及时支付补偿金，政府不得不出面为之发售县债，到2000年3月末，发行的县债总额超过2568亿日元。

根据日本法律，水俣病受害者可以得到免费的医疗救治和获得赔偿。

为了彻底消除汞污染的危害，熊本县投入巨资，利用14年的时间，花费了450亿日元，对水俣湾的淤泥进行处理、填埋，终于使周边的海水恢复了清澈。1974年，熊本县在水俣湾设置了防护网，对湾内的鱼

1　比较两种典型环境公害的形成途径。水俣病：汞→水体→悬浮物、沉积物→浮游生物（甲基汞）→鱼类→人体；痛痛病：镉→水体→土壤→粮食→人体。

进行捕捞，然后进行安全处理。1997年，熊本县知事发布安全宣言，并于同年10月撤去防护网，湾内的鱼类得到一定的恢复。现在，新型环保的水俣湾，水质完全达标，水产品可以安全食用。

1979年3月23日上午10时，在熊本地裁刑事二部对原氮肥公司经理吉冈喜一（时年77岁）和造成水俣病的工厂原厂长西田荣一（时年69岁）进行公判。裁判长右田实秀宣判：因企业活动引起的公害犯罪，必须严格追究组织上的责任者，但根据两被告年事已高，分别判处两人监禁2年缓期3年执行。这是日本历史上第一次追究公共场所公害犯罪者的刑事责任。

2004年10月15日，日本最高法院作出判决，要求日本政府向水俣湾汞中毒受害者赔偿7000万日元[1]。判决令中，有37名原告被判获得赔偿。

4.历史意义

这起事件是历史上最严重的汞中毒事件，影响极其深远。历史上把1953～1956年发生在日本熊本县水俣湾的公害事件，称为"水俣病事件"（Minamata Disease Incident）。

日本在二次世界大战后经济复苏，工业飞速发展，但由于当时没有相应的环境保护和公害治理措施，致使工业污染和各种公害病随之泛滥成灾。除了水俣病外，四日市发生的哮喘病、富山发生的"痛痛病"等都是在这一时期出现的。日本的工业发展虽然使经济获利不少，但难以挽回的生态环境的破坏和贻害无穷的公害病使日本政府和企业日后为此付出了极其昂贵的治理、治疗和赔偿的代价。至今为止，因水俣病而提起的旷日持久的法庭诉讼仍然没有完结。

水俣病危害了当地人的健康和家庭幸福，使很多人身心受到摧残，经济上受到沉重的打击，甚至家破人亡。更可悲的是，由于甲基汞污染，水俣湾的鱼虾不能再捕捞食用，当地渔民的生活失去了依赖，很多家庭陷于贫困之中。"不知火海"失去了生命力，伴随它的是无尽的萧索。今天，许多当年的受害者还活着，但已经残疾。

水俣病得到证实后，日本政府规定分时段逐步淘汰含汞制品，其中电池类于90年代初期彻底禁止。与此同时，日本改变了化学品加工方式，采用不需要使用汞的方法，将汞的年使用量从1964年的最高点2500吨降低到现在的10吨。

1972年，90多个国家签订国际公约，禁止将含汞废水排入海洋，以免污染鱼群。

为了防止悲剧重演，1992年，由佐藤真导演的电影"生活在阿贺"拍摄完成。一些社会团体和纪念馆相继成立。日本政府在水俣湾建成"水俣病资料馆"，于1993年1月4日开馆，旨在"把水俣病的教训传播给全人类"。资料馆以生动的影像、翔实的资料展示给参观者。启示人们永远不要忘记因追求丰富的物质生活而破坏了人与自然的和谐所酿成的悲剧！永远不能因为一时急功近利的发展而辜负了我们赖以生存的大自然的恩惠。没有自然的安全，就没有人类的安康！

5.3.3 莱茵河水污染事件

1986年，瑞士巴塞尔市的桑多兹（Sandoz）化学公司一座仓库爆炸起火，大量有毒化学品流入莱茵河，酿成西欧最大的一次灾难性水污染事故，殃及法国、德国、荷兰、卢森堡等国，一些地区河水、井水、自来水被禁用。

1　约合人民币480.6万元。

1.事件经过

1986年11月1日深夜，位于瑞士巴塞尔市[1]的桑多兹化学公司的956号化学品仓库发生火灾，装有约1250吨剧毒农药的钢罐爆炸，硫、磷、汞等有毒物质随着大量的灭火用水流入下水道，排入莱茵河。

桑多兹化学公司事后承认，共有1246吨各种化学品被灭火用水冲入莱茵河，其中包括824吨杀虫剂、71吨除草剂、39吨除菌剂、4吨溶剂和12吨有机汞等。有毒物质形成70千米长的微红色飘带向下游流去。翌日，化工厂用塑料塞堵住下水道。8天后，塞子在水的压力下脱落，几十吨有毒物质又一次流入莱茵河，再一次造成污染（图5-3-6）。

事故造成约160千米范围内60多万条鱼被毒死，500千米以内河岸两侧的井水受到污染不能饮用。污染事故警报传向下游瑞士、德国、法国、荷兰4国沿岸城市，沿河自来水厂全部关闭，啤酒厂停产，改用汽车向居民定量供水。

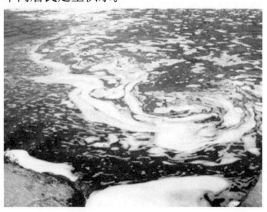

图5-3-6 被污染的莱茵河

2.事件处置

莱茵河发源于瑞士阿尔卑斯山圣哥达峰下，自南向北流经瑞士、列支敦士登、奥地利、德国、法国和荷兰等国，于鹿特丹港附近注入北海。全长1360千米，流域面积22.4万千米[2]。自古以来莱茵河就是欧洲最繁忙的水上通道，也是沿途几个国家的饮用水源。

事件发生后，有关国家在污染水流入北海之前采取多边合作行动，做出快速反应。11月12日在苏黎世召开了一次关于巴塞尔火灾及其对莱茵河水质影响的部长级特别会议。会议通过了部长联合声明，成立保护莱茵河国际委员会，并确定了工作任务：调查事故对莱茵河的影响，确定监测计划；制定相应的消防预案；改进和完善信息交换系统和紧急联系机制。同时，该会议就防止莱茵河污染事故和减轻污染损失需要采取的必要措施达成相关协议。

12月19日，在鹿特丹召开的莱茵河沿岸国家第七次部长级国际会议上，进一步赋予保护莱茵河国际委员会新的任务。一是瑞士在事件调查结束后将结果公布于众；二是确保莱茵河恢复事件前的生态状况；三是采取有效措施消除事故造成的破坏并予以补偿；四是继续加强预防措施，重视最新技术研究和应用，防止工业事故造成河流污染。

3.事件影响

由于莱茵河在德国境内长达865千米，是德国最重要的河流，这次事故致使几十年德国为治理莱茵河投资的210亿美元付诸东流，因而遭受损失最大。接近海口的荷兰将与莱茵河相通的河闸全部关闭，给莱茵河沿岸国家造成直接经济损失高达6000万美元。其旅游业、渔业及其他相关损失不可估计。特别是有毒物质沉积在河底将使莱茵河在20年内难以修复。

事件的发生不仅使瑞士本国蒙受重大损

---

1 巴塞尔位于莱茵河湾和德法两国交界处，是瑞士第二大城市，也是瑞士的化学工业中心，3个大化工集团都集中在巴塞尔。

失，而且使下游德国、法国、荷兰等莱茵河沿岸国家受到不同程度的伤害。尤其是11月21日，德国巴登市的苯胺和苏打化学公司冷却系统故障，又使2吨农药流入莱茵河，使河水含毒量超过标准200倍。双重污染使莱茵河雪上加霜，生态环境受到了严重破坏。

法国和前联邦德国的一些报纸将这次事件与印度博帕尔毒气泄漏事件、前苏联的切尔诺贝利核电站事故相提并论。《科普知识》杂志总结20世纪世界上发生的最闻名的污染事故，将莱茵河水污染事故列为"六大污染事故"之六。

5.3.4 罗马尼亚蒂萨河水污染事件

2000年，罗马尼亚边境奥拉迪亚镇的一座金矿发生泄漏，含氰化物废水流到了南斯拉夫境内。毒水流经之处，所有生物全都在极短时间内暴死。流经罗马尼亚、匈牙利和南斯拉夫的欧洲大河——蒂萨河及其支流内80%的鱼类完全灭绝，沿河地区进入紧急状态。

1.金矿氰化物外溢事件

2000年1月30日，罗马尼亚西北边境马拉穆什县巴亚地区的奥拉迪尔镇，连续数天的大雨使该地区所有大河小溪的水位暴涨，在这天风雨交加的黑夜里，奥拉迪尔附近的巴亚马雷金矿的沉淀池围堰突然破裂发生泄漏事件，10多万升含有大量氰化物、铜和铅等重金属的污水漫过堤坝流入蒂萨河的支流索梅什河。天亮时分，大坝管理人员走到岸边发现水面上有一片白花花晃眼的东西。定睛一看，眼前水面上尽是一层又一层的死鱼！大惊失色的大坝管理人员抬头向上一看，氰化物废水库

还在往外冒！管理人员赶紧向公司和警方报告这起意外。然而，已经太晚了，污水随着水流以平均每小时2.5英里的速度向南顺流而下进入匈牙利境内的蒂萨河，而后又进入南斯拉夫，造成严重污染。河水取样化验的结果表明，河水里氰化物的含量是正常情况的700倍，在蒂萨河面已收集到100多吨死鱼，还有更多的鱼葬身河底，所幸的是河里氰化物的浓度未使人丧命。

罗马尼亚境内的氰化物外溢，使欧洲面临着自1986年切尔诺贝利核事故以来最严重的环境污染。据报道，污水进入匈牙利境内时，河水中氰化物的含量为正常标准的40倍，有些河段中氰化物含量高出标准200倍。蒂萨河被污染河段长达30~40千米，80%的鱼类已经死亡。

2月11日，污水又流入南斯拉夫境内，河水中氰化物的含量仍为正常标准的10倍，已有数万千克各种鱼类中毒死亡。污染已对蒂萨河沿岸居民的饮用水构成威胁。在蒂萨河两岸已开始发现死亡的飞禽和走兽，仅在塞达一地，就找到28只野鸡、31只野鸭、36只野鸽、2只獐子和11只野兔及其他一些动物的尸体（图5-3-7）。受污染区域内的不少饭店都把与鱼有关的菜谱纷纷撤掉，首都贝尔格莱德也发生了恐慌。

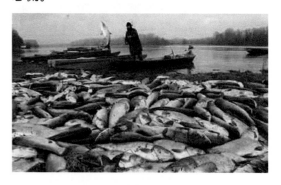

图5-3-7　蒂萨河污染事件

蒂萨河畔鱼尸遍野

2.事件处置

事件发生后，罗马尼亚政府已经下令造成污染的黄金加工厂立即停工待查。

罗马尼亚和匈牙利两国立即协商解决蒂萨河氰化物污染事故。2月10日匈牙利和罗马尼亚两国环保部门的主要负责人在罗马尼亚的奥拉迪亚会晤，讨论处理匈牙利境内蒂萨河严重污染的问题。双方决定，由两国及欧盟的有关专家共同组成专门委员会，负责调查事件原因，评估损失情况，并研究建立避免类似事件再度发生的监测机制。双方决定，成立了一个联合专家委员会，专门负责制定灾后的赔偿和清污措施。同时，将按照双方达成的有关协议和有关国际协定处理赔偿问题。

作为污染之源的罗马尼亚对这次环境灾难负有不可推卸的责任。罗马尼亚水利、森林和环境部部长安东恩·弗拉德承认："这是罗马尼亚10年来最严重的一起环境灾难，尽管造成这场灾难的是一家澳大利亚的金矿公司，但由于罗马尼亚在这家公司里也占有很大的股份，所以我们应该对这起环境特大灾难负责。"

与罗马尼亚紧邻的匈牙利首当其冲地成了这场特大环境灾难的受害者。匈牙利政府在接到罗马尼亚政府发出的警告后立即关闭了以蒂萨河为饮用水源的水厂，同时向蒂萨河沿岸居民发出警告说，千万不要喝河水，更别吃死鱼。由于匈牙利在环境灾难发生后反应迅速，预防措施组织得力，所以没有危及受污染地区居民的健康。

2月12日，蒂萨河沿岸所有受污染的南斯拉夫城市官员举行了紧急磋商会议，研究如何最大限度地减少被污染的河水对环境造成的灾难性破坏。会议发出紧急呼吁，希望蒂萨河两岸的南斯拉夫民众想方设法打捞浮在河道上的死鱼，以免造成更大的二次环境污染；该地区所有餐馆、饭店不约而同地取消了菜单上有鱼的南斯拉夫传统菜肴；南斯拉夫官员甚至向蒂萨河以南160千米外的多瑙河畔的首都贝尔格莱德发出了紧急警告。

欧盟运输与能源委员会委员洛耶拉·帕拉西奥在与匈牙利外交部长举行紧急会晤后呼吁："这是一场全欧洲的环境灾难，需要欧洲各国团结一致来对付这场污染。"

3.事件影响与历史意义

蒂萨河是匈牙利境内水产最丰富的一条河。多年来，渔民一直靠在这条河里的虾、蛙鱼和其他水产品为生。现在，严重的污染已经断了沿岸渔民们的生计。尽管罗马尼亚金矿和罗马尼亚政府给予一些赔偿，但污染毁掉了渔民的生计，渔民要求赔偿所有的损失。

成百上千的匈牙利当地居民纷纷涌到河岸边欲哭无泪，他们茫然地看着渔民们把漂在水面上的死鱼打捞到河岸边，许多渔民把重达20千克、平时难得一见的死掉的鲑鱼摆在河岸边以示抗议。更多的沿岸居民则涌到蒂萨河的许多桥上，他们的手里毫无例外地拿着一枝枝白色的小花，一声不吭地把花投进毫无生气的蒂萨河里，哀悼所有因这次环境浩劫而死的生灵。

匈牙利国内大小报纸当天头版头条刊登的全是一幅幅令人感到触目惊心的照片：河面上漂着大片大片的死鱼；河岸边到处是垂死挣扎的水鸟。

对于匈牙利来说，这场环境浩劫打击的不仅仅是生态和渔业，还对当地的旅游业造成致命的伤害。这场灾害使风景如画的刚刚发展起来的蒂萨河旅游区成为一场泡影，从而直接影响到当地的经济收入。

污染的河水两天前从匈牙利流入南斯拉夫境内北方城市森塔市后，蒂萨河80%的鱼类"断子绝孙"！河面上铺着厚厚一层死鱼，有些河段，死鱼堵得甚至连打捞船都开不动。尽管人们戴着厚厚的口罩，但离河岸老远就能闻到一股腥浓的恶臭，河面上到处是大大小小的死鱼。

2月12日中午，从匈牙利流入南斯拉夫的蒂萨河水的氰化物含量虽然从每立升0.13毫克降低到每立升0.07毫克，但这股可怕的"死亡之水"已经向南流去，每小时5千米左右的流速，于13日凌晨流入欧洲最著名的多瑙河。

3月23日，绿色和平组织成员来到巴亚马雷金矿进行抗议，大约25名绿色和平组织成员封住了矿厂的大门，并在一个起重机臂上挂了一个巨型条幅，上面写着"堵塞氰化物"的字样，抗议毒物污染河流事件（图5-3-8）。

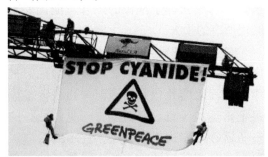

图5-3-8　挂在起重机臂上的巨型条幅（堵塞氰化物）及部分绿色和平组织成员

这次污染使蒂萨河里的所有生命全都消逝了。南斯拉夫的动物学家认为，要想恢复河内的生态，至少需要几年时间才能重现生命。

5.3.5　中国松花江水污染事件

2005年11月13日，中国石油天然气股份有限公司吉林石化分公司双苯厂苯胺车间发生爆炸事故。事故产生的约100吨苯、苯胺和硝基苯等有机污染物流入松花江，导致松花江发生重大水污染事件（图5-3-9）。

1.事件经过

2005年11月13日13时40分左右，地处吉林省吉林市的中石油吉林石化公司101厂——双苯厂硝基苯精馏塔连续发生爆炸。18时爆炸区上空仍然可见浓烟滚滚，附近居民开始疏散，空气中弥漫着刺鼻的气味，十几台泡沫灭火车正在灭火。在灭火及清理污染过程中，约100吨苯、苯胺和硝基苯等有机污染物主要通过吉化公司东10号线大量流入松花江中，造成江水严重污染，沿岸数百万居民的生活受到影响。

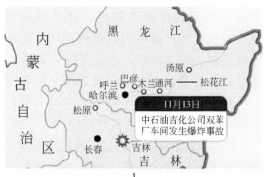

1

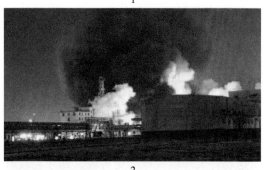

2

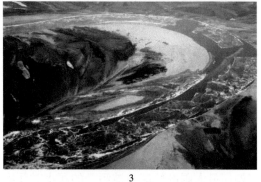

3

图5-3-9　中国松花江水污染事件

1.松花江水污染事件发生地点；2.2005年11月13日地处吉林市的中石油吉林石化公司101厂一化工车间连续发生爆炸，迟海峰摄；3.航拍的受污染的松花江

污染波及下游的哈尔滨市和俄罗斯远东地区。事件共造成5人死亡、1人失踪，近70人受伤，直接经济损失6908万元。

2.事件原因

爆炸事故的直接原因是硝基苯精制岗位外操人员违反操作规程，在停止粗硝基苯进料后，未关闭预热器蒸气阀门，导致预热器内物料气化；恢复硝基苯精制单元生产时，再次违反操作规程，先打开了预热器蒸汽阀门加热，后启动粗硝基苯进料泵进料，引起进入预热器的物料突沸并发生剧烈振动，使预热器及管线的法兰松动、密封失效，空气吸入系统，由于摩擦、静电等原因，导致硝基苯精馏塔发生爆炸，并引发其他装置、设施连续爆炸。

爆炸事故发生也暴露出中国石油天然气股份有限公司吉林石化分公司及双苯厂对安全生产管理重视不够，对存在的安全隐患整改不力及安全生产管理制度和劳动组织管理存在的问题。

爆炸事故发生后，由于双苯厂事先没有在出现事故状态下防止受污染的"清净下水"流入松花江的措施，又未能及时采取有效措施，防止泄漏出来的部分物料和循环水及抢救事故现场消防水与残余物料的混合物流入松花江，致使发生松花江流域的污染事件。

苯、硝基苯都是有毒化学品，遇明火、高热会燃烧、爆炸。吸入或接触硝基苯后，会使血红蛋白变成氧化血红蛋白(高铁血红蛋白)，大大阻止了血红蛋白的输送氧的作用，因而呈现呼吸急促和皮肤苍白的现象。长久中毒以后，则会引起肝脏损坏等症。

3.事件处置

事件发生后，国务院总理温家宝指示环保等部门和地方政府，采取有效措施保障饮用水安全，加强监测，提供准确信息。国家环保总局立即启动应急预案，迅速实施应急指挥与协调，协助吉林、黑龙江两省政府落实应急措施。与此同时，国家环保总局、水利部、建设部派出的专家赶赴现场，协助当地政府共同应对此次环境突发事件。

吉林省政府立即召开紧急会议，启动应急预案，部署防控工作。决定：封堵吉林石化分公司的排污口，切断污染源继续向江里排放；加大了丰满电站的放流量，加快污染稀释速度。同时，通知直接从松花江取水的企事业单位和居民停止生活取水。环保部门通过增加监测点位和监测频率，加强了对松花江水质的监测。

11月18日，吉林省政府就松花江水污染事件向黑龙江省进行了通报。黑龙江省政府接到吉林省的通报后，立即启动了应急预案，成立了以省长为组长的应急处置领导小组，对松花江沿岸市县，特别是哈尔滨市的应急工作进行统一部署。环保部门增加了松花江水质的监测点位和监测频次，还从省长基金中拨出1000万元专款用于事故应急。

11月21日，哈尔滨市政府向社会发布公告称全市停水4天，"要对市政供水管网进行检修"。此后市民怀疑停水与地震有关出现抢购。11月22日，哈尔滨市政府连续发布2个公告，证实上游化工厂爆炸导致了松花江水污染，动员居民储水。

11月23日零时，哈尔滨市政府决定关闭松花江哈尔滨段取水口，停止向市区供水。群众听到水污染和停水的消息后，最先引发的便是抢购风潮和瓶装饮用水脱销。商务部门在四五天内每天调入1200吨饮用水，满足市民需要。此外，还紧急组织面包、牛奶、肉制品等相关商品的生产和供给。物价部门及时出台干预措施，规定所有涉及水的饮品，包括副食品以11月20日的市场价为准，如有经营单位超过20日的商品价格，按违价进行处罚，罚款2万~20万元人民币。因为连续停水4天，哈尔滨市城区内中小学于23日下午开始停课，11月30日复课。由于政府调入饮用水并平抑物价，23日晚5时许，在哈尔滨市的一些街道上出现了一垛垛摆放整齐的瓶装矿泉水，价格基本恢复正常。

11月24日上午，国家环保总局局长谢振华会见了俄罗斯驻中国的大使，将这次污染事故的全部情况详细地向俄方做了通报。

11月25日，国务院工作组抵达哈尔滨，处理中国石油天然气股份有限公司吉林石化分公司双苯厂爆炸事故引起的松花江水环境污染问题。

国家环保总局下发了《松花江水污染事故行政处罚决定书》，决定对吉林石化分公司处以100万元的罚款。

11月27日晚18时，停水四天的哈尔滨恢复供水[1]。

12月8日，国家主席胡锦涛在北京会见俄罗斯政府第一副总理、中俄"国家年"活动俄方组委会主席梅德韦杰夫。在谈到松花江水污染事件时，胡锦涛表示，中国政府一定会本着对两国和两国人民高度负责的态度，严肃认真地处理此事。梅德韦杰夫表示松花江水污染事件是俄中双方面临的共同挑战，两国要加强合作，共同克服困难，战胜灾害。

国务院事故及事件调查组经过深入调查、取证和分析，认定吉林石化分公司双苯厂"11·13"爆炸事故和松花江水污染事件，是一起特大安全生产责任事故和特别重大水污染责任事件。国务院同意给予

中国石油天然气股份有限公司副总经理、党组成员、公司高级副总裁段文德行政记过处分，给予吉化分公司董事长、总经理、党委书记于力，吉化分公司双苯厂厂长申东明等9名企业责任人员行政撤职、行政降级、行政记大过、撤销党内职务、党内严重警告等党纪政纪处分；同意给予吉林省环保局局长、党组书记王立英行政记大过、党内警告处分，给予吉林市环保局局长吴扬行政警告处分。

4.事件影响与历史意义

事件发生后，吉林石化分公司董事长、101厂厂长被免职。吉林市主管工业和安全的副市长王伟在家自杀。

12月2日，中国国家环境保护总局局长谢振华因松花江环境污染事件引咎辞职。国务院同意他辞去局长职务，任命周生贤为局长。

哈尔滨市长达4天的全市停水事件，在中国城市供水史上是罕见的，松花江水污染处置过程的经验与教训，都将给其他城市应急机制建设带来借鉴。专家们建议：应对突发事件的应急预案应进一步完善。在城市供水应急方面，应当加强水源保护建设，建立全流域水污染控制协调机制，扩大水源保护区，加强水源水质检测力度，建立水源水质预警系统，完善水处理应急工艺，增加各类应急物资的储备，加强应急人员的培训与保障，建立城市管网预警平台，城镇供水应急中政府组织管理，加强对公众的水处理知识宣传。

为了吸取事故教训，国务院要求进一步增强安全生产意识和环境保护意识，提高对危险化学品安全生产及事故引发环境污染的认识，切实加强危险化学品的安全监

1　停水4天污染高峰过去后，污染尾巴还会持续一定时间，因此，专家们通过紧急试验确定改砂滤池为炭砂滤池的应急方案。一是加大粉状炭的剂量，二是改变投加点；三是底层保留500毫米的砂滤料，确保了处理水质的可靠。

督管理和环境监测监管工作。要结合实际情况，不断改进本地区、本部门和本单位《重大突发事件应急救援预案》中控制、消除环境污染的应急措施，坚决防范和遏制重特大生产安全事故和环境污染事件的发生。

5.4 化学泄漏灾害

5.4.1 印度博帕尔毒剂泄漏事件

1984年12月3日，位于印度博帕尔市的美国联合碳化物公司印度有限公司（UCIL）博帕尔农药厂，地下储气罐内的45吨剧毒液体异氰酸甲酯因压力升高而爆炸，在三四个小时内全部泄漏，滚滚浓烟严重污染周围环境。事故发生的第一个星期里，2500人死亡，20多万人受伤需要治疗，50多万人受到伤害，数千头牲畜被毒死。博帕尔灾难是世界上最严重的工业灾难，历史上称之为博帕尔灾害（Bhopal Disaster）（图5-4-1）。

1.博帕尔农药厂

博帕尔农药厂建立在印度中部丘陵地带中央邦的首府博帕尔市，全市有90万人口，距离印度首都新德里750千米。1964年，印度中央政府为解决亿万饥民的危机和全国粮食短缺问题，开展了农业"绿色革命"运动。因此引进美国联合碳化物公司[1]开办了一家尤尼昂·卡尔德公司农药厂（简称博帕尔农药厂），以解决农药供应不足。1975年，印度政府正式向美方颁发了在印度制造杀虫剂农药的生产许可证。一座具备年产5000吨高效杀虫剂能力的大型农药厂在博帕尔市郊建成。1980年以前，博帕尔农药厂依靠进口的异氰酸甲酯[2]生产农药西维因和涕灭威的原料。之后，该厂根据工业自给自足的政策，开始自行生产这种剧毒原料。

2.事件经过

1984年12月3日凌晨零时56分，博帕尔农药厂的一个储气罐的压力急剧上升，由于储气罐阀门失灵，储气罐里装的45吨液态剧毒的异氰酸甲酯及其反应物以气体的形态迅速向外扩散。高温且密度大于空气的异氰酸甲酯蒸气，在当时17℃的大气中，迅速凝结成毒雾，贴近地面层飘移。

从农药厂泄漏出来的毒气形成浓重的烟雾冲向天空，越过工厂围墙，顺着西北风，向东南方向飘荡。毒气首先进入毗邻的贫民区，数以百计的居民立刻在睡梦中死去。火车站附近有不少乞丐怕冷拥挤在一起。毒气弥漫到那里，几分钟之内，便有10多人丧生，200多人出现严重中毒症状。毒气穿过庙宇、商店、街道和湖泊，进而覆盖了市区。许多人被毒气薰呛后惊醒，涌上街头，人们被这骤然降临的灾难

1　美国联合碳化物公司(Union Carbide，UC)创办于1898年，是一家跨国公司，在美国大公司中名列第37位，在世界200家大型化学公司中居第12位。从事冶金、工业用气体、农药、电子及消费性产品等领域，在全球38个国家设有子公司和化工厂，雇用10万人，资产100亿美元。1983年总营业额为90亿美元，但集团的扩张由于1984年博帕尔事件而终止。博帕尔事件后，该公司的信誉受到重大打击，石油化工以外的业务全数独立分拆上市或出售。之后该公司主要制造乙烯和聚乙烯两种基础化学品，以及其衍生品。2001年，该公司被美国陶氏化学公司（Dow Chemical Company）收购，成为陶氏化学公司的全资附属公司。

2　异氰酸甲酯（methylcarbylamine，MIC）是一种活性极强的剧毒液态气体，在21℃时气化。与德军在第一次世界大战中使用的"弗基恩"毒气统称为两大杀人毒气。人吸入后造成呼吸困难，并引起肺水肿，少量就可致死，如果侵入眼睛会引起失明。

弄得晕头转向，不知所措。博帕尔市顿时变成了一座恐怖之城，一座座房屋完好无损，街道两边到处是人、畜和飞鸟的尸体，惨不忍睹（图5-4-2）。

事发第二天，士兵立即封锁了工厂，不许他人进入，进行封锁保密。此举激怒了饱受事件伤害却无法得到实情的居民。

事故发生的第一个星期里，就有2500人死亡，20多万人受伤需要治疗，50多万人受到伤害，约占该市总人口的一半[1]。

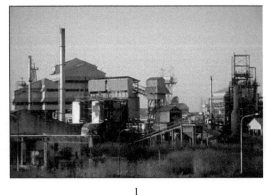
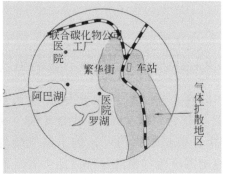

1　　　　　　　　　　　　　　2

图5-4-1　博帕尔灾难

1.印度引进美国联合碳化物公司在博帕尔建立的农药厂；2.异氰酸甲酯气体扩散地区。(杜祖健，2003)

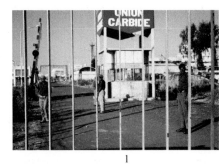
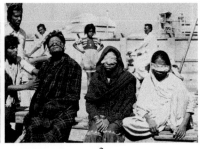

1　　　　　　　　　　　　　　2

图5-4-2　博帕尔事件发生当天

1.事件发生后，士兵随即封锁了工厂；2.12月4日，许多因毒气泄漏而致盲的受害者坐在街头，等待医生为他们治疗

3.事件原因

事件发生的原因主要如下。①厂址选择不当。②当局和工厂对异氰酸甲酯的毒害作用缺乏认识，发生重大的泄漏事故后，根本没有应急救援和疏散计划。③工厂的防护检测设施差，仅有一套安全装置，由于管理不善，而未处于应急状态之中，事故发生后不能启动。④管理混乱。工艺要求异氰酸甲酯贮存温度应保持在0℃左右，而有人估计该

厂610号贮罐长期为20℃左右（因温度指示已拆除）。安全装置无人检查和维修，致使在事故中，燃烧塔完全不起作用，淋洗器不能充分发挥作用。⑤技术人员素质差。对异氰酸甲酯急性中毒的抢救一无所知。

4.事件处置

在出事后的几个小时内，博帕尔市的警察局关闭了这家工厂，并且逮捕了该厂经理穆卡和另外4名工作人员，罪名是"过失

1　　另据统计，事件直接致使3150人死亡，5万多人失明，2万多人受到严重毒害，近8万人终身残疾，15万人接受治疗。10年之后的1994年统计，死亡人数已达6495人，还有4万人濒临死亡。

杀人"。

事故发生后，拉吉夫·甘地总理停止了在印度北方的竞选旅行，赶赴博帕尔市视察，并拨款400万美元赈济受害者。同时，拉吉夫·甘地总理代表印度政府要求美国联合碳化物公司赔偿损失，并郑重宣布，印度政府今后不准许在人口稠密地区生产任何危险物质。

印度中央邦政府对每个遭到损害的家庭进行救济。同时，由于有中毒的家畜，政府禁止贩卖肉品，并关闭了博帕尔市的400家肉品店。

军队被动员起来，负责维持社会秩序，防止拥挤和冲撞。在医院附近搭起20个帐篷作为临时病房，每个帐篷可以容纳20人。军队还建立了停尸所，把无人认领的死者集中到一块，等待亲人去认领。如最后无人认领，即将印度教徒送去火化，将穆斯林送去土葬。军队用起重机运走那些发出阵阵恶臭的家畜尸体。

博帕尔市的5家医院开始救治中毒患者。事件刚发生几小时，数以百计的中毒者就来到最大的医院——哈米迪（Hamidia）医院。医院里的350名医生和1000名护士全部动员起来，还是照顾不了一批批涌来的患者。最后只好把500名医学院学生编进医疗队。医院的750张病床全住上了中毒的患者。医院周围的空地上到处都是患者，呻吟声、咳嗽声和悲泣声响成一片。博帕尔的大学医院的450名医生，在12月3日和4日两天中，就抢救了几千人的生命。自愿者组织在各处协助照料患者，安慰那些惊魂不定的人们（图5-4-3）。

12月6日，美国联合碳化物公司首席执行

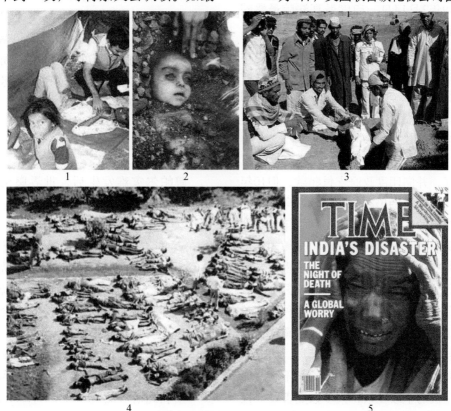

图5-4-3 博帕尔毒气泄漏事件

1.首批患者多是婴儿、少年；2和3.正待掩埋的中毒身亡的儿童；4.中毒死亡的贫民；5.《时代》周刊1984年封面称博帕尔灾难是"印度的灾难"

官沃伦·安德森（Warren Anderson）从美国赶往印度，并携带了184万美元的紧急事故处理费。12月7日，安德森在印度的公司住所被印度政府监禁，后来以2500美元保释。

5.诉讼与诉求

博帕尔事件是发达国家将高污染及高危害企业向发展中国家转移的一个典型恶果。事故发生后，印美双方就谁是主要责任者问题展开了唇枪舌剑的争论。最后，这桩案子以美国的巨额赔款了结。

事件发生后，美国梅尔文-贝利律师事务所和另外两家律师事务所，共同代表印度受害人提出了诉讼，要求美国联合碳化物公司赔偿150亿美元，控告这家跨国公司在设计与经营方面都有不当，致使工厂毒气外泄，造成大批人员死亡的工业事故。

1989年2月14日，印度最高法院最终裁定该公司赔偿4.7亿美元[1]，并责令其3月31日一次付清。美国联合碳化物公司宣布接受这一裁决，并且根据1989年与印度政府达成的协议，公司已经支付了4.7亿美元的赔偿金，同时在1984～1985年花费了200多万美元清理现场。

虽然美国联合碳化物公司承担了这次事故的责任，并向印度政府支付赔款，但10年之后，许多受害者仍在等待赔偿。印度中央邦博帕尔市的居民至今仍在为1984年发生的毒气泄漏事故付出惨重的代价。据博帕尔市医疗机构的统计，每星期都有大批毒气受害者因患各种后遗症而死亡。毒气泄漏事故受害的父母生下的孩子，普遍患有各种疾病，不少人正在缓慢死去。而美国联合碳化物公司的赔偿与实际救助需要相差甚远，由此，再一次激起当地居民的强烈愤慨和不满。加之申请赔偿的手续复杂，大多数受害者一直

未获得应有的赔偿。

2004年，在博帕尔灾难20周年纪念日的时候，数千名示威者和博帕尔化学泄漏事件的幸存者走上博帕尔街道，为20年前灾难中的受害者要求补偿，要求政府尽快发放赔偿金。由于博帕尔农药厂遗弃的生锈管道和杀虫剂储藏罐经多年的风雨侵蚀已经开裂，直接威胁当地人的饮水安全。因此，受害者要求已经收购美国联合碳化物公司的陶氏化学公司清除被废弃的厂房。

2009年11月19日，在博帕尔事件25周年的时候，当地的幸存者及社会活动家们在陶氏化学公司的门口游行抗议，要求该公司处理遗留问题（图5-4-4），但陶氏化学公司表示他们不会清理25年前子公司丢下的烂摊子。

时隔26年的2010年6月7日，印度中央邦首府博帕尔地方法院裁决，判定8名被告在26年前的博帕尔毒气泄漏事故中犯有疏忽导致死亡等罪。在8名被告中包括当时发生毒气泄漏的美国联合碳化物公司在博帕尔工厂的董事长马欣德拉和他几名管理人员。其中1名被告已经死亡。但是，事件的受害者认为这样的裁决太迟太轻。

6.历史意义

博帕尔灾难发生后，世界舆论为之哗然。许多报刊纷纷载文指责美国联合碳化物公司采取的是"双重标准"。该公司设在美国本土西弗吉尼亚州的查尔斯顿（Charlston）的同类工厂都配备有先进的计算机报警装置，并大都远离人口稠密区，而博帕尔农药厂只有一般性的安全措施，周围还有成千上万的居民。

一些环境历史学家和评论家发表文章严厉谴责污染转嫁行为。1992年，印度人保罗·斯利瓦斯塔瓦（Paul Shrivastava）所著

---

1 美国联合碳化物公司在印度的博帕尔的公司是合资企业，美方资本额占51%，印方占49%。印度最高法院最终判定，美方赔偿42 500万美元，印方赔偿4500万美元，共计赔偿47 000万美元。

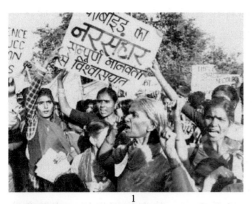
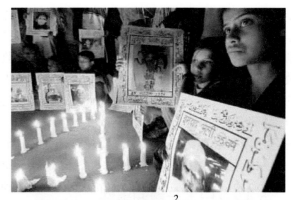
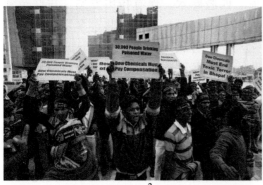
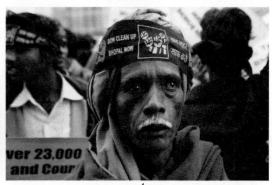

图5-4-4 博帕尔毒气泄漏事件幸存者的诉求

1.2004年幸存者在印度中央邦首府博帕尔街道要求为20年前的受害者补偿；2.博帕尔事件20周年的时候，遗弃物仍在威胁当地人安全，当地人在烛光旁为亲人守夜；3和4.博帕尔事件25周年的时候，当地的幸存者以及社会活动家们在陶氏化学公司的门口游行抗议

《博帕尔·危机解析》出版，描述了博帕尔毒气泄漏事件的全过程，工业危机管理分析，印度与美国的争议及对受害人的赔偿。2003年，美国法学博士保罗·德里森（Paul Driessen）[1]所著《生态帝国主义：绿色能源，黑色死亡》出版，阐释了发达国家以生态、环境恶化为由指责发展中国家的霸道思维。

许多发展中国家从博帕尔灾难中吸取经验教训，受到启发，主要如下。①在招商引资方面要警惕污染转嫁，绝不能以环境与安全为代价发展经济。②危险化学品生产企业的建设，应当规划在远离城市居民集中的地区。在建厂前选址时应做危险性评价，并根据危险程度留有足够的防护带。建厂后，不得临近厂区建居民区。③对于生产、加工有毒化学品的装置，应装配传感器、自动化仪表和计算机控制等设施，提高装置的安全水平。④对剧毒化学品的储存量应以维持正常运转为限。博帕尔农药厂每日使用异氰酸甲酯的量为5吨，但该厂却储存了55吨。⑤健全安全管理规程，提高操作人员技术素质，禁止错误操作和违章作业。同时，要进行安全卫生教育，提高职工自我保护意识和普及事故中的自救、互救知识。⑥对生产和加工剧毒化学品的装置应有独立的安全处理系统，并应定期检修，使其处于良好的应急工作状态。⑦严格管理和严格执行工业操

1 保罗·德里森（Poul Driessen）劳伦斯大学地质与生态学学士，丹佛大学法学博士，25年的职业生涯中，任美国参议院内政部职员，能源行业协会成员。

作流程是防止事故发生的关键，对小事故作详细分析，认真处理[1]。⑧凡生产和加工剧毒化学品的工厂都应制定化学事故应急救援预案。通过预测把可能导致重大灾害的报告在工厂内公开，并定期进行事故演习，把防护、急救、脱险、疏散、抢险、现场处理等信息让有关人员都清楚，防止一旦发生事故，措手不及。

5.4.2 日本米糠油事件

1968年，日本先是几十万只鸡吃了有毒饲料死亡，人们没有深究毒物的来源。继而在北九州一带有13 000多人受害。这些鸡和人都是吃了含有多氯联苯的米糠油而遭难。事件曾使整个日本西部陷入恐慌之中。历史上称之为米糠油事件（Yusho Disease Incident），也称"多氯联苯污染事件"（图5-4-5）。

1.事件经过

1968年3月，在日本的北九州、四国等地有几十万只鸡突然死亡。主要症状是张嘴喘，头和腹部肿胀，而后死亡。经检验，发现鸡饲料中含有毒物，确定是饲料中毒。因当时没有弄清毒物的来源，也就没有对此事件进行追究。

然而，事件并没有就此完结，1968年6～10月，福冈县先后有4个家庭的13人患有原因不明的皮肤病。患者开始眼皮发肿，全身起红疙瘩，接着肝功能下降，黄疸、四肢麻木，伴有指甲发黑、皮肤色素沉着、眼结膜充血、眼眵过多和胃肠功能紊乱，全身肌肉疼痛，咳嗽不止等，到九州大学附属医院求诊，疑是氯痤疮。由于原因不明，有的医治无效而死。

据1968年统计，日本北九州市、爱知县一带所产米糠油中含有多氯联苯，销售后造成人畜多氯联苯中毒。几十万只鸡死亡，患病者超过5000人，其中16人死亡，实际受害者约13 000人。

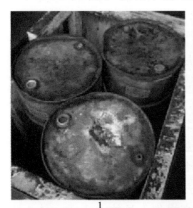

1

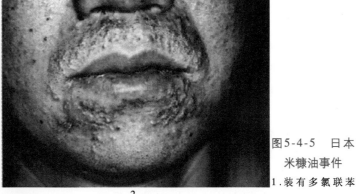

2

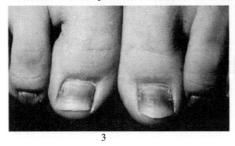

3

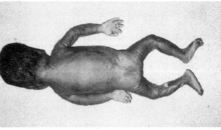

4

图5-4-5 日本米糠油事件

1.装有多氯联苯（PCB）的铁桶；2.脸部起痘状疙瘩；3.脚趾甲发黑；4.中毒孕妇生下的婴儿又黑又瘦，发育不全

---

1 博帕尔农药厂在1978～1983年先后发生过6起中毒事故，造成1人死亡，48人中毒。这些事故却未引起该厂领导层的重视，未能认真吸取教训，终于酿成大祸。

2.事件原因

事件发生后，日本卫生部门成立了专门机构——"特别研究班"。九州大学医学部、药学部和县卫生部组成研究组，有农学部、工学部、生产技术研究部及久留米大学公共卫生学专家参加，分为临床、流行病学和分析组开展调研。临床组在3个多月内确诊了112个家庭的325名患者，平均每户2.9个患者。之后在全国各地仍不断出现，患者近5000多人，死亡16人。到1977年已死亡30余人。至1978年12月，全日本28个县（包括东京都、京都府、大阪府）正式确认1684名患者。流行病学组调查患者的发病时间、年龄、性别及地理分布特征，对患者共同食用的食油进行了追踪调查，发现所有患者使用的食用米糠油均系Kamei仓库公司制油部2月5日～6日出厂的产品，而在食用该产品的266人中有170人患病，于是分析组不到一个月就阐明了米糠油中的病因物质是多氯联苯[1]。在患者的分泌物、指甲、毛发及皮下脂肪等样品中都发现多氯联苯。"特别研究班"最终查明在米糠油生产过程中的多氯联苯污染是米糠油事件发病的主因。

经过对患者共同食用的米糠油进行追踪调查，发现九州大牟田市一家粮食加工公司食用油工厂，在生产米糠油时，为了降低成本追求利润，在脱臭过程中使用多氯联苯液体作载热体。因生产管理不善，操作失误，使多氯联苯混进米糠油中，造成食物油污染。于是，随着这种有毒的米糠油销售各地，造成人的中毒或死亡。生产米糠油的副产品——黑油为作家禽饲料售出，造成几十万只家禽的死亡。

3.历史意义

米糠油事件的发生震惊了世界。早在1966年，美国就受到多氯联苯的污染，在一些报刊上展开议论，并有人警告说，这种污染已扩及人们生活的各个方面，但没有引起日本当局和食品工业企业的重视。两年后，多氯联苯中毒就使日本遭遇到一场新的灾难。

第二次世界大战后的最初10年是日本的经济复苏时期。在这个时期，日本为追赶欧美，大力发展重工业、化学工业，跨入世界经济大国行列成为全体日本国民的兴奋点。然而，日本人在陶醉于日渐成为东方经济大国的同时，却没有多少人想到肆虐环境将带来的种种灾害。为了警示世人，避免重蹈覆辙，人们将日本米糠油事件列为20世纪初期发生的"世界八大环境公害事件"之一，同时，世界八大环境公害事件中日本就占了4件，足见日本当时环境问题的严重性。但是，遗憾的是，仅仅隔了11年的1979年，中国台湾又发生了"油症事件"。

5.4.3　台湾油症事件

1979年中国台湾的台中、彰化等县的居民突然罹患未曾见过的皮肤怪病，造成近2000人中毒，53人死亡。经追踪调查，中毒患者竟是食用米糠油造成的。这次事件是1968年日本米糠油事件时隔11年后的悲剧重演，历史上称之为"台湾油症事件"。

1.事件经过

1979年3月的一天早上，台中县由基督教所办的惠明盲哑学校的教师吴牧师在起

1　多氯联苯（PCB）是联苯分子上的氢原子被一个或一个以上氯原子所取代而生成的脂溶性化合物。在常温下，多氯联苯随所含氯原子的多少，可能为液状、水饴状或树脂状，难溶于水，易溶于脂质，通过食物链而在动物体内富集。多氯联苯性能稳定，不易燃烧，绝缘性能良好，多用作电器设备的绝缘油和热载体。人畜食用后，可引起皮肤和肝脏损害。全身中毒时可发生急性肝坏死而致肝昏迷和肝肾综合征，甚至死亡。

床时，觉得脖子很痒，搔了一下，疑为长了一颗"青春痘"。到了3月底，全校师生已有一半以上，100余人的脸部、身上长满了黑色的痘子。经台大医院就诊，没有找到病因（图5-4-6）。

接着，彰化县鹿港、福兴、秀水、埔盐等乡镇附近的居民突然罹患前所未见的皮肤病，症状有眼皮肿、手脚指甲发黑、身上有黑色皮疹。由于患者的人数高达数千人，引起社会各界的广泛关注。

据1979年统计，这次事件共造成近2000人中毒，53人死亡。中毒患者最初分布在台中县、彰化县、苗栗县和新竹县，后来因结婚或迁徙扩散到云嘉、高屏和花莲等县市。中毒患者的症状是：面部、颈部或是身体出现疙瘩，或类似"青春痘"的皮肤病。小的像米粒，大的像癞蛤蟆，有的像密密麻麻的花生，挤破以后，会流出白色油脂般的颗粒和脓汁，然后留下一块黑色的疤痕。患者伴有头晕目眩、手脚疼痛、四肢无力和水肿症状，指甲、眼白、齿龈、嘴唇、皮肤等处有黑色素沉淀。

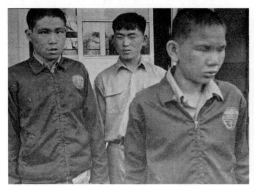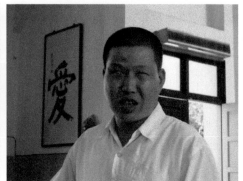

图5-4-6　台中县惠明盲哑学校师生受多氯联苯的毒害

2.事件原因

1979年6月22日，台大医院专家组到台中县惠明盲哑学校了解情况，抽样检查食品，仍未查明病因。7月间，一位少妇在台中市一家妇产科生下了一名全身漆黑的男婴，而手脚发硬，肚子膨胀。经查找资料，发现11年前，日本福冈县曾有一千多人，因食用含有多氯联苯的米糠油而中毒，症状和惠明盲哑学校师生的皮肤怪病很相似。所生婴儿与妇产科接生的男婴相似。9月10日，台中县第二次把检材送到卫生署，检验报告中加了一个小注：可能是氯中毒。

经过追踪调查，患者中毒的途径是来自日常食用的米糠油。彰化县溪湖镇生产食用油的彰化油脂公司在生产米糠油时，使用了日本的多氯联苯(PCB)对米糠油进行脱色和脱味。由于管理不善、管道渗漏，使PCB渗入米糠油中，并受热后生成了多氯代二苯并呋喃(PCDF)和其他氯化物，从而导致食用者中毒甚至死亡。检测表明，受污染的米糠油中PCB含量为53～99ppm，该厂脱臭器下水道土壤中PCB含量高达1147.2ppm。

3.事件处置

涉及本案的彰化油脂公司等三名商人，被检察官下令收押，并依法提起公诉。

1989年多氯联苯污染米糠油事件全案判决确定，台湾彰化地方法院检查处以1989年9月19日彰检方执甲字第11818号函示，污染的米糠油可参照食品卫生管理法以行政程序解决。

4.事件影响

从来没有听说的三个英文字PCB（多氯联苯），震撼了台湾地区居民的心。多氯联苯是可溶于油脂中的化学药品，食用超过0.3～0.5克，经过3个月的潜伏期，能使人的神经系统、内分泌、呼吸、造血机能、肝脏、新陈代谢、骨骼、关节、牙齿、眼睛及皮肤等器官受损。

根据美国新生儿缺陷基金会研究，PCB若由孕妇吸收，可透过胎盘或乳汁导致早期流产、畸胎、婴儿中毒。一些受到影响的胎儿出生时，皮肤深棕色素沉着，全身黏膜黑色素沉着，发育较慢，很像一瓶可口可乐，被民间俗称为"可乐儿"。

中毒患者不仅自己身心受创，而且绝大多数的后代也受到了PCB的影响。据中国台湾媒体2004年9月的报道，彰化县卫生局做血液筛检时，发现一名两岁幼儿血液里含有PCB，其浓度比母亲、外祖母低，中毒症状也较轻微，判断属于遗传致病，是第三代油症患者。同样，苗栗县有55名油症患者，多住在南庄乡和苗栗市，其中4名患者仅为20多岁，卫生人员认为他们应该是在母亲怀孕时通过母体传播而获得PCB，也可能出生后喝母乳而摄入PCB，从而呈现出皮肤略黑、发育迟缓的"可乐儿"症状。

2005年4月30日，日本熊本大学原田正纯、坂下垅到台中惠明盲哑学校参加26年前多氯联苯中毒校友的联谊会，给予资助，作为惠明盲哑学校照顾受害校友的经费。

5.4.4 意大利塞韦索二噁英灾难

1976年，意大利米兰市塞韦索镇的一个化工厂发生爆炸，散出二噁英，造成严重的环境污染，致使塞韦索多人中毒，许多小孩脸上出水疱，许多动物因此丧命，工厂周围地区出现树叶褪色、边黄和穿孔等受毒性损害的现象。塞韦索二噁英事件一时轰动了世界，历史上称之为塞韦索灾难（Seveso Disaster）。

1.事件经过

1976年7月10日，意大利米兰市的塞韦索[1]镇的伊克梅萨（Industrie Chimiche Meda Società，Icmesa）化工厂发生爆炸，2，4，5-三氯苯酚反应器内部分反应物从工厂顶端的排气管溢出。瞬间，工厂笼罩在浓厚的白色烟雾中。在接下来的几个小时内，污染云团随着东南风向下风向传送了约6千米，散出的二噁英飘到东南方向的小镇塞韦索及另外7个属于米兰省的城市上空降落，沉降于面积约1810英亩的区域内。7月12日，反应釜所在的建筑物被关闭。7月13日，当地的小动物出现死亡。7月14日，当地的儿童出现皮肤红肿，脸上出现水疱。随后，在污染区的样本中发现含有大量剧毒的四氯二苯二噁英。工厂周围地区出现树叶褪色、边黄和穿孔等受毒性损害的现象（图5-4-7）。

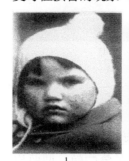 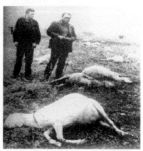

图5-4-7 吸入二噁英的后果

1.塞韦索的儿童被烧伤；2.两个月后，羊只大量死亡

2.事件原因

伊克梅萨化工厂隶属瑞士日内瓦的吉沃

---

[1] 1976年，塞韦索（Seveso）是一个有1.7万人口的小城镇，在米兰市以北15千米处。

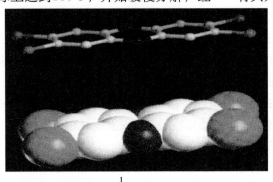

图5-4-8　二噁英的化学形成过程

1.四氯苯；2.三氯苯酚；3.四氯二苯二噁英

丹（Givaudan）公司，有170名工人，主要生产化妆品和制药工业所需的化工中间体。1969年该厂开始生产一种名为2,4,5-三氯苯酚（TCP）的产品，它是一种用于合成除草剂的有毒的、不可燃烧的化学物质。由于该厂生产三氯苯酚需要在150～160℃下持续加热一段时间，因而为四氯二苯二噁英的生成创造了条件。

事件中四氯二苯二噁英的化学形成过程是：四氯苯（TBC）与氢氧化钠进行芳香取代反应，产生三氯苯酚（TCP）；然后，三氯苯酚在高温下（150～160℃，持续加热，实际上达到180℃，开始缓慢分解，经

过7个小时快速反应，由于失控，当温度达到230℃）形成四氯二苯二噁英。通常只在痕量大约1ppm，但在更高的温度与反应失控的条件下，TCDD的浓度可达到100ppm或更多（图5-4-8和图5-4-9）。

据调查，这起事故是因压力阀失灵而引起的，造成约2吨化学品扩散到周围地区，其中包括大约130千克的二噁英。

二噁英[1]是目前人类已知的最毒的物质，它对豚鼠的半致死量是0.6微克/千克体重，是氰化物的130倍、砒霜的900倍，有"世纪之毒"之称。国际癌症研究中心已将其列为人类一级致癌物。

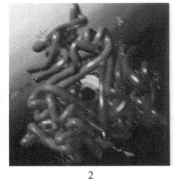

图5-4-9　二噁英

1.二噁英的立体结构；2.二噁英的三维结构

3.事件处置

事故发生后，伊克梅萨化工厂立刻警告当地居民不要吃当地的农畜产品，同时声明爆炸泄露的污染物中可能含有TCP、碱性碳酸钠、溶剂及其他不明有害物质。

7月17日，当地卫生部门邀请米兰省立卫生和预防实验室的专家对现场进行分析，怀疑污染云团中含有的二噁英是造成

动物死亡和儿童皮肤红肿的原因。不久，瑞士日内瓦的吉沃丹公司总部证实，公司实验室在事故发生后第一时间于现场采集的样品中发现二噁英。

事故发生后两周内，意大利政府立即采取疏散污染区人口的措施，并对所有受害者进行医学监护。对住院患者进行长达数月的医学监察，直到症状消失。对接触污

1　二噁英(dioxins)是一大类含氯的无色无味的脂溶性有机化合物的总称，共有210种，其中多氯代二苯并-对-二噁英有75种，多氯代二苯并呋喃有135种。在210种化合物中，有17种对人体有剧毒。二噁英毒性比DDT高出1万倍，有致癌和致畸作用。

染物的人也进行医学监察,直到无中毒症状出现为止。同时,标出的污染区,不能带出受污染的衣物和个人生活用品。警告当地居民不要接触或食用菜园里的农产品(图5-4-10)。

事故发生后的第三周,政府开始组织多项研究工作。首先,调查污染区环境对人群健康危害的研究。结果表明,当地居民的二噁英血浓度高,白血病、畸胎的发病率明显上升。研究人员共收集230名男性和296名女性的资料,发现事后的20年间(1977~1996年),在受检的双亲中生育女孩346名,男孩328名,父亲血二噁英越高,男孩比例越小。接触二噁英时年龄未满19岁的男性,其后出生的女孩数显著多于男孩,男孩比例为0.382(全世界的平均值为0.514)。这种影响与二噁英引起男性生殖系统的内分泌障碍有关。污染区二噁英含量最高,在污染较严重的区域土壤中二噁英含量较高,其污染土壤表层20~40厘米,但地下水源没有受到污染。监测受污染地区的动物,发现动物组织中含有较高浓度的二噁英。动物成了人接触二噁英的来源之一。

塞韦索事故发生后,由于二噁英已渗透到工业和生活中而难以防范,因此,引起了公众恐慌。但政府和企业及时对二噁英的污染范围及严重程度做出评价,并根据调查结果,提出应急措施和建议。政府采取了有效措施:①厂周围8.5公顷范围内所有居民被迁走;②1.5千米内的植物均被填埋;③在数公顷土地上铲除掉几厘米厚的表土层。因此,终止了事态的恶化。此外,及时疏散受污染的居民并对其进行医学监察,故未发生中毒死亡事故,只是造成家畜、野生动物和植物的损害。

4.事件影响

塞韦索居民直至泄漏后两个多星期才被安排撤离这一地区。人们抗议官方很迟才对这场灾难作出对策。

由于二噁英是一种强致癌物和环境雌激素,长期低剂量接触二噁英,虽然不会致死,但会导致癌症、雌性化和胎儿畸形。事隔多年后,当地居民中畸形儿大为增加。接触二噁英的男子多生育女孩。来自意大利米兰德西奥医院的报告,一些25年前接触了二噁英的意大利男子,其后出生的女孩比男孩多。

塞韦索灾难还被改编为电影《夏日追踪》,又名《塞贝索侦探队》,塞韦索改为塞贝索,在2006年上了荧幕。剧中有一句令人深思的台词:"是先有了人类,再有了化学与政治!"

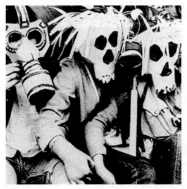

1

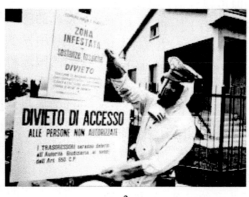

2

图5-4-10 塞韦索二噁英灾难
1.当地居民进行抗议;
2.1976年塞韦索事件之后,官方在污染区设置避免接触蔬菜、土壤和草的标志,警告当地居民不要接触或食用菜园里的农产品

5.4.5 比利时二噁英污染事件

1999年比利时的二噁英污染事件在全世界引起了轩然大波，先是在比利时的肉鸡、鸡蛋中发现剧毒物质二噁英，接着又在猪肉、牛肉中发现了此类污染物。比利时政府下令在全国禁止销售1999年1～6月期间生产的禽畜食品。事件引发了比利时卫生部长和农业部长引咎辞职，联合政府垮台，首相德阿纳下台。

1.事件经过

1999年2月，比利时养鸡业者发现饲养母鸡产蛋率下降，蛋壳坚硬，肉鸡出现病态反应，因而怀疑饲料有问题。调查发现荷兰三家饲料原料供应厂商提供了含二噁英成分的脂肪给比利时的韦尔克斯特(Verkest)饲料厂，该饲料厂1999年1月15日以来，误把原料供应厂商提供的含二噁英的脂肪混掺在饲料中出售。已知其含二噁英成分超过允许限量200倍左右。被查出的该饲料厂生产的含高浓度二噁英成分的饲料已售给超过1500家养殖场，其中包括比利时的400多家养鸡厂和500余家养猪场，并已输往德国、法国、荷兰等国。之后，先是在比利时的肉鸡、鸡蛋中发现剧毒物质二噁英，接着又在猪肉、牛肉中发现了此类污染物。

5月27日，比利时电视台率先披露事件真相，当地媒体称之"鸡门事件"，引起轩然大波。一夜之间，比利时畜产品及其相关食品在国际上的良好信誉丧失殆尽，畜牧业及其相关的食品工业顷刻陷入完全瘫痪状态。

5月28日～6月6日，比利时卫生部陆续下令，禁止屠宰、生产、销售和回收可能被二噁英饲料污染的一切动物性食品。包括1月15日～6月1日生产的鸡肉、鸡蛋、猪肉、牛肉和乳品及其加工生产的食品。

6月3日，比利时政府宣布，由于不少养猪和养牛场也使用了受到污染的饲料，全国的屠宰场一律停止屠宰，等待对可疑饲养场进行甄别，并决定销毁1999年1月15日～6月1日生产的蛋禽及其加工制成品。

2.事件原因

比利时的畜牧业生产高度集约化。畜牧生产者购买商品饲料来饲养家畜，饲料生产完全工业化和专业化。欧美发达国家历来习惯把畜禽的脂肪、内脏和植物油加工等下脚料作为动物能量和蛋白质补充饲料。引发这次二噁英污染事件导火线的正是脂肪及植物油下脚料。造成这场二噁英污染的真正元凶是福格拉公司（油脂回收公司）在未对装载废油的油罐进行检查的情况下，让工人在原本装过废机油（富含二噁英的多氯联苯）油罐里装入了收集的废植物油。据比利时农业部的调查表明，这批含有高浓度二噁英的动物脂肪浓缩料共计98吨，先后供应本国、德国、法国和荷兰共13个家饲料厂用生产饲料，总计生产含二噁英的污染饲料1060吨，转售给上述4国。污染饲料涉及鸡场445家、猪场746家、牛场393家。

3.事件处置

二噁英事件不仅极大地冲击了畜产品和食品的生产与供给，引起消费者的恐慌，而且引发了政局的动荡。6月1日，迫于强大的国际和国内的压力，比利时卫生部长和农业部长引咎辞职。6月13日比利时国会选举揭晓，执政的左翼联盟惨败，联合政府垮台，首相德阿纳下台。媒体评论德阿纳是被二噁英事件拖垮的。

6月2日，比利时司法机关逮捕了韦克斯特公司的两名经理，指控这两名父子经理出售的不是100%的油脂，并且未标明其中的成分，他们的经营活动存在着欺诈行为，与动物饲料污染案直接有关。

6月22日，事件的调查又有了突破性的进展，比利时警方宣布：此前受怀疑的韦克斯特公司提供的饲料并非真正的污染源，造成这场二噁英污染的真正元凶是另一家油脂回收公司——福格拉公司。该公司在未对装载废油的油罐进行检查的情况下，让工人在原本装过废机油富含二噁英的多氯联苯油罐里装入了收集的废植物油。又将二噁英污染的油脂作为禽畜饲料的加工原料，致使比利时有1400多家养殖厂使用了被二噁英污染的饲料，由此酿成了这场灾难。于是，比利时警方对福格拉公司的两名负责人（一对兄妹）传唤，其中一人（哥哥）被拘留。与此同时，已被关押20天的韦克斯特公司的两名父子经理被释放。

4.事件影响

比利时的"二噁英污染事件"牵连了世界许多国家，各国纷纷紧急采取应对措施，宣布禁止进口比利时等一些欧洲国家的肉、禽、乳类等食品。

6月2日，欧盟决定在欧盟15国停止出售并收回和销毁比利时生产的肉鸡、鸡蛋和蛋禽制品，以及比利时生产的猪肉和牛肉，并保留向欧洲法院上告比利时、追究其法律责任的权力。

6月3日，美国农业部宣布禁止从欧洲进口鸡肉和猪肉，直到欧洲的肉食品完全摆脱污染，才会松解禁令；同时，销毁来自比利时的约1000个农场使用污染饲料的畜产品。

6月3日和6月8日，中国香港卫生署分别宣布禁止销售并回收比利时等4国的家禽、猪肉、牛肉和乳制品。

法国决定全面禁止比利时肉类、乳制品和相关加工产品进口，其中包括使用动植物油制成的糕饼。法国还专门成立了危机处理小组，封闭了70家有嫌疑饲料的养牛场。

希腊农业部宣布，禁止进口及买卖比利时鸡肉及鸡蛋等产品，以及比利时的牛、猪肉及包括牛奶等相关产品。对已进口的比利时冷冻鸡肉及蛋黄酱等产品进行销毁。

6月5日，韩国紧急回收受污染的欧洲猪肉。

6月7日，荷兰农业部长也因工作失误而引咎辞职。

6月7日，欧盟常设兽医委员会宣布，支持欧盟执委会上述规定，并进一步扩大对比利时食品出口限制范围，所有猪、牛及其相关产品，包括奶类和牛油，均禁止出口。

新加坡除了禁令外，官方建议国民扔弃所有相关的食品以保万无一失。

瑞士和俄罗斯停止了鸡肉类和鸡蛋产品的进口后，又禁止出售比利时的牛奶及奶制品、猪肉和牛肉制品。

6月9日，中国卫生部向各省、自治区、直辖市卫生厅（局）发出紧急通知，要求各地暂停进口比利时、荷兰、法国和德国4国自1999年1月15日生产的乳制品、畜禽类制品（包括原料和半成品）。

日本、加拿大等国也采取了暂停进口或禁售措施。

据统计，这次事件共造成直接经济损失3.55亿欧元，间接损失超过10亿欧元，对比利时出口的长远影响可能高达200亿欧元。

5.历史意义

二噁英对人类健康的危害引起了世界各国的广泛关注，普遍加强了对这类剧毒化学品的研究与控制。美国、英国等国家从20世纪80年代就开始了对二噁英的检测与防治研究。中国于1996年在中国科学院武汉水生生物研究所建立了第一个符合国际标准的二噁英类化合物专用实验室,随后在中国科学院环境生态研究所、中国预防医学科学院营养与食品卫生研究所展开了研究。全球防治研究的中心集中在采用中和法清除或分解二噁英,但中和或分解后的产物如何清除,中和物和被中和物未充分发生反应后,残留物如何解决也成为研究探讨的焦点。

目前常规采用的防治措施有以下3点。①减少二噁英的排放,严格控制化学合成物中二噁英的含量。1998年世界卫生组织规定的人体暂定每日耐受量已经从极低的10皮克/千克体重减低到1~4皮克/千克

体重[1]。一些国家的乳制品行业提出了食品中二噁英的最大允许限量为4~6皮克/千克的建议。德国规定垃圾焚烧设备二噁英排放限值为0.1毫微克。目前尚没有一个国际公认的最大允许限量标准。世界卫生组织与联合国粮食农业组织的食品法典委员会正在着手建立食品中二噁英的最大允许限量。②完善对食品的检测和突发事件的预报制度。③对二噁英污染进行流行病学调查,对于发现有可疑病例的地区要认真检测当地环境中二噁英的浓度,尽快排除污染源,疏散当地居民,并且采取相应措施改善当地的自然环境。

5.5 有毒生物灾害

5.5.1 麦角中毒

1.中世纪的"灼热病"

公元944年,在法国南部有4万多人得了坏疽病(gangrene),当时由于患者有燃烧的感觉,致病原因不明,没有治愈方法,人们称之为中世纪的"灼热病"、"烧伤瘟疫"(Brandseuche)、"圣火"(Heiliges Feuer)、"圣安东尼厄斯火"(Antoniusfeuer)或"圣安东尼之火"(St. Anthony's Fire)[2]。由于医学落后,"灼热病"一直流行了几百年。特别是1300年之前,"灼热病"在法国和德国,每隔5~10年,就出现一次大流行。许多患"灼热病"的人前去朝山进香。有一个安东尼厄斯修会(Antoniterorden)在照料患"灼热

病"的患者。直到1670年法国医生特威利尔(Thuillier)博士通过鸡的饲养实验,证明了黑麦被麦角侵染是致病的原因。他认为坏疽病不是传染病,而是因为吃了感染麦角的小麦和黑麦引起的麦角中毒(ergotism, ergot outbreak)。其后,历史上把中世纪发生的麦角中毒称为是人类最早认识的真菌毒素中毒症,其有毒成分是麦角生物碱。

2.欧洲麦角中毒的流行

事实上,除了944年法国南部暴发之外,麦角中毒可以追溯到更早的年代。857年,在莱茵河谷(Rhine Valley)暴发了坏疽型麦角中毒,这是第一次作为重大疫情记录在案有据可查的中毒事件。公元800~900年的100年中,神圣罗马帝国[3]曾经是受"圣

---

1 pg,中文称皮克,又称微微克,相当于10的−12次方克,即兆分之一克。二噁英大多以混合物而非单一化合物的形式出现在环境中。比较不同种类的二噁英或二噁英混合物与2,3,7,8-TCDD及1,2,3,7,8-PeCDD的毒性,并以"毒性当量"(TEQ)表示相对的毒性。二噁英毒性当量最大值为500皮克/千克。

2 圣火(Holy Fire),"圣"是因为人们相信这是上帝的惩罚;"火"是因为中毒患者有燃烧的感觉,四肢发生坏疽,脚趾、手指、手臂和腿部呈现焦黑状。

3 神圣罗马帝国(Holy Roman Empire)建立于962年。帝国的疆域包括今德国、奥地利、捷克斯洛伐克西部、瑞士、法国东部、低地国家、意大利的北部和中部。随着德意志诸侯改信新教与皇帝分裂,法兰西皇帝和奥地利皇帝的确立,神圣罗马帝国逐渐衰弱,终于1806年解体。

火"影响的地区之一。

之后，在中世纪早期（约5世纪），由麦角引起的像瘟疫一般，多次突发的麦角中毒在现在的东欧和俄罗斯西部广为蔓延。欧洲人口稠密的法兰克王国[1]成千上万的农民吃了由受感染的粮食制作的面包，数千人因得了"灼热病"而死亡。与此同时，来自斯堪的纳维亚半岛的北欧海盗[2]凭借其优越的规模和作战能力，曾多次轻易地击败了正在遭受麦角中毒的人口众多的法兰克王国。由于黑麦不是北欧海盗的主食，因此北欧海盗没有受到麦角中毒的影响。1039年，法国又一次暴发了麦角中毒。1772年俄罗斯征集军队要把土耳其人从黑海赶走以得到通向地中海的道路，结果有2万名士兵被麦角中毒夺去了生命。1816年，法国东部的洛林和勃艮第地区发生麦角中毒。当时正值拿破仑战争结束后的混乱时刻，本来麦角很容易从有病的黑麦中检出来，但因有病的谷物漏检造成中毒事件的发生。许多人表现手足麻木，全身发痒，接着便是神经性痉挛。这些症状日趋严重，发作更加频繁，直到患者死去。束手无策的医生们发现，有的全家人都出现了这些症状，但并不传染。经过诊断，确定当地居民食用了被麦角菌感染的黑麦做的面包引起了食物中毒。

1951年，法国南部的里摩日（Limoges）有900人发生麦角中毒，其中5人死亡。法国卫生部门的调查和接着进行的法庭审讯得出的结果是：这是一个面包师用了从乡下黑市买来的含麦角的面粉烤制的面包所致。

3.麦角菌与麦角毒素

麦角菌（*Claviceps purpurea*）属于一种子囊菌，最喜欢在黑麦穗上生长。它主要寄生在黑麦、大麦等禾本科植物的子房里，发育形成坚硬、褐至黑色的角状菌核，人们把它称为麦角(frgot)。1582年，法兰克福市的医生亚当·郎尼兹（Adam Lonitzer）写的《草药书》中，首次明确地对麦角菌这种真菌做了描述。1853年，真菌学家和插图画家路易斯·塔拉森（Louis Tulasne），研究并详细描述了麦角菌的形态特征、生活史及其生命周期。

黑麦面包是北欧的主要食品，当人们吃了含有麦角的面粉，特别是黑麦面包后，便会中毒发病，开始四肢和肌肉抽筋，接着手足、乳房、牙齿感到麻木，然后这些部位的肌肉逐渐溃烂剥落，直至死亡，其状惨不忍睹。家畜吃了感染麦角菌的禾本科牧草，也会引起严重的中毒。放牧家畜特别是牛麦角中毒的常见症状是耳朵和蹄发生坏疽。

麦角中含有麦角碱(ergotine)、麦角胺(ergotamine)、麦碱(ergine)、麦角新碱(ergometrine)和麦角毒碱(ergotoxin)等多种有毒的麦角生物碱。麦角的毒性程度由其所含生物碱的多少而定，通常含量为0.015%~0.017%，有的高达0.22%。麦角的毒性非常稳定，可保持数年之久，在焙烤时其毒性也不被破坏。1918年，阿瑟·斯托尔[3]第一次分离出了麦角胺，并确定麦角胺是引起特征性坏疽症状的毒素（图5-5-1）。大剂量的麦角胺引起严重的血管收缩并导致肢体的干性坏疽。

1　法兰克王国（Kingdom of the Franks）是5~6世纪法兰克人建立的封建王国，9世纪帝国瓦解。843年订立的《凡尔登条约》将全国土地分为三部分，从而奠定了后来法、德、意三国的雏形。

2　北欧海盗（Northmen，Vikings）指8~10世纪北欧的海盗，后来定居法国诺曼底。

3　阿瑟·斯托尔（Arthur Stoll，1887~1971年）是瑞士化学家、艺术收藏家。他于苏黎世大学化学专业毕业；1929年在蟹壳质的研究上获得重大成果而获得博士学位。他是巴塞尔山德士实验室（现为诺华公司）的创始人，先后任该公司副总裁及董事局主席。发现LSD的霍夫曼曾是其实验室工作人员。他还是瑞士艺术研究学院的创始人之一。

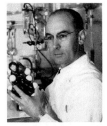

图5-5-1　阿瑟·斯托尔与麦角胺分子式

1771年，德国汉诺威的宫廷医师约翰·塔比（Johann Taube）观察到麦角中毒症有两种不同的表现形式。一种表现形式是抽搐型麦角中毒症，主要发生在德国。由于神经系统受到伤害，开始是四肢发痒，民间称之为"发痒病"。基本症状是，痉挛状疼痛性肌肉萎缩，最后是癫痫状形式。在这种情况下，四肢会痉挛成不正常的状态。在最贫穷的阶层中由于用没有洗净的粮食制作主要食品——面包。直到腓特烈二世（Friedrich Ⅱ）[1]于18世纪引进土豆，并对彻底清洗粮食做出法律规定后，麦角中毒症才开始减少。另一种表现形式是坏疽型麦角中毒症，主要在法国。那里的居民饱受坏疽性麦角中毒之苦。中毒患者的末梢血管受到严重损害，身体有的部分整个坏死，脚趾、胳膊和腿变成蓝黑色木乃伊，在不流血的情况下从身体上脱落。

现代临床毒理学将人类麦角中毒的症状分为痉挛型、坏疽型和混合型三型。痉挛型的特点是神经失调，出现麻木、失明、瘫痪和痉挛等症状。坏疽型的特点是剧烈疼痛，肢端感染和肢体出现灼焦和发黑等坏疽症状，严重时出现断肢。当肢体感染时有强烈的烧灼痛。混合型的特点是表现胃肠症状、皮肤刺痒、头晕、视听觉迟钝、语言不清、呼吸困难、肌肉痉挛、昏迷、体温下降、血压上升、心力衰竭，孕妇可致流产或早产（图5-5-2）。

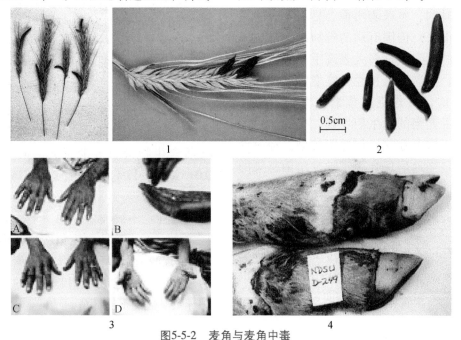

图5-5-2　麦角与麦角中毒

1.麦穗上的麦角，麦角取代了麦粒；2.麦角菌核；3.人坏疽型麦角中毒，A～C为手部发绀，D为正常；4.牛坏疽型麦角中毒的早期症状通常从后蹄开始

1　腓特烈（1712～1786年）致力于改善农民状况，兴修水利，并推行重商主义。他在位40多年时间，尽管饱受战火摧残，但普鲁士的经济仍取得迅猛发展，人口从220万增加到543万，年税收入翻了近两番。他给他的后继者留下的，是一个强盛而且蒸蒸日上的普鲁士。因此被后人尊为"腓特烈大帝"。

4.灾害处置

由于麦角病害常发生在多雨年份，暴发中毒常集中在个别村庄、食堂或家庭，病麦肉眼可辨别。因此，各国政府加强海关和田间的植物检验工作，防止麦角菌传入或传播。一旦发现有所感染，可用机械净化法或用25%盐水漂出麦角，取得明显效果。

麦角中毒的急救处理，除了立即停止食用被麦角污染的食品，洗胃、导泻及对症治疗，还可用血管扩张药。

5.历史意义

中世纪"灼热病"病因不明的几个世纪里，巫术盛行起来。人们以为那些患有抽搐型麦角中毒的受害者是在施行巫术，如果是女性则称其是巫婆。当患有麦角中毒症状的患者大批出现的时候，人们又以为是巫术的受害者。更为严重的是当时巫术的多样性和神秘性与"灼热病"纠缠在一起，出现无休止的法律诉讼和社会的混乱。

随着科学发明证实"灼热病"是麦角中毒并分离到有毒成分麦角胺等麦角生物碱后，1938年艾伯特·霍夫曼（Albert Hofmann）利用麦角胺和麦角新碱首次人工合成麦角酸二乙胺（LSD）。然而20世纪60年代，LSD这种强力精神类药物走出实验室和病房成为数百万追求自我解放的欧美青年尤其是美国年轻人的"快乐仙丹"。之后，滥用LSD造成了严重的社会后果。1966年，美国宣布LSD为非法药物，从此LSD在全世界范围内遭到全面禁用。

许多文学艺术家围绕麦角中毒所引起的灾害，撰写寓言和绘画。德国画家格鲁奈瓦德曾完成了著名的伊森海姆祭坛饰画——

《耶稣被钉在十字架上》，图画在宣扬教会所倡导的神圣真理的同时，反映了当时流行在人间的"灼热病"（麦角中毒）。画中把麦角中毒的痛苦表现得淋漓尽致，画中刚刚气绝身亡的耶稣头低垂着，脸上伤痕累累，嘴半张着。他的身体受尽了折磨，由于受到笞刑的折磨，身上扎满了蒺刺，双手的姿态表现出临死前的痉挛，借此暗指当时流行的"灼热病"（图5-5-3）。

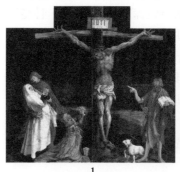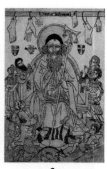

1　　　　　　　　2

图5-5-3　反映麦角中毒的文艺作品

1.伊森海姆祭坛饰画《耶稣被钉在十字架上》；2.欧洲中世纪的麦角中毒，当时称为"圣安东尼之火"

5.5.2　毒草灾害

1.有毒棘豆与黄芪灾害

有毒棘豆中毒由来已久。早在13世纪意大利旅行家马可·波罗[1]就发现中国肃州牲畜的棘豆中毒。他在《马可·波罗游记》的第一卷第40章记载：中国肃州"境内的山区中盛产最优质的大黄。由各地商人运到世界各处出售。当商人们经过这里时，只能雇用习惯当地水土的牲畜，不敢使用其他牲畜。因为此处山中长着一种有毒植物，牲畜一旦误食，马上会引起脱蹄的悲惨下场。但是当地牲畜懂得这种植物的危险，能够避免误食。"20世纪初美国学者

1　马可·波罗（Marco Polo，1254～1324年）是意大利旅行家、商人。17岁时跟随父亲和叔叔，途径中东，历时4年多来到中国，在中国游历了17年，回国后出了一本《马可·波罗游记》，引言和4卷共201章。其中近百章记述了他在东方最富有的国家——中国的见闻，对当时中国40多处城市地方的自然和社会情况作了详细描述，激起了欧洲人对东方的强烈向往，对以后新航路的开辟产生了巨大的影响。

弗兰克（Franke）研究证实美国南达科他州牲畜采食紫云英、苜蓿、棘豆、野豌豆等富硒植物引起的中毒是硒中毒后，学者们认为，《马可·波罗游记》中记载的中国肃州牲畜毒草中毒是硒中毒（图5-5-4）。为了澄清这一历史科学问题，中国科学院地球化学研究所郑宝山、邵树勋于2002～2004年对肃州（今河西走廊）草原牧区流行牲畜中毒进行地球化学方面的调查研究。结果发现：河西走廊地区天然草原上棘豆泛滥成灾，牲畜中毒情况极为严重。棘豆中毒的症状与硒中毒症状相似。但河西走廊地区草原土壤和植物均不富硒，不具备导致牲畜硒中毒的环境地球化学背景。该地区发生的草原牲畜毒草中毒并不是过去一些学者所说的"富硒植物中毒"，而是棘豆植物中的生物碱成分苦马豆素所致。

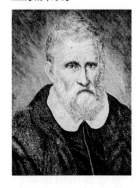

图5-5-4 马可·波罗——中国肃州牲畜有毒植物中毒的发现者

中国元代《元亨疗马集·造父八十一难经》描述了马的毒草中毒。"第八心劳最难医。原因毒草损伤脾，毛落更加肌肉瘦，……"据传，造父是周代人，善于牧马，牧马在朔方（今甘肃省宁朔县），当地有"马绊肠"（指棘豆属有毒植物）的毒草，马匹采食毒草，毒气攻心而成其患，起初草毒伤脾胃，掉毛水草渐减少，患马身体渐渐消瘦，以至毒气侵入筋骨，四肢疼痛难行走。

在中国，能引起家畜中毒的有毒棘豆主要是：黄花棘豆（*O.ochrocephala*）、甘肃棘豆（*O.kansuensis*）、小花棘豆（*O.glabra*）、冰川棘豆（*O.glacialis*）、毛瓣棘豆（*O.sericopetala*）、急弯棘豆（*O.deflexa*）、宽苞棘豆（*O.latibracteata*）、镰形棘豆（*O.falcata*）、硬毛棘豆（*O.hirta*）、包头棘豆（*O.glabra* var）等（图5-5-5）。有毒黄芪主要是茎直黄芪（*A.strictus*）和变异黄芪（*A.variabilis*）。它们主要分布于西北、西南、华北西部的主要牧区。20世纪70年代以来，有毒棘豆和黄芪使中国西部省份约有100余万头牲畜中毒死亡，影响家畜繁殖，妨碍畜种改良，严重威胁草地畜牧业发展和农牧民的收入（图5-5-6）。

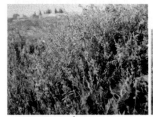
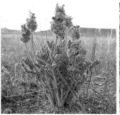
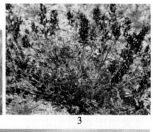

1   2   3

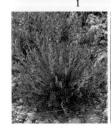
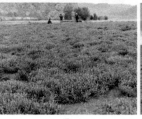
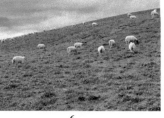

4   5   6

图5-5-5 有毒棘豆与有毒黄芪

1.小花棘豆，中国内蒙古；2.冰川棘豆，中国西藏阿里；3.密柔毛黄芪，美国；4.兰伯氏棘豆，美国；5.茎直黄芪，中国西藏；6.放牧在海北黄花棘豆牧场上羊群，中国青海

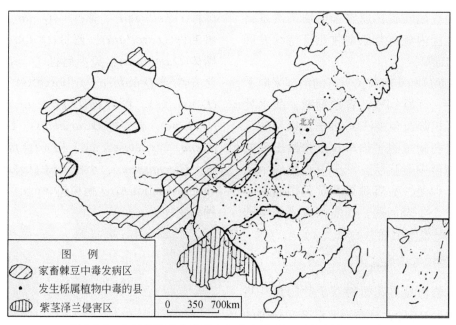

图5-5-6 中国草地重大毒草灾害分布示意图（史志诚，1999）

在美国，1873年首次报道家畜采食某些棘豆属(*Oxytropis*)和黄芪属(*Astragalus*)植物引起的中毒。由于中毒动物出现体重下降、流产、致畸和神经症状的特点，故称之为疯草病（locoism），将引起中毒的棘豆属和黄芪属有毒植物称之为疯草(locoweed)。1893年堪萨斯州发生密柔毛黄芪中毒，死亡25 000头牛。犹他州于1918、1958和1964年发生疯草中毒。1983~1985年、1991~1993年和1998年美国曾暴发3次大范围的疯草中毒，造成重大经济损失[1]。

美国的主要有毒种是：兰伯氏棘豆（*O.lambertii*）、绢毛棘豆（*O.serices*）、美丽棘豆（*O.splendens*）、密柔毛黄芪（*A.mollissimu*）和黄芪。1981~1985年，科罗拉多州政府曾以1吨疯草21美元的价格鼓励人们挖除疯草。1992~2004年曾多次使用除草剂杀除疯草。为了防治中毒的发生，美国科学家还进行中毒原因、免疫学、生态学及生物防治技术的研究工作。1929年考奇（Couch）从兰伯氏棘豆中分离出疯草毒素，可以引起猫的疯草病。1936年弗雷普斯（Fraps）从密柔毛黄芪中也分离出一种有毒成分，取名洛柯因(Locoin)，但未能确定为生物碱。直至1982年莫利纽克斯（Molyneux）才从斑荚黄芪和绢毛棘豆中分离出苦马豆素(swainsonine,SW)和氧化氮苦马豆素。1989年詹姆斯（James）指出苦马豆素是引起动物疯草中毒特征症状的唯一毒素。苦马豆素具有抑制细胞溶酶体内的α-甘露糖苷酶的作用，动物长期采食有毒棘豆，最终导致发生溶酶体贮积病——甘露糖过多症。

棘豆属和黄芪属有毒植物全草有毒，在可食牧草缺乏或冬春季节，牲畜采食而且表现有成瘾性，初期具有催肥作用，随后引起慢性中毒，最终造成死亡。中毒主要危害马、山羊、绵羊，引起中毒、死亡，母畜不孕、流产、弱胎、畸形及幼畜成活

1 王占新，赵宝玉等.美国动物疯草中毒的诊断与防治技术研究进展.动物动物学，2008，23（1、2）：13-21.

率低。棘豆属和黄芪属有毒植物仍然是目前世界范围内危害草原畜牧业可持续发展最严重的毒草。

有毒棘豆和有毒黄芪灾害的治理采取了合理轮牧、间歇饲喂、青贮饲喂、酸水处理、人工挖除及免疫法[1]等方法加以预防，应用解毒药物推迟了绵羊棘豆中毒出现的时间和缓解中毒症状，减少中毒发病率和死亡率。但是，有毒棘豆和黄芪引起的生物灾害是个生态问题，尚需采取生态学的科学方法从根本上加以治理。

2.栎属植物中毒灾害

栎属植物是显花植物双子叶门壳斗科之一属，约350种，分布于北温带和热带的高山上。栎属植物引起动物中毒的报道已有300多年。早在1662年马西尔（Maseal）著的《牛的管理》一书中记载栎属植物对动物有毒。1893年康尼温（Cornevin）著的《有毒植物》一书详细记述了放牧乳牛的"壳斗病"。20世纪以来，美国、英国、俄罗斯、日本、法国、保加利亚、罗马尼亚、德国、瑞典、南斯拉夫、匈牙利、新西兰和中国都有动物发生中毒的报道。在中国，自1958年贵州省报道牛吃栎树叶中毒以来，陕西、河南、四川、湖北等14个省区相继报道。

栎属植物引起动物中毒主要发生于有栎树分布的山区（图5-5-7）。受害动物有黄牛、水牛、奶牛、绵羊、山羊、马、猪和鹿。已确定的有毒种有：英国栎(夏栎*Q.robur*同名：*Q.pedunculata*)、哈佛氏栎(*Q.havadii*)、甘比耳氏栎(*Q.gambelii*)、短裂栎(*Q.brevioba*)、马丽兰得栎(*Q.marilandica*)、禾叶栎(*Q.agrifolia*)、加州白栎(*Q.lobata*)、加州

黑栎(*Q.kelloggii*)、蒙古栎(*Q.mongolica*)、星毛栎(*Q.stellata*)、蓝栎(*Q.douglasii*)、槲树(*Q.dentata*)、美洲黑栎(*Q.velutina*)、北方红栎(*Q.nubtra* var.*borealis*)、沼生栎(*Q.prinus*)、圆叶栎(*Q.coccinea*)、槲栎(*Q.aliena*)、栓皮栎(*Q.variabilis*)、锐齿栎(*Q.aliena* var.*acuteserrata*)、白栎(*Q.fabri*)、麻栎(*Q.acutissima*)、小橡子树(*Q.glandulifera* var.*brevipetiolata*)、抱树(*Q.serra*)等20多个种和变种。

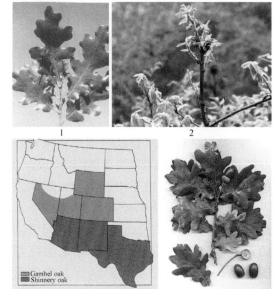

图5-5-7　有毒栎树

1.哈佛氏栎叶片，美国；2.栓皮栎嫩芽，中国；3.美国西部有毒栎树甘比耳氏栎（蓝色）和哈佛氏栎（红色）的分布区；4.英国栎，全株、叶片和橡子

按照栎属植物的生长部位对动物的危害可分为两类。一类是果实引起的中毒，称橡子中毒(acorn poisoning，也称橡实中毒、青杠果中毒)，多发生于秋季。另一类是幼芽、嫩叶、新枝、花序引起的中毒，称栎树叶中毒(oak leaf poisoning，橡树芽中毒oak bud poisoning)，多发生于春秋和初夏。

美国西南部仅由哈佛氏栎一个品种所造

1　给家畜注射苦马豆素-BSA疫苗，使家畜获得免疫力，然后，让家畜自由放牧，安全采食。

成的经济损失每年在1000万美元以上(包括病死牛及慢性中毒造成的生产性能降低和饲草的耗费等)。英国、北欧和美国的东北部、中西部多发生橡子中毒,往往一场大风之后未成熟的橡子大量落地造成家畜大批中毒,甚至使一些养牛业的牧场主破产。美国的西南部以栎叶中毒最为严重,即使在高大的栎树林分布区内,由于砍伐、采割及生态环境发生变化的条件下也可能发生。1977年美国宾夕法尼亚州农业科学杂志还报道了大批鹿由于采食橡子而引起中毒死亡。

在俄罗斯生长的栎属植物有20种,面积约460万公顷,主要分布于高加索、克里米亚及俄罗斯的欧洲部分和远东部分,春季牛采食栎树嫩叶发生中毒。一些地方用栎树嫩叶作为饲料,用量过大或纯粹用栎树嫩叶制成饲料则对牲畜有害。

中国农牧交错地区以牛栎树叶中毒为主。据统计,1958~1989年先后有贵州、河南、四川、陕西等6个省的146 657头牛因采食栎树叶发生中毒,死亡43 124头。牛栎树叶中毒每年给畜牧业和山区经济造成1亿元以上的经济损失。据四川省1972年18个县不完全统计,采食栎叶中毒6138头牛,死亡1902头牛;1973年中毒3362头牛,死亡787头牛,两年内仅死亡损失折合人民币40万元(按当年每头150元计算)。1968年湖北省随县耕牛中毒701头,死亡116头,病死率16.5%。1978年吉林省延边朝鲜族自治州耕牛中毒139头,占耕牛总数的13.7%,死亡97头,病死率69.7%。陕西省汉中地区1977~1982年中毒耕牛15 000多头,死亡4400多头。

栎属植物中毒的原因是橡子和栎树叶中含有可水解栎丹宁。栎树叶中含10%的栎丹宁,当动物特别是牛采食7~11天栎树叶后引起胃肠炎、水肿,因肾功衰竭而死亡(图5-5-8)。

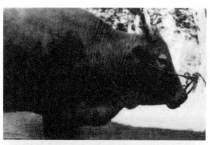
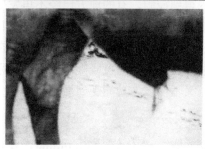

图5-5-8 牛采食栎树叶后引起的肉垂部和阴囊部的水肿症状(王建元和李冬成摄,1967)

栎叶中毒的机理的研究争论了300多年。早在1871年,西蒙兹(Simonds)将橡子喂给一头去势公牛而引起中毒。1919年,马什(Marsh)认为中毒可能是由于橡子中所含的丹宁酸所致,但给牛喂以相当量的丹宁酸后却没有发生中毒症状。1956年,克拉科(Clarke)从橡子中提取出可水解的栎丹宁。1962年,皮金(Pigeon)又从哈佛氏栎叶中分离出多羟基酚,经水解试验证明没食子酸是其主要成分,故叶中所含的丹宁属可水解为丹宁。之后,在丹宁酸与栎丹宁之间展开了持久的实验,引起一些争论,走了一段弯路。1981年,史志诚研究证明丹宁酸与栎丹宁不同,前者是有机酸,后者是多酚类化合物。栎叶丹宁中毒的机理是:可水解的栎丹宁,进入机体的胃肠内,经生物降解产生多种低分子的毒性更大的酚类化合物,并通过胃肠黏膜吸收进入血液和全身器官组织,从而发生毒性作用。因此,起毒性作用的不是栎丹宁本身,而是栎丹宁的代谢产物,栎树叶中毒的实质是低分子酚类化合物中毒。

在药物解毒方面，应用硫代硫酸钠对初期病牛有效。

为了防治牛栎树叶中毒，中国制定了《牛栎树叶中毒诊断标准与防治原则》（陕西地方标准，DB61/T-16-91）。经推广与防治，使一度严重发生的牛栎树叶中毒在全国范围内得到控制，有的地方已经不再发生，取得重大经济效益。在预防方面，采取日粮控制法[1]将栎树叶在日粮中的比例控制在中毒量以下，从而使家畜既能有条件的利用栎树叶，又不使体内功能受到损失。

3.蕨灾害

欧洲蕨（*Pteridium aquilinum*）具有黑色的多年生根茎，在地下匍匐蔓延，互相缠绕，茎上长出直立叶，广泛分布于世界温带和热带（图5-5-9）。欧洲蕨可引起牛的急性和慢性中毒。急性中毒最为常见，呈现严重的全骨髓损害和全身出血性素质为特征的急性致死性中毒症。慢性中毒表现为地方性血尿症。猪和马的蕨中毒主要引起硫胺素（维生素B_1）缺乏症。同时，对动物（如小鼠、大鼠和牛）有致癌性。

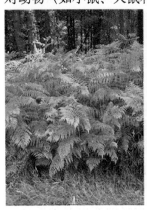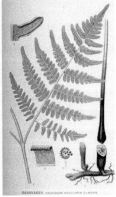

图5-5-9 欧洲蕨

蕨中毒与蕨的地理分布密切相关，在历史上长期存在，广泛发生于世界各地。主要发生于富蕨牧地上放牧的牛群或舍饲牛采食了大量含蕨的刈割饲草。蕨的根状茎的毒性要比蕨叶高5倍，中毒造成较大的经济损失。

蕨在英国的分布比较广泛，尤以威尔士、苏格兰及英格兰西南部的分布最多。最早的报告可追溯到1893年。当时英国遭受严重旱灾，从春季持续到夏季，牧地上几乎所有饲草均已干枯，蕨便成为放牧牛唯一可以采食到的青绿植物。同年，彭伯思（Penberthy）和斯托勒（Storra）分别在同一期《比较病理学杂志》上报道了由蕨引起的以出血性综合征为特征的植物中毒，其临床与剖检所见与炭疽病十分相似。1894年，阿蒙德（Almondl）饲喂蕨实验性诱发中毒成功，进一步证明这种出血性综合征是蕨中毒。根据英国农业、渔业及食品部对1977～1987年233例牛蕨中毒病例地理分布的分析，约86%(200/233)的病例发生于威尔士、苏格兰及英格兰西南部地区。

南斯拉夫斯洛文尼亚共和国曾报道牛采食了垫草（垫草中含蕨叶量为25%～100%）中的蕨，使162头犊牛中的80头出现典型的蕨中毒，有65头死亡或急宰。

在日本，牛的蕨中毒在北海道、东北、北陆、中部及九州地区发生至少有100年的历史。1961年三浦定夫报道蕨中毒多发生在改良草地上放牧的牛群，原因是牧地改良后仅仅得到一时性的蕨清除,但两年以后蕨便有多发倾向，根茎发育更为繁茂，软地上蕨叶覆盖度增加，造成放牧牛大批中毒。据1962～1967年22个县的统计，共中毒541头牛，死亡269头牛；1970年中毒242头牛，死亡122头牛，总的死亡率约为50%。20世纪70年代以后，随着对本病认识的逐渐加深，饲养管理的改善及正确的防

---

1 在牛栎树叶中毒地区的发病季节，耕牛采取半日舍饲(上午在牛舍饲喂饲草)、半日放牧(下午在栎林放牧)的方法，使栎树叶在日粮中的比例下降为40%以下，即可有效地防止了牛栎树叶中毒。

治，牛蕨中毒在日本的发生已逐渐减少。

中国四川1962年5～10月发生的奶牛蕨中毒。36头奶牛中有28头发病，死亡19头，占发病数的68%。之后，湖南邵阳南山牧场黑白花育成奶牛中两次暴发蕨中毒。当地牧场上蕨的分布很广，牛群从上海、北京引进后不久就陆续发病，1975年6～7月发病6头，死亡2头；1976年5月的一个星期之内竟有320头发病，经抢救后仍有70头死亡。1987年浙江龙泉县奶牛场购进了含有蕨叶的青饲料，饲喂后数天就有13头牛出现血尿，12头妊娠母牛中11头发生流产，2头死亡或急宰。

英国的伊凡夫妇(Evans I.A.和Evans W.C)从20世纪50年代初对牛及多种动物的蕨中毒及蕨的致癌性进行了开拓性的研究，并毕生为阐明蕨毒性及致癌性的本质而奋斗，大大推动了这一研究领域的进程。德国、土耳其和日本的学者对蕨的致癌性及对人类健康的可能威胁进行了大量的有价值的研究。

4.天芥菜灾害

紫草科野生天芥菜（*H. europaeum*）（图5-5-10）曾经在澳大利亚引发大批家畜中毒，尤其是绵羊。1956年布尔（Bull）等指出天芥菜含有双稠吡咯啶生物碱（pyrrolizidine alkaloids，PA）和天芥菜碱（heliotrine），对肝细胞有毒，能引起慢性蓄积性中毒。美国将天芥菜属（*Heliotropium*）的天芥菜（香水草，*H.arborescens*）等10多种有毒植物列为有毒杂草，加以控制。

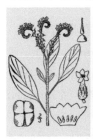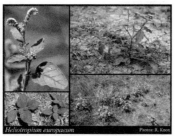

图5-5-10 紫草科天芥菜属有毒植物

在阿富汗，人们把天芥菜称为查马克草（charmak）。20世纪70年代中期，阿富汗西部赫拉特省的一个中心区——古尔兰（Gulran）地区，有的士兵吃了含有天芥菜的面粉食品，或者饮用了放牧在天芥菜地里的山羊的奶，发生不明原因的罕见的查马克病（charmak disease）（图5-5-11），当地群众称之为"骆驼肚子"病。患者一般在食用几个星期后开始出现症状。早期症状是厌食、体重减轻、疲劳、严重腹痛和呕吐，肝受损，黄疸；继之肝静脉闭塞，腹水过多，如果不进行治疗，3~9个月导致死亡。查马克病的发生，引起当地人民的恐慌。如果不能紧急提供安全饲料，牲畜死亡得不到遏制，有的人可能放弃一切，并转移到其他地区。2007年11月以来，查马克病又一次呈间歇性暴发流行，由于没有有效的药物治疗，270多人中毒，44人死亡。数以千计的牲畜中毒死亡，经济损失严重。

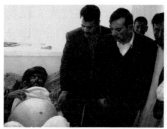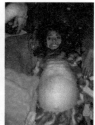

图5-5-11 阿富汗赫拉特（Heart）省的查马克病

后来查马克病被确诊为肝静脉闭塞病（veno-occlusive disease，VOD）。中毒原因是由于食用了含有天芥菜属有毒植物的叶片或种子的小麦面粉，或食用污染天芥菜的面粉制成的面包引起的。天芥菜属有毒植物生长在异常干旱的小麦和其他粮食作物的田地里，而且密度很大，由于在收获时小麦中混入了的天芥菜的叶子和种子。天芥菜属有毒植物含有双稠吡咯啶生物碱，急性中毒引起肝静脉阻塞，肝脏损伤，形成大量腹水，显示肚子膨胀。慢性中毒最终导致肝纤维化和肝硬化症状。

为了防止该病暴发，阿富汗卫生部在古尔兰区发起了一个公共宣传运动，要求停止食用当地生产的面粉。由于提高了公众意识，很少发现新的病情。但是，事实上无法阻止古尔兰区的大多数贫困人口不吃古尔兰地区的面粉。由于古尔兰地区是一个以农牧业为主的贫困地区，需要紧急申请国际组织的粮食援助。于是联合国世界粮食计划署（WFP）发放700吨混合食品，供给5.5万人食用。并将继续提供粮食采取"以工换粮"和教育奖励办法，分发给当地群众。为了防止查马克病的危害，部署在阿富汗古尔兰地区的外国士兵按照规定不得进食或饮用任何当地种植或生产的食物或饮料。

控制天芥菜中毒除了继续做好宣传卫生工作，促使当地居民停止食用当地被毒草污染的的面粉。但更为重要的是改善小麦的种植、收割、脱粒和收储技术，扶持农民消除农田毒草，在各个生产环节避免天芥菜属有毒植物的叶片或种子混入，减少对粮食的污染；消除牧场的天芥菜属毒草，采取轮牧、间隙放牧的办法，预防牲畜天芥菜属有毒植物中毒。

5.牧草引种的历史教训

早在1954年，美国引入藜科的盐生草（*Halogeton glomeratus*），栽培面积达1000万英亩，由于该草含有34.5%的草酸盐，致使绵羊和牛遭受极大损失。英国生长的杜鹃花科植物没有一种是有毒的，但引进的外来栽培杜鹃花都很毒，特别对绵羊很危险，因此，在山地养羊区不应当盲目种植杜鹃花属的灌木。美国南部引种田菁属

的一些种后，发现其对绵羊和鸡有毒。100克植物或几粒种子即可致死。1978年美国加利福尼亚州立大学生态化学家发现，一种原产美洲的小白菊（*Palthenium hysterophorus*）蔓延至亚洲和大洋洲，在印度危害严重，蔓延之处人产生接触性皮炎，牲畜引起中毒。经研究，小白菊含有小白菊素（parthenin)和豚草素(ambrosin)，具有毒性。

5.5.3 有毒生物入侵

生物入侵[1]已在全球化的今天频频发生。外来入侵物种可能对一个国家的经济，特别是对农业、畜牧业、林业、水产业、园艺业及其他相关产业产生着不可估量的负面影响，一些入侵物种还直接威胁人类健康。

在国际上，防止生物入侵的贸易限制条款正被一些国家用作国际贸易的技术壁垒。美国、澳大利亚、丹麦、芬兰、挪威和瑞典等国家先后制定了相关的法律法规，依法应对、统筹管理、有效防治。国际植物保护公约（IPPC）是防范外来植物有害生物的国际检疫合作基础。亚太植保协定（APPPC）是外来有害生物联防的区域合作基础。APPPC地区各成员国已开始意识到必须采取更加切实可行的措施，控制外来有害生物的传播蔓延和危害，从国际检疫合作和其他地区合作的经验看，加强检疫规范化工作是提升整体协防能力的重要保障。

目前，生物入侵的主要有毒植物是：紫茎泽兰(*Eupatorium adenophorum*)、三裂叶豚草(*Ambrosia artemisiifolia*)、毒麦（*Lolium temulentum*）、斑菊（*Centaurea*

---

1 生物入侵是指某种生物从外地自然传入或经人为引种后成为野生状态传播扩散，给异地造成严重经济损失，并对生态系统造成一定危害的现象。

maculosa）和假高粱（*Sorghum halepense*）等；主要有毒动物是：杀人蜂（*Apis mellifera sceutellata*）、蔗蟾蜍（*Bufo marinus*）等。

1.紫茎泽兰入侵

紫茎泽兰是菊科多年生草本植物或亚灌木（图5-5-12）。原产美洲的墨西哥至哥斯达黎加一带，因其茎和叶柄呈紫色，故名紫茎泽兰。1860年以来，它先后被引进或传入美国、英国、澳大利亚、印度尼西亚、牙买加、菲律宾、印度、中国等30多个国家，是世界上有毒有害生物入侵的典型植物。

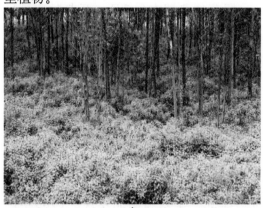

1

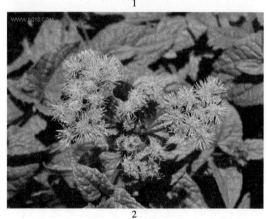

2

图5-5-12　紫茎泽兰

1.紫茎泽兰在林下形成的群落；2.紫茎泽兰鲜丽的花朵

1860年，美国夏威夷州将紫茎泽兰作为一种观赏植物从墨西哥引进到夏威夷群岛的毛伊岛上的乌鲁帕拉瓜（Ulupalakua）。

到20世纪40年代它已成为当地牧场的重要草害，在毛伊岛和瓦胡岛上广泛分布，在拉那伊岛、莫洛凯岛和夏威夷岛上局部生长。有的在牧场上形成高达10英尺，而且密度很大的群落，当地人们把紫茎泽兰的危害称为帕马凯里（Pamakani）。

1875年，澳大利亚将紫茎泽兰当成观赏植物从墨西哥引进，1930年首次报道在昆士兰特威德山谷（Tweed Valley）上面的斯普林布鲁克（Springbrook）高原有紫茎泽兰生长。1940～1950年，紫茎泽兰突然大面积蔓延，侵占了特威德山谷，并迅速蔓延到昆士兰东南边缘地带和新南威尔士沿海岸一带，使奶牛场和蔬菜种植园受害，致使奶牛和香蕉生产者被迫放弃了他们的土地。

1933年，有报道在新西兰发生紫茎泽兰，主要分布在璜加雷（Whangarei）北部和科罗曼德尔半岛（Coromandel Perinsula）北部的部分地区。由于紫茎泽兰的生长蔓延，致使放牧牛的地区无草可食，成为畜牧业贫穷化的征兆。

1935年，中国云南南部首次发现紫茎泽兰随河谷、公路、铁路自南向北蔓延。侵占农田、林地，并与农作物和林木争水、争肥、争阳光和空间；堵塞水渠，阻碍交通；由于紫茎泽兰能分泌化感物质，排挤邻近多种植物；更糟糕的是，紫茎泽兰全株有毒，其种子上面有很多细毛，牛吃了消化不了，会得严重的胃病，变得越来越不健康，危害畜牧业。1959～1989年，中国云南马匹发生紫茎泽兰中毒事件，60个县的67 579匹马，中毒死亡51 029匹。有的县成为"无马县"，牛羊数量锐减。1997年，四川省的攀枝花市和凉山州紫茎泽兰分布面积达375 160公顷，造成牧草损失7.33亿千克，给当地畜牧业造成重大损失。

在印度，紫茎泽兰广泛分布于印度南、

北多丘陵地区的牧场、侵占了橡胶、茶树和其他商业种植园，损失惨重。

紫茎泽兰的危害如下。一是紫茎泽兰不断竞争，取代本地植物资源，破坏生物多样性，使当地农业、林业、畜牧业和社会经济发展受到影响。二是紫茎泽兰除了能引起人的接触性皮炎外，对马有明显的毒害性，引起"马哮喘病"，牛拒食该草。用其喂鱼能引起鱼的死亡，用其垫羊圈，可引起羊蹄腐烂。带刺的冠毛飞入家畜眼内，刺激眼角膜而致瞎，马尤为敏感。三是造成土壤肥力下降，使土壤中的氮、磷、钾大量消耗。四是造成生态平衡失调，使物种的多样性受到破坏。此外，紫茎泽兰能分泌化感物质，抑制其周围的其他植物生长，一旦侵入草场、林地和撂荒地，便很快形成单优势群落。如果侵入经济林地，影响茶、桑、果的生长，管理强度成倍增加，且严重危及养蜂业的发展。

为了控制紫茎泽兰的危害，受害地区曾经采用机械方法，但收效甚小。后来，采用生物防治措施。夏威夷于1945年从墨西哥引进泽兰实蝇，进行防治，取得成功。此后，澳大利亚于1951年从夏威夷引进，新西兰于1958年从澳大利亚引进，印度于1963年从新西兰引进泽兰实蝇，防治工作都取得了成功，但存在引进泽兰实蝇的生物风险问题。中国云南于1984年以来先后采用化学方法（毒莠定）、泽兰实蝇生物方法和生态工程方法，在小范围进行防治。

2.豚草入侵

三裂叶豚草（图5-5-13）是菊科豚草属直立多年生植物。原产北美洲，为一种国际公认的恶性杂草。豚草对人类的主要危害是其花粉能引起人的花粉过敏症，是人类"枯草热"（hay fever，又称"花粉病"）的主要病源，人吸入花粉后出现咳嗽、流鼻涕、

全身发痒、头痛、胸闷、呼吸困难，严重的可导致肺气肿、肺心病等，是世界公认的难以根除的"植物杀手"。

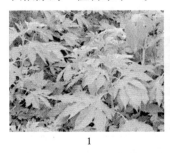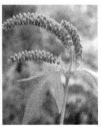

图5-5-13　三裂叶豚草
1.豚草全株；2.豚草花穗

豚草的花期在6~7月，开花时花粉呈黄色雾状。在美国，在豚草花粉传播的季节，过敏性鼻炎和支气管哮喘等过敏反应使大量人员因而丧失劳动能力。根据20世纪80年代中期记录，美国1年有1460万人、加拿大有80万人受到豚草的"攻击"而患病，前苏联曾因豚草丧失大量劳动力。

20世纪40年代三裂叶豚草传入中国。1935年在中国杭州发现，之后在中国东北、华北、华东和湖北发现。1989年调查，豚草已经分布到15个省市并形成了沈阳、南京、南昌、武汉4个扩散中心。其吸肥能力和再生能力极强，造成土壤干旱贫瘠、遮挡阳光，降低农作物产量，而且引发人的"花粉病"。

几十年来，"枯草热"在欧美等发达国家甚为流行。除豚草花粉外，能引起人"枯草热"的花粉还有草花粉、禾本科植物花粉、白桦树花粉、橄榄树花粉、油菜和葵花等的风媒花粉。目前尚缺乏有效治疗措施，以对症治疗为主。美国科学家采用免疫疗法防治"枯草热"。

为了控制豚草的蔓延，有的国家在高速公路两侧种植紫穗槐、沙棘等经济植物，建立豚草替代控制区。加拿大、前苏联和

中国引进豚草天敌条纹叶甲（*Zygogramma suturalis*）进行生物防治。应用苯达松、虎威、克无踪、草甘膦等除草剂，有效控制豚草生长。

3.毒麦入侵

毒麦是禾本科黑麦草属植物，原产欧洲地中海地区，现广布世界各地。毒麦主要混于麦类作物田中生长，是一种在种子中含有毒麦碱（temuline）的有毒杂草，人、畜食用后都能中毒，尤其未成熟的毒麦或在多雨季节收获时混入收获物中的毒麦毒力最大（图5-5-14）。因此，毒麦不仅会直接造成麦类减产，而且威胁人、畜安全。人食用含4%以上毒麦的面粉即可引起急性中毒，表现为眩晕、恶心、呕吐、腹痛、腹泻、疲乏无力、发热、眼球肿胀，重者嗜睡、昏迷、发抖、痉挛等，最终因中枢神经系统麻痹死亡。

毒麦是各国的植物限制检疫对象，严格执行国家检疫规定是防止传播的最可靠办法。

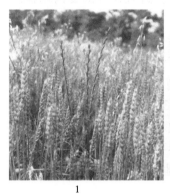
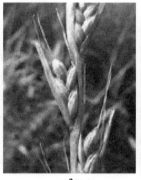
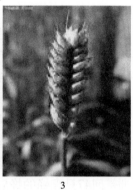

1　　　　　2　　　　　3

图5-5-14　毒麦与小麦的区别

1.麦田里入侵的毒麦；
2.毒麦穗子；3.小麦穗子

4.斑菊入侵

斑菊是矢车菊属的一种入侵性很强的有毒杂草，为多年生植物，通过褐色的种子传播。斑菊一旦入侵就会迅速蔓延到草场、牧场和休耕地，造成牧草和作物生产的严重减产（图5-5-15）。蔓延的主要原因是斑菊很容易通过干草运输和汽车底盘污染，将斑菊带到道路沟渠和道路的两旁，特别是在购买干草时从已知感染地区向周边省份和国家扩散。20世纪初，斑菊通过污染作物种子被从东欧带到北美，使美国西北部和加拿大数百万英亩的牧场受到污染。在北达科他州的主要公路、水路、铁路、管道都有发现，尤其是蒙大拿州和明尼苏达州，有大片地区布满斑菊。

斑菊从根部分泌一种比原产地欧洲浓度高数倍的植物毒素——儿茶酚，在自然浓度的影响下，本地植物的发芽及生长发育

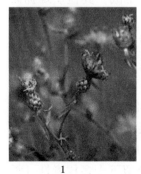
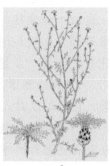
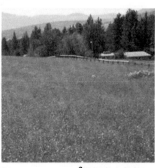

1　　　　　2　　　　　3

图5-5-15　斑菊

1.斑菊的花和果实；2.全株；
3.斑菊入侵的田园

受到抑制，从而迅速取代北美本地植物群落中的其他物种。

斑菊入侵事件的重要意义在于进一步证实了植物物种入侵的"新武器假说"。斑菊以化感物质——儿茶酚为武器实施生物入侵，区别于传统的植物入侵。这种逃离其他生物的束缚而加强资源竞争的生态观点，表明了植物的生化潜势是植物成功入侵的重要因素之一，为植物生物入侵的有效控制和科学管理提供了理论依据。

5.杀人蜂入侵

杀人蜂（killer bee）（图5-5-16）是美洲的外来物种，是人类在无意间改变了生态环境的一个范例，也是一项重大的科学失误。

1956年前，地球上根本没有杀人蜂，它的出现是由于科技人员的一次疏忽造成的。1956年，巴西圣保罗大学遗传学家霍维克·科尔博士从非洲带回47只毒蜂的蜂后，他想研究是不是能够把这些毒蜂加以驯化，看看能否制造更多的蜂蜜。不料一年后实验室发生偶然事故，不知是谁从蜂巢中移除了防止蜂后逃脱的隔板，其中26只蜂后从实验室里飞跑了。当时谁都没有把这次意外当一回事。不料这26只蜂后逃跑到森林中，与当地一种土蜂交配，繁育出一种毒性极强、凶恶异常的杂种后代——杀人蜂。从此，杀人蜂开始向人和动物发起攻击，有时产生的后果是致命的。

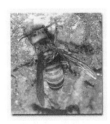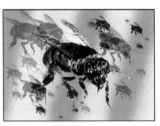

1　　　　　　　　　2

图5-5-16　杀人蜂

1.巴西杀人蜂；2.飞过北美的杀人蜂蜂群

自1957年以来的40年来，杀人蜂造成的灾难频繁发生。杀人蜂先在巴西圣保罗城四周活动，以后逐渐扩散。仅1978年统计，已有200多人因蜂群袭击而死于非命，至于被蜂围攻致死的牲畜更是不计其数。在里约热内卢，有一天正在进行一场足球比赛，突然飞来一群杀人蜂。这些蜜蜂非常凶猛，见人就蜇。顿时，球场上秩序大乱，一场热闹的足球赛就这样不欢而散。

1974年，杀人蜂越出巴西国境，其中一支越过亚马孙河，进入北方的委内瑞拉。它们繁衍极快，在30余年的时间里，大约繁殖了10亿只后代，并在南美洲建立了大本营，数以千万计的牛、羊、驴、猪被蜇死，还使中、南美洲的400余人丧命。后来，它们以每年300~500千米^{2}的速度向北迁移，向美国边境侵犯。由于没有天敌而横行无忌，一年要在美国南部"开拓"出1.5万千米^{2}的土地，而且蜂群还有向北进发的趋势。

杀人蜂从巴西到美洲，从南美洲蔓延到北美洲，愈演愈烈，肆虐整个美洲。在美国得克萨斯州、亚利桑那州、加利福尼亚州时有它们的踪迹，人们"谈蜂色变"。来自美洲各国的不完全统计，杀人蜂袭击致死事件不下300起，有1500人被蜇死，而牛马等牲畜的损失更是难以计算。

有人观察到，杀人蜂只要遇到可攻击的对象，无论是动物还是人，它们都要袭击。而且只要一个挑战，其他便蜂拥而至，进攻十分疯狂。一有情况，蜂巢里半数毒蜂都会在极短时间里投入攻击，这就意味着受害者（或是入侵者）周围会被至少4万只毒蜂所笼罩。而且这种毒蜂报复性极强，它们可以对入侵者长途"追杀"2千米，或不知疲倦地连续"作战"数天。医生在查看受害者尸体后惊讶地发现：在1厘米^{2}大小的皮肤上竟会留下十多枚毒针（蜇人后毒针会留在受害人身体上），而在尸体上总共会发现大约8000枚毒针，毒针将毒液注入人体内置人于死地。生物学家在显微镜下对这种毒蜂进行观察后发现，毒蜂的螯针可以称得上天然的进攻利器，它的尖端分成两叉，均有毒液管导入，而毒液毒性之强超过响尾蛇。

杀人蜂适应性极强，对外界刺激异常敏感，它们可以随处安家：车库、广告牌背后，甚至汽车里也找得到它们的身影，使人们对它防不胜防。来自于热带的毒蜂进入北方后居然对寒冷的气候表现得满不在乎，冬天时它们围在蜂后周围取暖，蜂巢中心温度竟可以保持在35℃。

1975年7月，巴西的一名女教师，因为顺手打落了一只停留在手背的蜜蜂，而被几百只愤怒的杀人蜂团团围住，这些凶恶的蜜蜂，劈头盖脸地向女教师刺了几百处，结果使这位受害者惨遭杀害，还没送到医院就不幸死去！

1984年委内瑞拉机场发生杀人蜂事件，只见黑压压的数千只蜜蜂袭击米兰达州的图伊·德尔·奥古马莱机场候车室，致使1人死亡，36人被蜇伤，机场一片混乱。

1998年，得克萨斯州南部的一个农场，几个牛仔将马匹系在货车车厢的两头，而他们则在不远处的牛圈干活。只见这时涌上一群杀人蜂将车厢旁的马匹团团围住。杀人蜂将马头围得密不透风，可以看出包围在蜂海中马匹的外形，却完全看不见这匹马。

2000年1月，美国发生杀人蜂伤害事件，一群来自非洲的杀人蜂从拉斯维加斯向北迁徙，途中蜇死数百人。

为了防止杀人蜂的入侵，墨西哥曾在南部边界部署了6500个捕蜂装置。

杀人蜂不过是它的绰号，它的本名为非洲蜂。由于非洲蜂采蜜迅速，它们被带往巴西。人们原想利用它们来培养新的优良蜜蜂，结果却产生了可怕的后果。但是，后来人们发现杀人蜂在带来灾难的同时，也给巴西带来了巨大的经济效益。杀人蜂有惊人的产蜜能力，巴西的养蜂人因此而摆脱了贫困，巴西从而一跃成为世界四大产蜜国之一。令人意想不到的是，由杀人蜂授粉的咖啡，格外地香浓可口。巴西咖啡的品质也随之得以大大提升。非洲杀人蜂的到来，让巴西人长久地处在幸福和不安之中。

6.蔗蟾蜍入侵

蔗蟾蜍（海蟾蜍）是世界上最大的蟾蜍。野生状态下，雌蟾蜍的重量可超过1000克。蔗蟾蜍体态丰满，模样丑陋，皮肤里的液腺能产生剧毒，可以毒死鳄鱼、蛇及其他一些食肉动物。对于大多数动物来说，如果吞吃了它的卵、蝌蚪或者成体，就会立刻引起心力衰竭。在澳大利亚的博物馆展出了被海蟾蜍毒死的蛇，蛇竟然还在海蟾蜍的嘴里时就已经中毒死亡了。

1932年8月18日，有102只蔗蟾蜍从夏威夷群岛引进并放养到澳大利亚昆士兰州北部的甘蔗种植园内，用来"以毒攻毒"，捕食甘蔗地里的害虫，控制当地甘蔗甲虫的危害。不料，这种蔗蟾蜍漂洋过海来到澳大利亚后，不仅胃口大而且繁殖速度快，用它消灭害虫的目的非但没有达到，反而演变成一场生态灾难。20世纪40～60年代，蔗蟾蜍每年的活动范围仅仅扩展10千米。而今它们正以每年50多千米的速度扩展地盘，遍布北部地区，并在向西涌进。70年后的今天，蔗蟾蜍数量达到2亿多只，踪迹遍布澳大利亚热带和亚热带地区100多万千米^{2}的土地，相当英国、法国和西班牙国土面积的总和，成为澳大利亚一大生物灾害（图5-5-17）。

悉尼大学研究人员经长期研究发现，

蔗蟾蜍不停地变异，最先到达的蔗蟾蜍的后腿比迟到达的蔗蟾蜍更长。蔗蟾蜍在长腿的帮助下，行动得很快。在潮湿环境下一晚能够跳跃1.8千米远，打破了青蛙蟾蜍"夜行世界纪录"。在北部达尔文市捕获一条蔗蟾蜍，其体型类似小狗。而昆士兰州本地蟾蜍都是"短腿一族"。一些蔗蟾蜍已经在昆士兰进化成"同类中的强者"，它们肆无忌惮地冲击着澳大利亚本土物种。

　　蔗蟾蜍造成的危害：一是在同一生态位的动物竞争中处明显优势，挤压本地物种的生存空间；二是因其卵有剧毒，变成蝌蚪也有剧毒，蟾蜍更毒。对水生鱼类和陆生生物都有危害。蔗蟾蜍背部长满毒囊，剧毒毒液可以毒死鳄鱼、蛇等食肉动物，造成蛇和小鳄鱼的大量死亡，使得澳大利亚的生态系统受到严重破坏。据报道，2005年以来，澳大利亚大约有77%的淡水鳄相继死亡。鳄鱼一口可以吞下好几个蔗蟾

蜍，但笑到最后的却是蔗蟾蜍。

　　特别值得一提的是，许多动物对蔗蟾蜍的毒性产生了耐力，尤其是甘蔗甲虫在澳大利亚的数量比1935年引进蔗蟾蜍之前的数量还要多。

　　为了遏止蔗蟾蜍的泛滥，在澳大利亚西部沿海一带，曾经采用驾车巡游办法将它们碾死。也有的地方组织缉捕队在夜间袭击蔗蟾蜍聚集的水塘，在效率最高的一周内可以消灭大约4万多只。澳大利亚政府甚至动用了军队和搜寻犬来搜捕蔗蟾蜍。一个关注蔗蟾蜍动态的组织，建议用二氧化碳将这种蟾蜍杀死，将其冷冻起来，消除其毒性，随后将其制成很好的液体肥料。但种种努力最终都以失败告终。目前，蔗蟾蜍的活动范围仍然在澳大利亚热带和亚热带地区，无情地挤压本地物种的生存空间。

　　"蔗蟾蜍事件"已经引起各国政府警惕，并引以为戒，在入侵物种进化成更加危险的对手之前就应当尽快消灭它们。

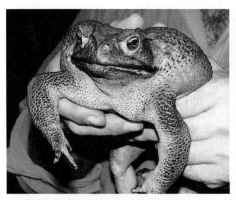

1

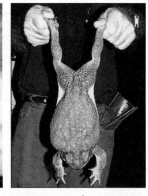

2

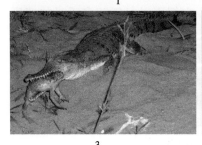

3

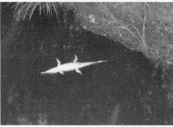

4

图5-5-17　蔗蟾蜍入侵事件
1.澳大利亚捕获的巨型蔗蟾蜍，腿长达40厘米；2.澳洲捕获1.68斤重蔗蟾蜍大如小狗；3.巨蜥鳄鱼吞食蔗蟾蜍成为最后的晚餐；4.蔗蟾蜍成为澳洲鳄鱼杀手，已杀死大批巨蜥鳄鱼

7.火蚁入侵

火蚁（fire ant）（图5-5-18）有红火蚁(*Solenopsis invicta*)及黑火蚁(*Solenopsis richteri*)之分，身材很小，身长2～6毫米，通体呈现棕红色，是一种凶猛异常的生物，有时候它们甚至会攻击青蛙、蜥蜴或是其他小型哺乳动物。火蚁毒素与其他有毒的昆虫不一样的是，其毒液不含毒蛋白的过敏原，只含类碱性毒素——哌啶（piperidine）[1]，能引起局部组织坏死及溶血。

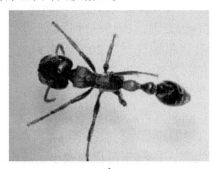

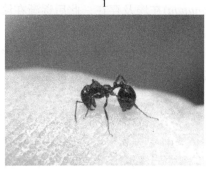

图5-5-18　火蚁

1.火蚁；2.火蚁正在蜇咬人体

火蚁原产于南美洲，20世纪30年代因为偶然的机会被引入到美国境内，到目前为止美国有13个州已经被火蚁入侵。西印度群岛目前也处于火蚁的威胁之中。入侵中国台湾的是红火蚁。2001年，新西兰及澳大利亚确认火蚁入侵。目前虽未传出火蚁咬死人事件，但在火蚁入侵的昆士兰地区，一年仅修复被火蚁咬坏的电线即斥资1亿元澳币。澳大利亚倾全力，希望能将火蚁阻绝在昆士兰，如果不能控制，预计30年内澳大利亚全境会被火蚁攻陷。

火蚁入侵的一个最大的问题是会对本地的生态体系产生影响，一些土著的蚂蚁品种在火蚁侵入后就很快消失了，其他的一些爬虫和无脊椎动物也不例外，而进一步的连锁反应使得依靠这些小动物生存的植物和动物也受到牵连。

火蚁攻击的方式是用其有力的下巴啃咬人的皮肤，然后弯曲身体以其腹部的毒针注射毒液到人的皮肤里。火蚁的蜇咬会带来火烧般的疼痛，局部红肿，随后数小时会有非常痒的无菌性脓包出现，约2～3周才会恢复。如果脓包被抓破，则易转变为蜂窝组织炎及败血症，严重的可危及生命。在美国，每年都有数以百万计的人被火蚁蜇伤，对于儿童而言尤其危险，甚至还有不少火蚁咬死人的事件。特别是一些疗养院成为火蚁的最新掠食地，老年人因行动慢，成为火蚁攻击的最大受害者。

5.5.4　赤潮灾害

赤潮(algal bloom, red tide, red water)是在特定的环境条件下，海水中某些浮游植物、原生动物或细菌暴发性增殖或高度聚集而引起一定范围一段时间的水体变色的一种有害生态现象[2]。赤潮既是一种特殊的海洋生物灾害，也是唯一与污染和海水富营养化有关的重要海洋生态灾害。赤潮发生时，海水变的黏黏的，还发出一股腥臭味。由于赤潮发生的原因、种类和数量不同，水体会呈现不同的颜色，大多都变成红色或近红色，也有绿色、黄色、棕

1　有的文献为piperadine。
2　一般的海水从每毫升有10~100个细胞，如果长到10万个细胞以上，水域明显变色，就是发生了赤潮。

色。但有的赤潮生物（如膝沟藻、裸甲藻、梨甲藻等）引起的赤潮，并不引起海水呈现任何特别的颜色。渔业用语中的厄水（海水变绿褐色）、苦潮（海水变赤色）、青潮（海水变蓝色）都是同样性质的现象。在淡水区域和池沼中，由于蓝藻等藻类繁殖，在水面上形成薄片或团块飘浮的现象称为水华(water bloom)。

人类很早以前就知道赤潮。中国早在2000多年前就发现赤潮现象，一些古代文献或文艺作品里已有一些有关赤潮方面的记载。如清代蒲松龄在《聊斋志异》中就形象地记载了与赤潮有关的发光现象。1500年以前，《旧约·出埃及记》中就有关于赤潮的描述："河里的水，都变作血，河也腥臭了，埃及人就不能喝这里的水了。"日本在腾原时代和镰时代[1]就有赤潮方面的记载。1803年法国人马克·莱斯卡波特记载了美洲罗亚尔湾地区的印第安人根据月黑之夜观察海水发光现象来判别贻贝是否可以食用。1831~1836年，达尔文在《贝格尔航海记录》中记载了在巴西和智利近海海面发生的束毛藻引发的赤潮事件。

在美国佛罗里达沿岸海域，1916~1948年的30多年间，只发生过3次赤潮，每次相隔16年。但1952~1964年，几乎年年发生。日本濑户内海在1955年以前的几十年间，只发生过5次赤潮；1956~1965年，发生了35次；而到1971年，一年就发生了57次。

20世纪70年代以来，赤潮发生的频度、强度和地理分布都在增加。特别是引起麻痹性贝毒的赤潮在1970~1990年向全球扩展。70年代亚历山大藻仅知在欧洲及北美、日本的温带海域出现，但在90年代就扩展到了南半球。1971年和1973年，双鞭藻在北美海湾沿岸附近大量生长，几百吨

鱼被毒死。1972年美国东海岸赤潮事件危害面积3200千米^2。原本不知名的链状裸甲藻1985~1987年在西班牙东北海域年年发生赤潮。这种毒藻以前只在美国加利福尼亚州有记载，之后扩展到中国、日本及塔斯马尼亚等地。以前只在东南亚海域中发生的涡鞭甲藻（*Pyrodinium bahamense*），于1987年越洋在南美危地马拉钱佩里科（champaries）发生赤潮，并造成因误食含有此种毒藻的贝类而致26人死亡的事件。在中国以前从未发生的异弯藻(*Heterosigma akashiwo*)赤潮，1985~1987年连续在大连湾发生。根据统计，20世纪东海发生122次赤潮，其中90年代70次，2001年23次，2002年16次，其中3次查出有毒生物。研究表明，赤潮生物正向东南亚地区扩散。

有毒的赤潮种类也逐渐增加。以亚历山大藻为例，1988年前仅知微小亚历山大藻(*A.minutum*)在埃及存在，此后逐渐在澳大利亚、意大利、爱尔兰、法国、西班牙、葡萄牙、土耳其、泰国、新西兰、日本、中国以及北美部分地区报道引发有毒赤潮。

在淡水中，藻类有时也会大量生长。在这种情况下，过去也出现过因几种蓝藻而扩展蔓延的中毒灾难。1940年和1943年，在南非德兰士瓦（Transvaal）省的瓦尔河水坝的水库中出现铜绿微胞藻，导致数千头牛羊因饮用水库的水而死亡。

1.赤潮的成因

赤潮（图5-5-19）究竟是一种原本就存在的自然现象，还是人为污染造成的，至今尚无定论。但根据大量调查研究发现，赤潮的发生都具备以下条件。

（1）海域水体高度富营养化。海洋受有机物污染，海水富营养化是赤潮发生的

1　指日本历史上的几个时期，即史前期的日本、佛教的传入、奈良时代、平安时代、藤原时代、镰时代、足利将军时代、德川幕府。

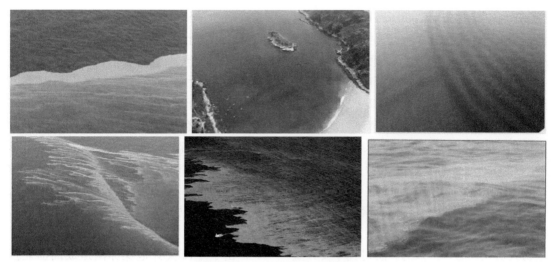

图5-5-19　世界海洋赤潮景观

物质基础和首要条件。赤潮检测的结果表明，赤潮发生海域的水体均已遭到严重污染，富营养化。氮磷等营养盐物质大大超标，工业废水中含有某些金属和有机物质刺激赤潮生物急剧增殖。

（2）某些特殊物质参与，诱发赤潮生物繁殖。赤潮的形成要有适宜赤潮生物快速繁殖的生态环境，如氮、磷、硅等营养盐，水温，盐度[1]，铁、锰等微量金属元素及维生素B_1、B_{12}等。目前已发现63种浮游生物，其中硅藻24种，甲藻32种、蓝藻3种、金藻1种、隐藻2种、原生动物1种。

（3）气象水文条件。水文气象和海水理化因子的变化是赤潮发生的重要原因。特别是在高温、闷热、无风的条件下最易发生赤潮。海水的温度在20～30℃是赤潮发生的适宜温度范围。科学家发现一周内水温突然升高大于2℃是赤潮发生的先兆。海水盐度在26～37的范围内均有发生赤潮的可能，特别是海水盐度为15～21.6时，容易形成温跃层和盐跃层，为赤潮生物的聚集提供了条件，易诱发赤潮。营养盐类含

量急剧上升，引起硅藻的大量繁殖，为夜光藻提供了丰富的饵料，促使夜光藻急剧增殖，从而又形成粉红色的夜光藻赤潮。

由上可见，赤潮是随着现代化工农业生产的迅猛发展，沿海地区人口的增多，大量工农业废水和生活污水排入海洋，其中相当一部分未经处理就直接排入海洋，导致近海、港湾富营养化程度日趋严重。同时，由于沿海开发程度的增高和海水养殖业的扩大，也带来了海洋生态环境和养殖业自身污染问题；海运业的发展导致外来有害赤潮种类的引入；全球气候的变化也会导致了赤潮的频繁发生。

2.赤潮的危害

赤潮的发生严重破坏海洋和淡水正常的生态结构。如果引起海洋异变，局部中断海洋食物链，则会影响其他水生生物生存环境。有的赤潮生物分泌毒素，通过食物链引起人体中毒，危害人的健康安全。

赤潮生物产生的主要毒素是麻痹性贝毒（PSP）、神经性贝毒（NSP）、腹泻性贝毒

1　海水的盐度指1千克海水中所含溶解物质的总量。海水的盐度一般在32～37.5范围内变化。世界海洋的平均盐度为35，即每千克海水中溶解着35克物质。

（DSP）、西加鱼毒（Ciguatera）[1]及健忘症毒素（ASP），这些毒素通过贝类等经济水产品的体内富集，人们一旦食用便可中毒。

从西加鱼毒中分离的西加毒素在南太平洋、加勒比海及印度洋的温暖水域早被熟知，后来传到了亚洲、欧洲及美国，据专家估计，每年中毒人数约5万人。英国驻毛里求斯海军远征军有1500人西加中毒，导致战争失败[2]。

据统计，全世界因赤潮毒素的贝类中毒事件约300多起，死亡300多人。此外，赤潮生物大量死亡后，尸骸的分解过程中要大量消耗海水中的溶解氧，造成缺氧环境，窒息大量鱼、虾、蟹、贝，从而直接威胁其他海洋生物的生存，破坏海洋养殖业。

赤潮和水华常使贝类毒化或引起鱼贝类及家畜死亡。据报道，南非、加拿大、澳大利亚、新西兰和美国曾发生过藻类中毒，受害的有马、母牛、绵羊、猪、狗、家畜、火鸡等。鱼食入蓝绿藻后无害，但动物食后具有很大毒性。人中毒后约5%的病例归于死亡。猫中毒表现共济失调、厌食和多涎。鸭中毒表现食欲不振、麻痹和泄殖腔出血。形成水华的蓝藻不仅能形成强烈的神经性毒素，招致家畜和野生动物死亡，而且能堵塞过滤设备，释放出令人讨厌的物质，影响供水，不利于淡水渔业，破坏水上娱乐场所。

一些属于膝沟藻科的藻类，如涡鞭毛藻等，常常含有石房蛤毒素和膝沟藻毒素。在水域中，当此种藻类大量繁殖时，可形成赤潮，此时每毫升海水中藻的数量可达2万个。甚至赤潮期间在海滨散步的人吸入一点水滴也可引起中毒。

赤潮的危害造成重大经济损失。在日本，由于甲藻及针孢藻赤潮造成的渔业损失,每年都在10亿日元以上。1972年日本濑户内海因赤潮事件损失71亿日元。在墨西哥，1996年的环境问题45%是赤潮造成的，仅仅在贝类方面的损失就达几百万美元。在南非西海岸，赤潮肆虐，仅1997年1次叉角藻（Ceratium furca）赤潮就造成2000吨龙虾死亡，价值达5000万美元。在北欧、北海及北大西洋沿岸，定鞭藻赤潮频发，使海洋动物遭受巨大损失并使渔业受损。在菲律宾，1983年以来有毒藻类造成的中毒事件，使麻痹性贝毒中毒事件逾2000例，造成115人死亡（图5-5-20）。

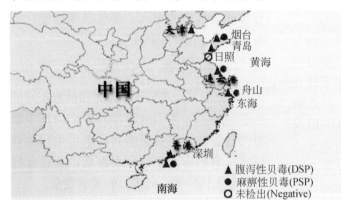

图5-5-20　中国藻毒素腹泻性贝毒（DSP）和麻痹性贝毒（PSP）分布草图

1　西加鱼毒，又称雪卡鱼毒，已分离出西加毒素（ciguatoxin，CTX）、刺尾鱼毒素（maitotoxin，MTX）和鹦嘴鱼毒素（scaritoxin）三种毒素。

2　毛里求斯是控制通往印度航道的战略要地。在法国殖民统治时期，英法殖民者激烈争霸印度洋。1810年8月，英国远征军企图占据"法兰西岛"，被法军在大港击败，大港因此成为法殖民者的英雄城，其名字被镌刻在巴黎凯旋门上。但几个月后，英军纠集重兵战胜了法军，结束了法国在毛里求斯的殖民统治。1814年，英法签订巴黎条约，法国将该岛让给英国，此后该岛被重新命名为"毛里求斯"。

3.治理措施

目前，对大范围赤潮的防治技术还不成熟。国际通用的治理措施主要是：①物理方法，如泵吸法等；②化学方法，通过喷洒硫酸铜等化学药品杀灭赤潮生物；③生物方法，针对不同的赤潮生物，通过它们的天敌的摄食，达到消灭目的。对于大面积的赤潮治理，国际上推行撒播黏土法。

预防赤潮的根本措施是控制污水入海量，防止海水富营养化。实行排放总量和浓度控制相结合的方法，控制陆源污染物向海洋超标排放。与此同时，建立海洋环境监视网络，加强赤潮监视。一旦发现赤潮和赤潮征兆，监视网络机构可及时通知有关部门，有组织有计划地进行跟踪监视监测，提出治理措施，千方百计减少赤潮的危害。

4.历史意义

目前，赤潮已成为一种世界性的公害，美国、日本、中国、加拿大、法国、瑞典、挪威、菲律宾、印度、印度尼西亚、马来西亚、韩国、中国香港等30多个国家和地区赤潮发生都很频繁。1990年联合国将赤潮列为世界近海污染问题之一（图5-5-21）。国际海洋考察理事会于1992年发表了《赤潮对海水养殖业和海洋渔业影响的报告》。为加强全球范围的研究和监测，联合国教科文组织的政府间海洋学委员会、国际科联海洋学研究会、联合国粮农组织等都成立了赤潮研究专家组，制定研究与监测计划。美国前总统克林顿于1998年11月签署了有毒微藻水华和缺氧研究与控制的行动纲领。中国1985年在广州成立赤潮研究中心，1992年10月成立了联合国政府间海洋委员会（ICO）和国际科学联合会海洋研究委员会（SCOR）有害赤潮专家组中国委员会。2005年9月6～10日，在美国召开了"有毒藻华国际研讨会"(ISOC-HAB)。会议围绕赤潮与藻毒素的发生、产毒机理、人类健康效应、生态效应、成因防治及缓解、暴露评估方法、风险评估等7个主题展开了讨论，会议论文集正式出版发行，并送相关国际检索机构，会议还展示了科研成果、新产品、新技术，有力地推动了赤潮的国际学术交流。

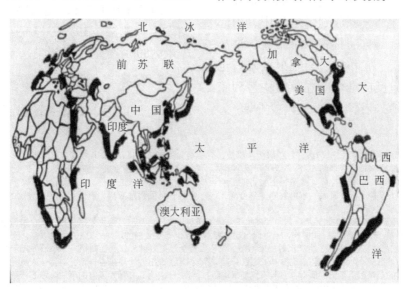

图5-5-21　世界赤潮发生区域（红色）分布示意图

5.6 核 事 故

5.6.1 核泄漏与核辐射事故[1,2]

历史上核设施（如核电站、核反应堆、核临界装置、铀水冶炼和转化厂、铀同位素分离厂、核燃料元件制造厂、核燃料后处理厂、独立的放射性废物处理装置或处置场、库以及核技术应用、放射性物质运输等核活动过程中）发生的核事故，不是个别的，而是屡见不鲜。核事故往往导致放射性物质污染环境或使工作人员、公众受到过量的照射。据不完全统计，1952～2004年世界发生的核事故有20多起。

1.1952年加拿大核试验反应堆事故

1952年12月12日，加拿大桥里克里弗河附近的加拿大核试验反应堆(NRX)处于试验阶段。因1名职工的操作错误，把燃料堆芯的12根芯棒中的4根抽走，使部分铀被熔化，造成数百加仑的放射性水聚存在反应堆里。幸运的是没有产生剧烈的核爆炸。然而，放射性烟云释放到了空气中，引起了反应堆附近的自动报警系统报警。事故没有人员伤亡，工作人员对辐射的暴露也相对轻微，但反应堆堆芯在事故中遭到了破坏。这次事故花了半年时间才被排除。

2.1957年苏联乌拉尔核工厂事故

1957年9月29日，苏联乌拉尔山中的秘密核工厂"车里雅宾斯克-65号"的一个地下核原料存储罐爆炸，烟云升空，辐射扩散面积2000多千米^2，1000多人死于核辐射，当地11 000居民撤离现场，至1978年仍有20%地方未能恢复生产。

3.1957年英国温斯克尔反应堆事故

1957年10月7日，英国东北海岸的温斯克尔核生产联合企业的两座钚生产反应堆之一的核心部分毁于一场大火，溢出2万居里放射性碘进入空间。这次事故产生的放射性物质污染了英国全境。泄漏的辐射物造成39人患癌症而死亡。该联合企业由于核事故改名为塞拉菲尔德联合企业。

4.1957年英国塞拉菲尔德核电站核泄漏事故

1957年10月7日，英国塞拉菲尔德核电站发生核泄漏，39人因癌症死亡。周围40千米内800多个农场被污染。

5.1959年美国圣苏萨娜核事故

1959年7月24日，美国加利福尼亚州圣

1　1990年国际上将核事故分成7级，1～3级为小事故，4～7级为大事故。1级是核电厂运转出现异常，但尚未构成危险。2级是小事故，能够影响核反应堆的安全。3级是严重小事故，造成事故现场受到重大污染并且使工人们受到过分核辐射的影响。4级是大事故，主要影响核电厂，少量辐射物可能影响当地居民，食品应该进行检查。5级是大事故，对事故现场内外的人来说都有危险。6级是严重大事故，辐射物释放到空间，应呼吁所有居民紧急撤离，以免造成健康方面的严重影响。7级是重大事故，大量的辐射物释放到空间，会对大片地区的居民健康和环境造成长期影响。

2　中国采用国际原子能机构和经济合作与发展组织分级，将核事故分为7级。1级为异常，是指安全措施系统偏离规定的功能范围。2级为事件，无厂内外放射性影响，但可能出现需要重新评价安全效能的后果。3级为重大事件，安全系统可能失去作用，放射性物质极少量外泄，现场产生高辐射场或污染，工作人员受过量照射，公众受到相当一小部分规定的剂量限值量级的照射，无需采取防护行动。4级为主要在设施内的事故，堆芯严重损坏，放射性物质少量外泄，对工作人员有严重健康影响，公众受到相当于规定的剂量限值量级的照射，一般不需要采取防护行动。5级为具有场外风险的事故，堆芯严重损坏，放射性物质有限外泄，部分实施当地的应急计划。6级为严重事故，放射性物质大量外泄，可能需要全面实施当地的应急计划。7级为特大事故，放射性物质大量外泄，可能有严重的健康影响和环境后果。只有5级、6级、7级事故，才影响到核电厂以外的公众，才需要对公众采取防护措施。例如，英国温斯克尔核事故（5级）、美国三里岛核事故（5级）和前苏联切尔诺贝利核事故（7级）。

苏萨娜核反应堆的冷却系统发生阻塞，使43个释热元件中的12个被烧化，但放射性污染被及时控制。

6. 1961年美国爱达荷国立反应堆事故

1958年8月11日，美国爱达荷国立反应堆试验站开始运行发电。这个称为SL-1的反应堆是用铝中富集^{235}U的燃料元件棒作燃料。1959年反应堆有出现问题的迹象，发现大量的棚窄条丢失，人工极难除去堆芯中心的燃料元件。1960年11月，发现控制棒有黏住涂层的倾向。1961年1月3日晚上约9时，在SL-1反应堆中的核链式反应失去控制，能量快速释放导致了爆炸，造成3名轮班人员死亡，反应堆周围的辐射监测设备监测到了释放的放射性云状物。

7. 1963年费米反应堆事故

1963年10月5日上午8时，里科费米快速增殖反应堆，一个控制室中监测堆芯的中子生成的仪器上出现了一个奇怪的信号，操作者意识到发生了故障。下午3时20分，操作者将6个关闭棒完全插入到堆芯中终止了链反应。事故检测到建筑物中有高辐射水平的裂变产物。幸运的是，由于放射性泄漏引起的放射警报声音促使了对反应堆的关闭。里科费米快速增殖反应堆是在美国运行的仅有的两个商用性的增殖反应堆之一。

8. 1966年底特律反应堆事故

1966年10月5日，底特律附近一个试验反应堆的核心部分由于钠冷却系统失灵而部分熔化。

9. 1966年美国撞机放射性钚污染事故

1966年1月17日，美国一架B-52轰炸机与KC-135加油飞机在西班牙海岸上空进行加油时发生相撞。撞击之后，加油机彻底毁坏，B-52轰炸机惨遭解体，所携带的4枚氢弹"逃离"破裂的机身。其中2枚氢弹的非核武器撞地时发生爆炸，致使490英亩(约合2千米^2)的区域被放射性钚污染。

10. 1968年美国轰炸机携带核武器破裂事故

1968年1月21日，美国一架B-52轰炸机由于舱内起火，机组人员本想进行紧急迫降，但最后被迫作出弃机决定。B-52轰炸机最后撞上格陵兰图勒空军基地附近的海冰，导致所携带的核武器破裂，致使放射性污染物大面积扩散。

11. 1969年瑞士吕桑地下核试验事故

1969年1月21日，瑞士吕桑地下试验反应堆的冷却剂没有起作用，把辐射物释放到洞穴内，后来封闭了这座洞穴。

12. 1969年法国圣洛朗核事故

1969年10月17日，在法国圣洛朗，由于装燃料时出现差错，造成一个用气体冷却的核反应堆部分熔化。

13. 1970年美国加卡平地核事故

1970年12月18日，在巴纳贝利核试验过程中，美国内华达州加卡平地地下1万吨级当量核装置发生爆炸，实验之后，封闭表面轴的插栓失灵，导致放射性残骸泄漏到空气中。现场的6名工作人员受到核辐射。

14. 1971年美国核反应堆的废水超库存事故

1971年11月19日，美国明尼苏达州北方州电力公司的一座核反应堆的废水储存设施突然发生超库存事件，结果导致50 000加仑放射性废水流入密西西比河，其中一些水甚至流入圣保罗市的城市饮水系统。

15.1975年美国迪凯特核电站事故

1975年3月22日，在美国亚拉巴马州迪凯特的一座核电站里，一名工人手持燃烧的蜡烛，在电缆旁边检查漏气情况，结果引燃了绝缘物，烧毁安全控制钮，冷却水位降至危险点，最终修复工程耗费了1.5亿美元的巨资。

16.1979年美国三哩岛核电站事件

1979年3月28日，美国宾夕法尼亚州哈里斯堡附近的三哩岛核电核电站的二号反应堆由于冷却系统失灵，造成62吨的堆芯熔化，辐射气体泄漏到空气中，迫使当地居民20万人撤离，但没有人员伤亡报告。对美国来说这是一起最严重的核事故。

17.1979年美国田纳西州浓缩铀外泄事件

1979年8月7日，美国田纳西州一家绝密的核燃料工厂发生高浓缩铀渗漏事故，致使1000人受危害。

18.1981年日本敦贺核电厂核辐射事故

1981年4月25日，日本敦贺一家有问题的核电厂在进行维修的时候，约45名工人受到核辐射的伤害。

19.1985年美国俄亥俄州核电站事故

1985年4月9日，美国俄亥俄州的核电站因机械故障和操纵失误，使干流冷却水及备用冷却水的水位下降。该地区的居民被迫撤离。这次事故得到了及时的排除。

20.1985年苏联K-431核潜艇事故

1985年8月10日，在苏联符拉迪沃斯托克，在给核潜艇补充燃料过程中，E-2级K-431核潜艇发生爆炸，放射性气云进入空中。10名水兵在核事故中丧命，另有49人遭受放射性损伤。

21.1986年美国俄克拉何马州核事故

1986年1月6日，美国俄克拉何马州一家核电厂，由于加热方法不当，装核材料的钢筒爆炸，造成1名工人死亡，100人受伤住院。

22.1986年苏联切尔诺贝利核电站事故

1986年4月26日，苏联的切尔诺贝利核电站（现乌克兰境内）的4号机组反应堆熔化燃烧引起爆炸，辐射物散落到欧洲大部分地区的上空，使5万多千米^{2}的土地受到污染，320多万人遭受核辐射的侵害。

23.1987年巴西废弃放疗机氯化铯污染事故

1987年9月13日，在巴西的戈亚尼亚，一名垃圾场工人撬开了一个废弃的放疗机，并拆掉了一小块高放射性的氯化铯，灾难就此降临到这座城市，当时共有超过240人受到核辐射。由于被放射性材料的亮绿色蒙骗，孩子们用手接触并涂抹在皮肤上，导致几个街区污染，不得不拆除。

24.1992年俄罗斯列宁格勒核电站事故

1992年3月21日，位于俄罗斯索斯诺维博尔的列宁格勒核电站，发生三级核事故。

25.1999年日本JCO公司核事故

1999年9月30日，在日本东京东北部东海洋村的JCO公司的铀转换厂发生核临界（可引起核裂变的状态）事故。事故发生时，工人们正在混合液体铀。事故导致3名工作人员受到严重的超剂量照射，其中有1人后来死亡。另外，有34人受到放射性辐射污染。这起核事故是日本历史上最为严重的核灾难之一，动摇了人们对日本核电行业的信心。

26.2004年日本美滨核电站事故

2004年8月9日位于日本福井的日本关西电力公司的美滨核电站3号机组涡轮机室发生了蒸汽泄漏事故，造成4人死亡（灼伤致死），7人受伤。

5.6.2 英国温斯克尔反应堆事故

1950~1951年，英国政府开始在人口稀少的爱尔兰坎布里亚郡的温斯克尔（Windscale）建设两个生产钚的核反应堆，为英国核武器计划服务并提供燃料。反应堆使用涂层为钢的铀作为燃料元件，燃料元件嵌入到15米长的石墨管中，石墨作为中子慢化剂。通过空气冷却反应堆的堆芯，废气通过125米长的排气管排放到大气中（图5-6-1）。

1.事故经过

1957年10月7日，温斯克尔工厂在反应堆低功率运行后被关闭的同时，发现1号反应堆开始出现维格纳能量[1]的释放。此时堆芯中一个或更多燃料元件实际上是过热的，钢套已经熔化或破裂。随着堆芯中温度的继续升高，没有暴露到大气中的受损的燃料元件铀开始燃烧，造成附近的燃料元件过热和破裂，因此扩大了火灾。

10月10日，1号反应堆的烟道气中的放射性水平开始急剧上升，由于反应堆芯过热，导致燃料起火。同时，由于检测温度的仪器发生堵塞，不能在反应堆芯周围移动以检测温度，使事故不断升级。燃料着火，石墨着火，最后反应堆芯起火。就这样，整个系统完全失去了控制。当时，工厂的管理者们面临着两大难题：一是考虑政治的因素，他们不敢披露火灾的严重程度；二是在技术方面，他们用空气来冷却反应堆，结果非但没能减弱火势，反而使情况变得更加严重。通过将二氧化碳吹入到堆芯中以冷却系统的努力也失败了。因此，没有继续采取措施。

10月11日早晨，工厂最后决定用水扑灭大火。因为水遇到熔化的铀可能发生爆炸，于是他们把所有的现场人员都送回家。9时开始抽水到堆芯中，幸运的是，反应堆没有爆炸，火势逐渐减弱，最后终于熄灭了。

10月12日，堆芯完全冷却。

这次事故由反应堆燃料起火，到石墨着火，最后引起整个反应堆芯起火，幸运的是，反应堆没有发生爆炸，故历史上称之为"温斯克尔火灾"。

2.事故原因

温斯克尔的钚生产设施（即反应堆）的设计十分原始。温斯克尔工厂有个石墨

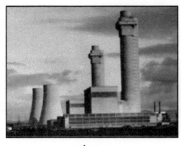 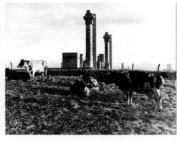 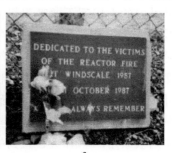

图5-6-1 温斯克尔核事故

1.温斯克尔工厂；2.温斯克尔工厂附近草地上放牧的奶牛；3.温斯克尔事故30周年纪念碑

---

1 维格纳能量是指在石墨温度超过250℃这些空隙重组释放的能量。

慢化剂，但它的早期设计者没有考虑到石墨内潜在的能量可能带来的危险，也没有考虑到人工操作会产生失误。因此，事故发生的主要原因，一是在早先低功率运行期间，石墨慢化剂中存储了不正常的大量的维格纳能量，这种能量释放生成的热足以熔化燃料元件的部分涂层[1]；二是那天值班的操作人员犯了两个错误。第一个错误是没有带操作手册，也没有检查出他监控的流程是否正常。第二个错误是人为的错误，监测仪器上的读数不是反应堆最热部分的温度，因为他没把仪器放在冷却流程中会变热的部分计算进去。

3.事故影响

温斯克尔工厂的1号反应堆毁于一场大火，溢出2万居里放射性碘进入空间。从1号反应堆排气管释放的放射性烟柱从10月10日到10月12日向南、东南方向迁移到英国的乡村上空然后迁移到北欧。幸运的是，辐射物是从120米高的烟囱向周围散发的，烟囱很高，因而降低了人们从地面呼吸到的浓度。这就使英国大多数人受到的辐射都不怎么严重。更为幸运的是，对放射性沉降物的测试表明，所释放的主要放射性核素是碘131，它的半衰期[2]仅为8天。

事故对人类健康的最主要的威胁是对牛奶的污染。事故发生后，工厂方圆200多英里以内的人们都不敢喝牛奶，人们害怕辐射进入食物链。草场上的奶牛吃了含有放射性碘的草，牛奶中就有了碘131，它会在那些喝牛奶者的甲状腺中沉积，人体就有可能受到它的辐射。于是，研究人员立即在一个大范围开始对牛奶取样分析，同时牛奶被禁用20～40天，直到牛奶中的放射

性水平下降到可接受的标准为止。按照碘131的半衰期计算，只要在3个月内不喝牛奶，就足以让危险过去。

在温斯克尔事故中，主要的受害者是养牛厂的工人及其管理者。事故产生的放射性物质污染了英国全境。泄漏的辐射物造成39人患癌症而死亡。

温斯克尔事故的最终结果是完全废弃了这个核反应堆，工厂由于核事故改名为塞拉菲尔德联合企业。

5.6.3　美国三哩岛核事故

三哩岛（Three-Miles Island，TMI）位于美国东北部的宾夕法尼亚州，是萨斯奎哈纳河上在州首府哈里斯堡附近的一个小岛。全岛都为电站所占。岛上有两座压水堆，分别称为TMI-1和TMI-2。TMI-1的电功率为729兆瓦，1971年动工兴建，1974年投入运转。TMI-2的电工率为880兆瓦，1973年动工兴建，1978年12月建成。发生事故的是二号堆。从建成到发生事故，总共只运转了3个月。

1979年3月28日，三哩岛压水堆核电站的二号反应堆由于冷却系统失灵，造成62吨的堆芯熔毁事故，大部分元件烧毁，逸出放射性水和气体，事故持续了36小时。当地居民20万人撤离，但没有人员伤亡报告（图5-6-2）。

1.事故经过

3月28日凌晨4时左右，二号堆的二次回路冷凝水回水泵因故停运，按设计要求此时辅助水泵应当按照预设的程序立即启动。但是由于水阀门在两天前检修后忘了

1　一位德国物理学家的研究认为：在含石墨慢化剂的反应堆中，必须寻求一些控制维格纳能量释放的方法。而温斯克尔工厂没有控制维格纳能量释放的设施。

2　放射性元素的原子核有半数发生衰变时所需要的时间，称为半衰期。放射性元素的半衰期长短差别很大，短的远小于一秒，长的可达数万年。

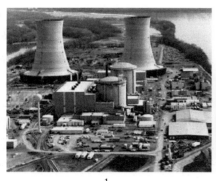 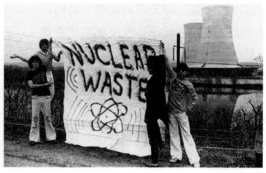

图5-6-2 美国三哩岛核电站事故
1.三哩岛核电站全貌；2.事故发生后反核主义者在三哩岛核电站前示威

打开，造成辅助回路没有正常启动。在主给水泵停运的情况下，二次回路冷却水没有按照程序进入蒸汽发生器，此时运行人员在8分钟内也未察觉到阀门关闭指示，致使蒸汽发生器二次侧水很快烧干，热量在堆芯聚集，堆芯压力上升。由于堆芯压力上升，导致减压阀开启，冷却水流出。当冷却水继续注入减压水槽时，造成减压水槽水满外溢。

一次回路冷却水大量排出后也导致堆芯温度上升，待运行人员发现问题所在的时候，堆芯中燃料的47%已经熔毁并发生泄漏，安全系统发出了放射性物质泄漏的警报。当时警报响起，核泄漏的警报并未引起运行人员的注意（甚至后来无人能够回忆起这个警报）。直到当天晚上8时，二号堆一、二次回路均恢复正常运转，但运行人员始终没有察觉到堆芯的损坏和放射性物质的泄漏。

3月29日晚，为了控制事态的发展，使反应堆稳定下来，开始了大规模的技术支援，所有工业部门和政府机构都响应求援号召迅速前往。直接为控制反应堆本身而工作的技术人员人数，从29日的十余人增加到4月17日的将近两千人。

3月30日，宾夕法尼亚州政府发布事故通告，出于安全考虑，州长下令疏散了核电站5英里范围内的学龄前儿童和孕妇，大约20万人撤离，直到危机过去。与此同时，下令对事故堆芯进行检查。

经过近一个月的努力，通过临界控制、燃料温度控制、氢气控制，终于在4月27日，堆芯完全稳定下来，接着关闭主回路泵，令其自然回流散热，实现了安全停堆。

三哩岛事故一发生，在美国引起了强烈的影响。美国《核新闻》称它为"核电史上最重要的新闻事件"，并为此发了特刊。当时的美国总统卡特亲自到三哩岛视察，并于事故一星期后通过电视发表能源声明，宣布成立一个以达特茅斯学院院长开梅尼为主席的三哩岛事故总统委员会（简称开梅尼委员会），拨款100余万美元进行为期半年的调查。与此同时，参议院委派哈特委员会，众议院的能源与生产分委会和核管会任命的洛哥文小组分别赴三哩岛调查。当时技术专家与政界人物云集在三哩岛。

2.事故原因

这次事故的主要原因是运行人员的失误。由于运行人员缺乏必要的训练和判断能力，加上仪表指示不正确，故不能判断一次回路压力下降而稳压器内水位上升的原因。因而采取错误的对策，在稳压器水位达到最高点后人工关闭了紧急堆芯冷却系统的高压注水泵，导致芯内沸腾，堆内水逐渐减少而造成堆芯外露，致使堆芯严重损坏。大量放射性物质从破损的燃料包壳进入一回路水，随着重新开放，紧急堆芯冷却水从稳压器泄压阀泄出，注入安全壳内的猝灭水罐。15分钟后该水罐的安全隔膜破裂，大量高温的含放射性的水溢到安全壳的地面上，其中一部分通过槽流到辅助厂房的容器中。这些水溢出容器，流到地面开始蒸发，导致放射性气体向外释放。

因此三哩岛的教训主要是在组织管理、运行人员培训、人际联系方面。特别是在运行人员的训练方面教训是深刻的。事故发生原因提示人们，核电站运行人员的培训、面对紧急事件的处理能力、控制系统的可控性等细节对核电站的安全运行有着重要影响。

3.事故影响与历史意义

根据有关机构对事故发生的研究和对周围居民的连续跟踪调查的结果表明，三哩岛核电站事故虽然是美国最严重的一次核燃料熔毁事故，其放射能外泄量虽然较小，但经济损失十分严重。

事故没有发现明显的放射性影响。调查表明，三哩岛的核反应堆外面有保护罩，当核燃料熔毁时，这时还有第三重的保护系统会自动紧急抽注大量的冷却水灌注入保护罩内，将保护罩内部淹没。据测定：事故发生后，在电站下游的两个不同地点采集的河水样品中，没有监测到任何放射性。在152个空气样品中，只有8个样品发现有放射性碘，其中最大浓度为0.0009贝可/升[1]，只占居民允许浓度的1/4。在147个土壤样品和3千米[2]范围内的171个植物样品中均未查出放射性碘。也没有发现可测的放射性核素沉积。厂址以外辐射量率小于1毫雷姆/小时，

总剂量小于0.1雷姆。在以三哩岛核电站为圆心的50英里范围内的220万居民中无人发生急性辐射反应。周围居民所受到的辐射相当于进行了一次胸部透视的辐射剂量。三哩岛核泄漏事故对于周围居民的癌症发生率没有显著性影响。三哩岛附近未发现动植物异常现象；当地农作物产量未发生异常变化。结论是：事故对环境和居民都没有造成危害和伤亡，也没有发现明显的放射性影响。

事故造成严重的经济损失。据估计，二号堆严重损毁，直接经济损失（包括总清理费用）达10亿美元。由于二号堆的事故，一号堆在事故前停堆检修以来，一直以"居民精神压力"为由不准使用。电站不得不向邻州购买电力以维持当地居民的供电。电站所属的通用公用事业公司1979年收入下降了31%。保险公司已对那些在事故期间失去工作而遭受损失的人给予赔偿，到1980年2月，赔偿金额已达1.3亿美元。该厂直到2001年才恢复正常运行，并开始执行正常的安全标准。另外，事故最大的影响是增加核电厂的安全性的管理成本，因此在电价方面存在与燃煤发电电价的竞争。

开梅尼委员会在调查研究总结经验教训的基础上提出建议：①改组和重建核管理委员会；②核工业界必须设置和监督执行自己制定的标准，以保证核电站的有效管理和安全运行；③成立由政府管理部门认可的训练机构，培训运行人员，完善训练和颁发执照的程序，改善模拟系统诊断技术；④向运行人员提供信息，帮助他们防止事故的发生和在事故一旦发生时应该如何处理事故。

事故演变成全国性的政治事件。在事故发生后的头两个星期里，75 000人的反核势力进军华盛顿，在国会山、核管会总部对面和法拉耶蒂广场，到处可见反核能的标

1　贝可/升为放射性活度单位，符号为Bq。1Bq=1次衰变/秒。

语。三哩岛核泄漏事故是核能史上第一起堆芯熔化事故，从事故发生至今一直成为反核人士反对核能应用的证据。

5.6.4 苏联切尔诺贝利核事故

按照苏联1986～2000年的经济和社会发展计划，为节约有机燃料的消耗，制订了建立核工业联合企业的计划，核电站的发电量将提供欧洲部分的能源需求，缓解对新的烧有机燃料热电站的需求。核电站采用三种堆型：建造中的核电站以轻水反应堆（VVER）、大功率压力管式石墨反应堆(RBMK）和快中子增殖反应(FBR)型反应堆为基础。前两种为轻水冷却热中子反应堆，第三种为钠冷堆。切尔诺贝利核电站采用的是大功率压力管式石墨反应堆。

1986年4月26日，苏联的切尔诺贝利核电站（今乌克兰境内基辅市）的4号机组反应堆熔化燃烧引起爆炸，造成8吨多强辐射的核物质泄漏，死亡237人，13.5万人撤离，经济损失120亿美元。周围5万多千米^{2}的土地受到污染，320多万人遭受核辐射的侵害。大约有4300人最终因此死亡，7万多人终生残废。这是有史以来最严重的核泄漏事故，也是人类历史上利用核能的一大悲剧，称之为切尔诺贝利灾难（Chernobyl disaster）（图5-6-3）。

1.事故及处置经过

为了检修，切尔诺贝利核电站计划于1986年4月25日停闭第4号机组核反应堆。计划停堆前，4号机组一直在额定参数状态下运行。按照试验大纲要求，试验在反应堆热功率为700～1000MW[1]的条件下进行。

4月25日凌晨1时，操作人员按照计划开始降低反应堆功率。到23时05分，反应堆

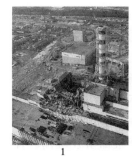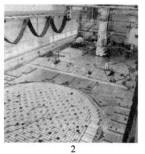

图5-6-3 切尔诺贝利核电站

1.事故发生时的切尔诺贝利核电站。中心大坑为第4号反应器的位置，左下为涡轮设备位置；中右厂房为第3号反应堆；

2.发生核泄露的第4号机组

热功率降为600MW，同时停止该机组的一台汽轮发电机。按试验大纲要求，为了防止试验过程中应急堆芯冷却系统动作，解除了该系统的备用状态。这样，4号机组在解除了应急冷却系统备用状态下运行，违反了操作规程。23时10分，操作人员不能有效地调节功率，导致反应堆热功率直降至30MW以下。

4月26日凌晨1时，操作人员把反应堆热功率只稳定在200MW，而未能进一步提升反应堆热功率。此时，反应堆已经处于难以控制的状态。尽管如此，管理层仍决定冒险进行试验。

由于反应堆在低功率下运行，造成了汽水分离器中蒸气压力和水位的下降。操作人员试图用手动调节来维持汽水分离器中蒸汽压力和水位，但未能达到目的。为了避免蒸汽发生器中蒸汽压力下降水位过低而停机停堆，操作人员强行继续试验，并解除了这两个参数的事故保护信号。1时03分和1时07分，分别启动两个环路各一台备用给水泵，连同一直在运用中的6台主泵，8台给水泵全部投入运转，1时19分，又调节加大给水量，才抑制住了水位下降趋势。此时，给水流量加大至额定值

1　MW表示兆瓦，即一百万瓦，1MW＝1 000 000W。W是功率的单位，如灯泡是40瓦的，写为40W。

的4倍。这又是违反操作规程的，因为给水流量过大，会引起泵的汽蚀，从而导致振动和损坏。为了维持反应堆在200MW功率下运行，操作人员不断提升手动棒，堆芯内控制反应堆的能力不断减少。按操作规程规定，至少应有15～30根控制棒留在堆芯内，但这时仅有6～8根棒留在堆内。操作人员已从反应堆快速计算程序打印的结果中看到了这一情况，理应立即停堆，但却继续进行试验。1时23分40秒，按系统设置，反应堆将自动停闭。但操作人员考虑，如果第一次试验失败，可以准备再次重复试验，决定解除了停机的停堆保护信号。反应堆仍然继续在约200MW热功率下运行。在试验大纲中没有这样的做法，他们再次偏离了试验计划。停止向汽轮机供汽，又停掉了4台冷却水泵，使得堆内蒸汽产量增加，反应性增加引起自动调节棒下插。1时23分31秒，自动调节棒已补偿不了堆内含汽量提高引起的反应性增加。反应堆功率急剧上升。1时23分40秒，值班长下令按下紧急停堆按钮，使所有控制棒插入堆芯，导致堆功率剧增。

4月26日1时23分44秒，4号机组核反应堆熔化燃烧相继引发两次爆炸（间隔2～3秒），浓烟烈火直冲天空，高达1000多米。火花溅落在反应堆厂房、发电机厂房等建筑物屋顶，引起屋顶起火，同时由于油管损坏、电缆短路及来自反应堆的强烈热辐射，引起附近区域30多处大火，霎时一片火海。

事故发生6分钟后，核电站值班消防队赶到了现场。火焰高达30多米，强烈的热辐射使人难以靠近，消防队员脚穿的靴子陷入被高温融化的沥青中。尽管如此，消防队员成功地阻止了从4号反应堆产生的火焰向邻近的反应堆蔓延。此时，苏联有关部门及时有效地组织了控制事故工作。

空军出动了直升机向炽热的反应堆投下了5000多吨含铅、硼的砂袋，封住了反应堆，以隔绝空气、阻止放射性物质外泄。在空军和地面人员的努力下，大火于26日凌晨5时被扑灭。

由于反应堆管道发生爆炸，导致8吨多强辐射物质倾泻而出。整个过程持续了10天。

事故造成33人死亡（其中3人当场死亡，其他人在几天内或几周内丧生。伤亡者多数是为了扑灭大火的消防队员，他们受到了高剂量辐射），300多人因受到严重辐射先后被送入医院抢救，有更多的人受到不同程度的辐射污染。

为了防止进一步的辐射，事故发生3天后，苏联将附近76个小镇和村庄的居民匆匆撤走。放射性尘埃落到了他们身上，他们呼吸了碘、锶及在核反应堆遭破坏时所出现的其他放射性物质。从4月27日至8月，苏联从切尔诺贝利核电厂周围地区(半径约30千米)疏散了11.6万居民。切尔诺贝利核电站事故后，周围5万多千米^{2}土地受到直接污染，320多万人受到核辐射侵害。1984年11月在4号堆废墟上建起了钢和混凝土构成的密封建筑物，把废堆埋藏在里面。这样发生爆炸的4号机组被用钢筋混凝土封起来，电站30千米以内的地区被定为"禁入区"。

据统计，先后参加清理和消除切尔诺贝利核电厂厂区和周围地区进行放射性污染的总人数达20万人之多。

2.事故原因

4月26日，苏联核专家在检测切尔诺贝利核电站的4号核反应堆时，关闭了备用冷却系统，并且只用了8根碳化硼棒控制核裂变的速度，按照标准的程序应该用15根。结果，失控的链式反应掀掉了反应堆的钢筋混凝土盖，并且造出一个火球，将电站

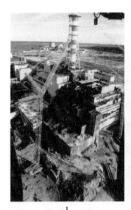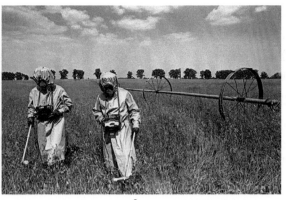

图5-6-4 切尔诺贝利核
电站
1.用钢筋混凝土正在封闭发
生爆炸的4号机组（航拍）；
2.调查人员测定事故附近环境
中放射性污染状况

建筑物炸毁，炽热的放射性灰尘进入大气中，放出来的辐射超过长崎和广岛原子弹辐射总和的100倍（图5-6-4）。

切尔诺贝利核电站的4号堆核反应是1000兆瓦级大型石墨管道式沸水反应堆，20世纪70年代初设计，于1983年12月投入运行。在设计上有两个主要的不安全因素：一是堆芯具有气泡正反应性效应；二是控制棒挤水棒的正反应性效应（控制棒下端连接着石墨制成的补偿棒，插入堆芯时，会引入正反应性）。这些负面效应早在1983年同类型的立陶宛依格纳里娜核电厂的反应堆上被发现，有关设计单位也进行了研究并提出过改进措施，但没有引起管理机构的重视，因而没有采取任何措施，甚至没有把这方面的信息通告各运行单位。

这次实施计划停堆的准备工作极其草率，试验大纲并未严肃认真加以制定，以致操作人员对试验中可能出现的各种异常情况都没有思想准备。

3.事件影响

（1）放射性尘埃污染严重并波及整个欧洲。在1986~1987年参加事故后果自理的20万人员接受的平均剂量约为100mSv[1]。其中约10%的人员受到的剂量为250mSv，少数人员受到的照射剂量约为500mSv。事故后从禁入区撤离的11.6万名居民在疏散前已受到辐照。其中约10%的人受到的剂量大于50mSv，少于5%的居民受到大于100mSv的辐照剂量。白俄罗斯、乌克兰和俄罗斯受放射性污染最严重的地区居住的居民，在此后70年内平均年照射剂量为2.3mSv（与全球平均本底辐射剂量2.4mSv相当），北半球各国受此事故影响最大的平均个人剂量为0.8~1.2mSv。

由于事故造成堆芯熔毁、石墨砌体燃烧，使大量放射性物质外泄，造成了严重的震惊世界的环境污染。经过比较详细的估算，这次事故对30千米范围内撤离的人，造成的外照射集体剂量当量为1.6×10^6人·雷姆[2]；对苏联、欧洲部分7450万人今后50年

---

1 Sv是Sievert的缩写，是放射性剂量当量的单位，读"希"或者"希沃特"、"西弗"。mSv是千分之一希，称为毫希。例如，拍一张胸部X光片，胸部组织大约接收0.1毫希剂量，即0.1mSv。

2 雷姆（rem）是放射性剂量当量的单位，1希（Sv）=100雷姆（1Sv=100rem）。人·雷姆是集体剂量的单位，指某一群体在某项活动中所受的总剂量当量，即在某个时期内所有人接收的剂量当量的和，单位为人·雷姆或者人·希（人·Sv）。例如，某单位1985~1990年的6年内，放射性工作人员所受的外照射累积集体剂量当量为17.64人·Sv，或者是17 640人·雷姆。用6除得到年平均集体剂量当量为2940人·雷姆。中国卫生部颁布的《放射卫生防护基本标准》规定：职业放射性工作人员每年全身照射的最大允许剂量当量不超过50mSv（5雷姆），非职业个人每年全身照射的最大允许剂量当量不超过5mSv（0.5雷姆）。

内造成的外照射剂量为2.0×10^7人·雷姆。

核电站发生事故后，大量放射性尘埃污染到北欧、东西欧部分国家。带有放射性物质的云团随风向西飘到丹麦、挪威、瑞典和芬兰。瑞典东部沿海地区的辐射剂量超过正常情况的100倍。全欧洲受到核辐射污染的食品、作物和牲畜都必须毁掉。4月29日，瑞典、丹麦、芬兰及欧洲共同体向苏联提出强烈抗议。然而，苏联政府直到4月30日，才正式发布关于切尔诺贝利核电站事故的公告，推迟了近60个小时，各国对此十分不满（图5-6-5）。

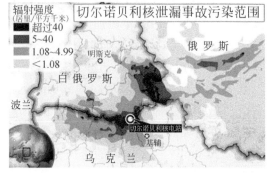

图5-6-5　切尔诺贝利核事故的污染范围

（2）事故造成惨重的经济损失和沉重的财政负担。据苏联官方公布的数字，事故造成的直接经济损失达20亿卢布（约合29亿美元），由于水源污染，使苏联和欧洲国家的畜牧业大受其害。如果把苏联在旅游、外贸和农业方面的损失合在一起，可能达到数千亿美元。其中，核电站周围20英里内的农场和地下水受到严重污染，乌克兰地区10%的小麦受到影响，5万多千米^{2}的土地受到污染，经济损失120亿美元。

事故也造成沉重的财政负担。为了消除事故的后果，乌克兰政府承担了沉重的财政压力，每年此项费用支出占国家预算的12%，仅1992～1996年的财政支出就达30亿

美元。在西方国家的一再敦促下，乌克兰于1995年4月做出承诺，将在2000年以前最终关闭切尔诺贝利核电站。1995年12月，乌克兰与西方七国确定了欧盟和西方七国在关闭核电站问题上同乌克兰进行政治、财政和技术合作的基本原则。然而，西方国家许诺的援助迟迟不能到位。库奇马总统指出，解决切尔诺贝利核事故这样一个国际性问题，乌克兰需要西方七国确定援助的条件、时间和期限，否则，乌克兰无力单独关闭电站。据乌克兰专家估算，关闭核电站和解决其他相关的问题，需要40亿～60亿美元的投资，乌克兰无力承担。由于乌克兰能源匮乏，切尔诺贝利核电站目前仍有2个动力站在运转，为缓解乌克兰的能源危机发挥着重要作用。

（3）事故造成严重的放射病。在切尔诺贝利事故中，有237位职业人员受到有临床效应的超剂量辐照。其中134人呈现急性辐射病征兆（其中28人在3个月内死亡）。据调查，先后参加救援工作的83.4万人中，已有5.5万人丧生，7万余人成为残废[1]。

生活在发电厂约9千米远的乡村小孩，由于摄取含污染的牛奶以致对甲状腺的辐射剂量高达2.5Sv。在明斯克市，事故发生前的5年内，仅有3例幼年期甲状腺癌。在1986～1990年，升高到47例，1991～1994年上升到了286例。

根据世界卫生组织调查，到1994年已有564名儿童患甲状腺癌，其中白俄罗斯333名，乌克兰208名，俄罗斯23名[2]（图5-6-6）。

切尔诺贝利事故中释放的放射性核素对人口的总辐射剂量可能达到约1.2×10^6人/韦特[3]，大约1/2的剂量在几十年后才能逐渐降低。受这个剂量影响而升高的致命癌症患

1　切尔诺贝利核电站事故. 中国环境报，2009-7-21.
2　张旭晨. 切尔诺贝利核事故与癌症. 中国环境报，1996-5-19.
3　韦特(Sievert)是瑞典科学家的名字，有的文献把它翻译成"西韦特"。1韦特＝1Sv。

者估计约为3.9万人。据估测，核事故的后果还要经过一个世纪才能完全消除。

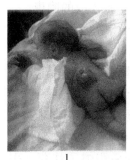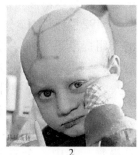

图5-6-6　切尔诺贝利核电站泄漏事故的受害者

1.一名婴儿背部生出毒瘤；2.1996年，白俄罗斯戈梅利市，时年5岁的男孩正在遭受白血病的折磨

据1996年统计，事故的发生使乌克兰16.7万人被核辐射夺去生命，320万人受到核辐射侵害，其中有95万儿童。威胁仍然来自于钢筋混凝土保护层下的近200吨核燃料，1986年建造的保护层有效期限仅有20～30年，周围还有成千上万吨受到核污染的废墟，潜在的危险因素始终存在。

2005年，核事故造成的生态灾难后果远未消逝。在乌克兰还有包括47.34万儿童在内的250万核辐射受害者处于医疗监督之下。期间，自1990年以来，古巴为1.8万名乌克兰受害儿童提供了免费医疗[1]。这些来自乌克兰的"切尔诺贝利儿童"由于核辐射侵害患有秃头、白血病、白癜风和癌症，他们在哈瓦那附近的塔拉拉医院接受治疗，阳光和海滩使孩子们快乐地生活，坚强地治疗。

此外，2002年，在切尔诺贝利核电站发生核泄漏事故16周年之际，乌克兰政府组织外国记者探访切尔诺贝利地区。在核污染禁入区内还生活着约600名老人。还有当年遭受切尔诺贝利核电站污染的房舍。至今，乌克兰很大的一片区域仍因污染太重而不宜居住，而且要过好多年后才能安全耕种，事故还在威胁着800万人的生命安全，专家悲哀地预测，废除这场核灾难至少还需要100年。在切尔诺贝利市中心为参加抢险人员建立了纪念碑，碑文上写着："献给拯救世界的人"。2006年4月14日，在切尔诺贝利灾难发生20周年之际，国家切尔诺贝利博物馆在乌克兰基辅落成开馆。

5.7　瓦斯与煤气灾难

5.7.1　煤矿瓦斯爆炸事故

1.1839年美国弗吉尼亚州布莱克黑斯煤矿事故

1839年8月18日，发生于弗吉尼亚州的里士满城外布莱克黑斯煤矿的爆炸事故是美国有记载的最早的煤矿事故之一。爆炸发生时矿井内有54人，另有3人正乘吊篮下井。爆炸起因不详，引起的大火冲出矿井口。只有两人藏身裂缝内避开灼人的火舌而幸免于难。3名矿工乘坐的吊篮被抛到近百英尺的空中。两人被甩出后当场摔死。第三人与吊篮一起被抛到距井口七八英尺处，手臂及腿部被摔断。事件中53人死于爆炸，多半是被瓦斯熏死的。事后找到

1　根据两国实施切尔诺贝利计划的协议，乌克兰负担交通费，古巴方面承担食宿、教育和医疗费用，据非官方的统计，古巴仅医疗费用就花了3亿多美元。

的尸体没有火烧的痕迹。弗吉尼亚史学家亨利·豪斯在其著作《弗吉尼亚史话》中详细描写了布莱克黑斯爆炸事件。

2.1880年英国桑德兰锡厄姆煤矿事件

英格兰桑德兰附近的锡厄姆煤矿规模巨大，1840年开工，40年中基本上未出大事故。但人们后来得知其两个矿井内，积有大量煤尘和致命的瓦斯。1880年8月17日，该矿两个主矿井之一发生爆炸。当时246名矿工正在作业（该矿共有1600名工人）。援救人员经16个小时挖掘，共救出85名矿工，后来找到161具尸体。爆炸是因矿工的工帽上所佩的明火灯引起的。

3.1884年美国科罗拉多州克雷斯特德比特煤矿瓦斯爆炸事件

克雷斯特德比特煤矿是由科罗拉多州煤炭及钢铁公司在1884年建成的。最有经验的矿工认为，这座煤矿是全国最危险的矿井之一。一项报告指出：矿井里经常有大量的致命气体存在。

为了抽出有害气体并把干净的空气灌入矿井，公司安装了一台巨大而笨重的风扇，但是这种设备并没有奏效。1884年2月24日早晨，当59位矿工在主要巷道工作的时候，瓦斯大爆炸，把停在巷道进口处等待装煤的车辆和铁轨炸成了碎片，风扇也被炸飞了，25英尺深的巷道从进口处开始全部倒塌。有20人后来在别人帮助下爬上矿山的斜坡，摸索着进了矿井。他们身后，一架新安置的风扇把空气送进矿井。碎石被清除干净以后，人们发现被埋在井里的59名矿工已全部停止了呼吸。

4.1892年美国俄克拉何马州克雷布斯矿井事故

位于俄克拉何马州克雷布斯的欧塞奇公司的第11号矿井经常渗漏瓦斯和煤尘。

管理人员认为，应当先让井下工作的400～500名矿工全部离开工作面后，再进行爆破，这样可以消除可能导致事故的隐患。

1892年1月7日，一个由6名爆破手组成的小组提前下了井（通常在下午5时30分以后）。当时，井下全体矿工已在主矿井底层集合完毕，正要乘升降罐上井。到下午5时零分，已经有5个罐升上来，约有30人已走出井口。正在此时，不知是由于匆忙还是愚蠢，其中一个爆破手引燃了炸药，引起了一次巨大的爆炸。大约有400人设法脱离了当时充满致命瓦斯的矿井，另外100人还留在井下某些地方。在方圆5英里为其他矿井干活的数以千计的工人停止了工作，赶到出事地点帮助援救遇难的矿工。事件死亡人数达100人。

5.1892年美国华盛顿州罗斯林煤矿事故

1892年5月10日下午，华盛顿州罗斯林城的罗斯林矿，因明火式矿灯点燃密集的瓦斯和煤屑，发生大爆炸而被毁。自通风道通往斜井的横巷，在开凿中很快积满瓦斯。该矿瓦斯和煤尘密集，但消防员很少进行检测。矿工所携带的明火式矿灯点燃瓦斯引起爆炸，45名矿工炸死。

6.1900年美国西弗吉尼亚州雷德阿什煤矿事件

雷德阿什煤矿因积聚大量瓦斯而被列为危险矿井，每天在矿工下井前，必须由消防员进行检测。1900年3月6日早晨，消防员迟到了。7时15分后，矿工不愿再等消防员，便下井作业。这直接违反了采矿法，该法规定任何有毒气的矿井或矿井的部分区域，必须由消防员检测并证明其安全后，矿工才可进入或被允许进入。早班工人下井1分钟后，因所携带的明火灯点燃瓦斯引起爆炸，造成46人死亡。

7.1902年美国宾夕法尼亚州约翰斯敦矿井事故

1902年7月10日,由于宾夕法尼亚州约翰斯敦的罗灵米尔矿的粗心大意,导致了一起爆炸事故,死亡112人。事故是由于有几个矿工提着闪烁着火苗的敞口矿灯走进了二号坑道,这些火苗迅速点燃了那里的瓦斯。紧跟着发生了爆炸,7人被烧死,或被倒塌的致命的坑木砸死,其余105名矿工因瓦斯爆炸后所产生的有毒气体窒息而死。因爆炸的范围不大,救援人员可以进入事故现场拖出了71个尚能救活的人。

矿工们明知道使用敞口矿灯的危险性,却屡屡在含瓦斯的工作面使用这种灯,而负责消防的负责人们却对此视而不见。有的矿工对安全问题掉以轻心,任意违背矿上的法规和制度。

8.1903年美国怀俄明州汉纳煤矿事故

1903年6月30日上午10时半,美国怀俄明州汉纳的煤矿被炸塌,215名矿工陷在1.5英里长的地下巷道里,169人丧生,46人得救。爆炸共发生了2次,中间间隔了2秒钟,第一次是爆破操作点燃了瓦斯,第二次是由于点燃的煤粉和沼气引起的。该矿虽不安全,但有一部分的矿区一直被开采到1908年3月28日,那天又有一次爆炸,死亡59人。其中挖出来32具尸体,矿内还留着27具罹难者的尸体。该矿遂被永远封闭。

9.1906年法国库里埃尔煤矿爆炸事故

1906年3月10日早上,法国北方省库里埃尔煤矿1800名矿工在井下工作。7时许,突然发生大爆炸,1140名矿工当场死亡。647名幸存者中午逃到安全的地方。但是,地下的大火破坏了110米的巷道。被困在矿井内的矿工靠吃马肉和饮混有煤的水维持生命。事故是法国历史上最惨重的一次灾难(图5-7-1)。

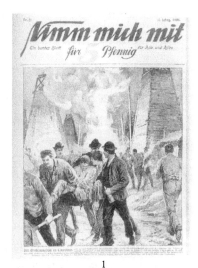

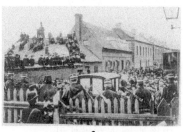

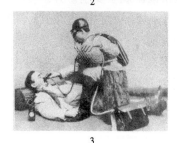

图5-7-1 库里埃尔煤矿事故

1.1906年3月11日,德国报纸报道了库里埃尔煤矿事故;2.焦虑的矿工家属与其他群众聚集在库里埃尔煤矿的大门口,要求老板采取救援行动,遭到拒绝。两位矿工的父亲在抢救儿子时丧命;3.使用新型氧气呼吸器使伤病者苏醒

10.1907年美国西弗吉尼亚州斯图尔特煤矿事故

1907年1月29日,西弗吉尼亚州斯图尔特煤矿,因矿工进入矿区时所携带的明火式矿灯点燃瓦斯煤尘,引起爆炸而被毁。爆炸时2罐笼矿工刚刚到达地面。84名仍在井内作业的矿工全部死亡。后来斯图尔特

公司官员受到指控，不应该让超过法律人数的矿工在小矿井内工作。

11.1907年美国西弗吉尼亚州费尔蒙矿难

1907年12月6日，西弗吉尼亚州费尔蒙[1]煤矿6号和8号矿发生爆炸，敞口灯引燃了沼气，致362名矿工遇难。

12.1911年美国亚拉巴马州利特尔顿矿井事故

1911年4月8日晨6时20分，普拉特联合煤矿公司的班纳矿井一名粗心大意的矿工在爆破时将明火灯接近安全炸药而引起爆炸。井下的170名矿工中90%是用链子拴成串的黑人囚犯。囚犯劳力中多为被判10天～2年苦役的用链子拴成串的黑人工人。事件中128人死亡，均因为有毒的矿井瓦斯中毒。但当天清晨早些时候，瓦斯检查员刚刚宣布该矿属于安全矿井。

一些有采煤经验的囚犯知道瓦斯正在产生，拉响了警铃，有42人逃脱了浩劫。许多在第三层劳动的人在爆炸发生几小时后才吃惊地听到有关灾难的消息。后来，他们通过一个备用出口从矿井中疏散出来。

13.1917年美国科罗拉多州黑斯廷斯煤矿事故

以"瓦斯"矿闻名的科罗拉多州黑斯廷斯的煤矿，是维克多－亚美利加公司所有和经营的煤矿。该矿曾雇了几个消防队的人负责在矿井里检查瓦斯气味的浓度，但他们只是做做样子，敷衍了事，马马虎虎的例行公事。1917年4月27日，两个消防人员检查了煤矿，很快便出了矿，并送上"矿内没有瓦斯"的书面报告。此时，一长串车子把121人送下主矿井去干白班活。正当这串车进矿时，有个煤矿检查员忽然站

在黑暗中，因为这时他那紧锁着的安全灯灭了。他划了一根火柴再点灯。存在矿内的浓密的瓦斯爆出了火苗。大爆炸马上发生。就在这时，车载着矿工已经下到1300英尺的地方，全被火焰封在下面。没有被烧死的也都被窒息而死。有一个人是开车的，在进口之后的120英尺的地方跳下了车。他见滚滚的浓烟过来，就跑出矿井，发出了警报。事件共死亡121人。

14.1920年中国唐山煤矿瓦斯爆炸事件

1920年10月14日，中国唐山煤矿发生瓦斯爆炸，造成惨案（图5-7-2）。

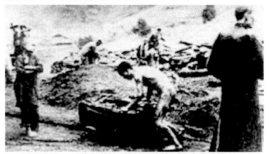

图5-7-2　1920年10月14日，唐山煤矿瓦斯爆炸惨案

10月初，唐山煤矿工人就发现瓦斯气含量过高，要求停工。比利时籍矿师却说："只知道要煤，不知道什么气不气。"逼迫工人继续采煤。结果在14日，煤矿发生巨大的瓦斯爆炸，工人当场死亡450人，伤百余人。

惨案发生后，煤矿工人与各界人士十分愤慨，《劳动界》、《晨报》等纷纷予以报道，揭露资本家图财害命的行径。北京政府农商部调查后，也承认是矿局责任，应该增加安全设备与措施。但又以该矿为中英合办企业为由，推托与外交部门协同办理。最后，外国资本家仅仅给每名死难矿工家属60元的抚恤金，将这一惨案草草了结。

1　有译为莫农格煤矿，见杰伊·罗伯特·纳什（美国）著《最黑暗的时刻——世界灾难大全》，商务印书馆，1998，582。

15.1928年美国宾夕法尼亚州马瑟煤矿灾难

1928年5月19日下午4时，大约400人正在换班时，一辆蓄电池机车的电弧引燃了越积越多的煤矿瓦斯。当时矿井下有209人，爆炸产生的震荡及爆炸后出现的毒气使193人当场丧生，后来又有2人被救出后死去，使死亡总人数达195人。救援人员在矿场的许多矿井中找了近3天，希望能够找到幸存者。救援队用了100多只金丝雀，把它们放入矿井，以此来检测空气是否有毒。最后共有14人得救，其中最后一位被抢救出来的人是弗兰克·布克沙，他在井下整整3天。

16.1942年中国本溪煤矿瓦斯爆炸事件

1942年4月26日，中国本溪湖煤矿发生世界历史上最严重的瓦斯煤尘大爆炸，死亡1549人，重伤246人。当时，这个煤矿处在日本统治下的满洲国辽宁本溪湖煤矿，日本矿主为了保存井下设备和矿产资源，停止向矿井下送风，导致1549人死亡，占当日入坑工作矿工的34%。其后在其矿址上建立了肉丘坟[1]（图5-7-3）。前苏联学者雅·希菲茨在其编著的《煤矿安全技术》一书中写道：1942年在中国东北本溪湖煤矿发生的瓦斯煤尘爆炸中，大多数矿工死于一氧化碳中毒。

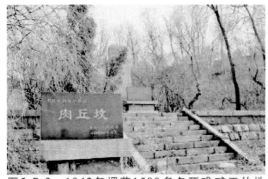

图5-7-3　1942年埋葬1500多名死难矿工的地点——肉丘坟

---

1 本溪湖仕人沟万人坑又称"本溪湖肉丘坟"，是1942年4月本溪湖煤矿瓦斯大爆炸中死难矿工的集体墓地。当地人将用黄沙土堆积而成的高大墓丘，俗称"肉丘坟"。

17.1960年中国大同煤矿瓦斯爆炸事件

1960年5月9日13时45分，山西省大同市大同矿务局老白洞煤矿发生瓦斯爆炸。14号、15号井口突然喷出强烈的火焰和浓烟，随着地动山摇的爆炸声，井口房屋及附近建筑瞬间全被摧毁，井架上的打钟房同时起火。随后，16号井口也喷出浓烟，接着，电力设施，通信设施全部中断，其惨烈程度为世界矿难史上所罕见。在前中国国务院副总理罗瑞卿的指挥下，迅速组织抢险救援，国内京西、开滦、包头、淮南等15个矿务局的414名救护队员，以及附近驻军的10支部队先后派出1096人赶赴事故现场参加抢救；铁路开通专线运送急救器材、药品和人员；邮电部开出一条大同至北京的电话专线；卫生部号召全国各医疗单位用最好的药品支援灾区；商业部将大批日用品、食品运来；太原机电配套公司送来了仅存的12台电动机。经过几天几夜的抢救，最终井下228人脱险，其中5人死亡，井下遇难矿工677人，合计死亡684人。

大同矿务局老白洞矿在改扩建后，于1954年正是恢复生产，设计能力年产90万吨，属于一级瓦斯矿井。受"大跃进"思想影响，盲目追求高产，忽视安全生产，产量猛增到152万吨，超出设计能力90万吨的59%，离正常生产水平已"跃进"得太远太远。资料显示，井下明火作业现象多达20多起，连通风区也在出煤。

18.1965年日本福冈煤矿惨案

日本福冈郊外的山野煤矿共有552名矿工。1965年6月1日，正当矿工们在井下干活时，突然一声巨响震动了这一地区。引起爆炸的原因是瓦斯外溢。大量的碎石块冲到煤矿的升降口，几百名矿工竭力寻找能把他们带回地面和安全地方的升降机。只有279人到达升降机处，被拉出地面，其中37人受伤。被困在井下的有236名矿工。2000多名家属汇集在矿井的外边，守候了两天，直到找到封闭的矿车和所有遇难者的尸体。

19.1965年南斯拉夫卡卡尼矿井事故

1965年6月7日，位于南斯拉夫萨拉热窝城外的卡卡尼矿井因沼气泄露而引起大爆炸，当时有200多名矿工正在卡卡尼煤矿井下各个工作面工作。救援队在爆炸发生后的几小时仅救出21人，死亡128人。6个月后，贝尔格莱德的一个法庭以对安全制度忽视和执行不利的罪名判处这个矿的4名官员七年半的苦役徒刑。

20.1968年美国西弗吉尼亚州法明顿煤矿爆炸事故

1968年11月20日，美国西弗吉尼亚州法明顿（Farmington）煤矿爆炸事故共造成78名矿工遇难（图5-7-4）。

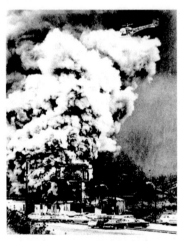

图5-7-4　美国西弗吉尼亚州法明顿煤矿爆炸事故现场

21.1997年中国安徽淮南矿区瓦斯爆炸事故

1997年11月13日及27日，安徽淮南矿区连续发生两起特大瓦斯爆炸事故，导致133名矿工遇难。

22.1997年俄罗斯煤矿甲烷爆炸事故

1997年12月2日，俄罗斯西伯利亚新库兹涅克市的济良诺夫卡亚煤矿发生甲烷爆炸，死亡44人，23人下落不明。

23.2000年中国贵州山城煤矿瓦斯爆炸事件

2000年9月28日，中国贵州山城煤矿发生瓦斯爆炸，死亡166人。

24.2004年中国陕西陈家山煤矿瓦斯爆炸事件

陈家山煤矿位于陕西省铜川市耀州区北部。矿井分别于1979年6月和1982年12月分两期建成投产，原生产能力为150万吨，经技改扩产后，现年产能力为230万吨。该矿属高瓦斯矿井，井田内煤、油、气共生，水、火、瓦斯等自然灾害严重，被鉴定为瓦斯突出矿井，2001年春曾经发生一起瓦斯爆炸事故，死亡38人。2004年11月28日，陈家山煤矿发生了特大瓦斯爆炸，有关方面派出5个救护队，70多名救护队员进入出事巷道，全力营救。井下被困人员有293人，后经抢救，127名矿工脱险，但有166名矿工在井下遇难（图5-7-5）。

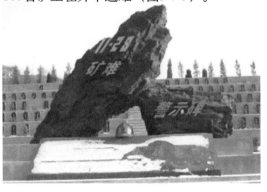

图5-7-5　陕西陈家山为11.28矿难立的警示碑

2005年4月3日，为警示后人，重视安全特为"11·28"特大矿难立安全警示牌。

25.2007年俄罗斯乌里扬诺夫斯克煤瓦斯爆炸事件

俄罗斯克麦罗沃州乌里扬诺夫斯克煤矿位于莫斯科东部约3500千米，地处俄罗斯西伯利亚库兹涅茨克盆地中心，这里有世界上储量最丰富的一些煤矿。

2007年3月19日，乌里扬诺夫斯克煤矿发生瓦斯爆炸，93人获救，97人死亡。矿井位于地下约300米深处，爆炸产生的浓烟、塌方及残留的瓦斯气体等导致营救工作进展艰难。事故发生时，矿井管理人员正在井下检测一套由英国公司安装的新型安全设备。

26.2007年乌克兰扎夏德科煤矿瓦斯突出爆炸事件

2007年11月18日凌晨，在乌克兰东部顿涅茨克州的扎夏德科煤矿在地下1000多米处发生瓦斯爆炸。安装在矿井中的仪器显示，爆炸发生前矿井空气中的甲烷含量不超过1.3%，一切状况正常。但由于大量瓦斯瞬间释放引发爆炸。矿难死亡89人，34名受伤矿工送往医院接受治疗。另有11名矿工下落不明。

5.7.2 煤气重大泄漏事件

1.1844年美国东俄亥俄煤气公司爆炸事件

建造于克利夫兰境内的东俄亥俄煤气公司的3个壶状供热煤气罐，于1944年10月21日在一声巨响中爆炸了。泄漏出的煤气[1]在该城上空形成高达2800英尺的浓厚的黑色云。3个罐中盛有蒸发时易燃的2.4亿立方英尺的气体，在以前也时常泄漏，但马上就

修好了。10月21日下午早些时候，整个院子完全被火焰吞没，在罐子附近工作的工人立即致死。

几千名居民迅速撤离，但有数千人愚蠢地跑向火光看热闹，结果成了牺牲品。在烧焦死亡的人中，掺杂有成千来不及飞走而被烧死的鸟。

当时，克利夫兰整夜烧得通红。消防人员小心地开向煤气工厂。直到第二天拂晓，才堵住漏气，火也终于被扑灭。此刻，已有112人被活活烧死，近千人无家可归，104人失踪。

2.1984年墨西哥液化气爆炸事件

1984年11月9日凌晨5时40分，许多人还在熟睡的时候，墨西哥城首都近郊圣胡安德伊斯华德佩克工业区的一座石油公司液化气站发生爆炸，第一次爆炸引起了12~20次连锁爆炸。造成54座储气罐爆炸起火。死亡1000多人，伤4000多人，摧毁房屋1400余幢，导致3万多人无家可归，50万居民紧急疏散，墨西哥城的社会经济及人民生命蒙受了巨大的损失。

这次事件的发生是世界历史上最大的一次液化气爆炸事件，给当今社会许多有益的启示。

一是在人口稠密的大城市不宜集中配置过多的工业设施，特别禁忌设立具有爆炸性和危害性的厂矿企业。墨西哥城拥有13万家工厂，占全国的50%以上。发生爆炸的石油公司液化气站所在的墨西哥谷地一带，共有75家石油和石油气仓库，出事地点附近还设有六七家煤气厂，共储存了10多万桶液化石油气。当一辆运送煤气的汽车在这里发生爆炸之时，一下引爆了20多处储油库和储气库，发生了剧烈的连锁爆炸，顿时高达200多米的火焰冲天而起，浓烟蔽日，使当地70万居民措手不及，酿成惨祸。以致墨西哥石油公司不得不下令关闭阀门，切断从全

---

1 煤气的主要成分是氢、甲烷、乙烯、一氧化碳，以及少量的氮、二氧化碳等。

国各地向首都运送石油和煤气的所有管道，才控制了灾情的扩展。

二是从救灾过程中发现，尽管有关当局向出事地点派出了大批消防车和救护车。但由于灾情严重，当地原有的安全设施和救护系统远远不能适应救灾的需要，不仅火势在较长时间中难以控制，而且医院满员，以致大批伤病员不得不被安置在露天处，得不到及时的治疗。

三是像墨西哥城那样的现代化的城市，尤其作为首都，居住人口不应过于稠密。本来，墨西哥城以其古朴美丽和发展迅速而成为举世瞩目的超级大城市。后来加上推行工业化计划之后促进了经济繁荣，集中了全国人口的22%以上，达到1700多万。人口大大超越东京、圣保罗和纽约，成为世界人口第一大都市。人口膨胀一方面是由于3.1%的年自然增长率，另一方面由于农村人口盲目流入城市，每天达1000人。人口臃肿造成就业困难，交通拥挤，供应紧张和环境污染等弊端，一旦发生天灾人祸，就会因回旋余地太小而造成惨重损失。这次爆炸事件发生之后，当局费了九牛二虎之力，才疏散了120万人。

3.1992年墨西哥瓜达拉哈拉市煤气爆炸事件

1992年4月22日，墨西哥瓜达拉哈拉市煤气大爆炸，造成200多人死亡，1470人受伤，许多人失踪。1124座住宅、450多家商店、600多辆汽车、8千米长的街道以及通信和输电线路被毁坏（图5-7-6）。

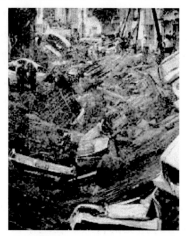

图5-7-6 墨西哥瓜达拉哈拉市煤气爆炸的一处现场

5.8 地球化学灾害

5.8.1 全球性砷灾害

地方性砷中毒（arsenic poisoning）是一种生物地球化学性疾病，是居住在特定地理环境下的居民长期通过饮水、空气、食物摄入过多的砷，而引起的以皮肤色素脱失、着色、角化及癌变为主的全身性慢性中毒。

地方性砷中毒是全世界共同的难题，正威胁着至少22个国家和地区的5000多万人口。其中多数为亚洲国家，以孟加拉、印度、中国最为严重，美国、墨西哥、匈牙利等国家和地区也不同程度地存在病区。地方性砷中毒最早出现在智利，20世纪50年代中国台湾也曾发现病区。之后，一些国家陆续发现含砷过高的饮用水及病区。目前在亚洲有12个国家地下水的含砷量超过标准，全世界至少有20万人砷中毒。

1.孟加拉国的砷灾难

孟加拉国位于南亚次大陆东北部由恒

河和布拉马普特拉河每年沉积的淤泥所形成的三角洲上。北边和东边山丘的海拔高度为100米，但大部分地区是平坦的且地势不高。首都达卡海拔高度还不足7米。孟加拉国大部分地区属亚热带季风气候，湿热多雨，是世界上雨水最多的国家之一。以前，孟加拉人一直饮用河水。但由于卫生条件较差，河水无法做到净化处理，人们很容易患上痢疾等疾病。

20世纪70年代，联合国儿童基金会（UNICEF）为了根治孟加拉国霍乱、痢疾和其他通过水传染疾病的流行，将这些地区从饮用地面水改为地下水，大力推广"浅管井"[1]，饮用地下水。由于数百万个"浅管井"钻到富含砷的沉积物上，结果，在1993年发现"安全"的"浅管井"井水中砷的含量大大超过了0.05ppm（世界卫生组织建议的饮用水最高含砷量是0.01ppm），甚至高达0.05~0.1ppm，使数以百万计的人受到砷暴露，以致需要再次改变水源，好心办成了坏事。

当时，孟加拉国的老百姓面临着世界上罕见的饮水问题：饮用河水容易患上痢疾；饮用地下水则会发生砷中毒的危险。孟加拉国1.38亿人口中约有3千万人患有不同程度的砷中毒（图5-8-1）。问题的起因是布拉马普特拉河流域的富砷基岩，基岩中的砷通过数百万管井抽到地面，使饮用水中的砷含量增高。世界卫生组织用"历史上最大数量的人口中毒"来形容20世纪末，在孟加拉湾和西孟加拉湾发生的"人类历史上危害最严重的、规模最大的砷中毒事件"，引起了国际社会的广泛关注（表5-8-1）。

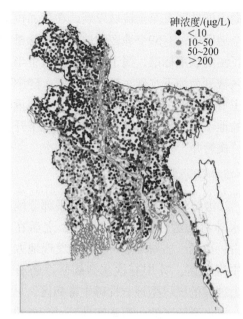

图5-8-1　孟加拉国地下水砷污染（来源：不列颠地理调查2001）

表5-8-1　孟加拉国和印度西孟加拉邦砷中毒的地区和人数

国家和地区	孟加拉国	印度西孟加拉邦[2]
面积/千米²	148 393	891 924
人口/万人	12 000	6 800
地区数	64	18
砷含量>50毫克/升的地区数	42	9
砷中毒特征的人数/万人	92 106	38 865
有砷中毒特征的人数/万人	7 990	4 270
砷中毒的地区数	25	7

资料来源：成杭新，2005。

事实上，早在1976年就有报道恒河流域砷中毒事件，主要发生在恒河源头。1983年开始，恒河流域砷中毒涉及的村庄和人数逐年增加，空间上表现为从恒河流域的下游地

1　也称为"管井"，先将管子插到地下，然后用水泵把水抽上来。
2　西孟加拉邦是印度恒河平原东部的邦，东毗连孟加拉国，海拔12~30米。首府加尔各答，为印度第三大城市，分为19个县，面积8.1万千米²，人口约8千万。

区向中游地区直至全流域发展。在孟加拉国64个地区中，有59个地区的地下水砷含量超过正常的饮用标准，属于砷污染。其中半数地区被列为地下水砷污染危险地区。砷中毒的主要原因是由于当地居民饮用了含砷量较高的地下水引起的。仅在恒河流域施工开挖的"浅管井"有700万~1100万眼。

2.中国地方性砷中毒

20世纪80年代初中国新疆发现部分地区井水砷污染对人群造成的毒害，之后在内蒙古、山西、吉林等省(自治区)发现地方性砷中毒病区。其中有饮水型病区，还有世界上独有的燃煤型地方性砷中毒病区。

饮水型病区的山西省高砷区，52%的井水平均含砷浓度高于50微克/升。一些地方饮用水中砷含量超过国家标准的80多倍。

1990年以来，内蒙古自治区先后在赤峰市克什克腾旗，呼和浩特市的土默特左旗，巴彦淖尔盟临河市等47个自然村屯，发现了地方性饮水型砷中毒患者，饮水中最高砷含量超过正常卫生标准达20~40倍，患病人口总数达到两万多人。

在病区附近的大青山上，蕴藏着丰富的矿藏。每逢雨季来临，雨水把山上的含金属硫化物矿体中的砷元素慢慢地溶解，渗漏到地下水中。长期喝这种高砷水而发生慢性砷中毒。草原深处受砷毒之害的民众早先曾饮用黄河水，由于水中的氟含量过高，转而打井取水。谁知水土的流失，加速了有毒矿物质的入侵，导致悲剧的酿成。

据2003年报道，中国饮水型地方性砷中毒分布于内蒙古、山西、吉林、宁夏等8个地区，40个县旗市，受影响人口234万人，其中饮水砷>0.05毫克/升高砷暴露人口52万

人，查出砷中毒7821人[1]。

燃煤污染型地方性砷中毒病区主要分布在贵州省兴仁地区的3个县和陕西省秦巴山区的5个县，室内生活用煤砷含量大于100毫克/千克、导致室内空气砷污染和粮食砷污染的受影响人口33万人，高砷暴露人口4.8万人，查出砷中毒2402人[2]（图5-8-2）。砷中毒患者出现皮肤损伤，手和脚的角化症、躯体色素沉淀、皮肤溃烂、皮肤癌等。严重的出现肺部机能障碍，神经疾病、肝硬化、腹水及肝癌。

燃煤污染型地方性砷中毒是由于燃烧富含砷的煤[3]造成的一种独特的暴露类型。贵州的居民通常用富含砷的煤烧饭、取暖和烤玉米和辣椒。煤在没有烟囱的敞开式炉子里燃烧，使室内空气和做好的食物都受到砷污染。空气中的砷元素沉积在干燥的食物表面，慢慢渗入食物内部，导致食物含砷量极高。砷不仅通过呼吸系统，而且通过消化系统进入人体内，这样，暴露在高砷煤烟中的食物就成了"毒药"。

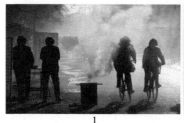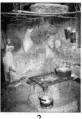

图5-8-2 地方性燃煤型砷中毒

1.中国贵州骑自行车上班的人穿过烧煤做饭炉子冒出的含砷烟雾。Mark Henley/Panos；2.家庭里的粮食、玉米、辣椒暴露在含砷烟雾之中

3.灾难原因

按照地方性砷中毒的发生原因，分为饮水型和燃煤型两个类型。

地方性饮水型砷中毒主要发生在地下

---

1 金银龙等.中国地方性砷中毒分布调查(总报告).卫生研究，2003，6期.
2 金银龙等.中国地方性砷中毒分布调查(总报告).卫生研究，2003，6期.
3 通常煤里砷的标准含量应该低于50毫克/千克，美国及其他国家煤的含砷水平约为10毫克/千克。但由于地质原因，贵州的燃煤里砷含量高达1749.69~4917.8毫克/千克。

水含砷量高的国家，即阿根廷、智利、墨西哥、柬埔寨、越南、泰国、尼泊尔和加纳。据调查在美国西部几个州约有1300万人饮用砷含量超标的水，澳大利亚也存在水的砷污染问题。此外，巴西、智利、匈牙利、泰国和印度也有类似的问题（表5-8-2）。

采集地下水，有50万人由于饮用这里的地下水而有中毒的危险，每20人中就有1人表现出砷中毒的标志性皮肤损害。

联合国卫生组织的研究报告指出，长期饮用砷污染水，不仅会导致各种皮肤疾病甚至患皮肤癌，而且可导致人体癌变，死于由砷造成的肺癌、膀胱癌和皮肤癌。但在砷暴露的非癌症表现上，各国的发病情况和发生率差别很大。在印度，经常饮用高砷水的患者，常见呼吸窘迫、多发性神经病和外周血管病。在孟加拉国，砷中毒的患者最初的症状是皮肤出现黑点，然后手掌和脚底皮肤出现硬化结节。中毒严重者将会出现皮肤腐烂，直至死亡。中国内蒙古地区的砷中毒患者，在背部、腹部、手、脚掌的肤色逐渐变深或脱色而变得斑驳，皮肤角化、硬化，形成硬化的茧子,甚至发生癌变。砷中毒引发人的神经、消化和心血管系统的多种功能紊乱，继之功能障碍至死亡（图5-8-3）。

表5-8-2　地方性砷中毒的国家（地区）影响
人口与饮水砷含量

国家/地区	受威胁人口	饮水砷含量
孟加拉国	2500万	
印度西孟加拉邦	6000万	
智利Antofagata	13万	0.8毫克/升
墨西哥	20万	0.008~0.624毫克/升
阿根廷	约3万	>0.1毫克/升
匈牙利	几千人	0.06~4毫克/升
中国（大陆）	200万	220~2000微克/升
中国（台湾）	14万	0.01~1.82毫克/升
美国		0.05~1.7毫克/升

尼泊尔的Terai地区居住着全国一半的人口，各部门打了成百上千的"浅管井"

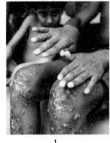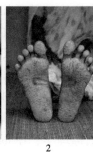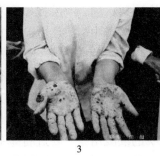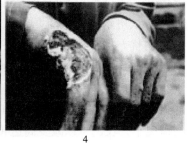

| 1 | 2 | 3 | 4 |

图5-8-3　地方性砷中毒

1.全身遍布着深浅不一色斑的砷中毒患者；2.孟加拉的一名砷中毒妇女展示她的脚底的症状；3.中国内蒙古地区的一些患者，手、脚掌上长满了黑斑和硬化的茧子，身上的皮肤也因脱色而变得斑驳；4.砷中毒引起的表皮角化病发展成皮肤溃烂

4.灾难治理

地方性砷中毒尽管引起世界各国广泛关注，但目前尚无根治方法，替代水源方法也受到了一定程度质疑。特别是，饮水中砷含量的国家标准是一个争论焦点：WHO的推荐值为0.01ppm，美国克林顿政府指

派各机构专家论证后也支持0.01ppm的标准；然而，布什执政之后，迫于工业财团的压力及经济因素的限制，重新把标准调回0.05ppm，以节省水处理成本。世界卫生组织的专家认为，根据现有的科学技术能力，将水中砷的含量降低到0.01ppm以下是比较困难的，对发展中国家特别是对于砷

中毒患者尚没有特别有效的处理办法的情况下更是如此[1]。如果按照WHO的0.01ppm标准计算，全世界有1.37亿人的饮水超过这一标准，5700万人的饮用水的砷含量超过0.05ppm。因此，解决地方性砷中毒问题，需要长期的、价格低廉的、可持续的方案。

孟加拉国为了挽救开凿"浅管井"带来的砷污染，减少砷中毒现象，当地的官员、救援人员和志愿者首先测试孟加拉国各地的水井管道，将砷污染严重的水井用油漆涂上危险的红色，标示该水井只能用来洗涤，不能食用，可以食用的水井则涂上绿色。科学家提出，从长远考虑，需要开凿深水井来获得清洁饮用水，但这需要数百万美元的投资。但是，在西孟加拉国地区，一些深水井在开凿几个月或几年后仍会出现砷污染。因此，专家建议用池塘和蓄水池等"存积"雨水的传统方法解决饮用水。1998年世界银行和孟加拉国政府曾启动了一项耗资3200万美元的计划，通过发放饮用水净化装置帮助人们远离砷中毒的困扰。但这项计划收效甚微。因此砷中毒问题一时还无法得到根本解决。

减少土壤和作物中砷含量。一种办法是优化水稻种植中的灌溉用水。在不影响产量的情况下，农民可以减少高达40%的灌溉用水，以减少砷的输入。另一种办法是推广需水少的耕作模式并根据土壤的条件，用需水少的小麦和玉米等作物替代旱季稻。

中国贵州省采取更换炉灶的办法防治燃煤污染型地方性砷中毒。开始为2000多户中毒家庭免费更换了炉灶，并配上一种新型烟囱，以防止雨水漏进屋内，改变村民不健康的生活习惯。当地卫生部门与联合国儿童基金会合作，为占砷中毒人口30%的贫困家庭免费提供新炉灶，对另外30%的中

等水平家庭收取一半的费用，剩下的40%生活条件比较好的家庭则自己购买。

摆在科学家们和政府官员们面前的一项艰巨任务是：为当地居民提供安全的饮用水；探索收集雨水、新型过滤系统、螯合作用和社区深井，以及使用抗氧化剂、甲硫氨酸（一种氨基酸）及其他可能限制砷毒性的食品的方法，以减轻砷暴露。

许多地质学家、地球化学家、环境学家、医学家正在研究地下水中砷的来源和砷的活化机理，从氧化机制、还原机制和有机碳－细菌还原机制等三个方面，探讨从地下水—土壤—农作物—人体系统中的迁移转化规律，从而为砷污染地区的修复和治理提供科学依据。

对慢性砷中毒患者提供免费的驱砷治疗。20世纪80年代以来，中国政府多次大规模发放过砷螯合剂DMSA和DMPS给当地居民。但是，驱砷治疗的疗效并不持久，对改善肝脏和皮肤损伤的效果并不明显。孟加拉国和印度的西孟加拉邦通过药物治疗慢性砷中毒取得了有限的效果。

为了弄清砷中毒及其致癌机理，各国正在采取行动，一方面加大基础研究的力度，另一方面加紧对各种与砷中毒相关的疾病的治疗。然而，要解决这一问题，需要进行基础毒理学、中毒机理和临床方面的国际合作。

5.历史教训

孟加拉国在30年前已经出现砷中毒的现象，但为什么在30年后才爆出历史上最大的集体砷中毒事件？为什么联合国儿童基金会好心办"坏事"？其原因如下。①开凿"浅管井"时，以联合国儿童基金会为首的国际机构没有让国际专家测试地下水源，贸然凿井。当时，地表水被细菌

1　中国目前的标准还是0.05ppm，有没有必要将其调整为0.01ppm无疑也是中国环境政策制定者所面临的一个难题。

污染，没人想到地下水也存在安全隐患。②30年前，孟加拉国村民开始出现因砷中毒造成的肿瘤而死亡，医生确实找到了砷中毒的痕迹，但因尸体被迅速掩埋，没有人提出质疑。③2000年9月，孟加拉国政府成立了一个专家委员会，以检测全国砷污染的原因，但测试工作缓慢。④有的井水中的砷含量极少，但这些年来不断积累起来，造成了历史上最大的集体食物中毒事件。因为很多人在饮用砷污染的井水10年或更长时间后，身体才出现砷中毒的症状。官方数字显示，已经有8500人被诊断为砷中毒。但没有人怀疑在孟加拉国有1.28亿的农村人口中会出现大规模的砷中毒，因为他们没有国家的医保。

5.8.2 世界地方性氟中毒

地方性氟中毒是同地理环境中氟的丰度有密切关系的一种世界性地方病，几乎遍及世界五大洲50多个国家和地区。据调查，主要发生在印度、前苏联、波兰、捷克斯洛伐克、德国、意大利、英国、美国、阿根廷、墨西哥、摩洛哥、中国、日本、朝鲜、马来西亚等国。在亚洲，印度和中国危害最重；北美的墨西哥和拉丁美洲的阿根廷；南非和东非也有地方性分布。总的趋势是发达国家地氟病的危害很轻，或接近消除；目前流行比较严重的主要是亚非一些发展中国家的贫困地区。

1.一种古老的中毒病

地方性氟中毒是地球上最古老的疾病之一，据考古学家资料证实，在人类远古祖先生活时代可能已经存在。

在中国，贵州省桐梓县发现的古人类

化石"桐梓人"6枚牙齿化石中，3枚有氟牙症的痕迹，1枚6岁儿童的左上第一臼齿和1枚属10岁左右个体的左上犬齿，釉质缺损尤为严重[1]。贵州省义县猫猫洞旧石器时代遗址中发现的两个完整下颌骨，距今16 000～12 000年，几乎全部有氟牙症的痕迹[2]。在发掘山西省阳高县许家窑村旧石器时代文化遗址时，发现在10万年前，由猿人向早期智人过渡的"许家窑人"已患有氟斑牙。在挖掘出来的牙齿化石上都有氟斑牙的斑点和明显的黄色小凹坑，是缺损型氟牙症的痕迹[3]。此外，山西省襄汾县曾出土10万年前"丁村人"的氟斑牙化石[4]；内蒙古自治区昭乌达盟敖汉旗大甸子发现近4000年前夏代人的遗骸，经鉴定认为可能是氟骨症患者。

利特别尔（Littleon）曾对阿拉伯湾巴林岛公元前250～公元250年间的尸骨与牙进行古生物病理学研究，发现一些标本有氟斑牙和氟骨症改变。

现代医学认识地方性氟中毒大约始于19世纪末和20世纪初。当时发现在意大利那不勒斯（Naples）附近火山周围居民中牙齿有黄褐色或黑色斑点，并出现牙釉质腐蚀、缺损现象，称之为"契雅牙"（Chiaie teeth）。1910年伊格（Eager）报道从意大利那不勒斯移民到美国的人患有"契雅牙"，是"釉质发育不全性"损害。这是氟斑牙在英文文献中的最早记载。1916年前后，美国牙科医生麦基（McKay）和布莱克（Black）在科罗拉多州及其他一些州均发现同样的牙病，称之为斑釉齿（mottled teeth），通过光学显微镜观察斑釉齿磨片的病理变化，认为斑釉齿与当地

1 吴茂霖等.贵州桐梓发现的古人类化石及其文化遗物.古脊椎动物与人类1975，1。
2 曹波.化石人类的口腔疾病.化石，1990，1。
3 贾兰坡等.阳高许家窑旧石器时代文化遗址.考古学报，1976，2。
4 照片见《中华人民共和国地方病与环境图集》161页。

饮用水中的某些元素有关。

1931年前后，乔奇尔（Chrchill）、史密斯（Smith）、维路（Velu）和迪恩（Dean）等不同国度的科学家通过实验证明，斑釉齿的严重程度与饮用水氟浓度有密切的相关性。他们把斑釉齿流行地区的饮水浓缩至原容积的1/8给大鼠饮用后，发现大鼠牙齿出现类似的斑釉；对有斑釉的患者所饮用水进行化学分析，证明其含氟浓度明显增高；在饮用水或饲料中加入氟化物饲喂大鼠和羊，牙齿出现与患者类似的斑釉。其后，迪恩等进行了广泛的流行病学调查，证明斑釉齿的严重程度与饮用水氟浓度密切相关。

1932年，丹麦学者莫莱尔（Moller）和盖德乔森（Gudjonsson）报道了冰晶石工人骨骼的X射线所见，以氟中毒（fluorosis）一词描述氟所致的骨骼损害者。

1937年，丹麦学者罗尔姆(Kaj Roholm)[1]在哥本哈根出版了经典性专著《氟中毒》（*Fluorine Intoxication*），详尽描述了氟的毒性、氟中毒的临床与实验材料，以及对氟骨症深入研究的成果。1938年，牙科研究者迪恩（Trendley Dean）[2]赞扬这是一部关于氟的具有杰出贡献的文献[3]。之后，维路（Velu）记载了北非的地方性氟骨症。肖特（Shortt）于1937年，潘迪特（Pandit）于1940年分别报道了发生在印度的地方性氟骨症的临床和X射线所见。1946年，英国一位传教士在国际著名医学杂志《柳叶刀》上发表了一篇题为《中国贵州的地方性氟中毒》的论文，报告了贵州省威宁县石门坎4例氟骨症患者尸骨的病理资料和134名儿童氟斑牙的资料。

2.印度的地方性氟中毒

据印度非政府组织——氟中毒研究暨乡村发展基金会主席苏希拉（Susheela）说，在印度北部的拉贾斯坦邦和古吉拉特邦及南部的安得拉邦，由于水中含氟量超过48毫克/升，因此，平均每年有6600万人由于饮水摄取过多的氟化物而处于危险之中。从事乡村地区永续发展工作的非政府组织专员帕里哈（Gayatri Parihar）说，印度目前有近600万名儿童罹患牙病、氟中毒、氟骨症等疾病（图5-8-4）。

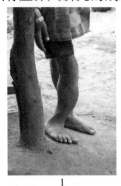 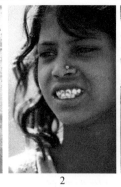 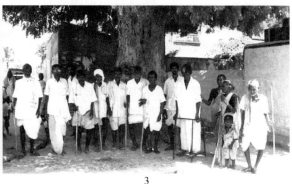

1   2   3

图5-8-4　印度地方性氟中毒

1.印度贾布瓦一名10岁儿童的腿因为氟中毒而变弯；2.印度女孩展示她因氟斑牙而受影响的牙齿。Ruhani Kaur/UNICEF India；
3.印度安得拉邦氟病区的氟骨症的患者

---

1   罗尔姆（罗伊科夫，Kaj Roholm，?~1948年）助理医生，哥本哈根城市卫生和工厂的监督官员。曾在哥本哈根圣伊丽莎白医院医学部工作。他的著名论文《马斯河谷的大雾灾害：1930年的氟中毒》发表在工业卫生与毒理学杂志，1937:19:126-137。

2   迪恩（Trendley Dean，1893~1962年）是美国国立口腔研究所首任主任。

3   Dean. Fluorine Intoxication. Am J Public Health Nations Health, 1938,28:1008-1009.

3.中国的地方性氟中毒

中国的地方性氟中毒分为饮水型氟中毒、燃煤污染型氟中毒和高含氟砖茶型氟中毒三种类型（图5-8-5）。

饮水型氟中毒主要分布在贵州、陕西、甘肃、山西、山东、河北、辽宁、吉林、黑龙江等省。据统计，中国中西部10个省区，氟中毒患者近5000万人。在干旱缺水地区，饮水中氟浓缩，含量都偏高。

燃煤污染型氟中毒主要分布在贵州、湖北省和重庆市，是由于煤烟污染所致的食物及空气混合型氟中毒。1979年，曾一度认为贵州省织金县的氟中毒是由燃煤造成的。后来，经中国科学院地球化学研究所研究，认为贵州织金县煤炭平均含氟量低于全国平均水平，导致中国西南地区燃煤型氟中毒不是煤炭造成，而是源自与煤炭搅拌在一起燃烧的氟含量高的黏土。同时，保存在室内的玉米和辣椒可以强烈地吸收富集于空气中的氟，玉米和辣椒的含水量越高吸收越快。湖北省煤炭资源丰富，煤泥中的黏土氟含量极高。粟米和辣椒是湖北部分地区的主要农作物和副食品，保存在室内的粟米和辣椒强烈吸收煤泥燃烧过程中释放的氟，由此摄入过量的氟而引发氟中毒。据统计，湖北省16县市约有130万人中毒。贵州、重庆是燃煤污染型氟中毒的重灾区。

高含氟砖茶型氟中毒是中国特有的一种氟中毒类型，主要分布在西藏、四川阿坝州和甘孜州、内蒙古大部分地区、青海、宁夏、甘肃以及新疆的部分地区，流行于长期饮用砖茶的少数民族人群中，它不但导致儿童牙齿受损，更严重影响到成人的身体健康。发病程度以藏族、蒙古族人群病情较重，汉族和回族人群次之。由于受制作原料和工艺所限，过去市场流通的砖茶类产品氟含量高达500~900毫克/千克，高于人体摄入安全值的3倍。据中国疾控中心公布的数据，中国饮茶型氟中毒受威胁人口总数达3100万。

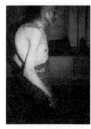 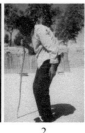 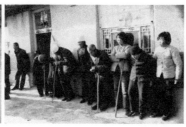 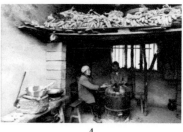

图5-8-5 中国地方性氟中毒

1~3.陕西定边县的氟骨症患者；4.屋内烤火、屋上烤玉米，是贵州农村常见的生活场景。正是这种没有烟囱的敞炉，使得燃煤中的氟和砷悄悄侵入人体

4.灾难原因

氟是人体所必需的微量元素之一，但是，如果当地岩石、土壤中含氟量过高，造成饮水和食物中含氟量高时就会引起地方性氟中毒的发生。通常每人每日需氟量1.0~1.5毫克，其中65%来自饮水，35%来自食物。饮水中含氟量如低于0.5毫克/升，儿童中龋齿患病率增高；如为0.5~1.0毫克/升，龋齿和氟斑牙患病率都最低；如在1.0毫克/升以上，氟斑牙患病率随含氟量增加而上升；如在4.0毫克/升以上，则出现氟骨症。除去饮水中含氟量高引起的地方性

氟中毒外，某些地区（如贵州省）还有因食物引起的地方性氟中毒。

氟中毒的发病机制在于摄入过量的氟，使人体内的钙、磷代谢平衡受到破坏。过量的氟在体内与钙结合形成氟化钙，沉积于骨骼和软组织中，血钙因而降低，导致甲状旁腺功能增强，溶骨细胞活性增高，促进溶骨作用和骨的吸收作用。氟化钙的形成会影响牙齿的钙化，使牙冠钙化不全，牙釉质受损。另外，氟离子与钙、镁等离子结合，使钙、镁离子数量减少。一些需要钙、镁离子的酶，如烯醇化酶、胆碱酯酶、骨磷化酶等的活性便受到抑制，从而促进氟中毒的发生。

因此，地方性氟中毒的基本症状是氟斑牙、氟骨症和不侵犯骨骼的氟中毒。

氟斑牙（也称氟斑釉、氟牙症）呈现黄褐色，是氟中毒的典型症状之一。可分为白垩型（牙面无光泽，粗糙似粉笔）、着色型（牙面呈微黄、黄褐或黑褐色）和缺损型（牙釉质损坏脱落呈斑点状或呈黑褐色斑块并有花斑样缺损）（图5-8-6）。

氟骨症使成人骨头酸痛，腰无法直立。患氟斑牙、有骨关节痛和功能障碍等表现的人，经X射线检查显示骨头增厚，骨密度增加，有骨质硬化等症状，而且尿氟量高于正常，即可诊断为地方性氟骨症。轻度氟骨症患者只有关节疼痛的症状，无明显体征；中度患者除关节疼痛外，还出现骨骼改变；重度患者出现关节畸形、剧痛、脊椎或（和）关节僵硬、髋骨硬化，造成残疾（图5-8-7）。

不侵犯骨骼的氟中毒是指当摄入过量氟时，可见骨骼肌、红细胞、韧带和精子的变化。受到氟影响的肌动蛋白、肌球蛋白丝遭到破坏，线粒体失去了结构的完整性，这些都损耗了肌肉的能量。红细胞膜由于高氟而降低了钙含量。水中和食物中的过量氟可以引起没有溃疡的消化不良疾病。在高氟区带可见由少精或精子活力不足引起的不育症。

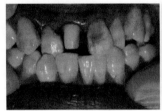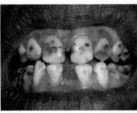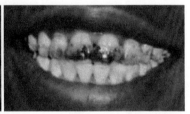

图5-8-6　氟斑牙

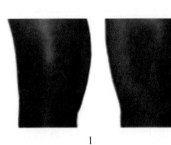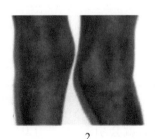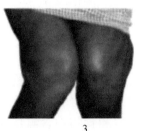

1　　　　　　　　　　2　　　　　　　　　　3

图5-8-7　氟骨症病变的三个阶段

1.第1阶段，关节肿胀、疼痛和僵硬；2.第2阶段，关节变形，但可以活动；3.第3阶段，跛行，活动困难和疼痛

5.灾难处置

（1）开展健康普查，及早发现氟中毒。在高氟地区，当普查的人群中，有超过20%的人有试验阳性结果时[1]，就提示有地方性氟中毒的发生。生活于高氟区(饮水中含氟量大于1毫克/升或食物中含氟量高的地区)的居民，牙齿出现斑釉即诊断为氟斑牙。出生于高氟区的8～15岁儿童，如氟斑牙患病率在30%以上，即可定为地方性氟中毒地区[2]。

（2）降低水中含氟量，预防氟中毒。中国在20世纪80年代成立中央地方病防治工作领导小组，其办事机构设在卫生部。针对饮水型氟中毒，中国政府投入数十亿元，在中西部氟病区开展氟、砷防病改水工程建设，取得显著效果。湖北省政府推行改灶降氟，逐步改变民众生活习惯，改变燃料和食物结构，控制燃煤污染型氟中毒。贵州省政府推行改良炉灶技术，室内空气中的氟浓度大大降低，重度氟骨症的发生有所降低。进而解决干燥玉米和辣椒的问题，以彻底防止氟斑牙的流行。内蒙古自治区呼伦贝尔市地方病防治研究所研制开发的氟含量低于国家标准（300毫克/千克）33%的低氟砖茶，使饮茶型氟中毒逐年减少。印度推广家庭用明矾除氟技术，应用树脂和滤水池过滤的方法降低水中的氟含量。

（3）加快体内氟的排出，治疗氟中毒。各国大多使用钙制剂加快体内氟的排出。钙不仅可调节体内钙、磷代谢的平衡，而且氟和钙有很强的亲和力，在消化道内氟可与钙结合形成氟化钙排出体外。在治疗方面，铝、硼对氟都有一定的解毒作用。铝盐可减少机体对氟化物的吸收，控制胃肠道的紊乱。硼盐能与氟形成氟硼配合物由尿排出体外。20世纪70年代，中国和印度学者提出用蛇纹石（镁硅酸盐）治疗氟中毒，这种药物能使尿排氟量增加2～3倍，并能解除某些氟中毒患者的疼痛，改善关节功能。此外，饮食干预，摄入大量维生素C和钙可以减少氟中毒。

5.8.3 喀麦隆火山湖喷泄毒气事件

素有"中部非洲粮仓"的喀麦隆共和国有一条火山带与尼日利亚相连，国内有两个能杀死人的火山湖，一个名为尼奥斯湖；另一个名为莫努恩湖。尼奥斯（Nios）湖地处喀麦隆西北省，距离尼日利亚首都拉各斯约320千米，是一个休眠火山形成的碗形湖泊，海拔1091米，长2500米，宽1500米，平均水深200米。在尼奥斯湖南面100千米处是莫努恩湖，位于喀麦隆的西部省。两个美丽的湖泊，阳光灿烂，百鸟歌唱，周围是典型的山区地形，人烟稀少。村里简陋的茅草屋都是就地取材搭建的，整个小镇与世隔绝，远离现代文明。当地农民被分割成一个个小群体，彼此说着迥然不同的语言。他们之中还有一些以放牧为生的游牧民族。

1.事件经过

1984年8月15日，莫努恩湖突然喷发毒气，附近的37个村民因之丧生。1986年8月21日夜间，尼奥斯湖发生类似的事件，超量的二氧化碳气体突然从湖中喷出，掀起了80多米高的巨大水浪。伴随着闷雷般的响声，这股强烈的毒气迅速向湖区四周迅速扩散，笼罩了10千米^{2}的地区，导致沿湖3个村庄的1746个村民在睡梦中窒息死亡，6000

---

1 阳性结果的试验方法如下。①硬币试验。患者不弯曲膝盖捡起地板上的一枚硬币。氟中毒患者不弯曲远端大关节是捡不起那枚硬币的。②下颌试验。患者用下颌去碰触前胸。如果颈部疼痛或僵硬提示有氟中毒的发生。③伸展试验。舒展两侧胳膊，弯曲肘部然后碰触头后面。当有僵硬和疼痛而不能触到枕骨时，提示有氟中毒。

2 根据中国1981年《地方性氟中毒防治工作标准》（试行）。

多头牲畜被毒死。灾情最严重的尼奥斯村，650个村民中仅有6人死里逃生（图5-8-8）。两场灾难同样发生在雨季的高峰期。

根据事后的调查，8月21日（星期四）晚上9时30分之前，一切都像往常一样。村民们四处闲坐着，一边聊天，一边享受着日落时分的闲暇时光，由于正值雨季，他们被困在家里，无法外出。黄昏时分，一场暴风雨突然袭来，暴风雨过后，人们突然听到湖里传来了轰隆声，大约持续了二三十秒。当时，有一个村民正好站在湖边，他看到湖面上浮着一片白云，云雾渐渐散去，变得模糊起来。一些离湖很远的村民闻到了一股既像火药、又像硫黄的气味。但湖泊周围的人却说他们什么也没有闻到，因为他们已经失去知觉。人们就地昏厥，有的在床上，有的还站在那里修理东西，也有的在做饭，他们都在不知不觉中昏倒了，昏睡了6~36个小时之后，没有清醒过来的人已经死去，那些苏醒过来的幸运者发现在他们周围到处都是尸体，于是惊惶失措起来。湖区村民对自己的见闻提供混乱不清的信息。在"敬湖如神"的村民中谣传四起。有的说湖神发怒制造了这场灾难；有的说这个地方引发了中子弹。许多人家破人亡，流离失所，难民们成群结队地逃往附近的城镇。

尼奥斯湖毒气杀人事件发生后外界的人们并不知道。有一位名为福勃赫·吉恩的年轻牧师和其他几个人正驾驶着一辆卡车经过喀麦隆境内的尼奥湖。这时，看见路边有个人正坐在摩托车上，仿佛睡着了一样。当吉恩走近摩托车时，发现那个人已经死了。而牧师转身朝汽车走去时，他觉得自己的身子发软了。吉思和他的同伴闻到了一种像汽车电池液一样的怪气味。吉恩的同伴很快倒下了，而吉恩却设法逃到了附近的村子里。

到早上10时30分，当地政府得知已有37人在这条路上丧生，很明显这些人都是那股神秘的化学气体的牺牲者。这股化学云状物体包围了有200米长的一段路面。医生对尸体进行检查后认为他们都是死于窒息，死者的皮肤都有一度化学灼伤。

尼奥斯湖灾难直到两天后才被发现。一位政府官员前去调查发现这个地区死一般地寂静，这里的一切，包括人、牲畜和其他任何生物，甚至昆虫，全死掉了。

当第一批救援人员来到尼奥斯湖的时候，给人的第一印象就是出奇的寂静，而眼前的一幕令人不寒而栗：方圆数千米范围内，不管是人还是动物都被一种神秘的力量扫荡。不少村庄里的人畜被斩尽杀绝，却不见任何惊慌的迹象。人们要么是在睡梦中死去，要么是在做饭时倒地。尸体分散在茅草屋里，以及道路的两旁。死牛，死鸟，死鸡，各种家禽、家畜的尸体遍地都是。

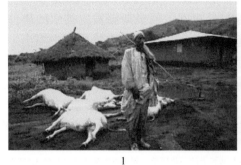 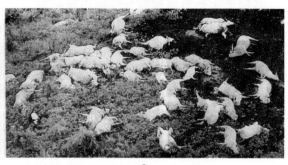

1　　　　　　　　2

图5-8-8　尼奥斯湖灾难

1.尼奥斯湖喷发毒气灾难的照片，［法］埃里克·博韦特摄；2.尼奥斯湖灾难中大批牲畜中毒死亡

2.事件原因

灾难发生后，喀麦隆政府组织国内外科学家组成的考察团，经过几番深入实地的调查研究，终于揭开了这两个"杀人湖"的神秘面纱。这两个湖为火山湖，地层深处的二氧化碳缓慢向湖底渗进，并逐渐溶解于湖水中，密度不断增大；湖表层的冷水就像一个大盖子一样平静地盖在上面，使二氧化碳及其他有害气体难以散发。如遇地震或地层变化，湖表层的"盖子"发生震荡，失去平衡，毒气随时有可能发生剧烈的喷发。尼奥斯湖目前至少积存了3亿立方米的二氧化碳和二氧化硫等有害气体，而且这些有害气体还正在与日俱增，喷发时造成的灾难也与之成正比。祸首找到了，湖底二氧化碳是无形杀手。这些有毒气体是湖泊下面的火山活动产生的，慢慢聚集到危险水平，然后突然释放出来。

因为二氧化碳比空气重。在萨博镇的一个医院里，一楼的患者全部死了，无一人得以幸免，而住在医院二楼妇产科病房的几名妇女和她们的婴儿却都安然无恙。

专家们认为，湖面上浮出的云雾中可能含有硝酸，使死者皮肤上出现灼伤。

3.事件处置

灾难发生后，喀麦隆政府派部队前去埋葬尸体（图5-8-9）。他们戴着防毒面罩，以免受到残存毒烟的侵害。救援人员奉命将幸存的村民撤离危险地带。同时，使用大量的生石灰，用来就地掩埋尸体。食物、药品，还有毛毯等各类援助源源不断从世界各地运来。接着，地质学家、火山学家、医生随之而来。科学家在现场观察和测试，认为此地发生过剧烈的运动，湖水已经溢出湖面，漫上了堤岸，甚至冲过峭壁，越过了50多米高的树木。科学家测量气温，提取湖水的样品。气体分析的结果发现：99.4%是二氧化碳。

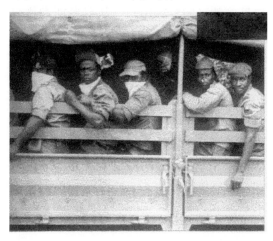

图5-8-9 喀麦隆政府派部队前去尼奥斯湖灾难现场埋葬尸体

1986年8月29日，喀麦隆总统比亚签署一项法令，宣布8月30日为"全国哀悼日"，以悼念在尼奥斯火山湖喷发毒气灾害中的遇难者！

经过科学论证，科学家建议采取"疏导"和"预防"相结合进行治理。"疏导法"释放湖底的有害气体，以达到"排气防喷"的效果。具体方法是，分别在尼奥斯湖和莫努恩湖设立5个和3个虹吸装置，日夜不停地抽取湖底的各种毒气，防止"杀人湖"因积累超量气体引起再次喷发，危及居民的生命。同时，在湖边安装预警系统，日夜监视怪湖的含气情况。如果含气量超过警戒线，有突然喷发趋势，预警系统就会发出警报声，附近居民可立即撤离。对此，喀麦隆政府曾采取措施进行治理。他们将管子伸入湖泊，以此吸出二氧化碳。但1992年，喀麦隆政府由于受经费限制，被迫放弃了这一计划。

为了预防灾难再现，自2001年1月底以来，由法国、美国、日本、喀麦隆4国专家组成的科学考察团首次成功地利用虹吸装置，安全抽取和释放了尼奥斯湖水中大量二氧化碳及其他有害气体，遏制了毒气的增加，"排气防喷"的国际合作计划初见成效（图5-8-10）。从尼奥斯湖排气现场拍摄到的录像中可见到一个50多米高的白色"水柱"从湖面升腾而起，时高时低。"水柱"是"水气合一"的，其中90%是有害气体，10%为湖水，喷发的时速约为100千米。这种自然虹吸装置每年可排除湖中2000万米³的二氧化碳气体。2003年在莫努恩湖里也安装了一根排气管，让气体排放出来，不至于积攒到危险水平。

由于"排气防喷"整套工程需要大量资金，维护"虹吸装置"正常运转也需要大笔费用，工程并没有按计划完成。一个虹吸装置远远达不到排毒要求，尼奥斯湖每天积聚的各种毒气高达100万英尺³，而其中仅有1/3被排放，更不要说以前湖中积聚下来的大量毒气。喀麦隆政府向国际社会呼吁救援，恳请富裕国家伸出热情的双手，以便他们能够彻底整治"杀人湖"，造福子孙后代。美国政府为清除"毒气"计划提供了45万美元的援助。

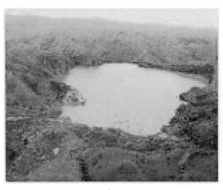 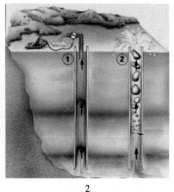 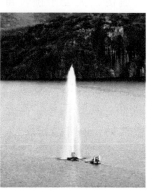

1   2   3

图5-8-10　尼奥湖排气工程

1.尼奥斯湖；2.尼奥斯湖的排气装置；3.尼奥斯湖排气试验

4.历史意义

历史资料表明世界其他地区也有继续散发气体的死火山。例如，意大利那不勒斯附近的索尔法塔拉火山最后一次喷发约在900年以前，如今蒸气和毒烟仍不断从火山升起。俄罗斯的布里亚特境内，在索博尔霍湖上也多次发生人畜神秘失踪和死亡的恐怖事件。索博尔霍湖位于贝加尔湖湖系与勒拿河的分水岭叶拉夫宁斯基区，面积很小，直径大约只有30余米，就是这样一个貌似平静的"池塘"，常有人或动物在这里无故失踪，却找不到尸体。据统计，20世纪90年代有300多匹马、500多头牛死在这个湖中；仅1999～2000年，就有25人在这里遇难。每逢清朗的月夜，在湖水表面可看到一层朦胧的玫瑰色的光，当地人把索博尔霍湖称作"恐怖湖"或"恶魔湖"。

尼奥斯湖喷泄毒气事件震惊了整个世界，对那些处于火山地带的人们敲响了警钟。那些从湖底深处或从地表释放出来的二氧化碳气体已被全世界视为最重要的火山危机。

5.9 药物灾害

5.9.1 药害与药物灾害

药害[1]与药物不良反应[2]两者虽然都包括过敏与特异质，但药害与药物不良反应有很人的不同，药害与不合格药品(成分、包装、调配、标示问题)与不正常用法(适应证、用法、用量有误)有关。药品的两重性、优质性、可获利性、个体差异性、专用性等诸多特性决定对广大用药人群，或多或少地总会存在发生药害的可能，可能性的大小及严重程度视合理用药水平呈制约的关系。药品研制、生产、流通、使用诸环节上的系统误差，加大了药害风险。据美国医学会、美国护理学会、美国医院药师学会1994年联合召开的全美药害概况与预防研讨会纪要，药害成为美国8%~10%患者入院的原因，>65岁的老人入院有25%归咎于药害，有些市区的急诊部10%~15%的门诊者是因为药害求医，住院死亡者有0.2%由药害造成。又据拉姆(Lawmuu)等从美国1966~1996年30年的4个电子数据库选出39份前瞻性研究汇总分析，住院者严重药物不良反应为6.9%，致死药物不良反应占0.32%。根据推算，给药差错和药害估计每年造成的经济损失约为1千亿美元。因此，药害引起美国当局及舆论界的高度关注。

药害的类型与药物不良反应相同，有A型与B型两个主要类型和C型、D型、E型、F型4个附加类型[3]。过量用药一般引起A型反应，属药害而非药物不良反应。

世界卫生组织于20世纪70年代指出，全球死亡患者中有1/3并不是死于自然疾病本身，而是死于不合理用药。从此，药害的严重性与普遍性开始公开于全世界人民的面前。仅1922~1979年，国外报道的重大药害事件就有20起左右，累计死亡万余人，伤残数万人。人们将那些发生突然、伤亡人数惊人、经济损失惨重、政治影响深远的重大药害事件，称之为"药物灾害"。此外，药物灾害还包括重大的疫苗反应事件和农药引起的重大中毒事件（表5-9-1）。

1890年以来，世界历史上发生了许多重大药物灾害，例如，

1900~1940年，欧洲曾用蛋白银作尿道杀菌剂，导致银质沉淀，死亡107人以上。

1903年，德国吕贝克市发生一起将有毒结核杆菌误作卡介苗的灾难。中毒207人，死亡72人。

1922~1934年，欧洲及美国大量应用氨基比林作为退热药，引起粒细胞减少症，美国死亡1981人，欧洲死亡200余人，此类药物可致造血功能障碍，发生率低但死亡率高，一旦发生无可救药。

1933年问世的抗阿米巴虫药——氯碘喹啉，20世纪60年代应用广泛。至60年代末，日本出现一种"斯蒙病"，症状为剧

---

1 药害(drug misadventure)是用药固有的医源性意外风险，它使用药者因接受或遗漏用药而受到往往是非预期的、不能接受的伤害，其发生与原有疾病有关或无关，可能涉及人为或系统的差错、免疫学或特异质反应。

2 药物不良反应(ADR)指合格药品正常量用法的意外有害后果。

3 药害A型：可预测，剂量相关，较易防治的药效过强；B型：不一定可预测，剂量无关，药效无关的奇特反应，如过敏、特异质。C型：长期用药的慢性毒性如止痛药胃损害、中草药肾病、抗精神病药所致迟发性运动障碍；D型：延迟到用药后若干月、年出现，如致畸，致癌；E型：停药后出现反跳，如肾上腺皮质功能不全；F型：药物相互作用所致不良反应。

烈腹痛，视功能障碍，运动麻痹，患者达7800人，死亡350人，曾误认为是传染病，后找出原因，是氯碘喹啉所致，该药对脊髓和视神经系统损伤极大，停止使用后"斯蒙病"的发病率降为零。

1935～1937年，美国曾用二硝基酚作为减肥药，造成白内障等一系列神经症状和骨髓抑制症状，报告177例，死亡9例。与此同时，欧洲国家、巴西等国许多妇女也使用二硝基酚作为减肥药，白内障的发生率在1%左右。据估计，追求苗条的女孩至少有100万人因服用此药而失明。

表5-9-1　20世纪发生的药物灾害

时间	地点	药物	导致损害	后果
1890～1950年	英国	甘汞	汞中毒	死亡儿童约585人
1900～1949年	欧洲	蛋白银	银质沉着症	死亡100多人
20世纪30年代	美国、欧洲	磺胺酏剂	肾功能衰竭	在美国，中毒358人，死亡107人
1930～1960年	一些国家	醋酸铊	铊中毒	半数用药者（约1000人）死亡
1922～1970年	欧洲、美国	氨基比林	粒细胞缺乏	约2082人死亡
1935～1937年	美国、欧洲、巴西	二硝基酚	白内障	近1万人失明，死亡9人
1938年	美国	含二甘醇的磺胺	肝、肾损伤	约358人中毒，107人死亡
1953年	欧洲	非那西汀	肾损伤、溶血肾病	约2000人受损害
1954年	巴黎	二碘二乙基锡	中毒性脑炎	死亡约110人
1957～1963年	欧洲、亚洲、美洲的17个国家	反应停	海豹样畸形	约1万人受害，死亡5000余人
20世纪50年代	美国	三苯乙醇	白内障	发生白内障1000多人
1967年		氨苯恶	肺动脉高压	70用药者受损害
1960年		异丙肾气	严重心律失常	死亡3500人
1963～1972年	日本	氯碘喹啉	脊髓变性、失明	中毒约7856人，死亡5%
1933～1972年	美国	乙烯雌酚	阴道腺癌	约300人受损害
1968～1979年	美国	心得宁	角膜、心包、腹膜损害	约2257人受损害
20世纪70～80年代	中国	四咪唑	脑炎	300多例

1937～1938年，美国田纳西州有一位药剂师用工业二甘醇作溶媒配制磺胺药用于消炎，由于甜味剂二甘醇在体内被氧化成草酸，因此引起肾功衰竭和尿毒症358例，死亡197人。

1939～1950年，美国发现有600多女婴的外生殖器男性化，经追查分析是母亲在孕期为防治先天性流产曾使用过量的黄体酮。这是激素类药物致畸的早期事件。

1954年，法国一些疖疮患者服用二碘二乙基锡，结果引起视力障碍，中毒性脑炎等神经毒病症270例，110例死亡。

1956～1961年，欧洲国家、澳大利亚、加拿大、拉丁美洲、日本和非洲发生反应停（沙利度胺）药物灾难。因其有致畸作用使联邦德国出现畸胎数6000～8000例，日本1000例，许多国家报道数以百计的畸胎病例，全世界超过1万例。

1960～1966年，澳大利亚及美国利用异丙肾上腺素气雾剂治疗哮喘，引起心动过速和心律失常，死亡3500多人。

1972年，法国儿童使用爽身粉，因爽身粉含6.3%六氯酚，引起204人中毒，死亡36人。

上述举例仅仅是众多报道的一部分，实际情况较此更多，大部分未经报道，许多未经查明和发现的药害事件所造成的药源性疾病，尚难估量。

5.9.2 美国磺胺酏剂事件

1.事件经过

1937年，美国一家公司的主任药师瓦特金斯(Harold Wotkins)为使小儿服用方便，用二甘醇代替乙醇作溶媒，配制色、香、味俱全的口服液体制剂，称为磺胺酏剂（Elixir Sulfanilamide）（图5-9-1），在未做动物实验的情况下，在美国田纳西州的马森吉尔药厂投产后，全部进入市场，用于治疗感染性疾病。当时的美国法律是许可新药未经临床实验便进入市场的。

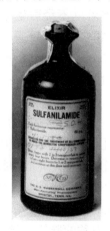

图5-9-1 磺胺酏剂

1937年9～10月，美国南方一些地方开始发现患肾功能衰竭的患者大量增加，共发现358名患者，死亡107人(其中大多数为儿童)。据报道，患者在口服磺胺酏剂后约24小时发生胃肠道症状，如恶心、呕吐、腹痛、腹泻，致死者随之出现头痛、肾区叩痛、一时性多尿,然后少尿、嗜睡、面部轻度浮肿。部分患者有轻度黄疸。尿中有蛋白、管型，偶见白细胞。血非蛋白氮升至142.6毫摩尔（mmol）/升(200毫克%)。有的病例肌酐升至8.6毫摩尔（mmol）/升(12毫克%)。

2.发生原因

经调查，肾功能衰竭是由于服用磺胺酏剂而引起的。尸检表明死者肾脏严重损害，死于尿毒症。其原因主要是二甘醇在体内经氧化代谢成乙二酸和乙二醇酸，这些酸类与活性药物在肾小管内形成结晶，致肾脏损害。因此，有毒的二甘醇是作为溶剂使用的，磺胺酏剂事件实际上是一起含二甘醇的磺胺中毒事件，与磺胺药本身无关。

磺胺类药物（sulfonamide）是一类具有对氨基苯磺酰胺结构药物的总称，有广谱抗菌性。对革兰阳性菌和革兰阴性菌均有良好的抗菌活性。早在1906年制得的磺胺类物质对氨基苯磺酰胺，当时只是用于染料工业，并未发现它的抗菌作用。1932～1933年德国发现磺胺类药物可有效治疗溶血性链球菌感染，这一发现在医学界引发了一场磺胺浪潮。但是，由于磺胺的水溶性很低，故最初是制备在乙醇溶剂中。此后不久，发现该药在二甘醇中的溶解度更好，当时虽然销售标签为乙醇，但实际上是使用二甘醇作为溶媒制备的磺胺药。

二甘醇（二乙二醇，二乙二醇醚，diethylene glycol,ethylene diglycol，DEG）（图5-9-2）是无色透明具有吸湿性的黏稠液体，用作防冻剂、气体脱水剂、增塑剂、溶剂等，与水、乙醇、丙酮、乙醚、乙二醇混溶，不溶于苯、甲苯、四氯化碳。二甘醇低毒。人类一次口服致死量为1毫升/千克。大鼠经口LD_{50}为1480毫克/千克。对哺乳类动物，可引起肾脏及中枢神经损害。口服引起恶心、呕吐、腹痛、腹泻及肝、肾损害，可致死。尸检发现主要损害肾脏、肝脏。

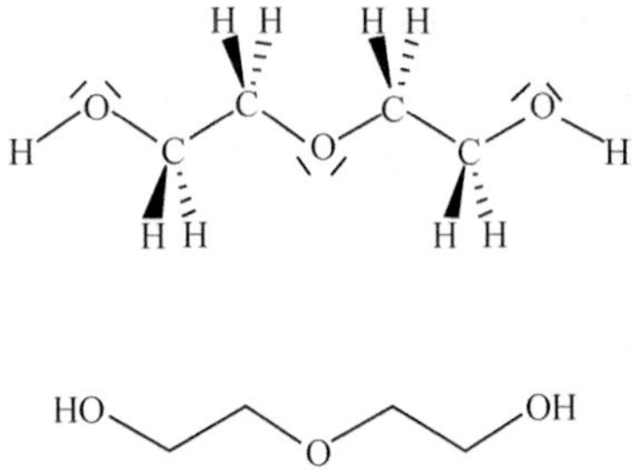

图5-9-2　二甘醇结构式

3.历史意义

磺胺酏剂事件是20世纪影响最大的药害事件之一，历史上称之为"磺胺酏剂灾害"（Elixir Sulfanilamide Disaster）。事件酿成的悲剧促使美国政府加快对药品和食品安全的立法。1938年前总统罗斯福签署了美国国会通过的《联邦食品、药品和化妆品法案》(Food，Drugs，and Cosmetic Act，FDCA，1938)，规定所有新药上市前的药品必须通过安全性审查。

与此同时，这一灾难性事件对毒理学的发展起到重要推动作用。芝加哥大学药理系的杰林[1]就磺胺药和二甘醇的毒理机制进行了研究。美国FDA，以莱赫曼为首的研究小组对二甘醇也开展了一系列研究工作。对药理学与毒理学的发展也产生了重大影响。

然而，尽管事件的教训深刻，但仍有类似事件发生。2006年4～5月，中国广州有11人注射了亮菌甲素注射液引起急性肾功能衰竭，其中5人死亡。经调查证明齐齐哈尔第二制药有限公司使用工业原料二甘醇代替药用的丙二醇。在亮菌甲素注射液里含有大量工业原料二甘醇，导致患者急性肾衰竭死亡。

5.9.3 "反应停"灾难

"反应停"灾难发生在1957～1963年的一次全球性药害事件，"反应停"造成的新生儿出生缺陷呈现海豹样畸形，据统计从1959～1963年，世界范围内诞生了12 000多名畸形的海豹状婴儿。仅联邦德国就造成约1万名畸胎儿，5000余人死亡。历史上将这一事件称为"反应停灾难"（Thalidomide Disaster）和"药理灾难"（图5-9-3）。

1.事件经过

"反应停"于1957年开始进入市场，仅在联邦德国就有近100万人服用过"反应停"，每月销量达到1吨的水平。在联邦德国的某些州，患者甚至不需要医生处方就能购买到"反应停"。动物实验口服给药时测不到致死量，当人类服用过量时也不昏迷，被认为是"安全催眠药"和"保胎药"。因此可以不经医生处方，直接在药店出售。同时，它与镇痛、镇咳、退热药等配制成复方，以超过40种华丽的名字出现在市场上。在瑞典称之为"临时保姆"。

1960年，欧洲的医生们开始发现，本地区畸形婴儿的出生率明显上升。这些新生婴儿有的四肢畸形，有的腭裂，有的内脏畸形，还有的是盲儿或聋儿。当时联邦德国报道一种罕见的畸形婴儿：新生婴儿四肢非常短小，状如海豹的肢体，臂和腿的长骨细小，称为"海豹胎"婴儿。"反应停"令人恐怖的致畸胎毒性副作用发生了。

1961年，澳大利亚悉尼市皇冠大街妇产

1　杰林（Eugene Maximillian Geiling，1891～1971年）出生在南非奥兰治自由邦，1911～1915年在南非大学获得学士学位、硕士学位和博士学位；1917年进入美国伊利诺伊大学；1923年获得美国约翰霍普金斯大学医学院的医学博士学位；1921～1935年，在约翰霍普金斯大学药理学系任教，同时也在芝加哥大学药理学系任教。

医院的麦克布雷德（McBride）医生发现，他经治的3名患儿的海豹样肢体畸形与他们的母亲在怀孕期间服用过"反应停"有关。麦克布雷德医生随后将自已的发现和疑虑以信件的形式发表在了英国著名的医学杂志《柳叶刀》上。此时，"反应停"已经被销往全球46个国家。这一年，英国发现服用过"反应停"出生的600名婴儿中仅有400名存活。

此后不久，联邦德国汉堡大学的遗传学家伦兹博士[1]根据自己的临床观察于1961年11月16日通过电话向格仑南苏化学公司（Chemie Gruenenthal）提出警告，提醒他们"反应停"可能具有致畸胎性。

在接下来的10天时间里，药厂、政府卫生部门及各方专家对这一问题进行了激烈的讨论。最后，因为发现越来越多类似的临床报告，格仑南苏化学公司不得不于1961年11月底将"反应停"从联邦德国市场上召回。

但此举为时已晚，从1959～1963年，世界范围内诞生了12 000多名畸形的"海豹状婴儿"。据联邦德国卫生部门统计，"反应停"造成了10 000名畸胎儿，其中有5000名仍存活着，1600人需要安装人工肢体。在此后一段时间里，制药公司一直不肯承认"反应停"的致畸胎性，在联邦德国和英国已经停止使用"反应停"的情况下，在爱尔兰、荷兰、瑞典、比利时、意大利、巴西、加拿大和日本，"反应停"仍被使用了一段时间，也导致了更多的畸形婴儿的出生。

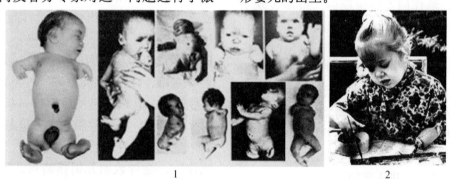

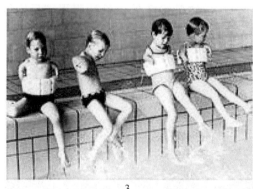

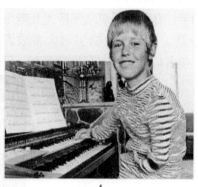

图5-9-3 "反应停"灾难

1.服用"反应停"的母亲引起的畸胎（海豹胎），Schardein 1982；Moore 1993；2.美国的一个"反应停"受害女孩，已经学会用她仅有的一只手绘画；3.被"反应停"夺去胳膊的孩子们；4.马丁·施奈德斯是荷兰第一个"反应停儿童"。在年纪很小的时候，他就已学着以残疾之身生活下去，并逐渐掌握了一系列技能，包括弹奏电风琴

1　维杜金德·伦兹（Widukind Lenz，1919～1995年）是一位杰出的德国儿科医生，医学遗传学家和畸形学家。

2.事件原因

"反应停"的化学名沙利度胺，又称酞咪脲啶酮（thalidomide）（图5-9-4）。1953年瑞士诺华制药的前身慈帕（Ciba）药厂研制抗菌药物过程中首先合成了沙利度胺，后来发现沙利度胺没有任何抑菌活性而放弃。然而，联邦德国格仑南苏化学公司开始投入人力物力研究沙利度胺对中枢神经系统的作用，并且发现它具有一定的镇静催眠作用，还能够显著抑制孕妇的妊娠反应，1957年10月作为抗妊娠反应药物正式投放欧洲市场，不久进入日本市场，在此后的不到一年内，"反应停"风靡欧洲、非洲、澳大利亚和拉丁美洲，以及日本，作为一种"没有任何副作用的抗妊娠反应药物"，治疗妇女妊娠反应。很多人吃了"反应停"就不吐了，明显改善了症状，于是成了"孕妇的理想选择"（当时的广告用语）。但在美国，沙利度胺遇到了美国FDA冗长而繁琐的市场准入程序，一些FDA官员认为，沙利度胺的动物实验获得的药理活性和人体实验结果有极大差异，由动物实验获得的毒理学数据并不可靠，最终沙利度胺没有获得机会进入美国市场。

1960年，有医生发现欧洲新生儿畸形比率异常升高，当这一数据引起大多数人注意之后，学者们展开了流行病学调查，发现新生儿畸形的发生率与沙利度胺的销售量呈现一定的相关性，于是对"反应停"的安全性产生怀疑，之后的毒理学研究显示，沙利度胺对灵长类动物有很强的致畸性。就在1959～1960年，欧洲出现了大量由沙利度胺引起胎儿短肢畸形，称之为"海豹儿"。

药理学与毒理学研究证明，"反应停"是一种含有手性分子的药物，是两个等量对映体的混合物。直到1965年才发现反应停的两个对映体中只有*R*-对映体为镇静剂，具有缓解妊娠反应作用，而*S*-对映体不仅没有镇静作用，反而有致畸作用，在妊娠1～2个月内服用会导致胎儿畸形。

调查显示，孕妇怀孕时末次月经后第34~50天是"反应停"致畸胎作用的敏感期，在此时间段以外服用"反应停"，一般不会导致胎儿的出生缺陷，即在末次月经后第35~37天内服用"反应停"，会导致胎儿耳朵畸形和听力缺失。在末次月经后第39~41天内服用"反应停"，会导致胎儿上肢缺失。在末次月经后第43~44天内服用"反应停"，会导致胎儿双手呈海豹样3指畸形。在末次月经后第46~48天内服用"反应停"，会导致胎儿拇指畸形。除了可以导致畸胎之外，长期服用"反应停"可能还会引起外周周围神经炎。

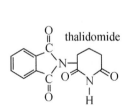

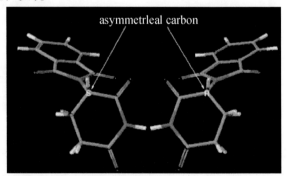

图5-9-4 "反应停"

1."反应停"的化学结构；2."反应停'的两种手性结构分子，S和R是非对称的碳

3.事件处置

1961年"反应停"被禁用。1961年11月，格仑南苏化学公司撤回联邦德国市场上所有"反应停"，不久其他国家也停止了"反应停"的销售。

1961年年底，联邦德国亚琛市地方法院受理了全球第一例控告生产"反应停"的格仑南苏化学公司案件。伦兹博士在作为控方证人提供证言时，将自己的观察结果和其他学者的病例报告汇总后如实提供给了法庭。格仑南苏化学公司的7名工作人员因为在将"反应停"推向市场前没有进行充分的临床实验，以及在事故发生后试图向公众隐瞒相关信息而受到指控。1970年4月10日，案件的控辩双方于法庭外达成了和解，格仑南苏化学公司同意向控方支付总额1.1亿德国马克的赔偿金。

1970年12月18日，法庭作出终审判决，撤销了对格仑南苏化学公司的诉讼，但法庭同时承认，"反应停"确实具有致畸胎性，并提醒制药企业，在药品研发过程中，应以此为鉴。

1971年12月17日，联邦德国卫生部利用格仑南苏化学公司赔偿的款项专门为"反应停"受害者设立了一项基金，并邀请伦兹博士作为此项基金的监管人之一。此后数年间，联邦德国有2866名"反应停"受害者得到了应有的赔偿。

4.历史意义

"反应停"药物给人类带来空前的灾难，促使科学家对"手性"药物进行深入的研究。许多化合物在空间结构上具有不对称性，正如人的左右手一样，科学家称之为手性。互为手性的分子，如果用作药物，其中一个可能具有疗效，而另一个可

能无效或者有害。"反应停"就是其中最典型的一个案例。

"反应停"灾难对人们认识药害和建立完善的药品审批和药害检测制度起到了至关重要的推动作用。世界卫生组织成立了药物不良反应监测合作计划中心，最早参加的有12个国家，后来发展到59个。1999年出台了法规。许多国家重新修订了药品法。英国医学顾问委员会建议成立专家委员会复审新药并对新药毒性问题进行深入研究。1963年英国卫生部长采纳了这个建议，成立药物安全委员会，并对所有有关药品管理的法规进行一次检查。1968年英国议会通过了《药品法》。除麻醉药品管理另有法规外，这个现行的1968年《药品法》包括了药政管理各个方面的内容，共分8个部分，160条。1992年，美国食品与药物管理局颁布新法案，规定以后上市的手性药物要尽可能只以单一手性分子的形式存在。如今，手性药物的疗效是原来药物的几倍甚至几十倍。可以说，"反应停"灾难促进了手性药和手性制药业的发展。

值得思考的是"反应停"灾难为什么没有波及美国？有两个原因。一是美国食品与药品管理局的评审专家极力反对将"反应停"引入美国市场，因为美国国内有报道称，猴子在怀孕的第23~31天服用"反应停"会导致出生胎儿缺陷。所以，美国食品与药品管理局没有批准"反应停"在美国的临床使用，而是要求研究人员对其进行更深入的临床研究，后来的事实证明，这是一项十分明智的决定。二是格仑南苏化学公司曾经与美国梅瑞公司合作，在美国推销"反应停"。梅瑞公司负责"反应停"的审查员凯尔西博士[1]在美国食品与药品管理局查阅医学文献时，发现

1　弗朗西斯·欧汉姆·凯尔西（Frances Oldham Kelsey，1941年~）是医学博士，药理学家。他曾就读于加拿大麦吉尔大学药理系；1938年在芝加哥大学药理学系获得博士学位后，留在芝加哥大学任教，直到1957年；之后在美国FDA工作，2005年90岁时退休；2010年，美国FDA以她的名字命名的"凯尔西奖"将授予FDA的雇员。

了1960年12月31日发表在《英国医学杂志》上的医生来信，信中描述了服用"反应停"的患者所发生的周边神经病变，一种胳膊和腿脚的强烈刺痛。凯尔西立刻想到，药品可以通过胎盘在母体和婴儿间传播。于是，凯尔西立即联系梅瑞公司，要求对这种副作用提出恰当解释。凯尔西阻止了一场悲剧。否则，成百上千身体残缺的婴儿将会降生在美国。新闻记者，莫顿·梅兹（Morton Mintz）在1962年7月15日的《华盛顿邮报》上，介绍了凯尔西的作为和自己的看法。这篇文章见报半个月后，凯尔西博士接受了当时的美国总统肯尼迪（Kennedy）亲自为她颁发的"文职人员功勋金质奖章"。

5.9.4 伊拉克西力生农药中毒事件

1.事件经过

伊拉克地处亚洲西部，气候干燥、炎热，农业人口约40万。自1967年起连年干旱，导致4年连续歉收。1971年伊拉克政府从美国购进了墨西哥小麦和加利福尼亚大麦共95 463吨。其中墨西哥小麦73 201吨。这些粮食是作为种子播种用的，因此，全部用西力生（Ceresan）浸泡以防霉变，并全部染成粉红色。同时，在小麦袋子上印有"不供食用（no ursarla paraalimento）"的文字，大麦袋子上有两种标记：一个是"受过毒物处理"（poison treated）；另一个是一幅交叉长骨的颅骨图。

不幸的是，所有的小麦和大麦袋子上都没有用阿拉伯文字写上"不供食用"、"受过毒物处理"和交叉长骨的颅骨图的标记。当农民分到这批种子后，由于饥饿没有别的东西吃，因此全都用于食用。于是，1971年秋季伊拉克农民中出现一种怪病，死亡接二连三地发生。

当伊拉克政府下令禁止食用这批粮食时，粮食已被食用了近2个月。仅1972年2～8月统计，已经有6530人中毒住院治疗，459人死亡，10万人由于患永久性脑损伤而受到伤害。

更为可悲的是，当农民食用西力生处理的小麦面粉制作的食品，造成大批农民死亡时，并没有引起人们的警觉，农民们仍在继续食用，中毒造成的危害仍在继续。直到事件发生2个月后，农民中这种特殊疾病增加的现象才引起了巴格达大学医院萨腾·梯格里第（Saadoun Tikriti）和萨莱姆·达姆路基（Salem Damluji）博士的关注，他们调查发现，患者血汞及头发汞含量明显超标，于是他们认识到这是一起严重的甲基汞中毒事件。

2.发生原因

事件发生后，墨西哥方面说杀菌剂为N-乙基汞的对甲苯磺酸胺，是用来处理小麦种子的。而伊拉克方面经过气相色谱分析，小麦中甲基汞含量为每克3.7~14.9毫克。从中毒人员的血液和头发中也检出甲基汞，而非乙基汞，也无苯基汞。中毒是由于杀菌剂甲基汞所致。

西力生是一种含甲基汞的农药。甲基汞（methyl mercury）属有机汞，是亲脂性高毒物质，主要侵犯神经系统。小鼠经口LD_{50}为38毫克/千克。甲基汞主要在肝、肾蓄积，通过粪便排出。中毒的主要表现有：口腔炎，口服引起急性胃肠炎；神经精神症状有神经衰弱综合征，精神障碍、谵妄、昏迷、瘫痪、震颤、共济失调、向心性视野缩小等；可发生肾脏损害，重者可致急性肾功能衰竭。此外，可致心脏、肝脏损害，以及皮肤损害。多次误食经甲基汞处理的粮食可引起亚急性中毒，潜伏期10～60天，且病情无明显缓解期，多呈进行性加重（图5-9-5）。

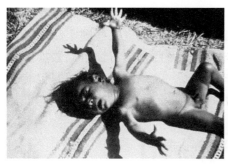
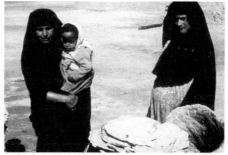

图5-9-5 伊拉克西力生农药中毒事件

1.中毒的儿童；2.农民食用西力生处理的小麦面粉制作的食品

3.事件处置

事件发生后，世界卫生组织专家小组在现场调查确认：中毒是由于进口粮食种子被农民食用引起的甲基汞中毒。当中毒原因查明后，伊拉克政府采取果断行动，要求农民在两周内交出所有剩余的粮食种子，否则将判处死刑。

专家小组在现场调查了解到伊拉克农村十分贫困，当地没有电台，大多数农民既无电视，也不订阅报纸，得不到可靠的信息。特别是许多粮食袋上的标签已经散失。

调查还发现，当西力生浸泡过的粉红色小麦种子（图5-9-6）海运到伊拉克，转送到伊拉克南部的巴士拉，再由卡车送到农村重新分配给农户，时间拉得很长，加之货物迟到，届时播种季节已经结束。特别是由于连年歉收，农民缺乏粮食，牲畜缺乏饲料，加之伊拉克农民对政府的不信任，农民开始用西力生浸泡过的粉红色小麦种子喂鸡喂羊，看看是否有不良副作用。在未发现大的问题的情况下，大部分农民便开始吃粉红色小麦"粮食"，孩子们也喜欢粉红色面包。然而，几个月之后，越来越多的显示损害中枢神经系统症状的患者拥挤到医院就诊。起初，医生不知道什么原因，怀疑是"某种脑热"疫情。但有的医生认为是甲基汞中毒。

此外，调查还发现，伊拉克1973年出生

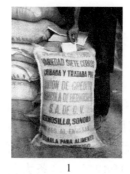
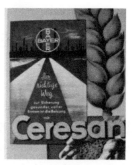

图5-9-6 西力生浸泡过的粉红色小麦种子

1.从美国购进的墨西哥小麦袋子；2.西力生广告及显示包衣的粉红色小麦种子

数较前一年减少了2000人，而此前2年的出生数分别较前一年增加10 000人和8000人，当时伊拉克并未进行大规模的计划生育和节育，因此，需要进一步研究甲基汞对生育的抑制作用。

4.历史教训

伊拉克西力生农药中毒事件发生的主要原因是：有毒物质标识不全。这个历史教训至今仍有实际意义。因此，在进口有毒物质包装上一定要同时有原文标识和本国文字标识，对无标识的现象要严格处理。此外，要经常检查包装上的毒物标识是否有标识不全或标识脱落、模糊等情况，一旦发现及时处置，防止中毒事件的发生。

经历了伊拉克西力生农药中毒事件的悲剧后，人们认识到杀真菌剂处理过的种子会带来严重的后果。中毒事件说明：毒物标识问题不是小事。相当多的人不重视毒物标识和标识不全的严重性。对进口有毒物质包装上无本国文字标识的现象处理不严。因此，世界卫生组织在一份技术报告中，针对这次事故提出三条预防措施：①危险标签须以进口国和出口国两种文字书写。②危险标签上表示警告的符号，必须与当地习惯相一致（某些国家和地区使用蛇作标志，而西方则习惯用骷髅加交叉长骨作标志）。③危险标签须随同包装一起妥为保护，防止标签散失。

5.10 有毒废弃物污染事件

5.10.1 美国腊夫运河污染事件

1.事件经过

腊夫运河（Love Canal）是位于美国纽约州尼加拉瓜瀑布附近的一条废弃运河。一个世纪前腊夫运河为筹建水电站而掘成，后因故放弃[1]。1942年，这条大约1000米长已经干涸的废弃运河的使用权被美国胡克电化学公司购买，当作垃圾库用来倾倒工业废弃物，成为化学工业垃圾的填埋地。这家公司在11年的时间里，向河道内倾倒的各种废弃物达800万吨，其中倾倒的致癌废弃物达4.3万吨，埋下了装有200多种化学废物的垃圾圆桶，包括当时美国明令禁止使用的杀虫剂、DDT杀虫剂、复合溶剂、电路板和重金属等有毒物品。1953年，这条已被各种有毒废弃物填满的运河被胡克电化学公司填埋铺上表土覆盖好后，以今后即使出现因废弃物引起的危害可以免掉责任追究为条件，以1美元的象征性价格，转让给了尼亚加拉大瀑布教育董事会，并附上了关于有毒物质的警告说明。当时，教育董事会没有意识到胡克电化学公司倾倒的化学物质潜在的危险，于1954年在运河附近建了一座小学。20世纪50年代，房地产在运河周围得到开发。到70年代，这里大约有800套单亲家庭住房和240套低工薪族公寓，以及在填埋场附近的第99街学校上学的400多个孩子，形成了腊夫运河小区。

腊夫运河小区靠近尼亚加拉大瀑布，环境宜人，工薪一族在这里拥有自己的住房，生儿育女，生活美满，是典型的美国城市郊区，蓝领集中的社区。然而，1976年的一场罕见的大雨冲走了地表土使化学废弃物暴露出来。从1977年开始，由于废弃物的泄漏对大气和水、土壤的影响，这里的居民不断发生各种怪病，孕妇流产、儿童夭折、婴儿畸形、癫痫、直肠出血等病症频频发生。

1978年的一天，大暴雨之后，人们在100户住家和学校里发现许多腐烂不堪，正在渗漏化学毒物的圆桶从地下冒出来，到处是粘满化学毒物的泥水潭，空中散发着令人窒息的气味，树木和花卉发黑而枯萎。在户外玩耍的小孩，手和脸部都有化学烧伤的痕迹。这次大暴雨后，土壤中渗透出来的黑色液体经有关部门检验，发现化学物有含有氯仿、三氯酚、二溴甲烷等82种化学物质，其中11种是可疑的致癌

---

1 腊夫运河长3000英尺，宽60英尺，是1892年一位名为威廉·腊夫（William T.Love）的人试图连接尼加拉河上游和下游而修建的。腊夫先生因为资金问题而中断了运河的修建。于是，这条废弃的运河被当地政府公开拍卖。

物。致使许多人的白细胞大量增加，流产率增高，出现5个畸胎。

1978年8月1日，美国《纽约时报》以头条新闻报道了腊夫运河事件。与此同时，纽约的联网电视、广播、纸质媒体也都报道了腊夫运河事件。事件震惊了美国，整个国家都在注视着那些眼中闪着泪花抱着孩子大声哭着求助的母亲。

1978年8月2日，纽约州卫生部发表声明，根据卡特总统颁布了紧急令，宣布拉夫运河处于紧急状态，命令关闭第99街学校，建议孕妇和两岁以下的小孩撤离，并委任机构马上执行清理计划。纽约州政府表示，将帮助全部住户撤出污染区并对化学毒物进行一次清理。

7个月后，卡特颁布了划时代的法令，创立了"超级备用金"。这是有史以来联邦资金第一次被用于清理泄漏的化学物质和有毒垃圾场。

事件给当地居民带来的巨大灾难，造成1300余人受害，由此引发了一场要求胡克电化学公司赔偿140亿美元的法律诉讼。然而，由于事发当时尚无相应的法律规定，加上该公司在1953年就采取了狡猾的转让手段，诉讼无效。直到20世纪80年代，《环境对策补偿责任法》在美国议院通过后，这一事件才被盖棺定论，以前的电化学公司和纽约政府被认定为加害方，共赔偿受害居民经济损失和健康损失费达30亿美元。

2.历史意义

事件的教训是深刻的。腊夫运河事件是由于固体废物无控填埋所造成的一起严重污染环境的公害事件。固体废弃物主要来源于人类的生产和消费活动并对环境造成多方面的污染。如果把固体废弃物直接倾倒入江河湖海，会造成对水体的污染；如果露天堆放，固体废弃物遇到刮风，其尘粒就会随风飞扬，污染大气；固体废弃物在焚化时也会散发含有二噁英等有毒致癌物的毒气和臭气污染大气环境；堆放或填埋的固体废弃物及其渗出液会污染土壤，并通过土壤和水体在植物体内积存，进而进入食物链，影响人类健康。如何消除不断出现、并且越来越多的垃圾成为人类自己需要解决的难题之一。

腊夫运河事件的历史意义在于它对20世纪70年代的立法产生了重要影响。这一事件引起了人们对有害废物、化学品废弃场所，以及有关这些场所信息的公开的关注。腊夫运河事件后不久，环境保护局公布了美国的几个污染同样严重的场所。环境保护局被授权制定危险度评定的方法学，以确定接触排放物和治理这些场所对健康的危害。这些工作大大推动了对单个化学物和复杂混合物作用机制的研究。腊夫运河事件及类似问题，形成了立法的环境氛围，促成了《毒物控制法》和《污染现场清理储备金法》的出台，这些混合法案，实际上管理控制着化合物从合成到排放整个过程中的毒性影响和危害。此外，《环境对策补偿责任法》（通称Super Fund法）于1980年在美国议院获得通过，1986年经过修改，以再授权法予以确定。

腊夫运河留给未来的启示是，腊夫运河事件能够得到一定程度的解决，与这个蓝领阶层社区的居民的努力有关。居民们逐渐意识到团结的力量及其影响是支配腊夫运河行动的关键，而不是公民的健康和社会福利权利。居民在揭露这件事情上的每一步都深深震惊了公众。在居民为自己的健康安全努力争取的同时，各路媒体也表现出了惊人的一致，纷纷发表文章支持居民的行动，呼吁政府就这一事件尽快做出解释，并妥善解决。

5.10.2 西班牙有毒废料泄漏事件

1998年4月，西班牙南部洛斯佛赖莱斯矿的一座巨大的蓄矿池，由于池底的土石层松动而破裂，造成600万米³的有毒废料泄漏。

这些有毒废料含有镉、锌、铅和其他金属残余物。废料流入附近的瓜迪亚玛（Guadimar）河，造成鱼类及鸟类大量死亡。事发后矿业主虽然设置了紧急截流沟，但仍然有废液流入欧洲最珍贵的自然保护区——多那那国家公园。一路破坏庄稼、田地和鱼类。一家名为ASASA的农场主协会报告说，6000公顷的农田被毁，损失至少有1400万美元。另外一个农业组织COAG指出，从长远来看，农田污染导致的农业生产损失将会接近1.13亿美元。

为了保护多那那国家公园，工程队仓促建造了3条排水沟，将废料转移到瓜达尔基维尔河。有毒物质将顺水而下，流向60千米外的加的斯湾，排入大西洋。进而威胁到西班牙南部600万只候鸟和大山猫、水獭、鹰及其他濒危动物的生命。因为有毒物质造成的破坏作用是永久性的，要清除土壤和河床里约20厘米深处的重金属的残余物是十分困难的。

案发后，西班牙和欧盟出资1亿元投入清理作业。西班牙政府还决定对业主处以4500万元的罚款，创下该国环境罚款的最高纪录。但因业者于2000年10月宣告破产，政府未能收到罚款。

5.10.3 科特迪瓦有毒垃圾污染事件

2006年9月12日，一艘外国货轮通过代理公司在科特迪瓦最大港口阿比让倾泻了数百吨有毒工业垃圾，引发严重环境污染，垃圾排出的有毒气体造成7人死亡，近9000人中毒，约3万人感到不适前往医院就诊（图5-10-1）。

1.事件经过

2006年8月底，世界上最大的期货公司之一荷兰托克有限公司租借一艘巴拿马船只在科特迪瓦南部港口阿比让10多个地方倾倒了数百吨有毒的工业垃圾，对多处环境造成严重污染。垃圾中排出的有毒气体造成科特迪瓦6人死亡，其中包括3名儿童。官方公布的中毒人数也接连上升，从1500人到5000人，到9月11日达到8887人。在医院治疗的大部分中毒者出现的主要症状是：呼吸困难、头痛、呕吐及腹泻等。

据科特迪瓦卫生与公共健康部后来的统计数据显示，垃圾排出的有毒气体共造成包括4名儿童在内的7人死亡，另有23人因严重中毒被送往医院急救，约3万人因呼吸障碍或其他不良反应前往医院就诊。

2.事件原因

事件发生后，科特迪瓦政府对事故原因展开调查。据调查，倾倒有毒垃圾的货船名为"Probo Koala"号，来历复杂。该船只所有者是希腊一家国际管理公司，船只原本是一艘俄罗斯军舰，后由荷兰的一家跨国公司租用。该船只开始曾准备在阿姆斯特丹港口排废物，但由于涉及有毒物质排泄而最终被荷兰政府取消。在接下来不到两个月时间内，这艘轮船在不少国家吃了闭门羹，最后出现在科特迪瓦。到科特迪瓦后，由一家公司负责在阿比让港口排掉大部分的有毒废物。经绿色和平组织证实，在倾倒的400吨的垃圾中，含有大量有机物和毒性元素的炼油废物。但该公司称，自己的

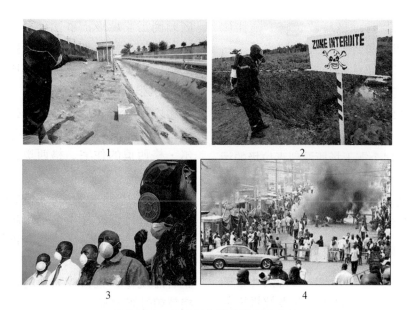

图5-10-1　特迪瓦有毒垃圾污染事件

1.首都阿比让，一名男子在观看倾倒了有毒物质的下水道。2.首都阿比让，一名头戴防毒面具的工人站在有毒垃圾排放处；3.受有毒垃圾污染的村庄，村民们都戴着防护口罩；4.阿比让街头的抗议活动

行为是得到科政府允许的；另外，在其他十余个地点排废物也是得到阿比让港口行政部门和市政府同意的。法国《世界报》揭露：这艘船到达阿比让行政管辖的港口后，"神秘地换掉了'毒水'标签"，"顺利通过一家地方垃圾处理公司，不用经过任何检查而轻松地处理掉了。"而荷兰托克有限公司当时要求承包商采取妥善方式处理这些危险垃圾，然而，承包商显然没有按照规定操作，将其堆放在露天垃圾场，没有采取任何保护措施。

据世界卫生组织专家证实：垃圾中含有硫化氢和碳氢化合物(如苯和甲烷)等有毒成分，人们吸入这种气体，严重的能致死，幸好大部分有害气体已随空气蒸发了，否则后果还会更严重。

3.事件处置

事故发生后，科特迪瓦政府采取一系列紧急措施防止事态恶化，包括对住院人员实施免费治疗、保证饮用水及食品安全。

同时，就转移有毒垃圾的可行性措施展开研究。阿比让湖区已经禁止捕鱼，污染区周围的牲畜也都在卫生和防疫部门的严密监控之下。

为防止事态恶化，科特迪瓦政府成立了一个由多部门组成的委员会处理这一严重污染事件，开放36处医疗中心及2处流动医院免费为住院者实施治疗，征召1031名未执业的年轻医疗人员，协助污染事件中受害的民众。同时采取措施隔离污染区，尽力保护饮用水源。

在阿比让到处都弥漫着类似臭鸡蛋和大蒜的刺鼻气味，当地居民外出时不得不戴上口罩。并自发地在被污染地区附近的数十个路段设立路障，劝阻车辆和行人。

法国和联合国派出专家小组抵达阿比让，以协助科特迪瓦进行垃圾处理工作。9月17日，一家法国公司开始清理这些有毒垃圾，将垃圾运往国外处理。

科特迪瓦民众根据调查结果，要求总统严惩发生这场"全国性灾难"的有关负责人。接着，阿比让地区行政长官、阿比让港务局局长和海关部门负责人被停职。司法部门拘捕了在事件中负有重大责任的8名嫌疑人，其中包括3名海关官员和1名运输国务部高级官员。

9月15日，联合国相关机构公布调查报告，指出至少14个露天场所遭到毒垃圾的污染。世界卫生组织3名专家前往阿比让，探望医院中的患者，评估污染对当地居民健康造成的影响和可能引起的后遗症。

4.事件影响

9月15日，科特迪瓦经济首都阿比让的里维耶拉区陷入一片混乱，有毒垃圾事件引起当地居民的愤怒和恐慌。众多怒不可遏的抗议者走上街头示威，指责政府没有采取必要措施阻止外国公司在阿比让居民区倾倒工业垃圾，事发后也没有及时采取补救措施或组织当地居民疏散，导致出现人员伤亡。大批示威者在阿比让街头将运输国务部长伊诺桑·科贝南·阿纳基的汽车团团围住，随后将阿纳基拖出汽车打成重伤，并且焚烧了阿比让港务局局长马塞尔·格西奥的住宅。格西奥因为涉嫌卷入毒垃圾事件已被停职。

毒垃圾事件曝光后，科特迪瓦过渡政府向总统巴博递交辞呈，宣布总辞职，以对发生在经济首都阿比让的有毒垃圾污染环境事件负责。9月16日，科特迪瓦总统巴博签署总统令，宣布成立新的过渡政府，以接替前过渡政府。

西非国家科特迪瓦遭受的这场"灾难"让大家对外国货轮倾倒有毒垃圾的行为"恨之入骨"。

第6章 毒理科学

恩格斯指出："科学的发生和发展一开始就是由生产决定的。"[1] 毒物的出现对每一个文明国家来说都是利弊并存。毒药可以用来治病，也用于杀人，从而促进了毒药和解毒药的研究和生产，人们寻找减少和转变毒力的方法也就开始了。毒理科学作为研究毒物与中毒救治的科学，既是一门古老的学问，又是一门新的科学。与其他科学相比，毒理学起源很早，但形成较晚。

毒理科学的历史分期众说纷纭。有人认为分为古代、近代和现代三个发展阶段。有人主张毒理科学的历史可分为纪元前、古代、近代、第二次世界大战、现代5个发展阶段。还有人认为可分为描述毒物学、分析毒理学、机理毒理学3个阶段。实际上，古代和中世纪以前传统的药与毒是不分家的，药理学与毒物学融为一体。由于人们对毒物的认识主要依据其形态、种类及对人和动物产生的毒性来加以识别，故称为毒物学。中世纪毒物定义的确立，启蒙了毒理学的形成。人们开始深入探讨毒物的性质及其中毒解毒的机理，故称为毒理学。近代毒理学之所以成为一门独立的科学，一方面得益于文艺复兴以后自然科学从哲学中分化出来的大环境的促进；另一方面得益于药物学、法医学奠定的基础，并最终从药理学中分离出来。到了20世纪，毒理学出现许多新的分支学科和交叉学科。80年代，随着自然科学与社会科学的融合，特别是管理毒理学的出现，现代毒理学成为社会应急管理与政府控制毒物和利用毒物为人类服务的一种艺术。现代毒理学超越经典毒理学和生物科学的范畴，又走向自然科学与社会科学相结合的综合科学之路，逐步形成一门生物科学。

6.1 古代描述毒物学时代

人类最早发现毒物是一种偶然，大多是在采集食物和寻找食品的过程中发现了某些植物和动物含有剧毒。

毒物的发现很快衍生出多种社会取向和文化取向。多数人渴望消除毒物的危害和防止意外的发生。为更多地猎取动物性食物，毒物被用于狩猎。人们对那些了解某些毒药知识的人被尊称为是部落的术士，于是巫术与科学混杂在一起，愚昧的人们不知所措。与此同时，古代社会上的一些有识之士开始收集、整理和描述民间的体验毒物的正反经验教训。于是毒物开始作

---

[1] 恩格斯. 自然辩证法. 北京:人民出版社，1971.

为医药。印度人、中国人、希腊人、埃及人开始使用毒药。埃及艳后就用奴隶来实验天仙子、颠茄和角蝰的毒性。甚至在很多国家有人一点一点地增加毒药的食用量，以达到对它们的免疫，大仲马的《基督山伯爵》中有类似的描写。中国古代的医药学家开始研究防止毒害和利用毒物的可能性。公元前1500年，当时的埃及人就知道铅、鸦片和毒芹等有毒物质。一些部落和族群，以及国家和地区的统治者为了维护自身利益，将使用毒物扩展到政治斗争中，第一份下毒杀人的完整记录出现在基督时代的罗马帝国[1]。此外，早期的希腊人、罗马人和中国人又将毒物应用于战争。

虽然毒理学作为正式公认的科学是在20世纪中期发展起来的，但千百年描述毒物学的知识积累为后来毒理科学的发展奠定了坚实的基础。

6.1.1 远古中毒与解毒的传说

1.原始生命与毒物和解毒的假设

有关毒物和解毒的传说和假设可追溯到久远的原始时代。在光合作用出现之前，那些单细胞微生物从硫、铁和甲烷等中获得能量。大约在35亿年前或者更早的时候，一些微生物产生了一种捕捉太阳光能来制造碳水化合物、用来维持生长需要的能量，这就是原始的光合作用。一段时间之后出现了一种新型的光合作用，它能用水和二氧化碳来制造碳水化合物与氧。有趣的是，那时的生命都是厌氧型的，故氧对它们是有毒的。后来，许多微生物进化出能容忍氧的生理机制，并以氧作为一种能量来源。光合作用的出现，为那些复杂的多细胞生物的诞生准备好了一切生存和繁衍条件。

当地球上出现早期生命形式时，大气中含有大量有毒分子，包括氧化氮和硫化氢，早期血红蛋白的形式很有可能是为了结合这些气体并解毒。当氧成为大气成分时，它也是有毒的，早期的生物就是用血红蛋白来结合并最终给氧气解毒。科学家揭示，对于地球上的原始生物来说，氧气是有毒的。在单细胞的古细菌体内有特殊的蛋白质来捕捉并输送氧分子，不是为了释放以供呼吸，而是将它分离并解毒以保护机体。

苏联生物学家奥巴林在1924年提出生命起源的化学进化学说。他认为原始生命是通过漫长的化学进化过程，从无生命的物质中产生的。最初，原始地球的空气只有甲烷、氨和水蒸气等，在雷电和紫外线的作用下，它们变成简单的有机物，像氨基酸、核苷酸等。这些化合物在原始海洋中进一步形成复杂的化合物，如原始蛋白质、原始核酸。这些化合物相互作用，形成一定的团粒结构，并有简单的新陈代谢和繁殖行为，最终出现第一个原始生命。

2.神农尝百草一日而遇七十毒的传说

中国传说中的神农氏即炎帝[2]，是农业和医药的发明者，所处时代为新石器时代晚期。《淮南子·修务训》："古者民茹草饮水，采树木之实，食蠃蛖之肉，时多疾病毒伤之害。于是神农始教民播种五谷，相土地，宜燥湿肥尧高下，尝百草之滋味，水泉之甘苦，令民知所避就。当此之时，一日而遇七十毒。"炎帝活到130岁那天，因在天台山采药，尝试了一种名为

---

1 罗马帝国基督时代的早期阶段指公元1世纪～2世纪后期。第一份下毒杀人的完整记录指公元1世纪罗马暴君尼禄（Nero）和他的母亲阿克利碧娜（Agrippina）在宫廷权力斗争中使用了多种毒物谋杀的案件。

2 神农氏在历史上的意义是农业文化的肇始。众多史册中说神农氏就是炎帝，也有说神农氏和炎帝是两个人的。不过传说中的神农氏和炎帝都是与农业有关的。神农一名即农之神，是主管农业的神人。

"火焰子"的毒草[1]，中毒身亡。后来人们万分悲痛，把"火焰子"称为"断肠草"。

传说神农一路游历，一路遍尝所见之物，仔细观察那些东西和食用后的反应，并将观察到的现象和感觉到的反应详细记录下来。神农还制造了两个能装乾坤的神袋和一支能探毒的赭鞭，一个乾坤袋挂在左边，装可以食用的食物，一个乾坤袋挂在右边，装可以入药的动植物。先用赭鞭来鞭百草，如果赭鞭试不出或觉得还需要进一步研究的，才亲自来尝，或扔进自制的巨鼎（神农鼎）熬制，细细考证。不过赭鞭、神农鼎只能提高效率，而神农的尝百草的危险度一点也没有减少，因为所有的剧毒之物，神农还是要亲自尝试才会罢休。就这样，神农不辞辛劳的遍尝百草。传说神农有一天连中12种奇毒差点就去见盘古了。幸亏用右袋收集的草药解毒才勉强捡回一条命。此后照样看到毒草就嚼。

也有传说，他用一种称为"鞭"的神鞭，来鞭打各种各样的药草，有毒无毒，或寒或热，都令现出，他就据这些草的赋性给人们治病。"神农氏以鞭鞭百草，尽知其平毒寒温之性"。

《帝王世纪》记载：炎帝神农氏"尝味草木，宣药疗疾，救夭伤人命，百姓日用而不知，著本草四卷"。古代文献论述神农氏尝百草而始有医药者相当丰富，正因为此，中国第一部系统论述药物的著作，约成书于汉代，被命名为《神农本草经》[2]，即寓有尊崇怀念之意。

远古时候，认识毒物、避免中毒是人类能够生存和繁衍下来的一个重要条件。

在原始社会，人们在寻找食物的过程中，有时不可避免地误食了一些毒物，导致吐泻、昏迷、甚至死亡等中毒现象发生。有时食用了某些草本植物却使原来的疾病好转或痊愈。经过反复实践，不断地总结，出现了早期的药物疗法。中国古籍中记述的"神农尝百草，……一日而遇七十毒"（图6-1-1）的传说生动而形象地概括了毒物、中毒与药物知识萌芽的实践过程，可见人类是如何冒着生命的危险，付出多少中毒和死亡的代价，才找到植物性食品和植物性药物。当人们有意识地使用这些植物治疗疾病时，这些有毒的植物就变成了药物。动物药、矿物药的发现也有类似的过程。因此，毒物、中毒、解毒和药物的起源，是人类长期生产、生活实践与医疗实践的总结。

来自西方的评论，认为神农（公元前2696年）是中国医药学之父。他在通过试验365种草药后在《神农本草经》中描述了这些草药能够使人致死的毒性剂量。

3.植物中毒引发的灾难

植物中毒现象总是不断出现，这是由于大多数人对当地的植物和动物还不十分熟悉的缘故。早在《旧约全书》（列王纪下第4章第39和40节）中，就有植物中毒的描写："有一个弟子出去到田里看见一棵野葡萄树，从上面采了一满兜野果子回来，切碎放到菜锅里，并不知道是什么东西。以后，他把菜汤倒出来给众人吃。众人一尝这菜汤，都喊叫说：'天主的人，锅里有致死的毒物啊！'众人都不能吃。"两次世界大战后的那段时间，在欧洲，饥饿的人们将有毒植物——颠

---

1 "火焰子"在秦岭地区特指乌头。据史志诚，《秦岭植物园田峪河流域有毒植物调查》，2001年5月。

2 《神农本草经》是世界上最古的草药书，最初仅为一卷，其余部分是后人所增补。大约在中国唐末宋初之时，渐渐失传。内容是用药（主要是草药）治病的经验总结。现在的《神农本草经》都是后人从历代本草著作中摘录而成的，被称之为《神农本草经》辑本。共记载365种药物，包括草、谷、米、果、木、虫、鱼、家畜、金石等。作者把它们分为3种类型：上品、中品、下品。上品药为无毒、久服不伤人的强壮滋补类药物，共120种；中品药为无毒或有毒，对疾病能起抑病、补虚作用的药，共120种；下品药是有毒而性烈，可除寒热，破积聚的药，如大戟、巴豆、附子、甘遂、羊踯躅等，共125种。

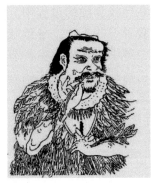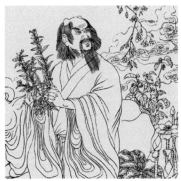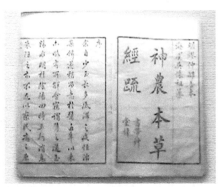

图6-1-1　神农尝百草图与《神农本草经》

茄的叶子作为野菜收集起来，然而，它成了许多人的灾难。

4.印度诸神搅海的传说

印度婆罗门教流传着一个"诸神搅海"的传说。传说当年梵天将须弥山作为大杵，指挥诸神和阿修罗搅动乳香海，以取得不死的甘露。乳香海被搅动以后涌出了如意树、玛瑙、珍宝、白姆天女、天马、月亮、太阳、上行神像和酒神。白姆天女、玛瑙、珍宝被天神们所拥有，天马和神像成了帝释的坐骑，大自在天将月亮取来作为额头的装饰。于是诸神一起聚集在如意树下饮酒，而被搅动的乳香海继续沸腾，渐渐地冒出了毒神都哈拉。毒神的周身冒火，散发出的毒气足以毁灭三界。遍入天神被毒气熏倒，昏迷不醒。大自在天试图吞食毒神，结果只咬了一口，脖颈就变成了翠蓝色。这时法力广大的梵天对着都哈拉大喝一声，毒神立即解体并溶进了各种毒物之中。最后，被搅动的乳香海中冒出了甘露宝瓶。遍入天神企图将宝瓶盗走，但被梵天抛出的金刚轮砍掉了头颈，甘露和鲜血从天空洒落到地上，生出了诃子和大蒜，成为天然的解毒药物。在现实中，不仅有毒神化身的各种天然毒，而且还有各种配制的毒物和变质的毒物，同样也存在着各种解毒的药物和方法。

5.乌头——来自古希腊地狱的毒物

有毒的植物在传说中占有一席之地，大多是因为编造传说的人们还不能够确切地掌握这些植物的性质与功能。这不是古人的错，他们编造一个个阴森恐怖的故事，用意在于告诫大众，这些诡异的植物是受了诅咒的毒草，远离它们，否则将危及性命！

乌头有剧毒，花色又是诡异的绛紫色，古人认为它是地狱三头狗的口水化成。根据乌头花诡异的绛紫色，古人们给它编撰了奇特的身世。传说古希腊闻名天下的英雄赫拉克勒斯受到嫉妒成癖的天后赫拉的阻挠，要求他必须完成12件看似不可能完成的任务，才允许他升格为神，而这些任务的最后一件，就是把冥王哈德斯的地狱看门狗带到天后面前。在冥界，赫拉克勒斯经历重重试炼，终于遇到了冥王，当他提出要带走地狱看门狗时，冥王并没有反对，只是提出了一个条件：制服地狱看门狗而不许使用武器。地狱看门狗长有3个头颅，以身在冥界的死灵为食物，异常凶猛，吼叫声如雷一般响亮。赫拉克勒斯跳上地狱看门狗的背部，用腿夹紧它的3个头，并紧紧扼住它的喉咙，任凭这怪物如何跳跃挣扎都不放手，直到恶狗屈服。当赫拉克勒斯带着地狱看门狗来到人间，从未见过阳光的恶狗被明亮的光线吓得疯狂，于是猛烈地左右甩着3个脑袋，它剧毒的口水洒落一地，凡是毒液喷洒到的地方，就会从地面钻出一种有毒的植物，它们花朵的颜色像冥界一般阴暗，它们花朵的外形如同被恶狗吞食的亡灵的头——这植物就是乌头，深紫色，花如头盔状，名副其实的剧毒植物。

曾经有许多起旅游者误食乌头毒发身亡的案例，可见古希腊的传说中，把这剧毒的植物看作地狱恶狗所吐的毒液，是多么贴切而恰当。然而希腊神话却并未为东方人所熟识，于是依旧有人为了尝鲜，吃了乌头，变为了新的亡灵，到冥界去报到。

6.毒蛇与蛇石解毒的传说

在马耳他岛，人们可以找到鲨鱼的牙齿化石，以为它们是蛇的舌头，在历史上称之为"蛇石"。大约在公元60年，圣保罗是在马耳他沉船失事途经罗马（正巧是公众假日2月10日）。他上岸后虽然没有受伤，但被从火中跃出的毒蛇咬伤。然而，令人惊讶的是他并没有中毒。人们自然联想到那些蛇的舌头（鲨鱼的牙齿化石），

认为这是"蛇石"具有的超自然力量。这种信念随着时间的推移进一步传开。在中世纪，人们认为"蛇石"能够抵消和中和任何毒物，便在饮用饮料之前加入"蛇石"，以消除毒害。今天，仍然有些人穿着鲨鱼牙齿挂件带来好运或健康。

7.中国古代五毒与五红的传说

中国古代传说，很久以前，玉帝曾宣布，天上的毒物要等春雷响第一声才可以到凡间去，所以人们都称那个时候为惊蛰。不过有5个毒物怕冷，于是他们就约好了到端午的时节天气暖和了再一起到人间去危害一番。这5个毒物分别是蛇、蜘蛛、蝎子、蜈蚣和壁虎。它们在端午的时候来到了人间，刚到一户人家的门口，就听这家的女主人在说："快吃，这是油炸的五毒"。5个毒物大吃一惊，便趴在窗户上看，只见桌上5个盘子里有红红的5道菜。那女主人一边吃一边说，这"五毒物"真好吃。"五红菜"[1]在5个毒物的眼里变成了它们的血，5个毒物吓得魂飞魄散，急忙从这户人家逃走了，从此再也不敢去。以后人们都在端午节这天吃5种红颜色的菜来吓退那些毒物，希望它们不进

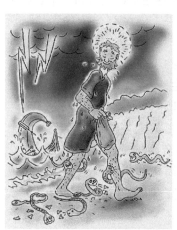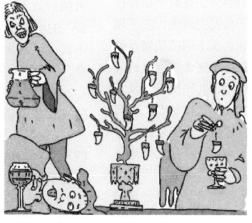

图6-1-2 毒蛇与蛇石
解毒的传说

---

1 从营养学来说，"五红"就是初夏季节的时令佳肴。其中，苋菜含有大量的红色素，多食能清热去火，有益健康；黄鱼，营养价值很高，富含维生素A，多食能明目去火；河虾，能补肾壮阳；鸭子，能清热气、解湿毒；鸭蛋，味甘，性凉，有滋阴、清肺、丰肌、泽肤等作用。

自己的家里（图6-1-2）。

8.用人做毒物试验并选用毒蛇自杀的埃及艳后

克莉奥帕特拉七世（Cleopatra Ⅶ，公元前69～公元30年）是埃及托勒密王朝最后一位女王（图6-1-3）。她才貌出众，聪颖机智，擅长手腕，心怀叵测，一生富有戏剧性。特别是卷入罗马共和末期的政治漩涡，同恺撒、安东尼关系密切，并伴以种种传闻逸事，使她成为文学和艺术作品中的著名人物。

公元前51年托勒密去世，留下遗嘱指定克莉奥帕特拉七世和她的异母兄弟托勒密十三世（公元前63～公元47年）为继承人，共同执政。但他们两人因派系斗争和争夺权力而失和。克莉奥帕特拉七世于公元前48年被逐出亚历山大里亚后，在埃及与叙利亚边界一带聚集军队，准备攻入埃及。此时，适逢恺撒追击庞培来到埃及，对埃及的王位之争进行调停。克莉奥帕特拉七世得此消息，乘船于夜间潜入亚历山大里亚，以毛毯裹身，由人抬到恺撒房门前。克莉奥帕特拉七世突然出现于恺撒面前，使恺撒又惊又喜。她很快就成了他的情妇。而托勒密十三世却在对恺撒的亚历山大里亚战争中遭到失败，溺死于尼罗河。克莉奥帕特拉七世依靠恺撒，巩固了自己的地位，成了埃及实际的统治者。但在名义上则按照埃及的传统，与另一异母兄弟托勒密十四世（约公元前59～公元44年）结婚，共同统治埃及。公元前44年3月15日恺撒于遇刺身亡。克莉奥帕特拉七世黯然离开了罗马返回埃及，毒死托勒密十四世，立她和恺撒所生之子为托勒密十五世，共同统治埃及。

恺撒死后，安东尼称雄于罗马。公元前40年夏，安东尼娶了渥大维的姐姐奥克塔维娅为妻，以罗马传统的联姻方式巩固政治上的联盟。公元前37年安东尼违反罗马的传统习惯同克莉奥帕特拉七世结婚从而受到罗马人的非议和恼怒。在罗马，人们对克莉奥帕特拉七世恨之入骨，认为她是罗马最大的威胁。公元前32年安东尼和渥大维的矛盾趋于尖锐，完全决裂。安东尼应克列奥帕特拉七世之求，正式修书遗弃其妻奥克塔维娅。渥大维也发誓为其姐姐所受的侮辱报仇。公元前30年，渥大维进攻埃及，包围亚历山大里亚。发誓生擒克莉奥帕特拉七世带回罗马示众。安东尼看到大势已去，伏剑自刎。克莉奥帕特拉七世得知后，陷于绝望，万念俱灰，知道自己的死期将近，研究各种自杀的方法。据传说，克莉奥帕特拉为了尝试自杀时最佳方法，曾先后用天仙子、颠茄、番木鳖树的果实和毒蛇在犯人和奴隶身上做试验。她先逼仆人吃下番木鳖树的果实种子自杀，因为其中含有足以致人死命的番木鳖碱。亲眼目睹了他们经受的巨大痛苦，包括腹痛呕吐、面部扭曲和抽搐等，她最终选择了看上去痛苦较轻的毒物——用角蝰（一种小毒蛇）以噬胸方式自尽。也有传说，尽管她被严加看管，她还是设法得到一个农民送来的一篮无花果，内藏有一条名为"阿斯普"的小毒蛇，她抓起小蛇放到自己左边的丰乳上，让毒蛇咬伤昏迷而死，结束了神奇、浪漫的一生。

随着克莉奥帕特拉之死，长达300年的埃及托勒密王朝也告结束，埃及并入罗马，成为罗马帝国的一部分，直到5世纪西罗马帝国的崩亡。卡巴内尔为这一传说绘制了一幅《克莉奥帕特拉在死囚身上试毒》油画[1]。

---

1 卡巴内尔在《克莉奥帕特拉在死囚身上试毒》的历史风俗画中，描绘了埃及女王克莉奥帕特拉下令在死囚犯身上试验毒药效果的悲剧场面。画家以饰有古埃及象形文字的埃及古代建筑廊柱作为背景，画面中景是光照下描绘试毒囚犯情景，而近景却表现克莉奥帕特拉正在侍女陪伴下悠闲观看。画用古典主义的手法描绘人物和环境，美丽的外形与狠毒的内心不和谐地表现在这幅画中。

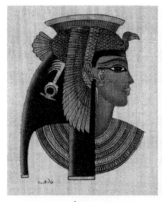
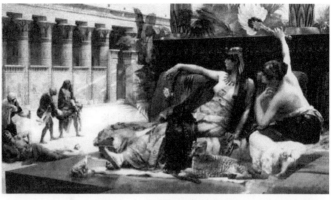

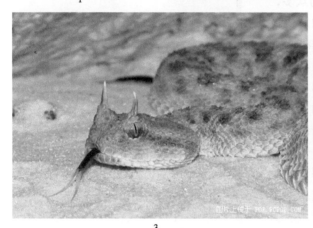
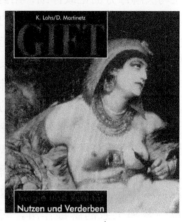

图6-1-3 埃及皇后克利奥帕特拉

1.克莉奥帕特拉；2.《克莉奥帕特拉在死囚身上试毒》油画，作者卡巴内尔；3.角蝰；4.克莉奥帕特拉以噬胸方式自尽。图为《毒物》（德文）一书封面

6.1.2 古代中国的毒物学

1.中国古代的毒物学思想

中国古代[1]虽然没有形成独立的毒物学科，但在农业生产、药物研究和社会发展的实践中积累了不少的毒物学知识。在中国古代丰富的史料中，许多名医都对毒药进行过研究，形成了有系统性的关于毒物与中毒的科学思想。

秦汉时期已有药物毒性的概念，知道药物大毒、常毒、小毒和无毒的区别。药物毒性一般者为常毒，有害于机体者为大毒。故有"大毒治病，十去其六"（《黄帝内经·素问·五常政》）。东汉唯物主义思想家王充（27～97年）在《论衡·言毒篇》中，以哲学观系统论述了毒物与中毒现象，肯定了毒物的客观存在性，并对毒物进行了分类，"在虫则为蝮蛇蜂虿，在草则为巴豆冶葛，在鱼则为鲑（河豚）……故人食鲑肝而死"。他指出毒物的生态特点使中毒的发生有地域特性。"鸩鸟生于南，人饮鸩死。""冶葛巴豆，皆有毒螫，故冶在东南，巴在西南[2]。土地有燥湿，故毒物有多少。生出有处地，故毒有烈不烈。蝮

---

1 按照中国通史的历史分期，中国古代为原始社会～19世纪中期的1840年。
2 "冶在东南，巴在西南"意为冶葛在东南，巴豆在西南。

蛇与鱼比，故生于草泽。蜂虿与鸟同，故产于屋树。江北地燥，故多蜂虿。江南地湿，故多蝮蛇。"他还强调毒物具有两重性，如"美酒为毒，酒难多饮"。从现代毒理学的观点来看，饮酒与酒精中毒已经成为全球性问题。这些观点都早于西方科学家和医学家的论述。

中国出土的春秋战国时期（公元前770～公元221年）马王堆医书《五十二病方》在乌头解毒方面记载详细，用药众多，方法独特，既为后世留下了宝贵的解毒经验，也为后世解救乌头中毒开启了先河。

华佗（约公元2～3世纪）专长治疗蛇伤，利用有毒植物制成著名的麻沸汤医治伤病。巢元方（公元6～7世纪）的《诸病源候论》，将毒物与中毒列为专卷论述。孙思邈（581～682年）的《备急千金要方》、《千金翼方》中，有中毒和解毒的论述。在《要方·解毒并治》中他重新验证了甘草、葱和土浆的解毒作用，告诫医家不可盲目照搬别人的经验，要通过自己的实践加以证实。王焘（670～755年）的《外台秘要》，系统论述了有关毒物与中毒的防治。北宋王怀隐等人编撰的官方综合性方书《太平圣惠方》（992年），专卷论述了中毒鉴别诊断，救治方法及解毒方药。清代陈梦雷（1650～1741年）等编撰的《古今图书集成·医部全录》卷327中，汇集了从汉至清代五家医著中有关中毒的论述、解毒方剂和单验方。吴其濬（1789～1847年）的《植物名实图考》丰富了有毒植物的生物学、生态学与毒物学的知识。

藏医药的发展，至少有2000多年的历史。据史料记载，公元前200多年，藏王聂赤赞布提出6个疑点，一位名为孜拉嘎玛跃德的人回答了其中之一，曰：有毒就有药，说明了毒可成药、以毒攻毒的医理。此时

还出现了名医杰普赤西，他研制的"吐迥旺日"药丸，也是运用了以毒攻毒的理论。形成了对药物与毒物两重性的认识，结束了长期以来什么是"药"、什么是"毒"的争论。毯画53"配毒、中毒、毒物及其来历"就是综合"四部医典"中的第三部"秘诀"第87章～第89章的内容绘制成的画，具有重要的历史价值（图6-1-4）。

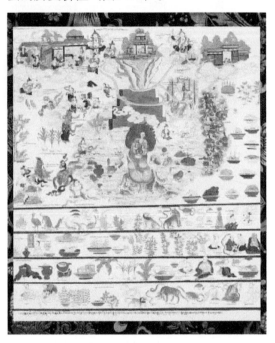

图6-1-4 毯画53"配毒、中毒、毒物及其来历"
图画以西藏的神话为背景，当诸神巡游香乳海（指婆罗门教传说中的海的名字）时，毒神"中央者"出现，向世上散播各种毒。自然界有毒的动物或植物也是毒神散布的结果。消解这些毒物，或者以毒为药进行应用，就称之为西藏医药学

据古代彝族医史记载，在父系社会后第五时期就有动物药和植物药之分，同时也出现了毒草的记载。例如，古彝文经书《毒的起源经》中，彝族先民就已经使用川乌、草乌这类毒草；《勒俄特依》、《物始纪略》中就有蛇毒、虫毒、饭毒、菜毒、草木毒、水毒等。

元代反映中国医药学与阿拉伯医药学相交融的《回回药方》36卷，包括内、外、

妇、儿、骨伤及解毒救急的方剂。其中卷35为众虫兽伤门、众毒门、辟虫门。众毒门论说众毒物、辨验何等毒物所伤、解服药毒等知识。

2.三个难解的"毒物"

古代中国毒物研究中有三个"奥秘"尚待探明。一是"神农氏尝百草，一日遇七十毒"，遇的是什么毒？二是华佗使用的麻沸汤有什么成分？三是蒙汗药是什么药？

关于"神农氏尝百草，一日遇七十毒"，有人认为，原始社会人们误食有毒植物中毒，家畜采食毒草中毒，以及神农尝百草之滋味，一日而遇七十毒的传说，实际上是氏族社会无数先民在代代认识药物的过程中总结毒性药性的真实推断，是对中毒丧命的理论解释。也有认为"神农尝百草，一日而遇七十毒"之说，其中"日"和"七十"有特定的含义，是较多的意思，有着深厚的历史文化内涵。

"麻沸汤"的名称出自《后汉书·华佗传》，有人认为麻沸汤与蒙汗药是两种既有关联又有差异的神秘之物。相同之处为同属以药物致人昏迷麻醉；差异之处则是，前者为治病救人，后者为致人昏迷。也有认为麻沸汤中有洋金花，其有毒成分是东莨菪碱，可使人狂浪放荡、暴躁、快慰和不知疼痛。

关于蒙汗药，有人认为是一种麻醉药，其成分是曼陀罗。也有人认为，医疗用的"蒙汗药"多以曼陀罗花组成复方，小说、戏剧的"蒙汗药"是曼陀罗的花末，但其解救方法尚不清楚。最新的研究对"蒙汗"二字有新释，认为这是古人对服食以曼陀罗（花）为主要成分的"蒙汗药"后，人体汗腺受到抑制，汗"蒙"而不发这种生理现象的客观描述（这与莨菪碱抑制体液分泌作用相一致）。

3.毒物引起的中毒

中国先秦古籍《山海经》中记载的毒物有12种，其中杀人、无卧、使人无子等8种对人有毒副作用；无条、鸡谷、芒草等4种是毒鼠、毒鱼的有毒植物。药物中毒方面，《汉书·外戚传》记载，"女医淳于衍用附子泽兰丸给新产的许皇后服用，以至身死"。古代的炼丹术与服石可使人长生不老之说曾在上层社会流行，有不少名人之死都与丹药中毒有关。《诸病源候论》在"寒食散发候"中对服石中毒作了详细描述，并记载了治疗服石中毒的有效方法。"五服散"的毒副作用是由于组方中含有誉石（剧毒砷）的缘故。

1800年，中国发生荞麦花中毒灾害。据魏源（1794~1857年）《清夜斋诗稿》·《道中杂言》八首中记载："中野种荞麦，春风吹麦新。二月麦花秀，三月花如银。麦秋不及时，人饥已奈何！花毒作糇粮，急那知其他。以鸩止渴饥，僵者如乱麻。冀此顷刻延，偿以百年嗟。投入北邙坑，聚土遂成坟。明年土依然，春风吹麦新。勿食荞麦花，复作坑中人。"

职业中毒方面，北宋孔平仲的《谈苑》中有"后苑银作镀金，为水银所熏，头手俱颤"的记录，这是典型的慢性汞中毒的症状。沈括曾论述四川岩盐深井开采中所发生的卤气和天然气中毒死亡事故及解毒方法。宋代陈承和明代睢朦仙[1]，记载过信州银矿、商州汞矿在开采中遇到含砷气体的危害情况。宋代洪迈《夷坚志·乙志》记载有南昌制造蚊烟香的人，误食蚊烟原料砒霜与硫黄而中毒。李时珍对铅矿山工匠的职业病进行过深入的调查，指出："铅生山穴石间，人挟油灯入至数

---
1 睢朦仙，人名，睢朦音suī qú。

里……其气毒人，若连月不出，则皮肤痿黄，服胀不能食，多致疾而死"，提倡采铅工匠摄取脂肪性食物来预防铅中毒，对铅中毒的地点、工种、病因、症状、预后和预防方法做了精辟的论述。明代宋应星（1587～？）[1]的《天工开物·五金》中，记述了铅、汞的物理化学性质等毒物学知识，并记载了预防煤矿井下瓦斯中毒及排毒方法（图6-1-5）。

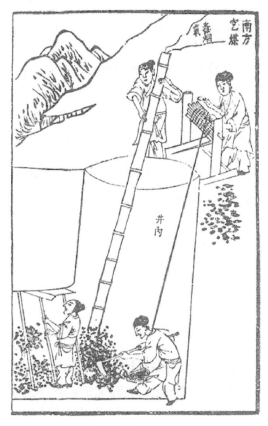

图6-1-5 《天工开物》描述的采煤预防瓦斯中毒的方法

中国古代十分重视生态环境与中毒的关系，通过看"风水"的方法以预防地方性中毒性疾病发生，如古代"水毒"（由水源污染引起）、"秃"人（疑为地方性天然铊中毒）、"齿居晋而黄"（地方性氟中毒，氟斑牙"斑釉"病）等。

宋慈（1186～1249年）著《洗冤集录》共5卷，53条。其中记载了宋代的中毒和蛊毒，描述了以动物试验法、卵白验毒法、银及银钗验毒法等中毒的证明方法。该书曾被译成多种文字，在世界法医学史上占有十分重要的地位。

宋代以来人们就知道河豚是一种剧毒的鱼，"性有毒"，"其肝杀人"，同时也有许多食用河豚而中毒的记载。为了解决河豚美味但又含毒的难题，古人曾经搜寻解毒良方，然而一直未能成功。

家畜中毒方面，南朝梁人陶弘景的《本草经集注》记载，"羊吃羊踯躅的叶便踯躅而死"。《马书》卷一记载唐弘治六年（公元1493年），军马发生酒糟中毒，从此严禁用酒糟喂马。元代《元亨疗马集·造父八十一难经》描述了马的毒草中毒。《本草纲目》记载有六畜的盐胆水、蓖麻中毒，禽兽的砒石、乌头中毒，牛的蛇咬伤。《猪经大全》记载有"食毒草病症"。

4.毒物应用于医疗

据《周礼》记载，春秋战国时代已有毒物用于医疗的明确记载："聚毒药以供医事"。2000多年前的《五十二病方》记载了应用毒性很大的地胆、斑蝥治疗类似肿瘤的疾病。古代还有善于使用有毒药物的医家，如扁鹊用"毒酒"麻醉患者后进行手术；谆于意（公元前205～150年）临证常用半夏、芫花、莨菪、苦参等；张仲景则善于使用剧毒中药，他在《伤寒杂病论》中创制的300多首方剂中，以有毒中药为君或含有有毒中药的方剂就有119首，如附子汤、乌头汤、麻黄汤等。

5.酗酒中毒与禁酒

《诗经·小雅·宾之初筵》描述了人酗

---

1 宋应星，中国明代科学家，江西奉新人，1587年生，去世时间一说1661年，一说1666年。

酒中毒的状态："宾既醉止，载号载呶[1]。乱我笾豆，屡舞傲傲[2]。是曰既醉，不知其邮[3]。侧弁其俄[4]，屡舞傞傞。"大意是：客人已经喝醉了，又是叫来又是闹。打翻杯盘和碗盏，趺趺幢幢把舞跳。还说这是喝醉酒，糊里糊涂不害臊。头上歪戴鹿皮帽，疯疯癫癫跳舞蹈。

酗酒引发的中毒与官方禁酒自古以来就是社会生活的一部分。中国是较早发明酒的酿造法的国家之一，对酒的医疗作用和过量饮酒对人体的危害，在隋以前的医学文献中已有记述。甲骨文"酒在疾"（甲2121）就是酗酒。《金贵要略》中记载有"酒疸"一病，就是因饮酒过度，湿热郁蒸，胆热液泄所致。《诸病源候论》在"饮酒中毒候"中，对酒精中毒性精神障碍作了进一步的观察和总结。而解酒药的记载始自《神农本草经》。解酒名方"葛花解醒汤"出自《名医别录》。清代杰出的蒙古族医学家察哈尔格西罗布桑苏勒和木（1740～1810年）在他的著作中有《烟酒与健康》、《烟酒的危害》的记述。

6.烟草的传入与控烟

烟草原产于美洲，自1492年哥伦布发现美洲后，烟草逐渐传入欧亚大陆。约在明万历年间（1573～1619年）烟草由菲律宾传入中国台湾、漳州和泉州地区，人称"淡肉果"或"淡芭菇菰"。明末吸烟者已遍及大江南北，崇祯年间（1628～1644年）有大臣奏曰：百姓到处喊吃烟，"烟"、"燕"相通，吃"燕"（古代战国时期燕国的首都在今天的北京）岂非造反？由于中国医生发现长期吸烟有害健康，明末官方禁止烟草交易，崇祯十年（1637年）诏令全国禁止吸烟，至清代民间也开展了一定规模的宣传运动。此外，吴晗在"谈烟草"一文中（1936）指出："明末名医张介宾（景岳）在他的著作中，第一次提到烟草的历史和故事。"

7.鸦片传入与禁毒

据史料记载，鸦片传入始于唐代。乾封二年（公元667年）东罗马帝国遣使向皇帝献"底野迦"，鸦片开始传入中国。之后，阿拉伯人在贡献"底野迦"的同时，也将罂粟送到了中国。当时，"底野迦"是一种"善除万病"的复方制剂，其主要成分就是鸦片。宋代的《医林集要》中记载了用罂粟制作鸦片的方法，可见医家已经开始作为药品用于临床。在国力强盛的明代，四野的朝贡、宫廷的奢侈和纵欲风气，使鸦片由药品变为滥用的毒品。到了清代，由于英国东印度公司实施了向中国倾销鸦片的政策，英国商人将在印度生产的鸦片大量倾销广州一带，致使中国的吸毒人数增加到200万人。据统计，1800～1839年以英国为主的殖民者向中国共输入鸦片638 119箱，掠夺了6亿多银元。毒品的泛滥成灾，禁毒就成为中国历届政府政治的中心任务。1729年雍正皇帝颁布了禁烟法令，但屡禁不止。鉴于烟毒为害日烈，1838年12月，道光皇帝派湖广总督林则徐为钦差大臣去广东查禁鸦片。1839年3月，林则徐达到广州，是年6月在广州虎门当众销毁从英国等不法商人手中缴获的鸦片200余万斤。虎门销烟有力地打击了外国殖民者的贩毒行为，向全世界宣告了中国人民禁烟的坚定决心。

---

1 呶，音náo，喧哗。
2 傲傲，音αī，身体歪歪斜斜的样子。
3 邮，过失。
4 侧弁其俄，弁，皮帽。侧弁，歪戴着帽子。俄，倾斜。

8.毒物的管理与法律

中国唐宋时代已有管理毒物的法律。例如，毒药毒人者处绞罪（唐律，宋刑统同）；买卖未用者流二千里（唐律，宋刑统同）；毒药不准进贡（宋史）；脯肉有毒速焚烧（唐律，宋刑统同）。北宋时宫廷有个毒药库，储藏专用于毒杀官吏的药物。库无名号，药分七等，最毒的鸩鸟列在第三。明崇祯十三年（1640年）官方曾下令，民间私种（烟草）者处死。这是中国第一个禁烟法律。

6.1.3 文明古国的毒物学

1.古代两河流域和古埃及

毒药，几乎跟人类的历史同样古老。早在公元前3000多年，历史上两河流域是最早文明的发祥地，位于底格里斯河与幼发拉底河之间、美索不达米亚的最南部，后来成为巴比伦的地区（今伊拉克南部，从巴格达周围到波斯湾）。在那里早期的定居民族——苏美尔人建立了王国。在苏美尔人的经文中提到，苏美尔人崇拜一个名为古拉（Gula，公元前1400年）的下毒女医神，由于她掌握魔法、咒语和毒物，所以也称她为"康复女神"和"伟大的医生"（图6-1-6）。

据考古研究，古埃及人掌握的毒物学知识非常丰富。早在公元前3000年的时候，埃及的第一王朝法老王曼尼斯（Menes）就已经指派专人研究和种植有毒植物和药用植物。在他的统治下，埃及收集了动物毒、植物毒和矿物毒的有关资料。写于公元前1550年的埃伯斯[1]，揭示了这些知识的内幕。这本古医籍是人类最早的医学记载，是一本医学处方的汇编，包括829个秘方，其中72%是定量的（图6-1-7）。许多成分被认为是有毒的，如毒胡萝卜（毒芹）、附子、鸦片（同时也被用作解毒药）及铅、铜和锑等多种金属毒物。

古埃及人把毒蟾蜍视为圣物，有着至高无上的地位。长期以来人们对这种崇拜搞不明白，直到20世纪50年代，瑞士药物学家梅耶教授发现蟾蜍的毒腺能分泌12种毒液，人们才明白，难怪古埃及人那么看重它。除了它的毒素之外，人们想不出其他有说服力的理由。

古埃及的祭司们，是人类历史上已知最早、也最善于利用毒药的一群人。古埃及人很可能利用剧毒的害虫及毒物作为一种特殊的武器，用以保护法老的陵墓，免遭盗墓或暴力侵犯。金字塔墓室里金碧辉煌的壁画，壁画的颜料就含有剧毒物质，这

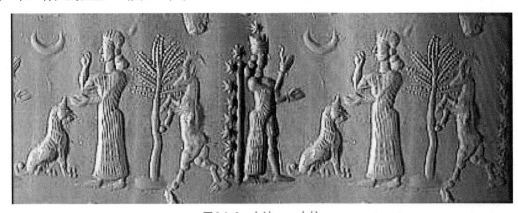

图6-1-6 女神——古拉

---

1 埃及的埃伯斯古医籍（*Ebers Papyrus*）共有110页，在莎草纸上记载有关解剖学、生理学、毒物学、咒语和治疗方法。

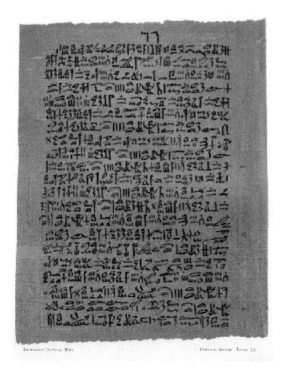

图6-1-7 公元前1500年埃及的埃伯斯古医籍

些毒物即使干了，它们的毒性不减，或者化成了有毒的气体，在墓室里密封了几千年。当人们最后把墓穴封闭起来时，可能同时点燃着有毒的蜡烛（烛芯在毒液里浸泡过），燃烧后发出的有毒气体，在密不透风的墓穴里，长期存在而不消失。木乃伊也会散发尸毒，缠木乃伊的布条，可能也在毒水中浸过，于是，那些经常接触这些有毒物质或气体的人便易发各种怪病，直到死亡。当然，对毒物的使用也不一定就是有意为之。因为在陵墓内随处可见的壁画上，那些绚丽的色彩里，就可能含着各种剧毒成分。

当人们仔细看过因"法老的诅咒"而丧命的病例，就会发现除了发高烧、中风之外，更多的是疯癫，以及血液循环系统的病损。于是考虑到放射性物质的存在。现在，人们已经在埃及的中部，

发现了铀矿石，似乎也在进一步地证实这种推测的可能性，即金字塔的一部分是由带放射性的石料砌成的。更准确地说，当时古代埃及人是否已经发现了放射性的铀的作用，用它来保护法老身后的平安。或者那些紧紧贴在木乃伊身上、或放置在陵墓中的护身符，就是用纯度较高的含铀矿石制作或至少曾经接受过辐射"加工"的材料制作。

2.南亚次大陆和古印度

古印度是历史悠久的古国。早在吠陀时代（公元前1500～1000年），印度河和恒河流域出现了几十个国家，这些国家之间发生过许多次战争。因此，毒物用于战争的情况受到重视。公元前5～6世纪，从佛教文学里可以找到一些经济学概念和观点。其中在讨论企业、价格和税收等一些专门的经济活动内容里，有禁止销售生物、毒药和武器的规定。

公元前4世纪古印度哲学家考底利耶（Chanakya）[1]就曾建议使用秘密武器和毒药。他极力反对谋杀试食的侍从；详细阐述发现毒药的方法。通过毒药的使用，频繁对反对王室法令的人执行死刑。在有关战争和战略问题方面也涉及毒药和的使用有毒的武器。

公元前4世纪古代印度的医学著作《利论》中，有采矿、冶金、医药、烟火制造术、毒物、由发酵制成的酒及糖等的详细叙述。

古印度的《摩奴法典》[2]中规定，如果法官依证言和物证不能确定案情，则可以用神明裁判法来审查证据和查明事实。作为《摩奴法典》之补充的《那罗陀法典》第102条又进一步规定了神明裁判法的8种

---

1 考底利耶（Chanakya或Kautilya），前4世纪古印度政治家、哲学家，曾协助旃陀罗笈多一世建立孔雀王朝；著有《政事论》，提出："英明的君王以臣民之乐为乐"。

2 《摩奴法典》是古代印度婆罗门教的经典。共12章，2684条。第7～9章主要包括民法、刑法、婚姻制度、继承法。

形式[1]：其中的毒审，是让嫌疑犯服某种毒物，无特殊反应则无罪[2]。

印度"阿育吠陀"[3]包括8个分支学科，即一般外科学、特殊外科学、体疗法、鬼神学、小儿科学、毒物学、不老长生学、强精学。在毒物学中，记述了被蛇、昆虫、蜘蛛、蝎、鼠等咬、刺伤时出现的中毒症状和治疗方法；多种毒物或食物引起的中毒症状及其解毒办法。

3.希腊半岛和古希腊

在古希腊，中毒是相当普遍的现象，因此，治疗中毒和解毒剂的使用就变得十分重要。第一个对中毒者采取合理治疗的人是希波克拉底斯（Hippocrates，公元前460～公元377年），大约在公元前400年，他已经知道，在治疗或减轻中毒症状方面，最重要的是要减少胃肠道对有毒物质的吸收。盖伦（Galen，130～200年）是继希波克拉底之后伟大的希腊医学家，他在其著作中记载了540种植物药、180种动物药、100种矿物药。其中相当多的药品是有毒的。

公元前5世纪，古希腊的伯罗奔尼撒战争[4]中，斯巴达人就已经使用毒物。他们用硫黄和砷等燃烧产生的大量有毒烟气，使对方作战人员中毒窒息。

公元前2世纪，希腊医生、诗人尼坎德（Nicander）以六韵步的形式写下两篇长诗：一是《解毒舔剂》（Theriaca），介绍有毒动物咬伤的治疗方法；二是《解毒药》（Alexipharmaca）介绍了毒物的解毒与治疗方法（图6-1-8）。从此，古希腊毒物学有了系统的发展。

在阿塔卢斯三世（Attalus Ⅲ，公元前138～133年在位）统治时期，有毒植物被种植并用来处死罪犯。

公元50年，希腊医生迪奥斯克里德斯（Dioscorides）所著的《药物论》（Materia Medica）中提供了约600种植物和1000个简单药物的处方，以及它们可能治疗的疾病，特别是详细描述了砷（有时是指硫化物，有时是指白氧化物）、铅（红铅或氧化铅），朱砂（硫化汞）和白

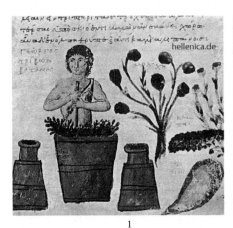

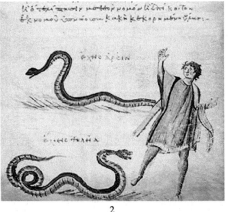

1   2

图6-1-8 尼坎德《解毒舔剂》与《解毒药》手稿

1.手稿中的插图，藏于巴黎国家图书馆；

2.手稿中的插图，希腊选集，Ⅸ.211

---

1 8种形式，指火审、水审、秤审、毒审、圣水审、圣谷审、热油审和抽签审。

2 有记载把羊的脾拿出来，放上各种毒药，让犯人吃，中毒则有罪，不中毒则无罪。后来有人对其科学性产生质疑。

3 阿育吠陀（Ayurveda）医学和悉达（Siddha）医学被认为是印度的医学体系，五千多年来，它在无数印度传统家庭中使用着。阿育吠陀也称为生命吠陀医学，"Ayus"指的是生命，"Veda"指知识或者科学，意为生命和长寿的知识。

4 伯罗奔尼撒战争（Peloponnesian War）是以雅典为首的提洛同盟与以斯巴达为首的伯罗奔尼撒联盟之间的一场战争。战争从公元前431年一直持续到公元前404年，其中双方几度停战，最后斯巴达获胜。战争结束了雅典的经典时代，结束了希腊的民主时代，强烈地改变了希腊的国家。其战场几乎涉及了整个当时希腊语世界。现代研究称这场战争为古代世界大战。

铅（乙酸铅）的毒性效应。

希腊医生希波克拉底、尼坎德、迪奥斯克里德斯和盖伦曾经先后记述了铅中毒的临床症状。他们认为由于熔炼过程中产生的烟气使矿工处于危险状态，因此，铅中毒可能会流行。

古希腊文学作品和神话中经常提到毒物，主要是有毒植物毒芹、乌头、藜芦、曼德拉草和天仙子，而且也是在古希腊时期开始对中毒者进行合理的诊治。大多是用从毒芹中提取出来的毒芹碱做毒药，用致死剂量的毒芹是法定的死刑执行方法。苏格拉底之死就是最著名的案例（详见第4章）。

4.意大利半岛和古罗马

在罗马共和时期[1]，犯罪毒杀达到了流行的程度，作家李维（Livy）[2]在《罗马史》中描述了社会高层和罗马贵族成员使用毒药的情况。

公元前82年，罗马统治者苏拉（Sulla）[3]颁布了反下毒的法令，遏阻了任意使用毒药。这是第一个通过立法试图阻止毒杀的法令。法令规定了严厉的惩罚条例：如果违犯者出身贵族则判流放和没收财产；如果是下层人则投给野生动物。然而，尽管有这个法令，但毒杀事件仍然肆虐罗马，一些职业制毒者开始出现并且以免罚的方式实行他们的技艺。

古罗马内战时期[4]，毒杀和中毒现象更为普遍，当时几位女性阴谋下毒者为了谋取利益，开始施展她们精心设计的下毒艺术。

在基督时代早期的公元1世纪，最著名的违犯者是统治者的家庭成员，特别是古罗马暴君尼禄（Nero）和他的母亲阿克利碧娜（Agrippina），他们使用了多种毒物：乌头、天仙子、颠茄、毒蘑菇。除了植物性毒物，当时的人也已经知道砷化合物（砒霜），并且加以使用。莉维亚（Livia）使用从颠茄的根与叶提炼出来的毒药杀死她的丈夫——罗马皇帝奥古斯都（Augustus）。

公元1世纪，罗马的博物学家普林尼（Pliny，23～79年）[5]在他著的《自然史》（*Historia Naturalis*）一书中记载了多达1000种可入药的植物（图6-1-9）。其中描述了有毒植物和有毒动物的生物效应。

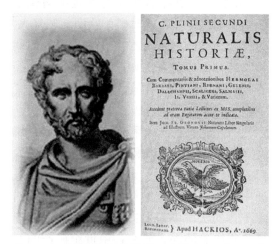

图6-1-9 普林尼与他著的《自然史》（1669年版）

---

1 罗马共和时期，自公元前509年共和国创立到公元前1世纪在恺撒手中结束。

2 李维（Livy，公元前59～公元17年），罗马著名的历史学家，著有《罗马史》142卷，但保存下来的仅35卷。

3 路西乌斯·科尔涅利乌斯·苏拉（Lucius Cornelius Sulla，公元前138～公元前78年），古罗马著名的统帅，奴隶主贵族政治家。

4 罗马内战是公元前40～30年代罗马奴隶制国家内部为争夺政权和建立军事独裁而进行的一场战争。

5 普林尼（23～79年）的全名是盖乌斯·普林尼·塞孔都斯（Gaius Plinius Secundus），又称老普林尼，是罗马的一位博物学家。他生于意大利北部的新科莫，少年时赴罗马学习文学和法律，青年参军；后来周游欧洲各地。曾经担任西班牙行政长官和罗马海军司令。他学识渊博，勤于著作，积累了大量的自然科学知识。他在公元77年撰写成的《自然史》以古代世界400多位作者的两千多本著作作为基础，分34 704个条目汇编成，共37卷，涉及天文、地理、动物、植物、医学等众多科目，成为古代自然科学的百科全书。公元79年8月24日，维苏威火山大爆发。普林尼为了了解火山爆发的情况，并且救援这一地区的灾民，乘船赶往火山活动地区，因吸入火山喷出的含硫气体而中毒身亡。

从公元4世纪开始，古罗马静静地灭亡了。罗马帝国为什么会灭亡呢？对于这个问题，历史学界有种种说法。例如，政治上的君主集权对军队失去控制；社会不同阶层之间的摩擦，阻碍制度创新；经济上贸易的萎缩；环境方面土壤的退化，气候的剧变和严重干旱；瘟疫和疟疾的蔓延。

但许多学者认为，强大的古罗马帝国由于大量使用铅质水管，贵妇大量使用铅白脂粉，葡萄酱加铅丹除酸染色等导致孕妇流产、不孕和儿童痴呆，导致人口的减少，最终亡于铅中毒。

古罗马帝国的灭亡意味着中世纪的开始。

6.2　中世纪毒理学启蒙时期

从古代到中世纪[1]，毒物学的成果主要反映在两个方面：一方面人类在实践中逐渐积累了用天然毒物治疗疾病和解救中毒的经验；另一方面，被识别和发现的各种自然毒物也被用于狩猎、战争冲突和谋杀。

中世纪，在东方国家特别是中国还处于漫长的封建社会的时候，欧洲文艺复兴[2]的推动使欧洲进入资本主义文化思想的萌芽时期，生产关系的调整，使整个社会经济处于重大转型，出现了许多新的重大变革。例如，自然科学从哲学中分化出来，宗教改革运动主张对科学文化采取宽容态度，神秘的炼金术[3]揭开了面纱，蒙骗人们的巫术和鬼怪时代开始结束。特别是欧洲中世纪中毒纷乱的年代，毒杀案件和纠缠不休的法律诉讼促进了法医毒理学和刑事毒物检验的深入研究；中世纪矿产的开发、职业性中毒的流行推动了工业卫生毒理的研究。所有这些影响的一个重要意义是：发现和启蒙了毒理学。

6.2.1　毒药研究的兴起

1.对毒物和解毒药进行科学分类

公元50年，曾跟随罗马皇帝尼禄的军队到处征战的希腊著名医生迪奥斯克里德斯（Dioscorides，40～90年）写下了《药物论》（*De Materia Medica*）一书（图6-2-1）。该书最后6册主要讲述各种毒药，把毒物分成动物毒、植物毒和矿物毒三大类，并附上图画，分别加以描述。《药物论》中的植物毒包括：天仙子、曼陀罗、颠茄、毒参茄、附子、毒芹、黑藜芦、秋藏红花、紫杉、鸦片、蘑菇及夹竹桃、杏仁、马钱子等其他有毒植物；动物毒包括：蝱、毒蛇、毒蜘蛛、蝎子、蟾蜍和有毒的海洋动物；矿物毒包括：铅、砷、汞、孔雀石绿（铜硅酸盐）等。此外，将解毒药分为蛇毒解毒剂、"普遍"解药及万能解毒药三类。在文艺复兴时期，该书出现过多种欧洲文字的译本。在之后的16个世纪，这本书一直是毒物学的

1　中世纪，指公元1～16世纪（历史上把东罗马帝国的建立年代和灭亡年代，395年和1453年，被定义为中世纪的开始和结束）。

2　文艺复兴，指欧洲（主要是意大利）从14～16世纪文化和思想发展的潮流。其思想特征是人文主义，提倡以人为本位，反对以神为本位的宗教思想。文艺复兴是人类思想的一次大解放，促进了文化艺术的繁荣和近代科学的大飞跃。而在东方，由于封建思想的长期桎梏，社会发展趋于缓慢，从此开始落后于西方。在欧洲历史上，文艺复兴被认为是中古时代与近代的分界。马克思主义史学家认为，文艺复兴是封建主义时代与资本主义时代的分界。

3　炼金术是中世纪的一种化学哲学的思想和始祖，是化学的雏形。其目标是通过化学方法将一些基本金属转变为黄金，制造万灵药及制备长生不老药。炼金术企图将其他元素转化成黄金，用一种药物治愈所有的疾病，宣称可以用某种仪式延长人的生命，或是直接制造出生命（如制造小矮人），现代科学证明上述企图是伪科学的。炼金术在中国古代称为炼丹术。

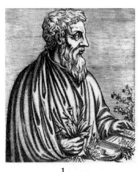
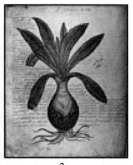

图6-2-1　迪奥斯克里德斯

1.迪奥斯克里德斯；2.《药物论》中有毒植物插图

主要资料来源，成为一个重要的里程碑。

2.拜占庭医学与《毒物学》著作

公元4～7世纪，拜占庭[1]医学在古希腊医学体系基础上发展起来，希波克拉底的体质理论被拜占庭人广泛接受，认为血液、黏液、黄胆汁和黑胆汁是人类体质病理学分类的基础，所有的疾病都出于干、湿、冷、热这四气失调。4世纪时朱利安皇帝的私人医生欧利修巴斯编撰的《诊断学》，7世纪时保罗（姓失传）编撰的《妇科学》、《毒物学》及《处方》都是以希波克拉底理论为基础的（图6-2-2）。拜占庭的草药学非常发达，放血、推拿、按摩、烧灼等方法也被用于治疗病患。在拜占庭军队中有军事医护团，大修道院通常也设有医院，接收并治疗平民患者。

3.中世纪阿拉伯毒物学家的贡献

自古以来，阿拉伯是东西方贸易交流的纽带，也是东西方科学文化的桥梁。现存的中世纪最完整的有关毒理学的阿拉伯

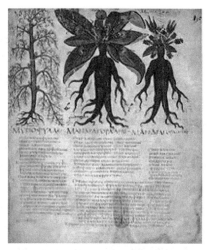

图6-2-2　一本7世纪的拜占庭医书中的插图

图中描述的是毒茄参

著作是：公元9～10世纪伊本·贾比尔[2]著的《毒物》（图6-2-3）；伊本·瓦哈施雅（Ibn Wahshiya）著的《毒物》。特别是阿拉伯医学家阿维森纳（Avicenna）[3]著的《医典》（Canon）（图6-2-3）一书中记载了800多种药物，并分类叙述了各种药物的功能、用途、组成成分、适用症状、剂量及

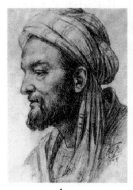
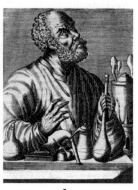

图6-2-3　古代阿拉伯医学家和化学家

1.阿维森纳；2.贾比尔

---

1 拜占庭，古国名。公元395年，罗马帝国分裂为东西两部，东罗马帝国以巴尔干半岛为中心，领属包括小亚细亚、叙利亚、巴勒斯坦、埃及以及美索不达米亚和南高加索的一部分。首都君士坦丁堡，是古希腊移民城市拜占庭旧址，故又称拜占庭帝国。

2 伊本·海耶·贾比尔（Ibn Haiyan Jabir，约776～803年）是中世纪炼金术士，化学之父。他的主要贡献是在化学领域，如结晶、蒸馏、熔烧、升华和蒸发等使化学实验方法更加完善。蒸馏器是他的发明。根据他的实验，描述了三种不同类型的物质。一是酒精以及加热汽化的樟脑、砷和氯化铵；二是金属，如金、银、铅、铜和铁；三是可转换成粉末类的化合物。他的研究为后来的分类方法铺平了道路，如金属、非金属和挥发性物质。

3 阿维森纳（即伊本·西那，Ibn Sina，980～1037年；拉丁文称作Avicenna，阿维森纳）

毒性，十分详细。阿维森纳曾描述了汞中毒患者呼出气中污秽的气味；用水银药膏成功地治疗皮肤病；在毒物制备中以白砷（三氧化二砷）代替三硫化砷，在毒物研究方面产生了深远的影响。

被誉为"阿拉伯的盖伦"、"穆斯林医学之父"的拉齐（al'Razi，欧洲人称其为Rhazes，865～925年）是一位杰出的化学家、哲学家和著名的医学家。他学识深邃而广泛，一生写作了200多部书，尤以医学与化学方面的著作影响巨大。拉齐的代表作《曼苏尔医书》（*The Book on Medicine for Mansur*），内容涉及解剖学、生理学、皮肤病、热病、毒物、诊断、治疗等各个方面。

4.研究中毒性疾病的诊断与治疗

1198年，在西方文艺复兴之前，著名的犹太哲学家、名医摩西·迈蒙尼德（Moses Maimonides，1135～1204年）著有《论毒物及其解毒剂》（*Treatise on Poisons and their Antidotes*）一书。书中记述了治疗昆虫蜇咬、毒蛇和狂犬咬伤的方法，探讨了生物利用度，注意到牛奶、奶油和黄油可以延缓小肠对毒物的吸收，并且驳斥了某些当时流行的非科学的中毒治疗方法。指出，油腻或多脂肪食物有减少胃部吸收毒性的效果，在四肢使用止血带可以减轻被动物叮咬的疼痛感。

1424年，阿多伊尼斯（Magister Santes de Ardoynis）编著《毒物》（*Venoms*）一书。书中描述了砷、乌头、嚏根草、月桂树、鸦片、泻根、毒参茄、五倍子等许多毒物学知识。与其他毒物学书籍不同的是，书中介绍了一些毒物的利用方法。

1472年，意大利医生，哲学家和占星术家佩特鲁斯·德·阿巴诺泰[1]（图6-2-4）根据希腊和阿拉伯著作写出了《论毒物》一书，成为有关毒物最早的重要著作之一。该书1472年出版，1593年在法国里昂出版法文译本，1924年出版英译本。在他的著作中，把毒物分为植物、矿物和动物，列出了所有已知的毒剂及它们的中毒症状和治疗方法，包括汞、铜、拉普青金石、纯化砷、氧化铅、马钱子、月桂树浆果和嚏根草。他还给出了如何避免摄取毒物，以及如果摄取了毒物怎样中和它们的方法。除了毒物研究之外，他还研究天文学，坚持认为天体和自然界是一个和谐的整体，否认鬼或天意的存在。阿巴诺泰认为炼金术和占星术与医药的系统研究密不可分，研究炼丹术以了解如何复合药品，研究占星术以确定最吉祥的时刻进行治疗，最佳时间收集药材。

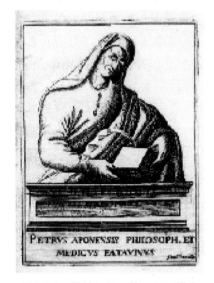

图6-2-4 佩特鲁斯·德·阿巴诺泰

---

1 佩特鲁斯·德·阿巴诺泰（Petrusde Abano，1250～1316年）出生于意大利的小镇，他的出生时间也有记述为1246年和1257年。他早年就读于巴黎大学，学习医学和哲学。他潜心研究希腊和阿拉伯传统医药，是第一个显示肌肉解剖模型的人。他将希波克拉底、盖伦和希腊哲学与医学著作的希腊语、阿拉伯语、犹太语的版本翻译为拉丁文，奠定了现代科学方法的基础。他认为，占星术影响宇宙和人类的生活。他关于风水的论文说明土、水、风、火四个基本要素与16个风水符号关系。但他还建议用咒语来加强对药品的治疗作用。

1589年，意大利自然哲学家乔瓦尼·巴蒂斯塔·波特[1]（图6-2-5）所著《自然法》出版，这是一部百科全书，包括科学、宇宙学、地质学、光学、植物产品、药品、毒药、食品、金属、蒸馏、玻璃、搪瓷、陶瓷、化妆品等。其中关于中毒和解毒的专卷，叙述使用各种毒药杀人的种种卑劣而有效的罪恶手法，尤其是药酒，即下毒药于酒中的方法在当时十分流行。披露了一些毒性很强的致命混合物，如用乌头、紫杉、石灰、砷、苦杏仁和玻璃粉调制之后，混合蜂

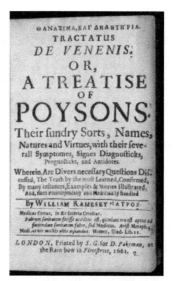

图6-2-6　1661年英国出版的第一本《毒物》书

过量的大蒜、蜥蜴、海龙、昆虫毒液的解救方法。

5.关注矿物毒和职业病的研究

1524年，乌尔里希·埃伦伯格（Ulrich Ellenbog，1440～1499年）的专著《不良的有毒湿气和蒸气》出版。这是一本关于有毒气体和职业病的小册子，其中重点叙述了职业性铅与汞中毒，埃伦伯格于1473年完稿，1524年出版，1932年出版英译本。

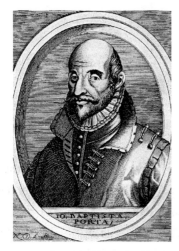

图6-2-5　乔瓦尼·巴蒂斯塔·波特

蜜制成核桃大小的丸剂的秘密。

1661年，英国医生拉姆齐[2]出版了一部《毒物》（*Poysons*）的书，这是第一本用英文写的毒物学专著（图6-2-6）。查尔斯二世为该书作序。书中描述了毒物的类型及其性质。甚至还包括疯狗咬伤、摄食了

1561年，阿格里科拉[3]（图6-2-7）所著《论冶金》一书出版。他以十倍的职业热情，投入到矿业和地质研究，对矿山开采和金属冶炼作了深入的实地考察，他花了20年时间用拉丁文写成《论冶金》，成为一部既叙述金属的性质，又论述矿工肺病

---

1 乔瓦尼·巴蒂斯塔·波特（Giovanni Battista Porta，1535～1615年），意大利自然哲学家、炼金术和剧作家，出生于那不勒斯。他的教师是古典炼金术士、哲学家和医生。晚年，他收集了世界罕见的自然标本，培养异卉，于1610年，创办自然史博物馆。他一生出版了5部著作，涉及植物生理学、农业、园艺和果树。作为剧作家，写有散文、喜剧、悲剧和礼仪戏剧。他的加密印刷著作，称他为文艺复兴时期最伟大的密码学家。1615年2月4日他在那不勒斯逝世。去世后的1677年出版了他的手书。

2 威廉·拉姆齐（William Ramesey，1627～1676年）是英国医生、占星术家。他于1668年获得剑桥大学博士学位，成为查尔斯二世王室的医生。

3 阿格里科拉（Georgius Agricola，1494～1555年）德国人，1494年3月24日出生于萨克森的格劳豪（Glauchau），1526年在意大利取得医学博士学位，成为一位执行业医生。他长期在约希姆斯塔尔（Joachimsthal）等当时欧洲主要的采冶中心任城市医生。《论冶金》的拉丁文书名为De Re Metallica。译为英文版时改为On the Nature of Metals，故有的书直译为《金属的性质》或《论金属》。1546年，他出版的《论化石》（On the Nature of Fossils，拉丁文De Natura Fossilium）一书中，记载了许多岩石和矿物的化石，以及棘皮动物、有毒爬行动物和昆虫。

和职业病的著作，由于制版印刷花了5年时间，使他未能亲自见到它的发行。他于1555年11月21日逝世。1561年《论冶金》出版后立即引起了人们极大的兴趣。次年被译成德文，1563年又被译成意大利文。1621年、1657年再版。1621年（明代天启元年）传到中国，1640年译为中文。1919

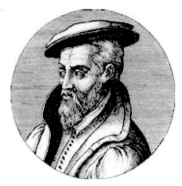

图6-2-7　阿格里科拉：关注职业病研究的医学与矿物学家

年和1950年出版英译本，1968年出版日译本。由于他对于矿物的形成及分类等方面有独到的见解，被誉为"矿物学之父"。

　　1567年，帕拉塞萨斯（Paracelsus）的著作《矿工病或矿山病》出版，这是一部有关金属粉尘及烟雾的肺病和其他疾病的著作，共3册。

6.2.2　"毒物"定义的确立

　　文艺复兴后期，西欧逐渐步入资本主义，科学技术和生产力得以迅猛发展。一批科学家通过长期实践和反复总结，开始摆脱直观和经验的研究模式，尝试用实验方法、分析对比和逻辑推理方法，来观察事物的本质和规律，取得了前所未有的成就。

　　这个时期，世界科学史、医学史和毒理学史上的代表人物，一位16世纪的德国和瑞士的医生、炼金术士帕拉塞萨斯（Paracelsus，1493～1541年）对药理学、毒理学和治疗学等生物医学的诸多领域作出了前所未有的重要贡献。他指出"所有的物质都是毒物，没有什么物质没有毒性；药物与毒物的区分在于适当的剂量"（All

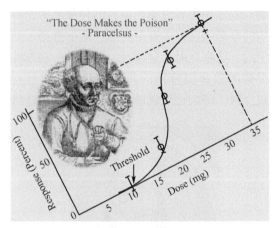

图6-2-8　帕拉塞萨斯的"毒物与剂量相关性"的函数表达

substances are poisons；there is none which is not a poison.The right dose differentiates a poison and a remedy)[1]（图6-2-8）。

　　"毒物"定义的确立，表明了帕拉塞萨斯和后来的研究毒物的科学家摆脱了传统的枷锁和约束，系统地描述了一些重要的关于毒理学的定理：①实验是基本的化学药品反应的测试方法；②应当注意区别化学药品的治疗作用和毒性反应；③除了剂量之外，在临床上有时化学药品的治疗作用和毒性反应难以区别；④可以查明化学药品的特异性程度及其疗效或毒副作用；⑤"毒物"的本质是化合物，科学家应当把注意力集中在"有毒成分"（toxican）的研究之上。

　　"毒物"定义的确立，使药物同毒物有时难于严格区分的问题有了解决的途径。长期以来，药理学实际上是以药物和毒物

---

1 也有译为：所有的物质都是毒物，没有不是毒物的物质，只是剂量区分它是毒物还是药物。

为研究对象的科学。为了将二者加以区别，科学家把药理学中特别关于医药治疗方面的应用学科称之为药物学（原意为药饵学），将以毒物为研究对象的学科称之为毒物学（toxicology）。

"毒物"定义的确立，意味着以"毒物"为研究对象的毒理科学开始萌芽。正如历史学家评论的那样，帕拉塞萨斯和他的时代是一个转折点，帕拉塞萨斯在动荡的生涯中，能够完成的全部科学成果和他的贡献，最大的影响是发现和启蒙了毒理学。因此，一些史学家把中世纪后期命名为毒理学的"启蒙时期"。

6.2.3 毒理学启蒙的科学基础

1.文艺复兴为毒理学启蒙创造了外部条件

文艺复兴是一次思想文化运动。"文艺复兴是欧洲新兴资产阶级在文学、艺术、哲学和科学等领域内开展的一场革命运动。这是一次人类从来没有经历过的最伟大的进步的变革。"[1]中世纪后期，也就是15世纪下半叶，自然科学从哲学中分化出来，开始"系统的和全面地发展"。[2]自然科学把自然界分为不同领域和方面，分门别类加以研究，诸多以研究某一特定物质和现象为对象的学科迅速崛起。这与古代把自然界作为一个整体加以研究的方法不同，不只是关心古代科学所讨论的那些带根本性、总体性的问题。例如，毒物是物质的吗？而是探索毒物和中毒的特殊规律。在这样一个大环境下，出现了十分令人鼓舞的情况：一是出现从古代描述毒物学到毒理学的衍化过程；二是法医学对毒理学形成的推动作用；三是毒药的研究为毒理学逐步形成一门独立的学科做了科学准备。由此可见文艺复兴时期

自然科学从哲学中分化出来，为启蒙毒理学创造了外部条件。

2.古代描述毒物学衍化和多学科渗透为启蒙毒理学奠定科学基础

在中世纪，随着毒物与解毒药研究的兴起，许多医生、药理学家、炼金士及哲学家在致力于药物、毒物与解毒药的研究过程中取得了许多科学成就，蕴含了众多关于毒物的学问。与此同时，他们十分注重整理和总结古代科学家在描述毒物学方面取得的重要成就，他们采取批判与继承相结合的方法，吸收欧洲早期盖伦（Galen）、迪奥斯克里德斯（Dioscoridis）、尼坎德（Nicamder）及来自阿拉伯传统医学等经典著作中关于医学与毒药的研究成果，结合自己的新的研究方法和研究进展，精心著书立说，撰写了不少关于毒物与解毒、防毒与利用的毒理学著作，这些药理学向毒理学衍化的过程和多学科的渗透与集中，为启蒙毒理学奠定科学基础。正如克莱艾森（Curtis D.Klaassen）在《卡萨瑞特·道尔毒理学》（*Casarett & Doull's Toxicology*）（关于毒物的基础科学的著作，第6版）中指出：毒理学"是由古代毒物学衍化并经多学科渗透形成的科学"。

特别值得指出的是，药理学与毒理学一直是相互融合、相互关联的两门学科，研究药物的药理必然要研究毒性和副作用；研究毒物的毒性作用，自然也会注意到它的活性及其药理作用，以便进而利用毒物造福人类。因此，毒理学最先从药理学发展和分化而来是顺其自然的事，药理学也对毒理学作出了重要的贡献。

一定剂量的药物，为达到某一治疗作用，必须用一定剂型，通过适当给药途径（药剂相）才能为机体所吸收、代谢和排

---

1 《马克思恩格斯选集》第3卷，第445页。
2 《马克思恩格斯选集》第3卷，第444页。

出（药物动力学相）。在此过程中，有效成分在一定的组织或细胞内发生药物-受体相互作用，方能产生药效（药效相）。毒物进入人体同样具有三个相应的过程，即接触相、毒物动力学相和毒作用相。毒理学借鉴药理学的研究方法，建立了毒理学自己的科学实验方法，从而摆脱了愚昧和迷信，为启蒙毒理学提供了科学方法和理论基础（图6-2-9）。

接触相——毒物动力学相——毒物作用相

　　　可吸收部分　　　起作用部分

剂量——弥散、溶解、挥发——代谢——作用部位——效应

药剂相——药物动力学相——药效相

图6-2-9　毒理学与药理学的共性与衍化关系
（顾学萁，1982）

从现代的观点来看，尽管毒理学从药理学发展和分化出来，但几百年来，毒理学的独立并没有影响到药理学的发展。现在毒理学与药理学仍然联系在一起，世界各地仍然有不少的药理学与毒理学教科书、药理学与毒理学研究所、药理学与毒理学社团组织和药理学与毒理学杂志，毒理学仍然作为药理学研究的一部分而经久不衰。

3.法医学对毒理学的形成起了推动作用

法医学对毒理学的形成起到重要的推动作用。公元前500年到公元10世纪期间，正是法医学的萌芽时期。这时不仅法学与法律已经出现，而且法医学已经得到一定程度的发展，在处理人命案件时，执法人已知征求医生的意见来处理案件。中世纪的欧洲，法国、德国和意大利的法医学发展较快。特别是谋杀与中毒案件的司法实践，许多新的化学分析方法和检验技

术的应用，尸体解剖与病理学知识的积累，给法医学与化学、毒物学的交叉、融合提供了广阔的天地，原来单一的法医学逐渐形成多分支学科的综合性应用科学[1]，其中就包括法医毒物学。正如威廉·简·柯伦[2]指出："研究毒物，作为一门独立的毒理学科学，可能是在法医学应用之后才产生的。"

4.中世纪启蒙时期毒理学的特征

中世纪处于启蒙时期的毒理学，其特点是：①古代描述毒物学的知识和经验已经不能满足社会发展的需要，人们对来自植物界、动物界和矿物的毒物有了一个新的概念，那就是毒物是化学物；②毒物与药毒的研究摆脱了传统思想和宗教的束缚逐步兴起，一些真才实学的炼金术士转向毒物与毒理的科学研究，并渗透到医学、药学、法学及其他相关学科的研究之中，他们的毒物学著作及许多学科取得的毒物学研究成果，开始综合衍化到一个新的研究领域，为研究毒物的科学——毒理学的形成做了早期准备；③检测生物体对化学物的反应需要进行实验观察和研究，从而萌发了毒理研究的实验方法；④人们注意到毒物与药物同是化学物的特性，两者有时难以区分，毒物既有治疗作用，又有毒性作用，并开始研究区别治疗作用与毒性作用的界限；⑤化学家、法学家介入社会上毒物谋杀与下毒、误服中毒的法律纠缠之中，法医毒理学和审判毒理学运用而生；⑥职业中毒的独特性使工业毒理学开始萌发。

中世纪处于启蒙时期的毒理学为近代毒理学的形成创造了条件。

---

1 法医学学科包括：法医伦理学、法医病理学、临床法医学、法医物证学、法医血清学、法医人类学、法医牙科学、法医化学、法医放射学、法医毒物学、法医精神病学、法医昆虫学、医法学等。

2 威廉·简·柯伦（Willian J.Curran）是哈佛大学法学教授，著有《现代法律医学——精神病学和法医学》，于1980年在费城出版。

6.3 近代毒理学的形成

6.3.1 近代毒理学成为独立学科

近代毒理学的形成始于18世纪下半叶，但近代毒理学作为一个独立的学科是通过法国毒理学家奥尔菲拉（图6-3-1）于1814～1815年发表的专著《毒物与毒理学概论》而确立的。在书中他首次提出毒理学是一门独立的学科。因此，这本专著被称为毒理学第一次作为一门独立学科的标志性著作。

《毒物与毒理学概论》专著的独特贡献在于奥尔菲拉从临床、病理及法医学观点论述了毒理学；在于书中将以往历史上所有关于毒物与中毒的分散资料加以汇总，从而使毒理学知识得到明显的统一性和应用性；在于论述了如何发现毒物和鉴别其病理特征，从而确定了病理学在侦破中毒案件中的地位。这本著作很快译成几种文字。几年之内英文译本不仅见于英国，也见于美国。在美国费城出版了500多页的优秀英译本。书中"对中毒或窒息的急救"部分还被译为英文、德文、瑞典文、意大利文和葡萄牙文并发行了4种版本。在奥尔菲拉于1853年去世之前，人们称他为国际上公认的近代毒理学的创始人。

不仅如此，奥尔菲拉还用几千条狗做实验来系统地观察和验证有毒的物质与生物体间的关系，成为实验毒理学的先例。他提出化学分析在鉴定中毒案件中的意义，指出"进入人体的毒物蓄积在一定的组织中"。为近代法医毒理学奠定了理论基础。

毒理学作为一门独立学科之后100多年，随着医学与自然科学的发展，毒理学应用各种基础学科完善自己，提出了各种假说进行测试，初步建立了毒理学的理论体系，从此经典毒理学开始进入成熟时期。

6.3.2 近代毒理学的主要成就

1.把化学方法用于毒物研究与中毒诊断

18世纪以前的法医毒理学主要靠肉眼观察活体和尸体的病理变化，依靠这些直观的、浅显的结论来判别中毒。而奥尔菲拉把化学方法用于毒物研究，他通过引入新的化学实验方法来证明致死原因，取代了以前仅仅根据观察特征作为诊断的唯一基础。其独特之处在于把分析化学与尸体的病理检查结合起来，使得毒理学建立在坚实的定量基础上。

奥尔菲拉的一个学生，罗伯特·克里斯蒂森（Robert Christison，1797～1882年）爵士，以英语写了一本《论毒物与法医学、生理学和医学实践的关系》的教科书。他提出用病理学、化学、生理学和目视症状4个方面的证据来检测犯罪，从而推动了英国法医毒理学的发展。

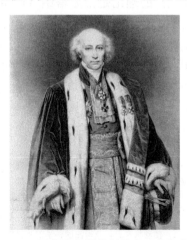

图6-3-1 近代毒理学的创始人：奥尔菲拉

18世纪末～19世纪中叶，随着近代化学分析的发展，生物碱的显色试验在1861～1882年被开发出来；1833年，乌头碱、阿托品、可待因、天仙子胺、吗啡、尼古丁和马钱子碱被从植物中分离出来；1839年，奥尔菲拉第一个从人体器官而不是从胃肠道提取砷；1840年他分析了器官样品从而判定玛丽·拉法奇（Marie Lafarge）谋杀丈夫的案件；1890年定量分析方法开始使用。所有这些近代化学的成果为近代毒理学的发展铺平了道路，增添了活力。

2.从无机毒物到有机毒物分析的突破

在无机毒物的早期分析研究方面，1836年化学家詹姆斯·马什（James Marsch）发明了一种测定最小剂量砷的方法；1841年赖英斯（Reinsch）提出分离、测定汞和砷的联合分析方法；1845年弗里森尼斯（Fresenius）提出筛选毒物的一般方法；1855年米茨彻里克（Mitscherlich）提出检出和鉴定磷的方法。到了1830年，几乎所有的无机化学物的成分都能通过化学分析的方式而得知，但是用上述方法不能分析出有机毒药。

近代毒物学最大的突破是1851年，比利时分析化学家斯塔斯（Jean Servais Stas）在调查杀人案时从尸体中提取出植物生物碱——尼古丁，证实了奥尔菲拉"进入人体的毒物蓄积在一定的组织中"的论断。从此，检查有机毒物的方法增加了，那些利用植物毒进行毒杀的方式也随之衰落了。

3.阐明箭毒的中毒机制

1809年德国生理学家马戎第[1]用动物研究了见血封喉、马钱子等箭毒植物药的毒性作用机理，指出天然药物的毒性或药性作用决定于其中含有的化学物质，这些药物直接接触效应器官而起作用。同时，他建立了系统研究毒物作用于人体作用机理的基础，研究了爪哇箭毒，后来证明其含有马钱子碱。

1845年，马戎第的学生克劳德·贝尔纳[2]将箭毒注入青蛙的皮下，青蛙死亡后立即进行解剖观察，发现其神经特性完全消失。1856年贝尔纳发现了箭毒的作用部位。他用青蛙证明筒箭毒碱作用于神经肌接头，阐明了箭毒作用于神经肌肉传输作用的性质。1857年，他又发现箭毒作用于神经与肌肉的接头处引起死亡，其机制是影响了神经控制的呼吸肌运动。这些实验研究成果不仅标志着近代药理学重大进步，而且也标志着近代毒理学的开始。

4.提出毒物作用于靶器官的概念

1775年，英国著名医生波特研究了烟囱清扫工患阴囊癌的因果关系，揭示了多环芳香烃致癌作用的事实，由此首次提出毒物作用于靶器官的概念，成为近代毒理学研究的一项成果。

化学物质在体内作用于特定的器官（靶器官毒性）的理论是由方塔纳（Fontana）发展起来。他在研究欧洲毒蛇蛇毒的实验中，发现由毒蛇咬引起中毒的症状是由于毒液在血液中直接的作用的结果。这一发现对于药物或毒物的作用是通过神经还是通过在血液中的吸收和转运过程起作用作出了贡献，从而使整个17～18世纪的化学

1 弗朗西斯·马戎第（Francois Magendie，1783～1855年），法国生理学家、外科医师、实验生理学先驱、毒理实验的创始人。他1783年10月6日出生于法国波尔多；10岁上学；16岁在巴黎一所医院做外科医师的学徒，兼管解剖标本；1803年入圣路易斯医院学医；1807年在医院讲授解剖学和生理学，1808年获医学博士学位；1813年开诊行医，并开设私人生理学课程；1821年被选入科学院和皇家医学科学院；1831年任法兰西学院生理学、病理学教授；因心脏病逝于1855年10月7日。

2 克劳德·贝尔纳（Claude Bermard，1813～1878年）是法国生理学家，科学史学家。马戎第的学生。1854年任巴黎大学生理学教授，当选为科学院院士；1855～1856年证明一氧化碳在红细胞中取代氧，使动物窒息，获得法国科学院实验生理学奖；1861年为医学科学院院士；逝世后成为法国举行国葬的第一位科学家。

和生理学研究的争论得以结束。

1819年，马戎第（图6-3-2）用青蛙证明士的宁作用于脊髓。他的第二个学生詹姆斯·布莱克[1]对药物的化学结构与它的生物活性之间的关系进行了研究，他研究的结论支持靶器官毒性的概念。

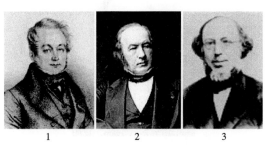

图6-3-2　弗朗西斯·马戎第和他的学生

1.弗朗西斯·马戎第；2.克劳德·贝尔纳；3.詹姆斯·布莱克

5.近代毒理学理论体系初步形成

近代毒理学之所以得以迅速发展，一方面得益于毒理学从药理学中分离出来；另一方面得益于生理学、化学、物理学、医学、法医学、病理学和生物学等相关领域的科学家的参与和学科之间的不断渗透，使毒理学形成了独立的理论体系和多样性的特点。例如，关于毒物的定义与15世纪帕拉塞萨斯的定义相比更为明确。19世纪英国的法医毒理学家艾尔弗雷德·斯温·泰勒（Alfred Swaine Taylor）更加明确地指出："小剂量的毒药，是一种药物，大剂量药物是一种毒药"（A poison in a small dose is a medicine，and a medicine in a large dose is a poison）。

特别是马戎第、奥尔菲拉、贝尔纳，以及世界上第一位药理学教授、德国的巴克海姆（Buchheim，1820～1879年）和他的学生施米德贝尔[2]（图6-3-3），他们先后创立和发展的实验药理学和器官药理学，为近代毒理学实验方法的完善与理论体系的形成作出了重要贡献。

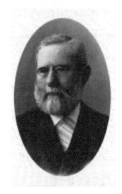

图6-3-3　德国药理学家施米德贝尔

6.3.3　具有里程碑的毒理学著作

《法医学教程》，是一部有关毒物最早的重要著作之一，作者奥尔菲拉，1472年出版，1924年出版英译本。

《职业性疾病》，是关于职业病的第一部综合性著作，开创了职业卫生学的先河。作者伯纳迪诺·拉马齐尼（Bernardino Ramazzini，1633～1714年），1700年出版，1703年再版，1705年和1746年分别出版英译本。

《毒药机理》是一部是由几篇随笔编成的书，内容涉及毒蛇、有毒动物和有毒植物。作者理查德·米德[3]（图6-3-4），1702

1　詹姆斯·布莱克（James Blake，1815～1893年），药理学与毒理学家，马戎第的第二位学生。

2　奥斯瓦尔德·施米德贝尔（schmiedeberg，1838～1921年）是德国药理毒理学家，生于俄罗斯波罗的海省库尔兰（Kurland）。他在进行药理研究的同时，对重金属、毒蕈碱、烟碱、洋地黄苷等一些最重要的毒物中毒进行了研究。世界20个国家的120名留学生在他的指导下工作，这些留学生回国后成为各国开创药理学与毒理学研究的专门人才，不少人成为知名的药理学与毒理学家。为此他被称为"世界药理学之父"。

3　查德·米德（Richard Mead，1673～1754年），1673年8月11日生于伦敦斯蒂芬。他是一位潜心致力于毒物研究的英国医生，博士生导师；1703年成为皇家学会会员；1720年前后，他对传染病的认识，特别是防止鼠疫蔓延与控制为英国作出贡献；1754年2月16日逝世。

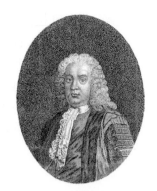

图6-3-4　理查德·米德

年出版，1708出第2版。

《论蝮蛇毒液、美洲毒物、樱桂树及其他几种植物性毒物》，是一部有关毒物及解毒剂的重要著作，作者方塔纳，1781年出版，1787年和1795年出版英译本。

《箭毒对动物的作用》，是一部研究箭毒对动物作用的专著，作者迪莱利（Delille）和弗朗西斯·马戎第（Francois Magendie），1809年出版。

《毒物与毒理学概论》，是一部从病理学、法医学方面研究如何从有毒矿物、有毒植物和有毒动物中提取毒物和毒素方法的重要著作，是毒理学第一次作为一门独立学科的标志性著作。作者奥尔菲拉，1814~1815年出版，1818年第2版，1852年第5版，1817年出版英译本。

《医学化学基础》，是一部有关毒理学中化学分析的第一部著作，作者奥尔菲拉，1817年出版，1828年第4版，1851年第8版。

《中毒和窒息病人的抢救》，是一部有关中毒救治的著作，附有分析毒物、掺假酒类、鉴别真死和假死的专门方法。作者奥尔菲拉，1818年出版，1821年第2版，1825年第3版，1918年、1819年和1926年分别出版了英译本。

《论毒物与法医学、生理学和医学实践的关系》，是第一本以英语写的法医毒理学教科书，作者罗伯特·克里斯蒂森[1]（图6-3-5），1829年出版。

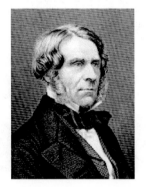

图6-3-5　罗伯特·克里斯蒂森

《毒物与解毒剂的鉴定及体内外毒物最主要的测定方法》，作者（俄国）尧夫斯基著，1834年出版。

《毒物简表及其解毒剂》，作者俄亥俄医学院化学与药学教授约翰·洛克（Locke，1792~1856年），是一部毒理学进展讲演集（图6-3-6），1841年1月15日出版，第2版1843年出版，第3版1848年出版。

《食品、药品和商品变质与掺假》，是

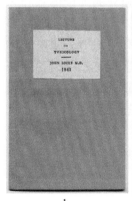
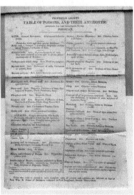

1　　　　　　　　2

图6-3-6　约翰·洛克讲演集《毒物简表及其解毒剂》

1.封面；2.毒物简表

---

1 罗伯特·克里斯蒂森（Robert Christison，1797~1882年）爵士是苏格兰毒物学家和医生，是刑事案件作证方面的著名专家；1838~1846年担任英国爱丁堡皇家外科学院主席；1875年担任英国医学协会主席。

一部关于识别食品、药品和商品变质与掺假、关于公共卫生方面的评论及接触铅、砷和磷的工人健康问题的重要著作，书后附有识别方法。作者切拉里勒（Cherallier, Jean Baptiste Alphonse, 1793～1879年），1850年出版，1854～1855年再版，1857～1858年出第3版。

《有毒物质及药物作用》，是一部关于实验病理学的著作，作者克劳德·伯纳德，1857年出版。

《毒物微量化学》，是沃莫利[1]（图6-3-7）于1869年写的关于毒药的书，书中介绍了毒物引起生理功能的变化、病理学及与法律的关系、意外中毒和自体中毒，附录中编辑了毒物的微量检测方法和血液微量数据，供医疗、法学家、医生和一般化学家参考，是美国第一本专门论述毒药的书。

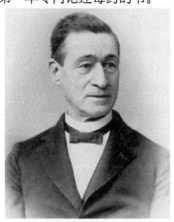

图6-3-7 西奥多·乔治·沃莫利

《实用毒物学教科书》，是一部研究洋地黄苷和麦角生物碱的专著。作者德国人鲁道大·科伯特[2]（图6-3-8），1887年出版。

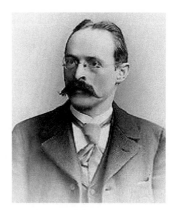

图6-3-8 鲁道夫·科伯特

《毒理学教科书》，是一部有重要价值的毒理学教科书，作者是路易斯·莱温（Louis lewin, 1850～1929年），1885年出版，1897年再版，1929年出第4版时书名改为《毒物与中毒》。

《蛇咬伤的解毒剂》，是亚罗[3]撰写的关于南美响尾蛇毒液和解毒实验的一部重要著作，1888年在纽约出版。

《实用卫生学检查法》，是一部测定和判断日常生活的书，内容包括检查空气、土壤及水中的污染物和与卫生管理有关的物质的化学及细菌学方法，供医师、化学人员及律师应用。作者伯哈德（Lehmann Karl Bernhard, 1858～1940年），1890年出版，1901年再版，1893年出版英译本。

《实用毒理学教科书》，是一部优秀的教科书，侧重于法医学，作者爱德华·鲁道夫·科伯特（Edward Rudolph Kobet, 1854～1918年），1893年出版，1897年出版英译本，1902～1906出版2卷，第2版。

---

1 西奥多·乔治·沃莫利（1826～1897年）1826年4月1日出生于宾夕法尼亚州的沃莫利斯伯格（Wormleysburg），1849年在费城大学获得医学博士，1850年开始行医。1859～1863年他先后发表了紫杉化学、马钱子碱的化学反应、阿托品、吗啡、藜芦、尼古丁、可待因和乌头碱等一系列论文。1865年他的专业重点从医学实践转向毒物家和化家，1877年后任宾夕法尼亚大学化学和毒理学教授。1897年1月2日在费城去世，享年70岁。《毒物微量化学》一书另有记载首版是1867年在纽约出版，共出两版。

2 鲁道夫·科伯特（Rudolf Kobert, 1854～1918年），德国医学与药理学家。他1854年1月3日生于比特，1918年12月27日逝世。他除了研究洋地黄苷和麦角生物碱之外，还研究皂苷、鹅鬼笔蕈和蓖麻的药理，撰写了多部药理学与毒理学著作。

3 亨利·克雷西·亚罗（Harry Crécy Yarrow, 1840～1929年）是美国鸟类学家、博物学家和外科医生。1840年11月19日生于费城，先后在宾州、瑞士日内瓦学习，于1861年获得医学博士。1886～1917年，他曾在美国陆军医院博物馆比较解剖科，国家博物馆爬行动物部等部门工作，1908年加入美国陆军医疗后备队中尉。1917年，他在第一次世界大战在美国军队医疗团晋升为中校。

6.4 现代毒理学的发展

19世纪末和20世纪初标志着现代毒理学发展的开端。第二次世界大战之后，毒理学得到快速发展。当有机化合物作为药物、农药和工业化学品开始生产应用并呈指数增长之时，现代毒理学应用从病理学、药理学、生理学、生物化学、化学和统计学衍生来的知识和技术，开始深入研究和探索这些化学品对活体组织的毒性效应和毒理机制，关注这些众多的化学品在体外、体内及职业环境中可能引起的毒性，取得举世瞩目的成就。

21世纪初，当基因技术引入毒理学及毒理学替代方法的广泛应用，现代毒理学逐步发展成为一门生物科学，广泛应用于立法、管理、安全、职业、农业、环保、临床、法医、分析等多个领域。

6.4.1 生产发展的需要和推动

19世纪后半叶，世界经历了革命性巨变，经济社会发展和国家安全需要自然科学有相应的发展。当时，乙醚、氯仿和碳酸在医学上的应用，导致了数例死亡，这些不幸事件的发生，促使人们去探讨死因。特别是有机化合物更加广泛的应用，苯、甲苯和二甲苯开始大规模商业化生产，为了回答这些化合物的有益和有害效应，推进了生理学实验和毒理实验研究。由于麻醉剂和抗感染药物的出现，以及实验药理学的进展，医学、合成化学、物理学和生物学等现代科学的不断渗透，毒理学也开始进入了现代纪元，形成了自身的实力和多样性的特点。

19世纪90年代和20世纪初期，法国科学家贝克勒尔（Bequerel）和居里（Curie）夫妇发现了"放射性"。这一发现虽然为物理学、生物学和医学的发展开辟了广阔的空间，但在随后的40年里，对放射毒理学的发展产生很大的推动作用。与此同时，维生素发现之后，为了确定这些"新"化合物究竟是有益还是有害，促成了包括动物实验和毒性试验在内的首次大规模的生物测试。美国费城霍克（Philip B.Hawk）实验室承担开发和验证早期的毒理学实验方法。当时毒理学的一个重要任务是培育和改良纯种啮齿类实验动物，以供实验使用并使早期的生物测试工作能够顺利进行。奥塞尔（Oser）为食品毒理和管理毒理学做出了许多重要的贡献。

20世纪初，下毒使用得最多的是外用药、清洁剂和其他家用产品，其次是杀虫剂、生物碱，使用最少的下毒是煤气和浓烟。由此推动了法医毒理学和分析毒理学的深入开展。

在俄罗斯，20世纪早期化学和军事工业的发展大大促进了毒理学的发展。特别是第一次世界大战和以后的几十年，对毒理学分支学科的建立和发展发挥了重要作用，如军事毒理学、剧毒化学品分析毒理学、分子毒理学（包括生化分析毒理学）和临床毒理学。军事毒理学最著名的学校在今天的圣彼得堡（前苏联称彼得格勒和列宁格勒），另外两个军事毒理学学校成立于莫斯科和基辅。军事毒理学在处置不断增加的大型化工事故和灾难带来的一些理论问题发挥了重要作用。俄罗斯临床毒理学和药理学的快速发展，推动了现代毒物学进入一个新的历史阶段。1963年，治疗急性中毒的专业中心在莫斯科成立。之后，列宁格勒、军事医学科学院、军医医院诊所和市级医院相继成立了中毒急救中心。目前，俄罗斯毒物研究中心已超过46个。1968年，莫斯科公共卫生和流行病学服务中心建立了第一个毒理学实验室。随后在全国每一个地区都设立了类似的实验室：俄罗斯科学院医学研究人类生态与环境健康中心、莫斯科职业健康研究中心、诺夫哥罗德研究职业卫生和病理研究中心、莫斯科消毒学研究中心、莫斯科俄罗斯医学院营养学研究中心、列宁格勒地区圣彼得堡职业卫生和病理学研究所、圣彼得堡职业卫生与疾病研究所、莫斯科国家有机化学和技术研究院部有毒理学研究机构。此外，还在莫斯科设立了集体食物中毒研究中心，在伏尔加格勒设立了卫生、毒理学和职业病理学研究中心。

20世纪20年代发生的许多毒性事件，开创了毒理学研究的一些新领域。例如，自19世纪中期，砷制剂就一直用于农业作为杀虫剂，后来使用砷制剂治疗梅毒却引起的急性和慢性中毒需要进一步研究。1920年6月美国颁布禁酒令，当时在违禁酒中发现磷酸三邻甲苯酯（TOCP）、甲醇和铅等神经毒物，从而打开了神经毒理学早期研究的大门。用作汽油添加剂的TOCP引起的一个被称为"姜酒步态"症状，研究结果认为痉挛性步态，是由饮用掺杂的姜酒所致[1]。DDT的发明和其他几种有机氯化合物（如六氯苯、林丹等）在20世纪20年代后期被广泛用作杀虫剂，引起一些毒理学家的注意。有的科学家则致力于雌性和雄性激素的结构与活性研究，特别是对类固醇激素的研究工作，他们用几种实验方法来

测试有机萃取和人工合成的化合物的生物活性，终于合成了乙烯雌酚（DES）和乙烷雌酚及其他化合物。这些研究工作激发了生物学的兴趣，成为后来创建的英国工业生物研究协会（BIBRA）和美国化学工业毒理研究所（CIIT）关注的一个研究项目。

20世纪40年代，从事化学致癌的研究人员发现了活性中间产物在致癌性中的作用和位于内质网的混合功能氧化酶的作用。这些发现是得益于当时的另外两项重要发明：一是1944年发明的纸层析；二是1948年发明的放射性标记方法的应用。今天的毒理学家乃至所有生物科学家均因此受惠。

20世纪80年代，毒理学家们可用的研究工具也发生了巨大的变化。各种分析方法得到大大改善和发展，致使化学物质的检测水平达到了以往难以达到的低浓度。细胞和分子生物学新知识的暴增，产生了各种各样的新方法来研究分子水平上的毒理机理。同时，廉价和高性能计算机的出现，大量消除了生物系统定量模式化方面的技术限制。广泛采用的药代动力学也应用到毒物代谢的研究。其他生物学的各类模式，包括癌症模式也已得到开发。因而，毒理学从一个以相对粗放的终端检测为主的定性学科向定量化的未来发展，并且能够在分子水平上阐明毒害作用的机理。

20世纪，随着工业、农业、军事技术的发展和武器装备的更新，化学药品增多，人工毒药纷纷出现。大量化学物进入人类生存环境，影响了生态平衡，出现了环境污染，并导致了直接或间接的污染中毒事故，环境毒理学逐渐成为研究环境因素的有害作用和机理及防治措施的现代科学。

总之，20世纪生产发展和人民健康的需

---

1 姜酒是以药食兼用的生姜为主要原料，配以荔枝、大枣等辅料生产的保健酒。姜酒步态类似醉酒步态，指行路时躯干重心不稳，步态紊乱不准确如醉酒状。

要推动了现代毒理学的发展，现代毒理学的发展和民众科学素养的提高，使许多有害职业环境得到控制，那些砷、铅、汞和苯胺之类的"老毒物"引起的危害大大减少，众多的"新毒物"为毒理学提出新的挑战。

6.4.2 立法促进毒理学的发展

1.维多利亚时代毒物法推动毒物检测

在19世纪晚期的维多利亚时代，毒杀案频繁报道。由于士的宁、砷等毒物购买相对容易，使众多的职业杀手参与毒杀案。因此，中毒成为沉重而流行的话题，毒杀成为一种时尚的犯罪。人们发现毒杀案与保险业的发展相关联。任何人一旦买了保险，身价陡然升高。特别是在发生哈维·克里平谋杀妻子案和马德琳·史密斯谋杀案（详见第4章）后，为了抓住下毒者将其治罪，法医领域中的毒理学研究日渐加强，毒物检测也随之进步，从此毒理学更加重要也更加可信了。与此同时，政府颁布了相关法律法规，医生有了必须在国内注册的规定，《毒物法》强化了对毒物的管理，毒物检测水平的提高，使犯罪分子很难获得毒物进行犯罪活动，即使投毒也难以逃脱法医毒理学和毒物分析化学家的火眼金睛。

2.毒理学顺应立法需求不断作出响应

立法和执法需要毒理学，毒理学也顺应立法需求不断作出响应。事实上自1900年制定卫生和职业法规以来，立法一直在推动着毒理学研究，而立法本身又是对已经发生的和可能发生的意外灾难

（毒性事故）做出的一种反应。各国食品卫生、职业病防治、劳动安全、环境评估、危险度的安全评定等政府宏观管理和立法的迫切需要，都成为毒理学研究的目标之一。许多公共卫生政策和法令的制定过程中都应用了实验毒理学资料作为立法的科学依据。

19世纪后半叶，"秘方"药物曾一度风行，并由此发生了几起药物中毒事故。这些"秘方"药物的危害，以及肉食包装工业的欺诈行为，促成了美国于1906年颁布了《纯食品和药品法》（威利法案，Wiley Bill）[1]，影响了世界范围的食品立法。然而，在立法之前正是毒理学家提供了准确的安全评估数据，从而通过立法遏制了食品掺假问题。

1938年，美国《食品、药物和化妆品法》在发布之前和之后的部分修订，都需要毒理学评估其安全性。1959~1962年，由于母亲在怀孕前服用"反应停"药物，在西欧有成千上万的畸形婴儿出生。为了响应这一悲剧，毒理学家加强了手性药物毒性的研究，揭示了"反应停"—对映体的致畸作用，而且得出怀孕妇女是在妊娠1~2个月内服"反应停"导致胎儿畸形的结论。

从此，产品安全评价和危险度评定成为毒理学研究的重要内容之一，各种危险度评定的规范、指导原则和技术标准都正式颁布实施。1947年，美国第一部《农药法》（FIFRA）通过实施，在历史上首次要求杀虫剂、杀菌剂、除草剂和灭鼠药都必须安全和有效。1955年，FDA制定了食品、药品和化妆品安全的实验评价程序，对毒理学的发展产生了极其深远的影响。

---

1 《纯食品和药品法》之所以称之为"威利法案"（Wiley Bill），是因为人们把美国联邦政府介入食品、饮品和药品的管理，视为哈维·威利（Harvey Wiley）及其领导下的农业部化学局的业绩。由此，"威利法案"成了国会1906年颁布的《纯食品和药品法》的代名词。

1958年，在《食品、药品和化妆品法》（德莱尼条款，Delaney Clause）[1]中增加了添加剂条款，禁止把任何对人或动物有致癌性的化学物加入食品中。进入70年代后，腊夫运河事件及类似问题，形成了立法环境氛围，促成了《有毒物质控制法》（TSCA）、《污染现场清理储备金法》和《污染治理法》的出台。这些混合议案和法律从起草过程的长时间的争论到最终的颁布，有力地推动了毒理学的实验研究，不断获得和提供科学数据。法律法规的颁布则有效地管理和控制着化学物从合成到排放整个过程中的毒性影响和危害。

1992年，美国环境保护总局又提出了生态危险度评定的框架，并于1996年作为指导原则（试行）颁布实施。欧共体和加拿大也相继颁布了各自的生态危险度评定框架。不仅如此，一些新领域的发展还促进了政府机构、学术刊物和社团的诞生。1914年，美国设立国家安全委员会，同年，美国在卫生福利部下设了工业卫生部。1918年创刊《工业卫生杂志》。美国的道尔、联合碳化物和杜邦等主要化工企业，在其内部建立了毒理学研究机构，以帮助指导企业在职工健康和产品安全方面的决策。

由上可见，20世纪毒理学的成熟和扩展，包括管理毒理学的衍生和迅速发展，都是毒理学对立法需求做出不断响应的结果。

3.立法需求和政府的关注增加了对毒理研究的投入

20世纪50年代中期，由于立法的需要，各国政府、大学和企业密切关注毒理研究，研究机构不断完善，研究项目更加前沿，确立多项毒理学研究基金予以支持，有力地推动了毒理学的发展。

由7个国家级研究单位组成的美国毒理学规划组织，负责审批每年由国家拨款、资助或契约方式资助的毒理学研究课题，1980年立题9900个，资助金额达4亿美元，到1992年每年增加到8亿美元。1998年美国毒理学会及美国国立环境卫生科学研究所（NBEHS）承担重大课题"环境基因组研究"，国家投资6000万美元，研究的目的是寻找对化学损伤易感的基因。

世界上著名的大型企业，如英国帝国化学公司、美国杜邦公司、道氏公司等都设立毒理学研究所或研究室。每年投资巨额资金，进行毒理学研究及危险度评价。据估计，20世纪末全世界有这种独立的研究单位达上千家，其中美国有数百家，他们具备优良的科学设备及集中一大批高素质的科技人才，对毒理学的发展起着巨大的作用。

美国国会通过并由总统签署的《食品、药品和化妆品法》中增加了添加剂修正条款，规定任何对实验动物或人有致癌性的化学物，都不得用于美国的食品。同时，要求绝大多数化合物的分析检测水平在20～100ppm[2]。之后，该法律的实施和监督使数目众多的生物统计学家和数学模型方面的专业人士进入毒理学研究领域，促进了毒理学定量方法的发展。

1955～1958年，有两个重大事件对毒理学产生着长远而持久地影响。一是1955年莱赫曼（Lehman）和他们的同事们制定了《食品、药品和化妆品安全的实验评价程序》。

---

1 20世纪50年代早期，来自纽约州的众议员詹姆斯·德莱尼（James Delaney）举行了听证会之后，一系列针对杀虫剂残留（1954年）和食品添加物（1958年）的法律得到了加强，美国食品与药品管理局对日益增多的加入到食品中的化学物质也加强了管制，并把责任放在制造商身上，使制造商树立安全意识。1958年通过的《联邦食品、药品及化妆品法》禁止在食品中添加任何致癌物质。因此，将《联邦食品、药品及化妆品法》也称为德莱尼条款（Delaney Clause）。

2 ppm是容量单位。ppm为百万分之几；ppb为10亿分之几；ppt为五万亿分之几。表达溶液浓度时，1ppm即为1μg/mL；表达固体中成分含量时，1ppm即为1μg/g或1g/t。1ppb为1ppm的1/1000。

二是1982年美国FDA对这个程序进行修订补充前后，著名的戈登研究会议[1]举办了毒理学和安全评价的研讨会，克劳德·贝尔德（Claude Bernard）和奥塞尔（Oser）为首届会议主席。这两个事件，密切了不同团队的毒理学工作者之间的联系，把毒理学带入了一个新的发展阶段。

在成功地举办了三次戈登研讨会之后，科尔斯顿（Coulston）、莱赫曼[2]（Lehman）（图6-4-1）和海斯（Hays）创办了美国第一个毒理学专业杂志《毒理学与应用毒理学》，它成为毒理学杂志中最优秀的期刊。随后不久，美国毒理学会成立，该杂志就成了这个学会的官方出版物。1959年，《毒理学教科书》出版。接着，美国国家毒理研究中心（NCTR）、美国环境保护总局（EPA）和国家环境卫生科学研究所（NIEHS）也相继建立。

6.4.3 第二次世界大战前后毒理学的飞跃

1.第二次世界大战危机与毒理学的飞跃

第二次世界大战的危机，引起了毒理学发展史上的一次飞跃。20世纪30年代，为了准备第二次世界大战，德国和美国的制药工业，把主要精力放到大量生产抗生素上。1930年第一本《实验毒理学》专业杂志在欧洲问世。同年，美国前总统胡佛（Herbet Hoover）签署法规，正式成立美国国家卫生研究院（NIH）。

磺胺的发现，预示着人类与细菌性疾病斗争的重大事件。但是，由于磺胺的水溶性很低，故最初是制备在乙醇溶剂中。此后不久，发现该药在乙二醇中的溶解度更好，当时虽然销售标签为乙醇，但实际上是使用乙二醇作为溶媒制备的磺胺药。接着有几位患者服药后因急性肾衰竭而死亡，造成的肾衰竭的原因是乙二醇在体内代谢成乙二酸和乙二醇酸，这些酸类与活性药物在肾小管内形成结晶。这个灾难性事故，导致美国建立了食品与药品管理局（FDA）。磺胺事件对后来毒理学的发展中起了关键性作用，芝加哥大学药理系的杰林（Eugene Maximillian Geiling）就磺胺药和乙二醇的毒理机制进行研究。与此同时，在美国FDA，以莱赫曼为首的研究小组对乙二醇开展了一系列研究工作。那些在杰林和莱赫曼周围的那些科学家们，在后来的40年间成了许多毒理学学科的带头人物。

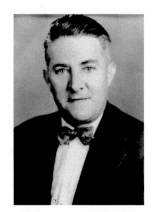

图6-4-1 阿诺尔德·莱赫曼

---

1 戈登研究会议（Gordon Research Conference，GRC）是由约翰·霍普金斯化学系教授戈登（Neil E.Gordon）于1931年发起的一个非营利性国际论坛。论坛为不同国家的科学家们提供了一个交流生物、化学和物理学及相关技术的前沿研究内容的平台。会议期间不准拍照，不准摄像，不准录音，会议具体内容也不向外界公布，因此科学家们可以将最新的实验进展，甚至并不成熟、完善的理论拿出来与大家交流探讨。经过70多年的发展，戈登研究会议已经由原来的几个分会议发展为拥有几百个分会议，每个分会出席人员限额为150人，被邀请参加的都是在相关领域有较大影响的知名科学家，其中多半在著名期刊《科学》、《自然》发表过文章。

2 阿诺尔德·莱赫曼（Arnold J.Lehman，1900～1979年），出身农家，美国药理毒理学家。1936年他在斯坦福大学获得博士学位；曾被聘为美国食品与药品管理局官员；1961年美国毒理学会发起人之一，并担任名誉会长；《毒理学与应用药理学》杂志的创始人。他的名言："任何人通过上两门容易的课都能成为毒理学家，每门课需要10年。"

正是因为杰林的声誉，美国政府在第二次世界大战期间要求杰林在芝加哥的团队参与有机磷化合物的药理和毒理、抗疟疾药物及放射性核素三个方面的研究工作。这三个研究方面的毒理学家，都在各自的领域里成了学术界、工业界和政府机构的学术带头人。

在美国，杰出的毒理学家莱赫曼加强了FDA的毒理学研究。1955年，他和他的同事出版了《化学品在食品、药品和化妆品中的安全性评估》，这是第一个毒理学研究指南。这些指南对随后的美国及其他地方评估和管理化学品在环境、食品和消费品中的安全性有很大的影响。

第二次世界大战期间，核武器的出现促进了放射毒理学的发展。原子弹铀的应用，以及后来的放射性核素测试方法的应用，为金属在DNA、RNA和生长因子及其相互间反应的研究创造了条件。在芝加哥的一些机构从事放射性核素和放射性的"内"照射效应的研究，在田纳西州的橡树岭的机构对放射性的"外"照射效应进行了研究。这些研究团队的科学家提供的资料，为科学界早期对大分子与外源物的结合、细胞突变、吸入毒理学及其治疗的方法，以及微量金属的毒理学特点的认知作出了重要贡献，从而对剂量－反应曲线的复杂性有了更好的了解。

美国"曼哈顿项目"[1]创造了一个多产的环境氛围，定量生物学、放射追踪技术及吸入毒理学从此应运而生。吸入毒理学始于罗切斯特大学，是在当时放射学系主任沃伦（Stafford Warren）的领导下，组织一些药理学家、化学家、毒理学家共同开展了吸入毒理学的研究项目。这些年轻的科学家们后来都成了这个领域的重要人物。这些创新使现代生物学、化学、治疗学和毒理学发生了革命性的变化。

第二次世界大战期间，毒理学发展的另一个原因是，1940～1946年，由于用来控制农作物虫害和增加粮食产量的DDT和苯氧除草剂问世，使农药毒理学的研究急剧扩张；有机磷胆碱酯酶抑制剂的发现，成为神经生理学和神经毒理学研究的驱动力量。直到1960年，无生物蓄积性的有机磷农药取代DDT和其他有机氯杀虫剂之时，有机磷毒理学研究又赋予了特别的意义。

20世纪早期，实验证明奎宁有明显的抗疟原虫作用[2]。这一发现带动了用于治疗疟疾的奎宁衍生物的开发，并形成了化学治疗的基础。开发抗疟疾药物是为战争服务的一部分。最初的方案是先用啮齿类或狗来做药效和毒性试验，后来由志愿者进行药效试验。为了确定可否把受试药物从动物过渡到人体试验的研究，科学家先用动物模型来进行评价，然后确定可否进行临床试验，于是用非人灵长类测试毒性开始兴起。俄罗斯的科学家发现某些抗疟疾化合物引起人的视网膜病，但对啮齿类和狗则没有这种效应。这个发现促使芝加哥科研组在他们的开发计划里增加了一个必需的程序和步骤，那就是在人的药效试验之前必须用恒河猴进行毒性试验。这个改变，不仅防止了无数志愿者及战场上一些官兵的失明，而且由此认定利用灵长类进行实验对人类来说是一个更好的进行毒性研究的动物模型。

第一次世界大战和第二次世界大战刺激了军用毒剂的研制，战场成了化学武器的试验场，而化学工业发达的一些国家则是

---

1 曼哈顿项目（Manhattan Project，也称曼哈顿计划，曼哈顿工程）是第二次世界大战期间美国陆军自1942年起，研究核武器计划的代号。

2 早在100年前，人们已经知道金鸡纳的树皮提取物可以医治"杰苏伊特热"（疟疾），而且非常灵验。

制造化学武器的工厂。各类军用毒剂的发明国和时间见表6-4-1。

表6-4-1　军用毒剂发明国与时间

毒剂类型	发明国	时间
刺激性毒剂	德国	1914年
窒息性毒剂	德国	1915年
全身中毒性毒剂	法国	1916年
糜烂性毒剂	德国	1917年
G类神经性毒剂	德国	1936年
V类神经性毒剂	英国	1952年
失能性毒剂	美国	1962年

现代化学武器的出现和实战，带动了军事毒理等学和防化医学的研究。第一次世界大战和第二次世界大战把许多科学家拖入了战士的行列。德国著名化学家哈伯[1]和物理化学家奈斯特[2]（图6-4-2）成了德军毒气作战的指挥者。而美国著名生理学家埃文斯[3]则服务于美军反毒气部门。

2.第二次世界大战之后的毒理学

第二次世界大战后，工农业快速发展，特别是化学工业，导致环境污染严重，发生多次公害事件，引起社会的关注。因此，毒理学在第二次世界大战以后出现了快速发展的新局面。

20世纪60年代是社会纷乱的时代，毒理学也随之盛衰。"反应停"（沙利度

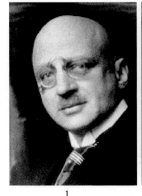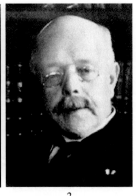

图6-4-2　弗里茨·哈伯与奈斯特

胺）灾难造成了数千例有严重出生缺陷的儿童，蕾切尔·卡逊的《寂静的春天》出版，使毒理学领域在令人兴奋的新高度发展。它通过探讨化学物对胚胎与胎儿的影响和对整个环境的影响，获得了发展契机；通过了新法规，又有几种新杂志问世。毒理学教育从传统的芝加哥大学、罗切斯特大学，发展到了哈佛、迈阿密、阿尔巴尼、艾奥瓦、杰弗逊等许多大学，培养的新人遍布各地。许多新的领域，包括环境科学、水生和鸟类生物学、细胞生物学、分析化学、遗传学等，在对毒理学产生重要影响的同时。也被吸收同化并使毒理学进一步拓宽。

20世纪60年代，尤其是后5年，毒理学的分析方法发展到一个新的水平，使人们检出组织中化合物的水平达到ppb级[4]。在开发点突变试验方法方面的开创性研究，研

---

1 弗里茨·哈伯（Fritz Haber, 1868～1934年），德国化学家。1891年德国皇家科学院破格授予他化学博士学位。1909年他因发明了便宜的氮肥而获得1918年诺贝尔奖。但他是化学战剂的创始人。1915年1月，哈伯向德国参谋总部建议用有毒的氯气来杀伤敌人，德国参谋总部采纳了哈伯的建议。德军在哈伯的指导下很快建立了世界第一支毒气部队。1915年4月，他亲临前线指挥德国部队施放毒气弹。1915年4月22日，哈伯兴致勃勃地乘着飞机在伊珀尔上空观察氯气的杀伤效果。1915年12月，哈伯指挥他的毒气部队对伊珀尔地区的英军施放毒剂。1917年，他又指导德军对英军进行首次芥子气攻击。毒气弹在战争中一次又一次惨无人道的灾难性杀伤，使哈伯越来越受到世界爱好和平人民的强烈谴责。他妻子克拉拉·哈伯强烈反对，愤而自杀。在这种谴责下，哈伯终于开始反省自己对人类文明犯下的滔天大罪，内心十分痛苦。1917年，他毅然辞去他在化学兵工厂和部队的所有职务，向那些在毒气弹中痛苦死去或终身残废的人谢罪。面对接踵而来的掌声与唾骂，哈伯说："我是罪人，无权申辩什么，我能做的就是尽力弥补我的罪行。"

2 奈斯特（Nernst, 1864～1941年）德国物理化学家，提出绝对零度不能达到定律（热力学第三定律）。

3 查尔斯·阿瑟·洛瓦特·埃文斯（Charles Arthur Lovatt Evans, 1884～1968年）是美国生理学家。他出生于伯明翰；1911～1916年，在伦敦大学工作，1916～1918年，在皇家陆军医学院反毒气部任主管；1919～1922年，在新成立的国家医学研究所工作；1923～1926年，在伦敦医学院圣塞洛缪院和乔德雷尔伦敦大学学院任生理学教授；1926～1949年，第二次世界大战期间，他在国防部化学实验站工作。

4 1ppb为1ppm的千分之一。

制出的实用、快速和经济的试验方法，使人们对致癌的遗传有了更深刻全面的理解机制。

20世纪60年代末，人们"发现"了除草剂的污染物——四氯二苯二噁英（TCDD）[1]。对这个化合物，毒理学领域里有一些很好的研究，也有些研究的质量很差。McArdle研究所发现的高亲和力的细胞结合蛋白——"Ah"受体，美国国家卫生研究院有关"Ah"受体的遗传性状的研究引起了毒理学的革命性变化。TCDD对毒理学的重要性在于，它迫使研究人员、管理机构和法律界用不同的方式来正视毒性反应机制所能起到的作用。

职业和环境毒理学家研究和监测在工作场所和环境中接触化学品的原因、条件和效应。在某些情况下同一化学品在工业和环境中都显示毒性，如铅和其他重金属。此外，毒理学家也揭示有些化学品对人类健康有益，如DDT，但其对生态有副作用。公众知晓这种两面性是1962年《寂静的春天》发表的结果。作者卡逊宣称"我们已经把有毒和生物活性强的化学品不加区分的放在了对它们潜在危害几乎无知的人们的手中。"这激发了工业化与环境污染的激烈争论。尽管存在很大的争议，但这本书极大地刺激了对生态系统化学效应的研究和制定更严格的环境污染物条例。

当中毒事件发生时，需要临床毒理学家是显然的：医生需要做一个正确的诊断和采取合适的治疗，可能是延迟毒物的吸收或增强它的排泄。当时的事故和有意的自杀在很多国家对发病率和死亡率作出了显著的贡献，它们绝大部分是家用化学品、药物、农药、溶剂和一氧化碳引起的结果。建立中毒控制中心（第一个是1953年在芝加哥建立的）推动了编辑药品和其他工业品成分及它们毒性的信息，并且导致熟练的信息分配系统的产生。这最大的目的是快速、准确地提供信息以帮助诊断、治疗和阻止中毒。类似的中心在很多国家已经建立起来。

因为中毒一直是死亡和疾病的显著原因，法医和分析毒理学仍然是重要的科学。两者使用相同的方法和技术，但目标有区别。法医毒理学关心的是与法律有关的有意或意外中毒，而分析毒理学处理的是检测、鉴别和测量毒物，以及在生物和环境基质中的代谢产物。在光谱和色谱技术之前的20世纪50年代，利用化学技术分离和鉴别不断增长的合成化学品非常耗时，而且灵敏度不高。在最近的几十年里，分析能力大大提高，允许快速实验检测多种化合物。例如，气相色谱和液相色谱结合免疫筛选技术，现在能够定量检测大部分有机药物。低含量的金属能够用质谱、电化学、放射化学和分光光度法进行定量。

在过去的30年里，毒理学研究已经对人类可能接触的化学品对健康的危险进行了定量评估。在反对危险呼声增大的社会中，毒理学信息主要依赖于管理部门区分和管理环境健康信息。环境条例和相关的危险评估在美国，最近在欧洲，成为推动毒理学实践的动力。

危险评估的进步依赖于科学知识增长的基础，特别是毒理学在分子水平上理解能力的提高。这源于分子生物学的进步，如核酸测序技术、生物化学方法研究药物及环境毒剂的代谢。这些进步的贡献是能够更好地理解毒剂的性质、地点及作用机理。一旦搞清楚了化合物毒性的机理，就有可能设计取代化合物以保留原化合物有益的性质，而减小其毒性。基因在代谢激

---

1 发现四氯二苯二噁英毒性的最早报道是在1957年。

活和去毒作用中所起的作用组成了现代毒理学中另一个主要研究领域。

现代毒理学的两个新领域，遗传毒理学和毒理基因组学，受到了极大的关注。遗传毒理学是研究人类遗传变异对外源化合物副作用敏感性的差异。与此相反，毒理基因组学的研究集中在对暴露于外源物质时基因表达的变异。在这些互补领域研究的进步有望能促进基于个体而不是群体的对潜在毒物暴露的副作用的预测。这些预测能够减少在危险评估和危险管理时使用任意的安全因子。

6.4.4 现代毒理学的重大成就

现代毒理学是在近代毒理学的基础上，经过百余年的发展完善，成为当今的边缘性和应用性很强的一门崭新的科学，20世纪毒理学取得了举世瞩目的成就。

1.建立了多学科、跨学科庞大的毒理科学新体系

20世纪毒理科学最大的成就是建立了多学科、跨学科的庞大的毒理科学新体系，实现了毒理学分支学科与交叉学科与扩展；毒理学传统研究方法与现代研究方法的结合；毒理学与生命科学的同步发展；毒理学与社会科学和管理科学的进一步融合。

毒理学分支学科与交叉学科扩展。毒理学分支学科与交叉学科的扩展成为现代毒理学的一个重要特点和发展趋势。20世纪70年代以来，一方面毒理学与自然科学的相关学科交叉形成了许多分支学科，研究水平越来越精细，从细胞、分子和基因水平研究毒理学问题；另一方面，毒理学由自然科学向社会科学扩展，管理毒理学、毒理学史学等一些新学科开始成长，为毒物的管理与控制提供有价值的历史经验和

科学依据。目前，已经有40多个毒理学分支学科与交叉学科，而且新的分支学科仍在不断出现。例如，正处于初创阶段的比较毒理学、地理毒理学、急症毒理学、毒理基因组学、量子毒理学、预测毒理学、有机溶剂毒理学、高分子化合物毒理学、纳米材料毒理学、计算机毒理学、灾害毒理学、禁毒学等。随着毒理学分支学科与交叉学科的扩展，毒理学的分类将变得多样化。

毒理学与生命科学的同步发展。20世纪是毒理学大发展的时期，也是生命科学崛起和迅速发展的时代。生命科学的新理论、新技术又推动了现代毒理学的迅速发展。1953年DNA双螺旋结构的发现，揭开了生命的奥秘。遗传密码的破译、遗传信息传递中心法则的确立、重组DNA技术的建立等，推动着分子生物学的概念和技术全面渗透到生命科学的各个领域，同时也渗透到现代毒理学的各个分支学科。

毒理学传统与现代研究方法相结合。过去毒理学研究主要以整体动物试验和人体观察相结合，在相当一段时期内这仍然是重要和必要的手段。随着分子生物学的理论和方法应用于毒理学的研究，将使外源性化学物的毒性评价发展到体外细胞、分子水平的毒性测试与人体志愿者试验相结合的新模式，而传统以动物为基础的毒理学研究逐步减少。某些复杂的整体实验将逐步为体外试验或构效关系数学模式所代替。用于有害因素的毒性试验系统被基因工程的动物和细胞所代替；传统的发病率和死亡率终点的研究被生化指标和生物指示所替代；过去需要数月给药和安全评价的毒性研究将在几小时内完成。特别是基因芯片、生物芯片技术和转基因生物的应用等基因技术引入毒理学，转基因动物对外源性化学物的毒性反应将与人体极为一

致。新技术和新方法的应用将使毒理学研究水平更加深入，给毒理学的发展注入了新的活力。

毒理学和社会科学与管理科学进一步融合。在过去的半个世纪，毒理学与政府管理以特殊的方式联系在一起，政府官员和毒理学工作者之间有着经常性的双向交流。政府管理部门以保护公众健康作为自己的重要职责，对关系公众健康问题进行评估和做出决定时高度依赖毒理学的基本原理和实验数据。与此同时，管理部门的要求又促进了毒理学方法的改进，以适应药物和食品添加剂的审批、农药的注册管理、新化学品登记的需求。

在这种新形势下，毒理学研究已不再仅限于学术性机构，政府、大学和企业建立的各种毒理学的研究机构。美国政府成立了"国家毒理学计划"（National Toxicology Program，NTP）组织，其任务是协调联邦政府内的毒物学测试程序，加强毒理学的基础研究，开发、改进和验证最新毒理学测试方法，为公众、研究机构提供潜在化学有毒物质信息。该组织由7个国家级研究单位组成，由国家环境与健康科学研究所（NIEHS）的所长任组长，负责审批每年由国家拨款，以资助或契约方式资助的课题，仅1980年立题9900多个，资助金额达4亿美元，分别由卫生、能源、环保、农业、国防、交通、煤航等部门提供。美国较著名的国家或军方的从事毒理学研究机构有国家肿瘤研究所（NCI）、国家职业安全和卫生研究所（NIOSH）、国家环境与健康科学研究所（NIEHS）、国家毒理研究中心（NCTR）[1]、空军航天医学研究所（AFAMRL）、海军医学研究所（NMRI）和陆军防化医学研究所（USAMRICD）等。哈佛大学、麻省理工学院、加州大学、印地安大学、辛辛那堤大学都招收毒理学博士研究生或设立毒理学博士后流动站，地方政府或企业投资资助的化学工业毒理研究所（CIIT）[2]、临床毒理研究所（ICT）及独立的毒理学合同研究机构，主要接受合同委托，进行毒性鉴定和安全评价。

1978年以来，中国鉴于国际上毒理学的发展和国情需要，在医学专业开设了毒理学基础课程。恢复研究生制度之后，一些医学院、兽医学院设立了毒理学硕士学位及博士学位点，开始招收毒理学专业方向的研究生，开讲毒理学专业课，出版教科书和专著。由于食品、药品、农药、饲料、新化工产品及环境规划的安全评价的需要，促成了一批新的毒理学重点实验室的建设。中国科学院、中国农科院、中国预防医学科学院、北京大学、中国科技大学、中国疾病预防控制中心、卫生部工业卫生实验所都建立了毒理研究所（室），中国环境科学院建立了生态毒理学研究室。军界建立防化研究所和毒物研究所。1993年，南京医科大学建立的江苏省应用毒理重点实验室，将教学与科研融为一体。

建立于1965年的印度毒物研究所（IITR），主要研究人类健康和生态系统中的工业与环境化学影响；空气、水和土壤污染的环境检测；制定化学品及工业产品的安全使用标准。

一些世界著名的公司，如杜邦公司、道氏公司、拜尔药厂等大企业都设立毒理学研究所或研究室，对本公司生产的化工产品、药物、农药、食品添加剂和工业"三废"

---

1 国家毒理研究中心（NCTR）有8个研究部，包括寿命测定和风险评估、生化毒物学、化学、遗传和生殖毒物学、微生物学、分子流行病学、神经毒物学和兽医服务。

2 化学工业毒理研究所（CIIT）1974年在北卡罗来纳州成立，是非营利的毒理学研究机构，主要致力于化学品、药品和消费产品的健康的潜在毒理研究。该研究所由36个公司和协会支持。

进行研究。一些私营企业每年也提供相当数量的资金作为毒理学研究经费。例如，英国帝国化学公司（ICI）每年就投资3000万英镑用于本公司生产的农药、药品、化学品和"三废"的毒理研究。它们集中大批科技人才、优良的科学设备和较充裕的投资，促使毒理学在理论和应用方面取得成果。

随着众多毒理学学科的发展，最重要的成果还体现在毒理学人才的壮大和集聚，毒理学培训计划实施，创办毒理学科学杂志和创建毒理学学会。在北美和西欧的一些大学，包括医学（人医和兽医）、药学、药理和化学系的研究生教育反映了毒理学的多学科性质，现代的毒理学家只在毒理学中的一个或几个分支有专长，对于毒理学家个人来说，在所有分支中都有专长是非常困难的。这种专业化特征反映在很多国家和国际毒理学组织的成员构成和毒理学杂志的论文之中。尽管这样，毒理学家仍然保持着团结，他们最终的目标就是搞清楚当人或其他生物暴露于毒物环境时，导致发病率和死亡率发生的理论基础，发现和发明解救中毒的药物和技术。

2.推动了中毒机理的研究和发明了新的解毒药剂

19世纪末到20世纪，毒理学、药理学和化学家研究毒物和中毒机理的内容不断扩大和深入，取得了许多突破性进展和一些重大成果。

1804年，德国萨特奈尔（Sertürner）从阿片中提取出吗啡，并证明其有镇痛作用。

1909年，德国赫利奇（Ehrlich）发现了肿凡纳明，治疗梅毒和锥虫病。

第一次世界大战前后，美国科学家霍克（Hawk）和奥塞尔通过对维生素的研究，建立了一些毒性生物测试的基本方法，为食品毒理学和管理毒理学作出了突出的贡献。

1920年，研究麻醉药、乙醇、有毒气体和箭毒的专家莱温[1]所著《世界历史中的毒物》一书出版，在他的出版物中蕴含着一个毒物学家对世界历史的见解。

1924年，卡彼特（Carperter）的几篇论文第一次揭示了酸矿废水中微量金属对鱼的影响。

1951年，道多罗夫（Doudoroff）和他的同事建立了用鱼做毒性标准测试的方法。

1952年，德国化学家施拉德[2]研究开发了有机磷化合物。

1959年，威廉姆斯[3]（图6-4-3），创立了外源性代谢系统理论。认为外来化合物代谢分为两个不同阶段：一是氧化、还原和水解；二是合成新的化合物。从解毒角度来看，第一阶段虽然在许多情况下发生，但不

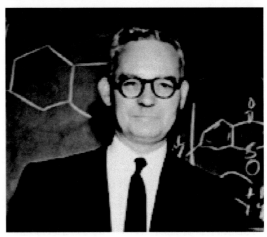

图6-4-3　威廉姆斯

---

1 莱温（Louis Lewin，1850～1929年）药理学与毒理学家（详见第12章）。

2 格哈德·施拉德（Gerhard Schrader，1903～1990年）德国化学家，发现新的有机磷杀虫剂，希望世界能够在与饥饿的斗争中取得进展。他意外发现沙林、塔崩和索曼，为此他被称为"神经毒剂之父"，在第二次世界大战中曾为纳粹政权服务。

3 理查特·库因·威廉姆斯（Richard Tecwyn Williams，1909～1979年），生于1909年2月20日，是威尔士生物化学家，创立了外源性代谢系统理论。20世纪30年代后期，他想写一本关于外来化合物解毒的书，但由于战争耽搁，直至1947年才开始将外来化合物代谢途径进行系统总结，该书于1959年在纽约出版。他1979年12月29日逝世，享年70岁。

能被视为解毒机制，而第二阶段的反应过程才是真正的解毒系统在体内发生。

1973年，霍奇[1]（图6-4-4）主编《铀、钚和衰变钚元素》一书，系统研究了铀和氟化物毒理学，以及它们的毒性标准。

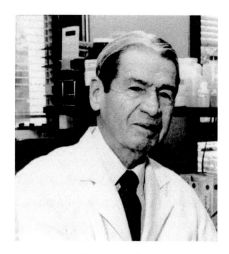

图6-4-4　霍奇

在新的解毒剂研究方面主要是1934年陈克恢[2]提出用高铁血红蛋白形成剂亚硝酸盐和硫代硫酸钠联用，来解救氰化物中毒，促进了临床毒理学的发展，成为毒理学发展史上的一个重要事件。1945年，第一个特定化学解毒剂合成。英国牛津的彼特尔（Petera）、斯托克（Stocken）和汤普森（Thompson）将"英国抗路易斯毒气剂"（British anti-lewisite BAL）作为砷的特效解毒剂。

此外，还有许多的毒理学的发现为人类健康和社会进步作出了贡献。例如，细胞色素P450蛋白家族的研究；甲基橙代谢产物的研究推动了检测血和尿液中的化学物和药物代谢产物研究，使人们找到了研究化学物血浓度及其生物学作用关系的一种新途径。

3.毒物的利用有了新的突破

在研究毒物与中毒机理的同时，科学家没有忘记从有毒植物、动物、化学品及矿物中寻找那些对人类健康和衣食住行有用的毒物和毒素，利用毒物为人类造福。

蓖麻油有毒，严禁食用，但蓖麻油属于高级润滑油。现代研究表明，蓖麻油黏度大，密度高，在－18℃低温下不凝固，在500～600℃的高温下不变质、不燃烧，稳定性强，常作为飞机润滑油、变压器油和汽车制造业中的高级润滑剂。同时用作助染剂、润滑剂、增塑剂、乳化剂和制造涂料、油漆、皂类及油墨的原料。

在有毒的霉菌的研究中，发现青霉素是一种毒性很小又能有效杀菌的抗生素，成为人类发现的第一种杀灭细菌治疗疾病的一种霉菌毒素。青霉素从发现到批量生产经历了14个年头，救活了数以百万计人的生命。

从蛇毒中开发出的新一代抗凝血药远远胜过阿司匹林的抗凝血效果，应用于人类许多重要疾病的治疗。传统和现代的蜂毒疗法已经在中国、韩国、罗马尼亚、保加利亚和俄罗斯广泛使用。不仅如此，科学家正在探索从海洋有毒动物中寻找新的药物。

在没有麻醉剂之前，需要进行外科手术的患者的那种痛苦的煎熬是不可想象的。乙醚和普鲁卡因等麻醉药品的发明，倾注了许多药理学和毒理学家的心血。

尽管砒霜是一级毒药，但用之得当，砷制剂可以治疗梅毒和急性早幼粒细胞性白血病及急性前骨髓性白血病。

当今世界，用砷化物美容的时代早已结束，而利用肉毒毒素美容的时代开始。

---

1 霍奇（Harold Hodge，1904～1990年）是美国毒理学家，美国毒理学学会（SOT）的第一任会长。他主编《铀、钚和衰变钚元素》（*Uranium，Plutonium and the Transplutonic Elements*）一书（1973年出版）。

2 陈克恢（1898～1988年）是现代中药药理毒理学研究的创始人（详见第12章）。

表6-4-2　现代毒理学发展的重要事件

分析方法的早期发展
March，1836年：发展砷分析法
Reinsh，1841年：砷和汞分离和分析的联合方法
Fresenius，1845年和von Babo，1847年：发展筛选一般毒物的方法
Stas－Otto，1851年：生物碱的提取和分离
Mitscherlich，1855年：磷的检测和鉴定
早期机制研究
Magendie，1809年："箭毒"研究，吐根碱和士的宁作用机制
Bernard，1850年：一氧化碳与血红蛋白结合，士的宁作用机制和箭毒作用部位研究
Bohm，1890年：蕨类的活性抗蠕虫药，巴豆油导泻作用，毒蕈
发现新毒物和解毒剂
Peters，Stocken和Thompson，1945年：发现"英国抗路易斯气"（BAL）作为砷相对特异的解毒剂，氟碳化合物毒性
Chen，1934年：对氰化物中毒应用现代解毒剂（亚硝酸盐和硫代硫酸盐）
VOegtlin，1923年：砷和其他金融对－SH基的作用机制
Muller，1944~1946年：DDT和相关性杀虫剂的开发和研究
Schrader，1952年：有机磷化合物的开发和研究
Chopra，1933年：印度本土药物
其他毒理学研究
Williams：解毒机制研究和物种变异
Rothstein：铀离子对细胞膜转运的作用
Kehoe：铅急性和慢性作用研究
Vorwald：慢性呼吸道疾病研究（铍）
Hardy：公众和工业中毒（铍）
Hamilton：开创现代工业毒理学
Hodge：铀和氟化物毒理学；毒性标准
Hoffman：开发麦角酸及衍生物；拟精神病药
Peters：生物化学损害，致死性合成
Garrod：遗传性代谢缺陷
litchfield和Wilcoxon：简化剂量反应评价
Bliss：概率单位法，计算剂量-死亡曲线

资料来源：路易斯·卡萨瑞特等，1975。

1989年，美国FDA核准A型肉毒毒素——波唐克斯（Botox，也称波舒）正式成为临床治疗药物。除了美容，还用于相关肌肉过度收缩的疾患上，开启了科学利用肉毒毒素的新纪元。

人类为了防治危害粮棉生产和损害人体健康的病虫害，在不断寻找各种天然物质的同时，也积累了使用毒药进行防治经验。其中最著名的有烟草、莽草、藜芦、附子、百部、艾蒿及从有毒植物中提取的除虫菊和鱼藤酮。特别是化学农药在防治疟蚊，控制非洲疟疾的过程中，挽救了世界各地数以百万计人的生命。

自从1954年苏联建成了世界上的第一座核电站以来，全球约有439座发电站是运用核能反应堆运行的，总容量约占世界发电总容量的15%。在人们关注煤矿瓦斯爆炸事故的今天，瓦斯同样是一种热值高、无污染的清洁新能源，是常规天然气最现实、最可靠的替代能源。利用瓦斯发电，既能变废为宝，实现资源综合利用的有效途径，又能促进瓦斯抽取，减少环境污染，保护矿工生命安全，有利于煤矿安全生产的可靠措施。

毒理学家和相关领域的科学家开创利用毒物造福人类的事业将永远不会停止。

4.出版具有里程碑的毒理学著作（图6-4-5）

《世界历史中的毒物》，作者莱温（Lewin），包括从远古到今天的各种毒物，1920年出版。

《选择毒理学》，该著作阐述了化学物在不同器官和部位的特异性作用及其原理，作者艾伯特（Adrian Albert），1951年

出版，其后又多次再版。

《化学品在食品、药品和化妆品中的安全性评估》，第一部毒理学研究指南，作者莱赫曼（Arnold J. Lehman）等，1955年出版。

《解毒机制》，是一部阐述药物、毒物和其他有机化合物的代谢途径与可能的解毒机理的专著，作者威廉姆斯，1959年在纽约出版，第2版于1974年出版，书名改为《代谢与解毒》。

《基础毒理学》论述毒理学基本概念著作，作者是彼得斯[1]，1963年出版。

《铀、钍和衰变钍元素》，论述铀和放射性物质的毒理学，作者霍奇（Hodge），1973年出版。

《毒理学——毒物的基础科学》[2]，是第一部现代毒理学教材，第1版作者是路易斯·卡萨瑞特（Louis J.Casarett）和约翰·道尔（John Doull），1975年出版第1版后，于1980年、1986年、1991年、1996年和2001年连续出6版。2001年出版第6版，主编柯蒂斯·克莱艾森（Curtis D.Klaassen）。2005年该书由黄吉武、周宗灿等译为中文版，由人民卫生出版社出版。

《毒理学急诊处置》，是一部临床中毒急诊手册。全书包括医学毒理学的一般方法；生化毒理学和分子医学；各器官系统病理毒理学基础和医学临床毒理学基础4个部分。该书提供在急诊情况下从药理到临床处方用药、从临床到种群预防、心理、护理、流行病学调查。此外，新版还增加了生物恐怖主义事件的处置等内容。该书主编刘易斯·戈德弗兰克[3]，20世纪80年代首次出版后，分别于1982年（第2版）、

---

1 彼得斯（Rudolph Albert Peters, 1889~1982年），英国生物化学家，1935年选为皇家学会院士，1940年开发了路易斯剂的解毒剂（BAL）称为英国的反路易斯剂。

2 也译为《卡萨瑞特·道尔毒理学》（*Casarett & Doull's Toxicology*）。

3 刘易斯·戈德弗兰克（Lewis Goldfrank），是急诊医学教授，纽约大学急诊医学系主任，纽约市中毒控制中心主任。他曾担任美国急诊医学协会医疗毒理学分会主席。

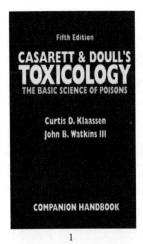
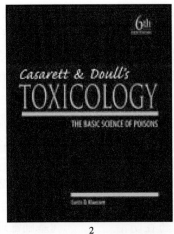
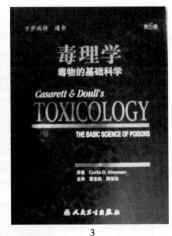

1　　　　　　　　　　　2　　　　　　　　　　　3

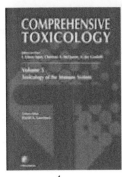
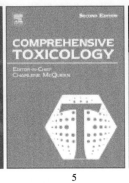
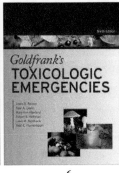
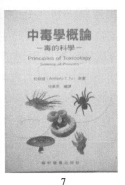

4　　　　　　5　　　　　　6　　　　　　7

图6-4-5　毒理学著作

1～3.《卡萨瑞特·道尔毒理学》第1版、第6版和中译本，4.《毒理学全集》西平斯主编，第1版，1997年；5.《毒理学全集》
麦奎因主编，第2版，2010出版；6.《毒理学急诊处置》戈德弗兰克主编，第9版，2010年；7.《中毒学概论》杜祖健原著，
第1版，2003年

1986年（第3版）、1990年（第4版）、1998年（第6版）、2002年（第7版）、2006年（第8版）和2010年（第9版）多次出版。

《中国医学百科全书·毒理学》，中国医学百科全书编辑委员会编，1981年由中国科学出版社出版。

《毒理学原理与方法》，作者海斯（Hayes），1988年出版。

《毒物与毒理学》，作者是马纳瀚（Stanley E.Manahan），1992年出版。

《毒理学全集》，是由国际毒理学联合会主席格利·西平斯（Glenn Siprs）主编的，共14卷：总则；细胞与分子毒理学；化学毒物检测与评价；生物转化；毒物学和免疫系统；心血管毒理学；肾毒性；呼吸系统毒理学；肝毒性；生殖内分泌毒理学；发育毒理学；神经系统和行为毒理学；癌变和索引。1997年该书出版第1版。第2版由奥本大学校长查利·麦奎因（Charlene A. McQueen）主编，于2010出版。

《毒理学百科》（图6-4-6），美国国家医学图书馆菲利普·威克斯勒（Philip Wexler）主编，第1版于1998年出版，包括200名作者提供的749条目录；第2版2005年出版，汇集了1057个条目，由392位作者完成。书中既涵盖了毒理学研究的各个领域，从基础到前沿，总结了大量毒理学的重要概念，包括一些尚存争议的问题，

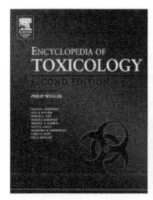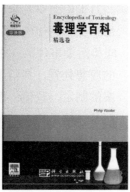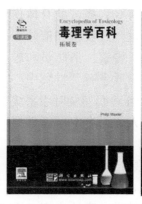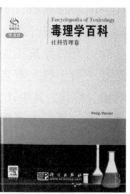

图6-4-6 《毒理学百科》与中文导读本：精选卷、拓展卷与社科管理卷

如空气污染、生态毒理学、生物监测、致癌效力因数、饮食限制、环境卫生、流行病学等，还收集了与毒理学相关的历史、法律、条例、数据库。中文导读本在第2版的基础上对词条进行的分类重排，编成三卷，分别为精选卷、拓展卷与社科管理卷，由中国科学出版社2007年出版。

《中毒学概论》作者科罗拉多大学教授杜祖健（Anthony T.Tu），1999年在日本出版日文版，2003年由何东英编译为中文，第1版在中国台湾艺轩出版社出版。

5.为立法和政府管理提供科学依据和历史经验

20世纪以来，毒理学研究将国家立法和政府宏观管理的迫切需要作为重要目标之一，积极开展危险度的安全评定。美国1906年通过的《纯食品与药品法》，影响了世界范围的食品立法。然而，在立法之前正是毒理学家提供了准确的安全评估数据，从而遏制了食品掺假问题。美国1938年出台的科普兰法案（Copeland Bill），建立了美国联邦管理和执法机构——食品与药品管理局（FDA），依法全面管理监督食品、药品、化妆品等的安全。在这个过程中，正是在莱赫曼的领导下，FDA不仅直接参与毒理学研究，而且在公共卫生政策和法令的制定过程中用实验毒理学资料作为其立法的科学依据，莱赫曼因此而成为现代毒理学的学科带头人长达40余年。直到今天，我们仍然能感受到莱赫曼的影响。

纵观百年历史，第一次世界大战中的毒气战与1899年和1907年两次海牙会议，以及1925年日内瓦协议书；1993年联合国大会通过的《全面禁止和彻底销毁化学武器公约》；1906年药物事件与美国FDA立法；1962年《寂静的春天》与1972年环境大会的召开；1984年印度博帕尔事件与美国企业的赔偿；1986年苏联核电站事故；新金月毒品生产的出现与联合国禁毒大会；烟害与联合国控烟框架；加入WTO和经济的全球化与防止有毒生物入侵；中国瘦肉精中毒事件与突发公共卫生条例的颁布；煤矿瓦斯事件与加强安全管理等，都包含着毒理学家的历史责任感和他们的辛勤工作，体现了现代毒理学的研究成果已经广泛应用于立法、管理、安全、职业、农业、环境、临床、法医、分析等多个领域，体现了毒理学为立法和政府管理所作出的重要贡献。

"9·11"恐怖袭击事件5周年的时候，美国《环境卫生展望》杂志发表一篇文章指出：恐怖袭击给人们留下的不只是难以抹去的心理阴影，更有令人痛苦的身体伤害。当年在爆炸现场进行过援救和清除工作的近万名建筑工人、警察、消防员和志愿者，由于吸入有毒物质患有"世贸中心咳嗽"症状，其中70%至今仍感觉呼吸系统有问题，而且大多数人的后半生可能都要在这种痛苦中度过。

"9·11"恐怖袭击事件之后，非传统安全问题[1]日益凸显，成为21世纪国际社会关注的焦点。特别是重大毒性灾害、重大环境污染事件和毒物恐怖事件的频繁发生，以及局部战争大规模杀伤性武器的使用，需要时刻警惕，应急处置，科学应对。面对应对和和科学处置突发毒性事件的新挑战，世界各国的毒理学家先后参与了20世纪与21世纪之交发生的非典、禽流感、生化恐怖事件、"瘦肉精"中毒事件、比利时"二噁英污染事件"、中国三聚氰胺毒奶粉事件的应急处置，参与了包括决策过程、应急预案的制定、宣传、教育、科学研究、装备、储备、信息、人才及应急处置队伍的建设等项工作，为突发公共卫生事件的科学处置作出了重大贡献。

科学史把毒理学区分为科学和艺术两条主干来表述毒理学的历史，一点也不过分。毒理学既包括科学实验，又包含与立法和政府管理在内的某些特别的管理艺术，这不仅使毒理学成为科学发展史上的一个例外，而且也真实和全面地反映了毒理科学的特殊性和它的科学价值。

6.5 毒理学分支学科发展历程

6.5.1 分支学科与交叉学科的扩展

随着毒理学分支学科与交叉学科的扩展，毒理学的分类也变得多样化。

（1）按照研究对象分类，如工业或职业毒理学、化学品毒理学、金属毒理学、高分子化合物毒理学、天然毒素毒理学、放射毒理学、军事毒理学、食品营养毒理学、药品毒理学、农药毒理学、法医毒理学、兽医毒理学、环境毒理学、生态毒理学、水毒理学、昆虫毒理学、人体毒理学、发育毒理学、植物毒理学、管理毒理学、毒理学史学等。

（2）按照研究的靶器官与组织系统分类，如神经系统毒理学、呼吸系统毒理学、心脏毒理学、肝脏毒理学、肾脏毒理学、消化道毒理学、心血管系统毒理学、血液毒理学、生殖系统毒理学、内分泌系统毒理学、免疫毒理学、皮肤毒理学、行为毒理学、眼、耳及特殊感官毒理学等。

（3）按照研究生物类群分类，如有毒植物学、有毒动物学、有毒微生物学、有毒藻类学、有毒昆虫学（虫毒学）、有毒鱼类学、毒素学。

（4）按照研究的生命现象或生命过程分类，如遗传毒理学、生态毒理学、中毒病理学。

（5）按照生物结构的层次分类，如细胞毒理学、分子毒理学、毒理基因组学等。

（6）按照与其他学科的关系分类，如生化毒理学、放射毒理学等。

（7）按照工作任务分类，如临床毒理

---

[1] 非传统安全问题是相对于传统安全问题而言的一个概念。传统安全问题主要指传统意义上的以政治、军事、外交为主要内容的高级政治安全问题，如国防问题、领土纠纷、主权问题、国家之间的军事态势等。非传统安全问题一般指低级政治安全问题，如恐怖主义、全球变暖、生态环境、金融安全、人口爆炸、传染性疾病、毒品走私、跨国犯罪等。非传统安全问题的特点：一是跨国性、全球性；二是突发性、不确定性；三是关联性、转化性；四是多样性、复杂性。

学、环境毒理学、工业毒理学、管理毒理学、生态毒理学与法医毒理学等。

（8）按照研究手段与终点不同分类，如免疫毒理学、分子毒理学、膜毒理学、遗传毒理学、分析毒理学等。

（9）按照不同外源性化学物分类，如金属毒理学、微量元素毒理学、农药毒理学、食品毒理学、放射毒理学、药物毒理学、燃烧毒理学、纳米毒理学等。

（10）按照研究工作性质分类，如描述毒理学（指常规毒性试验和安全评价）、机理毒理学和管理毒理学等。

（11）按照毒理学实践应用分类，如法医毒理学、职业毒理学、临床毒理学、药物毒理学、食品毒理学、遗传毒理学、环境毒理学、生态毒理学、材料毒理学、军事毒理学、管理毒理学等。

随着自然科学和技术科学的进步，毒理学将有更多的新兴分支学科出现。近年来已经有灾害毒理学、比较毒理学、地理毒理学、急症毒理学、行为毒理学、纳米毒理学、计算机毒理学和禁毒学问世。在现代毒理学由被动毒理学向主动毒理学（又称积极毒理学）发展过程中，又带动了发现毒理学、预测毒理学和预发展毒理学等新学科的形成。基于基因组学和蛋白质组学的战略和技术的边缘与交叉学科纷纷产生，毒理基因组学（Toxicogenomics）、毒理蛋白质组学（Toxicoprotenomics）和生态毒理基因组学（Ecotoxicogenomics），成为毒理学研究的新领域，引导毒理学跨入新的发展时代。

6.5.2　靶器官与系统毒理学

靶器官毒理学（Target Organ Toxicology）是研究外源化学物对机体各类组织器官系统所致损伤的基本原理、规律和评价方法，也称系统毒理学（Systems Toxicology）。

它主要研究毒物对靶器官的毒性，包括肝脏、肾脏、呼吸系统、心血管、免疫、血液、中枢神经系统、行为、皮肤、生殖和发育、内分泌等。靶器官毒理学按器官毒性分类，有神经毒理学、肝脏毒理学、肾脏毒理学、眼毒理学及皮肤毒理学等。

1.神经毒理学

神经毒理学（Neurotoxicology）是研究外来物质对神经系统的结构、功能产生有害作用及其机制，是20世纪70年代后兴起并迅速发展的一门毒理学分支学科。

科学家发现不同的神经毒物可作用于不同的位点，按照毒性作用与靶器官的对应关系可分为以下4种。①神经细胞毒物：汞和汞化合物、锰、铝、谷氨酸、氰化物、铅、1-甲基-4-苯基-1，2，3，6-四氢吡啶（MPTP）；②神经髓鞘毒物：六氯酚、三甲基锡、铅、锑；③神经轴索毒物：正己烷、二硫化碳、长春新碱、丙烯酰胺、氯丙烯、除虫菊酯；④神经递质毒物：尼古丁、有机磷化合物、氨基甲酸酯类杀虫剂、可卡因、兴奋性氨基酸、苯丙胺。

历史上有许多重大毒性事件是由神经毒物引发的。因此，化学物质神经毒性危害的预防和控制技术的研究已经成为毒理学工作者所面临的一场严峻挑战。目前国际上将危险度评价的思想引入到化学物质神经毒性危害控制技术之中，建立了化学物质神经毒性危害的危险度评价体系，通过化学毒物神经毒性危害的识别、暴露因素的特性、强度、途径和健康监护，确定重要化学物质神经毒性危害的危险度水平及暴露水平与不良效应之间的关系。特别是环境中的铅、挥发性有机溶剂和大多数杀虫药剂都是神经毒剂，中毒病例不断发生，有些毒物的危害还呈上升趋势，已经严重损害了人们的健康。

表6-5-1　历史上神经毒物引发的重大毒性事件

时间	地点	毒物	事件提示
公元前370年	希腊	铅	希波克拉底在采矿业认识到铅的毒性
1世纪	罗马	铅	普利尼（Pliny）警告不要吸入铅炉蒸气
1837年	苏格兰	锰	首次描述5例工人接触二氧化锰粉尘致慢性锰中毒
1924年	美国	四乙基铅	加铅汽油的两家工厂发生事故，300多工人出现神经症状，5名死亡。尽管如此，四乙基铅在汽油中仍继续使用了50多年
1930年	美洲	三邻甲苯膦酸酯（TOCP）	将TOCP加入润滑油或作为塑料工业增塑剂。加入姜汁酒后引起迟发性神经毒性，造成5000多人瘫痪，2万～10万人受影响
1930年	欧洲	芹菜脑	含TOCP的流产药物，造成60例神经疾病患者
1932年	美国	铊	用硫酸铊做杀啮齿类动物的药物，13家成员因误食污染的大麦而中毒，6人死亡
1937年	南非	TOCP	60名南非人摄入污染的食用油后出现瘫痪
1946年	英格兰	四乙基铅	工人们清扫汽油罐后出现严重的不同程度的神经系统症状
20世纪50年代	日本	甲基汞	食用受化工厂汞污染的鱼和贝壳，121人中毒，46人死亡，许多婴儿出现严重的神经系统损害
20世纪50年代	法国	有机锡	含二碘二乙基锡的临床药Salinon，造成100多人死亡
20世纪50年代	摩洛哥	锰	150名矿工患慢性锰中毒，有严重的神经行为障碍
1956年	土耳其	六氯酚	六氯酚作为一种谷物杀霉菌剂，造成3000～4000人中毒，10%死亡
1956～1977年	日本	氯碘羟喹clioquinol	用于治疗旅行者腹泻的药物引起神经疾病。20年间累计发病人数多达10 000余名
1959年	摩洛哥	TOCP	违法将含有TOCP的润滑油掺入食用油，影响约10 000人
1960年	伊拉克	甲基汞	甲基汞用作杀真菌剂处理谷物制作面包，1000人中毒
1964年	日本	甲基汞	甲基汞中毒646人
1968年	日本	多氯联苯	多氯联苯（PCB）泄漏，污染稻米，1665人中毒
1969年	日本	n-己烷	接触n-己烷后发生93例神经病
1969年	美国	甲基汞	摄入被杀霉菌药物处理的谷物所污染的猪肉，引起严重的人烷基汞中毒，在美国为首次中毒报告
1971年	美国	六氯酚	用3%六氯酚消毒液洗浴婴儿，数年后发现对神经系统和其他系统有毒
1971年	伊拉克	甲基汞	将甲基汞用作杀真菌剂处理谷物，制作面包。5000多人严重中毒，450人在医院死亡
1972年	法国	六氯酚	204名婴儿因经皮接触含6.3%六氯酚的婴儿滑石粉而中毒，36名死亡
1973年	美国	甲基丁酮	纺织厂雇员接触甲基丁酮溶剂，80多名工人患多发性神经病，180人病情较轻
1974～1975年	美国	氯丹	化学工厂工人接触氯丹杀虫剂，20多人出现严重的神经症状，40多人症状较轻
1976年	美国	对溴磷	在生产过程中接触对溴磷杀虫剂后，有9名工人出现严重的神经症状
1977年	美国	二氯丙烷	24人接触二氯丙烷杀虫剂后住进了医院
1979～1980年	美国	BHMH	塑料淋浴管制造厂的工人接触BHMH后出现严惩神经系统症状
20世纪80年代	美国	MPIP	违法药物合成中的杂质，引起与帕金森病相同的神经症状
1981年	西班牙	毒性油	20 000人因油中含有毒性物质而中毒，500余人死亡，多人患严重的神经病
1985年	美国	涕灭威	在加利福尼亚等西部州及英属哥伦比亚省，1000多人食用受涕灭威杀虫剂污染的瓜果后引起神经肌肉和心脏疾患
1987年	加拿大	Domoic acid	食用受Domoic acid污染的蛤贝，107人中毒，3人死亡
1988年	印度	TOCP	摄入掺有TOCP的油引起约600例多发性神经炎患者

资料来源：韦兰·J.小海斯，1982。

2.心血管系统毒理学

心血管系统毒理学（Cardiovascular Toxicology）研究化学毒物、生物毒素对心血管系统的毒性作用及其作用机制。

20世纪60年代初，首次报道了长期饮酒可以引起心肌病，乙醇的代谢产物乙醛可引起与饮酒相关的心脏损伤。蛇、蜘蛛、蝎子和海洋生物的毒液中的动物毒素对心血管系统有明显的影响。许多植物，如毛地黄、欧夹竹桃、乌头等，含有的有毒成分也对心血管系统有损害作用。给予早产的新生儿氧气可以造成不可逆的血管收缩和视网膜血管系统的消失，导致永久的失明。目前，已知产生直接作用于心血管系统的毒物有锑、砷、钡、汞、氯甲烷、溴甲烷、三氟甲烷及八氟异丁烯等。

3.呼吸系统毒理学

呼吸系统毒理学（Respiratory Toxicology）是研究毒物选择性地作用于呼吸系统的毒性，作用机制及防治对策的一门学科。

最初，化学品引起的肺损伤与一些职业和工作环境有关。意大利医师拉马齐尼（Ramazzini）在1700年出版的专著《职业性疾病》中提供了详细而又惨痛的关于矿工患病的报告。他指出：工人的肺和脑已经受到影响，特别是肺在接触含有矿物油的空气后，首先敏锐地受到损伤。到20世纪，由空气传播毒剂引起的疾病已不至只限于某些职业，空气传播化学物的普遍存在致使空气污染成为呼吸系统的主要致病因素。目前，已知许多肺疾病是由于职业性接触引起的，主要是煤矿矿工的煤肺、喷砂工和隧道矿工的矽肺结核、造船厂工人和石棉矿工的石棉肺、职业性暴露于石棉或金属（镍、铍和铬）引起的肺癌，除草剂百草枯引起的以弥散性间质和肺泡内纤维化为特征的广泛性肺损伤。

呼吸器官是气态毒物和气溶胶毒物最易受患的器官，常引起急性和慢性毒性。成人肺的总面积近100米^2。肺脏有40多种不同类型的细胞，还有丰富的微粒体混合功能氧化酶系，其活力仅次于肝脏，也是移除循环血中毒物的器官，从呼气中排出挥发性毒物和某些有害气体。因此，刺激性气体、百草枯、硅尘和砷致癌物等常致呼吸系统的损害。

4.血液毒理学

血液毒理学（Haematotoxicology）主要研究药物、化学毒物、生物毒素及电离辐射等外来物质对血细胞有形成分、造血器官所致有害作用、作用机制以及实验治疗方法。目前，已知氯霉素可引起粒性白细胞减少；苯可致再生障碍性贫血；砷化氢、磷化氢可致溶血性贫血；亚硝酸盐类和苯胺类化合物均可产生高铁血红蛋白症。

5.肝脏毒理学

肝脏毒理学（Hepatotoxicology）主要研究外源性化合物与肝脏的相互作用，探讨影响肝脏产生毒性作用的各种因素，阐明中毒性肝损害的特点和作用机制，为中毒性肝病的预防、诊断和治疗提供科学依据。

单猪屎豆碱（MCT）是一种双稠吡咯啶生物碱，可引起肝脏毒性（肝细胞坏死和静脉闭合性疾病）。

6.肾脏毒理学

肾脏毒理学（Renal Toxicology）研究外来物质直接对肾脏或经肾脏排泄过程中引起的毒性作用及作用机制、病变类型及中毒表现，为防治中毒性肾脏疾病提出防治措施。

肾脏是毒物的主要排泄器官，是许多毒物的作用器官或靶器官，极易受到损害。20世纪70年代，拉奥（Rao）等首次报告1例海洛因成瘾者出现肾病综合征肾功能不全，并命名为"海洛因肾脏病"（Heroin-associated nephropathy，HAN）。后来发现常见成瘾药物有甲喹酮、丙氧芬、可卡因、麦角二乙胺、盐酸苄环利定都能引起海洛因肾脏病。

7.生殖毒理学

生殖毒理学（Reproductive Roxicology）是应用毒理学方法研究药物、农药、环境污染及工业化学物质等外来物质抑制或干扰卵子或精子生成的机制，以及有害作用对后代的影响，为防止化学物质对人类生殖功能的危害提供依据和措施。

生殖危害问题可以追溯到罗马帝国时代。铅在陶器和水容器中的浓度很高，增加死产的发生率。现在知道铅是一种堕胎物质，可引起精子畸形。20世纪60年代的"反应停"（沙利度胺）事件使人们开始特别关注新的化学物（或药物）对生殖系统的影响。生殖毒理学研究的最新发现表明，镉、二溴氯丙烷等可损害精母细胞，多环芳烃和博莱霉素常损害雌性生殖系统。

生殖毒理学研究在20世纪60年代以评价化学物致畸效应为主；70年代建立了致畸和繁殖试验的方法；80年代喂养繁殖试验、喂养致畸试验和传统致畸试验列为有关法律法规的必做试验；90年代，研究范围由单纯致畸研究扩大至男（雄）性和女（雌）性生殖和发育毒理，研究手段也由整体动物实验扩大至全胚胎培养、组织培养、细胞培养，并运用了分子生物学理论和技术。生殖细胞遗传毒性和环境内分泌

干扰物的研究将是今后研究的重点。

8.耳毒理学

耳毒理学（Ototoxicology）主要研究药物、毒物或物理因素对耳器官（耳蜗系、前庭系和位听神经系等）所致毒性、作用机制及防治办法。

科学家已对奎宁类抗疟药、链霉素、双氢链霉素、新霉素、卡那霉素、庆大霉素等抗菌素及噪声，进行了长期的临床观察和实验研究，为耳毒性的防治提出具体措施。

9.眼毒理学

眼毒理学（Ocular Toxicology，Ophthotoxicology）研究外来物质对眼的有害作用及其机制。

药物或毒物可经黏膜吸收而引起中毒性眼病。1986年，格兰特（Grant）列举了2800种具有眼毒性的物质。科学家已经明确甲醇主要作用于视神经和视网膜、导致视神经萎缩而致盲；二硫化碳能引起视神经和视束的变性，并对神经元和视网膜血管系统产生有害作用，导致感光细胞和视网膜节细胞结构和功能改变；铊奎宁、氯奎可致视网膜和视神经的损害；三硝基甲苯和萘可引起眼白内障。无机铅影响幼年和成年哺乳动物的杆细胞，导致杆细胞中介的视觉缺失，可见到视网膜节细胞、视皮质和眼球运动系统水平的结构和功能缺陷。

10.免疫毒理学

免疫毒理学（Immunotoxicology）是在免疫学和毒理学的基础上发展起来的一门年轻的边缘学科，主要研究外源化学物和物理因素对机体免疫系统的有毒有害作用及其机制。

1977年，沃斯（Vos）发表的《毒理学相关的免疫抑制》一文[1]和1983年戈登

---

[1] Joseph G. Vos. Immune suppression as related to toxicology. CRC Crit Rev Toxicol, 1977, 5（1）：67-101.

（Gordon）和吉布森（Gibson）合著的《免疫毒理学》[1]是免疫毒理学的开篇之作。1984年在卢森堡召开的国际免疫毒理学专题研讨会，就毒物对靶器官免疫系统的损伤进行了专题研讨，对免疫毒理学的发展具有里程碑的意义。

目前，已经发现多氯联苯、多溴联苯、二噁英、多环芳烃等农药（DDT、PCP、敌百虫、甲基对硫磷）、铅、镉、砷、汞、气体污染物（NO_2、SO_2、臭氧、CO）、工业污染物（氯乙烯、苯、石棉）等具有免疫抑制作用的外源化学物，可致免疫毒性。但外源化学物引起免疫抑制的机制尚不清楚，还有待继续研究。

11.行为毒物学

行为毒物学（Neurobehavioral Toxicology，又称神经行为毒理学）是研究非治疗用化学品对于完整的人的行为的影响。1962年戈德宝（Goldberg）等的著述描述了工业溶剂对人的行为的影响，标志了行为毒物学的开端。

1967年贝尔德（Beard）和尔圣因（Wertheim）报道，人体暴露在一氧化碳的低浓度之下，对于其从事实验室的工作有所伤害。由此可见，在暴露程度虽然不致人体产生明显的组织或器官损害，但毒物对人的行为产生了的影响。之后，雷卜可（Repko）等从316个被测试者及112个用以健康对照的工人当中，研究了血铅浓度在70～79微克/升时，神经肌肉及意识运动功能发生的重大变化。1974年江森（Johnson）等研究了车辆排出的一氧化碳对于一个收费站的人员行为的影响，发现上班前与下班后行为的变化与碳氧血红蛋白的增加有关。

6.5.3　基础毒理学与应用毒理学

1.生化毒理学

生化毒理学（Biochemical Toxicology）是应用生物化学技术和方法研究毒物在体内的生物转运、转化和代谢的一般规律的学科，是生物化学与毒理学相结合的一门交叉学科。

毒物进入机体后，被机体吸收的毒物通过血液转运分布到全身组织，有些在组织中可直接产生毒性作用，干扰或破坏机体的正常生理功能，使机体中毒或产生潜在性危害，有些在组织中储存或进行生物转化，通过机体的各种防御机制与代谢活动，经降解或解毒后由肝、肾、肺等排出体外。由于毒物的种类繁多，结构及理化性质的差别也很大，因而它们在体内的代谢变化是复杂多样的。生化毒理学正是研究毒性作用机制、生物转化、活性代谢产物与细胞成分发生的毒性反应的基础；从亚细胞水平至分子水平，研究化学毒物与生物大分子的作用、直至代谢排泄的生化变化及病损形成。其目的在于阐明毒物与机体的相互作用、各种生理化学变化，为确定灵敏的毒性指标，中毒的早期诊断及防治措施提供依据；为设计安全的新农药、新化学物质提供方向。

2008年，廷布雷尔（John A.Timbrell）著的《生化毒理学原理》第4版出版，标志生化毒理学取得的最新进展。

2.分子毒理学

分子毒理学研究是采用分子生物学技术和方法来研究毒理学问题。例如，体外采用细胞培养等检测基因毒性，整体动物试验采用转基因动物模型，这对于阐明外源

---

1 Gordon G，Gibson R. Immunotoxicology，England：Academic Press，1983.

性化学物的毒性及其机制有重要意义。

20世纪60年代末期，分子生物学的两大成果为分子毒理学的形成奠定了基础。一是随着分析方法的发展，可以检测出生物样品中低水平（ppb）的化学物；二是布鲁斯·埃姆斯[1]（图6-5-1）发明的鼠伤寒沙门菌回复突变试验（Ames test）[2]于1975年问世，为化学物致癌的基因突变研究提供了重要的评价方法。这些成果标志分子生物学方法开始用于毒理学研究。

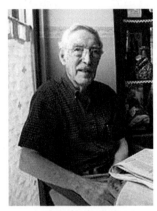

图6-5-1　鼠伤寒沙门菌回复突变试验的发明人布鲁斯·埃姆斯

1986年，美国范德堡大学医学院生化系的环境毒理学中心更名为分子毒理学中心，并于1987年出版了一本专门分子毒理学杂志。1989年，美国毒理学会设置了分子毒理学专业委员会，有力地推动了分子毒理学迅速发展起来。1993年，马特沙尔（Matshall）在《科学》杂志上发表《毒理学正走向分子水平》的论文，成为分子毒理学从毒理学中分化出来的重要标志。1997年，加拿大学者约瑟芬（Josephy）出版了《分子毒理学》（*Molecular Toxicology*）一书，成为第一部有关分子毒理学的教科书。

近年来，毒理基因组学应用基因组的信息和以DNA微阵列为代表的高通量技术在分子水平上研究毒物及其毒作用机理，在阐明毒物对机体损伤作用和致癌过程的分子机制方面取得了重要的突破，产生了一些新的研究热点，改变了化学物质危险度评价的单一模式，为毒理学开辟了新的研究领域。2000年，美国国立环境卫生研究所成立了国立毒理基因组学研究中心，主办了世界上第一种毒理基因组学杂志，专门刊登毒理基因组学研究的最新进展。

3.有毒植物学与植物毒素学

研究有毒植物是一门古老而实用的科学，古代的中国、希腊、罗马和埃及等国，都有关于有毒植物的传说和记载。19世纪以后，对有毒植物的科学研究才逐渐展开。20世纪下半叶，科学家利用有机化学和毒理学的研究方法来剖析有毒植物，于是植物有毒成分的化学结构，毒理作用和中毒、解毒机制的神秘面纱，才得以逐一揭开。

科学家把有毒植物学定义为：它是研究有毒植物的形态特征、生物学性状、生态学、地区分布、有毒部位（包括遗传性状和植物组织学）、有毒成分、对人和动物的危害（包括鉴别）及一般防治方法的科学。由于研究工作首先从有毒植物的鉴定开始，因此，许多研究有毒植物的学者就是植物学家或植物化学家，也有植物学家与医学、兽医学合作的。

美国农业部研究局在犹他州设立有毒植物研究所，组织跨学科的专家组，调查西

1　布鲁斯·埃姆斯（Bruce Ames，1928年～）博士，1928年12月16日生于纽约市，生物化学与分子生物学家，美国加利福尼亚大学伯克利伯克利分校教授，研究基因突变与遗传毒理学、衰老和癌症，发表500多篇科学论文，是鼠伤寒沙门菌回复突变试验的发明人，美国科学院院士。他曾任克林顿总统的科学顾问。

2　鼠伤寒沙门菌回复突变试验的基本原理是鼠伤寒沙门组氨酸营养缺陷型菌株不能合成组氨酸，故在缺乏组氨酸的培养基上不能生长，仅少数自发回复突变的细菌生长，据此检测受试物的致突变性。直至今天，它仍然是检测基因突变最常用的方法。

部草地有毒植物、植物毒素和致畸因子、毒性机理、发生中毒的条件，以及防止牲畜中毒的技术。专家们将有毒植物既看作有害生物，又看做一种资源来开发利用。

对植物毒素也曾有过不同的理解。植物病理学家将植物病原菌产生的能引起植物病害的物质称为植物毒素或致病毒素，后来通称为病原菌毒素，归入微生物毒素之中；毒物学家认为由植物产生的能引起人和动物致病的有毒物质称为植物毒素（plant toxins）。为了将以上两种理解加以区别，美国食品营养委员会将由植物产生的有毒物质称为"植物中天然产生的毒素"。现已知道的植物毒素约有1000余种，绝大部分属于植物的次生代谢产物。早期认为它是对植物无大意义的最终代谢产物，后来，认识到许多植物中天然产生的植物毒素与植物的生存竞争有关。一些植物毒素是植物的化学防御机制的重要物质，对人、畜、昆虫和鸟类有毒；而另一些植物毒素则对异类植物有生长抑制作用，即化感作用。

植物毒素学是研究植物毒素的科学。其研究范围包括：毒素的来源、化学结构、理化性质、毒性、毒素动力学、毒素的生物转化、毒作用机制，人和动物中毒的临床症状、病理变化与病理组织学变化，中毒的诊断、毒素检定及中毒治疗与预防等。此外，植物毒素学还应研究植物毒素的药理性质、商品植物毒素的生产、鉴定和开发利用等，为人类服务。

早在1957年，美国康奈尔大学植物学教授、纽约州兽医学院植物毒理学讲师金斯伯里（Kingsbury）提出植物毒理学（Phytotoxicology）新概念，他认为随着动物和植物的研究进入亚细胞水平的新时代，植物毒理学就是研究生物体主要器官代谢产物的特性，当动物植物中毒时引起什么样的毒性反应。例如，某一植物中毒病例，要精确地鉴定被害器官组织中有毒植物的毒成分及其产物，这些产物从发病到死亡或恢复在动物体内是如何转化的，有哪些途径等。

1984年，中国甘肃农业大学朱宣人教授提出"毒草病理学"新理论，他提出按植物毒素对靶器官的特殊毒作用，从病理学角度将有毒植物划分为：肝毒素毒草，心、肺毒素毒草，神经毒素毒草，产生畸胎和影响生殖毒素的毒草等多种类型。

1986年，汉诺威兽医学院化学系的Habcrmeh博士提出植物毒素学（plant Toxinology）的概念。他认为有史以来，人类就认识了有毒植物，石器时代的欧洲人已经知道使用植物毒素狩猎动物。今天，随着环境的恶化，许多人畜中毒都与植物有关，因此，尽管植物毒素学的研究还没有达到理想的水平，但它的前景是广阔的。

1986年，中国西北农业大学黄先纬教授出版了专门论述作物种子中有毒物质的《种子毒物学》一书。该书介绍了植物种子中除了有外源性的农药和真菌毒素外，还存在有内源性的有毒物质，这些物质通过种性遗传和环境适应世世代代遗传下去。一般当种子用作食品或饲料时，由于经过加工处理和摄入量少，不易发生致毒情况。若处理不当或服食过量，则会造成人和畜禽的急性中毒或慢性中毒。例如，印度和阿尔及利亚的饥民，曾因采食草香豌豆和山黧豆，发生多起大规模的中毒事故；儿童在春季因嚼食蚕豆而发生"胡豆黄"病；法国调查每年有20万～25万人发生心血管病，其中有4万～5万人发生的心肌病和大鼠喂食高芥酸油引起的心肌病相似；荷兰人100年前在牛奶中加茶叶作饮料，食管癌发病率高，后改加咖啡则发病减少。

世界上关于有毒植物和植物毒素的专著很多（图6-5-2），有世界性的，也有地区（国家）性的，也有对某类动物专门的有毒植物学。代表作主要有：世界上第一部有毒植物的经典著作《有毒植物》（Cornevin著，1893年）；《植物对家畜的毒性》（Long著，1924年）；《南非的植物毒物学》（Steyn著，1934年）；《植物生物碱》（Henty著，1939年）；《新南威尔士的有毒植物》（Hurst著，1942年）；《家畜有毒植物学》（宫本三七郎等著，1942年）；《有毒植物毒物学》（古斯宁著，1947年，1955年）；《美国的有毒植物》（Muenschor著，1951年）；《有毒性蛋白质》（八木康夫著，1951年）；《植物的糖苷》（Mcilroy著，1951年）；《新西兰的有毒植物》（Connor著，1951年、1977年）；《生物碱》第1～12卷（Manske著，1949～1970年）；《西澳大利亚的有毒植物》（Gardner和Bennetts著，1956年）；《美国加拿大的有毒植物》（Kingsbury著，1964年）；《南非和东非的药用和有毒植物》（Watt等著，1962年）；《委内瑞拉的有毒植物》（Blohm著，1962年）；《植物毒性与皮炎》（Lampe和Fagertrom著，1968年）；《英国的有毒植物》（Foreyth著，1968年）；《植物性食品中的

有毒成分》（Lionor著，1969年、1980年）；《食品中天然产生的毒素》（U.S.National Research Council著，1966年、1977年）；《彩色有毒植物和有毒真菌》（North著，1967年）；《有毒植物对家畜的影响》（Keeler等著，1970年）；《植物毒理学入门》（松中昭一著，1976年）；《有毒植物》（Kinghorn著，1977年）；《澳大利亚有毒植物》（Everist著，1981年）；《英国的有毒植物及对人畜的危害》（Cooper and Johnson著，1984年）；《中国有毒植物》（陈冀胜、郑硕著，1987年）；《植物毒素学》（史志诚，1990年）；《中国草地重要有毒植物》（史志诚等，1997年）。

4.法医毒理学与分析毒理学

法医毒物学（Forensic Toxicology）也被称为法医化学（Forensic Chemistry），是研究因自杀或他杀及意外灾害引起中毒的一门学科，特别是涉及刑事案件的毒物（包括有毒植物）鉴定，药物瘾癖和处理毒物违章造成的公害及违反食品卫生法造成的食物中毒。

司法实践为法医毒理学的发展提供了广阔的天地。法医毒理学专家在犯罪现场的

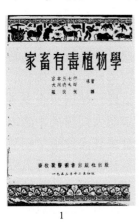 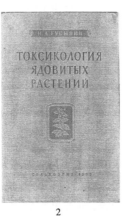 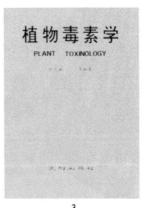 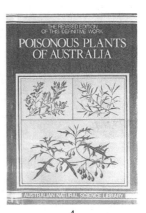

1　　　　　2　　　　　3　　　　　4

图6-5-2　有毒植物著作

1.《家畜有毒植物学》，宫本三七郎著，中译本，1953；2.《有毒植物毒物学》，古斯宁著，1955；3.《植物毒素学》，史志诚著，1990；4.《澳大利亚的有毒植物》，埃弗里斯特著，1981

取据，对罪犯使用的毒物做出分析，从而判断它们是否是致死物。中世纪砷的批量生产和投毒犯罪的频繁增加，推动了法庭毒理学兴起和发展。最早的法医毒物学包含在法医学之中，17世纪，英国将中毒死亡的细致研究包括在法医法理学与法定药品学之中。

分析毒理学与法医毒理学息息相关。法医毒理学家在对某种可疑中毒物质不明时，必须采取系统的标准化方法来检测是否存在最常见的有毒物质。而分离方法则是分析毒理学家长期面临的巨大挑战。18世纪以前的法医毒理学与分析毒理学主要靠肉眼观察活体、尸体现象，所得到的是直观的、浅显的结论。18世纪末期，为了研究犯罪案件中的投毒犯罪问题，法医毒理学逐步形成独特的研究系统。1797年，法国医生弗德根据毒物的生理效应将其分为六大类，即脓毒性毒物、麻醉性毒物、麻醉酸性毒物、辛辣性毒物、腐蚀性毒物、收敛性毒物。1873年，查普伊斯（Chapuis）首先在《毒理学基础》一书中按照毒物的来源与性质确定了系统的毒物分析方法，即：①气体；②挥发性物质；③腐蚀性物质；④金属；⑤阴离子和非金属；⑥非挥发性的有机物质；⑦其他。期间，法国奥尔菲拉利用当时已知的毒物在动物身上做试验，发现了毒物在不同的器官中能被选择性地吸收。因此，如果可疑毒物在胃里没有发现，它可能存在于肝、肾、脑、血液或其他器官中。通过对各个器官和体液的单独检测，发现毒物的概率大大增加了。这一重大发现和后来不断增加的有关中毒案例的文献资料，为法医毒理学的形成奠定了基础。

在彼得大帝以前的俄罗斯还没有具有科学基础的法化学鉴定。直到1716年彼得一世颁布《军事惩治条例》[1]之后法化学才合法化。沙皇俄罗国时代将毒物检查（即法化学）列入药学之中讲授。莫斯科大学的尧夫斯基（Иовский）于1826～1844年从事法化学研究与教学工作，并于1834年出版《毒物与解毒剂的鉴定：体内外毒物最主要的测定方法》一书。苏联法化学奠基人斯切潘诺夫（Степанов）于1920年，在莫斯科第二大学化学药学系创立第一个法化学教研室，1929年出版《法化学》一书。

19世纪，由于显微镜技术的出现和化学分析方法的应用，分析毒理学的研究工作得到深入发展。过去许多法医毒理学家对机体组织和体液中的无机毒物的分离和鉴定，集中在微量砷的鉴定研究上。而对有机毒物的成功分离则是比利时化学家斯塔斯（Jean Servials Stas）于1850年完成的。他使用热的醇-乙酸混合溶液，从被谋杀死者的组织中提取了尼古丁。而现代的毒物分析最简单的方法是利用气相-液相色谱同时进行分离和定量测定毒物。

进入20世纪，法医毒物学逐渐成熟，科学总结法医毒物学和分析毒理学的著作陆续出版。如《新编裁判化学》［东京帝国大学名誉教授丹波敬三（Tanba）编著，东京：南将堂，1929年，1989年新1版］；《毒物的分离与鉴定》（前开罗法医学实验室主任Bamford原著，Stewat修订，1940年第1版，1951年第3版）；《法化学——毒物化学分析及职业性毒物的测定》（Stepanov原著，Shnaikova教授修订，1951年第4版）；《法医毒物学》（徐英含编著，上海：新医书局，1955年）；《常见中毒的法医学鉴定》（胡炳蔚、刘明俊编著，北京：人民卫生出版社，1964年）；《法医毒物学——控制物品与危险药品》

---

1 《军事惩治条例》第154条规定：应当解剖尸体以便查明致死的原因（中毒致死的案件包括在内）。

（Lowry 和Carriot编著，1979年）；《法医毒物学》（Oliver编著，1980年）；《中毒的法医学鉴定指南》（Berezhnoy等编著，1980年）。《法化学——药学系教科主任》（Shvaikova编著，1951年第1版，1969年第2版）；《人脏器中的毒物检测》（英国内务部法科学科前首席科学官Curry编著，1961年第1版1988年第4版）；《最新裁判化学》[日本京都药科大学名誉教授藤川福二郎（Fujikawa）编辑，东京：南江堂，1971年第1版，1984年第4版]；《常见毒物微量分析》（中国公安部第二研究所徐婉、陈源世编著，北京：群众出版社，1982年）；《裁判化学》[日本九州大学名誉教授吉村英敏（Yoshimura）编著，东京：南山堂，1983年第1版，1991年第2版]；《现代毒物分析技术》（中国公安部第二研究所刘耀编著，北京：群众出版社，1987年）；《法医毒物分析》（中国华西医科大学法医学系教授江涛主编，司法部司法科学鉴定科学技术研究所严济祥公安部第二研究所徐婉副主编，北京：人民卫生出版社，1988年）；《法化学中的分析方法》[美国亚拉巴马大学（伯明翰）化学学科Ho编著，1990年]；《法科学中的气相色谱法》（Tebett 编著，1992年）。

法医毒理学的发展经历了一个漫长的过程。随着电子显微镜技术、酶化学技术及各种仪器分析方法的问世和改进，法医毒理学的两大分支学科——法医毒理学和法医毒理分析化学的研究工作，正在从肉眼水平到细胞水平，从细胞水平进入到超微结构水平，毒物分析化学的方法从常量分析到微量分析，进入到超微量分析的新时期。

5.职业毒理学与工业毒理学

职业毒理学（Occupational Toxicology）与工业毒理学（Industrial Toxicology）都是研究工业化学物质的毒性、毒效应、代谢、作用机制、早期诊断及试验治疗，为制订劳动卫生标准、防止职业中毒提供科学依据。现代职业毒理学成为集职业卫生、流行病学、职业医学和管理毒理学于一体的一门综合性学科。在防治职业中毒病的同时，还要对新化学物质进行安全性评价或危险性评价，结合作业场所监测毒物、工人健康监护及流行病学调查，确定无害作用水平。

自然环境中化学和生物学有害因素造成人体健康明显危险的历史已经延续了好几个世纪，阿格里科拉（Agricola）著的《论冶金》（1561年出版）和帕拉塞萨斯（Paracelsus）早期的著作《矿工病与矿山病》（1567年出版）揭示了采矿、熔炼和冶金等作业中接触有害物质的毒性本质。拉马齐尼（Ramazzini）的专著《职业性疾病》（1700年出版）对矿工、化学师、冶金工人、制革工人、药剂师、谷物筛选工人、采石工人、污水处理工人，甚至抬棺人的各种职业危害作了系统的描述。20世纪20年代，苏联工业毒理学日渐扩大。1923年，职业卫生与职业病研究中心在莫斯科成立。一年后类似机构在列宁格勒和哈尔科夫也建立了。主要研究空气污染和工作环境中的有害物质，制订工作规范和标准，制订工业毒物管理的基本原则。苏联工业毒物学的创始人拉扎列夫[1]（图6-5-3）和普拉夫金在毒理学理论问题的研究方面发挥了重要作用。尽管如此，今天人们仍在继续不断关注着上述职业及其他作业

---

1 拉扎列夫（Лазарев，1895～1974年）药理学与毒理学家，苏联的工业毒物的创始人之一。他1925年毕业于基辅医学院，1936年获得医学博士，1938年为教授；曾在职业卫生与疾病研究所，化学与制药研究所，海军医学科学院肿瘤研究所从事毒理学研究工作。

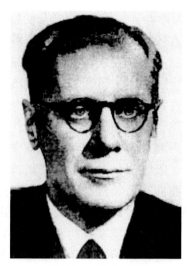

图6-5-3　拉扎列夫

环境的职业卫生与安全。

1978年，中华人民共和国卫生部组织全国开展苯、铅、汞等5种职业中毒的普查。随后在12个城市开展的苯作业工人回顾性队列调查。1987年根据调查结果，将苯白血病确定为8种职业肿瘤之一。中国卫生部先后颁布了《慢性氯丙烯中毒诊断标准及处理原则》、《工业性氟病诊断及处理原则》、《职业性慢性氯丙嗪中毒诊断及处理原则》、《水体污染慢性甲基汞中毒诊断及处理原则》和《工作场所有害因素职业接触限值》等一系列标准，规定了329个（类）化学毒物的容许浓度和数种职业性生物接触限值。

6.临床毒理学

临床毒理学（Clinical Toxicology）是一门发展较早的，以中毒患者为对象研究其中毒的病因、临床表现、诊断和治疗方法的毒理学分支学科。

早在12世纪名医迈蒙尼德（Maimonides）所著《中毒诊治与解毒剂》一书中就指出，油腻或多脂肪食物有减少胃部吸收毒性的效果，以及在四肢使用止血带可以减轻被动物叮咬的疼痛感。1818年，奥尔菲拉关于中毒救治的著作《中毒和窒息病人的抢救》出版。1934年，美籍中国药理学家陈克恢提出用高铁血红蛋白形成剂和硫代硫酸钠急救氰化物中毒，促进了临床毒理学的发展，成为临床毒理学发展史上的一个里程碑。1989年，国际治疗药物监测与临床毒理学会成立，有50多个国家参加。1993年中国毒理学会成立临床毒理学专业委员会，有力地推进了临床毒理学的交流与发展。

中毒患者的救治是当代医院急诊室的日常工作，如何稳定中毒患者的病情，快速诊断中毒原因，及时使用解毒药品，提高中毒救治的水平是临床毒理学面临的重要课题。因此，今后中毒与解毒、中毒严重性预警指证的研究仍然是临床毒理学的主要任务。

7.兽医毒理学、家畜中毒学与动物毒物学

兽医毒理学（Veterinary Toxicology）是研究毒物对家畜、家禽及宠物的作用的科学。动物的中毒性疾病一直是兽医临床内科常见的疾病之一。1912年，英国著名兽医毒物学家兰德尔（Lander）搜集了1893年～20世纪初的资料，编写出版了《兽医毒物学》一书。60多年来，该书收集了近百年来世界各国兽医毒物学研究成果，几经修订增补[1]，多次再版，10多次印刷，既是一部教科书，又是一部难得的经典之作。该书的出版标志着兽医毒理学从兽医内科学与兽医药理学中分离出来，

---

1 兰德尔所著《兽医毒物学》于1912年第1版出版，1926年第2版出版，1945年第3版出版，1957年和1961年译为俄文出版；格纳尔（Garner）修订兰德尔版本于1957年、1961年和1963年连续出了3版。英国兽医皇家学院教授克拉克（Clarke）夫妇修订格纳尔版本于1967年和1970年出版《格纳尔氏兽医毒物学》，1975和1978年出第3、4版时，改名为《兽医毒物学》又增补了1966～1973年的文献，1984年译为中文版。1975年克拉克夫妇与汉弗莱斯（Humphreys）合作出版了新版。1988年，汉弗莱斯补充大量最新研究资料，出了最新版。

成为一门独立的学科。各国兽医学家先后出版了许多教科书和专著。1951年，拉德凯维奇著《兽医毒物学》由苏联农业出版社出版[1]。1964年，日本株式会社文永堂出版了大川德太郎著的《家畜中毒学》，介绍家畜植物中毒、矿物中毒、新农药中毒、饲料、肥料中毒、医药中毒、毒气中毒、动物毒中毒、细菌性中毒的诊断和治疗，成为一部兽医临床毒理学。1981年爱思唯尔出版社出版了捷克斯洛伐克巴尔蒂克（Bartic）等著的《兽医毒理学》，吸收了20世纪60～70年代新的研究成果。2001年，史志诚主编的《动物毒物学》由中国农业出版社出版。该书将动物毒物学定义为研究各种毒物（如金属与非金属毒物、有毒植物、饲料与营养性添加剂、真菌毒素、细菌毒素、兽药与药物添加剂、动物毒素，有毒气体、辐射物质与军用毒剂、农药、化肥、杀鼠剂等）的来源、种类、性质及其对动物的毒性和引起动物中毒的原因、途径、临床症状、病理变化、诊断、治疗及预防的科学。从而使动物毒物学成为现代毒理学和现代兽医学中迅速发展起来的一门新学科（图6-5-4）。

兽医毒物学、家畜中毒学与动物毒物学三者既有区别又有深刻的内在联系。三者的区别在于研究对象和重点各有侧重。兽医毒物学以毒物为研究对象，突出毒物具有的毒性作用。家畜中毒学以中毒病例为研究对象，突出临床诊断与治疗。而动物毒物学则继承兽医毒物学和家畜中毒学研究成果，吸收现代毒理学研究新技术和新进展，面向社会经济的发展，全面阐述与动物特别是与经济动物有关的一切毒物学问题，包括与动物有关的毒物学知识、动物中毒病的诊断治疗、动物中毒的预防、毒物的管理及畜产品安全评价等。

8.食品毒理学

食品毒理学（Food Toxicology）是应用毒理学方法研究食品中可能存在或混入的有毒、有害物质对人体健康的潜在危害，以及其作用机理的一门学科。

20世纪以来，食品毒理学经历了由宏观到微观，整体细胞到分子，从分析到综合，又至整体和群体，试验到理论，理论到实践的发展过程。食品毒理学研究的外源化学物，除包括工业品及工业使用的

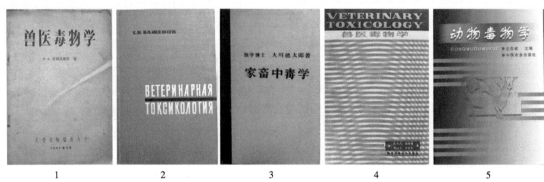

图6-5-4　兽医毒理学代表作

1.《兽医毒理学》，［苏联］拉德凯维奇，中译本1957年；2.《兽医毒理学》，［苏联］巴日乔夫，1964年；3.《家畜中毒学》，［日］大川德太郎，1964年；4.《兽医毒物学》，［英］克拉克夫妇，原著1976年，中译本1984年；5.《动物毒物学》，史志诚主编，2001年

---

1 拉德凯维奇（Радкевич）所著《兽医毒物学》为官方许可的毒物学教科书。1957年中国长春畜牧兽医大学出版中译本。该书第2版于1972年在莫斯科出版。

原材料、食品色素与添加剂、农药等传统的物质外，还包括氯丙醇、丙烯酰胺、疯牛病、兽药（包括激素）残留、霉菌毒素污染等新的毒理学问题。目前研究的重点是杂环胺、氯丙醇、转基因食品的安全性问题。2008年，霍尔福里克（Willism Holferic）等著的《食品毒理学》具有里程碑意义。

世界卫生组织、联合国粮农组织和世界贸易组织十分重视并强调各国应加强食品安全体系的建立和采用国际标准。由于各国政府和消费者对食品安全的高度重视，食品安全性法规、标准越来越成为国际食品贸易过程中政府保护消费者健康和权益，以及设置技术堡垒的重要方面。食品毒理学工作者提出的安全性评价依据，成为政府提出管理与监督措施，制定相应法规与标准的主要依据。

9.药理毒理学与发现毒理学

现代药理毒理学研究已经进入一个新时代，药理毒理学家应用新药临床前安全性评价和毒理学机制研究的新技术、新方法和新模型，研究靶器官毒性作用机制及定量构效关系；研究药物体外替代性毒性筛选模型；研究适合新型药物（如基因治疗）、转基因药物、新型生物制品等和传统医药前安全评价模型和方法。与此同时，现代生物芯片技术也开始用于药物毒理学领域，基因芯片技术在药物毒理机制研究中正在发挥作用。

然而，仅仅研究药物最终产品的毒理学已经远远不够，一旦发现药害，为时已晚。1993年科学家提出：毒理学家应当在药物开发之前乃至全部进程中发挥积极主动的作用，在创新药物的研发早期，对所合成的系列新化合物实体进行毒性筛选，及早发现和淘汰那些有毒性问题和不适于继续研发的化合物，以提高研发成功率，减少资源消耗；减少因毒性导致的新药研发的失败及避免造成不必要的经济损失。于是一门新的毒理学分支学科——发现毒理学（Discovery Toxicology）诞生了（图6-5-5）。

据FDA估计，约有30%的新药因安全性因素而导致研发失败。如果能及早发现药物毒性，淘汰不宜开发的药物，可使制药公司避免更大的经济损失。因此，发现毒理学又称之为开发前毒理学（Pre-developmental Toxicology）。

发现毒理学的应用使药理毒理学研究的模式逐步从传统的临床前评价、临床评价的两阶段模式，向早期发现毒理学（包括体外短期毒性筛选、组学技术、生物信息学技术）、临床前评价、临床评价、上市后监督再评价的四阶段全程评价模式转变，形成了全程式新药安全评价的新模式。

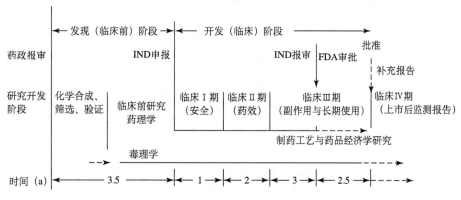

图6-5-5　美国新药开发程序与发现毒理学的地位（付立杰，2000）

10.遗传毒理学

遗传毒理学（Genetic Toxicology）是应用生物遗传学方法研究化学物质及其他环境因素对机体遗传物质的有害作用及机制的一门毒理学分支学科。

从1905年起，一些科学家开始注意到放射线对细胞的遗传的影响，并对化学物质的诱变性发生兴趣。1927年，米勒（Muller）发现X射线能够诱发果蝇表性改变，从而为遗传毒理学的创立奠定了理论基础。米勒之后科学家用电离辐射诱发果蝇、玉米和大麦基因突变。1938年，萨克斯（Sax）发现X射线也能够诱发紫草露花粉颗粒中染色体结构畸变。在完全缺乏有关DNA结构和染色体组成的情况下，萨克斯和他的同事发现染色体内或染色体间的交换需要在核内至少有两处大的损伤。随着科学的发展，人们才知道萨克斯所识别的损伤正是DNA双链断裂（dsb）、碱基损伤（bd）或多重损伤基因座（mds）。同时，他们还发现接触X射线总剂量不变，但延长接触时间，或在几小时内分为两部分接触，产生染色体畸变的量降低。通过这些观察，产生了射线诱发的损伤修复概念，这就是后来的特异性DNA修复过程。

1941～1946年，奥尔巴克（Auerbach）发现氮芥诱发果蝇的突变与X射线诱发的突变表型是相同的，这一具有历史性和生物学意义的成果有力地推动了化学物质遗传作用的研究工作。从此，化学致突变研究与辐射致突变研究成为遗传毒理学研究的两大热点。1951年，拉塞尔（William Russell）用小鼠特定基因座突变试验检测

了X射线诱发的突变，为遗传毒理学的发展翻开了新的一页。

20世纪60年代，"三致"（致突变、致癌和致畸）及三者之间关系的研究，成为遗传毒理学理论形成和发展的基础。特别是70年代，米勒发现化学致癌物能在体外和体内与DNA、DRA及蛋白质作用形成稳定的共价衍生物；埃姆斯（Ames）建立的用伤寒沙门菌进行一种简单、低廉的突变试验，这两大成果使得用诱变性资料来评价危险度成为可能。20世纪70年代中期到80年代中期的10年间，国际上建立了200种短期试验用于筛检潜在的致癌性化学物。筛检包括诱变性、DNA损伤、DNA修复、细胞凋亡及其他遗传毒性。此外，随着分子生物学的发展，遗传毒理学已从短期试验评价致癌性转向更为注重机制的研究方法上，人们已经能够操纵和描述DNA、RNA和蛋白质的特征，并且知道基本的细胞过程及其如何受到干扰，知道如何利用这些技术，从而将这些信息运用到肿瘤和遗传危险度评价中去。

目前，遗传毒理学已经广泛应用于基础医学、临床医学和预防医学的研究中，并列入新药研究、食品与化妆品、环保监测、农药开发、新型生物材料研制等一切涉及人类健康或安全性评价的规定检测项目，遗传毒性检测方法也逐步标准化。然而，遗传毒理学研究仍然面临许多新问题需要继续探索。

11.发育毒理学

人类从开始记载畸形到开始研究畸形经历了8000多年漫长的历程，迄今为止对发育毒性的机理还未完全清楚[1]。20世纪

---

1 公元前6500年南土耳其的联体婴儿石刻、埃及壁画的唇腭裂和软骨发育不全则可追溯到5000年前，人们相信神话传说中的人物（如剑水蚤和女海妖）的原形就起源于严重畸形的婴儿。巴比伦、希腊和罗马相信畸形婴儿是星体事件的反映，认为是对未来的一种预兆。希波克拉底和亚里士多德认为异常发育可能起源于物理因素，如宫内创伤或压力。亚里士多德还相信母亲的印象和情绪也能影响胎儿的发育。因此他建议孕妇看美丽的雕塑以使得孩子更加漂亮。虽然这个理论听起来有点虚幻，但是它在有历史记载的不同文化中都出现过。现在我们知道，母体应激对发育的孕体可能有害。

初，科学家发现很多环境因素、微生物毒素和药物干扰鸟类、爬行动物、鱼类和两栖动物的发育。就人类而言，除了遗传作为一些出生缺陷的原因之外，发育毒性的主要表现是子代的死亡、结构畸形、生长发育异常或功能缺陷（图6-5-6）。1960年震惊世界的"反应停"药物事件促进发育毒理学的诞生，促进了实验胚胎学和实验畸形学的发展，进一步推动了生殖毒性的实验规范和药品管理规范的制定和实施。1959年，威尔森（Wilson）首先提出发育毒理学的基本原则，接着他又在1973年出版的《环境与生育缺陷》一书中提出发育毒理学（Developmental Toxicology）一词，概括发育异常的种种表现。此后，发育毒理学从生殖毒理学中分离出来，成为研究毒物、药物或环境因素所致有害妊娠的病因、机制及其表现的学科，为研究发育毒性提供了有效的手段和广阔的前景。

目前，发育毒理学研究对胚胎产生发育危害的因素，从组织的各个水平来探索

机制；研究所致胚胎发育异常的特点，胚胎基因的功用、不同胚龄接触毒物的危害性；研究胚胎接触的剂量、剂量-反应关系、阈剂量，改变胚胎的因素，胎盘转运及母体和胚胎的代谢等，为化学物质的危险性评价和预防先天性缺陷提供重要的科学依据。

12.环境毒理学

环境毒理学（Environmental Toxicology）是利用毒理学方法研究环境污染物对人体健康的影响及其机理的学科。它是环境医学的一个组成部分，也是毒理学的一个分支学科。

近百年来，人们对环境问题有了新的认识。18世纪后期的集中的工业化阶段，冶铁和炼钢使用煤炭燃料大量增加，使空气污染从一个地方向一座城市、一条河流蔓延。19世纪，在煤炭成为家用取暖和做饭的唯一材料的时候，伦敦煤雾事件、酸雨现象发生了。接着20世纪60年代农药污染

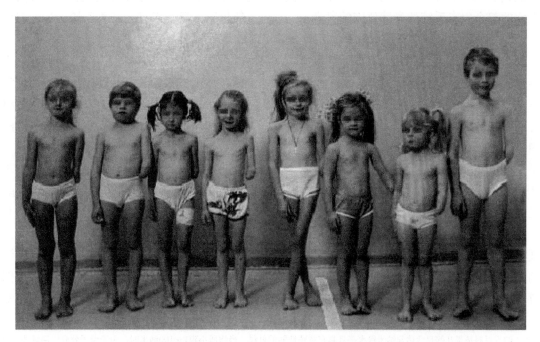

图6-5-6　1973年以后在莫斯科工业区附近，出生了90名原因不明的四肢不全的畸形儿

和滥用杀虫剂导致的农药残留问题，工业"公害"引发的许多环境污染事件，一时成为世界关注的热点。1930～1970年，震惊世界的"八大污染事件"和1972～1992年，发生的"十大污染事件"都是大自然对人类敲响的声声警钟。

1970年，美国尼克松政府成立国家环境保护机构之后，许多国家的各级政府也先后成立环境保护机构，在环境科学研究机构中设立环境毒理学研究中心，开始研究和管理水、土壤和空气污染问题，从此一些毒理学家陆续走进环境科学的研究行列。因此，环境毒理学的形成与污染的悠久历史相比，是一门非常滞后的学科。

13.生态毒理学

生态毒理学（Ecotoxicology；Ecological Toxicology）这一术语最先是由法国学者萨豪特（Thuhaut）于1969年6月在国际科学理事会的环境问题科学委员会的一次国际会议上提出来的，并定义为研究自然的和人造的污染物对动物（包括人）、植物、微生物的整个生态系统的毒性效应的科学。

生态毒理学将毒理学研究从个体层次提升到群体层次，从而创造出微生态系统、群落毒性等许多新的概念和术语。生态毒理学的核心部分是生物效应（研究有毒、有害物质对生命有机体危害的程度及范围），也正是生物监测和生物检测这两种研究生物效应的技术，使生态毒理学成为20世纪90年代以来最有生命力的边缘学科之一。

40年来，生态毒理学的分支学科迅速发展，如理论生态毒理学、实验生态毒理学和应用生态毒理学。按照行业划分，生态毒理学又分为工业生态毒理学、农业生态毒理学、矿区生态毒理学和城镇生态毒理学。根据环境介质的不同又分为大气生态毒理学；水生生态毒理学（又可分为淡水生态毒理学和海洋生态毒理学）和陆生生态毒理学；根据生物类型划分，有植物生态毒理学、动物生态毒理学、微生物生态毒理学和分子生态毒理学等。1972年萨金特（Sargent）将农业革命后的生态系统称为人类生态系统，铃木继美定义人类生态毒理学（Human Ecotoxicology）是"从生态学的观点来研究人类毒理学"。

为了适应生产、管理和立法的需要，许多国家的综合性大学开设了生态毒物学课程。创建于1972年的丹麦罗斯基勒大学环境化学和生态学专业开始讲授生态毒物学。

14.材料毒理学

大量建筑装饰材料、航天航空特种材料、医用材料、生物材料、服装材料、纺织材料、包装材料及家具、化妆品、清洁剂、消毒剂、黏合剂等数以万计的化学工业品，充斥于生活的方方面面。各种材料散发的一氧化碳、氨、甲醛、三氯乙烯、苯、二甲苯、放射性氡等直接危害人体健康。世界卫生组织将各种脱出物引起的中毒症状称之为"病态建筑物综合征"。因此，材料毒理学（Materials Toxicology）作为专门研究材料脱出物[1]中有毒物质化学分析和毒性评价的学科备受重视。

进入21世纪，纳米材料的应用使纳米材料毒理学（Nanotoxicology，Toxicology of Nanoparticles）活跃起来。纳米材料[2]和器件在机械、电子、纺织、化工、环保、材料、生物、医药和军事装备等领域广泛应用，引发了一场"新的工业革命"。然而，一些研究报告指出：纳米材料碳60对

---

1 材料脱出物是指材料的脱气产物，即在10～100℃内材料通过扩散、蒸发及缓慢氧化释放出的物质。
2 纳米材料是指几何尺寸达到纳米级水平且具有特殊性能的材料。当物质小到1～100纳米时，由于量子效应、局域性及巨大的表面与界面效应，使物质的一些性质、性能发生了质变。纳米尺度相当于头发丝直径的万分之一。

鱼的大脑产生大范围的破坏。纳米铁粉已经表现出了轻微的毒副作用。瑞典卡罗林斯卡研究所2008年公布的研究显示，氧化铁纳米颗粒造成轻微的DNA损伤，并不含毒性。开展纳米材料毒理学研究不是因为有些纳米物质会有毒，而是由于纳米材料与常规物质相比更容易透过血脑屏障、血睾屏障、胎盘屏障，也容易透过生物膜上的空隙进入细胞内。同时，由于纳米物质的表面积大，其毒性作用的方式会更为丰富。因此，必须对纳米材料的生物毒性给予关注，防患于未然。

15.计算机毒理学

自从2000年荷兰在一批市场销售的游戏机的电缆中发现镉以来，人们开始注意到电气、电子设备中含有对人体健康有毒有害的重金属。2002年，美国环境保护总局在国会的要求下成立了国家计算机毒理学研究中心（National Center for Computational Toxicology，NCCT）从此计算机毒理学活跃起来。

2003年2月，欧盟议会和欧盟理事会以2002/95/EC号文正式公布：要求从2006年7月1日起，进入欧盟的电气电子产品都应符合欧盟有毒有害物质禁用指令（简称RoHS[1]），目前它主要针对电子、电气产品中的铅、镉、汞、六价铬、多溴联苯（PBB）、多溴联苯醚（PBDE）6种有害物质进行限制，禁止含有有害重金属及以多溴联苯、多溴联苯醚作阻燃剂的电子电气产品进入欧盟市场。

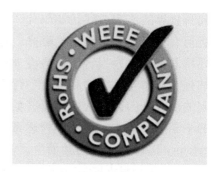

图6-5-7　RoHS标志

目前，RoHS涉及的产品有：白家电（如电冰箱、洗衣机、微波炉、空调、吸尘器、热水器等）、黑家电（如音频、视频产品，DVD，CD，电视接收机，IT产品，数码产品，通信产品等）、电动工具、电动电子玩具，以及医疗电气设备。可见，计算机毒理学的研究领域十分广泛。

16.管理毒理学

较早期的毒物管理是从预防急性毒性开始的。毒物的急性毒性分级是以化学物质对实验动物的半数致死剂量（LD_{50}）或半数致死浓度（LC_{50}）等参数作为依据，对剧毒和高毒性化学物质进行严格控制，防止危害人和环境。但是由于诸多实验因素的差异，各国的国情、文化、信仰和发达程度不同，导致在化学物质管理上要求的保护水平也不尽相同。因此，各国的急性毒性分级标准存在一定的差异。

20世纪50年代召开的毒理学和毒理学安全评价的戈登研究大会[2]，60年代"反应停"事件[3]，1962年卡逊《寂静的春天》的出版[4]，使毒物管理问题浮出水面，引起全

---

1 RoHS是《电气、电子设备中限制使用某些有害物质指令》（*the Restriction of the Use of Certain Hazardous Substances in Electrical and Electronic Equipment*）的英文缩写。

2 1955～1958年戈登研究大会连续三次讨论致癌问题，会议是毒理学家们协作的良好开端。科学家开始认识到致癌生物效应的复杂性，并着手建立危险评定模型。

3 "反应停"曾作为治疗妊娠呕吐反应的药物，在联邦德国、美国、荷兰和日本等国广泛使用，由于服用该药物而诞生了12 000多名形状如海豹一样的可怜的婴儿。事件促进了生殖毒理学和临床毒理学的发展，以及国际毒理学联合会1980年成立。

4 《寂静的春天》的出版，对环境毒理学产生了重要的影响。该书呼吁停止广泛而不加区别的使用农药和其他的化学物，避免对人体健康和环境生态平衡造成进一步的危害。人们比喻这本书是"催化剂"，唤醒社会对环境污染的关注，促进美国环境保护总局1970年成立。

社会和科技界的高度关注。70年代，美国腊夫运河有毒废弃物污染事件曝光，促进建立环境危害和健康损害的危险性评定方法，加强了对单个化学物和混合物毒性作用机制的研究。因此，从1975年开始，毒理学的一个新的分支学科——管理毒理学（Regulatory Toxicology）应运而生。

管理毒理学是将毒理学的原理、技术和研究成果应用于化学物质的管理，是集实验毒理学、流行病学研究于一体，综合公共卫生学原则及社会和经济因素，形成危险度评价和危险度管理体系，以期达到保障人类健康和保护生态环境免遭破坏的目的。

管理毒理学的一项重要工作就是为立法部门和行政管理部门提供化学品的毒理学资料和危险度评定结果，立法部门和行政管理部门综合平衡各方面因素之后，做出卫生决策和管理决策，进而为制定法律法规提供科学依据。由此可见，管理毒理学的衍生和迅速发展是毒理学对立法需求作出不断响应的结果，是毒理学的成熟和扩展，其内容已超出了经典毒理学及生命科学的范畴，成为具有一定综合性的科学。

6.6 毒理学教育与传播

6.6.1 毒理学与毒理科学史教育

1.毒理学与毒理科学史教育

毒理学的发展与其他学科一样，总是循着从宏观到微观，整体到局部，分析到综合，理论到应用的规律，循环往复地深入发展。然而，很少有哪个学科能像毒理学这样既是基础科学，同时又是应用学科。毒理学作为研究外源性化学物有害效应的科学，在这方面可能是独一无二。

20世纪上半叶，毒理学通常被认为是药理学的一个分支。60年代之后才逐渐从药理学分离出来成为一个独立的学科。在那个阶段，毒理学教育往往包括在药理学的教学过程中，也没有标准的毒理学博士培养程序。科学家关注的重点是对现有的和新药剂产品引起的相关中毒事件，以及如何实现药品和其他消费产品的安全。

毒理学有趣多变而决非枯燥的历史表明，作为一门由多学科渗透而又渗透到所有学科的毒理科学，一方面毒理学从高等教育、工业界和政府那里吸取新思想和新概念来完善自身；另一方面，它的多样化表现在毒理学的研究生教育不仅设在医学院、公共卫生学院和药学院，而且设在农学院、兽医学院、环境科学和工程学院。本科教育也是设在不同的学院里。特别是有的理学院也开设了本科毒理学课程，作为生物学、生态学和化学必修课的一部分。由此产生的激发性、创新性和多样性，不仅体现了毒理学教育工作的特点，而且形成了毒理学广泛为科学和社会服务的特征。

在美国，大学开设毒理学专业课程，设立毒理学硕士学位、博士学位和博士后流动站。在医学院设立毒理学系。密歇根州立大学人类医学学院设立药理学和毒理学系，开展药品和化学制品对人类影响的教学与科学研究。亚利桑那大学药学院药理学和毒理学系，致力于医药化学、天然产品的药理学、毒理学、制药学、药物动力学和药物经济学等领域的教学与研究工作。得克萨斯大学奥斯丁分校药理学和毒理学系，研究的领域涵盖药理学和毒理学。在农业院校也设立了毒理学系。例如，加利福尼亚大学戴维斯分校农业与环境学院设立的环境毒理学系，主要研究化学物质如何在环境中转移，以及毒物对生物系统和人类健康的影响。学生可攻读毒理学的某一方面，如分析毒理学、工业毒理学和毒理学应用。毕业后的工作机会有防治实验分析、环境检测、污染控制及健康安全官员。在衣阿华大学兽医学院，本科开设兽医毒理学及有毒植物课程，把有毒植物中毒的诊断作为研究的重点。研究生开设兽医毒理学、毒理学方法、有机农药毒理学、重金属及示踪元素毒理学、生物毒、饲料添加剂毒理学及分析化学毒理学。除了专业性大学之外，一些综合性大学也开始重视毒理学教育。例如，成立于1898年的马萨诸塞州波士顿市的美国东北大学，是全美最大的私立综合性大学，大学的工程、商科、物理治疗、药剂学、计算机科学、护理学、新闻学、市场学和电机工程的本科专业和硕士专业，都开设毒理学课程。纽约州立大学布法罗分校是一所涉及自然科学、社会科学和人文科学的综合性大学，专业设置都包括毒物学。其分校在众多的科研机构中有毒物研究中心。

在英国，1807年，安德鲁·邓肯在英国爱丁堡的一所大学第一次开设了法医毒理学课程。牛津大学药理学系主要致力于化学物质同分子、细胞、组织和人体相互作用方面的教学与研究。其重点发展的学科领域包括心脏药理学、神经药理学、平滑肌药理学和毒理学。

在瑞典，农业大学设立药理学和毒理学系。瑞典农业大学兽医医学部也设立药理学毒理学系，从事药理学、毒理学和食品

毒理学的教学与研究，除本科大学生外，还招收研究生。

一些国家的大学兽医专业教育也开设毒理学课程。例如，前苏联开设药理学与毒理学；欧洲共同体国家开设药学、毒理学与药理学；法国开设药理学与毒理学；意大利和泰国开设兽医毒理学；南斯拉夫开设饲料与有毒植物；丹麦和加拿大开设法医学；日本开设家畜中毒学课程。[1]

在中国，20世纪60年代仅在医学院的法医学和药理学系开设毒理学课程。70年代末改革开放后，由于食品、药品、农药及化工产品安全评价的需要，大学的医学专业开设了毒理学课程。特别是上海第一医学院与中国医学科学院卫生研究所举办了第一期食品毒理学培训班后，各地卫生防疫机构逐渐建立了食品毒理科。1978年恢复研究生制度之后，一些医学院、兽医学院设立了毒理学硕士学位及博士学位点，开始招收毒理学研究方向的研究生，开讲毒理学专业课，出版教科书和专著。1981～1983年，农业部每年举办一期兽医毒物检验学习班，为之后高等农业院校和省级兽医防治站开展毒理学教育和毒物检验工作培养了一批人才。80年代以来，中国派出了大批留学生和访问学者赴美国、日本和欧洲的国家访问、进修，加强了国际交流。他们学成归国后将国际上毒理学最新理论、信息及研究技术带回国内，促进了毒理学专业研究队伍的成长与壮大，推动了现代毒理学与国际水平的接轨。20世纪末，全国36所含预防医学系的高等医学院校先后成立了毒理研究室或设置了毒理学课程。一些文学院本科也开设了毒理学课程或专题讲座，作为生物学、生态学和化学专业的必修课或研究生选修课的一部分。毒理学教育的深入，促成了一批新

---

1 引自欧阳珉带《国外兽医教育现状》一文。

的毒理学重点实验室的建设。1993年江苏省建立了应用毒理学重点实验室。

在俄罗斯，毒理学教育和培训由医学院校卫生研究所、先进医疗研究机构、毒理学研究机构、卫生和流行病学研究中心和工业技术部门的机构负责。任何一个医学或生物学工作者要成为一名毒物学家，必须经过毒理学专业培训，掌握毒理学的基本概念与毒物分析方法。国家制定了一整套规章制度，由最高认证委员会授予学位。

2.毒物史、毒理科学史与毒物文化史的传播

人类在长期的生产生活实践中，积累了认识毒物与救治中毒的丰富经验。毒物史、毒理科学史和毒物文化史的研究一直是自然科学史和社会科学史研究中的一个不可缺少的部分，是世界文明史的重要组成部分。自从1968年苏联戈里科夫所著《毒药：昨天和今天》一书出版之后，一些有关毒物专题或毒性事件的著作陆续出版。如《毒物》（1985年）、《毒药往事——过去的毒物、霉菌、流行与历史》（1989年）、《烟草的历史》（1993年）、《鸦片的历史》（1998年）、《化学恐怖主义：东京地铁和松本市恐怖事件》（2000年）、《毒理学漫话：常见化学品对健康的影响》（2004年）及《谋杀之元素：毒药史》（2005年）等。

《毒药：昨天和今天》（Яды и противоядия），戈里科夫（Голиков）著，1968出版。作者认为毒理学改变了人类历史。人类祖先为了生存寻找食物，首先接触的是植物。原始人能够区分有毒食品、水果和药材，并学会如何用火和用弓箭打猎。后来，人们相信哲学家对毒与药性质的认知。在历史的长河中，人们认识了有毒植物、有毒动物

和药物中毒。矿物毒——砷、汞和铅依然是致命的敌人。刑事毒理学、工业毒理学和环境毒理学是毒理学的前沿学科。我们应当发展可以保护人们免受有害影响的科学技术，健全管理，创造对生命无害的地球。

《毒物》（Gift），马丁兹（Dieter Martinetz）和洛斯（Karlheinz Lohs）著（莱比锡出版社，1985年），是一部难得的德文著作，全书以毒理学最新研究成果阐述了毒物及其作用机理；麻醉品和烟草是如何给人们既带来享受，又带来危害；毒蕈、麦角和细菌毒；植物的有毒内含物；动物界的毒；致命的矿石和晶矿及致命的合成毒物。书中以大量的历史事实把幻术与真实、利益与损害之间的辩证关系分析得清清楚楚。

《毒药往事——霉菌，流行病与历史》（Poisons of the Past，Molds，Epidemics，and History），马徒辛（Mary Kilbourne Matossian）著（耶鲁大学出版社，1989年）。书中介绍了近代早期欧洲麦角中毒等霉菌中毒的流行病学和历史。

《烟草的历史》（Tobacco in History），乔丹·古德曼（Jordan Goodman）著（Routledge出版社，1993年），全书共6个部分。作者用大量事实及数据，阐明了烟草作为一种非食物性作物广泛地存在于发达国家及发展中国家，烟草的经济价值是粮食作物的10倍，烟草之所以能够长胜不衰与政府的支持有很大关系；描述了烟草在美洲印第安人中的作用，欧洲人如何看待印第安人的烟草使用方法及烟草是如何融入欧洲人的生活之中；分析了烟草中尼古丁被发现之前的消费情况，消费结构及消费形式；烟草由一种非商品的药物转变成为一种为殖民主义服务的商品的过程；揭示了在烟草文化上，小生产商与大生产

商之间的对立及他们对烟草种植者所产生的依赖性。作者认为，烟草的工业化是伴随着烟草公司对烟草的垄断生产及政府对烟草生产和消费的支持而形成的。

《毒品和麻醉品的历史》（*Drugs and Narcotics in History*），罗伊·波特（Roy Porter）等编（剑桥大学出版，1997年），是一本散文集，论述了从古希腊到今天的繁杂的种种争议，探讨了从药品到毒品的历史。

《鸦片的历史》（*Opium A History*），马丁·布思（Martin Booth）著（Simon & Schuster Ltd，1998年）。这是一部全面回顾鸦片历史的著作，作者以深入的笔触，探视了这一非同一般的麻醉品的多种面孔，探讨了它的错综复杂的历史、种植、生产、传播、使用、贩卖、影响及其既甜蜜而又痛苦的后果。

《化学恐怖主义：东京地铁和松本市恐怖事件》（*Chemical Terrorism，Horrors in Tokyo Subway and Matsumoto City*），杜祖健（Anthony T Tu）[1]著（奥尔金公司，2000年）。该书详细介绍了震惊整个世界的发生在日本松本市和东京地铁的化学恐怖袭击事件。由于作者帮助日本警方参与事件的调查，因此，用真实有趣的事实和可靠的数据，描述了奥姆真理教和他们的领导人，以及他们如何在教主麻原策划下进行袭击事件。作者指出，剧毒气体沙林作为化学武器储存在许多国家，但直到1994年松本市和1995年东京地铁事件之后，人们才普遍认识到沙林不仅在战场上可使用，而且被恐怖主义者用于伤害手无寸铁的平民。化学恐怖主义虽然发生在日本，但化学和生物恐怖主义没有国界，人们必须有所警惕！

《毒理学漫话：常见化学品对健康的影响》（*A Small Dose of Toxicology，The Health Effects of Common Chemicals*），史蒂文·格·吉尔伯特（Steven G Gilbert）[2]著（华润出版社，2004年）。书中比较系统地阐述了历史上毒理学发展中的重大事件和重要人物，就中毒的预防原则、伦理思考和纳米毒理学进行了论述。此外，还回答了人们关心的许多毒理学问题和有毒物质对家庭健康与环境的影响。

《谋杀之元素：毒药的历史》（*The Elements of Murder：A History of Poison*），牛津大学出版社，（2005年）。书中介绍了使用和滥用锑、砷、铅、汞、铊等毒物造成的恶果，以及微量的钡、铬、硒、碲等元素中毒的知识。特别是随着分析技术的发展，微量毒素可以检出，谋杀案中的坏人再也不能指望逍遥法外，引人入胜。作者循着炼金术的发展脉络一路展开，在他看来，炼金术在毒药发展的历史上扮演了关键的角色。他指出汞、砷、锑、铅、铊这5种致命元素是元素周期表上主要的含毒元素，在炼金和医疗中很早就开始使用了。历史上发生的有毒元素中毒事件主要原因是滥用。一千多年来，砒霜被广泛用于治疗溃疡、疟疾和皮肤病。第一种能有效治疗梅毒的药物撒尔弗散就是一种砒霜合剂。然而，由于砒霜无色无味，中毒后胃疼和呕吐等症状跟吃了变质食物的症状相差无几。不少谋杀者用毒物谋杀政敌，或者毒害给自己带来麻烦的家人或朋友，人们应当警觉！作者还对一些声名狼藉的谋杀者及其受害人的个案进行了研究，从而为此书增加了故事性和趣味性。

《无声的杀手——世界历史的毒药和中毒》，俄罗斯的彼得·马克尼斯著（科

---

1 杜祖健教授是美籍华人，英文名Anthony T. Tu。现为美国科罗拉多州大学教授。
2 史蒂文·格·吉尔伯特博士是西雅图神经毒理学和神经系统失调研究所（INND）所长，华盛顿大学环境与职业健康系副教授。

利柏出版社，2008年）。该书介绍了有毒食品与儿童中毒、有毒动物与叮咬、毒物与谋杀、毒药与化妆品、毒物与战争等。作者认为，环境中的氧气和二氧化碳，在一定剂量下都是有毒的，甚至发芽的马铃薯也可引起中毒，家庭里使用的含砷的面霜可使冻伤的皮肤变色，美容店里的肉毒杆菌毒素可以消除皱纹等。毒物是无声的杀手，自古以来毒药伴随着人类的生产生活，威胁着人们的健康。

将毒物史、毒理科学史、毒物管理史和毒物文化史与教育联系起来是19世纪以后的事（图6-6-1），也就是从1920年萨顿在美国哈佛大学开设科学史课程开始的。到19世纪下半叶，著名的科学家和科学史家马赫也意识到了科学史教育的重要性，在自己的科学教学中加进了历史材料，并提倡在中学的科学教学中应用哲学和历史

的方法。从那个时候大学生都知道神农、希波克拉底斯、盖伦、帕拉塞萨斯、李时珍、奥尔菲拉等这些自古以来与医学、毒理学有关的著名科学家的贡献。在20世纪50年代，科学史被视为了联结"科学文化"和"人文文化"两种文化之间的一座重要桥梁。从此，数学、化学、物理学、天文学等每个学科的教科书里都有描述本学科发展历史的章节，而且均由历史导论开篇。不仅如此，一批科学史的专著相继出版。毒理学教科书也不例外，在所有毒理学教科书的第一章中都有一节，给学生教授毒理学发展的历史。

科学史乃至毒物史、毒理科学史和毒物文化史教育的重要性在于它有利于使理科课程教学生动有趣，有利于培养了学生的怀疑、批判精神，有利于增进学生对科学探究的理解，有利于帮助学生领会创新思

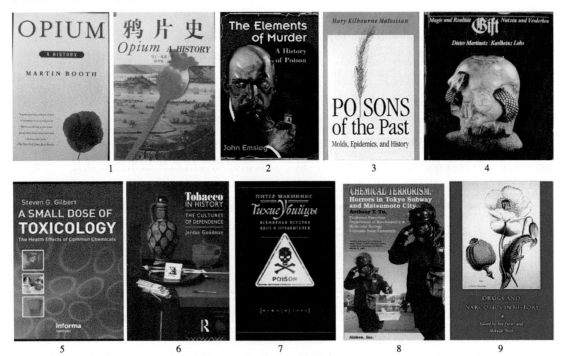

图6-6-1　毒物史与毒理科学史著作

1.《鸦片的历史》与中译本；2.《谋杀之元素：毒药的历史》；3.《毒药往事》；4.《毒物》（封面画为盛放吸食毒品的鸦片盒，象牙制品）；5.《毒理学漫话》；6.《烟草的历史》；7.《无声的杀手——世界历史的毒药和中毒》；8.《化学恐怖主义：东京地铁和松本市恐怖事件》。9.《毒品和麻醉品的历史》

维的重要性，有利于学生从历史经纬度上把握科学的本质和毒理科学发展的未来。

正如意大利历史学家克罗齐[1]的一些名言："一切历史都是当代史"。"当生活的发展逐渐需要时，死历史就会复活，过去史就变成现在的。"目前，虽然系统研究毒物史、毒理科学史、毒物管理史和毒物文化史的学者还不多，但是，我们相信未来在这一领域中肯定会有更多的研究者与实践者。

6.6.2 毒理学书刊

出版毒理学专著、期刊和论文集是毒理学发展的重要标志。毒理学专著的出版情况，特别是那些成为毒理学里程碑的书籍，我们在毒理科学的前几节中已经做了介绍。据不完全统计，从20世纪初到1949年近半个世纪，全世界共出版包括化学品毒理学、药物毒理学，法医和犯罪毒理学，工业毒理学专著十几种。但从1950年开始，毒理学专著数量剧增。其中1951～1960年，平均每年新出版约10种；1961～1970年，平均每年新出版15种左右；1971～1990年，平均每年新出版为20～25种。根据荷兰1982年"毒理学情报源"的报道，全世界出版的毒理学方面的书籍、手册、会议录、教科书、政府报告、专著等约有185种（图6-6-2）。

自从1907年化学文摘问世以来，收集有关毒物的毒性及毒理学文摘量逐年增加。按每10年间文摘累计数量计，1907～1916年（卷1～10）为276篇；1917～1926年（卷11～20）为287篇；1927～1936年（卷21～30）为1499篇；1937～1946年（卷31～40）为3190篇；1947～1956年（卷41～50）为4191篇；1957～1966年（卷51～65）为6163篇。如以每年计算，1967年（卷66～67）904篇；1976年（卷84～85）7901篇；1981年（卷94～95）12 828篇；1986年（卷104～105）13 146篇；1991年（卷114～115）为12 584篇。从以上数字表明毒理学文献数量近半个世纪以来逐年增加，1986年的数量为1937年的30倍。

毒理学期刊方面，20世纪前半个世纪毒理学的研究成果主要反映在药理学期刊中，如俄罗斯的《药理学与毒理学》（1938年），丹麦的《药理学与毒理学学报》（1945年）和美国的《毒理学杂志和应用药理学杂志》（1959年）。只有1930年德国创刊的《中毒事件》[2]是世界上最早的毒理学杂志。1950年前世界毒理学期刊仅有5种。从1961年开始许多新的毒物学期刊诞生。据2000年统计，全世界有关毒理学的专业期刊有60多种，多数进入SCI核心期刊。主要有以下。

《毒素》（*Toxicon*），月刊（ISSN：0041-0101）珀加蒙-爱思唯尔出版社，牛津，英国。这是一个介绍来源于动物、植

---

1 贝奈戴托·克罗齐（Benedet to Croce，1866～1952年）是意大利著名历史学家、哲学家，新黑格尔主义的主要代表之一，著有《历史学的理论与历史》等名著。克罗齐认为："历史是活的历史，编年史是死的历史；历史是当代史，编年史是过去史；历史主要是思想行动，编年史主要是意志行动。一切历史当它不再被思考，而只是用抽象词语记录，就变成了编年史，尽管那些词语曾经是具体的和富有表现力的。……当生活的发展逐渐需要时，死历史就会复活，过去史就变成现在的。罗马人和希腊人躺在墓穴中，直到文艺复兴欧洲精神重新成熟时，才把他们唤醒。……因此，现在被我们视为编年史的大部分历史，现在对我们沉默不语的文献，将依次被新生活的光辉照耀，将重新开口说话。"

2 《中毒事件》（*Sammlung von Vergiftungsfaellen*）杂志为年刊，每年12月出版，主要收集报道各地发生的中毒事件和案件及处置情况。例如，1932年，报道在浴室里发生二氧化碳中毒死亡的案件（3：23～24）；工业粉尘引起的砷中毒（3：113～114）；1934年报道磷酸三甲酚酯中毒（5：1～2）肾上腺素中毒引起的死亡（5：107～108）；急性磷中毒（5：187～188）；1935年，报道三氯乙烯职业中毒（6：75～78）；1936年，报道重度急性硝基苯中毒治愈1例（7：A125～A126）；铅中毒（7：A189～A190）；1937年报道巴西第三工厂中毒事件（8：C13～C20）；1940年，报道关于锡中毒问题（11：A225～A226）；1944年，报道曼陀罗叶中毒（13：189～196）等。《中毒事件》也有译为《毒物文献》或《中毒论文集》。

物和微生物毒素的多学科期刊。

《毒理学》（*Toxicology*），半月刊（ISSN：0300-483X），英国毒理学会主办的刊物，爱思唯尔-爱尔兰出版社，爱尔兰。

《毒理学·试管内》（*Toxicology in vitro*），双月刊（ISSN：0887-2333）珀加蒙-爱思唯尔出版社，牛津，英国。

《毒理科学》（*Toxicological sciences*），月刊（电子版ISSN 1096-0929；印刷ISSN 1096-6080），美国毒理学会的会刊，1981年创刊，牛津大学出版社。

《毒理科学杂志》（*The Journal of Toxicological Sciences*）（电子版ISSN：1880-3989；印刷ISSN：0388-1350），日本毒理学会的会刊，日本毒理学会出版。

《毒理学与应用药理学》（*Toxicology and Applied Pharmacology*），半月刊（ISSN：0041-008X），学术出版社，圣地亚哥，智利。

《毒理学通讯》（*Toxicology Letters*），月刊（ISSN：0378-4274）爱思唯尔出版社，爱尔兰。

《毒理学方法》（*Toxicology Methods*），季刊（ISSN：1051-7235）泰勒弗朗西斯出版集团，伦敦，英国。

《毒理学与化学研究》（*Chemical Research in Toxicology*），月刊（ISSN：0893-228X）美国化学学会出版，华盛顿，美国。

《毒理学杂志》（*Journal of Health Toxicology*），双月刊（ISSN 1002-3127），中国北京市预防医学研究中心主办，北京。

《毒理学评论》（*Critical Reviews in Toxicology*），双月刊（ISSN：1040-8444）华润（CRC）出版社，美国。

《毒理学评论》（*Toxicological*

Review）。Email：root@regchem.msk.ru.网站：http：//www.regchem.msk.ru. 俄罗斯。

《毒理学档案》（*Archives of Toxicology*），双月刊（ISSN：0340-5761）施普林格出版社，纽约，美国。

《毒理学与环境健康A》（*Journal of Toxicology and Environmental Health-Part A*），半月刊（ISSN：1528-7394）泰勒弗朗西斯出版集团，伦敦，英国。

《毒理学与环境健康评论B》（*journal of Toxicology and Environmental Health-Part B-Critical Reviews*），季刊（ISSN：1093-7404）泰勒弗朗西斯出版集团，伦敦，英国。

《毒理学与临床毒理学》（*Journal of Toxicology-Clinical Toxicology*），双月刊（ISSN：0731-3810）马塞尔德克尔公司，纽约，美国。

《毒理学与毒素评论》（*Journal of Toxicology-Toxin Reviews*），季刊（ISSN：0731-3837）马塞尔德克尔公司出版，纽约，美国。

《国际毒理学杂志》（*International*），（电子版ISSN：1092-874X；印刷1091-5818）双月刊，美国大学毒理学协会的会刊，Informa Healthcare 出版社，美国。

《药理学与毒理学》（*Pharmacology & Toxicology*），月刊（ISSN：0901-9928）MUNKSGAARD 国际出版公司，哥本哈根，丹麦。

《药理学与毒理学年评》（*Annual Review of Pharmacology and Toxicology*），年刊（ISSN：0362-1642），年度评论公司，帕洛阿尔托，美国。

《药理学与毒理学方法》（*Journal of Pharmacological and Toxicological Methods*），双月刊（ISSN：1056-8719）爱思唯尔出版社，纽约，美国。

《药物与化学毒理学》（*Drug and Chemical Toxicology*），季刊（ISSN：0148-0545）马塞尔德克尔公司，纽约，美国。

《水毒理学》（*Aquatic Toxicology*），月刊（ISSN：0166-445X）爱思唯尔出版社，PO BOX 211，阿姆斯特丹，荷兰。

《环境毒理学》（*Environmental Toxicology*），双月刊（ISSN：1520-4081）约翰威利兄弟有限公司，纽约，美国。

《环境毒理学与化学》（*Environmental Toxicology and Chemistry*），月刊（ISSN：0730-7268）环境毒理学与化学杂志社，彭萨科拉市，美国。

《环境毒理学与药理学》（*Environmental Toxicology and Pharmacology*），双月刊（ISSN：1382-6689）爱思唯尔出版社，阿姆斯特丹，荷兰。

《环境污染与毒理学评论》（*Reviews of Environmental Contamination and Toxicology*），季刊（ISSN：0179-5953）施普林格出版社，纽约，美国。

《环境致癌剂与生态毒理学评论C，环境科学与健康》（*Environmental Carcinogenesis & Ecotoxicology Reviews-Part C of Journal of Environmental Science and Health*），半月刊（ISSN：1059-0501）马塞尔德克尔公司，纽约，美国。

《环境污染与毒理学档案》（*Archives of Environmental Contamination and Toxicology*），双月刊（ISSN：0090-4341）施普林格出版社，纽约，美国。

《环境污染与毒理学通报》（*Bulletin of Environmental Contamination and Toxicology*），月刊（ISSN：0007-4861）施普林格出版社，纽约，美国。

《生态毒理学》（*Ecotoxicology*），双月刊（ISSN：0963-9292）Kluwer学术出版社，荷兰。

《生态毒理学与环境安全》（*Ecotoxicology and Environmental Safety*），月刊（ISSN：0147-6513）学术出版公司，圣地亚哥，智利。

《比较生物化学与生理学毒理学药理学》（*Comparative Biochemistry and Physiology C-Toxicology & Pharmacology*），月刊（ISSN：0742-8413）爱思唯尔出版社，纽约，美国。

《细胞生物学与毒理学》（*Cell Biology and Toxicology*），双月刊（ISSN：0742-2091）Kluwer学术出版社，荷兰。

《实验与毒理病理学》（*Experimental and Toxicologic Pathology*），双月刊（ISSN：0940-2993）城市与菲舍尔出版社，德国。

《商品与化学毒理学》（*Food and Chemical Toxicology*），月刊（ISSN：0278-6915）珀加蒙-爱思唯尔出版社，牛津，英国。

《人类与实验毒理学》（*Human & Experimental Toxicology*），月刊（ISSN：0144-5952）自然出版集团，英国。

《兽医与人类毒理学》（*Veterinary and Human Toxicology*），双月刊（ISSN：0145-6296）由堪萨斯州立大学比较毒理学实验室主办，曼哈顿，美国。

《免疫药理学与毒理学》（*Immunopharmacology and Immunotoxicology*），季刊（ISSN：0892-3973）马塞尔德克尔公司，纽约，美国。

《吸入毒理学》（*Inhalation Toxicology*），月刊（ISSN：0895-8378）泰勒弗朗西斯出版集团，费城，美国。

《分析毒理学》（*Journal of Analytical Toxicology*），双月刊（ISSN：0146-4760）普雷斯顿出版公司，奈尔斯市，美国。

《应用毒理学》（*Journal of Applied Toxicology*），双月刊（ISSN：0260-437X）约翰威利兄弟有限公司，英国。

《皮肤毒理学与眼毒理学》（*Journal of Toxicology-Cutaneous and Ocular Toxicology*），季刊（ISSN：0731-3829）马塞尔德克尔公司，纽约，美国。

《生殖毒理学》（*Reproductive Toxicology*）季刊（ISSN：0890-6238）珀加蒙-爱思唯尔出版社，牛津，英国。

《生殖突变毒理学研究与环境生殖突变》（*Mutation Research-Genetic Toxicology and Environmental Mutagenesis*），半月刊（ISSN：1383-5718）爱思唯尔出版社，阿姆斯特丹，荷兰。

《神经毒理学》（*Neurotoxicology*），双月刊（ISSN：0161-813X）INTOX出版社有限公司，小岩城，美国。

《神经毒理学与治疗学》（*Neurotoxicology and Teratology*），双月刊

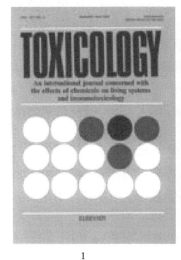

1

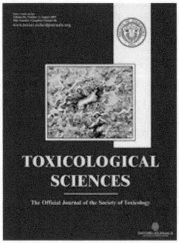

2

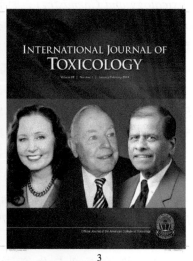

3

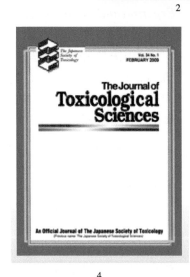

4

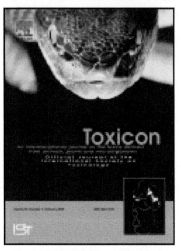

5

图6-6-2　毒理学学会创办的核心期刊

1.英国毒理学会会刊《毒理学》；2.美国毒理学会的会刊，1981年创刊；3.美国医学毒理学协会会刊《国际毒理学杂志》；4.日本毒理学会会刊《毒理科学杂志》；5.国际毒素学会会刊《毒素》

（ISSN：0892-0362）珀加蒙-爱思唯尔出版社，牛津，英国。

《氟》（*Fluoride*），季刊（ISSN：0015-4725）国际氟研究学会杂志，新西兰。

《酒精》（*Alcohol*），双月刊（ISSN：0741-8329）珀加蒙-爱思唯尔出版社，牛津，英国。

《管理毒理学与药理学》（*Regulatory Toxicology and Pharmacology*），双月刊（ISSN：0273-2300）学术出版公司，圣地亚哥，智利。

值得指出的是，随着网络电子阅读物的发展和电子出版物的风行，许多人开始转变传统的阅读习惯，开始接受数字化的新型阅读工具。在这样的背景下，毒理学的电子书（e-book）、电子杂志（e-journal）和杂志的电子版（magazine online）及数字化视频光盘（DVD）应运而生，让人们进入移动阅读时代。与此同时，数字图书馆用户也遍布图书馆、学校、政府、企业、新闻行业等。

6.6.3 毒理科学的普及

毒物科学知识的传播和普及一向备受社会各阶层人士和广大民众所关注。特别是20世纪80年代以来，一大批毒物科学史著作和毒理学科普著作涌现出来，成为书店的畅销书和人们喜爱的读物，为增强民众防毒除毒意识，提高预防中毒水平，加大应急处置突发中毒事件的能力方面作出了重要贡献。

《有毒植物：它们的好处与害处》，克列契道维奇（Кречетович）著（苏联国营农业书籍出版社，1931年）。

《致命剂量：毒药指南》（*Deadly Doses：A Writer's Guide to Poisons*），史蒂文斯（Serita Deborah Stevens）著（1990

年）。该书简要回顾了中毒的历史，分章节介绍了植物性（如毒蘑菇等）、动物性毒物（如毒蜘蛛、蛇）、农药及工业化学品、医疗药品中毒的原因、症状与治疗方法。

《毒药和解毒资料集》，卡罗尔·特金顿（Carol Turkington）著（里德商业信息公司，1994年）。该书按字母顺序排列提供了600多种毒物中毒的症状和解毒治疗方法，包括药物、化学品、植物和动物。这本书的目的不是作为急救手册，而是毒物和中毒的宣传教育材料，它可以帮助人们避免中毒。该书还详细介绍了食物中毒的原因，鱼类受污染的原因，粮食的安全储存，如何识别有毒蘑菇和避免蜂蜇等。书后附有中毒控制中心（包括国家动物毒物控制中心）的电话号码和通信地址，以供咨询。

《谨防生活中的有毒物》，史志诚主编，张冰偶编撰（上海教育出版社，2002年）。该书从饮食、生活用品、家用电器、药物、动植物、环境等方面，列举了大量例子，阐述毒物与中毒的发生原因与预防方法。全书图文并茂，是一本帮你"健康养身、健康长寿"的佳书。

《警惕你身边的毒物》，王玉瑾主编（中国科学出版社，2003年）。该书以一位法医毒物学家的独特视角，介绍了毒物的性质、性状，毒物在日常生活中的存在及应用方式，中毒的症状，急救方法及中毒事件发生后如何分析中毒原因，采取应对措施、防范和减轻中毒事件所造成的损失等知识，并将这些知识贯穿于一系列典型毒害案件的侦破过程之中。

《中毒》（*Poisoning*），阿尔文·西尔弗斯坦（Virginia Silverstein）等著（印度儿童出版社，2003年），为社会文化系列读物之一。介绍食品、有毒植物和有毒动物中毒的症状与预防知识。

《叮咬：咬伤和蜇伤的医疗事故》（*Bitten*：*True Medical Stories of Bites and Stings*），帕梅拉·内格米（Pamela Nagami）著（2004年）。该书介绍了蛇、老鼠、鳄鱼、狗、猫、马、猴子咬伤，蚂蚁、蜘蛛、蚊子、蜂蜇，以及扁虱和其他昆虫刺伤。叮咬有时看起来无害，但蚊子可携带西尼罗河病毒，传播黄热病和疟疾；狗咬可传播狂犬病；沙子苍蝇传播利什曼病，它可以吃掉一个人的鼻子；还有红色的火蚁、流浪汉蜘蛛，欧洲本土的毒蛇咬伤，世界上最大的蜥蜴还会吃人。不同种类的动物咬伤或蜇刺危害千百万人民的日常生活和健康。

《毒药：从毒芹到肉毒毒素再到杀人的巴豆》（*Poisons*：*From Hemlock to Botox to the Killer Bean of Calabar*），麦西尼斯（Peter Macinnis）著（2005年）。作者根据一系列趣闻轶事，广泛、幽默而仔细地介绍了对人类和动物的各种合法和非法毒药及其作用。从罗马皇帝尼禄毒杀布里塔尼古斯到前乌克兰总理尤先科中毒，介绍了历史上的刑事案件；从苏格拉底之死到哈姆雷特的毒苹果，叙述了历史和文学作品中著名的毒杀故事；通过无数的例子，说明毒物已渗透到工作场所、家庭和政治事件。同时，该书讨论了各种毒物，氰化物，马钱子碱的来源，从蓖麻毒素、肉毒杆菌、沙林毒气到战争和现代恐怖主义，介绍了如何检测它们，体现了人类的智慧。

《毒物魅影》（*The Poison Paradox*）[1]，约翰·亭布瑞（John Timbrell）[2]著（牛津大学出版社，2005年）。作者认为毒物是自然界的一部分，唯有了解它的科学属性，我们才可能评估出它的真实风险，才能化险为夷，并与毒物和睦共处。只有了解毒物，才是最佳的解毒良方。作者运用浅显易懂的案例，介绍各种毒物，让人们了解日常生活和环境里的有毒物质。例如，没有安全的药，只有安全地服药；警惕厨房、车库与庭院中的毒物以及危险的行业等。该书出版后《英国毒物学学会期刊》、《化学世界》和《自然》杂志给予高度评价，认为该书是一本深受各领域读者群喜爱的书，读者将在书中发现令人惊讶的毒物知识，从而获得客观而科学的信息，自行做出正确决定，在危险与利益之间求得平衡。作者在书中传达的一个重要理念是：不消除毒物魅影，人们的生活安全就得不到保障。

《有毒物质与健康》，是系列健康新时代丛书之一，大木幸介著，阎树新等译（科学出版社，2006年）。作者是化学专业出身，又是医学博士、教授，他用极其通俗易懂的语言，系统而详细地介绍了有关毒物的知识。全书把常见的毒物分为天然毒和人工毒两大类，按照动物毒、植物毒、工业毒、致癌毒、生命毒、重金属毒、气体毒、农药、食品添加剂等11类，将各种毒物的名称、分类、产地，以及其毒理、药理进行了详细的讲解，教给人们很多预防毒物和利用毒物的知识。该书还从近年来癌症发病率不断攀升的现象入手，指出某些人工毒是致癌杀手，告诫人们不要生产可致癌的有毒化合物，帮助读者远离癌症和疾病。

《看清毒物》，依万·伊斯玛依罗夫著，柯永亮译（《科学与文化》杂志，2006

---

1 《毒物魅影》由庄胜雄译为中文，2007年由广西师范大学出版社出版。该书的英文名为*The Poison Paradox: Chemical as Friends and Foes*，有译为《毒物悖论：既是朋友又是敌人的化学品》。

2 约翰·亭布瑞是英国伦敦国王学院药学系的生化毒物学教授，拥有30多年的毒物学教学经验，发表过130余篇论文。他的著作还有《毒物学入门》、《生化毒物学原理》等。

年06期）。作者认为：自然界充满有毒的物质。空气、水、食物这些普普通通的物质，如果我们未能正确利用或过分吸收，都将不可避免地引发中毒症状。如果人体内所含盐分增加到正常值的10倍，就会导致机体死亡；一次饮用过多的水，会导致体内缺钠。当然，各种毒素对于人类而言显得更为危险。其中最为人熟知的要数自然界中的汞、铅、镉、砷和硫元素，它们常以化合物形态存在于各种矿物之中，并常被应用于工业生产中，甚至用来制药。

《毒理学的秘密》利纳格著，（2006年）。全书共15部分，64章，涉及毒理学史、非处方药品、抗生素、成瘾物质、迷幻剂、致幻剂、日用化学品、农药与除草剂、蔬菜与有毒植物、蘑菇中毒、生物活性食品添加剂、人畜中毒的症状、治疗和预后，以及危险的恐怖事件、大规模杀伤性武器、催泪弹等知识。

《远离生活中的毒物》，韩柏柽著（原水文化出版，2008年）[1]。该书分析探讨了21种可能影响孩子健康的化学毒物，传授80种让孩子远离生活毒物伤害的妙招。作者认为孩子占有全球总人口数的30%，但他们却是我们100%的未来！我们虽然无法完全帮助孩子消除生活中的化学毒物，但我们可以选择聪明避开的方法，让孩子免受化学物质的毒害！

《中毒的利益：毒物在威胁我们的孩子》（*Poisoned Profits：The Toxic*

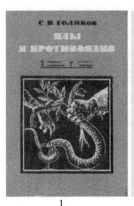

1

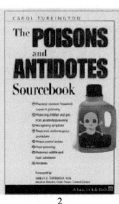

2

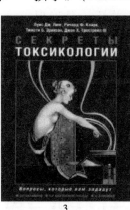

3

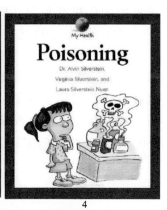

4

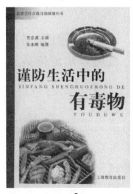

5

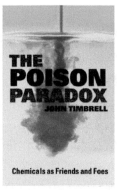

6

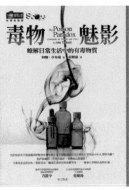

7

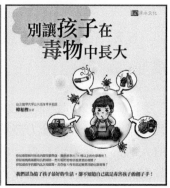

8

图6-6-3　毒物的科普书籍

1.《毒药：昨天和今天》；2.《毒药和解毒资料集》；3.《毒理学的秘密》；4.《中毒》；5.《谨防生活中的有毒物》；6.《毒物魅影》；7.《毒物魅影》中译本；8.《远离生活中的毒物》的插页

---

1 中国农业大学出版社于2009年出版中文简体字本，作为健康生活丛书系列之一，并将书名改为《别让孩子在毒物中长大》。

Assault on Our Children），菲利普·沙别科夫（Philip Shabecoff）和爱丽斯·沙别科夫（Alice Shabecoff）夫妇著（兰登书屋出版，2008年）。书中提出，人类活动引发的自然环境恶化问题，较之于可逆的暂时性的经济危机和战争问题更为棘手，最隐匿却骇人的威胁来自毒物——工商业发展造成的毒物排放。我们的生存环境和身体健康，已经走到了悬崖的边缘，但造成问题的人却往往置身事外，公众陷入知情的盲区，很少获得任何关于环境毒物的资讯。父母和儿科医生，正日复一日同中毒疾患进行着不停地斗争，但却对这些疾病之源懵然无知。保护孩子的战斗艰巨漫长，全社会对环境毒物的危机意识和共同关怀，是确保下一代安全的终极底线。

更多的有关介绍毒物的危害和防治中毒的科普书籍可以在互联网上搜索，可以在各国的书店里找到。也可以在博物馆、展览会上学到你所需要的知识（图6-6-3）。在中国的书店里，可以看到许多关于毒物的科普图书。例如，《如何防止食物中毒》（吉尔·特里凯特著，任泽译，中国科学技术翻译出版社，1984年）、《防毒之道——中毒100例》（高云升等编，中国商业出版社，1989年）、《完全图解中毒手册》（台湾国际中文版，1995年）、《有毒有害物质明解事典》（安之冈著，中国台湾浩园文化出版，1997年）、《如何预防食物中毒》（卫生部卫生法制与监督司编，华夏出版社，1999年）。2000年，化学工业出版社出版了"生活环境中有害因素防护丛书"一套6册，包括食物中毒、吸烟、酗酒、滥用药物、动物毒素和有害植物、居住环境及化妆品防护等。

此外，澳大利亚的海洋博物馆，展出许多海洋有毒鱼类。中国广州海洋馆推出了"认清海洋恶毒杀手的嘴脸"科普知识展，展示出了常见的有毒活鱼及它们有毒部位的标本，让人们在观赏中认识毒鱼，提高防范意识，同时了解它的另一面，消除不必要的恐慌。

6.7 计算机与毒理科学信息化

6.7.1 毒理学信息管理系统的演变

计算机是20世纪重大技术成果之一，它代替了人的一部分脑力劳动，成为物化了的人的部分智力的机器。由于它具有存储数据和记忆的能力及进行逻辑推理和判断等功能，并且运算速度快、计算精度高，因此作为一种自动、高速、精确的运算、控制和管理工具，已广泛应用于经济社会各个领域，毒理学也不例外。计算机不仅能够管理和处理大量的毒性数据，而且可以预测化合物的毒性。计算机与互联网毒理学数据库相连接，将毒理学知识传播到世界各地和千家万户。

从早期的图书馆为基础的书目工具，到现代先进的软件包，利用先进的计算机和电信技术，大大促进了毒理学信息系统管理方式的迅速演变。毒理学信息系统随着毒理科学本身的快速发展不断更新。众多毒理学资料和文献档案，开始以联机为代表的尝试，现在已经通过联机检索来处理毒理学文献。随后这种办法被用于计算机以提供文献源的数据库。在体现在立法和规章上，社会关注的有毒有害物质已经创造许多数据库，提供社会各界在计算机上查询。先进的、集成化的信息管理系统能够访问一个大量的独立维持的毒理学数据库。快速发展的信息技术、计算机和新型高密度存储设备，使毒理学信息管理系统成为毒理科学的重要组成部分。

20世纪60年代，美国出现的互联网（internet）对当代科学技术的各个方面产生极大的影响。毒理学信息管理系统的出现，自然也是得益于20世纪60年代电子信息化的兴起。随着电子信息的技术创新，产生了一个以收集、整理、并分发毒理学信息的先进系统。毒理学信息系统不仅对毒理学资料，如原始实验数据（定量、定性，以及描述）、现场数据（中毒流行病学、工作场所危害监测）、期刊文章和书籍，法规和规章等进行信息处理，而且借用了大量来自化学、生物学、药理学和其他学科分散的信息（包括生物文摘、化学文摘、医学文摘和医学索引提供的毒理学文献），为毒理学工作者随时提供最新的信息资料，从而大大促进了国际毒理学的广泛交流。

建立毒理学信息管理系统的早期工作主要是，美国总统科学顾问委员会于1966年提出的一份"毒理学信息管理"的报告。作为这个报告的反应，美国国立医学图书馆在1967年设立了"毒理学信息计划"（toxicology information program，TIP），后来发展为"毒理学和环境卫生信息计划"（toxicology and enviromental health information program，TEHIP）。其宗旨为：筛选并提供毒理学信息资源，促进用户对毒理学信息资源的访问，加强毒理和环境卫生方面的信息基础设施建设。同时美国国立医学图书馆和其他一些机构建立了十几种与毒理学和环境卫生相关

的数据库，提供咨询和在线联机检索服务。当时信息资料的来源主要是德国、苏联、丹麦和美国的药理学和毒理学杂志的文献，后来增加了生物文摘、化学文摘、医学摘要和医学索引，由此建立了毒理学文献在线（TOXLINE）、医学文献在线（MEDLINE）和化学文献在线（CHEMLINE）。

法律与规章的制定和颁布对毒理学信息管理系统的建立产生重要的影响，社会群体不得不安装新的信息收集和报告程序。这种广泛的社会需求反过来又大大推动了新信息系统的开发和信息产业的兴起。1938年，美国修订了1906年的《纯食品和药品法》，作为联邦食品、药物和化妆品法。1962年再次将其修订，又加强了报告制度，要求食品、药物和化妆品的报告必须有疗效、安全性和临床纪录，并且具备计算机系统处理这些数据的条件。1970年的《职业安全与卫生法》，要求向普通大众公布所有已知的有毒物质的名单，遵守这一指令，1971年除了在报纸上刊登外，还要在网上公布有毒物质的名单。化学物质毒性作用登记联机数库（RTECS）率先上网。1976年，《有毒物质控制法》（TSCA）的颁布是毒理学信息管理系统发展的一个重要里程碑。为了响应这个法律信息收集的要求，有毒物质资料委员会主办并推荐在化学物质信息网（CSIN）上发布了70 000多种商业化学品的有关资料。其他法律如《空气清洁法》（1963年）、《消费产品安全法》（1972年）、《联邦杀虫剂、杀真菌剂和灭鼠剂法》（1972年）、《资源保护和恢复法》（1976年）、《饮水安全法》（1977年）及《综合环境反应、补偿和责任法》（1980年）都建立了政府的和企业的信息系统。

之后，有100多种期刊为毒理学留有大

面积的版面。许多毒理学社团组织和学校的毒理学课程都产生许许多多的毒理学数据和信息，更需要一个强大的毒理学信息系统。因此，到20世纪末，个人的微型计算机已经广泛应用；各种光盘及庞大的存储设备、信息分配系统建立起来；人们可以正自如地越来越多地使用互联网，对整个全文期刊及电子期刊进行检索。

进入21世纪，毒理学及其信息管理系统将不可避免的受到正在发生的生物革命的影响，以基因克隆技术和相关学科的生物技术、基因工程，特别是动物福利运动与毒理学替代方法和技术的出现，使整个动物毒理学实验方面大范围的数据收集、报告系统需要替换。随着生物技术产品和实验方法的新的法律和规章制度的出台，有关的毒理学文章、相关的文献检索系统、服务系统的更新和建立，毒理学信息应用方面也将会发生根本性的变化。目前，毒理学及其信息管理系统正在发生了巨大的变化，但信息加工、存储和检索与研究、检测建立的支持数据依然同等重要，即使在具有数十亿字节储存能力的超级计算机中，数据和信息的可靠性和质量是毒理学及其学科决策和发展的基本要求。

6.7.2　毒理学数据库与网站/页

随着计算机技术与毒理学信息化的发展，出现了大量毒理学数据库（toxicology data bank）、危险物质数据库（hazardous subsces data bank）和毒理学网站，提供有效的互联网查询。计算机数据库的发展，最早是互联网毒理学书目系统，紧接着就是数据或事件检索系统。美国政府最先赞助的毒理学资料库（TDB），由美国国家医学图书馆兴建和营运的并于1978年开始向用户提供连线，互动获得评估的毒

理学数据。化学物质毒性登记联机数据库（RTECS），是一个提供已有文献报道急性或其他毒性效应物质简要说明的汇编。石油和危险材料的技术援助数据系统（OHMTADS），是由美国环境保护总局开发的一个数据库，提供化合物泄漏可能涉及的问题及其有关数据，拥有126个数据单元，并描述了1200多个其他化合物。

20世纪末，世界毒理学数据库与网站发展到100多个，主要如下。

毒物信息系统（POISINDEX）：提供100余万条目的商业药品及生物物质的成分信息。每种药品与一篇或多篇相关文献联结，以提供临床作用、毒性范围及中毒处理方案等信息。该系统有助于事故性中毒处理，对急性中毒做出快速反应，报告危害健康的潜在毒副作用。

MICROMEDEX数据库：该数据库由药品信息、毒理学信息、紧急救护信息和患者教育信息4个部分组成。其中，毒理学信息系统由4个子系统组成。①POISINDEX系统：标准数据项包括总论、物质名称/同义名、临床应用、实验室监测数据、文摘、处理、毒性水平、动力学、药理学/毒理学、物理化学特征、动物毒理学数据、参考文献；②TOMEX系统：包括所需的医疗和毒性信息、化学物质的安全管理、风险评估；③ToxPoints系统；④REPRORISK系统。

毒理学文献在线（TOXLINE）：该网站提供毒理学和环境卫生领域的文献数据库。它由两个部分构成：TOXLINE－Special和TOXLINE－Core。前者是合并和挑选好几个数据库的记录而构成的。后者是美国联机医学文献分析和检索系统，提供毒理学和环境卫生信息。

毒理学网站（toxicology data network，TOXNET）（图6-7-1）：由美国国家医学图书馆主办，提供有关毒理学、环境健

康、有害化学物质及相关领域的信息。

动物毒素数据库（animal toxins database，ATDB）：是以动物毒素频道、互动网络文献和数据库为基础的最全面的全球性动物毒素信息库。其中包括55 022种毒素，3000个毒素图及一些毒素的三维分子结构图。

生态毒物学与环境安全（http：//www.elsevier.com/locate/ecoenv/）网站：该网站发表有关研究天然或合成化学污染物质对动物、植物和微生物生态系统的生物效应和毒性效果的研究论文、报告等。该网站免费提供《生态毒物学与环境安全》刊物1993年第25卷至今每期的内容目次和论文摘要。

生态毒理学数据库（ECOTOX，ECOTOXicology）（http：//www.epa.gov/ecotox/）：该数据库是由美国国家环境保护总局建立，可进入生态毒理学数据库，为水生和陆生生物提供了化学毒性信息，是一个测试化学药品对环境影响的良好工具，而且有相关的文献，提供了在线帮助和各种索引。

环境诱变信息中心（美国）网站（http：//toxnet.nlm.nih.gov/cgi-bin/sis/htmlgen）：这个网站提供一个环境突变方面的数据库，包含了该领域1950年以来的文献。同时附有一个大型的关键词索引。

澳大利亚生态毒理学会网站（website of ASE，the Australasian society for ecotoxicology）（www.ecotox.org.au）该网站：主要反映与环境保护和管理有关的生态毒理学进展。

美国工业卫生协会（AIHA）网站：免费提供《美国工业卫生协会杂志》（AIHAJ）的全文或文摘，并提供1984年以来的累积索引。

环境化学物质数据与信息网（environmental chemicals data and information network，ECDIN）：由欧盟联合研究中心主办，提供化学品和药物的危害信息。

化学物质毒性作用登记数据库（registry of toxic effects of chemical substances，RTECS）：提供毒效登记信息。

化学安全信息卡（chemical safety information cards）：是俄罗斯医学科学院人类生态与环境健康研究所主办的网站。

遗传毒理学数据库（genetic

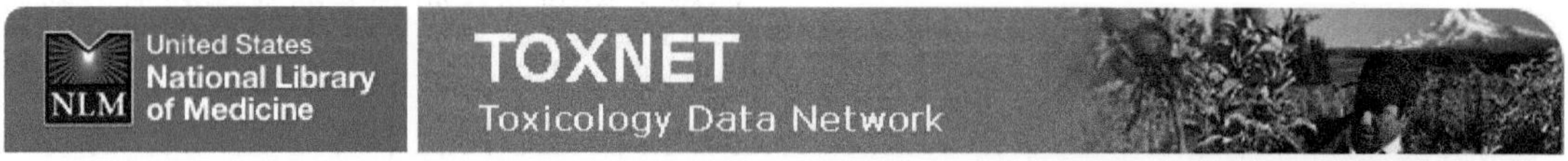

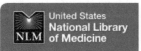

1

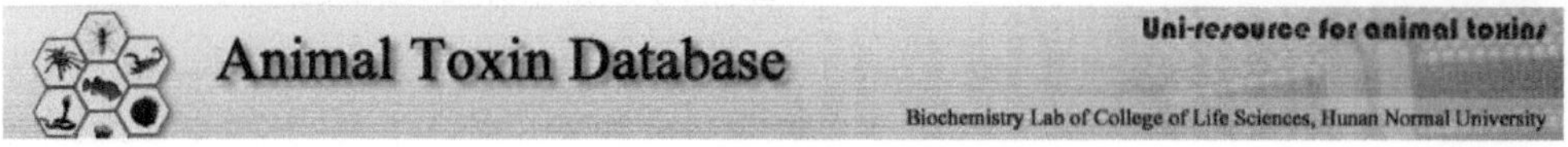

2

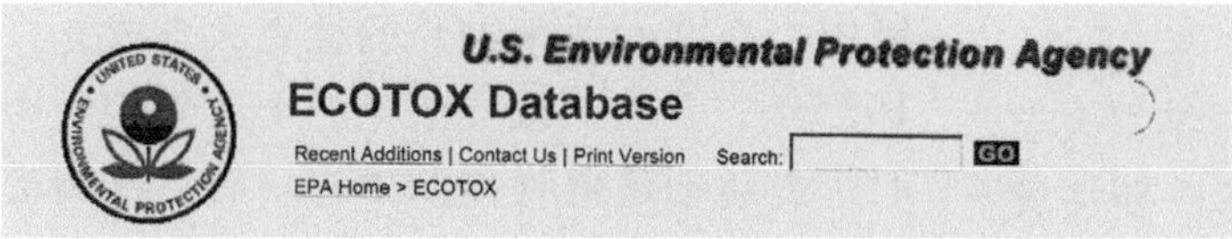

3

图6-7-1 毒理学网站与数据库首页标志

1.美国医学图书馆毒理学网站（TOXNET）首页标志；2.动物毒素数据库（ATDB）首页标志；3.生态毒理学数据库（ECOTOX）首页标志

toxicology，GENETOX）：提供有关遗传毒性化学物质的信息。

发育和生殖毒理学数据库（developmental and reproductive toxicology，DART）：提供关于畸胎学、发育与生殖毒物学的信息。

危险物质数据库（hazardous substances data bank，HSDB）：提供有害化学品的毒性、影响、危害、安全及其急救的信息。

综合性危险信息系统数据库（integrated risk information system，IRIS）：提供潜在毒性物质的危害及常规情报数据。

毒理学网上图书馆（world library of toxicology）（图6-7-2）是美国国家医学图书馆的一个专业信息服务项目，也是美国国立卫生研究院的组成部分，得到美国卫生部和人类服务机构支持，同时与国际毒理学联盟进行合作。这个免费的全球网络门户，为政府机构、非政府组织、大学、专业团体科学界和公众提供毒物学、化学品安全和环境健康方面的信息。网站名称为Toxipedia。网址：http：//toxipedia.org/wiki/x/qQ。

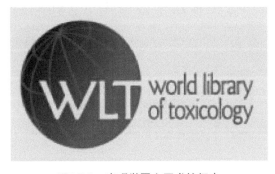

图6-7-2　毒理学网上图书馆标志

此外，奥地利维也纳的维特里纳里大学植物学院建立了有毒植物数据库。新加坡国立大学建立了毒物数据库。数据库包括新加坡有毒植物、毒蛇及动物毒素，世界抗蛇毒资料，世界毒素学专家和世界毒物控制中心名录等。

6.7.3　毒物与中毒咨询业的兴起

人类健康和社会安定呼唤毒物与中毒咨询业。20世纪50年代以来，特别是80年代世界面临人口的增长、经济增长、健康安全等巨大挑战，大气污染、工业事故、滥用化学品、环境灾害和涉及人类健康与安全的毒物与中毒问题，越来越被人们关注。据统计，1980～1985年美国工厂发生各种严重事故6923起。全球约有7万～8万种化学品在市场上交易，而且每年以1000～2000种的速度投入市场，由于过量使用化肥和滥用化学农药，发展中国家每年约有1万余人死于农药中毒，40万人受伤害。全球每年有10亿吨废弃物倾向大洋，导致海洋生物受到污染。加上烟草危害和毒品的蔓延，人们急切希望看到政府的治理计划，获得有关保护环境和维护健康生活的各种信息。当我们每天打开报纸杂志、每日收视各地新闻联播和电视报道，都可以感触到有关毒物与突发中毒事件的发生。同时，也自然会提出许多有关防毒、避毒、解毒的问题，并期望寻求某些回答。政府有关部门也需要有关专家经常向来访咨询者介绍有关的科学知识，解决人们所急切关心的问题。为此，随着计算机技术和互联网技术的迅速发展，毒物与中毒咨询业在世界各地迅速兴起。

世界上第一个毒物控制中心（Poison Control Center，PCC）于1953年在美国的芝加哥开业。接着，1954年第二个毒物控制中心在北卡罗来纳州的杜克大学成立。1955年，波士顿成立了第三个毒物控制中心。之后创建毒物控制中心（有的称为毒物信息中心，Poison Information Center，PIC）、毒理学网站及毒理学数据库，成为20世纪80年代以后的普及推广毒理学知识和咨询服务的流行信息产业。据1999年统计，全世界72个国家和地区已建立226个毒物控制中心或毒物信息中心。这些毒物咨询服务机构，有的为科研、教学和医疗服务；有的直接为公民提供单一咨询或咨询与救治服务；有的面向社会和家庭、毒性灾害防治和救护、毒物与中毒的科普宣传，积极开展网上服务。毒物控制中心建立的网站有许多毒物与中毒相关的数据库可供查询，并参与突发事件的处置。

在英国，中毒的临床诊断需要咨询。过去医院缺少很快识别类似植物有无毒性的基本技术，延误了治疗时机。英国伦敦盖伊（Guy's）医院与国家植物园联合研发了"有毒植物与有毒真菌图像计算机识别系统"，填补了这方面的一个空白，解决了医院急诊的紧急需要，可及时识别可疑的引起中毒的有毒植物，指导正确及时诊断治疗。该系统于1983～1988年处理急诊病例数千例，其中可疑浆果中毒的案例200起，大多都是孩子。1991年盖伊医院的专家在新加坡召开的第10届毒素大会上进行展示，受到广泛关注和好评。

进入21世纪，毒物与中毒咨询业成为一个新兴信息产业，成为一项毒物学知识与技术服务＋计算机互联网＋公民的全新的公益事业，成为科学家＋咨询专家＋高科技计算机互联网服务的一个特殊行业。其目的在于使接触毒物或发生中毒者及其亲友向毒物控制中心直接求助并得到服务（图6-7-3）；其任务在于满足一切咨询者的要求，并得到满意的答复和救助。各国政府支持医学、卫生、兽医学院及相关社会团体举办中毒控制中心，在成立中心的审批程序、参与咨询专家的资格审定、运行机制的规范、技术服务的质量等方面建立了统一的规定和要求，使这一新兴咨询服务业得以健康发展。

1.美国毒物控制中心协会

美国毒物控制中心协会（American Association of Poison Control Center, AAPCC）是联系美国50个毒物咨询中心的协会组织。其目标是组织各毒物咨询中心研讨如何通过公共教育和科学研究，降低中毒的发病率和死亡率；为各毒物咨询中心建立标准的操作规程。工作内容有：①向地区性毒物咨询中心工作人员颁发证书；②疏通毒物与中毒咨询中心与政府的联系；③发展公共教育，编印有关资料；④收集和分析国内中毒资料。该协会每年编发年报和6期通讯，举办年会，奖励在毒

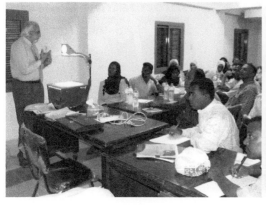

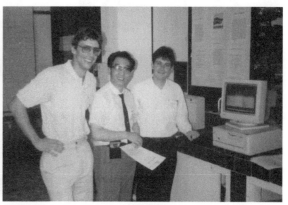

1 2

图6-7-3 毒物与中毒咨询服务业

1.埃及毒物控制中心的专家为来访者传播毒物与中毒知识；2.英国盖伊医院医生介绍"有毒植物与有毒真菌图像计算机识别系统"，中立者为作者，在第10届毒素大会上，新加坡，1991年

2.美国亚利桑那毒物与药物咨询中心

美国亚利桑那州毒物与药物咨询中心（Arizona Poison & Drug Information Center, APDIC）建立于1980年4月，主要服务对象是当地的公民。咨询项目是毒物的预防知识和急诊治疗问题，以及毒物、毒素、药品的安全使用事项。中心的专家来自亚利桑那大学健康科学图书馆和药学院熟悉毒物咨询业务的药理学家和毒物学家。该中心一年365天24小时服务，设有免费专线电话。1996年该中心接收6.4万个电话，每天200～250个电话，专家都给予了满意的答复。1997年接收6.3万个电话，其中涉及人的44%，药物知识的25%，药品识别的12%，毒物知识的11%，涉及动物的3%，医疗知识的2%，毒物预防的1%，畸形的1%，其他的1%。咨询电话的发话人中20～39岁的占19%，40～59岁的占11%，不知道年龄的成年人11%，13～19岁的8%，60岁以上的6%，5岁以下的37%。咨询内容：无意引起中毒的65%，动物咬伤、蜇伤的21%，治疗错误的5%，

过敏的5%，食物中毒2%，其他2%。

3.美国国家动物毒物控制中心

美国国家动物毒物控制中心（National Animal Poison Control Center, NAPCC）（图6-7-4）是美国预防动物中毒与伤害协会（ASPCA）的一个分支机构，是北美地区仅有的一个有关动物的毒物控制中心。它全天24小时值班，有专线电话。中心的兽医在接到电话之后，能立即回答有关有毒化学品、有毒有害植物、日常可能接触并可能引起动物中毒或不适的产品或材料等问题。中心还开展动物毒物学方面的知识讲座等教育节目，动物中毒的临床诊断和急诊治疗工作。中心有经过特殊训练的兽医毒物学家，他们广泛地在有关杂志和书籍上撰写文章，将一些深奥的理论转换为通俗的知识传播给民众。

4.俄罗斯毒理学信息和咨询中心

1993年，俄罗斯联邦毒理学信息和咨询中心（The Toxicology Information and Advisory Center, TIAC）成立，作为俄罗

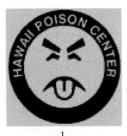
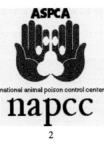
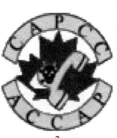
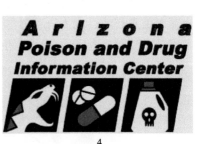

1　　　　　　　2　　　　　　　3　　　　　　　4

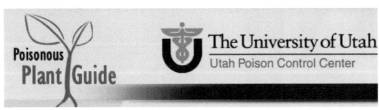
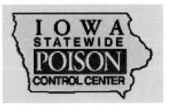

5　　　　　　　　　　　　　　　　6

图6-7-4　中毒控制中心的标志

1.夏威夷毒物咨询中心；2.美国国家动物毒物控制中心；3.加拿大毒物控制中心；4.亚利桑那毒物与药物咨询中心；5.犹他州立大学毒物控制中心；6.艾奥瓦州毒物控制中心

斯联邦卫生部和医疗机构的一个网站。中心与1988年以来创建的20多个地区毒理学信息中心相链结。同时，它建立了急性化学中毒和毒物检索系统数据库，开展急性中毒诊断和治疗的计算机系统查询，医学专家通过昼夜热线免费提供信息和电话咨询服务。

5.中国的中毒控制中心

国家中毒控制中心网（National Poison Control Center，NPCC）是在1999年4月23日成立的中毒控制中心基础上改建的，隶属于中国疾病预防控制中心职业卫生与中毒控制所，是国家级中毒控制机构。根据中国CDC赋予的工作职能，中毒控制中心承担中毒信息服务、公共卫生事件现场救援、毒物鉴定与检测；化学品安全卫生管理及毒物控制策略研究；职业病（中毒）信息收集、汇总与分析；为政府决策提供支持；促进中国中毒控制体系的建立和完善、构筑全国中毒控制网络等任务。中毒控制中心有较强的毒物检测能力，储备了多种特效解毒药物。与此同时，河南、广东、天津、辽宁、河北等各省（自治区、直辖市）先后成立中毒控制中心分中心，形成全国网络。一些单位和学校相继成立

了类似咨询服务网站。例如，国家经贸委上海化学毒物咨询中心主办的为化学危险品的安全监管服务化的救通（ChemAid）网站；中国预防医学科学院环境卫生监测所主办的中国环境与健康网（毒物信息查询）；西北大学生态毒理研究所与中国毒理学会毒理学史专业委员会联合创建的毒物与人类网站（Poison & Human Net.）等。

中国台湾的毒物控制中心（Poison Control Center in Taiwan，PCC—Taiwan）（图6-7-5）建立于1985年7月，由台北总医院主办。它每天24小时为中国台湾居民服务，同时接收治疗中毒病例。中心还对医生、请教者进行培训，开展毒物分析。中心每年接收电话咨询呈逐年增加趋势。

6.日本毒物咨询中心

日本毒物咨询中心（Japan Poison Information Center，JPIC）建立于1986年。每年接收40万个咨询电话。其日常工作仅限于电话咨询服务，未开展临床治疗与毒物分析业务。1996年该中心接收儿童中毒的29 114个咨询电话中，家庭室内物品引起的占75.2%（如烟草产品、化妆品、清洁剂、杀虫剂、礼品玩具、口服驱除药等），药物引起的18.1%，化工产品引起的3.0%，天然

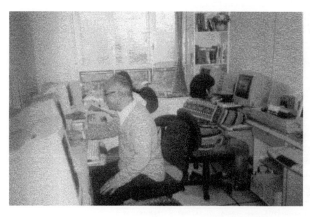
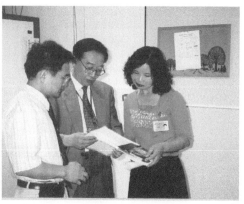

1 2

图6-7-5　中国PCC

1.北京PCC；2.台湾高雄，中间为本书作者，2003年

毒素1.4%，农用化学品1.0%，其他1.3%。

7.泰国的毒物控制中心

20世纪80年代，泰国是一个有6000万人口，正在由传统农业转向工业化的国家。由于化学肥料广泛应用，工业污染及化学品大量进口，中毒成为泰国的常见疾病。据1990～1995年统计，中毒的发病率为30人／10万人，每年中毒死亡3000人。于是泰国于1996年8月建立Ramathibodi毒物中心并对外办公，由Ramathibodi医学院支持。在中心工作的有2名临床毒理学家和2名咨询专家。1997年有800多个询问电话，涉及医药产品、化学品、毒品、植物毒素、动物中毒、食品污染、杀虫剂及有关健康问题。1996年的590个咨询电话，来自曼谷的占73%。

8.毒理学博客

一些毒理学工作者利用现代媒体建立自己的博客网站，传播毒理学知识，介绍有关毒理学与健康的书籍、期刊，毒理学与健康同行作家的评议，选定最新研究成果、突发中毒事件、民众关心的环境与健康热点议题，约聘毒理学专家在网上交谈，以及博客谈话系列。每个部分，你会听到如何处理化学、物理的不利影响，了解主要毒物的作用和最新信息，讨论毒理学的研究和创新，以及生物制剂的使用等等。

美国神经毒理学博士、西雅图神经疾病研究所所长、并兼任华盛顿大学环境与职业健康服务部副教授史蒂文·格·吉尔伯特（Steven G Gilbert）博士著有《毒理学漫话：常见化学品对健康的影响》一书，他在网站上建立毒理学博客（ToxiCastTM）（图6-7-6），将最新的研究成果选编成毒理学谈话播客系列，毒理科学与今天的世界连接。他与主持人在网站上谈话，回答人们关心的许多毒理学问题和有毒物质对家庭健康和环

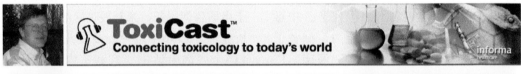

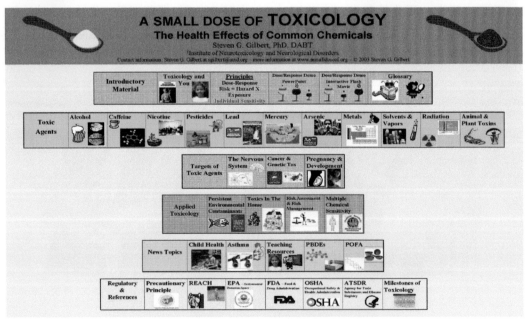

图6-7-6　史蒂文·吉尔伯特博士和他的博客网站

境的影响。

吉尔伯特博士认为：毒理学是一个庞大的，复杂的领域，他写《毒理学漫话：常见化学品对健康的影响》的目的是设法将毒理学资料提供给广大公众。我们所接触的化学品在我们的日常生活的范围内，从我们吃的食物、玩具、我们呼吸的空气、我们喝的水，需要知道一个关于对健康影响更小的普通化学品，因此，通过博客，告诉人们怎样才能防止接触这些化学物质所产生的后果，受益的是广大的观众、立法机构及其工作人员、教师和学生。

6.8 毒理学社团组织

6.8.1 毒理学社团组织的发展

20世纪60年代以来，毒理学及其分支学科和专业队伍在世界范围内进一步扩展，从而推动了毒理学社团组织的发展。许多毒理学工作者参与工业、农业、医学、化学、生物、环境与生态等学科的社团组织，进行学术交流。与此同时，一些具有独立法人资格的毒理学社团组织也逐步发展起来。据不完全统计，全世界有100多个独立法人的毒理学社团组织。一些国家和地区的毒理学社团组织状况见表6-8-1。

表6-8-1 一些国家和地区的毒理学社团组织

学会名称	成立时间
阿根廷毒理协会 Argentinian Association of Toxicology	1979年
亚洲毒理学会 Asian Society of Toxicology（ASIATOX）	1994年
欧洲毒理学联盟 Association of European Toxicologists & European Societies of Toxicology（EUROTOX）	1989年
澳大利亚临床与实验药理学与毒理学学会Australasian Society of Clinical and Experimental Pharmacologists and Toxicologists（ASCEPT）	1966年
奥地利毒理学会 Austrian Society of Toxicology	1991年
英国毒理病理学学会 British Society of Toxicological Pathologists	1985年
英国毒理学会 British Toxicology Society	1971年
中国毒理学会 Chinese Society of Toxicology	1993年
埃及毒理学会 Egyptian Society of Toxicology	1983年

学会名称	成立时间
欧洲兽医药理学与毒理学学会 European College of Veterinary Pharmacology and Toxicology （ECVPT)	1997年
德国实验和临床药理学与毒理学学会German Society for Experimental and Clinical Pharmacology and Toxicology	1920年
国际法医毒理学家协会 International Association of Forensic Toxicologists （IAFT)	1963年
国际毒素学会 International Society on Toxicology （IST)	1962年
爱尔兰毒理学会 Irish Society of Toxicology （IST)	1962年
国际毒理学联盟 International Union of Toxicology （IUTOX)	1977年
日本毒理学会 Japanese Society of Toxicology	1975年
韩国毒理学会 Korean Society of Toxicology	1984年
波兰毒理学会	1978年
斯洛伐克毒理学会	2006年
环境毒理学与化学学会 Society of Environmental Toxicology and Chemistry （SETAC)	1979年
法医毒理学学会（美国） Society of Forensic Toxicologists （SOFT)	1970年
加拿大毒理学会 Society of Toxicology，Canada	1964年
印度毒理学会 Society of Toxicology，India	1979年
美国毒理学会 Society of Toxicology，USA （SOT)	1961年
印度毒理病理学学会 Society for Toxicologic Pathologists In India （STPI)	1960年
乌克兰毒理学会 Society of Toxicology in Ukraine	1999年
土耳其毒理学会 Turkish Society of Toxicology	1987年

1.国际毒理学联盟

国际毒理学联盟（International Union of Toxicology，IUTOX）于1977年成立，使命是促进国际毒理学的科学合作，加强毒理学在世界各地传播，通过持续的培训提高世界毒理科学水平，进而推进毒理学在世界的发展。1999年有37个国家学术团体会员及2个区域会员（欧洲、亚洲），有个人会员17 600人。

2.国际毒素学会

国际毒素学会（International Society on Toxicology，IST）创立于1962年，是一个旨在促进毒素学发展的科学家和临床医生组成的学术组织。其第一次国际会议于1966年在亚特兰大举行。该学会创办《毒素》杂志，刊载有关动物毒素、植物毒素和微生物毒素的原创性研究成果，涉及化学、药理、毒理、免疫学和天然毒素的分子生物学。

3.欧洲毒理学联盟

欧洲毒理学联盟（EUROTOX）于1989年成立，是由1974年成立的欧洲毒理学会（EST）与1985年成立的欧洲毒理学联合会（FEST）合并而成，是欧洲毒理学家和欧洲毒理学社团的联合组织。

4.国际法医毒理学家协会

国际法医毒理学家协会（International Association of Forensic Toxicologists，IAFT）于1963年成立，在45个国家有750名会员，从此法医毒理学的许多技术问题得以在世界范围内交流与合作。

5.亚洲毒理学会

日本毒理学会和韩国毒理学会先后于1987年（韩国汉城）、1990年（日本名古屋）和1993年（韩国汉城）举办联席会议。1994年在日本札幌召开的联席会议上，为了促进毒理学在亚洲地区的交流与合作，决定成立亚洲毒理学会（Asian Society of Toxicology，ASIATOX）。第二届、第三届和第四届会议分别在韩国、泰国和中国举行。该学会现有会员大约3000人。

6.美国毒理学社团组织

1961年，由弗雷德里克·科尔斯顿（Frederick Coulston）等9位毒理学家发起成立的美国毒理学学会（Society of Toxicology，SOT），成为从事毒理学的科学家组成的专业性学术组织。莱赫曼博士（Dr.Lehman）被任命为名誉会长，罗切斯特大学的霍奇博士（Dr.Hodge）当选第一任会长。成员中从事药理学的毒理学家占48%，专业毒理学和工业毒理学家占40%，临床和法医毒理学家占5%，来自美国以外的其他国家的毒理学家占7%。工业毒理学家主要来自化工企业的毒理学实验室。临床毒理学家主要来自医学和兽医学的中毒诊断与治疗专业。第一届会员约200人，1992年发展到3500人，目前已发展到5000余人。学会下设21个专业分会和18个区域分会。会员在企业中的占46.7%；在大学的占25.4%；在政府的占17.9%；在私立研究单位的占10.0%。学会致力于发展毒理科学，改善健康，保护环境，让人们安全地生活。1959年，学会创办《毒理学学会杂志》；1961年创办了《基础与应用毒理学》；1981年创办了《毒理科学》期刊公开发行。

此外，一些专业性毒理学会相继成立，如1967年成立美国兽医毒理学会；1968年成立美国临床毒理学会（图6-8-1）[1]；1975年

---

1 1961年3月4日，美国毒理学会由9位创立者发起。照片中只有8人，达伯伊斯（Ken DuBois）未能参加合影。

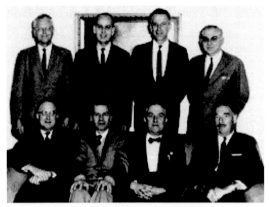

图6-8-1　美国毒理学学会的发起人[1]

从左到右，后排：保罗·拉森（Paul Larson），博伊德·谢费尔（Boyd Shaffer），维克多·德里尔（Victor Drill），弗雷德里克·科尔斯顿（Fred Coulston）；前排：哈里·海斯（Harry Hays），哈罗德·霍奇（Harold Hodge），阿诺尔德·莱赫曼（Arnold Lehman），威廉·迪克曼（William Deichman）

成立美国法医毒理学委员会，进行法医毒理学家的资格考试和认证[1]；1979年，成立了美国毒理学委员会（ABT），积极鼓励毒理学研究，组织专业培训和毒理学教育、毒理学资格认证考试，以提高毒理学执业水平；1981年，成立毒理科学学会（ATS），为保护公共健康，客观、公正地理解和表达毒性数据，防止医药产品开发过程中的欺诈行为和诈骗事件的发生，规范专业道德和专业标准，建立"良好实验室规范"（GLP）发挥了积极作用。1982年美国加州的圣荷西市成立硅谷毒物联盟（SVTC），这是一个促进高科技产业落实安全环境措施的咨询与研究团体。1986年，美国医学毒理学协会（ACMT）成立，作为一个医师协会，其学术交流侧重于中毒的诊断、治疗与预防，推荐有资格的专家医生和毒理学家进行会诊，并确保中毒患者获得最佳照料。

7.中国毒理学社团组织

中国毒理学会（The Chinese Society of Toxicology，CST）（图6-8-2）于1993年11月10日在北京成立。是国际毒理学联合会（IUTOX和亚洲毒理学联合会（ASIATOX）的成员。学会致力于促进毒理学的发展，保护生态环境和公共健康，为经济建设服务。吴德昌院士为第一届、第二届理事长，叶常青教授为第三届理事长，庄志雄研究员为第四届、第五届理事长。学会有4500多名会员，分设21个专业委员会。学会创办了《中国毒理学通讯》。

此外，中国环境诱变剂学会于1983年成立，形成一支遗传毒理学专业队伍。1984年中国蛇协成立，使全国从事蛇毒的研究、生产、临床应用联为一体，促进了蛇毒和临床应用的研究。1986年，中华预防医学会成立了卫生毒理学及生化毒理学组；中国药理学会成立并设立药物毒理学等18个专业委员会。1989年，中华预防医学会成立了卫生毒理学生化毒理学组；中华卫生毒理学会成立了免疫毒理学组。1991年，中国畜牧兽医学会成立动物毒物学研究会（后改为分会）。省级学会也相继成立。2003年山西省毒理学会在太原成立；2004年陕西省毒理学会在西安成立；2008年山东省毒理学会在济南成立；2010年湖北省毒理学会在武汉成立。

8.日本毒理学会

日本毒理学会（Japanese Society of Toxicology）于1981年成立，其前身是日本毒理科学学会[2]。学会以促进毒理学在成员之间和国际之间的信息交流为宗旨。会员有2400

---

1 美国法医毒理学委员会于2000年开始认定"法医毒理学专家"，这一专家必须拥有硕士或学士学位，3年的全职专业经验，必须笔试合格。据2001年统计，有225名资格证书持有者。
2 日本毒理科学学会毒理学研究组（成立于1975年）和毒素因子研究组（成立于1976年）合并组建。鉴于毒理学研究组于1980年加入国际毒理学联盟，因此，日本毒理科学学会更名为日本毒理学会。

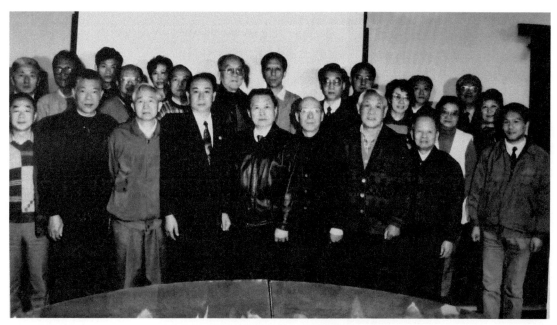

图6-8-2　中国毒理学会第一届理事会工作会议

（左起第五人吴德昌院士，1993年12月9日）

名。学会的会员分为普通会员、学生会员、荣誉会员和42名来自世界各地的会员。学会重视国际学术交流，每年举行一次年会。

9.俄罗斯毒理学会

俄罗斯毒理学会（Russian Society of Toxicology，RST）[1]于1996年成立，约有300名成员，是欧洲毒理学会（EUROTOX）和国际毒理学会（IUTOX）成员。1998年学会举行第一届学术会，2003年举行代表大会。学会的成员参与政府和非政府层面的各项毒理学及其相关学科的活动。

6.8.2　毒理科学史学会

科学史乃至毒物史、毒理科学史、毒物管理史和毒物文化史的研究，是一个越来越被人们所关注的领域。除了历史学家和科学家研究毒物史与毒理科学史之外，在众多的毒理学社团组织中还建立了一些毒理学史研究组织，成为毒理学史的学术研究的平台。

美国毒理学会于1960年成立后设立了毒理学历史室（Toxicology History Room，THR），展示有关文件、印刷品、文物、纪念品，突出反映毒理学的重要成果和社会影响；同时在毒理学历史室举行年会，研讨毒理学的一些重大问题。美国毒理学会的历史学家罗伯特·斯卡拉（Robert Scala）于1986年编辑出版了《历史回顾——美国毒理学会1961~1997年》一书，以编年史的形式按年度回顾了美国毒理学会的发展史，欢迎会员和来访者参观。

约翰·哈利斯·特雷斯特雷尔（John Harris.Trestrail）（图6-8-3）是一位美国刑事中毒研究专家、收藏家和博物学家，他于1990年10月创建了毒物学史学会（Toxicological History Society，THiS），1991年1月创办了《毒理史学会通讯》，其

---

1 俄罗斯毒理学会是在苏联毒理学会（All-Union Society of Toxicologists）的基础上成立的。

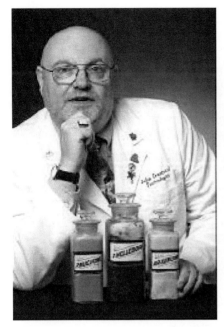

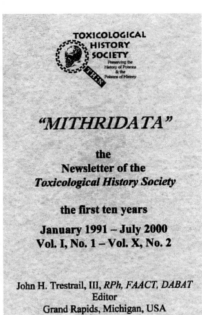

图6-8-3 特雷斯特雷尔与他编辑的《毒理史学会通讯文集》（1991～2000）

为半年刊。一些令人震惊的中毒案件刊登在通讯之中。他与设在美国密歇根州的刑事中毒研究中心有密切的联系，建立了一个国际数据库，接收和分析来自世界各地的刑事中毒报告。2000年他出版《毒理史学会通讯文集》（1991～2000年）。

特雷斯特雷尔1967年毕业于费里斯州立大学，获药学学士学位；1967～1968年，他进入俄亥俄州立大学药学院研究生院研究天然产物化学；1968～1970年服务于美国和平队在菲律宾执教于菲律宾农业大学化学学院。后来在美国联邦调查局负责刑事中毒的来访；1976～2009年，担任一个全国区域毒物认证中心管理主任。他是美国临床毒理学、中毒控制中心协会、法医学会、北美真菌协会的会员，担任过许多刑事中毒调查的专家顾问，荣获美国临床毒理学美国科学院院士，著有《毒理学的奥秘》（2001年）、《毒物检验》（2006年）和《刑事中毒》（2007年）等。他还创立了刑事中毒研究中心，担任刑事中毒研究中

心主任。此外，特雷斯特雷尔还举办了一个毒物博物馆（见第10章博物馆与纪念馆一节）。

中国毒理学会于1995年创建毒理学史专业委员会（Commission of Toxicological History of CST），这一具有重要的历史意义的举措，使毒物史、毒理科学史、毒物管理史和毒物文化史的研究工作出现了新机遇。西北大学生态毒理研究所作为毒理学史专业委员会的挂靠单位，牢牢把握当代毒理科学发展史研究的新视点，紧密联系国际国内突发性、群体性中毒事件与毒性灾害的应急处置，以及当代社会经济发展中有关毒理学的立法、毒物控制问题进行深入研讨。毒理学史专业委员会主任委员史志诚[1]（图6-8-4）采取"以会聚友、以友传会、联合办会、搭车交流"的方式，组织全国毒理学和科技界、史学界的专家，先后开展有毒有害生物入侵、中国古代毒物史、陕甘宁边区禁毒史、中国现代毒理科学史和世界毒理科学史研讨会，进

---

1 史志诚，教授、博士生导师，西北大学生态毒理研究所所长；国际毒素学会（IST）会员；中国毒理学会荣誉理事长，毒理学史专业委员会主任；陕西省毒理学会理事长；主要从事生态毒理、毒性灾害与毒物史、毒理科学史和毒物文化史的研究。

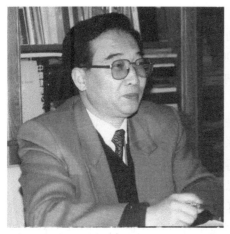 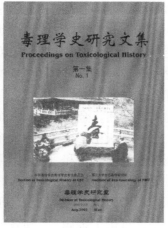 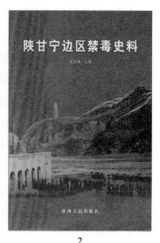

1   2

图6-8-4　史志诚与他编辑的毒理学史料

1.《毒理学史研究文集》第一集，2002年创刊；2.《陕甘宁边区禁毒史料》，陕西人民出版社，2008

行学术交流，编印《毒理学史研究文集》第1～9集，编辑出版《毒性灾害》、《林则徐在陕西》和《陕甘宁边区禁毒史料》等书籍。2003年，毒理学史专业委员会邀请美国科罗拉多州立大学生物化学与分子生物学系杜祖健（Anthony T. Tu）教授来西北大学访问，做了"日本东京地铁毒气事件调查"的报告。中美学者围绕毒理科学发展史和建立毒物文化博物馆议题进行了学术交流。

6.8.3　社团组织的推动作用

毒理学社团组织在推进毒理科学的学术交流、新学科的创新与发展及维护毒理学工作者的合法权益方面发挥了重要作用。

首先，毒理学社团组织为毒理学的学术交流搭建了可靠的平台。毒理学社团组织举办各种学术活动，开展科普教育，编辑出版学术刊物，评议学术成果，开展继续教育，提供学术咨询，接受并组织实施委托项目，举办服务于会员的其他事业与活动，有力地推进毒理科学事业的发展和世界毒理科学学术水平的提高。特别引人注目的是国际学术交流和国际毒理学领域的人才交流，促进了国际性和区域性毒理学社团的联合。1977年，来自欧洲、南美洲、亚洲、非洲和大洋洲的毒理学会，在加拿大多伦多共同发起和组建了国际毒理学联盟，作为世界上所有毒理学工作者的最高水平的非赢利性学术机构，它每3年召开一次国际毒理学大会，前6届分别在加拿大（第一届，1977年）、比利时（第二届，1980年）、美国（第三届，1983年）、日本（第四届，1986年）、英国（第五届，1989年）、意大利（第六届，1992年）召开。成员学会（国家或地区毒理学会）由开始的13个增加到43个，集聚2000多位毒理学家。

其次，毒理学社团组织为推动毒理学新理论、新学科和新技术作出了贡献。1962年，美国召开的遗传学会议，就"诱变物对人类和其他物种的诱变性"进行了专题研讨，科学家意识到发达的工业造成某些物质的扩散是对人类遗传的潜在危害，于是遗传毒理学应运而生。此后，研究"三致"（致突变、致癌和致畸）及三者之间的关系，成为遗传学毒理的理论探讨和实际应用方面的重要课题。

1969年，国际科学理事会的环境问题科学委员会成立后，萨豪特（Thuhaut）组织并主持了生态毒理学研究组的工作，他多次组织国际学术会议讨论生态毒理学的学科定义。从此，生态毒理学这一新学科的出现引起了国际学术界的广泛关注。金属硫蛋白国际会议连续召开了5次，吸引了众多的科学家参与，对金属硫蛋白的研发和在临床上的应用起到了重要的推动作用。第一届金属硫蛋白国际会议于1975年7月在瑞士苏黎世举行，38人参加，讨论了金属硫蛋白的分布、代谢和理化性质；第二届会议于1985年8月在瑞士苏黎世举行，183人参加，讨论了金属硫蛋白的化学结构和生物学功能；第三届会议于1992年12月在日本筑波市举行，250人参加，讨论了金属硫蛋白的基因、调控和分子医学基础；第四届会议于1997年10月在美国堪萨斯市举行，300人参加，讨论了金属硫蛋白的基础研究、临床医学基础与某些疾病的关系；第五届会议于2004年10月在中国北京举行，400人参加，讨论了金属硫蛋白的基础研究及其在神经系统疾病、心、肝、肾脏疾病、肿瘤方面的应用。

1991年，第十届国际毒素学会学术会议在新加坡召开，英国伦敦盖伊医院（Guy's Hospital）介绍临床中毒诊断借助"有毒植物数据库"提高诊断植物中毒的准确度的软件开发情况，对当时正在兴起的中毒咨询中心与中毒控制中心的迅速发展产生重要的推动作用。

2005年9月6~10日，在美国召开的"有毒藻类国际研讨会"，围绕赤潮与藻类毒素的产生、毒性机理、人类健康效应、生态效应、防治及缓解、暴露评估方法、风险评估7个主题展开了讨论，会议论文集出版发行，并送相关国际检索机构，会议还展示了科研成果、新产品、新技术，有力地推动了赤潮的国际学术交流。

2008年9月18~19日，在中国郑州举行的"纳米毒理学与生物安全性评价国际研讨会"，200余人参加，讨论了碳纳米材料、金属纳米材料及金属氧化物对皮肤、呼吸系统、中枢神经系统的潜在毒性，为纳米毒理学与生物安全性的深入研究提供新的思路。

再次，毒理学社团组织为制定国际法和各国控制毒物的法律法规提供了科学依据。1898年哈维·华盛顿·威利博士创办的美国官方分析化学师协会成立了一个食品标准委员会，开始将一些研究成果和技术标准引入食品法规之中。1906年，威利博士参与最后一稿拟订的《纯食品和药品法》，在美国国会以63票对4票的压倒多数获得通过。许多国家的政府机构指定毒理学社团组织，开展与法律法规有关的调查研究，制定技术标准，为制定法律法规提供科学依据。

最后，毒理学社团组织维护毒理学工作者的合法权益。毒理学社团组织鼓励跨行业、跨地区、跨部门的毒理学工作者积极参与多种多样的学术活动。一些重要的国际学术会议邀请国家和部门的领导人出席。国际毒理学联盟和一些国家的毒理学会，被授权开展继续教育，负责毒理学家的资格认定。毒理学会还举行纪念有突出贡献毒理学家的座谈会或研讨会，缅怀毒理学家的丰功伟绩，发扬追求真理的科学精神，一方面增强毒理学社团组织的凝聚力；另一方面，让青年毒理学工作者从历史的经纬度上把握科学的本质和毒理科学发展的未来，使他们更加热爱毒理科学，献身毒理科学事业。

第7章 解毒防毒

[7.1 解毒与人类主宰世界]

人类主宰世界有三大秘密：一是内因，人体内解毒酶的活力高于其他哺乳类动物；二是外因，人类发明了火，火是人类最早发现的天然解毒剂；三是创新，人类能够依靠大脑探寻解毒的秘密。人类使用火来解毒和依靠自己的大脑与双手发明解毒的妙方，是其他哺乳类动物所望尘莫及的，从而确定了人类主宰世界的绝对地位。

7.1.1 解毒酶：人类的特质

1.解毒酶

一个生命有机体至少有两套抵御和降低毒物危害的体系。第一套是尽快地消除闯入体内的毒物，以便将毒性降到最低；第二套是进行生物转化，也就是新陈代谢，即通过尿、胆汁、汗液和呼吸将毒物及其代谢产物排出体外。其中最主要的排毒渠道就是尿液。对人和脊椎动物来说，生物转化是对大部分外来化合物起代谢解毒[1]作用。由于进入体内的外来化学物质被排泄之前必须溶解在尿液或汗液中，因此生物体的主要排泄器官已经进化到可以在水中溶解有毒物质并极大地促进了其通过身体中现成的有效排泄系统进行解毒。

科学家发现，把众多的毒物转变成具有水溶性的形式需要许多酶系参与。在大多数有机体中，通常是通过两个相联系的阶段（阶段Ⅰ和阶段Ⅱ）进行转化的。在阶段Ⅰ转化中，极性基团通常被结合到毒物分子中以增加其极性，为阶段Ⅱ转化中进一步的化学反应铺平道路。在阶段Ⅱ转化中，许多内源代谢物，如葡萄糖、醛酸、甘氨酸、肽或硫酸，可以通过共价键的形式结合到阶段Ⅰ的代谢产物上。这样增加了毒物分子的极性和亲水性，因而促进了其毒性的解除。科学家将催化生物转化阶段Ⅰ反应和阶段Ⅱ反应的酶系称为解毒酶类（detoxification enzymes）。酶是生物体进行分解、化合等一系列代谢反应不可缺少的物质。生物体中有1300多种酶，其中有一大类被称为"解毒酶"，如细胞色素P450、酯酶、酰胺酶、微粒体多功能氧化酶等。

2.细胞色素P450

细胞色素P450（cytochrome P450）是人体内众多解毒酶之一，已知有60多种形式和上百种遗传基因，对特殊毒素能产生

---

1 代谢解毒（metabolic detoxification）又称生物解毒，是指外来化合物经生物转化形成毒性低且易于排泄的代谢产物。

广谱敏感性。

细胞色素P450（图7-1-1）是一组含有亚铁血红素蛋白的酶（属于血红蛋白类酶），主要存在于成人的肝脏中，已发现有20多种同工酶，分成4个家族，即CYP1～4。CYP2家族包括2A、2B、2C、2D、2E亚家族。CYP2E亚家族仅包括一个基因，即CYP2E1[1]。它负责许多挥发性麻醉药（如七氟醚、安氟醚、甲氧氟烷、异氟醚、乙醚、三氯乙烯、氯仿、乙醇）及芳香类化合物（如苯、扑热息痛及亚硝基二甲胺）的代谢，因此，它是毒理学研究中最被关注的一种酶。

细胞色素P450同工酶是血红蛋白超级家族，它是内质网膜上混合功能氧化酶系统的末端氧化酶。现代研究清楚地表明：人类细胞色素酶参与外源性物质（如药物、乙醇、抗氧化剂、有机溶剂、麻醉药、染料、环境污染物质、化学制品）的代谢。细胞色素P450系统可催化很多反应，包括环氧化反应，N-去烷基化，O-去烷基化，S-氧化及脂肪族和芳香族残基的羟化反应。

细胞色素P450酶系的研究已有50多年的历史。20世纪50年代，发现和鉴定了P450；1955年发现加氧酶；60年代前半期，开展了

P450及其生理功能的研究。后半期集中研究了对血红蛋白的生物化学和生物物理学特征的鉴定及膜结合酶的酶学功能。70年代证实了P450酶系在致癌物代谢中的重要作用。80年代，分子生物学技术的应用使P450基因克隆、序列分析及晶体结构（图7-1-1）得到了确定。90年代研究P450基因表达机制和P450结构与功能。同时，P450的研究已经开始深入到农业、环境、医药及基础研究各领域。在近代研究进化阶段时发现生物体内存在细胞色素解毒酶系，能代谢进入体内的有毒化合物，这可能是生物进化从低级到高级的重要因素。现代社会人类活动已经产生了大量的新的外部化学物质，同样的酶系统也在进一步进化，并且适应与这些异生物质相协调。

3.混合功能氧化酶

阶段Ⅰ转化的主要酶系统，称为混合功能氧化酶（MFO）系统，也称混合功能氧化酶。MFO酶系是膜结合蛋白，位于滑面内质网上，在实验室以微粒体的膜泡形式被提取出，称为微粒体氧化酶。MFO酶系存在于所有的动物和植物体中。

P450基因组启动了MFO的形成，已知该基因组包含150多个基因，在动物、植物和原核生物中均有发现。在脊椎动物中，

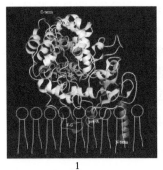 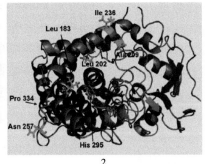 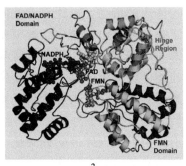

1　　　　　　　　2　　　　　　　　3

图7-1-1　细胞色素P450晶体结构

1.老鼠P450 2B1模型；2.哺乳动物P450 2B1模型；3.人类P450 A3D模型

---

[1] CYP2E1即细胞色素P4502E1基因。

这些酶主要在肝薄壁细胞中发现，在肠、腮和其他组织中也发现有该酶系，这就揭示了为什么肝是脊椎动物解毒的主要器官。

脊椎动物的肝中具有更有效的MFO酶系，氯烃、PAH（多环芳香族碳水化合物）和其他亲脂性化合物可以被快速地代谢成可排泄的水溶性产物。因此，在人类体内不会出现生物积累。而MFO的活性在软体动物中较低，进入体内的亲脂性污染将出现生物积累。这就说明了为什么一些有毒物质能够在软体动物而不是在哺乳动物中积累。

当暴露在一系列亲脂性异生物质（如有机氯、PCDD、PCDF、PAH和PCB）[1]时，特异形式的MFO酶系就会诱导产生，这就解释了为什么暴露在毒物亚致死水平的动物，可以增加对化学物质的耐受性。MFO酶系的升高可以用来作为生物指标，用以指示动物已经被暴露在某些异生物质之中。

7.1.2 火：天然解毒剂

火是自然界的一种自然现象。事实上，火山爆发引起的大火，雷电使树木、含油物质与易燃物质产生的天然火，远在人类诞生以前就在地球上存在了。人类对火的认识、控制和掌握，以致逐渐学会用火取暖、照明、烧烤食物和驱赶野兽，经历了一个漫长的过程。考古研究证明：在人类的童年时代还不会用火，人们称那个时代是"茹毛饮血"的时代。在50万～60万年前人类才开始用火。最早进行集体狩猎并学会用火方法的是直立人[2]。最新研究认为，大约在7.2万年前居住在非洲南端的人

类用火打造石器和兵器。

人类用火是继石器制作之后，在人类获取自由的征途上又一件划时代的大事，它开创了人类进一步征服自然的新纪元。恩格斯把火的发明看做是"人类历史的开端"。他指出："就世界性的解放作用而言，摩擦生火还是超过了蒸汽机，因为摩擦生火第一次使人支配了一种自然力，从而最终把人同动物界分开。"[3]

人类取火的方法主要有4种，即撞石取火、钻木取火、阳燧[4]取火与火石取火。中国古代流传着燧人氏钻木取火，教人熟食，养人利性，避臭去毒的故事。燧人氏的"燧人"，就是"取火者"的意思（图7-1-2）。燧人氏由于发明了人工取火而被人类置于上古帝王（远古先民心目中的神）的地位。希腊神话中也有一个给人类带来光明的神，他名为普罗米修斯。传说普罗米修斯从主神宙斯那里盗取了天火送给人们以后，人类才学会了用火。火，当然不是普罗米修斯从天上偷下来的，自然界本来就存在着火。这个神话反映了古代人对于认识和掌握火的渴望，表现了他们对英雄无私无畏精神的崇敬。

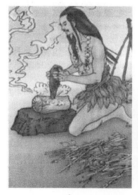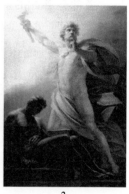

图7-1-2 传说中的"取火者"
1.中国燧人氏钻木取火；2.为人类盗火的普罗米修斯

---

1 PCDD，即聚氯及其氧化物；PCDF，即多氯代二苯呋喃；PAH，即多环芳香族碳水化合物；PCB，即多氯联苯。
2 菲利普·李·拉尔夫等.世界文明史（上卷）北京：商务印书馆，1998，15.
3 恩格斯.反杜林论.马克思恩格斯选集（第3卷）.北京：人民出版社，1972，154.
4 阳燧（音sui），又称为夫燧，是一种青铜制的凹面镜，古代取火的工具。

法国社会人类学家列维·施特劳斯有一个著名的烹饪公式：生/熟=自然/文化。如果按照这个标准，饮食文化的历史应从原始的烹调开始，一是火的发明和应用，"炮生为熟"，"燔[1]而食之"；二是食器，主要是陶器的生产和使用。人类从茹毛饮食到以火熟食及烹饪的发明，人们的饮食循着由粗到精，由天然到人工再走向返璞归真，回归自然的现代文明饮食方向发展，构筑了浩瀚5000多年的饮食文化发展史。

人们在描述火的伟大意义的时候，经常说：火把生食变成了熟食，火可以御寒取暖，火使人类有了光明，火为刀耕火种的发明和原始农业创造了条件，火可以用来防御野兽，火使金属的发现和冶炼成为可能。但却忽视了一个重要作用，那就是火的神奇还在于：火能够解毒、消毒。火与解毒的现代概念更加明确：火是最廉价、最方便和最实用的天然解毒剂。

火，把一些有毒的东西变成了美味。许多含毒的植物型食物，是在烹调的过程中才失去其毒性的。人们早就知道，食用生豆子会呕吐、腹泻和发烧，必须通过加热，将含有毒性的蛋白类物质分解，从而达到解毒的目的。现代毒理学告诉人们：黄豆、菜豆、扁豆不能生吃。这些豆子中含有植物血凝素，一定要煮熟再吃，因为加热煮熟的豆子和豆浆中的植物血凝素被破坏失去活性，不会引起中毒。黄花菜不能生吃。黄花菜中含有毒的生物碱——萱草根素和秋水仙碱，一旦进入体内即产生毒副作用，因此一定要煮熟再吃。市售的

"金针菜"（黄花菜）是经过蒸煮晒干的，已经除去了有毒物质可以放心食用。

火，破坏了某些食物中的毒素。火能使有毒食物变为可食用食品的魔力对人类特别有用。正因为如此，苦树薯粉[2]成为古代亚马孙人的主要食品，苹属植物的种子成为澳大利亚土著的珍贵食物。亚马孙人懂得苦树薯粉含有氢氰酸，一定的剂量就可以致死。古往今来，他们采取击打、摩擦、浸泡和加热的方法，清除有毒成分之后制作成食品。

火，扩充了人类的食物来源。由于用火加热可以破坏许多植物毒素，包括那些最强的植物毒素。海芋[3]叶和块根中的糖苷在加热之后被破坏，成为欧洲人早期的食物。因此，烹调使得人们知道可以吃那些不煮熟便可能引起中毒的食物。

火，用于消毒。人类聚居组成乡村，排泄物及生活废弃物造成污染，容易引起疾病。古人采用许多防毒避疫的措施，其中改火和改水是两种重要的措施。改火也称为变火或易火。中国古代就有记载：阴历春三月，"钻燧易火，抒井易水，所以去兹毒也"[4]（《管子·禁藏》）。冬末春初，"教民樵室[5]、钻燧、墐灶、泄井、所以寿民也"（《管子·轻重己》）。通过消毒及清洁饮水可提高人民的寿命。今天，现代科学阐明，加热可以杀死肉中的有害微生物和寄生虫，沙门氏细菌在彻底蒸煮后被杀死。蛋白毒（如蛇毒、细菌毒素）在加热的条件下，大部分被破坏使之失去活性。

---

1 燔（音fán），焚烧。

2 苦树薯即木薯（*Manihot esculenta*），是一种大戟科的灌木，原产于南美洲。树薯主要有两种：苦树薯（块根含多量的氰苷，表皮呈褐色，专门用作生产木薯粉）和甜树薯（块根含较低的氰苷，表皮呈淡青色，食用方法类似马铃薯），木薯的各部位均含氰苷，有毒。鲜薯的肉质部分必须经水泡、干燥等去毒加工处理后才可食用。块根未煮熟或氰苷未完全分解前就拿来食用，会引起中毒。

3 海芋（*Alocasia macrorrhiza*）是多年生草本，原产南美洲，叶阔大，块根和叶有毒，叶汁入口会中毒。

4 兹（音zī），年。

5 樵室，用火在室内燎烧消毒称为樵室。

现代烹饪的艺术，使有毒植物和有毒动物成为现代人的美味佳肴。加热煮沸，使许多细菌毒素、动物毒素被破坏，而对人类无毒。未加热处理的生棉籽饼粕对动物具有一定的毒性，生豆粕会引起蛋鸡的产蛋综合症征，但加热处理的棉籽饼粕、豆粕变为无毒，这些技术成为现代畜牧饲养人员必备的常识。未加热煮熟的生豆角，常常引起人的急性食物中毒，而烹饪过程加热处理彻底的豆角则变为无毒，这是现代烹饪大师和家庭主妇都必须明白和必须掌握的技艺。

总之，火的控制产生了根本而深远的影响。火把人类祖先从本身能量供应极有限的束缚中解放出来，使人类祖先得以经历冰河时代而幸存下来。火的使用使大量过去不能食用的有毒块根植物和有毒植物的种子变成可以食用的熟食，从而大大增加了食物来源。火使人类学会了烹调食物，食物经过烹调使人类消化道缩短[1]，肉类食品增加使大脑增大，火成为人类成功进化的关键。火的使用也使人类有可能从出过去无法离开的温暖的大草原，分散到全球各地。由此可见，火的发明无愧为人类文明的起点。人类通过用火和发明人工取火而进入了文明时代。

7.1.3 探寻解毒的秘密

人类之所以主宰自己的命运和未来的发展，除了人类拥有解毒酶和创造了火之外，还在于人类能够创新解毒的方法和技术。在人类漫长的岁月里，人们总是在探寻解毒的秘密。

1.解毒药的探索历程

约在公元前600年，荷马[2]史诗《奥德赛》[3]中就有解毒剂的介绍，这是第一个有关使用特殊解毒剂的文献记载，诗中的主人公尤利塞斯（Ulysses）曾被劝服"Moli"以防中毒。"Moli"可能是雪花莲（*Galanthus nivalis*），是一种来源于植物的胆碱酯酶抑制剂，有对抗抗胆碱类植物曼陀罗的毒性作用。

公元前121～公元前63年，古罗马执政的庞廷皇帝米特尼特四世就服用含多种不同微量毒物的解毒药，以提高身体对毒素的免疫力，这种解毒药含50多种配方，其中有大量的草本植物、鸦片和蛇毒，以至于到后来当他认为自己的寿辰已尽，并决定服毒自尽时，竟没有一种毒药能对他起作用。

公元前100多年，古希腊帝王嗜好研究毒药与解毒药，其中许多药物的知识来自动物试验。古希腊人把罂粟壳作为象征赠给他们的摩耳甫斯（Morpheus）神。他们非常熟悉，只要稍稍划破绿罂粟壳就能得到鸦片。据说，早在4000多年前，在中欧、中东和亚洲，就广泛种植罂粟。从文献中可以看出，大约自公元700年以来，人们就知道用罂粟来减少疼痛。鸦片是从希腊传到罗马医生手中的。

中世纪后期，欧洲医生使用种类繁多的天然动植物药，流行用多味方药，一个药方常由二三十种药物组成。当时最受尊崇的是一种解毒舔剂（theriaca），由64种药物配制，最后加入蜂蜜制成。开始是作为蛇咬伤的解药，后来广为流传。这个解毒舔剂不仅包含许多药物，而且药物随地域和季节

---

1 有专家估计，如果食物未经烹调，平均每人每天必须吃下5千克的生食，需要6小时的咀嚼，才能获得生存所需的足够热量。一旦食物经过烹调，就不需要很长的消化道了，因此消化道逐步缩短。
2 荷马，生于公元前8世纪后半期的爱奥尼亚，是古希腊最著名和最伟大的诗人。他是《荷马史诗》分《伊利亚特》和《奥德赛》两部分的作者。
3 《奥德赛》叙述伊大卡国王奥德修斯在攻陷特洛伊后归国途中10年漂泊的故事。

而异，其中常包括一些令人发呕的动物分泌物，以及一些奇药，如鹿角、龙血[1]、青蛙精液、毒蛇胆汁及蜗牛等。不过其最基本的成分是毒蛇的肉，意在以毒攻毒。

抄写于公元11世纪之前的《耆婆书》[2]第一部分文本药方是一个大型的"阿揭陀（阿伽陀，agada）药方"，也称为解毒剂药方。

1565年，法国人普遍认为胃肠结石[3]能够治愈任何毒物的毒害作用，认为它是对任何毒物的一种通用解毒剂。但外科医生帕雷[4]（图7-1-4）认为这是不可能的。帕雷通过著名的胃肠结石试验否定了胃肠结石的解毒作用。当时，帕雷大院的一名厨师因盗窃罪被判处绞刑。但厨师愿意选择服毒处死，并且愿意在没有任何附加条件下得到一些胃肠结石直接解毒，这样他可以活下来。然而胃肠结石并没有起到解毒作用，他在服毒之后的7个小时内痛苦地死去。因此，帕雷证明了胃肠结石不是解毒剂，更不能治疗所有的毒药引起的中毒。

中国古代传统医学采用"以毒攻毒"的治疗法则，即用有"毒"的中药，治疗"毒"邪所致的疾病。例如，用有毒的雄黄治疗恶疮肿毒及毒蛇咬伤；用蛇毒配制的药剂治疗毒蛇咬伤、镇痛、医治麻风病、关节炎和癫痫等。《山海经》对药物按功能划分，就有"毒药"与"解毒药"的记载。唐代陈藏器在《本草拾遗》中记载："岭南多毒物，亦多解物，岂天资乎？"

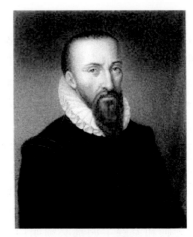

图7-1-3 帕雷

晋·葛洪《肘后备急方》也记载了壮族先民防治箭毒、蛇毒的经验方。唐代《新修本草》还记载了壮族先民陈家白药和甘家白药两种贡品作为解毒药。

有关防止胃肠道内毒物吸收的最早的专著中介绍了服用催吐剂或施用机械方法刺激下咽部引起呕吐作为预防毒物吸收的办法，直到16世纪，才见到使用吐根进行催吐的介绍。

用木炭（charcoal）治疗疾病可追溯到公元前1550年埃及的莎草纸的记载。公元前400年希波克拉底曾用木炭治疗癫痫和炭疽。1700年发现木炭会引起胆汁的过度排泄，因此1870年到1920年改用活性炭（activated charcoal），每克活性炭的表面积为500～1500米^2，可作为解毒药和治疗肠道疾病。1813年，法国的贝特朗（Bertrand）利用木炭治疗砷中毒，其表现

---

1 龙血是棕榈科植物麒麟血藤（*Daemomorops draco*）的果实分泌的树脂，干燥后凝固呈血块状，中药称为血竭或麒麟竭。

2 《耆婆书》是出自敦煌藏经洞的梵文、于阗文双语医书，约抄写于公元11世纪之前。详见陈明《敦煌出土的梵文、于阗文双语医典"耆婆书"》一文，《中国科技史料》第22卷，第1期（2001年）：77-90。

3 胃肠结石（bezoar）是人和动物胃肠道中发现的一种多种性质的凝结物。其主要成分是毛发，或是果实与植物的残核，或毛发、果实与植物纤维的混合物，或是牙科用的树胶。

4 帕雷（Ambroise Paré，1510～1590年）法国外科医生，现代外科学之父。帕雷出生在一个法国城市，他成长的环境很恶劣，所以他没有上大学。他成为外科医生以后，在巴黎公共医院医治战斗中受伤的人，细心的观察和挑战药效学说而成为典型，使他成为皇家外科医生。他的贡献主要是对流血血管的结扎和放弃用沸油来治疗受伤的战士。帕雷因试验否定胃肠结石是解毒剂而享负盛名。帕雷还认为每一种化学药品都是致癌物质。例如，硝基苯是白血病的成因，甲苯导致过敏性哮喘，因为它们的分子结构中都有苯环。尽管许多专家反对他的结论，但人们把他的发现称为毒理学第二定律（帕拉塞萨斯"剂量决定毒物"称为毒理学第一定律）。

出惊人的效果。之后，托乌里（Touery）将其用于士的宁中毒的治疗显示了奇效。19世纪初，英国出售一种木炭饼干（charcaal biscuit）作为胃肠道的解毒剂。20世纪60年代，活性炭被推荐作为高度吸附剂用于中毒患者的常规治疗。1990年，俄国科学家奥斯托里金科（Ostrejk）证明使用热蒸气处理过的炭粉可以增进其吸附性能。现代研究证实活性炭对化学品和毒药中毒具有清除解毒作用，因此用于一般排毒和清理消化道。对中毒患者一次口服量应超过有毒物质的系数8（比率为8:1）。换句话说，如果中毒量是5克，那么需要至少40克活性炭。也有的专家建议10:1。还有的专家建议口服一个固定数额，即50～100克。一般中毒后在30分钟内口服有效，超过30分钟以上，活性炭的解毒效果只有60%。

现代战争中大规模使用化学武器的历史表明，化学武器防卫实验室的研究工作基本上可以分成两个方面，一方面研究如何探测化学武器和进行分析；另一方面研究化学武器的毒害和解毒的方法，如芥子气中毒时使用的皮肤外敷剂，实际上正是芥子气的解毒药。

2.万应解毒药的传说

万应解毒药的传说起源很早。公元前114～63年，黑海南岸古王国的国王米特拉达蒂斯六世[1]（图7-1-4），从年轻时期一直生活在被毒药谋杀的恐惧之中，因此成为一名寻找解毒药的先锋者。为了寻找解毒药他在自己和死囚犯的身上做试验。最终他发现一个配方，并命名为万应解毒药（Mithradatium）。这种糖浆状的解毒剂至少含有36种成分，需每日服用。据说这种解毒剂具有广谱的解毒作用，对蝰蛇、蜘蛛、蝎子等叮咬引起的中毒均有疗效。这一秘密一直被保留着，最后被他带回罗马。

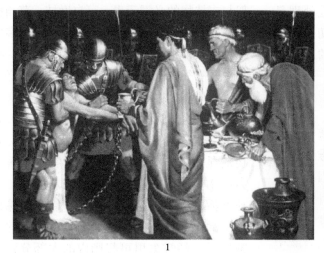 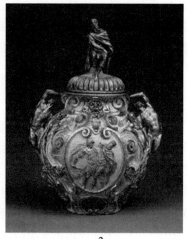

1   2

图7-1-4   万应解毒药

1.米特拉达蒂斯六世把自己和犯人作为"基尼猪"[2]来进行毒物和解毒剂的试验；2.精心制作的贮存万应解毒药的镀金药罐

---

1 国王米特拉达蒂斯六世（Mithradates Ⅵ，公元前132～公元前63年）、塔德医生及植物学家克拉特瓦斯因对各种毒性物质进行研究而在历史上永远留下了他们的名字。米特拉达蒂斯六世希望自己能够抵抗所有可能置他于死地的物质，因为他觉得他的对手们试图毒死他。克拉特瓦斯在一些囚犯身上做试验，给他们服用各种毒药和解毒。这就是所谓的"米特拉达蒂斯解毒药"，据说由36种物质组成，其中包括一些有毒物质，如大麻和砷等。米特拉达蒂斯六世每天都要服用这种解毒剂，而且量也日益增加，从此而获得了免疫力。米特拉达蒂斯六世在被庞培率领的军队打败后，为了不落入敌人之手而试图服毒自杀，但这种尝试失败了，因为他对毒药具有免疫力。因此他不得不下令他的一名卫士用剑杀死他。

2 基尼猪（guinea pig）即豚鼠，是一种试验动物。

公元1世纪，古罗马皇帝尼禄（Nero，37~68年）的宫廷御医安德罗曼彻斯（Andromachus）就曾对米特拉达蒂斯的万应解毒药配方进行过修改，在药方里加入毒蛇的肉，把鸦片作为一种据说能帮助治疗所有疾病的药物的添加剂，使其成分增至73种，称之为万灵药。从中世纪以来的几百年中，这个药方的成分增加至100种。人们把这种万灵药称为解毒药（alexipharmaka），看做是防御和治疗各种毒物和中毒的抗毒解毒剂，甚至用来防治黑死病等瘟疫。此药风行的原因与含有的鸦片有关。但是，到18世纪时这个万灵解毒药受到激烈批评。1745年英国著名医生威廉·赫伯登（William Heberden，1710~1801年）发表专著《抗解毒剂：试论万应解毒剂与解毒剂》，对解毒剂的功效提出了质疑。数十年后从英格兰消失。然而，尽管这种解毒剂对急性中毒的治疗和使人"不为毒物所伤"的预防性处理是有限的，但19世纪后期到20世纪初仍在继续使用着，法国、西班牙和德国的药典上仍有此药。

3.植物：天然的解毒丹

叶绿青菜和水果与其他任何膳食相比含有更为重要的能够促进解毒的维生素，包含各种已知和未知的维生素，因此，人们将这些植物称为"天然的解毒丹"。正如希波克拉底宣扬的箴言"你的食物就是你的医药。"经验告诉人们当人受着酸中毒所引起的疾病煎熬时，通常是由于过度偏吃甜食、淀粉及蛋白质所致，这时必须改用碱性的蔬菜来中和它。历史上曾提及"希波克拉底汤"[1]，以及类似的"神馔[2]"、"组合"，就是用不同方法烹煮蔬菜、菜汤、菜汁用来治病。现时在保健食品商店中所出售的最普遍的菜蔬组合汁则是"钾汁"，能防治由于酸中毒引起的神经炎、关节炎、肝炎、肾病和头痛，植物正是它们的天然解毒剂。

青菜是富含钾的蔬菜之一，钾属于碱性。因此，含钾丰富的蔬菜，如豆荚及多叶植物，提供所需的碱给胰脏与唾液腺，而胰脏与唾液腺正是人体钾的仓库。患有毒血症时，如果只有肝的损坏而没有其他特别的病症，以菜汁或菜汤作短期斋戒是既天然又有效的治疗方法，它会缓和肝脏的充血并恢复正常功能。

数百年来，意大利人都是用绿南瓜来做万灵药。绿南瓜、夏季南瓜及曲颈南瓜中的有机钠是补充耗尽钠元素的肝脏最理想的来源。

钙是动物（骨骼）与植物（茎柄）的骨架与支持物的必需元素，可自嫩枝、茎与根部获得。钠、钾、钙是人体需要的最多的三种元素，植物自碱性土壤中吸取它们。植物中还有很多其他元素是动物及人体所必需的，但需要量很小，这就是微量元素。

中国传统医学提倡食物解毒。木耳、猪血、绿豆、蜂蜜被称为"解毒四杰"，是功效显著且最为廉价的解毒食物。中医认为：木耳因生长在背阴潮湿的环境中，有补气活血、凉血滋润的作用，能够消除血液中的热毒。木耳、猪血因具有很强的滑肠作用，经常食用可将肠内的大部分毒素带出体外。绿豆味甘性寒，有清热解毒、利尿和消暑止渴的作用。蜂蜜生食性凉能清热，熟食性温可补中气，味道甜柔且具

---

1 现时的"希波克拉底汤"为每顿至少食用8盎司（大约230毫升）。汤的主要成分是：芹菜根（3~4根）、少量的欧芹、番茄（1/2磅）、洋葱（中等大小，2只）、韭菜（两小叶）、大蒜（几瓣）和马铃薯（1磅）。以上成分用被过滤水或山泉水浸没烹调2小时。用家庭食物混合机混成浓汤，保留纤维和果皮。

2 馔（音zhuàn），饭食。日本的神馔基本是水、米、盐三品。

润肠、解毒、止痛等功能。印度民间把蜂蜜看成"使人愉快和保持青春的良药"。

4.有待挖掘的解毒药方

在现存的古今中外的各种文化典籍和医典中有许多解毒药方有待于科学家去挖掘、整理、研究。例如，中国古代医学典籍《诸病源候论》（巢元方著，公元6~7世纪），《备急千金要方》和《千金翼方》（孙思邈著，581~682年）、《外台秘要》（王焘，670~755年）、《太平圣惠方》（王怀隐等编纂，992年）、《古今图书集成·医部全录》卷327（陈梦雷等编撰，1650~1741年）。《鲁婆书》第一部分文本即药方，是一个大型的"阿揭陀药方"，也可称为解毒剂方。《南海寄归内法传》中的"五论恶揭陀药"（恶揭陀遍治诸毒）[1]。

5.研究解毒剂的专著

威廉·皮索（William Piso）第一个在巴西探讨吐根（*Cephaelis ipecacuanha*）。吐根是一种催吐剂和治疗痢疾的药物。

1888年，美国鸟类学家、博物学家和外科医生哈利·克雷西·约罗（Harry Crécy Yarrow，1840~1927年）的《蛇咬伤及其解毒药》一书，阐述了南美响尾蛇毒液与解毒机制。

1980年，戴维奥·库尼（David Cooney）主编《活性炭：解毒和其他医疗用途》。

1986年，卡恩，约翰（Cann Toh）著《蛇还活着》，介绍澳大利亚毒蛇与解毒药专家。

1988年，吉塞勒（Amanta Gisele）著《解毒药的疯狂》。

1994年，卡罗尔（Turkington Carol）著《毒药和解毒》。

总之，从远古时代开始，人们寻找解毒的灵丹妙药从来都没有停止，人们试图寻找到一种万能的解毒药，但总是达不到理想的境地。直至今日，尽管科学家们还在这条道路上苦苦寻觅，然而面对众多的毒物和毒素，以及致病因子，医学、生物学和毒理学仅仅研制出有限的几种特定解毒剂（见现代解毒药），探寻解毒秘密的路程还很长很长。

7.2 抗毒素的发明

7.2.1 细菌抗毒素

1894年，德国科学家保罗·埃利赫（Paul Ehrlich）发现当毒物或毒素侵入人体以后，人体自身会产生与之相对应的抗体并使毒物或毒素失效。这些抗体被称为抗毒素（antitoxin）。抗体存在于血液中的蛋白质部分，可随着血液循环到任何需要的地方，去攻击感染源。

有些病原微生物的致病作用并不是病原微生物本身，而是由它产生的外毒素在起作用。外毒素是一种特殊蛋白质，具有抗原性，即使经过甲醛处理的外毒素，虽然丧失毒性，但仍然保持其抗原性。为了预防和控制疾病，将病原微生物所产生的外毒素进行减毒，然后制成疫苗，

---

1 见 [唐] 义净原著，王邦维校注，《南海寄归内法传校注》，中华书局，1995年.

这种疫苗称为类毒素。再将类毒素给动物进行免疫接种，动物机体便产生相应的特异性的可中和毒素的抗体——抗毒素[1]，达到预防疾病的目的，如肉毒抗毒素（botulinum antitoxin）、气性坏疽抗毒素（gas gangrene antitoxin）白喉抗毒素（diphtheria antitoxin）和破伤风抗毒素（tetanus antitoxin）。

在免疫治疗中，常用细菌的外毒素、类毒素或其他毒物（如蛇毒等）对马进行免疫注射，使马产生抗体，然后取其血清，这种含有抗体的免疫血清，经浓缩提纯制成抗毒素，这样既可以提高效价，而且可以减轻副作用。这种动物来源的抗毒素血清，对人体具有两重性：一方面为患者提供了特异性抗毒素抗体，可中和体内相应

的病原细菌的外毒素，起到防治的作用；另一方面是具有抗原性的异种蛋白，能刺激人体产生抗马血清蛋白的抗体，以后再次接受马的免疫血清时，可能发生超敏反应。为此用胃蛋白水解酶水解提纯的IgG分子[2]，使其既保留具有的抗体活性，又能减少特异性抗原引起的超敏反应的发生。

1.爱弥尔·鲁与抗白喉毒素血清的制成

1888年，爱弥尔·鲁[3]（图7-2-1）与耶尔森[4]合作研究白喉。他们根据德国细菌学家罗夫勒[5]提出的白喉杆菌产生毒素的假说，做了大量动物实验，进一步证实白喉杆菌确实是由毒素造成人的疾病，而这种毒素必须长时间（42天以上）培养才会产生作用。这一新发现为建立预防白喉免疫

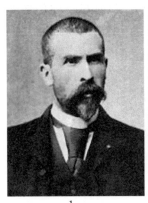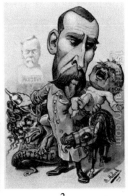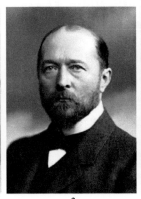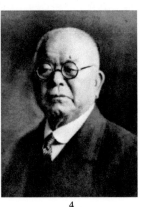

图7-2-1 研究白喉外毒素和抗毒素的科学家

1.白喉外毒素的发现者：爱弥尔·鲁；2.为纪念爱弥尔·鲁与白喉的油画，作者Colomb B.Moloch，1908；3.贝林；4.北里柴三郎

1 抗毒素是一种特殊的血清。类毒素是一种特殊的疫苗。
2 IgG是免疫球蛋白G（immunoglobulin G，IgG）的缩写。根据结构的不同将免疫球蛋白分为5种，IgG是人的免疫球蛋白之一，其他还有IgA、IgM、IgD和IgE。
3 爱弥尔·鲁（Emile Roux，1853～1933年）是法国医师，细菌学家和免疫学家。1853年12月17日他出生于法国夏朗德省孔福朗，在当地就学，后赴奥里亚克，进入勒佩中学；1871年获理科学士学位；1872年入奥佛涅省的克莱费朗医学院读书并担任化学系助理；1874～1877在巴黎天主教医院担任临床助手；1878年被接纳加入巴黎高级师范学院的巴斯德实验室，成为巴斯德的研究助手，进行禽霍乱、炭疽、狂犬病的研究；1904年接任巴斯德研究所第三任所长。他先后获得法国国家科学院院士、法国国家医学院院士等许多荣誉。他终身未娶，全心贡献给科学，自1916年起，他一直住在巴斯德研究所的一间小小公寓中，由他的一位妹妹照顾日常起居。他于1933年11月3日去世，1933年11月9日全国举行葬礼。
4 耶尔森（Alexandre Yersin，1863～1943年）是瑞士出生的法国细菌学家，他最初发现了鼠疫杆菌。
5 罗夫勒（Friedrich Loffler，1852～1915年）德国细菌学家。在白喉研究的早期，他证明了实验动物因注射白喉杆菌而死亡时，细菌仍留在注射点的附近。他认为动物死亡是由细菌的毒素造成的，从而首次提出白喉杆菌产生毒素的假说。
6 埃米尔·阿道夫·冯·贝林（Emil Adolf von Behring，1854～1917年），德国细菌学、免疫学家。他自幼在家乡学医；1874年入柏林腓特烈-威廉学院，1878年获医学博士学位，按规定留在军中服役10年；1887年被派至波恩药理研究所深造；1889年服役期满后，应著名微生物学家科赫邀请，至柏林从事研究工作；1895年任马尔堡大学卫生学教授，并组建贝林研究所；1901年获诺贝尔生理学或医学奖；晚年捐献包括诺贝尔奖金在内的全部财产，用于主办肺结核研究所；1917年3月11日因肺结核逝世于柏林。

法奠定了理论基础。他在实验中发现马匹非常适合用来大量生产抗白喉毒素血清，于是在1894年他制造了一大批血清给巴黎儿童医院患者试用。他不忍心看到对照组的病童受苦，于是便对所有300个病童都注射了抗毒血清，这一举动虽然影响了最佳设计，但是全院死亡率大幅下降，也远低于附近另一家医院的白喉的死亡率，他的成功实验不仅体现了他的人道主义的品质，而且被当时誉为欧洲的医学科学英雄。

2.贝林与白喉抗毒素的发明

白喉抗毒素是由经胃酶消化后的马白喉免疫球蛋白所组成，用于预防和治疗白喉杆菌引起的感染。1891年12月的一天，在法国柏里格医院，德国医学家贝林[6]正缓缓地把自制的白喉抗毒素血清，注入一个奄奄一息的白喉患儿的体内。贝林一丝不苟地操作，全神贯注地观察，从他小心翼翼的神态，使人感到这是非同一般的治疗。原来，这是他第一次用白喉抗毒素血清给白喉患者治疗。首次治疗成功了！患儿的生命被贝林从死神手中夺了回来，重新活在充满诗情画意的世界里。自此，以前被视为不治之症的白喉，被贝林征服了。很快，白喉抗毒素供不应求，各药房争相购买。这一灵丹妙药成了儿童的福音，挽救了千千万万白喉病儿的生命。

贝林是学医的，曾当过军医，后来在科赫卫生研究所从事细菌研究工作。一天，他与在该所一起工作的日本学者北里柴三郎[1]在花园里散步，当讨论医学话题时，北里柴三郎说："中国古代医书上有一条医理，称为'以毒攻毒'，我看它之所以能沿用至今，必定合乎科学道理。我们能否根据这条医理来预防和治疗疾病呢？"贝林被"以毒攻毒"几个字迷住

了，不停地重复着这几个字。他感到豁然开朗了，"对！以毒攻毒，既然病毒能产生毒素毒害人和动物，那么就一定会有一种能攻毒的抗毒素。"简短的交谈，使他俩各自受到启发。

1889年，在寻求预防疾病方法的探索中，贝林发自肺腑感叹："中国人远在2000年前就知晓以毒攻毒医理，它是合乎现代科学的一句古训！"正是在这句古训"以毒攻毒"这一防治疾病的思想和方法的启发下，他坚信人类疾病可以防患于未然，并成为他的座右铭。1890年，贝林将含有白喉杆菌的肉汤培养物经灭菌后分多次注入动物体内，发现可以在体液中产生能够中和这些白喉杆菌毒素的物质。1890年12月4日，贝林与北里柴三郎共同在《德国医学周刊》上发表论文，宣布研制成抗毒素，并于一周后的12月11日在该刊上又发表论文，宣布发现了白喉抗毒素。

当时，世界流行的白喉严重威胁着千百万儿童的生命。面对此种情况，贝林仍用"以毒攻毒"的医理进行研究。他首先给豚鼠注射白喉杆菌，使它们患白喉，然后注射不同的药物，给病豚鼠进行治疗。试验结果，数百只豚鼠死掉了，但也有两只竟侥幸活了下来。贝林十分高兴，立即把比上次剂量更大的白喉杆菌注射给这两只豚鼠，它们仍安然无恙。贝林连续实验，收到了令人满意的效果。这充分说明，注射了白喉杆菌的豚鼠体内，确定产生了一种能中和白喉毒素的抗毒素，使其心脏有抵抗毒素的能力。在进行了一系列实验之后，贝林决定将实验转向临床治疗阶段。正是在这种情况下，前面提到的那个患儿才有幸成了第一个被治愈的白喉患者。

随着这种抗毒素疗法的推广，白喉的死

---

1 北里柴三郎（1853～1931年）是日本学者，发现抗毒素这一功绩是贝林与日本学者长期合作研究共同完成的。

亡率从48％直降至13％，以后又继续下降。据美国纽约市统计，1894年，有2870例白喉患者死亡，而到了1900年，因白喉死亡的人数下降到1400人。因此，贝林被誉为"儿童的救星"，成为血清疗法的创始人之一。他的代表作为《白喉的历史》。贝林开创科学纪元及济世救生的伟大成就，使贝林于1901年荣获首届诺贝尔生理学或医学奖。但遗憾的是，因常年劳累过度，加上长期和病菌打交道，他染上了当时还尚未被征服的肺结核病。他明知自己活不久了，但仍马上转入对结核病的研究，想在有生之年能征服这种恶魔。不久，他发明了牛结核菌苗。然而，就在他潜心攻克结核病之时，结核病魔却夺去了他的生命。

此外，他还证明用非致死量的破伤风毒素多次给动物注射后，其血清对破伤风毒素有特异性中和作用，将此血清给其他动物注射可使之获得免疫。第一次世界大战期间，他研制的破伤风免疫血清应用于战伤，被誉为"战士的救星"。

哲学虽不能直接解决具体的科学问题，然而能够在更高层面帮助人们思考，启迪科学家产生新的科学智慧。贝林与北里柴三郎发现并成功研制白喉抗毒素，正是受到中国"以毒攻毒"这一带有哲理的医理启发，萌生了独特的白喉抗毒素疗法构想。

3.破伤风抗毒素的发明

破伤风抗毒素（图7-2-2）是用破伤风类毒素免疫的马血浆，经酶消化、盐析制成。德国科学家埃利赫发明了一种生产安全的抗破伤风疫苗的方法，他注意到当破伤风毒素经过加热灭活后，人体仍然能够产生抗毒素。因此，以无害的毒素为疫苗所诱生的抗体能够杀死原生的破伤风杆菌。

血清预防法的基础是建立在1890年贝林和基塔索特（Kitasato）在家兔的试验之上的。在斯科兹（Schütz）指出马匹和绵羊也可以高度免疫以后，人和家畜的治疗几乎全是用免疫马匹的血清。此外，还曾用牛制造免疫血清，当注射马血清可能引起过敏症状时，改用免疫牛血清。

4.肉毒抗毒素的发明

肉毒抗毒素是用A、B、E各型肉毒类毒素免疫的马血浆，分别经酶消化、盐析制成，分为A型、B型、E型三种，用于预防和治疗由肉毒杆菌毒素引起的食物中毒。

1958年中国新疆出现食用甜面酱中毒事件，经专家组调查确认为肉毒中毒。之后，中国开展了肉毒抗毒素的研制工作。到20世纪60年代初，中国兰州生物制品研

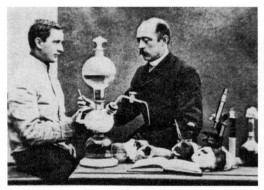
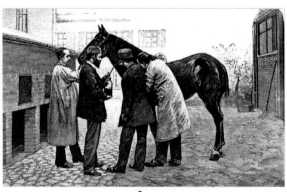

图7-2-2　抗毒素的制备

1.贝林给豚鼠注射破伤风菌产生破伤风抗毒素；2.医生抽取被免疫的马匹血液制白喉抗毒素

究所成功研制出A型和B型肉毒抗毒素，到70年代，7种类型的肉毒抗毒素全部研制成功。

据报道，美国平均每年约有110起肉毒中毒事件发生，目前已经建立了一套比较成熟的咨询服务体系。在美国疾病控制中心网站上，有关肉毒中毒的预防、诊断及治疗的完整信息，疾病控制中心储存有充足的肉毒抗毒素以备应急治疗之需，并提供全天24小时的专家咨询。

7.2.2 植物抗毒素

植物抗毒素（phytoalexin）也称植物保卫素、植物防御素，是植物受到病原生物侵染后或受到多种生理的、物理的刺激后所产生或积累的一类低分子质量抗菌性次生代谢产物。

植物抗毒素是1952年由马利尔（Müller）命名的。在马利尔的定义中，植物抗毒素不能在健康的正常的组织中产生，但最近认为健康的正常的组织中也有微量存在，而且由非病原菌侵害性的伤害（药物和切伤等）也能产生和增加。此外，在健康的植物组织中含量比较多的酚类、香豆素，常因病原菌的侵入而显著增加，对病原微生物的生长起抑制作用。因此，科学家将植物抗毒素能抵抗植物病害的这一说法，称为植物抗毒素学说。

现在已知21科100种以上的植物产生植物抗毒素，豆科、茄科、锦葵科、菊科和旋花科植物产生的植物抗毒素最多。90多种植物抗毒素的化学结构已被确定，其中多数为类异黄酮和类萜化合物。这些黏性的抗菌物质可以使病原菌失去继续入侵的能力。常见的抗毒素有：豌豆产生的豌豆素（pisatin）、大豆产生的菜豆素（phaseollin）、马铃薯产生的日齐素（rishitin）、红门兰属植物产生的红门兰醇（orchionol）、甘薯产生的甘薯酮（甘薯黑疤霉酮ipomeamarone）及基维酮（kievitone）、大豆抗毒素（glyceollin）、块茎防疫素（phytuberin）、辣椒醇（capsidiol）等。在许多植物中已经发现抗毒素的浓度与特定病原菌的抗性之间有相关性，葡萄中抗菌化合物白藜芦醇（rcsvcratrol）的存在可以提高对灰质葡萄孢（*Botrytis cinerea*）的抗性。

近些年来，农学家开始探索分离植物化合物潜在药用价值的新战略，其中之一就是研究植物的防御机制，以诱导植物产生植物抗毒素，进而开发新型抗生素化合物。最引人注目的是大豆产生的大豆抗毒素可能被证明可以高效阻断妇科肿瘤的生长和扩散。大豆抗毒素是大豆苷原的代谢产物，比标准大豆蛋白中的大豆异黄酮具有更强的生物活性。2001年4月，《临床内分泌学与新陈代谢》杂志刊出的一篇论文，表明大豆抗毒素在雌激素受体信号通路中具有显著的抗雌激素效应。新的研究还表明大豆抗毒素可以抑制某些肿瘤的增长。2006年12月，《临床癌症研究》杂志发表了美国农业部南部地区研究中心从安全食用的酱油曲霉（*Aspergillus sojae*）感染的新发芽大豆中分离提取到大豆抗毒素的三个组分的论文。研究人员认为该化合物可能最终会在乳腺癌预防和治疗中起作用。美国杜兰大学的癌症研究专家发现大豆抗毒素具有抗雌性激素的能力，并能在动物模型中抑制雌性激素依赖型的卵巢癌细胞及乳腺癌细胞的生长。另一项从大豆抗毒素研究中得益的医学应用是激素替代疗法，它是延缓更年期症状和慢性疾病（如骨质疏松）的最有效手段。

美国《国家科学院院刊》网络版上公布了由中国农业大学植物生理和生物化学国

家重点实验室、美国密苏里州大学和明尼苏达州大学的研究人员合作进行的一项新的研究成果。研究发现拟南芥中一种重要的植物抗毒素——camalexin（3-噻唑-2′-甲基吲哚）受到两种拟南芥分裂活化蛋白激酶（MAPK）——MAPK3/MAPK6级联的调节。camalexin是病原菌灰霉病菌所触发产生的。

白藜芦醇（图7-2-3）主要在葡萄皮里栖身。红葡萄皮中的白藜芦醇具有抗衰老作用，在防止老龄化疾病及生理功能衰退等方面富有成效。研究表明白藜芦醇还是肿瘤疾病的化学预防剂，也是降低血小板聚集，预防、治疗动脉粥样硬化、心脑血管疾病的化学预防剂。1998年美国艾尔·敏德尔编撰《抗衰老圣典》时，将白藜芦醇列为"100种最热门有效抗衰老物质"之一。

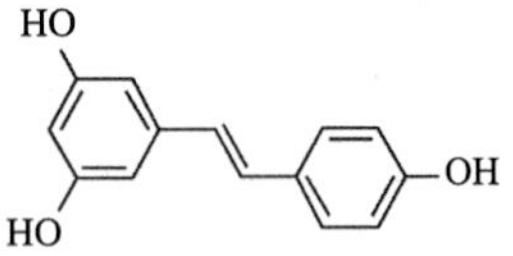

图7-2-3　白藜芦醇的化学结构式

目前专家正在深入研究植物抗毒素的代谢途径和抑菌机理，特别是对真菌的毒性，期望能更好地将植物抗毒素基因用于真菌病的防治。

7.2.3　有毒动物抗毒素

1.抗蛇毒血清

抗蛇毒血清（snake antivenin）也称蛇毒抗毒素，是治疗毒蛇咬伤的首选特效药，其作用是中和体内尚未被吸收（未与体内组织细胞结合）的蛇毒，使之变成无毒物质而解毒。抗蛇毒血清有单价和多价两种，特异性较高，疗效确切，越早应用，治疗效果越

好。今天，全世界都在使用抗蛇毒血清抢救被毒蛇咬伤的患者，使那些被毒蛇咬伤最终导致死亡的人数大大减少。

那么，怎么想到这种血清呢？科学家通过对被毒蛇咬伤而没有死亡的动物的观察，发现用同一种蛇毒反复进行动物试验时，动物对蛇毒的敏感性越来越小。根据这一经验，美国密歇根州的休厄尔（Sewall）用响尾蛇的毒，在鸽子身上进行系统的免疫实验。后来许多研究人员在不同的动物身上用不同的蛇毒进行的实验证明，一种免疫动物的血清可以保护非免疫动物不受蛇毒的作用。抗蛇毒血清就这样产生了。

第一个抗蛇毒血清（当时称为抗蛇制血清）是1895年法国巴斯德研究所印度支那分所的科学家卡尔迈特[1]（图7-2-4）应用印度眼镜蛇（Indian cobra）蛇毒制得。卡尔迈特根据许多成功的动物实验，通过连续不断地逐渐加大眼镜蛇毒的用量给马匹注射，结果马的免疫力达到最终可承受2克眼镜蛇毒干物质的注射量（通常致死量的20倍）而无反应。这个时候，从免疫马的身上抽出血液，再从血液中提取血清，这就是人们得到的能有效抵抗眼镜蛇毒的单价抗蛇毒血清。卡尔迈特进一步试验，对用来获取血清的动物同时使用不同种类的蛇的毒液进行试验，以培育出多价抗蛇毒血清。1901年巴西的科学家应用中美洲和南美洲的南美响尾蛇开发了第一个单价和多价抗蛇毒血清。

有趣的是，通过逐渐加大蛇毒用量来进行免疫，不仅在古希腊和古罗马文化的鼎盛时期，而且在许多原始民族中都有这种方法使人对蛇毒有免疫力的传说。霍屯督人[2]把捕到的蛇的毒腺内含物挤出喝下，

---

1 阿尔贝特·卡尔迈特（Albert Calmette，1863～1933年）是法国医生、细菌学家和免疫学家。
2 霍屯督人（Hottentot）南部非洲的种族集团，主要分布在纳米比亚、博茨瓦纳和南非。

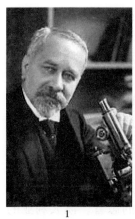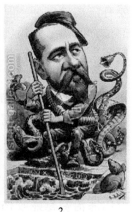

图7-2-4　第一个制得抗蛇毒血清的科学家

1.阿尔贝特·卡尔迈特；2.为纪念卡尔迈特的油画，作者

Colomb B.Moloch，1908年

出现轻微的眩晕，以后被蛇咬就不会有伤害。墨西哥和南非，特别是巴西的土著人，他们有个风俗，用蛇的毒牙反复划伤皮肤，以保护以后被蛇咬不会再有伤害。许多玩蛇人在表演时，不停地舞动着有毒的蛇，并且向观众演示被蛇咬而不会受到任何伤害的把戏。在这些玩蛇人中传播着一个古老的故事。据说玩蛇而不会受到危害的创始人是艾森（Seedna Eiser），17世纪中叶他生活在穿越荒漠的路上，陪着他的许多门徒饿了喊着要面包时，他生气地用阿拉伯常用的骂人话"Kool sim"（意即"吃毒去吧！"）回应。门徒们对他们的先知坚信无疑，就把这句话信以为真，照着去做，他们以后就吃蛇及其他爬行动物，据说因此而变得对蛇毒有了免疫力。

2.南非医学研究所与抗蛇毒血清的研制

1921年，南非医学研究所（SAIMR）在约翰内斯堡建立，开始根据联合政府和采矿协会的意见，主要研究黑人劳工传染病和严重地危害着黑人矿工的肺炎。1927年，来自日内瓦大学的埃德蒙·格里

斯特（Edmond Grasset）药理学博士被任命为免疫血清部门的负责人以后，开始领导抗毒素的生产。在非洲南部和靠近赤道的地方，毒蛇种类较多，为了找到治疗蛇咬伤的有效措施，格里斯特从一系列眼镜蛇和蝰蛇毒液中得到的毒素抗原，之后系统地研究它们的性质。最令人满意的毒素是从蛇咬伤事件最多的鼓腹巨蝰（*Bitis ariietans*）和好望角的蝰蛇（*Vipera ruselli*）中获得。为了刺激抗体反应，他把木薯淀粉添加到两种毒素的混合物中并注射到马体内，以增加抗毒素的效价。为了清除白蛋白和大部分其他不活跃的血清蛋白质，他用硫酸钠处理抗体血清。1932年，格里斯特博士提取出了第一支浓缩的抗黄眼镜蛇（*Naja nivea*）毒素血清。于是南非医学研究所发布了他们第一个治疗蛇咬伤有效的、浓缩的多价抗毒素，这种抗毒素生产的方法一直沿用到1946年。1939年，第二次世界大战爆发，加速了研究所对免疫血清和疫苗的研究，包括抗白喉、抗炭疽、抗破伤风血清，霍乱、斑疹伤寒、佝偻病、黄热病疫苗及伤寒、白喉、百日咳、破伤风等多种毒素和抗毒素。1941年，战争扩展到热带和非洲北部，来自同盟国的力量对于蛇毒抗毒素的需求上升。南非医学研究所生产抗毒素所用马匹的数量从1938年的8匹增加到1942年的23匹。1946年格里斯特博士退休后，克里斯坦森[1]接替了他研究蛇毒的工作。克里斯坦森在治疗中，采用增加免疫抗体数量方法，来对抗非洲南部和赤道附近地区多种剧毒蛇伤。从黄眼镜蛇毒液中分离出三个不同组分，并绘制出各类毒素与抗毒血清发生中和反应的曲线和效果评价图，创造了南非医学研究所在抗蛇毒血清研究方面

---

1 波尔·阿格霍尔姆·克里斯坦森（Poul Agerholm Christensen，1912~1991年）是第一位抗蛇毒血清的见证人和测试者（详见第12章）。

的新辉煌。

3.现代的抗蛇毒血清

世界范围内的毒蛇种类有上万种，由于不同地域毒蛇种类不同，在某个区域特定的几种蛇是发生蛇咬伤的主要种类，不同地域的毒蛇抗血清虽有一定的交叉保护作用，但作用较弱。因此，抗蛇毒血清产品具有较强的地域特点。例如，在中国主要以金环蛇、银环蛇、眼镜蛇、蝮蛇、蝰蛇和竹叶青等为主。

抗蛇毒血清的生产必须按照GMP的要求进行，包括蛇的饲养、蛇毒采集、马匹饲养、免疫和血浆采集，以及随后的有效成分纯化。用于生产蛇毒抗血清（图7-2-5）的蛇首先应确定蛇的来源和蛇种，并在专门的蛇场进行饲养，饲养人员应具有基本的防护知识，蛇场必须配有毒物学家和处理毒蛇咬伤的专业人员，蛇毒的采集应注意每次采毒量和采毒间隔，蛇毒混合物应可追溯至每条蛇。采集的蛇毒要进行质量检验，并对不同状态（液体、冻干）的蛇毒稳定性进行监控。同时，要清晰标明蛇毒的来源、采集日期及蛇的名字等。用于生产抗血清产品的马匹应选定适当的马种，并对马匹进行各种传染病检疫，而且

要有隔离检疫期。马匹免疫时应在不同的部位，间隔一定时间进行免疫，记录免疫时间，对抗体的产生和滴度进行监测。收集的血浆应可追溯。

目前研究和制造抗蛇毒血清的有约翰内斯堡的南非医学研究所。印度孟买的汉费凯因生物制药公司（曼谷国立毒蛇研究中心），也称为蛇医院，以研究毒蛇著称。工作人员收集毒蛇，取其毒液做抗毒血清，专门医治被毒蛇咬伤的患者。澳大利亚的联邦血清实验所于1916年成立，在澳大利亚、德国、瑞士和美国等27个国家都有分支机构，拥有1万名员工。他们得到黑环珊瑚蛇、箱型水母、布朗蛇、漏斗网蜘蛛、多价抗蛇毒血清蛇、海蛇、石头鱼以及虎蛇的血清。巴西圣保罗的布塔特研究所（Commonwealth Serum laboratories，CSL）隶属巴西卫生部，生产的血清和疫苗，占巴西市场的93%。哥斯达黎加圣何塞的克洛多米罗亚皮卡研究所于1970年成立以来，一直致力于抗蛇毒血清的研制，每年为哥斯达黎加和其他中美洲国家提供大约10万份抗蛇毒血清。此外，还有美国的动物园、水族馆协会和美国中毒控制中心。

使用抗蛇毒血清有一个"时间窗"。一般抗蛇毒血清要在患者被咬伤后4小时内使

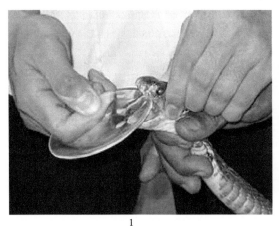

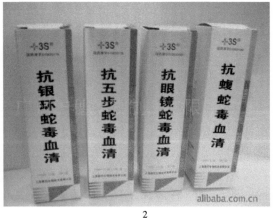

1   2

图7-2-5 抗蛇毒血清

1.为制造抗蛇毒血清采集乳汁样的蛇毒；2.抗蛇毒血清的产品

用，效果最好，超过8小时以上，则效果较差。但是临床上有患者被咬伤3～4天后，使用抗蛇毒血清仍然有效的报告。

现在市售的抗蛇毒血清主要组成成分是经胃酶消化后的马蛇毒免疫球蛋白，为无色或淡黄色的澄明液体，含有特异性抗体，具有中和相应蛇毒的作用，用于治疗被毒蛇咬伤的患者。一般蝮蛇咬伤注射抗蝮蛇毒血清；五步蛇咬伤注射抗五步蛇毒血清；银环蛇或眼镜蛇咬伤注射抗银环蛇毒血清或抗眼镜蛇毒血清。但注射前必须做过敏试验，无过敏反应的阴性者才可注射。此外，还有精制抗蛇毒血清（purified antivenin serum）、精制抗眼镜蛇血清（naja antivenin）等。见表7-2-1。

表7-2-1　重要抗毒蛇血清一览表

抗毒蛇血清	相应有毒动物	国家
多价抗蛇毒血清（polyvalent snake antivenom）	锯齿鳞蝰蛇（saw-scaled vipers）、拉塞尔氏蝰蛇（Russell's viper）、眼镜蛇（spectacled cobra）、普通环蛇（common krait）	印度
抗蝰蛇毒血清（death adder antivenom）		澳大利亚
抗黑蛇血清（black snake antivenom）	褐色蛇王（Pseudechis spp.）	澳大利亚
抗响尾蛇血清（tiger snake antivenom）	澳大利亚铜头蛇（Australian copperheads）、响尾蛇（tiger snakes）、褐色蛇王、粗鳞蛇（rough scaled snake）	澳大利亚
抗棕色蛇血清（brown snake antivenom）	棕色蛇（brown snakes）	澳大利亚
多价抗蛇毒（polyvalent snake antivenom）	大多数澳大利亚蛇	澳大利亚
抗海蛇毒血清（sea snake antivenom）	海蛇（sea snakes）	澳大利亚
抗蝰蛇毒血清	真蝰属（vipera spp.）	美国
多价抗响尾蛇毒血清（polyvalent crotalid antivenin）	响尾蛇（crotalid）	美国
抗眼镜蛇毒血清（antielapidico）	珊瑚蛇（coral snakes）	巴西
抗眼镜蛇毒血清（soro anti-elapidico）	珊瑚蛇	巴西
南非医学研究所多价抗蛇毒血清（SAIMR* polyvalent antivenom）	曼巴（mambas）、眼镜蛇（cobras）、rinkhalses、鼓服蛇（puff adders）	南非
南非医学研究所抗海胆毒血清（SAIMR echis antivenom）	锯齿鳞蝰蛇（saw-scaled vipers）	南非
南非医学研究所抗南非树蛇毒血清（SAIMR boomslang antivenom）	南非树蛇（boomslang）	南非
多价抗珊瑚蛇毒血清（anticoral polyvalent serum）	珊瑚蛇（coral snakes）	哥斯达黎加
抗珊瑚蛇毒血清（anticoral）	珊瑚蛇	哥斯达黎加
单价抗珊瑚蛇毒血清（anticoral monovalent）	珊瑚蛇、哥斯达黎加蛇（costa Rica）	哥斯达黎加
抗珊瑚蛇血清（antimicrurus）	珊瑚蛇	阿根廷
抗珊瑚蛇血清（coralmyn）	珊瑚蛇	墨西哥
抗珊瑚蛇血清（anti-micruricoscorales）	珊瑚蛇	哥伦比亚

抗毒蛇血清	相应有毒动物	国家
单价抗银环蛇毒血清	银环蛇	中国
单价抗眼镜蛇毒血清	眼镜蛇	中国
单价抗蝮蛇毒血清	蝮蛇	中国
单价抗五步蛇毒血清	五步蛇	中国
单价抗蝰蛇毒血清	蝰蛇	中国

* SAIMR（South African Institute for medical Research），南非医学研究所。

4.其他有毒动物的抗毒血清

澳大利亚、巴西、秘鲁、墨西哥、美国、南非、阿根廷、突尼斯、印度、阿尔及利亚、摩洛哥、埃及等国家的科学家研制了抗蜘蛛毒血清、抗蝎毒血清、抗海洋有毒动物血清及抗螨血清（表7-2-2）。

表7-2-2　有毒动物抗毒血清一览表

抗毒血清	相应有毒动物品种类	国家
蜘蛛		
抗漏斗网蜘蛛毒血清（funnel web spider antivenom）	悉尼漏斗网蜘蛛（Sydney funnel-web spider）	澳大利亚
抗蜘蛛血清（soro antiaracnidico）	巴西漫游蜘蛛（Brazilian wandering spider）	巴西
抗棕蜘蛛毒血清（suero antiloxoscelico）	隐居蜘蛛（recluse spider）	巴西
抗棕蜘蛛毒血清（suero antiloxoscelico）	智利棕蜘蛛（Chilean recluse）	秘鲁
aracmyn	线蛛属（loxosceles）和寡妇蜘蛛属（latrodectus）所有的种	墨西哥
抗红背蜘蛛毒血清（redback spider antivenom）	红背蜘蛛（redback spider）	澳大利亚
抗黑寡妇血清（black widow antivenom）	黑寡妇蜘蛛（black widow spider）	美国
南非医学研究所抗蜘蛛毒血清（SAIMR* spider antivenom）	纽扣蜘蛛（button spider）	南非
抗蜘蛛毒血清（anti Latrodectus antivenom）	黑寡妇蜘蛛（black widow spider）	阿根廷
蝎子		
alacramyn	蝎属的*Centruroides limpidus*	墨西哥
suero antialacran	蝎属的*Centruroides limpidus*	墨西哥
突尼斯多价抗蝎血清（tunisian polyvalent antivenom）	所有伊朗蝎子	突尼斯
抗蝎毒血清（anti-Scorpion Venom Serum IP）	印度红蝎（Indian red scorpion）	印度
抗蝎毒血清（anti-scorpionique）	蝎属（*Androctonus* spp.）钳北非蝎属（*Buthus* spp.）	阿尔及利亚
抗蝎毒血清（scorpion antivenom）	黑蝎子（black scorpion）、北非蝎属（*Buthus occitanus*）	

续表

抗毒血清	相应有毒动物种类	国家
高山抗蝎毒血清（soro antiescorpionico）	蝎属（*Tityus* spp.）	巴西
南非医学研究所抗蝎毒血清（SAIMR* scorpion antivenom）	异北非蝎属（*Parabuthus* spp.）	南非
纯化多价抗蝎毒血清（马）（purified polyvalent anti-scorpion serum）	黄蝎属（*Leiurus* spp.）和蝎属	埃及
海洋动物		
联邦血清实验所抗方箱水母血清（CSL** box jellyfish antivenom）	方水母（box jellyfish）	澳大利亚
联邦血清实验所抗石鱼血清（CSL stonefish antivenom）	石鱼（stonefish）	澳大利亚
螨		
抗瘫痪蜱血清（tick antivenom）	瘫痪蜱（paralysis tick）	澳大利亚

* SAIMR（South African Institute for medical Research），南非医学研究所。

** CSL（Commonwealth Serum Laboratories），联邦血清实验所。

1966年澳大利亚科学家杰克·巴恩斯将采取电激法收集到的方箱水母毒液送到联邦血清实验所，在那里微量的毒液注射到老鼠、兔子和绵羊体内。这些实验动物逐渐产生战胜毒素的抗体，于是在1970年可用于人体的抗方箱水母血清成功问世。

此外，哥斯达黎加大学克洛多米罗蛇毒抗体研究所的专家采用与生产抗蛇毒血清同样的方法，向马匹体内注入蜂毒，然后对检验合格的马匹进行采血，将其提纯并提取出蜂毒抗原，最终研制出了抗蜂毒血清样本，因此，抗蜂毒血清也有望问世。

7.3 抗毒气的发明

7.3.1 毒气解毒剂

1.醯冲洗剂的发明

中国古代战争史上第一个创造军用防毒剂和制定防化学战术的军事科学家是墨子[1]（图7-3-1），在《墨子》城守各篇中，保存着许多关于防御化学攻击的战术。例如，为了防御敌人使用毒剂攻击，墨子发明了一种防毒剂称为"醯"[2]。当敌方在地

道中施放毒剂时，开凿旁穴，将烟泄露出去。同时将准备好的醯，盛入容量大于四斗的盆子，用醯冲洗眼睛，可以防治烟雾的熏灼。在行军途中，"大将先出号令，使军士防毒"。除了预防当地生长的"毒草、毒木、恶虫、恶蛇"及含毒的水源外，特别要预防敌方有意施放在食物中的毒剂。一旦发现中毒迹象，立即服用解毒药剂治疗。古籍中记载有解火毒药方、解毒圣药方等。

---

1 墨子（公元前468～公元前376年）是我国战国时期著名的思想家、教育家、科学家、军事家、社会活动家，墨家学派的创始人。创立墨家学说，著有《墨子》一书传世。

2 醯（音xī），古代指醋一类的液体。现代是用于保存蔬菜、水果、鱼蛋、牡蛎的净醋或加香料的醋。

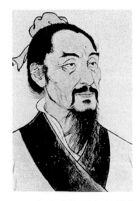

图7-3-1　中国古代军事科学家墨子

2.抗路易斯毒气剂的发明

第二次世界大战末期，曾经不可一世肆虐欧洲大陆的法西斯为了做最后的垂死挣扎，下令研制化学武器。不久，德国研制成功路易斯（Lewis）毒气的消息被英国情报部门截获，英国科学家们受命在最短的时间里研制出了代号为"BAL"解毒药，用作路易斯毒气的抗毒剂。神秘的路易斯毒气最终没能挽回希特勒灭亡的下场。

第二次世界大战胜利后不久，有关"路易斯"、"BAL"的秘密档案逐一解密，更多的人知道了"路易斯"是一种含重金属砷的毒气，"BAL"即二巯基丙醇，又称为巴尔、双硫代甘油，是拮抗砷中毒的特效解毒药。

二巯基丙醇（dimercaprol），也称英国抗路易斯毒气剂（british anti-lewisite，BAL）是20世纪40年代发明的解毒药。二巯基丙醇为无色透明、具有硫醇类典型气味的黏性油状液体。分子中含2个活泼巯基（—SH），与金属亲和力大，能夺取已与

组织中酶系统结合的金属离子，形成不易解离的无毒性配合物从尿中排出，使酶的活性恢复，从而解除金属砷引起的中毒症状。后来，二巯基丙醇用于急慢性砷、汞或汞化物中毒的治疗有显著效果，对锑、铋、铜、金、铬、镍、镉等中毒也有效。1947年开始报道将其用于铅中毒的治疗，1950年的报道证实其能大大降低儿童铅中毒脑病的病死率。

7.3.2　防毒面具发明历程

1.防毒面具的由来

防毒面具（gas mask）[1]伴随着化学武器的杀戮而诞生，后来经过研制和改进被应用到其他各类场合。第一次世界大战早期，对于毒气的防护还没有很好的办法，协约国[2]的防毒面具很简陋，只是一层纱布衬垫，里面裹了一些经过化学处理的棉花，还有一副黑色眼镜，效能非常有限。而德军使用的是橡皮防毒面具，效果很好。加拿大军队在同德军作战时，就在氯气弹袭来的时候在衣服上小便，然后用浸着尿液的衣服捂住口鼻来避免氯气的吸入。直到1915年11月，英法联军才从12名德国俘虏那里缴获德国式的橡皮防毒面具，此后橡皮防毒面具才在协约国军队里得到推广。

1915年4月德军在伊珀尔战役中使用了氯气，造成英法联军5000多名士兵中毒死亡。为了寻找反毒气战的办法，更好地防御毒气的袭击，协约国派出了优秀的化学家上前线调查研究。专家们发现毒气战场

---

1 防毒面具是戴在头上，保护人员呼吸器官、眼睛和面部，免受毒剂、细菌武器和放射性灰尘等有毒物质伤害的个人防护器材。

2 协约国是第一次世界大战中以英国、法国、俄国为主的国家联盟，还包括南斯拉夫等弱小的欧洲国家。它与以德国、奥匈帝国为中心的同盟国集团形成了第一次世界大战的对立双方。意大利虽然是同盟国国家，但却和协约国一起攻打同盟国。第一次世界大战中后期，美国、日本、中国等一些国家也先后加入协约国集团，而俄国在十月革命爆发后退出了战争。最终，协约国赢得了第一次世界大战的胜利。

周围的大量野生动物也因中毒而死去，但唯独野猪安然无恙。研究发现当野猪嗅到强烈刺激的气味后，本能地用嘴拱地，把长鼻子埋入疏松的泥土下，泥土对毒气起到了过滤和吸附的作用。俄国著名化学家捷林斯基在调查中发现，当黄绿色的氯气袭来时，有的士兵用军大衣蒙住头部或钻进松软的土里便可幸免于难。他经过分析认为，这些士兵的幸存是由于军大衣的呢毛和土壤颗粒把有毒物质吸附了。后来，他进一步实验研究，发现木炭既能吸附有毒物质，还能使空气畅通。于是，他研制出防毒效能更高的活性炭。1916年，捷林斯基在一位工程师的帮助下，很快设计制造出了第一具单兵使用的防毒面具，经战场实地使用，防毒效果很好。在战场上，由于10万俄军使用防毒面具而免于不幸。这种防毒面具采用吸附能力很强的活性炭，猪嘴的形状能装入较多的活性炭，在形状上尽管多次改动，但这种酷似猪嘴的基本样式却一直没有改变。第一次世界大战末期，各国争相仿制防毒面具。从此，防毒面具成为士兵的常备军用品和有毒场所的常备防毒用品。

在《禁止化学武器公约》生效后，军用防毒面具的需求曾一度降低，但随着全球反恐行动的加强，潜在的化学袭击的威胁依旧存在，民用防毒面具成为保护佩戴者不受空气中有毒物质侵害的呼吸装置。

2.防毒面具的早期发明

1）空气净化型（图7-3-2）

1847年刘易斯·赫斯莱特（Lewis Haslett）发明一种把嘴和鼻子一块包起来的空气净化型防毒面具，过滤材料用羊毛和多孔材料制作并保持一定的湿度，用来防止尘埃和固体颗粒吸入，但不能有效地防止毒气吸入。

1850年，苏格兰化学家约翰·史滕豪斯（John Stenhouse），发明了一个覆盖着鼻子和嘴巴的口罩式的防毒面具，罩的过滤器内装有木炭粉，能够防止有毒气体的吸入。

1871年，英国物理学家约翰·廷德尔（John Tyndall）发明了一个"消防员呼吸器"。呼吸器的过滤材料包括原棉、甘油、石灰和木炭。甘油吸附烟雾颗粒，石灰吸收碳酸，木炭吸附有毒气体。1874年制造商开始生产出售。

1974年，塞缪尔·巴顿（Samuel Barton）在英国伦敦设计了一个装置并申请了专利。这个装置包括一个橡胶和金属制成的面罩，头部装有一个玻璃目镜，过滤材料为木炭，石灰和甘油浸泡药棉，能够控制有害气体或蒸气、烟雾以及其他杂质的吸入。

1877年，乔治·尼莱（George Neally）发明了一种无烟防毒面具，取名"尼莱氏无烟面具"。面具覆盖整个面部，目镜用云母或玻璃制作，过滤器安置在胸部，呼吸空气通过胶管与过滤器连接。他的发明取得了专利并转让给消防部门生产使用。

1879年，赫特森·拉·赫德（Hutson R.Hurd）登记了与猪嘴相似的杯式面具专利，这种防毒面具可以防止有毒有害气体、尘埃和微粒吸入到喉咙和肺部。美国的一个呼吸机制造商在生产这种防毒面具20年后，成立了一个公司一直到20世纪70年代。

1891年，德国柏林的伯恩哈·勒布（Bernhard Loeb）生产和销售呼吸防护设备——勒布呼吸器（Loeb Rspirator）。其封闭过滤系统含有液体化学品、几层颗粒状木炭和多孔填料，可以净化空气的烟雾、尘埃和有毒有害气体。

1902年，美国的路易斯·芒兹（Louis Muntz）发明了一种头罩式的防毒面具。

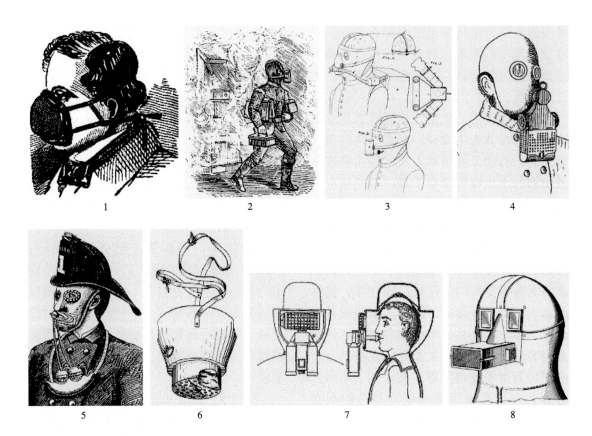

图7-3-2　空气净化型防毒面具

1.史滕豪斯发明的口罩式防毒面具；2.廷德尔发明的"消防员呼吸器"；3.巴顿设计的防毒面罩；4~5.尼莱发明的无烟防毒面具；6.赫德发明的与猪嘴相似的杯式面具；7.勒布呼吸器；8.芒兹发明的头罩式防毒面具

2）自我携带型

1850年，美国马萨诸塞州的本杰明·莱恩（Benjamin Lane）发明了自我携带式面具（图7-3-3）并获得了专利。面具是一种通过压缩空气进行呼吸的产品，主要供在建筑物、船舱、下水道、矿山、水井等工作环境下工作的人员使用，防止吸入浓烟、不洁空气和其他有毒气体。

1878年，英国戈尔曼有限公司（Siebe Gorman & Co Ltd）生产潜水设备和呼吸器具。呼吸器具包括口罩式的胶带覆盖整个脸部，通过管子与呼吸袋和压缩氧气瓶连接。1880年，呼吸器具在英格兰一些矿山救援行动中发挥了作用，证明了这些装备是有效的。

1881年，贝德尔公司（Vajen-Bader Co）生产消防员用的呼吸设备，称为"贝德尔烟雾防护服"，在19世纪90年代和20世纪初流行一时。

1903年，德国的德尔格公司（Dräger company）生产一种类似英国戈尔曼公司生产的自我卸载的装置，称为"德尔格呼吸仪"，主要用于矿山救护。该公司在一战期间为德国武装部队制造了两百万套防护面具。

3）航线型

航线型是两点一线相连的防毒面具，即呼吸由不透气的面具或头罩通过一个软管连接到一个能洁净空气的空气泵上（图7-3-3）。

1823年，查尔斯·安东尼·迪恩

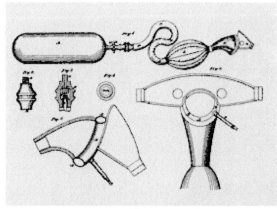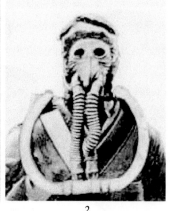

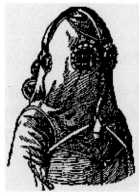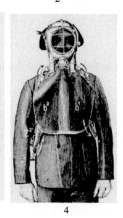

图7-3-3 自我携带型防毒面具

1.莱恩的专利——自我携带式面具；2.戈尔曼有限公司生产的潜水设备和呼吸器具；3.贝德尔烟雾防护服；4.德尔格呼吸仪

（Charles Anthony Deane）发明了一种防烟头盔，用于灭火。头盔可以防止不良气体吸入，而新鲜空气通过软管从头盔背面的空气泵提供。后来经过改装作为潜水员使用。

1892年，产于美国丹佛的消防员携带的软管面具，具有类似大象鼻子的防烟面罩。

1912年，加勒特·奥古斯·摩根（Garrett Augustus Morgan）发明了新的防毒面具并于1914年登记专利，它代表了19世纪的研究成果[1]。摩根的防毒面具既不像以前的产品，也与现代的防毒面具不同，包括一个遮光罩，其中附有的一个长长的

岔管几乎到了地面。在使用防毒面具时首先必须明确有毒气体的属性，其密度是比空气轻？还是重？如果比空气轻，（如氨气，一般都集中在靠近天花板的地方）则长管的吸入口置于上升烟雾的下方。因为面具长管的终端吸入口内层有厚厚的海绵，海绵浸水后，像鼻黏膜一样，湿润的海绵可以过滤掉烟雾颗粒，使穿着者能够吸入干净的空气。在比密度的有毒气体环境下，吸入管可升高在较重气体水平的上方。因此，摩根发明的防毒面具事实上可称为是一个"气体通气管"，而不是真正的防毒面具。在1916年以后的瓦斯爆炸事

---

1 加勒特·奥古斯·摩根（1877~1963年）是一位非裔美国人，尽管在他之前刘易斯·赫斯莱特于1847年已经发明了防毒面具，只是没有获得专利。因此，现在人们通常把第一个防毒面具的发明归功于摩根是因为他的发明获得了发明专利。

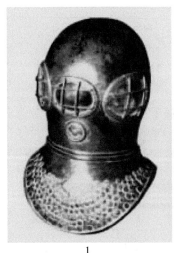
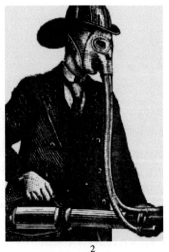
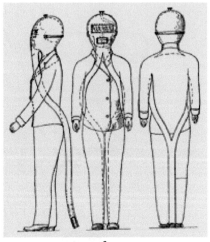

图7-3-4　航线型防毒面具

1.迪恩发明的"防烟头盔"；2.美国丹佛消防员携带的防烟面罩；3.摩根发明的"气体通气管"

故中，救援人员身穿摩根发明的"气体通气管"拯救出许多被困工人和收回死者的尸体。对美国军方来说，摩根的防毒头罩在第一次世界大战中发挥了一定作用。摩根的发明分别荣获国际博览会卫生与安全金奖和国际消防协会的金牌。

3.现代防毒面具的结构与应用

世界各国的现代防毒面具五花八门，形状各异，但其内部结构的设计思路却大同小异。现代防毒面具主要由过滤元件、罩体、眼窗、呼气通话装置及头带等部件组成，它们各有各的功能，同时又能默契配合。过滤元件是防毒面具上忠诚的把关卫士，它只允许人体须臾不可缺少的清洁空气通过。其内部装有对付气溶胶[1]的过滤层（又称滤烟层），实际上是一层特制的过滤纸。它既要高效率地滤除有毒有害的气溶胶粒子，又要对人体的呼吸不产生明显的阻力。过滤元件内还装有专门对付毒气蒸气的防毒炭。防毒炭不仅要有非常发达的微孔结构，使其有足够大的"肚子"，能尽量多"吃"毒剂，而且要有充分发达的中孔、大

孔，以使具有吸附作用的道路畅通，满足吸附速率的要求，因此，防毒炭与普通民用的活性炭不同。防毒炭除了要求孔隙结构合理外，还须经特殊的化学药剂处理，对于其关键技术，各国都秘而不宣。

英国的S6型面具是当今国际上一种先进面具，其最显著的特点就是采用了气垫管密合框结构。这种密合框由一个中间充有一定量气体并密封起来的橡胶管构成。管上装有压力调节阀，可使气垫管变得"鼓"一些或"瘪"一些，使之与各种面型的人员面部都能紧密吻合。由于气垫管内的气体对各个方向施加的压力相等，因此，在人的面部产生均衡的压力，长时间佩戴也不会产生局部压疼。英国最新研制的S10型面具是采用了整体模压成型的类双反折边密合框。它是具有两道反折边的密合框，能在人的面部形成两道密封圈，即使有少量毒剂乘隙突破第一道"防线"，第二道"防线"还可阻挡毒剂的进一步侵入。美国研制的M40型系列面具采用了波纹状结构，是一种两道线密合结构。

---

1 气溶胶是悬浮在空气中的微小颗粒，战争毒物多数呈气溶胶状态。

防毒面具可以根据防护要求分别选用各种型号的滤毒罐,其主要应用在化工、科研、仓库等各种有毒、有害的作业环境中。例如,综合防毒类型的滤毒罐,防护对象是氢氰酸、氯化氰、砷化氢、光气、氯化苦、苯、溴甲烷、路易斯气、芥子气、磷化氢、毒烟、毒雾等;防有机气体的滤毒罐,防护对象是苯、氯气、丙酮、醇类、苯胺类、二硫化碳、四氯化碳、氯仿、溴甲烷、硝基烷、氯化苦;防酸性气体的滤毒罐,防护对象是二氧化硫、氯气、硫化氢、氮的氯化物、光气、磷和含氯有机农药。此外,还有防氨、硫化氢的滤毒罐,防一氧化碳滤毒罐,防汞蒸气的滤毒罐,防硫化氢的滤毒罐等。

面具罩体是将防毒面具各部件构成一

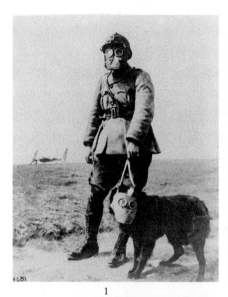
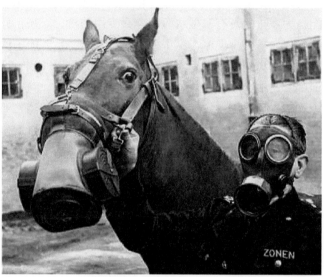

1

2

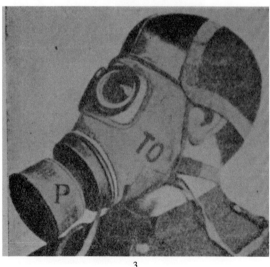
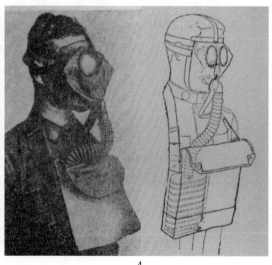

3

4

图7-3-5 第一次世界大战期间军用防毒面具

1.法国人和犬的防毒面具;2.人和马的防毒面具;3.1917年法国式防毒面具,为特制的呼吸器;4.1918年美国制箱形呼吸器式防毒面具

个整体的主要部件。它像一块橡皮，可以适合多种头型的人佩戴，既要密合，不让毒物乘隙而入，又不至于给人造成面部压疼。面具罩体与人的面部贴合部位，使面具设计师们绞尽了脑汁。

战争中配备的防毒面具各个国家有所不同（图7-3-5）。第一次世界大战期间防毒面具使用起来比较简单方便。第二次世界大战期间，纳粹德国军服与防毒面具（图7-3-6）配备为：士兵带有31型水壶和伞兵专用防毒面具包，戴40型便帽、穿Ⅰ型空军伞降靴。德国陆军风纪警察（宪兵）军士长，带有典型的橡胶制防水摩托风衣、防风护目镜，配30型防毒面具盒、MP40冲锋枪、35型地图。警察带有30型防毒面具盒、一战制式战斗包、31型饭盒和水壶、一战制式刺刀。越战时期，美军使用的M17防毒面具（图7-3-

7）是橡胶制成的，可保护面部、眼睛以及呼吸道等免受生化物质的伤害，主要是抵御气体状或者雾滴状的生化武器。正常情况下，一套完整的防毒面具应该包括有面具本体、袋子和备用镜片。由于M17防毒面具没有喝水管接口，不少美国大兵口渴难耐，在战场上脱下面具（M17）喝水，结果被毒死了。设计与使用上的缺陷，造成士兵在生化污染环境中不是被毒死，而是渴死的。后来，针对M17的缺点将其改进为M17A1，增加了饮水管和M1饮管系统。

民用防毒面具也有多种多样（图7-3-8）。在中国，工矿企业中使用较多的是上海72型防毒面具。它是由橡胶面罩、阻水口罩、导气管、滤毒罐4部分组成的过滤式面具。在国际上，面对恐怖主义的威胁，各国防爆警察也佩带特别的形状各异的防毒面具。

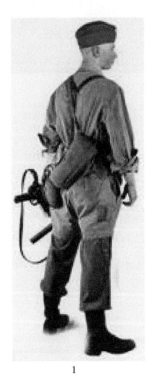 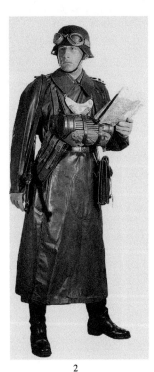 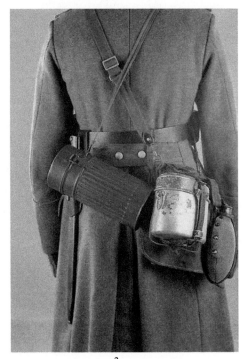

1   2   3

图7-3-6　第二次世界大战期间军用防毒面具

1.纳粹德国士兵带有伞兵专用防毒面具包；2.纳粹德国陆军风纪警察（宪兵）军士长，配30型防毒面具盒；3.纳粹德国警察带有30型防毒面具盒

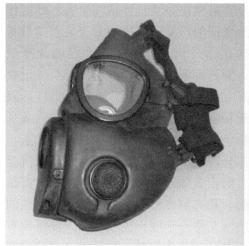
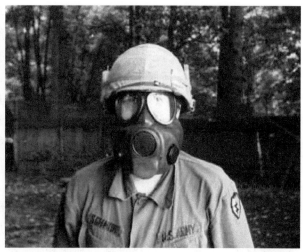

图7-3-7 越战时期美军使用M17防毒面具

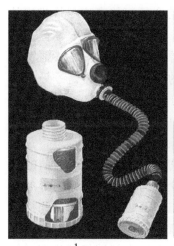
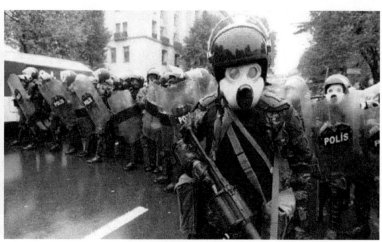

1 2

图7-3-8 民用防毒面具

1.上海72型防毒面具,左下方是滤毒罐的剖面图;2.现代防暴警察戴着"特别"的防毒面具出面维持治安

7.4 解毒药与解毒疗法

解毒药是指那些可以解除毒性的物质。解毒疗法是防治中毒性疾病不可忽视的手段。现代毒理学在解毒剂的研究与开发方面取得了许多重大突破,科学家的发现和发明实现了人类在与毒物作斗争过程中解除毒性作用的诸多梦想!

7.4.1 通用解毒方药

自古以来,人类长期生活在多毒的环境里,使医药学有了大量的实践机会,积累了丰富的认识毒物、使用毒物和解除毒药的独特经验。传统医学和民间经验在应用一些解毒方药方面能够有效应对自然界普遍存在的毒物与中毒性疾病带来的痛苦。

世界上广泛使用的通用解毒剂是一种含有活性炭、氧化镁和丹宁酸的混合物，对毒物起中和、沉淀、还原等拮抗作用，常常发挥令人满意的解毒效果。

中国传统医学认为，木耳、猪血、绿豆、蜂蜜是"解毒四杰"，是功效显著且最为廉价的解毒食物。木耳有补气活血、凉血滋润的作用，能够消除血液中的热毒。木耳、猪血因具有很强的滑肠作用，经常食用可将肠内的大部分毒素带出体外。绿豆味甘性寒，有清热解毒、利尿和消暑止渴的作用。蜂蜜生食性凉能清热，熟食性温可补中气，味道甜柔且具润肠、解毒、止痛等功能。中国传统医学还利用药物药性的相互对峙解除其中一种药物毒性或不良反应，如防风杀砒霜、绿豆杀巴豆、半夏畏生姜。许多民间蛇药（如群生蛇药、红卫蛇药、吴江蛇药、上海蛇药、南通蛇药二号片、南通蛇药、群用蛇药和群生蛇药等）长期流传。中国壮医在解毒药研究方面有其独特的经验。例如，一旦被毒箭射中，立即吃甘蔗能缓解毒箭的毒性发作。钩吻中毒用蕹菜汁[1]解救，使用鬼臼治疗各种毒蛇咬伤，续随子用来治疗蛇虺蝎蜇咬伤等。此外，中国民间还观察到虎中药（毒）箭食清泥。野猪中药（毒）箭尼荠苨而食[2]。

民间的经验受到普遍的重视和传播。人们都知道用清水清洗中毒部位的皮肤表面或黏膜，能够快速排除尚未吸收的毒物；当吃了有毒的东西会用手指刺激自己的喉部催吐；如果毒物可能腐蚀胃肠黏膜时，先让中毒者服下植物油、牛奶、蛋清、豆浆、淀粉等，以保护肠黏膜；民间

的经验最常用绿豆、甘草、生姜、蜂蜜作为解毒药物；胡萝卜可与重金属汞结合将其排出体外；大蒜可使体内铅的浓度下降；蘑菇可清洁血液；红薯、芋头、土豆等具有清洁肠道的作用。有的在催吐后服用炭粉吸附生物碱及重金属等毒物，减少毒物经消化道吸收。让中毒患者喝浓茶，与部分有毒生物碱或重金属结合形成沉淀物，阻止人体对毒素吸收。茶叶中含有茶多酚，具有解毒作用。由五倍子中得到的鞣质（又称丹宁酸）为收敛剂，能沉淀有毒蛋白，并与生物碱、苷及重金属等均能形成不溶性复合物。在服用吸附、沉淀及保护剂后，应结合导泻使毒素尽快排出体外（表7-4-1）。此外，从蔬菜、水果、中药材等天然资源中开发以"排毒、泄毒、清毒"为主题的功能食品，将是今后保健食品发展的趋势之一。

在现代生活中流行的解毒健康法把"解毒"理解为解除和排出毒素的意思，正是"排出体内的毒素！"这样明朗简洁的广告语，吸引了众多的女性对健康美容的青睐。除了杂志电视等媒体大量登载和播出解毒特集的文章和报道外，还有许多医疗美体机构及温泉等地竞相销售起具有"解毒"作用的商品。在解毒商品中，具有代表性的有岩盘浴、锗矿石温浴和断食排毒法等。岩盘浴，还有个别名称为"不用水的温泉"。在日本有可数的几处温泉提供这样的服务，即在地热温度较高的天然岩石上铺上席子，睡在上边就可以发汗。锗矿石温浴是利用溶解了锗的化合物的液体具有促进血液循环及发汗作用这一功效。断食排毒法，也称为没有饥饿感的绝食疗法，是以"人体在不进行消化吸收的状态

---

1 蕹（音wèng）菜是中国岭南的一种常吃蔬菜，也称空心菜。

2 自《太平广记》卷220，"杂说药"条。尼（音huī），冲、闹、寻找的意思。荠苨（音jìnǐ），一说是荠菜，全草入药，苨即茂盛的意思；一说是荸荠（音bíqí），地下茎，可制淀粉。

表7-4-1 历史上应对毒物与中毒的拮抗剂和它们的作用性质

毒物	拮抗剂	作用性质
腐蚀性酸	弱碱（石灰水），牛奶，蛋清，豆浆，肥皂水	中和
腐蚀性碱	弱酸（稀醋），果汁，牛奶，豆浆，橘子水，蛋清，浓茶	中和
砷	硫代硫酸钠，豆浆，牛奶，蛋清	沉淀
汞	牛奶，豆浆，蛋清，2.5%碳酸氢钠洗胃，硫代硫酸钠	沉淀
铅	硫酸钠或硫酸镁	沉淀
无机磷	0.1%硫酸铜溶液	沉淀
钡盐	2%～5%硫酸钠或硫酸镁（泻盐）	沉淀
氰化物	亚硝酸异戊酯，丙酮二酸，亚硝酸钠，硫代硫酸钠	形成无毒物质
铁	碳酸氢钠	形成无毒物质
氟化物	牛奶，石灰水	生成氟化钙
草酸盐	牛奶，石灰水	生成草酸钙
福尔马林	0.1%氨水	生成无毒物
石炭酸	植物油（蓖麻油）	延缓吸收
碘	面糊，米汤	使碘无活性
高锰酸钾	维生素C	还原作用

时，能够自然地排泄体内的毒素"这一理论为依据的解毒方法。在日本各地都有"断食修炼场"，在去修炼的众多女性中，有许多人就是以减肥为目的而参加的。据说，解毒健康法可以缓解精神压力，促进人体内脏更好地工作，提高机体免疫力，改善衰弱的体质。

7.4.2　特效解毒药

特效解毒剂是针对中毒发病机理，解其毒性作用的特效药物或拮抗治疗药物。特效解毒药之所以能够显示特异性的解毒作用是由于科学家发现了一些解毒机理。

（1）解毒药同毒物配合（或结合）使之变为无毒性的物质。例如，金属配合剂。毛地黄中毒可利用消胆胺解毒[1]。

（2）解毒药加速毒物的代谢作用并转变为无毒物质。例如，氰苷类中毒时，使用硫代硫酸盐解毒。

（3）解毒药阻止一个低毒性的物质形成一种有毒的代谢产物。例如，应用乙醇与乙醇脱氢酶竞争，以阻止从乙二醇形成草酸。

（4）解毒药加速毒物的排泄。例如，硫酸盐离子可以促进反刍动物体内过量的铜迅速排除。

（5）解毒药为了所需的受体与毒物竞争。例如，维生素K与香豆素抗凝血素竞争，使香豆素抗凝血素无法发挥毒性作用。使用毒扁豆碱治疗箭毒类中毒；使用

---

1 毛地黄毒苷在体内排泄缓慢，易于蓄积中毒。特别是毛地黄毒苷有26%进入肝肠循环。消胆胺是一种不吸收的树脂，在肠中与毛地黄毒苷形成配合物，不被吸收，随粪便排泄。这样中断肝肠循环，降低毛地黄毒苷的血浓度，缩短半衰期，有助于毛地黄中毒的治疗。

阿托品治疗毒扁豆碱中毒等，可谓"以毒攻毒"。

（6）解毒药使毒物的化学结构发生变更，使之变为无毒。例如，丙烯吗啡是将吗啡分子结构中的N-甲基用丙烯基取代而呈现拮抗吗啡毒性的作用。

（7）解毒药恢复某些酶的活性而解除毒物的毒性。例如，胆碱酯酶复合剂。

（8）解毒药阻滞感受器接受毒物的作用。例如，胆碱酯酶抑制剂阿托品抗毒蕈碱样作用；甲吡唑抑制乙醇脱氢酶的活性作用。

（9）解毒药可以由于一种有毒物质的修补或通过旁路作用以恢复正常功能。例如，高铁血红蛋白还原剂。

（10）解毒药能与有毒物质竞争某些酶，使不产生毒性作用。例如，有机氟中毒时应用乙酰胺解毒。乙酰胺解毒剂因其化学结构与氟乙酰胺相似，故能争夺某些酰胺酶，使乙酰胺不能脱氨产生氟乙酸，从而消除氟乙酰对机体三羧酸循环的毒性作用。

1.氰化物中毒的解毒药：亚硝酸盐和硫代硫酸钠

氰化物毒性强烈、作用迅速，主要来自无机氰化物（氢氰酸、氰化钠、氰化钾等），有机氰化物（苦杏仁、苦桃仁、李仁、枇杷仁、白果、木薯等）及照相、电镀和含氰药品等。

早在1888年，就有人报告亚硝酸戊酯能对抗氰化物对狗的致死作用，但因文章发表在一种不重要的刊物上，未引起注意。1933年，又有报告说硫代硫酸钠可为硫氰酸酶提供硫。这些结果引起了陈克恢[1]的注意。于是，20世纪30年代早期，陈克恢和

同事们发现两种无机盐——亚硝酸钠和硫代硫酸钠静脉注射可有效地解除急性氰化物中毒。这个解毒方法沿用至今，效果很好。毒理学界称之为"亚硝酸盐-硫代硫酸钠治疗法"。

氰是作用最快的毒物之一，中毒者往往在几分钟内死亡。因为氰离子与三价状态的铁亲和力很大，吸收后很快与线粒体内细胞色素氧化酶的三价铁结合，形成氰化细胞色素氧化酶，从而阻止三价铁的还原，阻断了生物氧化过程中的电子传递，从而抑制呼吸，引起组织缺氧，使人窒息而死。亚硝酸钠能使亚铁血红蛋白氧化为高铁血红蛋白，硫代硫酸钠与氰化物具有高度的亲和力，在硫氰酸酶参与下，与游离的或与高铁血红蛋白结合的氰离子相结合，形成无毒的硫氰酸盐随尿排出体外，因而硫代硫酸钠成为氰化物的解毒剂。

2.有机磷杀虫剂中毒的解毒药：抗胆碱药与胆碱酯酶复能剂

有机磷杀虫剂（如敌敌畏、1609、1059等）（图7-4-1）是一种神经毒，它的毒理作用主要是与体内的胆碱酯酶结合，形成磷酰化胆碱酯酶，失去水解乙酰胆碱的活性。因而体内乙酰胆碱过量蓄积，使胆碱能神经过度兴奋，出现毒蕈碱样、烟碱样和中枢神经系统症状。据此机理，选择抗胆碱药与胆碱酯酶复合剂作为解毒药。

抗胆碱药最常用的药物是阿托品。阿托品能阻断乙酰胆碱对副交感神经和中枢神经系统毒蕈碱受体的作用，对减轻、消除毒蕈碱样症状和对抗呼吸中枢抑制有效，但对烟碱样症状和胆碱酯酶活力恢复无效。阿托品使用原则为早期、足量及反复给药，直到毒蕈碱样症状明显好转或有

---

1 陈克恢（1898～1988年）是美籍华人药理学家，他发现麻黄素、蟾蜍毒素的药理作用和解救急性氰化合物中毒的方法，成为现代中药药理毒理学研究的创始人。

"阿托品化"[1]表现为止。

胆碱酯酶复活药常用的有解磷定（碘解磷定）、氯磷定（图7-4-2）、双复磷和双解磷等肟类化合物，能使被抑制的胆碱酯酶恢复活性，对解除烟碱样毒作用较为明显。其原理是肟类化合物的吡啶环中的氮带正电荷，能被磷酰化胆碱酯酶的阴离子部位所吸引；而其肟基与磷原子有较强的亲和力，因而可与磷酰化胆碱酯酶中的磷形成结合物，使其与胆碱酯酶的酯解部位分离，从而恢复了乙酰胆碱酯酶中的磷形成结合物，使其与胆碱酯酶的酯解部位分离，从而恢复了乙酰胆碱酯酶活力。

胆碱酯酶复活药对各种有机磷杀虫药中毒的疗效不完全相同，解磷定和氯磷定对内吸磷（1059）、对硫磷（1605）、甲胺磷、甲拌磷等中毒的疗效好，对敌百虫、敌敌畏等中毒疗效差，对乐果和马拉硫磷中毒疗效可疑。双复磷对有机磷中毒引起的烟碱样、毒蕈碱样和中枢神经系统的症状皆有效；对1605、1059、3911、敌百虫等急性中毒有效，对乐果、敌敌畏等无效；可用于有机磷军用毒剂（索曼、塔崩、沙林）引起的中毒。双解磷用于烷基膦酸酯类杀虫剂中毒；对沙林、塔崩复酶效果良好。

治疗有机磷杀虫剂中毒最理想的是胆碱酯酶复活药与阿托品二药合用。轻度中毒也可单独使用胆碱酯酶复活药。两种解毒药合用时，阿托品的剂量应减少，以免发生阿托品中毒。

3.有机氟中毒的解毒药：解氟灵

解氟灵（乙酰胺）是氟乙酰胺（有机氟杀虫农药用于灭鼠）、氟乙酸钠和甘氟中毒的解毒剂，具有延长中毒潜伏期、减轻发病症状或制止发病的作用。其解毒机理是由于解氟灵的化学结构和氟乙酰胺相似，因此能竞夺某些酶（如酰胺酶）使氟乙酸不产生，从而消除氟乙酸对机体三羧

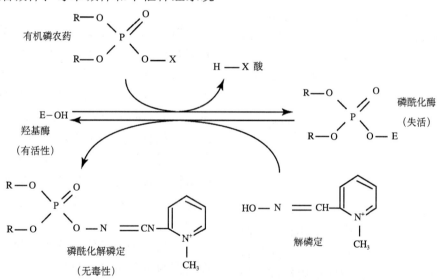

图7-4-1 有机磷杀虫剂对羟基酶的抑制和解磷定解除抑制示意图

有机磷农药与胆碱酯酶（E—OH）活性中心的羟基结合，变为磷酰化酶，使酶失活。用解磷定治疗使磷酰化酶转变为磷酰化酶解磷定，解除抑制

---

1 阿托品化指标为瞳孔较前扩大；颜面潮红；口干，皮肤干燥；心率加快等。当出现阿托品化，则应减少阿托品剂量或停用。应避免阿托品过量引起的中毒，阿托品中毒表现为意识模糊，狂躁不安，谵妄，抽搐，瞳孔扩大，昏迷和尿潴留等，应立即停用阿托品，进行观察，必要时应用毛果芸香碱进行拮抗。

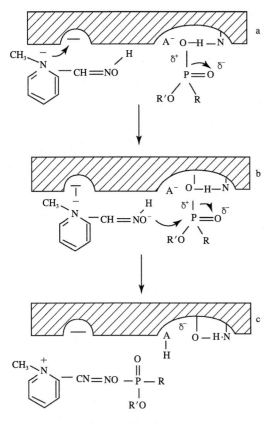

图7-4-2　氯磷定对中毒酶重活化示意图

（a.氯磷定分子中季铵氮借静电引力结合在酶的负性部位，从而使整个分子固定在最有利于向Pδ⁺原子攻击的位置。b.氯磷定与有机磷毒剂残基形成中间复合物。c.负性肟基（＝NO⁻）对中毒酶的Pδ⁺原子进行亲核性攻击，形成膦酰肟并离开酶的活性表面，于是酶恢复为原来状态）

循环的毒性作用，从而达到治疗的目的。

4.高铁血红蛋白血症的解毒药：亚甲蓝和维生素C

引起高铁血红蛋白症的原因，一是苯胺、乙酰苯胺中毒；二是氨基比林、磺胺类药物；三是反刍动物食入大量硝酸盐含量过高的饲草饲料，在胃肠道内细菌的作用下，使饲草饲料中的硝酸盐还原成为亚硝酸盐而引起中毒；四是给猪喂饲了腐烂或焖煮的瓜菜，其中硝酸盐也会还原成亚硝酸盐而引起中毒。

科学家将亚甲蓝和维生素C作为高铁血红蛋白血症的解毒药，因为它们是高铁血红蛋白的还原剂。

亚甲蓝（次甲蓝，美蓝）既有氧化作用，又有还原作用，与剂量有关。小剂量具有还原作用，可使高铁血红蛋白还原为血红蛋白，恢复其正常功能；大剂量具有氧化作用，可血红蛋白氧化为高铁血红蛋白。因此小剂量用于高铁血红蛋白血症，临床上主要用于苯胺、乙酰苯胺中毒，以及氨基比林、磺胺类等药物引起的高铁血红蛋白症，但必须注意用量。在动物亚硝酸盐中毒时，亚甲蓝将高铁血红蛋白还原为氧合血红蛋白，使动物恢复健康。

维生素C具有还原作用，使高铁血红蛋白还原为血红蛋白，而脱氢的维生素C又被谷胱甘肽还原，再作用于高铁血红蛋白使之还原，如此反复。但疗效不如亚甲蓝迅速和彻底，只适用于较轻的高铁血红蛋白症的治疗。

5.氯乙酸中毒的解毒剂：二氯乙酸

据欧洲化工生态与毒理学中心（ECETOC）提供的资料，20世纪70年代开始，对氯乙酸中毒的解毒方法有所研究，如巯基供体、细胞色素P450调节药物、胆碱功能药物、5-羟色胺等，但都没有效果。到了80年代，发现氯乙酸的毒性作用主要是乳酸中毒，开创了解毒药研究的新途径。科学家在动物实验中发现二氯乙酸能降低血和脑脊髓中乳酸的蓄积，能非常有效地降低氯乙酸中毒的死亡率，是一种非常有效的降低乳酸盐水平的药物。该中心建议将二氯乙酸作为特殊解毒药早期使用，可防止氯乙酸引起的乳酸中毒。

6.乙二醇中毒解毒剂：注射用甲吡唑

乙二醇是抗冻剂和冷却剂中的主要成分，在体内乙醇脱氢酶的作用下会产生有毒的乙二醇代谢物（可能是乙二醛）。乙二醇急性中毒的临床表现是中枢神经系统抑制、严重的代谢性酸中毒、肾功能衰竭和昏迷等。1998年美国FDA批准注射用甲吡唑作为乙二醇中毒的解毒剂。甲吡唑（fomepizole，商品名Antizol）用于乙二醇中毒的救治主要是通过抑制乙醇脱氢酶来实现的。因为甲吡唑能够抑制乙醇脱氢酶的活性，从而有效地抑制了乙二醇代谢物的产生，最终达到治疗目的。

7.重金属中毒的解毒药：金属络合剂

常用的金属配合剂有：依地酸钙钠、二巯丙醇、二巯丙磺钠、二巯丁二钠、二巯基丁二酸青霉胺、去铁胺、依地酸钙钠。

20世纪40年代科学家发明了二巯基丙醇，作为重金属中毒的解毒药，主要用于汞、砷、铬、铋、铜、锑等中毒的解毒。二巯基丙醇与砷相结合形成更稳定的化合物，成为无毒或低毒物质，从肾脏排除。但二巯基丙醇水溶液不稳定，故使用时需配成10%的油溶液供肌肉注射，所以使用不方便，用于抢救患者时效率较低。50年代初，苏联乌克兰大学的科学家们发明了二巯基丙烷磺酸钠（unithiol），对汞中毒效力较二巯基丙醇好，毒性则较低。对砷、铬、铋、铜、锑等重金属中毒也有效。之后，中国科学院上海药物研究所的科学家经过筛选，于1954年发现二巯丁二酸钠对酒石酸锑钾的解毒效力比二巯基丙醇高10倍。二巯基丁二酸不仅能解锑中毒而且是一个广谱的解毒药，可解金属铅、汞、锑、铜、金、铊、锌、砷等

对人体造成的毒性，并能解非金属沙蚕毒素类、杀虫单、蛇毒、易卫杀、毒蕈（毒蘑菇）等对人体造成的毒害，因此取名为"还魂丹"[1]。

尽管在解毒药研究方面许多科学家付出了毕生的精力，但对于蓖麻毒素、毒蘑菇中毒及许多新的毒物中毒，目前还没有研制出特效解毒剂。

7.4.3 解毒疗法

1.整合解毒疗法

整合解毒疗法（又称螯合疗法，chelation therapy）是通过静脉滴注的方式，向人体注射一种不被机体代谢的、名为乙二胺四乙酸（EDTA）的氨基酸，与人体内细胞（如血小板、神经细胞等）及微生物（如细菌、病毒等）中的钙、铁、铜、铅、汞、铝等金属结合，或是与机体内的及其他物质（如自由基、代谢毒素、化学农药等）结合，形成络合物，通过肾脏随尿排出体外。这样，由于细胞、微生物及人体内有毒有害物质的减少，最终达到预防和治疗中毒病的目的。

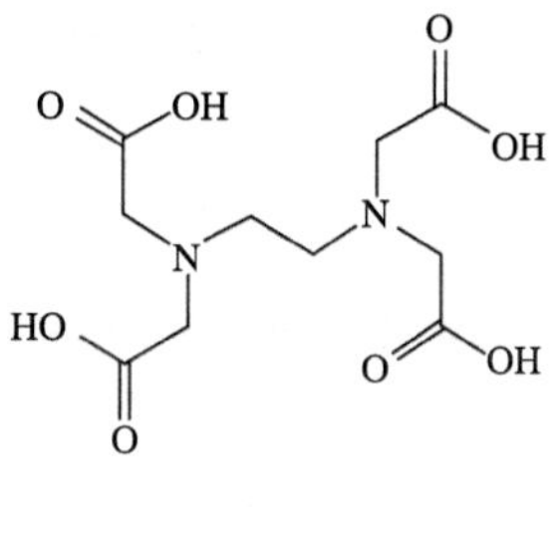

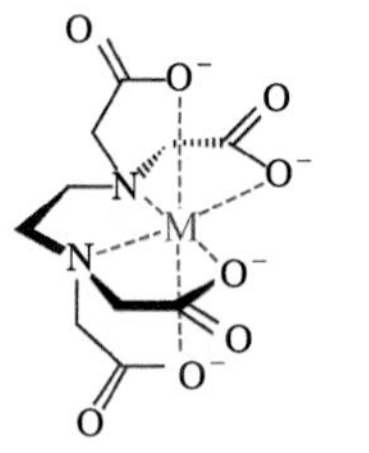

图7-4-3 乙二胺四乙酸（EDTA）

---

1 20世纪50年代中国农村血吸虫病泛滥成灾，当时中国科学院上海药物研究所采用"吐酒石"治疗，但有万分之二的人会产生锑中毒，用二巯基丙醇解毒，效果不大。后来采用二巯基丁二酸钠进行动物实验，疗效超过二巯基丙醇。二巯基丁二酸钠静脉注射，见效快，适用于锑中毒的抢救；口服胶囊，适用于慢性锑中毒，而且是一个广谱的解毒药，可解铅、汞、锑、铜、金、铊、锌和砷。1992年6月18日，河南省税务高等专科学校788名学生发生砒霜中毒，用二巯基丁二酸解毒全部治愈，无一死亡。

表7-4-2　特效解毒剂与对应的毒物与中毒症状

解毒剂名称	对应的毒物与中毒症状
阿托品	治疗有机磷杀虫剂中毒，对抗乙酰胆碱的毒蕈碱样作用
解磷定	对内吸磷、对硫磷、三硫磷、特普的解毒效果好
氯磷定	同解磷定
双复磷	同解磷定，特点是能通过血脑屏障，对消除中枢神经系统症状比较明显
纳洛酮	阿片碱类解毒剂
硫酸钠	治疗急性钡中毒
半胱氨酸（L-半胱氨酸）	治疗放射性核素反应
巯基胺（盐酸半胱氨，β-巯基乙氨）	治疗急性四乙铅中毒，解除症状效果好，但排铅不明显，也可用于放射性核素、氟乙酰胺、溴甲烷、扑热息痛等中毒
二乙基二硫代氨基甲酸钠	治疗急性羰基镍中毒有显著疗效
去铁敏	铁中毒的有效解毒剂，也用于含铁血黄素沉着症
亚甲蓝（美蓝）	治疗苯胺、硝基苯、三硝基甲苯、亚硝酸钠、硝酸甘油、硝酸根、苯醌及间苯二酚等中毒引起的高铁血红蛋白症
羟乙基乙烯二胺三乙酸	增加体内铜铁的排泄。治疗肝豆状核变性和硫酸亚铁中毒
亚硝酸钠	治疗氰氢酸及氰化物中毒
硫代硫酸钠	治疗氰化物中毒有特效，也可用于慢性砷、汞中毒，但疗效不显著。用于牛栎树叶中毒的早期治疗
解氟灵（乙酰胺）	治疗氟乙酰胺中毒
纳洛芬（丙烯吗啡）	治疗急性吗啡中毒引起的幻视
依地酸二钠钙（乙二胺四乙酸钙二钠，EDTA-CaNa₂）	对铅中毒有特效，对钴、铜、铬、镉、锰、镍有效，用于放射性核素（如镭、钚、铀、钍等）反应也有效
二乙烯三胺五乙酸二钠钙（五醋三胺，促排灵）	对铅、铁、锌、铬、钴等有效，对钇、钸、钚、铀、锶、钍、钪、镭等放射核素也有效
二巯基丙醇（BAL）	治疗急性砷、汞中毒有显效，对锑、金、铋、铬、镍、镉、铜、铀中毒也有效
二巯基丙烷磺酸钠（DMPS-Na）	对砷、铬、铋及钋210中毒也有效
二巯基丁二酸	解锑、铅、汞、锑、铜、金、铊、锌、砷中毒
青霉胺	对铜、汞、铅等重金属有较强螯合作用，但不及依地酸二钠钙及二巯基丙磺酸钠
氧气	用于急救一氧化碳中毒

整合疗法源于工业硬水处理所用的螯合剂[1]。整合作用试剂最初是德国纺织业在1935年开始运用的，当时是为了去除硬水中的钙，以免布匹沾染受损。经大量实验研究，发现乙二胺四乙酸的合成氨基酸特别适合担当此任。所以，整合作用疗法的最初内涵是一种工业性的化工处理技术。此后不久，发现整合作用疗法能通过螯合剂的作用带走人体内的重金属，从而使中毒患者恢复健康。因为螯合剂能和体内的有毒金属离子形成稳定的螯合物，水溶性螯合物可以从肾脏排出。

在第一次世界大战期间，人们在寻找对抗毒气的解毒剂的研究过程中，发现整合作用试剂通过螯合作用能够整合毒气中的基本成分砷，其中二巯基丙醇被认为是最有效的一种整合作用试剂，称之为英国反路易斯剂。

第二次世界大战结束后，随着研究工作的深入，又发现整合作用疗法可用于治疗辐射病，EDTA还能有效地缓解铅中毒症状。1950年初，美国的诺曼·克拉克医生在为一批汽车工人治疗铅中毒的过程中，他惊奇地发现那些原先患有心脏病的工人觉得心脏病也改善了许多。非常敬业的克拉克医生马上开始研究这一现象，并发表了一系列的研究论文，表明患有心脏病的人采用整合作用疗法后开始康复。于是克拉克医生被称之为用EDTA整合作用疗法治疗心血管疾病的创始人。现代研究证明：当向血液中注入适当的EDTA时，EDTA与钙离子螯合而形成稳定的配合物，降低了钙离子的浓度，防止了血液凝固，降低了血液的黏稠度，降低了钙质和脂质在血管壁的沉淀，清除了血管壁沉淀物及血液中的垃圾，从而起到活血化淤、通经活络、降低血脂、降低血液黏稠度、降低血糖等作用，改善了血液循环，最终达到防治许多种心血管疾病的目的。

今天，人工合成了许多重金属解毒剂和抗辐射剂在临床上应用。例如，依地酸二钠、依地酸钙钠（解铅乐）、二巯基丙醇、二巯丁酸钠、二巯丙磺酸钠、青霉胺、去铁敏、硫代硫酸钠等，都源于此。

2.金属硫蛋白疗法

金属硫蛋白（metallothionein，MT）是一类广泛存在于生物体内的低分子质量非酶蛋白质，是目前临床上最理想的生物螯合解毒剂。

1957年美国科学家玛戈舍斯（Margoshes）和瓦利（Vallee）在研究金属生物学作用时，从蓄积镉的马肾中分离出的一种新的蛋白质，它含有丰富的巯基，能螯合金属离子，故称之为金属硫蛋白。

人体内，动物、植物及微生物体内均含金属硫蛋白，而且其理化特性基本一致。金属硫蛋白分子呈椭圆形，分子质量为6500道尔顿[2]，直径30~50Å，分两个结构域，每个分子含7~12个金属原子，具有特殊的光吸收。MT构象比较坚固，具有较强的耐热性。

由于金属硫蛋白分子中含有20个游离的巯基基因（—SH），能强烈螯合有毒金属汞、银、铅、镉、砷、铬、镍等，其中螯合铅的强度比锌大200倍，而螯合镉的强度又比铅大10倍，并可将之排出体外，从而实现解毒功能，解除重金属对人和动物的毒性，使它们无法毒害人体。现已知道，每1分子的金属硫蛋白可结合7个重金属离子。

自从1957年发现了金属硫蛋白后的50多

1 整合物又称内配合物，是整合物形成体（中心离子）和某些合乎一定条件的整合剂（配位体）配合而成具有环状结构的配合物。常用的整合剂是氨基整合剂。
2 为纪念英国化学家、物理学家、近代化学之父约翰·道尔顿（John Dalton，1766~1844年），以他的名字作为原子质量单位。

年时间里，全世界有一大批科学家坚持不懈地推进此领域科研的深入发展。时至今日，已经在瑞士、日本、美国等国家召开了4次金属硫蛋白国际会议。总的趋势是动物金属硫蛋白由于发现较早，研究深入，而植物金属硫蛋白发现相对较晚，进展缓慢。金属硫蛋白主要从马肾、兔肝和微生物（如粗脉孢菌）等提取，是临床上最理想的生物解毒剂。用金属硫蛋白制成的解毒剂主要用于重金属中毒人员抢救治疗，也可用于矿工、冶炼工人和受重金属污染地区人员的日常保健。但由于产品产量极低，每克售价高达90美元，为黄金价格的几倍，是一般老百姓消费不起的，故多用于科研项目，现今国际上也还没有批量生产的企业。人们期待着从实验家兔的肝脏中通过诱导产生提取较丰富的金属硫蛋白产品，进而达到批量生产，造福人类。

此外，金属硫蛋白还能解除体内自由基、防止机体衰老，参与体内微量元素的代谢，增强机体对各种不良状态的适应能力，防止细胞癌变等作用，为防治心脑血管疾病、遗传性疾病、风湿及类风湿、阿尔茨海默症等病症和抗肿瘤、抗衰老提供了广阔的医学前景，正在成为生命科学中的热门课题。

3.中药螯合解毒疗法

相当多的中药含有解毒成分，通过直接或间接的作用解毒。直接解毒作用是将中药的有效成分作为螯合剂，通过直接的螯合作用与机体内蓄积的种种致病毒素结合，直接排出体外，从而达到治疗目的；间接的解毒作用是利用中药的有效成分作用于机体，刺激机体产生、分泌出人体固有的内源性的螯合剂（金属硫蛋白），再与机体内蓄积的种种致病毒素螯合，排出体外，达到治疗目的。具有螯合解毒作用的中药有：茶叶、蜂蜜、白芷、防风、金钱草、赤石脂、葛花、砂仁、草豆蔻、蚤休、半边莲、当归、五灵脂、山豆根、穿心莲、徐长卿、青木香、甘草、薏苡仁、旱莲草、升麻、女贞子、大青叶、菊花、木贼、土茯苓、大蒜、蟾蜍、青黛、牛黄、金银花、鱼腥草、射干、马勃、马齿苋、白花蛇草、山慈姑、大黄、鸡蛋清、红砂糖等。

尽管大部分中药都具有或多或少的螯合解毒之功效，但它是一种复杂的、整体的、系统的作用，起效慢而作用持久、宽广。而西药螯合剂所具有的螯合解毒功效，是一种精细的、单纯的、局部的作用，起效快而作用短暂、狭窄。

4.巴斯蒂安疗法

法国96%的毒蘑菇中毒是由鬼笔鹅膏菌引起的。1958年法国勒米尔蒙市的内科医生皮埃尔·巴斯蒂安自称找到一种治疗鬼笔鹅膏菌中毒的一种方法，用他的治疗方法拯救了法国数百名这类中毒的患者。在以后的10年中，他用同样的方法治疗鬼笔鹅膏菌中毒的患者，全部获得成功。1970年，在救活15名中毒患者无一例失败后，他才确信这种治疗方法的有效性。于是，他向南锡解毒中心负责人阿兰·拉尔岗教授介绍了他的疗法，受到这位毒理学家的称赞，并在南锡医学年鉴上发表，称之为"巴斯蒂安疗法"[1]。

巴斯蒂安疗法是早晚各静脉注射1克维生素C，一日三次服用对胃肠起作用的灭菌药和F1抗菌素，加之常规的输液，只食用胡萝卜泥做成的食物。此疗法必须在中毒之后尽快进行，至迟不能超过24小时。但是这种方便易行的疗法未能得到普遍支持。因此，皮埃尔·巴斯蒂安于1971年9月4日和1974年9月22日两次决定自行中毒，

---

1 吃毒蘑菇的"勇士医生"，王国渺译自法国《读者文摘》，见《世界博览》1986年第8期，58-59。

自行治疗，终于说服了持怀疑态度的同行。在此期间，1972～1973年南锡市解毒中心采用巴斯蒂安疗法，无一例死亡。而没有这种疗法的地方，死亡率超过50%。1979年以来法国多数解毒中心开始将"巴斯蒂安疗法"作为解毒急救的一种基本疗法。

巴斯蒂安医生高度的事业心和忘我的牺牲精神，使他当之无愧地获得了"勇士医生"的称号。

7.4.4 戒毒疗法的预期

1.现行的戒毒疗法

现行的戒毒疗法分为自然戒断法、药物戒断法和非药物戒断法。

自然戒断法（干戒法）是强制中断吸毒者的毒品供给，仅提供饮食与一般性照顾，使其戒断症状自然消退而达到脱毒目的。其优点是不给药，缺点是比较痛苦，所以使用范围越来越小。

药物戒断法是使用药物脱毒，即给吸毒者服用戒断药物，以替代、递减的方法，减缓或减轻吸毒者戒断症状的痛苦，逐渐达到脱毒与戒毒的目的。常用的药物戒断法主要有如下5种。①美沙酮替代递减法。美沙酮是强效阿片类药物，也是阿片受体激动剂，属麻醉镇痛药，第二次世界大战时由德国化学家合成。1960年美国研究发现该药能控制海洛因的戒断症状，开始用于戒毒治疗，成为欧美西方国家主要戒毒药物。20世纪70年代初，香港地区实施美沙酮治疗计划，取得满意的效果，被世界卫生组织认为是亚洲地区较好的戒毒模式。1993年中国卫生部颁布《阿片类成瘾常用戒毒疗法的指导原则》，首选美沙酮进行戒毒（脱毒）治疗。但长期应用美沙酮后会形成躯体依赖、心理依赖及耐受性，因此，需要建立了美沙酮严格管理制度，避免流失而转变成为毒品。②纳曲酮防复吸

法。纳曲酮是纯的阿片类拮抗剂，具有长效作用，作为阿片类依赖者脱毒后保持不复吸状态的辅助用药。③丁丙诺非替代递减法。此法能有效地遏制中断阿片类毒品的戒断症状，可缓解海洛因依赖者脱毒后期的戒断症状；对消除海洛因成瘾，停药出现的戒断症状有明显作用，具有美沙酮和纳曲酮二者合用的效果。④右安非他明替代疗法。用于冰毒（安非他明）成瘾的戒毒治疗。氯哌丁苯、氟哌丁嗪等药物及抗精神分裂症治疗剂（如氯氮平、奥氮平和利培利酮等）均可用于配合治疗冰毒成瘾。⑤三联药物疗法，即金刚烷胺+溴隐亭+利他林，三者联合用药，帮助可卡因成瘾者强制戒毒，疗效比较满意。此外，英国和法国等欧洲国家，采取注射丁苯诺酯和洛菲西汀的方法戒除阿片成瘾。

非药物戒断法是用针灸、理疗仪减轻吸毒者戒断症状反应的一种戒毒方法。其特点是通过辅助手段和心理暗示的方法，减轻吸毒者戒断症状痛苦达到脱毒目的。其缺点是时间长，巩固不彻底。

2.戒毒疗法的未来

药物戒毒是世界各国戒毒机构最常用的一种强制戒毒手段，也是世界各国政府对付吸毒者的一种有效的司法措施。虽然各国政府采取各种强制措施和投入大量的人力物力，但戒毒脱瘾的治疗效果仍然不够理想，所有的戒毒脱毒药物事实上只是减轻戒断症状，并没有根治毒瘾，各戒毒医疗机构脱毒治疗成功者的复吸率高达95%以上。

展望未来，人们期盼科学家进一步研究出一种疗效迅速、疗程较短、无毒副作用并能完全戒除毒瘾和预防复吸的有效药物，希望利用生物工程技术研制出多种"戒毒疫苗"，提高人体对毒品的免疫反应，从而失去对毒品的依赖，为人类健康作出新的贡献！

7.5 防毒与除毒

7.5.1 防毒去毒

1.植物毒素的去除

人类在与有毒植物的较量中逐渐发现，有些有毒植物，直接食用会中毒，但经过一定的加工处理后，毒性会减弱甚至彻底消失，人、畜食用后就不会再中毒。

长期的实践经验总结出简单易行的去毒方法：一是用清水、草木灰水、石灰水浸泡；二是用清水、草木灰水、石灰水、豆叶（也可用豆子）、泥土蒸或煮；三是水浸发酵。如果这些方法混合并用，去毒效果则更好。用清水浸泡或蒸煮，是为了让有毒成分溶解在水中，随水倒掉。用草木灰或石灰浸泡或煮，是因为它们含有碱性物质（如碳酸钾、碳酸钠、碳酸氢钾、碳酸氢钠等），使溶液pH偏碱性，一些不能在碱性环境中存在的有毒成分就会水解，如果水温高则分解得更快，从而脱去毒性。与豆叶或豆子同蒸，在蒸的过程中，豆叶或豆子所含的某种成分参与了化学反应，从而使有毒植物中的有毒成分分解。发酵可将一些有毒成分分解。白屈菜与净土同煮同浸，则是利用了净土的吸附作用[1]。历史上最常见的食用类有毒植物有木薯、魔芋和黄独等。

木薯[2]原产南美洲，为大戟科木薯属一年生或多年生块根植物。木薯已有4000年的栽培历史，是南美印第安人的主粮之一，是西印度群岛上的一支印第安人——阿拉瓦克人（已灭绝）制作面包的唯一原料。人们食用木薯的块根含有淀粉、蛋白质、脂肪和维生素，但木薯全株有毒，新鲜块根毒性较大，其表皮、内皮、薯肉及薯心均含有氰苷类物质。人食用未经处理的木薯，在胃内氰苷遇水和胃液可以析出游离的氢氰酸，从而使人中毒。氢氰酸食入量达到每千克1毫克时，即可致人迅速死亡。南美印第安人很早就摸索出木薯去毒的方法。妇女们先把含毒量最高又没有食用价值的块根皮剥除，放入水中浸泡1~2天后，再煮熟或加工成木薯粉，就可以放心食用了。

魔芋（磨芋）为天南星科有名的有毒食用植物。魔芋原产印度及斯里兰卡，传入中国后经朝鲜传入日本，现分布在印度半岛以东亚洲各国。磨芋属有100多种，其中花魔芋、白魔芋、滇魔芋、东川魔芋、疏毛魔芋和疣柄魔芋等6种经过处理后可以食用。花魔芋全株有毒，块茎毒性较大，但用石灰水处理后，可魔粉制成魔芋豆腐以供食用。这种技术首记于中国宋代的《开宝本草》，"捣碎以灰汁煮成饼，五味调食。"在元代，人们除野外采集外，已开始种植魔芋。明·李时珍《本草纲目》记载"秋后采根，须净擦，或捣成片段，以酽[3]灰汁煮十余沸，以水淘洗，换水更煮五六遍，即成冻子，切片，以苦酒五味淹食，不以灰汁则不成也。"

黄独为薯蓣科植物。块茎卵圆形或梨

---

1 将一些有毒或有色物质与净土、硅藻土、活性炭等多孔性物质放在一起，有毒成分或色素便会被吸收，这种作用称为吸附作用。

2 木薯别名木番薯、树薯、臭薯、葛薯、树番薯，为世界三大薯（马铃薯、甘薯、木薯）之一。

3 酽（音yàn），浓，味厚。

形，表面长满须根，分布中国、日本及亚洲东南部。因含有二萜类化合物黄独素，误食其块根和服用过量，可引起口、舌、喉等处烧灼痛，以及流涎、恶心、呕吐、腹泻、腹痛、瞳孔缩小等症状，严重者会导致昏迷、呼吸困难和心脏麻痹而死亡。浙江民间食用前先将其切成薄片，涂以草木灰，再浸于池水中2～3天，取出晒干，然后煮熟可食。明·徐光启《农政全书》记载"土芋：一名土豆，一名黄独，蔓生，叶如豆，根圆如鸡卵，肉白皮黄，可灰汁煮食，亦可蒸食。"

2.中药炮制去毒

中药炮制去毒是中国传统医药学的重要组成部分，是根据中医临床用药需要和药物本身的性质，以及调剂、制剂的不同要求，所采取的各种传统制药工艺和技术。

净制去毒——选好入药部位，除去非入药部分，解毒去毒，达到安全用药的目的。《本草·蒙荃》中记载蕲蛇去头足；《本草纲目》中记载斑蝥去头、足、翅，方可入药。现代药理研究，蕲蛇的头部毒腺中含有大量出血性及溶血性毒质成分，净制除去蕲蛇的头、尾入药是安全合理的炮制方法。

炒制去毒——苍耳子含有毒蛋白，通过锅炒至黄或焦黄色，可使毒蛋白变性而不被溶出，达到用药安全有效的目的。斑蝥含有斑蝥素，有强烈的刺激性，一般只能外用，如口服必须炮制才能入药。斑蝥素的升华点为110℃，米炒斑蝥时锅的温度达120℃，正适合于斑蝥素的升华，达到解毒去毒的目的。马钱子含有马钱子碱和番木鳖碱，它们既是有毒成分又是有效成分，通过砂炒可除去疗效低毒性大的马钱子碱，保留毒性小疗效好的番木鳖碱，以保证临床用药安全有效。

辅料炮制——在中药中加入不同辅料，利用辅料与药物的有毒成分相结合，起到消除中药毒副作用的目的。将豆腐与有毒性中药（藤黄、硫黄）一起蒸煮，豆腐中的蛋白质与中药所含生物碱、鞣质及重金属结合产生沉淀，达到去毒效果。中药甘遂、大戟、芫花皆为峻泻药，毒性较强。用米醋炙药，醋中有机酸可与毒性物质结合而失去刺激性，从而减弱泻下作用和毒副作用。用甘草溶液煮或浸泡远志、半夏和吴茱萸，能缓和药性，降低毒性。用明矾制乌头可使乌头碱在水溶液中发生沉淀而加快对毒性物质的消除。

煮蒸去毒——川乌、草乌含有乌头碱，毒性较大，但遇水加热可被水解从而降低了毒性。苦杏仁经加热炮制后可以灭活苦杏仁中的酶，这样苦杏仁苷在人体内在胃酸的作用下缓慢分解产生适量氰氢酸起到止咳平喘作用，而不会引起中毒。

去油制霜[1]——巴豆、千金子、柏子仁去油成霜；信石、砒霜升华成霜；西瓜霜是经渗析制成；鹿角霜是经煎熬制成。巴豆中含有能溶解红血球的油脂，具有强烈的泻下作用和刺激性，为了保证用药安全有效，必须制成霜，使巴豆霜中的含油脂量下降为18%～20%。

水飞去毒[2]——雄黄主要成分含硫化砷，但夹杂有剧毒的三氧化二砷，临床用药需经过炮制以降低或消除三氧化二砷。水飞法能降低雄黄中三氧化二砷的含量。

复制降低毒性[3]——半夏中含有刺激性苷及不溶或难溶于水的有毒成分，需用辅

---

1 去油制霜是将药物经过去油制成松散粉末，或析出细小结晶，或升华，煎熬成粉渣的方法。
2 水飞是将某些不溶于水的矿物药，利用粗细粉末在水中悬浮性不同，分离制备极细腻粉末的方法。水飞既可除去杂质清洁药物，又可除去可溶于水的毒性物质。
3 将净选后的中药加入一种或数种辅料，按规定操作程序，反复炮制的方法称为复制。复制能降低毒性，改变药性，增强药物疗效，并可矫味、矫臭。

料解毒并缩短水浸泡时间，以免有效成分损失。毒理学研究证明，经过复制法炮制的半夏均能消除刺激咽喉而导致失音的副作用。如用高压蒸2小时可消除半夏麻辣味。用6%～8%碱水浸泡2～3天至无干心的称为清半夏。用每100千克半夏浸泡至透后，加姜汁15千克，白矾8千克，煮2～3小时，称为姜半夏。用工艺温度50℃浸泡48小时，加水量4倍（压力1.6×40.5帕）炮制的，称为法半夏。

3.食品去毒技术

黄豆、菜豆、扁豆不能生吃。这些豆子中含有植物血凝素，一定要煮熟再吃，因为加热煮熟的豆子和豆浆中的植物血凝素被破坏失去活性，不会引起中毒。

苦杏仁不能生吃。苦杏仁中含有毒的苦杏仁苷。为了预防中毒，必须用水浸泡苦杏仁，剥去黄色内皮，然后再用清水浸泡数日，每天换水数次，直到完全除去苦味为止，经过浸泡去毒的苦杏仁，吃的时候也要彻底煮熟或炒熟，才不会发生中毒。

黄花菜不能生吃。黄花菜中含有毒的秋水仙碱，因此一定要煮熟再吃。市售的"金针菜"（黄花菜）是经过蒸煮晒干的，已经除去了有毒的秋水仙碱。

发芽的马铃薯不能食用。因为发芽的胚芽和发绿的部位积聚大量有毒的龙葵素，即使切洗烧煮仍然难以去除毒素，因此，马铃薯一旦发芽便不宜食用。

4.餐具去毒防毒技巧

陶瓷餐具表面上的彩釉中含有铅、汞、镭、镉等对人体有害。塑料餐具表层的彩色图案中，铅、镉等金属元素含量往往超标，也会对人体造成伤害。在彩色的塑料瓶中放油、醋、饮料等，就会溶解一部分彩色母料，食用对健康不利。因此，购买陶瓷餐具在使用前用沸水煮上5分钟，或者用食醋浸泡2～3分钟，以溶出餐具中所含的有毒物质。

不锈钢虽然比其他金属耐锈蚀，但如果使用不当，不锈钢中的微量金属元素同样会在人体中慢慢累积，达到一定量就会危害人体健康。因此，不要在不锈钢餐具里长时间盛放强酸或强碱性食品，防止其中的铬、镍等金属元素溶出。更不能用不锈钢器皿煎熬中药，以防不锈钢在加热条件下与中药中的生物碱和有机酸反应，生成毒性更大的化学物质。

尽量不要使用铝制餐具，因为铝在人体内积累过多会引起智力下降。铝餐具更不能和铁餐具搭配使用，两者发生化学作用会导致更多的铝离子进入食物。

5.工业防毒技术

20世纪80年代以来，在吸取印度博帕尔毒气泄漏事故和大量工业职业中毒事件教训的同时，科学家研究工业防毒技术取得许多新成果和新技术，应用到防毒技术的法规制定和技术标准的制定之中。在工业生产过程中也建立了一些可行的制度，并在工艺方面进行新的改革。

（1）以无毒低毒的物料代替有毒高毒的物料。在生产过程中，使用的原材料和辅助材料应尽量采用无毒、低毒材料，以代替有毒、高毒材料，这是从根本上解决毒物对人体危害的好方法。

（2）改革工艺。选择工艺路线要把有毒无毒作为权衡选择的重要条件，要把工艺路线中所需的防毒措施费用纳入技术经济指标中。选择新工艺或改造旧工艺，要尽量选用那些在生产过程中不产生（或少产生）有毒物质，将有毒物质消灭在生产过程中的工艺。

（3）生产设备的管道化、密闭化及操作的机械化。要达到有毒物质不散发、不外逸，关键在于生产设备本身的密闭程度及投料、出料、物料的输送、粉碎、包装等生产过程中各环节的密闭程度。生产条件允许时也可使设备内部保持负压状态，以达到有毒物质不外逸。对气体、液体，多采用管道、泵、高位槽、风机等作为投料、出料、输送的设施。对固体则可采用气力输送、软管真空投料、星形锁气器、翻板式锁气器出料等。以机械化操作代替手工操作，可以防止毒物危害，降低劳动强度。

（4）隔离操作和自动控制。由于条件的限制，不能使有毒物质的浓度降低到国家卫生标准时，可以采用隔离操作措施。把工人与生产设备隔离开[1]，使生产工人不会被有毒物质或有害的物理因素所危害。

工业防毒技术是职业安全健康的重要内容，包括通风排毒、烟雾净化、冷凝回收、液体吸收、固体吸附、燃烧净化与除臭等工程技术方法，毒物防护技术的应用，有毒有害物质的检测分析技术，以及工业毒物的综合防治措施。作为从事有毒有害作业岗位人员、企业安全与环境管理及技术人员、职业安全管理、监督与监察人员来说，工业防毒技术是必须掌握的。

6.饲料防霉技术

饲料在储存、运输、销售和使用过程中，极易发生霉变，大量生长和繁殖的霉菌污染饲料，不仅消耗饲料中的营养物质、使饲料质量下降、饲料报酬降低，而且畜禽食用后会引起中毒死亡。饲料生产厂商必须十分重视饲料防霉技术的研究与应用。

饲料防霉技术主要如下。①严格控制原料水分，一般要求玉米、高粱、稻谷等不超过14%；大豆及其饼粕、麦类、次粉、糠麸类、甘薯干、木薯干不超过13%；棉籽饼粕、菜籽饼粕、向日葵仁饼粕、亚麻仁饼粕、花生仁饼粕、鱼粉、骨粉及肉骨粉不超过12%。②添加防霉剂。日本将海藻粉（裙带菜粉或海带粉）、碘酸钙混合后制成高效饲料防霉剂。如果将多种防霉剂[2]混合使用效果更好。③化学消毒和辐射结合防霉。前苏联的科学家认为，对饲料先进行化学消毒，然后进行辐射，不仅灭菌、防霉效果好，而且能提高饲料中维生素D的含量。如果将雏鸡饲料用γ射线辐射后，可达到灭菌效果，这种辐射饲料可长期储藏而不变质。④控制霉菌遗传密码。用遗传学方法改变厂内霉菌区系，使其失去产生黄曲霉毒素的酶类，以控制黄曲霉毒素对饲料的污染。美国农业部的研究者们正在培育能够抵抗黄曲霉毒素的玉米新品种，但商业化向市场推广还需要一定的时间。

7.植物药害的去除

使用农药不当产生的植物（农作物）药害，一旦发现应立即喷洒2～3遍清水，可减轻药害的危害程度；叶面喷洒缓解药害的药剂，如营养剂，可有效缓解药害；适度灌水，防止干旱，冲施高钾的复合肥，以提高作物对药害的抵抗能力。此外，针对引起药害的原因采取解救办法。

如发生硫酸铜药害后，可喷0.5%的生石灰水解救。如受石硫合剂药害后，在水洗的基础上，喷400～500倍的米醋液可减

---

1 隔离的方法，一种是将全部或个别毒害严重的生产设备放置在隔离室内，采用排风方法使室内保持负压状态，使有毒物质不能外逸，另一种是把工人的操作地点放在隔离室内，采用送风的办法，将新鲜空气送入隔离的操作室内，保持室内正压。隔离操作需配备先进的自动控制和指示系统。

2 防霉剂较多，如碘化钾、碘酸钙、丙酸钙、甲酸、海藻粉、柑橘皮乙醇提取物等。

轻药害。乐果等有机磷类农药产生药害时，可喷200倍的硼砂液1～2次。多效唑等抑制剂或延缓剂造成危害时，可喷施"九二零"溶液解救。

如果药害是由酸性农药引起的，可在地里撒生石灰或草木灰，药害较重的还可用1%漂白粉液叶面喷施。对碱性农药引起的药害，可用硫酸铵、过磷酸钙等酸性肥料。无论何种性质的药害，叶面喷施0.1%～0.3%的磷酸二氢钾溶液，或用0.3%的尿素加0.2%的磷酸二氢钾溶液混合喷洒，每隔5～7天一次，连喷2～3次，均可显著降低因药害造成的损失。

对瓜菜、果树局部涂药或灌药造成受害的情况，可摘除受害的果实、枝条、叶片等；如果主干和主枝上产生药害，要结合用中和缓解剂或清水冲洗解毒。

7.5.2 脱毒除毒

1.植物饼粕脱毒

植物饼粕饲料富含蛋白质，是重要的饲料资源，但由于多数饼粕含有植物毒素，需要经过脱毒（detoxication）[1]处理而后应用。因此，科学家发明了许多脱毒方法。植物饼粕脱毒工艺，适用于棉籽、菜籽、蓖麻籽、亚麻籽和油茶籽等饼粕的脱毒。

植物饼粕饲料的脱毒方法有物理学方法（热处理、分离棉籽色素腺体法、钝化芥子酶法、膨化脱毒法）、化学方法（硫酸亚铁法、碱处理法、盐溶法、酸碱盐降解法、水剂脱毒法、溶剂浸出法）、生物学方法（酶催化水解法、微生物发酵法）、遗化学方法（培育"低棉酚"棉花品种和油菜"双低"品种）。1996年，史志诚、牟永义主编的《饲用饼粕脱毒原理与工艺》（中国计量出版社）详细介绍了20世纪70年代以来科学家研究饲用饼粕脱毒原理的成果和各种饲用饼粕的脱毒技术。

棉籽饼粕是一种重要的蛋白质资源，但因含有一定量的有毒的游离棉酚，影响了利用效果。1960年，格尔德（Roberts Gelder）利用牛、羊的瘤胃内容物进行发酵脱毒，效果很好，但因瘤胃内容物采集困难未能推广。后来，科学家发现硫酸亚铁中Fe^{2+}能与游离棉酚结合，使游离棉酚中的活性醛基和羟基失去作用。因此，在棉籽榨油工艺的蒸料工序中，加入雾化的硫酸亚铁溶液，获得脱毒的棉籽油和脱毒的饼粕。利用微生物发酵方法脱毒率达到65%以上，可以将棉籽饼中的游离棉酚下降到0.01%以下，达到了规定的安全标准，可直接用作畜禽饲料。有的科学家根据棉酚集中于棉籽色素腺体的特点，采用液体旋风分离器，借助高速旋转产生的离心力，将色素腺体完整地分离出来，使饼粕中的游离棉酚含量大大降低。此外，化学脱毒剂、膨化脱毒、混合溶剂脱毒的产品，游离棉酚含量也能降低到安全标准。

世界油菜籽的产量约2.2亿吨，菜籽粕是重要的蛋白质饲料资源，只要进行物理化学处理的程序，就足够对菜籽粕中所有毒素进行脱毒。如果采用非离子型表面活性剂和无机盐按比例兑制成脱毒液，在常温常压下，脱毒液可将菜籽饼粕中的硫代葡萄糖苷和抗营养因子萃取出来，具有工艺简单、周期短、成本低、无"三废"污染等优点。利用菜籽饼粕添加剂发酵脱毒，可以除去菜籽饼粕中异硫氰酸酯含量近似于零，噁唑烷硫酮含量低于每克0.011毫克。好氧发酵脱毒法可将配好的菜籽饼粕在地面或竹筛上铺3～5厘米厚（夏季薄

---

1 植物保护科学把生产无病毒种苗，防止品种退化也称为植物脱毒技术，此处应加以区别。

些，冬季厚些），上面覆盖透气的纺织袋，以利保温、保湿，25℃以上发酵24小时。待发酵料长满菌丝，结成块状，闻有香味表明发酵完成，即可翻料，让其自然晾干，用于喂猪、喂鸡。1977年，中国青海省畜牧兽医研究所发明了坑埋脱毒法，将其坑埋62天，脱除率在94%以上。

蓖麻籽取油后剩下的残渣——蓖麻籽饼含有丰富的**蛋白质**，粗蛋白质含量为33%~35%。但由于其含有蓖麻碱、变应原、蓖麻毒蛋白和血细胞凝集素4种有毒物质，未经处理不能直接饲喂动物，所以长期以来蓖麻饼被当作肥料施用于农田。如果饲喂畜禽，则必须经过脱毒。早在1902年就有通过煮沸和盐水萃取的方法进行脱毒和饲喂畜禽的报道。目前，蓖麻饼的脱毒方法主要有化学法、物理法、微生物发酵法和联合法。化学法脱毒残毒量少，工艺较简单，易操作，但由于要添加化学品，蓖麻籽饼脱毒后，大多数需要用水进行冲洗，使蓖麻籽饼中的营养物质受到损失，降低了它的营养价值，同时也污染了环境。物理法工艺相对复杂，一般需要高温高压，才能取得较好的脱毒效果，同时耗能高，成本高。

亚麻籽的世界总产量约300万吨，有较高的利用价值，但由于含有氰苷，有一定的毒性。亚麻籽脱毒方法有水煮法、温热处理法、挤压法、微波法、压热法、微生物法和溶剂法。水煮法脱毒是亚麻籽在足量的水中使氰苷酶充分地发挥效力，最终使生氰苷转化成氢氰酸并得以释放，脱毒率96%。高压蒸煮法可使氰苷转化成氢氰酸而释放，起到脱毒的作用。挤压法具有高温、高压、短时强烈挤压和热处理功能，使氰苷及其他抗营养因子的化学结构受到破坏而失去毒性，脱毒率95%左右。微波加热法可激活氰苷酶的活性，使生氰苷迅速转化成氰醇，继而裂解成氢氰酸，与水一道被蒸发释放出来，脱毒率可以达到89%。溶剂法是利用极性溶剂对氰苷的浸提作用，从而去除粕中的氰苷。

2.利用细菌除毒

长期以来，科学家一直在寻找能够降解有毒物质的细菌。俄罗斯科学院巴赫生物技术研究所曾向英国提供一项新型的抗污染装置，并用于解决潜艇的空气污染问题。这种装置是一个装满细菌的容器，容器中的细菌能够分解空气中的挥发性有机物和有毒污染物。德国科学家发现一种能够清除水中有毒物质的细菌。法国的科学家研究发现一种能够将瓦斯和一氧化碳转化为二氧化碳和水的细菌。中国的科学家利用细菌和微生物降解农作物体内的农药残留物质。美国康奈尔大学的科学家从污泥找到一种能够使某些有毒溶剂（包括干洗衣服常用的溶剂）变为无毒的细菌。使用芽孢杆菌属的菌株研制的农药残留降解菌剂直接施用于农作物，可使甲胺磷等残留去除率达95%以上。此外，科学家还发现能够利用砷的细菌，并命名为MIT-13，成为人类治理砷污染的一个重要助手。

3.草原毒草防除

长期以来，人们面对草原大面积毒草的蔓延和对畜牧业的危害束手无策，往往采取焚烧、人工挖除或单一的化学灭除，不仅防除效果不佳，而且会引起草原火灾，造成草原进一步退化。在长期的探索中科学家提出采用生态控制与化学灭除相结合的方法来应对毒草灾害。

中国西北农林科技大学和西北大学生态毒理研究所的专家提出实施生态控制工程防除毒草灾害。生态控制工程是依据生态毒理学原理调整植物毒素在生态系统中平衡关系所采用的一种方法。其方法是：①以生态学的方法调整草群结构，控制毒草生长，逐步提高资源再生系数，降低毒草中毒危险性；②依据毒草对不同动物的易感性差异，调整牧场畜群结构，以发挥物尽其用、降低毒草危害的功效；③采取日粮控制法、畜种限制法、促进植被演替法、改变草群结构法、化学防除法、添加剂法、药剂解毒等方法，达到经济、有效、生态平衡和可持续发展之目的。20世纪50年代，中国内蒙古自治区伊克昭盟约有570万亩草地上有小花棘豆生长，在退化草场上小花棘豆等毒草的覆盖度占可利用草场的34.6%，禾本科下降到6%，更缺乏豆科草，放牧家畜特别是马常常采食中毒。该盟的乌审旗建立了"草库仑"[1]后，禾本科上升为42.7%，豆科34.6%，毒草下降为2.8%，草场牧草结构得到大大改善，有效地防治了马的小花棘豆中毒。80年代，中国新疆维吾尔自治区阿合奇县根据毒麦具有明显地带性生态分布特点，采用"改变耕作制度法"，有效地防除毒麦危害。西北农林科技大学在陕西汉中地区采取日粮控制法（在发病季节，耕牛上午在牛舍饲喂饲草、下午在栎林放牧），使栎树叶在日粮中的比例下降为40%以下，有效地预防了山区牛栎树叶中毒的发生。在生态控制草原毒草方面科学家正在探索利用植物化感作用抑制毒草生长，控制草原毒草的蔓延。据美国农业部估计，化感作用新技术的应用将给美国农业带来相当于总产2%，约为20亿美元的效益。

在美国，对危害各种家畜特别是羊的夹竹桃、马利筋属有毒植物，对西部草原上的黄芪属和棘豆属有毒植物，对潮湿地带危害各种家畜和人的毒芹属有毒植物，对危害各种家畜特别是牛的翠雀属有毒植物，对危害各种家畜特别是鹿的羽扇豆属有毒植物，对西南部和中西危害各种动物的栎属有毒植物（主要是哈佛氏栎，甘比尔氏栎），对西南部牛和马中毒最多有毒植物狗舌草等，进行化学杀除，以达到控制的目的。

4.药剂除毒

丹宁用作水处理絮凝剂、脱黏剂和破乳剂。丹宁是一种资源丰富、价廉易得的天然高分子化合物。丹宁含有的各种活性官能团（酚羟基、羧基）表现出活泼的化学性质。以丹宁为原料，利用其羟基发生酯化或醚化反应，生成相应的酯和醚，再经过醛类物质改性，这种改性的丹宁可用来作水处理的絮凝剂、脱黏剂（如水溶液中悬浮的油漆颗粒）以及破乳剂，用来去除油田废水中的Cu^{2+}、Cd^{2+}、Cr^{6+}、Pb^{2+}、Ni^{2+}、Hg^{2+}等金属离子。阳离子丹宁用于对采油污水的处理，不仅有好的絮凝效果，而且对腐蚀、结垢有一定的抑制作用。栎丹宁处理Pb^{2+}、Cd^{2+}、Cr^{3+}、Zn^{2+}、Mn^{2+}、Fe^{2+}重金属离子的去除率达到80%以上。

果蔬清洗剂。一种用于清洗蔬菜、瓜果的清洗剂，可以有效地清洗掉果蔬表面的残留物。清洗剂主要由非离子型表面活性剂脂肪醇聚氧乙烯醚、椰子油酸二乙醇酰胺和碳酸钠等组成，利用非离子表面活性剂对油和水的浸润性改变果蔬表面残留农药表面物理特性，使农药脱离果蔬表面而达到洗涤目的，利用大多数农药在碱性溶液中水解，产生碱性环境达到去除农药残毒的目的。

草宝洗洁露是由大蒜、皂角、山柰、

---

1 "草库仑"是中国牧民在草原建设中的一项创举，是为防草场退化、恢复草场生产力而将草原以不同的围篱方式逐块地围起来，加以保护。依利用方式不同，分为割草库仑，放牧库仑，草、料、林三结合草库仑，乔、灌、草综合治沙库仑等。

仙人掌、鸡血藤、纯碱、乙醇和蒸馏水制成，具有去污去油质力强，消毒灭菌等特点，适用于水果、蔬菜、肉类和人的皮肤的消毒杀菌，对蔬菜、水果等农药残留有去除效果，对人体无任何副作用。

蔬果防毒除毒剂由碱性化合物所组成，对有机磷农药和氨基甲酸酯农药的分解率可达90%~100%，适用于蔬菜、瓜果消除残留农药毒素及消除其他场合的农药污染。

5.装修新房除毒

室内装修用的涂料、地板等人造板材，含有甲醛、甲苯、二甲苯等有毒有害物质，都会对人体造成很大的危害。其中甲醛易溶于水，易引起人的过敏反应，也能带来哮喘、鼻炎、咽炎等疾病，1995年被世界卫生组织宣布为可疑致癌物；苯是公认的致癌物，浓度过高，可导致白血病等癌症。因此，装修的新房必须注意通风，有条件可装有动力的空气净化装置、换气机、空气净化器。同时采取相应的除毒措施。

活性炭是世界上公认的长效吸毒"专家"，能彻底清除居家、办公室、公共场所、汽车内苯、甲苯、甲醛、挥发性有机物，以及氡气等有毒的气体，祛味除毒，净化空气。如果将800克颗粒状活性炭分成8份，放入盘碟中，每屋放2~3碟，72小时可基本除尽室内异味。

甲醛捕捉剂能深入人造板材内部对甲醛游离分子产生主动吸附、捕捉并发生反应，一旦反应生成无毒高分子化合物，就永不分解，从而达到迅速有效消除甲醛的目的。

绿色植物对居室的污染空气具有很好的净化作用。美国科学家威廉·沃维尔经过多年测试，发现各种绿色植物都能有效地吸收空气中的化学物质并将它们转化为自己的养料。在24小时照明的条件下，芦荟消灭了1米^{3}空气中所含的90%的醛；常青藤消灭了90%的苯，龙舌兰可吞食70%的苯、50%的甲醛和24%的三氯乙烯；垂挂兰能吞食96%的一氧化碳、86%的甲醛。因此，专家建议在居室中，每10米^{2}放置一两盆花草，基本上就可达到清除污染的效果，如芦荟、吊兰、虎尾兰、万年青、天南星、仙人掌和雏菊等，但也不能过多过滥。如果室内花卉过多，就会增加二氧化碳的浓度。特别是夜间，植物的呼吸作用十分旺盛，就会形成与人争氧的情形。

7.5.3 生物修复

人类利用微生物制作发酵食品已经有几千年的历史，利用好氧或厌氧微生物处理污水、废水也有100多年的历史，但是使用生物修复（bioremediation）技术处理现场有机污染才仅仅30多年的历史。1972年美国宾夕法尼亚州的一次管线泄漏汽油事件，使用生物修复技术进行清除，但仅处于试验阶段。1989年美国阿拉斯加海滩受到大面积石油污染以后，首次大规模应用生物修复技术，并得到了政府环保部门的认可，成为生物修复的一个里程碑。1991年3月，在美国的圣地亚哥举行了第一届原位生物修复国际研讨会后，生物修复成为20世纪90年代以来迅速发展的一项治理有毒化学品污染的新技术。之后，美国、德国、荷兰等多个国家将生物修复技术用于土壤、地下水、地表水、海滩和海洋环境污染的治理。仅美国推出投入生物修复的"超基金项目"费用由1994年的2亿美元增加到2000年的28亿美元。

尽管不同的研究者对"生物修复"的定义有不同的表述，但生物修复的基本定义为利用生物，特别是微生物催化降解污染物，从而修复被污染环境或消除环境中污染物的一个受控或自发进行的过程。生物修复的目的是去除环境中的污染物，使其浓度降至环境标准规定的安全浓度之下。生物修复[1]从最初主要是利用细菌治理石油、有机溶剂、多环芳烃、农药之类的有机污染，到目前已经拓展应用到海洋生物修复、重金属污染的生物修复、真菌生物修复和植物修复。

1.生物修复技术

按照生物类群的不同，科学家把生物修复分为微生物修复、植物修复、动物修复和生态修复。

微生物修复技术是一项非常有应用前景的环保新技术，它既经济又无二次污染，具有其他修复技术难以比拟的优势。木霉作为传统的生物修复微生物，已证明对氰化物污染具有一定的修复作用，但常需要借助于修复性植物的共生作用才能实现，而野生木霉菌单一使用对氰化物污染修复效率尚不理想，需要通过生物工程技术对其进行改良。

植物修复（phytoremediation）又称生物复育法，是利用绿色植物来转移、容纳或转化有毒污染物使其对环境无害的方法。植物修复的对象是重金属、有机物或放射性元素污染的土壤及水体。蕨类植物像海绵一样从土壤中吸收砷，其叶片含砷量高达8‰，大大超过植物体内的氮磷养分含量。提供蕨类植物的承包商认为蕨类植物去除土壤上层中的砷最为有效。中国地理科学与资源研究所环境修复中心从1999年以来筛选出一种砷超富集植物——蜈蚣草，建立了砷污染土地的植物修复示范工程，并先后在广西河池和云南红河州开始推广应用。蜈蚣草的根系吸收污染土壤中的砷并运移至植物地上部分，然后收割地上部分，从而提取了土壤中的污染物。选用水生植物羽状根系所具有的强烈吸持作用，从污水中吸收、浓集、沉淀金属或有机污染物。这种植物根滤作用是水体、浅水湖和湿地系统进行植物修复的重要技术。对于疏水性适中的污染物（如石油、三硝基甲苯），通过植物体内的新陈代谢作用将吸收的污染物进行降解。目前，植物修复技术以安全、廉价的特点正成为全世界研究和开发的热点，国际植物修复市场规模将达到20亿美元。美国、加拿大的植物修复公司已开始营利。

动物修复技术的研究是从土壤动物的生态功能、对土壤的形成和维持肥力方面，以及土壤动物的大规模人工养殖技术等方面进行的，目前土壤动物修复技术的发展和应用有良好前景。

生态修复（ecological rehabilitation）是生态学的一个分支学科，自1980年凯恩斯（Cairns）主编的《受损生态系统的恢复过程》一书出版以来才发展起来的。生态修复是指对生态系统停止人为干扰，以减轻负荷压力，依靠生态系统的自我调节能力与自我组织能力使其向有序的方向进行演化，或者利用生态系统的这种自我恢复能力，辅以人工措施，使遭到破坏的生态系统逐步恢复或使生态系统向良性循环方向发展。

2.原位与异位生物修复

根据污染物所处的治理位置不同，生物修复可分为原位生物修复（in-situ bioremediation）（图7-5-1）和异位生物修复（ex-situ bioremediation）。

---

1 对生物修复的定义不同表述是：①生物修复指微生物催化降解有机物、转化其他污染物从而消除污染的受控或自发进行的过程；②生物修复指利用天然存在的或特别培养的微生物在可调控环境条件下将污染物降解和转化的处理技术；③生物修复是指生物（特别是微生物）降解有机污染物，从而消除污染和净化环境的一个受控或自发进行的过程。

原位生物修复指在污染的原地点采用一定的工程措施进行。处理方法是将受污染土壤在原地处理。处理期间,土壤基本不被搅动,最常见的就地处理方式是土壤的水饱和区进行生物降解。除了加入营养盐、氧源(多为H_2O_2)外,还需引入微生物以提高生物降解的能力。到目前为止,已有乳杆菌属、双歧杆菌属、弧菌属、假单孢菌属、芽孢杆菌属的众多种类及硝化细菌、光合细菌等应用于原位生物修复。

地表水体(江河、湖泊、海洋、景观水、养殖水等)污染的治理,常用的原位生物修复措施有:投加高效降解菌(或基因工程菌)、人工曝气复氧、投加营养物或生物表面活性剂、添加电子受体等。

地下水污染原位生物修复常用渗透反应墙技术和井群注入技术。渗透反应墙(PRB)技术[1](图7-5-2)最早在1990年由加拿大滑铁卢(Waterloo)大学研制,可以处理各种有机和无机污染物。后来在美国、英国和德国得到应用。据统计,在世界上安装的PRB系统已有127座,其中美国96座、欧洲17座、日本11座。渗透反应墙技术主要适合水位埋藏浅的污染场地,而对水位埋藏深的较大的污染场地,需要采用单井注入技术、双井和多井注入技术。采用单井注入技术原位生物修复汽油污染地下水时,可通过注入井向污染含水层注入氧气和氮、磷及其他无机盐营养物质,使氧和营养物质在污染水体中循环。

异位生物修复(图7-5-3)指移动污染物到反应器内或邻近地点,采用工程措施进行。异位生物修复中的反应器类型大都采用传统意义上生物处理的反应器形式。异位生物修复主要包括现场处理法、预制床法、堆制处理法、生物反应器和厌氧生物处理法。

异位生物修复技术是将污染的地下水从含水层中抽到地面上的生物反应器加以处理,再将处理后的水回灌到地下或作其他用途的生物修复技术。其过程自然形成一个闭路循环(图7-5-4)。

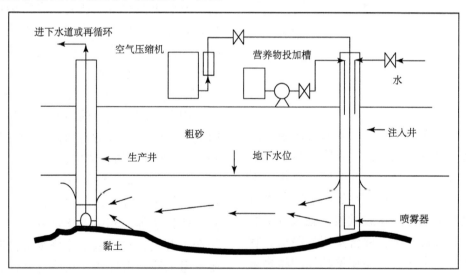

图7-5-1 石油污染地下水的原位生物修复示意图

1 渗透反应墙(permeable reactive barrier,PRB)最简单的形式是在地下挖一个垂直于地下水流方向的槽,将反应介质填充在槽中,当受污染的地下水流经反应槽时反应介质将污染物去除,使流出槽的水得到处理。其改进型有漏斗通道型和多个PRB串联或并联型。

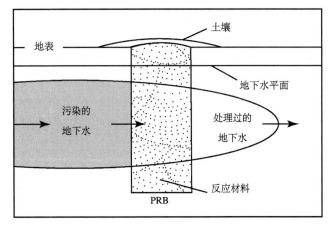

图7-5-2 渗透反应墙（PRB）示意图

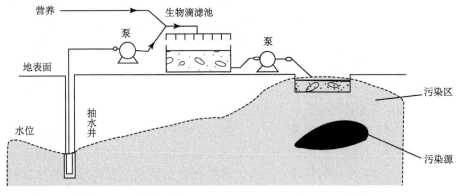

图7-5-3 生物滴滤池异位生物修复示意图

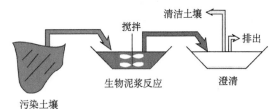

图7-5-4 异位生物修复系统图解

3.土壤污染修复

土壤污染[1]的修复，主要发挥土壤自身功能进行自然修复，使污染物进行转化，但一般需要时间很长，甚至两三百年。因此，需要采用生物修复技术进行人为调控。根据玉米苗期盆栽试验，施入有机肥后土壤中有效态镉、锌含量明显降低。在污染区种植某些具有超积累功能的植物来吸收一些重金属污染物，是一种廉价和易于实施的办法，如生长在矿区的植物东南

景天，可以吸附大量的锌、镉、铅；蜈蚣草能吸收砷元素。在污染土壤里添加修复剂，改变土壤性质，从而减少污染物的影响，如施用石灰是抑制镉污染土壤上植株吸收镉的有效措施，水溶态的镉随石灰用量的增加而急剧减少。

石油在生产、加工、运输及战争中泄漏等原因造成的土壤石油污染已成为世界性问题，各国科学家对石油污染治理及生物修复的研究正在进行之中。

除了生物修复之外，还可以采取化学安定法、排土与客土法、覆土法、化学淋洗法、稀释法等，其中以化学安定法或淋洗法最为有效。在采取上述修复方法时，需要考虑土地利用方式、经济可行性、群众接受度以及执行的时效。

---

1 土壤污染也称土壤中毒。土壤污染的主要源头是工业及采矿业污染、农业面源污染和生活废弃物排放。

7.6 测毒解毒防毒商机无限

7.6.1 毒物推动了发明

人类的历史是发明的历史，永不停息的创新活动推动着历史不断进步。我们介绍的关于解毒防毒的重要发明仅仅是众多发明的一部分，事实上，测毒解毒防毒的发明从未停止，新毒物的出现，新毒理机制的阐明，都在推动着新的发明。这些发明不仅反映了毒理科学的进步，使人类摆脱了某些毒物的困扰，而且带动了经济社会的发展，为人类未来的健康作出了贡献。

1.中世纪毒杀案推动砷检验方法的改进

砷用于谋杀已经有1000多年的历史，自古以来，科学家对微量砷的鉴定和研究从未停止。在古代，由于生产技术落后，致使砒霜里都含有少量的硫和硫化物。其所含的硫与银接触，就可起化学反应，使银针的表面生成一层黑色的硫化银。因此，一度采用银针探砷方法检验尸体证明砷的存在，曾经使司法步入误区。现代生产砒霜的技术进步，提炼很纯净，不再掺有硫和硫化物。银金属化学性质很稳定，在通常的条件下不会与砒霜起反应。

在18世纪的早期，荷兰内科医生博尔洛维（Herman Boerhowe）提出一种新理论，认为许多毒药在热的、气态条件下会产生特定的气味。他将怀疑的有毒样本放在热的木炭上测试它的气味来进行测定。尽管这种方法没有得到成功的应用，但他是用化学方法提供毒物存在可能性的首位倡导者。

1775年，瑞典化学家舍勒[1]发现砷可以被氯水转化为砷酸，如果在砷酸中加入金属锌可以将其还原为有毒性的砷气，如果缓慢地加热，这些气体就能在冷凝管的表面沉积而形成金属样的砷。

1790年，一位名为约翰·梅斯格的化学家发现，如果物质中含有砷，那么在这种物质加热后，把凉的金属板置于蒸气的上方，在金属板上就会出现白色的砷氧化合物层。尽管这层砷镜能够证明砷的存在，但却不能分辨身体内是否吸收了砷。

1806年，当时在森林化工厂工作的瓦廷伦·罗兹博士将一具怀疑砷中毒尸体的胃内容物提取出来，然后放在一个池内煮沸，通过过滤去除剩余的杂质，然后再用硝酸处理滤液，成功地将砷从组织检材中分离出来，这样更易于形成砷镜。

1832年，英国化学家詹姆斯·马什[2]开始深入研究砷的分析方法，并向陪审法官提交了可靠的证明。他找到了用锌和硫酸把氧化砷还原成气态氢化砷的方法，让这种气体通过一个加热的管子，这时，生成的砷凝聚在一只冷瓷盘上，形成略带黑色的发亮的镜子。1836年，马什公开了他发明的检验最小剂量砷的方法，即使0.0001毫克的砷也能得到证明。随着马什检验法的采用，使用白砷作为谋杀下毒的情况大为减少。

从中世纪以后到20世纪，探索检验砷的精确方法仍然没有停顿。当另一个检验砷的方法——中子活化分析法用于侦查犯罪时在公众中引起了轰动。20世纪50年代初，一个名为贝丝娜（Besnard）的妇女在

---

1 舍勒（Carl Wilhelm Scheele，1742~1786年）是瑞典科学院院士、化学家。

2 詹姆斯·马什（James Marsh，1794~1846年），1829~1846年，在皇家军事学院当助教。他开发了迫击炮弹引信，在皇家兵工厂驻地举行的一次军械师会议上命名为优秀的发明科学家。

巴黎一家法庭受审，原因是指控她多次用砷进行谋杀。在法庭上，辩护人对经典的砷证明法提出怀疑。由于这一原因，中子活化分析法首次用于毒理学鉴定，甚至连诺贝尔奖获得者弗雷德里克·居里[1]也一同参与。尽管证明取得成功，但贝丝娜在这次起诉后几年被释放，因为人们不能完全排除，砷通过人们还不太清楚的微生物过程，从公墓的土壤中进入到死者体内。

2.硫化氢——分析化学的基本试剂

人们认识硫化氢气体是从17世纪开始的。1663年化学家波义耳知道它能使银器变黑。1772年化学家舍勒研究证明硫在氢气中燃烧可以得到硫化氢气体，这种气体中的硫可以用硝酸和氯气等氧化剂使它析出。18世纪，由于冶金、机械工业的迅猛发展，要求提供大量的、品种多的矿石，因而极大地推动了地质学、地球化学，特别是分析检验工作的开展。18世纪末期化学家普罗斯发现，硫化氢与铅盐、钴盐和镍盐的溶液作用后，都产生黑色沉淀；与锑盐溶液作用，则产生黄色沉淀，他认为这是化学中很有价值的发现。硫化氢能产生不同颜色沉淀的这个性质，便成为新的分析方法的重要依据。1829年德国化学家罗塞[2]制定了以硫化氢为主的系统定性分析法。在盐酸处理后的溶液中通入硫化氢，则金、锑、锡、砷、镉、铅、铋、铜、银、汞等离子都形成硫化物的沉淀，并与其他金属离子分开。这样有步骤地用几种基本的试剂把未知物的成分分为若干组，再分别用特种试剂检验，这样可以正确地确定未知物的各个成分。所以，硫化氢是

分析化学中很重要的基本试剂，在分析化学发展史中，起到极其重要的作用。

3.消灭有毒细菌的巴斯德消毒法

法国微生物学家巴斯德为了消灭有毒的细菌，于1863年发明了巴斯德消毒法（简称巴氏消毒法）。巴氏消毒法是利用低于100℃的热力杀灭微生物的消毒方法，至今世界上广泛应用于牛奶、人乳及婴儿合成食物的消毒。

现在用的巴氏消毒法一般有两种方法：一是把被消毒的物品加热到$61.1 \sim 65.6$℃，作用30分钟；二是加热到71.7℃，作用时间至少保持15秒钟。由于巴氏消毒法所达到的温度低，故达不到灭菌的程度。但是它可使布氏杆菌、结核杆菌、痢疾杆菌、伤寒杆菌等致病微生物死亡，可以使细菌总数减少90%～95%，故能起到减少疾病传播、延长物品的使用时间的作用。这种消毒法方法简单，且不会破坏消毒食品的有效成分。如果在家庭中备有自动控制的恒温水浴箱，则使用巴氏消毒法更为方便、简单。

4."反应停"治疗麻风性皮肤结节红斑

"反应停"[3]药害事件曾经带给人类空前的灾难，但是也为人类带来新的福音。1965年，一名以色列医生发现"反应停"对麻风病患者的自身免疫症状有治疗作用，此后的研究显示，沙利度胺对艾滋病并发的卡波济氏肉瘤、系统性红斑狼疮、多发性骨髓瘤等有治疗作用。进一步的研究显示，沙利度胺的分子结构中含有一个手性中心，从而形成两种光学异构体，其中构型$R\text{-}（+）$的结构有中枢镇静作用，另一种构型$S\text{-}（-）$的对

---

1 弗雷德里克·居里（Frederic Joliot，1900～1958年）法国物理学家，与妻子伊伦合作发现中子，生成放射性物质，同获1935年诺贝尔化学奖。

2 海因里希·罗塞（Heinrich Rose，1795～1864年）是德国矿物学家和分析化学家。1829年他在编著的《分析化学教程》中，首次明确地提出和制订了系统定性分析法，但该书内容过繁，条理不够清楚。1845年发现和研究混合钽铌矿。

3 "反应停"即沙利度胺。"反应停"药害事件详见本书第5章。

映体则有强烈的致畸性，通过分离手性异构体可以将沙利度胺的致畸性加以控制并降至最低。美国食品与药品监理局已经批准沙利度胺作为一种治疗麻风性皮肤结节红斑的药物上市销售。

5.防毒器材的发明

残留有机磷农药快速测试盒的发明提供了一种在生产现场或家庭中快速、简便、灵敏地检测有机磷农药残留的方法。快速测试盒由酶载体、靛酚酯载体和若干支玻璃试管组成。由于靛酚酯在植物酯酶的催化作用下，在水中可以发生水解反应，产生颜色的变化，如果有机磷农药存在时，则水解反应被抑制，溶液颜色不变或变化很慢。因此观察溶液颜色的变化情况就能正确地检测出粮食、蔬菜或水果是否残留有机磷农药。

果蔬农药清除机是一种新型的清除水果蔬菜中残留农药的器材，其结构特点是臭氧发生器固接在处理水箱上，气化头安装在处理水箱内腔的下部、并由臭氧管路与臭氧发生器连接，在处理水箱内腔的下部还安装有紫外光催化装置。采用这种果蔬农药清除机，臭氧在清水中的溶解率达80%以上，臭氧的氧化分解能力可以提高10倍以上，对水果蔬菜进行灭菌和降解农药残留处理，可有效分解含有有机磷及难以分解的有机氯等农药。

美国得克萨斯科技大学环境和人类健康学院的科学家研发了一种能擦除芥子气及其他有毒化学物质的新布料——洗消布（fibertect），用于抹掉皮肤和仪器上的有毒物质，更方便军人在战场上使用。这种干抹布的上下吸收层之间含有一层很薄的碳芯，可以取代过去使用的疏松粒子洗净剂。这种洗消布除了能够保护人类防止生物和化学毒素的侵害，抵制和吸收在化学战争和杀虫剂中的有毒化学物质之外，还能够避免各种外表危险污染，包括人类皮肤和复杂设备的表面。洗消布重量轻，柔软，有弹性，能够织成各种外观不同形状的用品，也能够制成防护内衣，同时也为棉农提供了一个新的市场。

2003年，美国负责紧急响应技术工程的主管卢西（Mike Lucey）展示了一种新型的防毒技术纸样板。样板上含乙烯基的纸样暴露在神经毒气时会发生变色，遇到氰化物和其他化学物质也会有反应，能起到预防中毒的作用。

6.应用转基因技术开发可食用棉籽和抗虫棉

几千年来，人类将棉花的纤维纺成衣服等织物，每生产1吨棉纤维，就可以产生1.5吨棉籽。全世界每年生产近4400吨棉籽，其中含有21%的棉籽油和23%的蛋白质。但是棉籽中含有毒化合物——棉酚，限制了人类对它的利用。科学家在研究棉酚时发现：一方面棉酚可以保护棉花免受害虫和疾病的侵害；另一方面，人一旦食用了棉籽后，棉籽中的棉酚会损害心脏和肝脏。现在，科学家应用转基因技术，减少棉籽中棉酚的含量，并达到食品食用标准。如果现在生产的所有的棉籽都可以直接用于为人类提供营养，那么，每年可以满足5亿人的蛋白质需要。

具有外源抗虫基因的作物，由于昆虫的危害严重影响棉花的产量与品质，因此科学家研究具有BT毒素基因的抗虫棉品系。美国孟什都（Monsanto）公司的科学家培育了9个转基因陆地棉品系，它们都具有1～2个苏云金芽孢杆菌（BT）中kurstaki的毒素基因、cryⅠA（b）或cryⅠA（c），这类基因可编码合成对鳞翅目昆虫具有毒性的毒蛋白。这种抗虫棉的皮棉产量增加30%。

7.防砷过滤装置的改进

砷中毒是世界上最严重的公共卫生问题之一。世界卫生组织规定饮水中砷的安全极限是每升水中不得超过10微克。但世界上许多地区的饮用水中都超过了这一标准。尤其在孟加拉国和邻近孟加拉的国家，井水中的砷含量高达每升300～4000微克。由于孟加拉国气候炎热，孟加拉人每天要饮水15～20升之多，因此慢性砷中毒的情况非常普遍，症状是出现各种皮肤病和肾脏受损，并可能导致早亡。有人估计，世界上由于饮水中含砷而引起中毒的人数可能达几百万。

为了防止砷中毒，美国康涅狄格大学发明了一种很简单的饮水过滤装置，几乎可以将水中所有的砷转变成不溶解的化合物。这种过滤器的结构简单：将沙子和铁屑填满管子，管子装在水井的出口，当井水从出口流出时，铁屑上的二氧化铁和水中的砷起化学反应，形成砷黄铁化合物（一种含砷、铁和硫的化合物）。这种化合物不溶于水，于是沉淀在过滤器中。过滤器的主要部分都很便宜。1吨铁屑在美国是350美元，1吨沙子10美元。而铁屑和沙子在亚洲更便宜。如果在孟加拉的1口严重污染的水井上安装1台过滤器，1吨铁屑可以用20年，1个人1年饮用无砷的水增加的费用大约15美分。这种过滤器在美国的砷污染地区开始使用。

8.毒物检测技术

西门子公司发明一种检测器可以检测水中的100多种毒素、杀虫剂及生物、化学和放射性战剂。这种检测器是将乙酰胆碱酯酶作为传感器固定在芯片上，在正常的不存在毒素的环境中，酶的活性最强。这个过程通过反应链产生电流。如果水样中存在有机磷酸盐、神经毒气等毒素时，酶就失去活性，反应链因此不能运转，电流明显减弱。类似的检测仪器在环境保护和环境检测方面的应用有着广阔的前景。

9.树脂吸附治理有机毒物技术

树脂吸附法就是将化工废水处理与有机毒物资源回收集于一体的技术，具有应用前景。中国已经在11个省的染料、农药、制药、有机合成等行业的废水处理中建成30多套资源化示范工程，每年处理各类化工废水300多万吨，回收有机毒物4万多吨，直接经济价值超亿元[1]。

10.利用有毒植物开发能源

印度的焦尔瓦德附近种植一种有毒植物名为麻风树（*Jatropha curcas*），其果实中含油量高达80%，他们将麻风树籽油转化成替代柴油的燃料。中国利用有毒有害植物紫茎泽兰作为沼气原料。

11.从烟叶中提取蛋白质

科学家们发现在未成熟的烟叶中含有大量的蛋白质，并在数量和质量上超过大豆。其中氨基酸的比例也接近人奶中氨基酸的比例。从烟草叶中提取的蛋白质结晶，加水搅拌后可变成鸡蛋清一样的胶体，可制成各种精美的食品。此外，烟叶中的苹果酸、柠檬酸还可作为天然饮料的添加剂。烟草中的毒物烟碱，是医药工业和生物农药的重要的原料。随着科学技术的发展，烟草这种植物完全可以变害为利，成为新的工业原料。

12.空气净化产品的三次改革

为了解决室内有毒有害气体长期缓慢释

---

1 中国环境报，2005年8月2日。

放的情况,空气净化产品进行了三次改革。

第一次,以释放味道为代表的香水类与清新剂类。香水无任何祛毒作用,且经氧化后对皮肤和呼吸道还有伤害作用。而清新剂类产品虽可杀菌,但其自身也是污染物,可诱发肺气肿、皮肤癌。

第二次,以吸收有毒气体为代表的竹炭类。竹炭吸附值低于100毫克/克,能吸异味但吸附毒气效果差,消醛类只对醛类有一定分解作用,而对其他有毒气体效果不明显;光触媒类可部分消除苯、甲醛和氨,效果有限、操作复杂,还存在二次污染危险;空气净化机类有一定效果,但净化不彻底且能耗大;普通活性炭吸附效果较好,但寿命短,粉末状活性炭有效期为1周左右,颗粒状的为1~2个月。

第三次,以金福炭雕为代表的固体精品活性炭类。可以大量持续吸附空气中各种有毒气体(一氧化碳、甲醛、苯及同系物、氨、氡、二氧化硫,TVOC[1]等)、烟雾和异味,能有效净化空气,消除污染,维护人体健康。吸附值可达850~990毫克/克,效果可与军用防毒面具媲美。有害气体吸附进来出不去,效果直观,还具有吸附烟雾、消臭的作用。如果脱附再生,可长时间使用达数十年。更有别具匠心的创意大师把炭与雕刻结合在一起,形成融合科技与艺术的炭雕产品,深受国际市场的欢迎。

13.冷却剂泄漏与堆芯散热的发明

美国物理学家西拉德[2]在柏林大学就读时,该校名声在外的物理学系列研讨会的头排座位习惯上是为爱因斯坦、劳厄、普朗克等大牌物理学家留着的,可是,学生身份的西拉德偏要跑到第一排去,因为他有一些想法要找爱因斯坦聊聊。爱因斯坦对这个小伙子留下了深刻的印象,后来两人成为好朋友。1928年,他俩共同在英国申请并获得了一项电冰箱专利。事情的缘起,是他们在报纸上读到一条消息,说柏林有一家人,因新买的电冰箱冷却剂泄漏,一天夜里全部被毒死。两人很受触动,就想设计一种更安全的冰箱。他们的方案是,用一种金属微粒的悬浮液来代替以往冰箱中用的有毒的冷却剂,用一个磁泵来驱动。一家名为AEG的德国公司根据这项专利进行了冰箱原型试制,可是,这种原型电冰箱的噪声太大。爱因斯坦与西拉德面对这一问题,并不气馁,从1928年年底到1930年,他俩一共登记了29项与冰箱或磁泵有关的专利。不过,后来没有任何公司再对他俩的专利产生兴趣。在开展"曼哈顿工程"的同时,费米[3]和西拉德等科学家也开始了和平利用原子能的研究。他们试制的第一个核反应堆曾遇到堆芯散热不佳的难题。此时,西拉德突然想起了AEG公司试制的冰箱原型中的磁泵,它恰好可作为堆芯的理想散热泵。通过设计上的改进,再加上采用了更先进的电机,他们开发出的散热泵的噪声也比原来磁泵的噪声小多了。多年后,他们获得了世界上第一个核裂变反应堆的专利。

7.6.2 解毒防毒与产业发展

毒物不仅推动了发明,而且也造就了无

---

1 TVOC(total volatile organic compound)是对人体有害的有机挥发物的总浓度,也称总挥发性有机物。室内环境中的VOC可能从室外空气中进入,或从建筑材料、清洗剂、化妆品、蜡制品、地毯、家具、激光打印机、影印机、黏合剂及室内的油漆中散发出来。TVOC对人体的中枢神经系统、肝脏、肾脏及血液有毒害影响。

2 西拉德(Leo Szilard,1898~1964年)美国物理学家,出生于匈牙利布达佩斯。他青年时就学于布达佩斯技术学院;第一次世界大战之后来到德国,就学于柏林技术大学,1922年获博士学位;1933年迁居英国;1938年移居美国,后加入美国籍,先后在哥伦比亚大学和芝加哥大学从事核物理学的基础研究和应用研究;1958年获爱因斯坦奖,1959年获原子能和平利用奖,1961年被选为美国国家科学院院士。

3 恩里科·费米(Enrico Fermi,1901~1954年),美籍意大利裔物理学家,1938年诺贝尔物理学奖得主。

限商机和新的产业。毒物的利用和防毒解毒使新兴产业从无到有，从小到大，促进经济的增长。谁能抢先捕捉到市场机遇，成为行业的领跑者，谁就能迅速成为财富新贵。从抗蛇毒血清的发明到广泛应用，不仅商业得到发展，重要的是千百万被毒蛇咬伤的人因注射了抗蛇毒血清而得救。从毒素的研发到新药的上市，从职业安全、突发事件的处置到核化战争促成防毒面具等一系列防毒解毒用品和医药的研发与应用，其商机可想而知。化学品的不断出现和应用，每类化学品都有相应的对应防毒解毒药品。与此同时，生产环节的生产者、原料供应商，加工环节的研发机构、工程师、大型公司与企业集团和商业流通环节的批发商、代理商、开发商及零售商，形成一个又一个从产地到市场的无限延伸的产业链条，因此，防毒解毒商机无限。

1.毒素开发与高科技产业创新

因特网上有许多有关毒物与解毒药发明的网页和信息，特别是解毒防毒发明的专利琳琅满目。如果企业家打开这些网页和专利目录，就可以感受到巨大商机。仅中国2001～2003年毒药、毒物、毒品、毒气方面公布的专利目录中，解毒药发明专利36项、实用新型15项；防毒面具、防毒口罩、防瓦斯装置的发明专利102项、实用新型49项、外观专利1项；戒毒技术、戒毒药品的发明专利61项、实用新型12项、外观专利1项；毒物、毒品和毒气检测、中毒现场快速检验仪器、毒气警报设备的发明专利40项，实用新型82项；中毒治疗药品、动物毒素治疗制剂生产方法、含毒饲料饼粕脱毒技术、藻类毒素、脱毒技术、蛇毒、蝎毒、蜂毒、蜘蛛毒的采集技术、中毒应急处置技术、解酒、戒烟、排毒保健

方面的发明专利542项、实用新型137项、外观专利45项。

毒素研发技术的重大突破给新产品的开发带来新的机遇。例如，从锥形蜗牛毒素中提取药物的公司就有4个。美国犹他州盐湖城的公司从地质性芋螺（*Conus geographus*）中提取毒素制成CGX－1160，治疗慢性疼痛。爱尔兰都柏林的爱蓝（Elan）公司从波斯芋螺（*Conus magus*）中提取毒素制成Ziconotide，在美国和欧洲获准上市。澳大利亚墨尔本的代谢制药公司从维多利亚芋螺（*Conus victoriae*）中提取毒素制成ACVI，治疗神经性疼痛。澳大利亚布里斯班的Xenome公司从大理石状芋螺（*Conus marmoreus*）中提取毒素制成Xen 2174，用于减轻慢性疼痛。特别是蛇的毒液的研究成果专利引来巨商的投资，河豚毒素（TTX）更是国际上公认的"软黄金"，河豚毒素售价20万元/克。

农药残留呼唤解毒酶。为了减少有机磷农药在蔬菜、水果上的残留，中国农业科学院发明了一种生物解毒酶。这种酶是土壤微生物产生的一种水解酶，能有效地降解有机磷农药。

昆虫解毒酶[1]是从抗性昆虫中克隆并在大肠杆菌中表达产物，它可以不同程度地降解有机氯酸酯、有机磷酸酯、氨基甲酸和拟除虫菊酯类杀虫剂，可应用在水域、土壤污染、蔬菜、水果等食品的农药残留的降解，以及人、畜农药中毒的解毒。产品的应用范围：①处理含有农药等难降解有毒有害化合物的污染水；②加（解毒）酶清洗剂用于水果、蔬菜等食用前的处理；③残留毒物降解剂主要喷洒在水果、蔬菜、粮食收获时，以降解其内的残留毒物；④加酶饲料，用于鸡、鸭、猪、牛、

---

1 昆虫解毒酶是昆虫中具有代谢农药能力的酶。

羊等肉食和产奶、产蛋的畜禽，降解来自饲料的农药残留的污染，截断生物链的残留浓缩作用途径；⑤解毒酶药物，用于人、畜中毒的解毒。因此，有着广泛的应用前景和巨大的社会经济效益。

在动物棘豆中毒的药物解毒方面，应用"棘防A号"、"棘防C号"和"棘防E号"可有效地推迟绵羊棘豆中毒出现的时间，并缓解中毒症状。采取免疫法在发病地区，给家畜注射苦马豆素-BSA疫苗，使家畜获得免疫力，然后，让家畜自由放牧，安全采食。

2.毒物与毒素开发企业欣欣向荣

据统计，全世界有26个国家的34个生产企业制备120多种抗蛇毒血清，生意兴隆，供不应求。

墨西哥赛拉那斯（Silanes）制药集团公司有60多年的历史，每年投资500万美元用于研制和开发，并同墨西哥国立自治大学和美国一些大学合作形成科研网络。该集团公司不仅在研制和生产预防和控制糖尿病、肺结核、霍乱等疾病的药物方面处于世界领先地位，而且生产的解毒药具有很大的潜在市场。该集团公司开发的治疗因动物毒液造成中毒的解毒药，治愈了墨西哥6.7万名中毒患者。其治疗因蝎子、毒蜘蛛、毒蛇咬伤的解毒药，已向美国、加拿大、澳大利亚、欧洲、南美洲和中美洲等国家和地区出口，年销售额达7000万美元。

德国的CyPlus有限责任公司是一个生产氰化物、氰化物解毒药、氰化物分析检测器材和开展有关氰化物咨询业务的企业，也是第一个经过生产评估，与《国际氰化物管理规则》[1]签订议定书，是由德国认证管理机构认可的生产者。该公司向世界黄金开采企业供应氰化物，对氰化物生产、运输、销毁、储存、工人的安全、应急培训和中毒治疗等进行全程服务。同时对开采金矿、堆浸方法、黄金提取、黄金回收率的优化及企业风险管理与应急管理等给予技术服务。1995年成立的中国安徽曙光化工集团足以氰化物产品为龙头，集科、工、贸于一体的企业集团，是亚洲规模最大的氰化物生产基地，也是中国首家通过《国际氰化物管理规则》的认证企业，2009年，实现工业总产值11亿元。

世界各地的毒素开发公司、解毒药生产销售企业，以及香烟解毒卡、有毒动物养殖业、化感物质作为杀虫剂[2]、杀菌剂、除草剂和植物生长调节剂等企业，都有相当大的市场空间。

在科研生产仪器与试验药品制造业方面，有众多的产品满足生产需求，如毒物检验仪器、试验药品器材、毒物检验箱、毒物现场检测仪、毒物特性沥滤法TCLP滤纸[3]、生产性毒物监测器材。科学家常使用的JDQ-Ⅰ型、Ⅱ型蜂毒电刺激采毒器、QF-1型蜜蜂电子自动取毒器，封闭式蜜蜂采毒器，巢门、巢底两用式电取蜂毒器，笼式电取蜂毒器、蜜蜂电子时控取毒器，以及蝎毒提取冻干设备。

防毒保健制造业方面，有空气污染监测仪器、服装毒物测试、果蔬解毒洗甩器、杀菌解毒机、果菜解毒灵、果菜消毒解毒机、果蔬解毒器、长寿臭氧解毒机、强力装修除味剂等。

---

1 国际氰化物管理规则：2004年国际氰化物管理研究院公布的有关黄金开采产业运输、储存、使用和管理氰化物和氰化物溶液的自觉遵循守则。该规则旨在帮助改善这一产业全球氰化物的管理，以提高对在金矿运作附近的社区和自然环境的保护。这一规则的签约方要求定期进行有关矿场氰化物使用情况的独立审核。

2 利用化感作用控制农田杂草技术，如向日葵能有效地抑制马齿苋、曼陀罗、黎和牵牛花等杂草的生长。

3 TCLP（toxicity characteristic leaching procedure）滤纸是无黏合剂的玻璃纤维滤纸，颗粒保留度为0.6～0.8μm。美国密理博公司提供有害废物过滤系统和TCLP滤纸，是美国环境保护总局指定的专用产品。

3.突发毒性事件的应急处置带来的各种商机

毒物的存在与预防中毒的发生，解毒与中毒的救治，毒性灾害与突发公共卫生事件的爆发与处置，都涉及社会的各个产业部门与各阶层的民众，涉及社会生产生活的方方面面，如立法监督、政府管理、新闻宣传、医药卫生、环境保护、交通运输、安全保卫、人险寿险、出版业及有毒废物回收等各个产业。

例如，按照食品安全法律，食品中毒事件发生后，如果企业拒绝赔偿，或受害者对赔偿不满意，受害者可以起诉问题食品生产企业或经销商。日本雪印乳业食品安全事件曝光后，受害者依据《制造物责任法》，对生产问题牛奶的企业提出索赔。一些律师事务所看到商机后，立即成立了专业的代理机构，帮助食品安全问题受害者索赔，有一些律师事务所甚至承诺"不赢不收钱"。由于律师的帮助，受害者赢得诉讼。

应对核恐怖和生物化学恐怖，必然要动员专家参与，要有许多快速反应小组，有应对计划，有防毒解毒的新技术新装备，商业机会很新很多。例如，炭疽事件给日本防毒面具产业带来生机。随着美国被炭疽感染人数的不断增加，位于日本群马县的一个专门生产紧急避难用防毒面具的公司业务变得非常繁盛，公司人员每天都在紧张地进行着防毒面具的组装和装箱作业。这家公司是生产销售专业防尘和防毒面具的。每个标价7000日元的防毒面具在20天里有大约3000人通过各种途径订购（图7-6-1）。自从美国发生了连续恐怖事件后，该公司不断接到从各地打来的咨询电话。于是公司决定向普通市民销售以东京地铁沙林事件为契机、研制出来的防生化武器污染用的防毒面具。

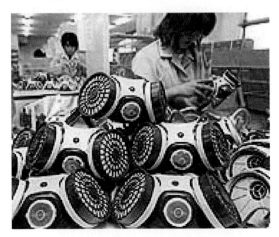

图7-6-1　日本群马县一个专业公司的工人们正在紧张地组装防生化武器污染用防毒面具

4.环境污染治理推动环保产业的发展

随着经济的快速发展和工业化进程的加快，产生了大量严重污染环境的工业有毒有害废弃物。因此，推进了环境产业和装备制造业的发展。

目前环保产业已经拥有完整的工业废弃物回收、上料、焚烧、出灰、余热利用、尾气治理等综合性处理工艺和设备，使工业废弃物处理真正达到了减量化、无害化和资源化，也有可单独处理一种废弃物或混合处理几种不同类别，不同相态的废弃物的装备。其中工业有毒有害废弃物成套系统（图7-6-2），具有独特金属密封结构，耐火材料及砌筑工艺，多气流环绕空气分配技术及无二次污染的先进尾气处理系统，并可根据用户要求，采用手动、半自动及全自动控制技术。与此同时，污水净化技术和设备、废物处理和回收利用设备、有毒有害废物的处理技术和设备，以及废气污染测量、控制与实验室设备，也不断创新与面市。

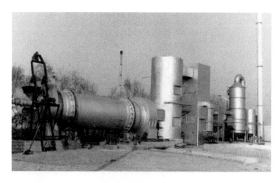

图7-6-2 工业有毒有害废弃物处理成套系统

处理量：50～5000千克/小时，有毒有害物质破除率：
>99.99%，炉温：750～1200℃

二氧化碳开发产业。CO_2具有污染环境与再生资源的双重性，在一定条件下，CO_2可以转变成再生资源。目前，CO_2的利用已经在工业、农业、能源、环境保护等领域显示巨大威力。美国已经有90多套生产装置，每年回收合成氮、石化厂、火电厂、天然气加工厂副产的CO_2 750万吨。回收的CO_2用于食品冷却、冷藏、研磨和惰化、饮料碳酸化等。日本每年CO_2生产能力为116万吨，市场需求为90万～100万吨。西欧CO_2总消费量为160万吨，消费量每年增长幅度为3%～4%。因此，开发利用CO_2是促进可持续发展的绿色技术之一，推广CO_2的应用技术是实现零排放、降低温室效应的必要手段。

此外。清除POP产业将是未来进一步开发的一大产业。据联合国环境规划署预计，全球需要投入5亿美元，清除被称为"一打肮脏的"[1]有毒化学品。

5."解毒"植物提升花卉业的健康价值取向

常青的观赏植物及绿色开花植物中，很多都有消除建筑物内有毒化学物质的作用（图7-6-3）。植物具有以酶作为催化

剂的潜在的"解毒"本领，能够分解它不需要的有毒物质。例如，在二氧化硫污染地区，树木叶片中的含硫量比正常树叶高出5～10倍。硫是树木所需的营养元素之一，也是一切绿色植物体内氨基酸的组成部分，树木吸收二氧化硫后便在体内形成亚硫酸盐，然后再将亚硫酸盐氧化成硫酸盐。

"解毒"植物不仅在交通干道、街道两旁和公共场所选择栽种，而且在办公室和家庭也得到普遍青睐。研究表明可以"解毒"的植物有虎尾兰和吊兰，可吸收室内80%以上的有害气体，吸收甲醛的能力超强；芦荟也是吸收甲醛的好手，可以吸收1米³空气中所含的90%的甲醛；常青藤、铁树、菊花、金橘、石榴、半支莲、月季花、山茶、石榴、米兰、雏菊、腊梅、万寿菊等能有效地清除二氧化硫、氯、乙醚、乙烯、一氧化碳、过氧化氮等有害物质；兰花、桂花、腊梅、花叶芋、红背桂等是天然的除尘器，其纤毛能截留并吸滞空气中的飘浮微粒及烟尘。特别是石榴叶能吸收铅，紫薇能净化低浓度的汞，棕榈、腊梅等花木能吸收汞蒸气。另外，玫瑰、桂花、紫罗兰、茉莉、柠檬、蔷薇、石竹、铃兰、紫薇等芳香花卉产生的挥发性油类具有显著的杀菌作用。

6.河豚与特色餐饮业

河豚的营养价值很高，开发前景看好。河豚虽然有毒，但更是难得的美味佳肴，并具有一定的保健作用。据研究，河豚蛋白质高达17.71%，脂肪含量仅0.62%，而其中不饱和脂肪酸含量超过20%，在日本吃河豚已成为消费时尚，因为河豚是难得的美味。中国河豚的养殖品种已经有5个，

---

1 指《关于持久性有机污染物的斯德哥尔摩公约》第一批受控化学物质包括3类12种，包括①杀虫剂：DDT、氯丹、灭蚁灵、艾氏剂、狄氏剂、异狄氏剂、七氯、毒杀酚和六氯苯；②工业化学品：多氯联苯；③副产物：二噁英、呋喃。

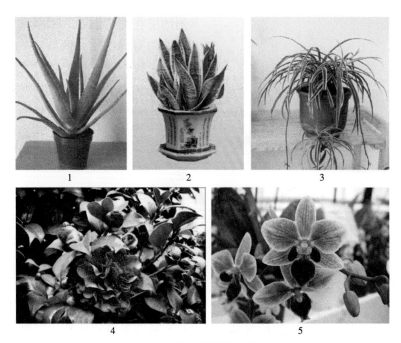

图7-6-3 "解毒"植物

1.芦荟；2.虎尾兰；3.吊兰；4.山茶；5.兰花

年产量约1万吨，产值约10亿元，出口创汇过亿元，带动的餐饮消费几十亿元。江苏省中洋集团生产的"家化控毒暗纹东方河豚"，每克有毒组织中毒素低于2.2微克，毒力很弱，加工时依照严格加工标准，产品就更加安全可靠。因此，在遵照严格加工标准的情况下，人类有能力、有条件避免因食用河豚而发生中毒的可能。

7.毒理学书刊与专业出版业

毒理科学的发展使毒理学书刊活跃起来。世界上众多出版商盯着科学家前进的步伐，关注科学发明和创新，鼓励科学家著书立说，在书刊上发表自己的研究成果。值得一提的是那些备受科技界尊重的专门出版天然毒素和毒理科学著作的出版商。其中荷兰的爱思唯尔科学出版集团（Elsevier Science Inc）和美国的奥尔金公司（Alaken Inc）就是已经取得了成就的专业出版社（图7-6-4）。

爱思唯尔科学出版集团是全球最大的科技与医学文献出版发行商之一，已有180多年的历史。公司的核心产品是科学指南（Science Direct）系统，自1999年开始向读者提供电子出版物全文的在线服务，包括爱思唯尔出版集团所属的2200多种同行评议期刊和2000多种系列丛书、手册及参考书等，涉及四大学科领域（物理学与工程、生命科学、健康科学、社会科学与人文科学），数据库收录全文文章总数已超过856万篇。20世纪以来世界60多种毒理学核心期刊中有13种由爱思唯尔科学出版集团组织出版。国际上重大的毒理学学术会议上都可以看到他们的身影。集团还设立"爱思唯尔科学奖"，奖励在科学事业取得重大成就的科学家。

奥尔金公司是专门从事出版和销售先进的天然毒素科学信息的出版商。公司出版的图书和期刊有《天然毒素杂志》、《海洋药理学》、《化学和生物碱毒物学》、《蛇毒

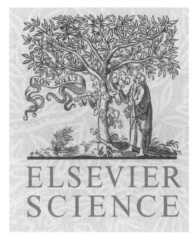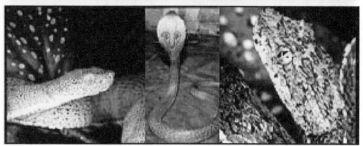

图7-6-4　爱思唯尔书刊标志和奥尔金公司网站标志

酶》、《真菌毒素与藻毒素》、《化学恐怖主义：东京地铁和松本市恐怖事件》和《有毒物质词典》等，受到科学家、教授和世界各地医疗专业人员的青睐。

8.毒理学信息化与信息产业的发展机遇

20世纪70年代毒理学信息系统的形成与发展过程中，计算机和通信技术也在过去30多年里发生了巨大的变化。尤其是计算机存储方面的费用在稳步减少，通信网络附加价值在不断增加，联机电子计算机通信网、联机电子计算机通信网在全世界国范围内应用，这些互动信息检索系统对包括毒理学在内的一切科学的信息系统产生重大影响。这些技术的发展和大量毒理学文件资料上线为供应商创造了市场。厂商利用有关学术组织开发引索和摘录服务的书目档案，为用户提供一系列令人印象深刻的涵盖整个频谱的毒理学和技术信息的信息资源。值得指出的是，随着毒理学及其信息系统潜在的变化，对信息加工、存储和检索与研究、检测建立的支持数据的可靠性提出了新的更高的要求，即使在具有数十亿字节储存能力的超级计算机中，数据和信息的可靠性和质量也是毒理学及其学科决策和发展的基本要求。因此，在当今经济全球化、反对恐怖主义和食品安全备受关注的新形势下，毒理学的信息化使电子信息产业的发展有了新的动力和开拓新的市场的机遇。

第8章 毒物利用

8.1 化毒为利

8.1.1 毒物的两重性

1.世界上的任何物质都具有两重性

世界上的任何物质都具有两重性，毒物也不例外。无药不是毒，无毒不是药，关键在剂量。

黑格尔辩证法中的论断——"每一种事物都蕴涵着它的对立面"。就连我们每个人必需的离不开的氧气，也是如此。氧气能救命也是毒物。核既有制造核武器带来大规模杀伤破坏效应的一面，又是清洁能源。

古代文明鼎盛时期的人们，已完全知道治疗剂量和毒性剂量之间的关系，认识了其中的辩证关系。在古希腊，毒和药只有一个名称，即药物（pharmakon），同时兼有"医药"（medicine）和"毒药"（poison）两重含义。人们在战俘、奴隶和死刑犯身上进行实验，来确定这种关系。西语的医、药是同一词，都是medicine。英语中的drug也是双关语（药或毒品），一方面药店在卖药，另一方面警察在抓毒品贩子。

中国的药学经典《神农本草经》把药品按照毒性大小划分为上品、中品和下品，下品多毒。春秋战国时代已有毒物用于医疗的明确记载："聚毒药以供医事"[1]。"良医得毒"，"天下之物莫凶于奚毒，良医橐而藏之，有所用也。"，"天雄、天锥、乌喙，药之雄毒者也，良医以活人。"[2]2000多年前的《五十二病方》[3]记载了应用毒性很大的地胆、斑蝥治疗类似肿瘤的疾病。中国古代还有善于使用有毒药物的医家，如扁鹊用"毒酒"麻醉患者后进行手术；谆于意临证常用半夏、芫花、莨菪、苦参等；张仲景则善于使用剧毒中药，他在《伤寒杂病论》[4]中创制的300多首方剂中，以有毒中药为君或含有有毒中药的方剂就有119首，如附子汤、乌头汤、麻黄汤等。

"药"和"毒"密不可分，药毒一家，毒物有毒害的一面，也有可利用的一面。不仅古代如此，现代也如此。各国药典都

---

1 见《周礼·天官·医师》。《周礼》是中国儒家经典，是西周时期的著名政治家、思想家、文学家、军事家周公旦所著。《周礼》是一部通过官制来表达治国方案的著作，展示了一个完善的国家典制。

2 见《淮南子》是中国西汉时期由西汉皇族淮南王刘安主持撰写创作的一部论文集，故而得名。该书综合了诸子百家学说中的精华部分，全书录内二十一篇，外三十三篇，内篇论道，外篇杂说。今存内二十一篇。

3 《五十二病方》是中国马王堆汉墓出土的先秦医方书。

4 《伤寒杂病论》是张仲景博览群书，广采众方，凝聚毕生心血而写就，成书在公元200~210年。中医所说的伤寒实际上是一切外感病的总称，它包括瘟疫这种传染病。

对医用毒药和毒品有管制规定，承认毒药、毒品也是"药"。毒物的某些药理作用可用来治疗疾病、预防疾病。因此，毒物的两重性，是利用毒物防病治病的理论基础。

毒物的两重性是由其化学成分和生物学效应的两重性决定的。植物毒素视其用量，既具有快速致死的作用，又具有治疗疾病的作用。而一些植物毒素，它们或对微生物起作用（抗菌素），或能有效防治昆虫（杀虫剂）及在生物学上有利于各种害虫的防治（杀虫药）。许多能产生毒素的植物，正是它们区别于其他生物并以此获得生存优势，并成为药物。例如，苦杏仁的水浸提取物（氢氰酸）作为治疗痉挛性咳嗽、哮喘和绞痛的药物，在医学上得到广泛应用。毒芹（*Cicuta virosa*）中含有的毒芹素（cicutoxin）有助于治疗癫痫。欧乌头（*Aconitum napellus*）中含有的乌头碱（aconitine）用来治疗剧烈神经痛和慢性关节炎。秋水仙（*Colchicum autumnale*）中含有的秋水仙碱（colchicine）是治疗痛风的良药。印度的蛇根木（*Rauwolfia serpentina*），以及热带和亚热带的萝芙木属（*Rauwolfia*）的其他品种，除了含有许多生物碱外，其根中含有吲哚型利血平（reserpine），1952年从其中分离出了利血平，在医学上用作降压药和安定药。中欧最有名的有毒植物和医用植物是玄参科（*Scrophulariaceae*）的紫花洋地黄（*Digitalis purpurea*）和毛花洋地黄（*Digitalis lanata*），在它们的所有部分，都含有高毒性的洋地黄糖苷（digitalisglycoside）。德国内科医生诺纳（Bernhard Naunun）曾经说过："没有洋地黄，我就不想当医生。"今天，从各种洋地黄中，分离出了70多种对心脏有效应的糖苷。几百年以来，在民间医术中，洋地黄起着一定的作用。在英国，10世纪的手抄本就记录了洋地黄在医疗上的外用。

现代医学研究认为，尼古丁对中枢神经系统的作用具有两重性，即先兴奋后抑制。所以，长期大量吸烟的人，大脑皮层的兴奋与抑制过程失去平衡，反而出现疲劳、失眠、记忆力减退、注意力分散、工作效率下降等症状。许多与吸烟有关的疾病的潜伏期都是很长的，不像吃了剧毒物反应那么快，所以在短时间内，人们往往看不出它的危害。有时从开始吸烟到导致死亡，要经过几十年的时间，这也是一般人对吸烟危害性认识不足的主要原因。

2.食物、药物与毒物同源论

食物、药物与毒物同源充分说明三者的关系。食物是指能维持或继续人体正常新陈代谢的物质；药物是指能改善或恢复正常新陈代谢的物质。食物、药物、毒物三者之间没有严格界限，从一定意义上来讲可以相互转化，如食盐，用于烧菜，是食物；制成注射液，即为药物，但一次服用15～60克，即有碍于健康，一次服用200～250克食盐，可因其吸水作用和发生离子平衡严重障碍而引起中毒死亡，实际上就成了毒物。因此，掌握好这些物质的特性，对保障人类的健康是十分重要的。

远古时代，我们的祖先过着采摘和狩猎的生活，辽阔的大地上生长的茂盛植物就是上苍赐予的天然食物。

进入农耕时代，我们的祖先把一些可食用的野生植物培育成人工栽培的农作物，并饲养牲畜，于是，可吃的东西多起来了。人们把味道好的、香的、甘甜的、平和的粮食、蔬菜、水果、牲畜作为食物天天食用，而把味道不好的、苦涩的、浓烈的草根、树皮、昆虫作为药物不再用来充饥果腹，只是在身染疾病或身体虚弱时才找来服用。渐渐地，药物成了被遗忘的食物。

8.1.2 毒素：新药宝库

1.生物毒素——令人瞩目的新药源泉

人类对生物毒素的研究和利用已有久远的历史，生物毒素可以致病，也可以治病。目前，临床应用的药物中约有1/3直接或间接来自生物，部分药物就是利用生物毒素治病的。

生物毒素以多种方式显示其多样性的基础特征，展现了令人惊异的化学结构多样性，为药物设计提供了广泛的机遇。最经典的例子是吗啡类药物，近百年来，有关结构改造已诞生了数十类新结构强效镇痛药，降低成瘾性等副作用的努力也取得一定成功。

目前已知结构达数千种的生物毒素，常以某种高特异性作用方式作用于酶、受体、离子通道、基因等靶位，产生各种不同的致死或毒害效应。尽管生物毒素中有多类高强的神经毒素、心脏毒素、细胞毒素等物质，但生物毒素仍然是寻找新药的重要途径。特别是随着疾病谱的不断变化，对新药的要求与日俱增的今天，生物毒素正是令人瞩目的新药的潜在领域，研究方式也由广泛筛选转向多层次深入研究。

值得指出的是世界上40多万种植物中，仅有8%经过了化学分析，其中证实有毒的植物仅2000多种，还有大量的可能含有医疗基础成分的植物有待研究。许多植物有毒成分衍生的药物，如抗疟药奎宁、青蒿素，镇痛药吗啡，强心药洋地黄，神经系统药物乌头碱、阿托品及抗癌药物长春花碱、喜树碱、三尖杉酯碱、鬼臼毒素等。

高毒性细胞毒素蓖麻毒素类等核糖体抑制蛋白，可作为生物导弹的偶联蛋白类抗癌药的效应链。植物毒素不但可以作为临床药物，还可以导向化合物，可为药物分子设计提供有价值的新药模型和结构构架，更能为发现药物的新作用靶位发挥特殊作用。

除了植物毒素外，从陆地到海洋，自然界有无数生物能分泌出剧毒的动物毒素。这些生物包括毒蛇、蝎子、毒蜘蛛、毒蛙、蟾蜍、毒蜗牛、河鲀、海葵等。动物毒素的毒性虽然有强有弱，但它们基本上都是蛋白质——多肽类物质，由氨基酸分子构成，这一点也是动物毒素与植物所含生物碱最大的不同之处。随着医学与生物学的不断发展，人们认识到许多动物毒素可成为宝贵的新药来源。1948年，席尔瓦[1]从美洲矛头蝮的毒液中发现了缓激肽（bradykinin）[2]，研究表明蝮蛇、蝰蛇的毒液可使血清中形成缓激肽，而非洲眼镜蛇、印度眼镜蛇的毒液则不能。后来缓激肽成为一种有效的血管扩张药物，用于控制高血压。例如，国际市场上畅销的降血压药卡托普利（巯甲丙脯酸）即为人们模拟蝰蛇蛇毒中一种小分子多肽物质的结构而研发成功的一类新型降压药。随后上市的依那普利、赖诺普利等均为模拟蛇毒分子结构而合成的降血压良药。

抗蛇毒血清的研究有近百年的历史。目前，世界上有20多个国家30多个单位利用60多种毒蛇的毒液生产或研制抗蛇毒血清，已经有单价、双价和多价血清制品近百种。根据新加坡大学统计，全世界抗动物毒素已有180多种，其中抗蛇毒毒素12种、抗蝎毒毒素2种、抗有毒鱼类毒素1

---

1 莫里斯·罗奇·席尔瓦（Mauricio Rochae Silva，1910～1983年）　1910年9月19日出生于巴西的里约热内卢。他是一位巴西医生、药剂师、化学家、药理学教授，著有《科技的思索》一书；1983年9月19日逝世。

2 缓激肽（bradykinin），也译为迟延奇诺素，是蛇毒作用于血浆球蛋白而释放出来的物质。

种、抗水母毒素3种、抗蜘蛛毒素6种、其他抗毒素159种。

2.开发中的生物毒素

强力止痛剂。海洋中有一种名为"芋螺"的海洋生物，它能分泌出剧毒的ω-芋螺毒素。按照它的分子结构人工合成了一种名为齐考诺肽（ziconotide）[1]的新药。临床试验表明，此药能作用于脊髓神经中N型钙离子通道，使疼痛信号传递受阻，从而发挥镇痛作用。齐考诺肽是继吗啡之后又一种新型镇痛药，而且无成瘾性。

预防心肌梗死的新药。心肌梗死是因血小板凝集后形成血栓，阻塞动脉血管，造成心肌缺血坏死。美国默克制药公司的研究人员在栖息于美国南方的小响尾蛇的毒液中分离出一种抗凝血素，它能与人的血小板表面受体结合，从而防止血小板与血液中的血纤维蛋白原结合而形成致命的血栓。科学家分析表明，小响尾蛇的蛇毒中含有两种不同的抗凝素，它们的分子结构均为精氨酸+甘氨酸+天冬氨酸（A+G+A）。科学家还根据小响尾蛇蛇毒的分子结构，开发出新一代抗凝血药，其抗凝血作用远远胜过阿司匹林的抗凝血效果。在美国所做的大规模临床试验（共有18 000名有心肌梗死危险的患者参加）的结果证实：这两种新药无论单独使用或与其他抗凝血药物配伍使用，均可有效降低心肌梗塞等严重心血管疾病的发病率。

新型抗糖尿病药与强力减肥药。在美国的业里桑那州和新墨西哥州的沙漠里生活着一种有毒蜥蜴——希拉毒蜥（*Heloderma suspectum*）。科学家在希拉毒蜥的有毒唾液中发现一种小分子蛋白质，名为伸展蛋白，其分子结构与人体内的胰高血糖素（一种多肽）极为相似。伸展蛋白可与人体内的GLP-1受体结合，并刺激胰岛细胞大量分泌出胰岛素，因此具有显著降糖效果，且降糖作用长达4～5小时之久。更可喜的是，在希拉毒蜥的毒液中分离出的伸展蛋白可促进实验动物的体重明显下降，因此具有减肥作用。在后恒河猴等高等动物身上所做的实验表明：伸展蛋白-4有望成为新一代降血糖药与减肥药物。

河豚毒素研制戒毒新药。据报道，科学家正在研究如何将高纯河豚毒素研发为一种新型的戒毒药物。河豚毒素是一种笼形原酸酯类小分子非蛋白神经毒素，具有极高的生物活性特征。应用河豚毒素作为一种新型戒毒药物，起效迅速，同时在有效剂量内无毒副作用，患者使用起来也不会成瘾。专家估计，这项研究一旦成功，将使河豚毒素成为高端产品，并走上产业化和商品化之路。其中蕴含的商业利益多达上百亿元，社会效益更大。河豚毒素更是国际上公认的"软黄金"，河豚毒素售价20万元/克以上。

微生物毒素的应用。以微生物毒素研制治疗癌症、受体症和免疫病的新药。例如，利用白喉毒素的A链与多种癌症细胞抗体连接研制出导向抗癌药物，在黑色素瘤、乳腺癌等治疗上已有报道。

外毒素菌苗。绝大多数外毒素是蛋白质，注射于人和动物体内后能产生相应的抗体。这些抗体可有效地同毒素结合，干扰毒素与其靶细胞的结合，抑制其转运，如白喉类毒素、肉毒类毒素等。科学家根据某些细菌寄生于寄主黏膜细胞表面，并在其上分泌IgA[2]，而IgA又能阻止毒素同寄主细胞的结合的原理，研制出一种新的霍乱口服菌苗，既含有细菌黏附素，又有霍乱毒素B亚单位，效果较好。此外，毒素基

---

1 市售的有醋酸齐考诺肽（ziconotide acetate）治疗慢性疼痛。
2 IgA（immunoglobulin A）是免疫球蛋白。

因工程苗的研究也相当活跃。

3.从天然产物中寻找新药

今天，人们研究开发并取得一定成果的昆虫类药物和保健品有蜘蛛、蚂蚁、蜜蜂、蝎子、蚕蛹、蜈蚣、蟋蟀、斑蝥等。美国纽约大学的科学家从智利狼蛛的毒液中提取出一种小分子肽类物质，有望开发出治疗心律失常的新药。专家们还利用生物工程技术，成功地用蝎毒蛋白生产出一种新型药物，其主要功能为抑制神经递质——乙酰胆碱，临床应用主要是作为无抑制呼吸副作用的新型麻醉药物。

哺乳动物的神经毒素主要作用于钠通道，是研究钠通道的工具药。蝎毒含有神经毒素和细胞毒素，它在神经分子、分子免疫、分子进化、蛋白质的结构与功能等方面有着广阔的应用前景。蝎毒对神经系统、消化系统、心脑血管系统、癌症、皮肤病等多种疾病，以及对人类危害极大的各种病毒均有预防和抑制作用。蝎毒的研究日益为各国科学家重视，在国际市场上价格昂贵。欧美一些国家已把蝎毒制剂用于临床，可以预料蝎毒将会为人类医疗保健事业发挥巨大作用。

中国以蚂蚁为主要原料的药物和保健品比较多，如含拟黑多刺蚂蚁成分和蚁精的片剂、蚁精粉和蚂蚁乙肝宁、蚁王口服液、复方蚂蚁丸、蚁宝茶、中国蚁王酒、大力神口服液等。

蜜蜂养殖业已成为世界上一项传统的昆虫产业，仅在中国蜂产业的年产值达10亿元，大量的蜂产品——蜂蜜、蜂胶、蜂毒，作为营养丰富、纯天然的保健品，畅销国际市场。其蜂毒还具有很好的活血作用，不仅可以治疗支气管炎、风湿性关节炎、动脉硬化等疾病，而且可以作为强心

剂用于临床。已开发的产品如含蜂毒成分的蜂毒多肽注射液等，含蜜蜂幼虫蛹成分的蜂皇胎片等。

此外，科学家还从昆虫毒素中提取生物技术试剂，如利用苦马豆素制造疫苗预防动物棘豆中毒。

8.1.3 毒素的研发与应用

20世纪末，世界上出现了一批以开发毒素为主要产品的高新技术产业，其经营策略概括称为R&D。R指的是研究，投入大量资金，高薪聘请研究人员，进行毒素研究和新药开发。D指的是开发国际市场，使毒素开发产业化、国际化。同时还依靠领先技术保持原有的国际市场。

美国爱力根（Allergan）公司是波唐克斯（Botox）[1]的制造商，公司将波唐克斯作为一种除皱药品摆上柜台进行大规模宣传。医生们将波唐克斯用在一个人从脚底到头顶的任何一片皮肤上，特别是波唐克斯能消除眉头间垂直皱纹的神奇效果成为当代美容的良药。

创建于1982年的法国兰陶克斯（LATOXAN）公司，在长期动物实验的基础上，建成了独立的、专门生产供研究和工业生物用的高质量毒物和毒素，其中蛇毒93种、蝎毒16种、蛙毒48种、节肢动物毒7种、毒液（物）隔离包5种、植物毒素12种。这些产品可为世界20多个国家的科研与工业医药机构提供服务。同时，还为客户提供毒素纯度和生物活性分析报告。

美国有许多新兴的毒素公司，其中海王生物集团公司主要产品有珊瑚毒素、抗毒素。宾夕法尼亚州蜘蛛药房经营各种蜘蛛毒。美国爬行动物园出售蛇初生毒液。美国雅培制药公司经营树蛙分泌液（止

---

1 波唐克斯（Botox）是A型肉毒毒素用于消除眉头间垂直皱纹的美容制剂。

痛药）。位于美国图森市的西南毒素公司（Southwest Venoms）提供18种群居黄蜂、9种群居蜜蜂、27种蚂蚁和蚂蚁毒素。

南澳大利亚毒素供应公司（Venom Supplies Pty Ltd）还提供21种蛇毒和两栖动物蟾蜍（*Bufo melanostictus*）的毒素。

德国毒理学研究所提供4种腔肠动物的毒素、2种蝎毒、2种蛇毒和2种纯肽，以及18种1～50毫克的包装，供特殊需要的毒素。

中国青海省兽医生物药品厂自主研制一种新型的生物制剂杀鼠剂——青生牌C型肉毒杀鼠素。利用C型肉毒梭菌的毒素灭鼠具有杀鼠力强、用药量少、灭鼠效果好的特点，与化学灭鼠相比，具有成本低、残效期短、不污染环境、无二次中毒和对人畜安全的特点。

8.2 作为箭毒的毒物

8.2.1 狩猎时代与毒箭的出现

人类从狩猎时代开始，在与野兽作斗争和狩猎的过程中，发明了弓箭。弓箭的使用，是人类历史上的一次重大进步，它在帮助人类征服世界的过程中发挥了作用。远在3万年以前，在中国境内的人类就开始使用弓箭（图8-2-1）。最先出土的箭镞[1]是中国商周时期的有脊双翼式青铜镞，春秋战国时期为三棱式青铜镞。

弓箭是古代人类使用的重要武器，箭镞敷上毒药的箭，称为毒箭。大约从原始社会起，人类为了增强箭镞的杀伤力便开始制造毒箭了，印第安人和非洲人使用涂有箭毒的弓弩射杀野兽，南美洲的印第安人使用箭毒已有数千年的历史。箭毒（curare）是指南美洲和非洲各种箭毒的总称，也称狩猎毒，源自南美洲的印第安人部落。

关于箭毒，有这样一段传说：南美洲有一个印第安男子在野外狩猎，他用棍子去捕洞中的一头野猪，无意将洞口的一些植物的根弄断了，其植物根流出的汁液触及野猪和人的腿部，很快都死了。后来人们发现这种植物具有剧毒作用，可以致命。以后，人们学会利用这样一些植物制作箭毒，用于防御敌人的侵袭和射杀野兽。南美洲亚马孙河流域的印第安人部落中使用的箭毒是很毒的，人畜一旦中毒，往往无法解救。

毒箭曾被不同的部族以不同的方式利用，以提高他们狩猎的效力。许多植物毒被用来涂在吹筒箭和弓箭的箭头上使其成为毒箭。例如，亚洲的马来（Malaya）半岛，使用的就是从马钱属植物（*Strychnos*）中制取的士的宁（strychnin）。在马来群岛，含鱼藤酮（rotenone）的毛鱼藤（*Derris elliptica*）的根，被用作鱼毒和箭毒。毒毛旋子花苷在非洲及马来群岛被用作箭毒。用旋花羊角拗的浸提物可以杀死大象。巴布亚新几内亚东部Bosavi山区的土著居民善于毒鱼，他们使用毒箭或者毒矛狩猎。许多狩猎民族都使用自己民族的传统毒药，并把毒药涂在箭头或者矛头尖，用来射杀凶猛的动物，甚至也用来毒鱼。在亚马孙盆地的印第安人，用吹管发射尖端蘸了毒

---

1 箭又名矢，由箭镞、箭杆、箭羽组成。箭镞用于射击目标，箭杆用于撑弦承力，箭羽使箭在飞行中保持稳定。箭镞即箭头上的金属尖物。

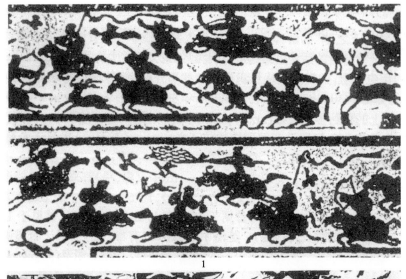

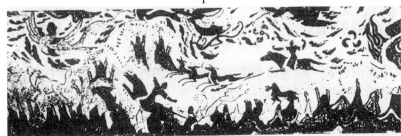

图8-2-1 射猎图

1.中国陕西绥德县汉代画像石，猎者射罟鸟兽；2.中国敦煌莫高窟429窟，西魏

8.2.2 箭毒：网罟之药

数千年来，人们一直认为箭毒是强烈的毒药，因此引起许多博物学家和探险家的兴趣。1523年出版的《特兰西瓦尼亚文集》记载了意大利学者、探险家比加费塔在1519~1522年第一次周游世界的所见所闻。[1]书中写道，一名战士正在埋设陷阱的地方步行时，被当地土著人射来的毒箭所杀。

对箭毒的研究，大约始于16世纪中叶。法国学者康德米尼[2]（图8-2-3）第一个对箭毒进行科学研究，他在1731年参加了黎凡特[3]（Levant）的科学探险，1743年又考察

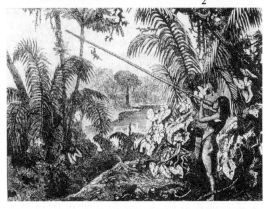

图8-2-2 亚马孙盆地的印第安人用吹管发射蘸有毒液（从植物中提取的麻醉剂）的飞镖，猎取动物.（李勉民，1989）

液的飞镖，只要擦破动物的皮肤，数分钟内就能致命（图8-2-2）。

---

1 安东尼奥·比加费塔（Autonio Pigafetta，1491~1534年）是意大利威尼斯学者、探险队成员，率先完成周游世界，收集了大量有关地理、气候、植物、动物的数据及探险经过和当地居民的情况，并有航海日记。1523年他在威尼斯出版的《特兰西瓦尼亚文集》（Transylvanus' account）记载了比加费塔1519~1522年第一次周游世界的所见所闻。

2 查尔斯·玛里·堤·拉·康德米尼（Charles Marie de La Condamine，1701~1774年）是一位法国探险家、地理学家和数学家。

3 黎凡特是一个不精确的历史上的地理名称，它指的是中东托罗斯山脉以南、地中海东岸、阿拉伯沙漠以北和上美索不达米亚以东的一大片地区。

了南美洲的亚马孙地区，了解印第安人部落的生活，在他的著述中记录了自己的远征。他指出箭毒是由植物特别是一些藤本植物的30种不同的成分混合组成的。他首次进行箭毒的毒性试验，观察被箭毒刺伤的鸡和箭毒的毒性效果。然而，真正意义上对箭毒的科学研究始于著名学者方塔纳[1]的工作。他在法国巴黎、英国伦敦分别做了实验，发现在配制箭毒的过程中放出的气体是热的，虽对人体没有什么危害，但这些物质是有毒的，某些箭毒口服也无妨。

1800年，美国探险家洪堡[2]沿着南美洲奥里诺科（Orinoco）河流域航行时，留心观察了箭毒的制造过程，他发现在那里有一种植物是箭毒制剂的主要原始材料，即马钱科木鳖子属（Strychnos）的一种植物，由于没有看到它的花和果实，他不能鉴定其为哪一个种。他发现这种植物是作为箭毒的黏着剂而进入到混合物中，借以保证有毒的物质可以黏附在箭头上。

1805年，谢尔图[3]分离提取了吗啡，从此有了生物碱的概念。1819年，在他的著作中阐述了构成箭毒的毒素是一种生物碱。

1844年，法国著名的生物学家和药学家贝尔纳[4]进行了有关箭毒的试验。他指出，箭毒对动物的肌肉具有较大的渗透能力，有些野兽中了毒箭以后，肌肉会变得软嫩起来，这是因为箭毒能使肌肉松弛。1857年，伏尔皮安[5]宣布箭毒是一种马钱子碱。箭毒生物碱，作为神经肌肉阻断剂使肌肉瘫痪。

1809年，迪莱里（Delille）和弗兰科伊斯（Magendie Francois，1783～1855年）所著的《箭毒对动物的作用》一书出版，这是一部研究箭毒对动物作用的专著。

直到1935～1939年，科学家才确认箭毒的主要成分是防己属植物的筒箭毒碱与马钱子属的拉锡弗林箭毒碱，并提取了其有效的活性成分。

第二次世界大战以后，科学家借助于纸层析法发现了70多种箭毒生物碱，并取得了不少纯结晶。前苏联学者沃罗宁（Voronin）等在莫斯科首次合成竹筒箭毒。1957年丹尼尔·波维特研究箭毒获诺贝

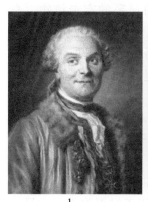 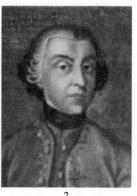 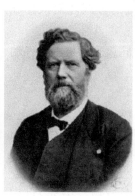 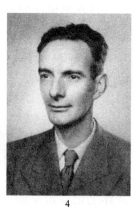

| 1 | 2 | 3 | 4 |

图8-2-3 研究箭毒的科学家

1.康德米尼，法国；2.方塔纳，意大利；3.伏尔皮安，法国；4.波维特，瑞士

1 阿贝·费利斯·方塔纳（Abbe Felice Fontana，1730～1805年）是意大利实验毒理学家。

2 亚历山大·冯·洪堡（Alexander von Humboldt，1769～1859年）是美国探险家，地理学家、历史地理学、现代地理学的创始人。

3 弗里德·威廉·亚当·谢尔图（Fried Wilhelm Adam Serturner，1783～1841年）是德国药剂师。

4 克劳德·贝尔纳（Claude Bernard，1813～1878年）是法国著名的生物学家和药学家。

5 伏尔皮安（Edmé Félix Alfred Vulpian，1826～1887年）是一位法国医师和神经科医师。

尔奖。

1962年，一个科学考察队从哥伦比亚毒刺蛙（*Phyllobates aurotaenia*）中，分离出作为箭毒的无尾两栖类毒素（batrachotoxin，也称蛙毒素）等4种剧毒甾类生物碱。

南美洲的印第安人原始部落和非洲黑人原始部落中箭毒的应用也有非常悠久的历史，但都没有文字记载。拉丁美洲和非洲的箭毒植物大约有360种，其中大多数属于马钱科、防己科、桑科的有毒植物。

台湾学者杨再义认为，在温带地区的箭毒植物只有1科1属的200多种，即毛茛科乌头属的多种植物；在热带地区的箭毒植物，约有6科9属的多种植物。

值得指出，箭毒长期被用于猎杀动物作为食物，直到今天在偏远的非洲和南美洲一些部落仍保留着这一传统。箭毒的最大特征是不管多大程度的剧毒，它都不能被消化器官吸收。所以，吃了被箭毒射杀的动物肉，对人类无害。同样，即使喝了箭毒，人也不会中毒。所以不管古代还是现代，只有采用注射箭毒的方式才对人体和动物有致杀效果。

按照箭毒的来源不同，分为植物毒、动物毒和混合毒三种。

1.箭毒植物

（1）乌头（*Aconitum carmichaelii*）（图8-2-4）为毛茛科乌头属多年生植物。使用其根部，内含乌头碱。中国的乌头是世界上记载最早的箭毒植物。公元2世纪《神农本草经》在"乌头"项下就有"其汁煎之，名射罔，杀禽兽"的记载。公元6世纪梁·陶弘景著的《本草经集注》"乌头"条下详述了箭毒的制作过程，"四月至八月采，捣榨茎叶，日煎为射罔，猎人以傅箭，射禽兽十步即倒，中人亦死"。《北史·匈奴宇文莫槐传》记载："秋收乌头为毒药，以射禽兽。"李时珍《本草纲目》记载"草乌头取汁晒为毒药，射禽兽，固有射罔之称"。《本草纲目拾遗》中的《白猿经》记载，以草乌为原料，制造"射图膏法"，这种砂糖样挑起取用，上箭最快，到身，走数步即死。《魏书》中有辽东塞外秋收乌头为毒药，杀禽兽。据考证，东亚各国作为狩猎的主要箭毒原料也是乌头。根据古彝文经书《毒的起源经》的记载，彝族先民使用川、草乌类毒草，熬水、浓缩，制成箭毒用于射猎。

（2）见血封喉（箭毒木 *Antiaris toxicaria*）为桑科见血封喉属（*Antiaris*）的落叶乔木，树干粗壮高大，树皮很厚，果子是肉质的，成熟时呈紫红色。其分布于中国云南、印度、爪哇、印度尼西亚、马来西亚、斯里兰卡及北非的热带地区。爪哇土著人称见血封喉为Upas，取树皮乳液制箭毒，主成分是一种强心苷箭毒灵（antiarin）。

（3）箭毒藤（*Chondodendron tomentosum*）为防己科的有毒植物，分布于热带南美洲。土著称其为帕雷亦拉（Pareira）。用根茎中提取的液体制作箭毒，主成分是生物碱 D-简箭毒碱（D-tubocuraine）。

（4）相思子（*Abrus precatorius*，鸡母珠）为豆科相思子属（Abrus）植物，分布于中国云南、印度、爪哇、印度尼西亚、马来西亚、斯里兰卡等热带地区。其种子在印度曾被用于试罪刑毒，在马来西亚用于制箭毒，主要成分是相思子毒素（Abrin），是一种蛋白质毒，虽为剧毒，但速效性比较差。

（5）马钱子（*Strychnos nux vomica*，番木鳖）为马钱科马钱属（*Strychnos*）植物，分布于东印度、泰国、越南、澳洲北部至中国的云南、西藏及台湾等地。其种子被土著人制成浸膏，可作箭毒。

（6）其他箭毒植物。加勒比的印第安人用毒番石榴（*Hippomane mancinella*）的树液浸制毒箭。非洲、拉丁美洲人用几种大戟属有毒植物似乳汁的浆液制成箭毒。印度至马六甲海峡诸岛的土著人采集马蹄花属（*Tabernaemontana*）有毒植物红色种子制作箭毒。菲律宾的土著人用卫矛科的有毒植物制作箭毒。居住在大峡谷地区中国西藏的珞巴族，采集生长在海拔5000米以上高山上的一枝蒿，用它的茎来制毒，长时间存放而毒效不减。毒箭是珞巴族先民的创造。夹竹桃科羊角拗属

（*Strophanthus*）和毒毛旋花（*Strophanthus kombe*），分布于非洲东部，茎木部提取液可制作箭毒。

2.箭毒动物

（1）蛇毒。动物毒在许多原始民族中用作箭毒。希腊神话中的大力神海格立斯（Herkules，主神宙斯之子）用蛇毒浸泡箭头。

（2）箭毒蛙（图8-2-5）。箭毒蛙（*Dendrobates*，Arrow poison frog）具有剧毒。印第安人用一种称为"Kokoi"的箭毒蛙的毒液制作箭毒。哥伦比亚西北部丛林中的黑色印第安人使用的吹筒箭，是效力很

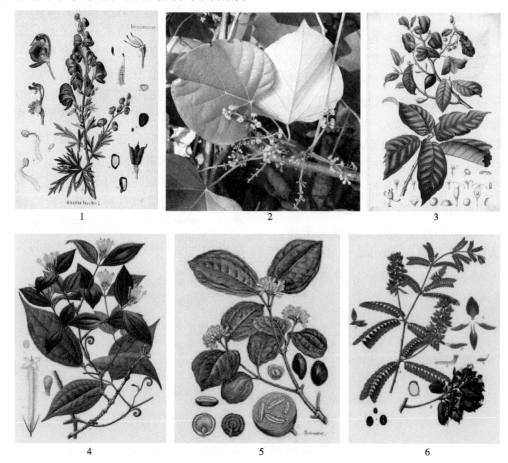

图8-2-4 重要箭毒植物

1.欧乌头*Aconitum napellus*；2.箭毒藤*Chondrodendron tomentosum*；3.见血封喉*Antiaris toxicaria*；4.毒马钱子*Strychnos Toxifera*；
5.马钱子*Strychnos nux vomica*；6.相思豆*Abrus precatorius*

高的猎器和战器。印第安人非常害怕箭毒蛙的毒，以至于从不光手去动它们。他们模仿蛙叫来捕捉，然后小心地用树叶去抓，穿到树条上。按照古老的方式，把蛙放在明火上"烤"，流出一种乳白色的液体。各种毒镖蛙的分泌物用于编制毒药飞镖。用一只蛙的分泌物，可以制造出50只吹筒箭的剧毒箭头，每只箭头仅带200微克的毒素。被这样一支箭射中的动物，瞬间就会麻醉，几分钟之内便死去。由于这种毒口服不起作用，因此，蛙肉可以放心去吃。尽管如此，印第安人还是立刻把中箭部位割掉。

（3）甲虫。非洲的布须曼人[1]的猎人狩猎主要依靠致命的毒箭。他们利用一些食草的西姆普利箭毒甲虫（*Diamphidia simplex*）的蛹体液，涂在箭的近顶端处制成毒箭，捕猎大型动物，羚羊和长颈鹿一旦被射中，不到一天就中毒而死。射中猎物后，猎人往往不急于抓到它，如果头天傍晚射中了，就回家睡觉，第二天叫来家人一起追踪，这时中毒的野兽已经死掉或者接近死掉了。此外，印第安猎人还将韦塔箭毒甲虫（*Diamphidia vittatipennis*）幼虫的胞浆挤出，然后溶入箭秆，作为毒箭。

（4）其他有毒动物。在南太平洋，土著人利用海参纲（*Holothurioidea*）的提取物捕鱼，把麻醉了的鱼从水面上收集起来。这种有趣的3～30厘米长的海参纲海洋动物通过皮肤释放毒物，其毒性类似可卡因的神经毒，并具有强烈的溶血作用。

夏威夷土人用有毒的"海花"（珊瑚）制造箭毒。"海花"是一种腔肠动物的骨骼，其形似干树枝，表面附满了珊瑚虫，形成为美丽的红润色，故称为"海花"。

此外，也有的非洲民族把红蚂蚁踏碎用作箭毒。中国彝族采用牛角蜂和七里蜂的蜂毒用做箭毒。

3.混合箭毒

1533年，西班牙人果马拉（Gomara）首次对箭毒的性质加以说明。他认为箭毒中存在着不止一种毒素，可能含有蛇血、蚂蚁头和蛇头等，是一种混合毒物。箭毒的效果取决于含在混合物中各种成分的比例。他所叙述的箭毒理论流传了200年，按照他的说法，箭毒的制备是由一些老夫人承担的，她们会在配制箭毒过程中吸入所产生的毒气而致死，这就标志着箭毒的优质，如果她们并没有死亡，说明了她们工作是草率的，以这种方法来检验箭毒的质量，真使人感到残忍和震惊。在南美洲俄里那可（Orinooce）生活了4年的古米那

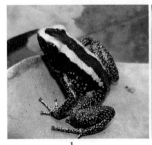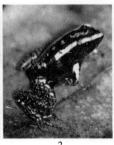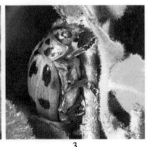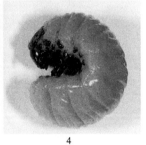

| 1 | 2 | 3 | 4 |

图8-2-5 箭毒动物

1.哥伦比亚毒刺蛙（*Phyllobates aurotaenia*）；2.Kokoi毒镖蛙；3.尼格罗箭毒甲虫（*Diamphidia nigro-ornata*）的成虫；4.箭毒甲虫的幼虫

1 布须曼人（Bushmen）又称桑人，是生活在非洲南部地区的一个原始狩猎——采集民族，主要分布在纳米比亚、博茨瓦纳、安哥拉、津巴布韦、南非和坦桑尼亚。

（Joseph Gumilla）神父在其著作里又重复描述了关于老夫人被毒气致死的可怕故事。他还介绍了另一种检验箭毒质量的方法，即将箭毒的制品放在人的伤口附近，当流血与箭毒相遇，便立刻停止流动，这样的箭毒被认为是上乘的。

1601年，有位神父亨雷拉（Chantre Herrera）指出印第安人的箭毒中含有420种以上的不同成分，其中包括了蜘蛛、蝙蝠、毒蛇和蟾蜍的毒。同时他还指出箭毒之毒具有致命的危险。

8.3 毒物用作药物

8.3.1 植物毒素用于医药

使用药草的历史与人类的历史一样长。在闻名于世的宁尼危（Ninive）[1]图书馆的莎草纸卷（papyrus ebers）和陶片上，把洋葱描述为治疗感染性伤口的药物。古罗马皇帝提比略（Tiberius，公元前42年～前37年）手下的塞尔苏斯[2]在他的《医学》篇中对一系列治疗化脓伤口的植物药品做了说明。从现代化学组成上分析，这些植物药品包括取自北欧百里香（*Thymus serpyllum*）植物的有独特气味的香精油百里酚（thymol）；取自白芥（*Sinapis alba*）的对-异硫氰酸羟基苄酯；取自压碎的大蒜头中不饱和含磷有机化合物；取自白头翁（*Anemone pulsatilla*）的白头翁素（anemonin），以及各种糖苷、醌、香豆素和生物碱等。

早在1540年，科德斯（Cordus）就对马钱子有过描述。1818年，法国化学家皮埃尔·约瑟夫·佩尔蒂埃[3]（图8-3-1）和约瑟夫·宾奈梅·卡文徒[4]从植物中分离出了生物碱士的宁。在医学上，易溶于水的硝酸士的宁（strychninnitrat）曾经用来防治循环障碍、衰弱无力状态和麻痹症状。在东南亚，

人们咀嚼马钱子的种子，据说可以预防霍乱和防止蛇咬。今天，人们偶尔用士的宁浸渍麦粒（加毒麦粒），来防治啮齿动物。

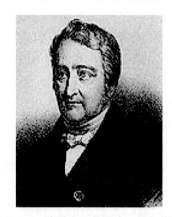

图8-3-1 皮埃尔·约瑟夫·佩尔蒂埃

1925年以后，法国和英国的学者开始用箭毒治疗肌肉张力亢进症和痉挛症。1935年，英国人哈罗·金（Henry King）分离出了季胶型箭毒碱，确定了它的化学结构，鉴定出箭毒的主要麻醉成分，之后的研究工作取得了迅速进展。同年，德国植物学家克卢格找到含有这种麻醉成分的植物。从此，制药公司制造了标准浓度的箭毒，作为治病救人的良药。近代，箭毒作为肌肉松弛剂，用来治疗麻痹症。1942年，加拿大医生格里菲（Gliffith）和约翰

---

1 公元前2000～公元前600年美索不达米亚平原上的文明古国亚述王国的首都。
2 公元1世纪罗马百科全书编撰者，其中仅有《医学》篇存世，被公认为优秀的医学经典文献。
3 皮埃尔·约瑟夫·佩尔蒂埃（Pierre Joseph Pelletier，1788～1842年）法国化学家。
4 约瑟夫·宾奈梅·卡文徒（Joseph Bienaimé Caventou，1795～1877年）法国化学家。

斯（G Enid Johneson）在一次很困难的外科手术中利用箭毒成功地达到使肌肉完全松弛的目的，为外科麻醉术提供了一种良好的药品。以后又有人用箭毒治疗舞蹈症和癫痫等。

许多植物能生产抵抗细菌、真菌和原虫的物质，可以开发成新的医药。对这些植物具有抗生作用的认识，特别是植物毒素作为新的医药导向物，成为20世纪药理学和毒理学取得的重要成果。从植物中提取的强心苷、乌头碱、吗啡、箭毒等仍然是目前有效的临床药物。药物化学家已研究证明长春花碱、喜树碱、鬼臼毒素等植物毒素具有抗癌作用，并制成商品药物生产应用。蓖麻毒素是目前研究抗癌的"导弹毒素"的组成部分。川楝素是治疗肉毒中毒的特效药。

毒毛旋子花苷（Strophantine）是一类特殊的植物毒素，它对心脏具有极强作用，是治疗心脏衰弱的有效的药物。毒毛旋子花苷存在于南部非洲的羊角拗植物（Strophanthus）[如旋花羊角拗（Strophanthus gratus）和毒毛羊角拗（Strophanthus kombe）]的种子中。

秋水仙（Colchicum autumnale）中的秋水仙碱（colchicine），是治疗痛风性关节炎的急性发作的有效药物。

尽管人类利用植物毒素取得了令人振奋的成就，但是，时至今日，90%的高等植物的化学成分尚不清楚，有待人类继续开发。

1.乌头的药用

乌头属植物不仅具有较强的毒性，而且也具有药理活性，是一种著名的有毒药物，也是世界上利用有毒植物最早的成就之一。

中国古代就认识到有毒植物可以作为药物的辩证关系。《淮南子》中有："天下之物莫凶于奚毒，良医橐而藏之，有所用也。""天雄、天锥、乌喙！药之雄毒者也，良医以活人。"《神农本草经》记载乌头主治："中风、恶风，洗洗出汗，除寒湿痹，咳逆上气，破积聚寒热。"《金匮要药》中记载："历节病，不可屈伸，疼痛，乌头汤主之。"《本草纲目》中也有记载，"乌头主大风顽痹"。

现代药理研究证实，大多数乌头类药材都具有抗炎、免疫抑制、麻醉止痛和抗肿瘤等作用，对心血管系统则表现为强心、降血压、扩血管等作用。

乌头的原植物很多，国际市场上常见的是欧乌头（Aconitum napellus），原产于中欧及西非，现在东欧及中亚也有出产。乌头的主要成分是二萜双酯类生物碱，如乌头碱和乌头次碱等20余种生物碱。乌头碱的毒性很大，0.2毫克的乌头碱结晶就能使人中毒，但在临床上可以用来治疗心动过速、高血压，还可用于局部麻醉。由于对生物碱等成分还未充分认识，特别是乌头植物的种类不同，其生物碱成分的种类和含量也有差异，使用剂量难以精确掌握，必须加以注意。

中国传统医学使用的乌头、附子是经过炮制的，减低了毒性，再配伍使用，进一步减少了毒副作用，如毒性较大的乌头碱在煎煮过程中大部分变成了毒性较小的乌头原碱，中药使用的盐附子则因长期泡在盐水中，大部分乌头碱溶于水中而除去。

日本学者证实日本乌头（A. japonicum）提取物可以使衰弱的心脏复苏，并持续长时间稳定的跳动。

2.茄科有毒植物的药用

茄科有毒植物含阿托品和东莨菪碱等生物碱，自古以来应用于麻醉和医药。中国古代人们将茄科植物的毒性作用视为有益作用，西方人在饮品中加入茄科有毒植物相当普遍，并将这种有毒饮品视为上帝的恩赐，它能使人兴奋、愉悦、迷幻。在古埃及，酒精含量低的啤酒要加入毒参茄以提升啤酒档次。大约公元前1500年，埃及人就有关于茛菪的医学知识的记载。而在公元前3000年的巴比伦，人们就应用茛菪子缓解牙痛。远古闪米特人、古希腊和埃及人传说吃了毒参茄果可以增强性欲，增加女性魅力，甚至还可以治疗不育。公元前400多年，有"医学之父"美誉的古希腊名医希波克拉德就对毒参茄进行了细致的观察和研究，他指出："以不引起谵妄的小剂量毒参茄加入酒中，可缓解抑郁和焦虑症"。大约公元前1世纪，有"药学之父"美誉的希腊名医迪奥斯克里德斯（Dioscorides）在其草药学专著中用整整两页论述毒参茄，他知道毒参茄的催眠作用和大剂量时能引起呕吐和严重的中毒症状，并指出剂量决定生理病理症状；关于曼陀罗的作用，他依据应用剂量划分为不同的作用等级，指出小剂量有愉悦感，较大剂量可昏迷3天，大剂量可导致中毒而亡。他用毒参茄泡酒作为外科手术和治疗战伤的麻醉药和安眠药。公元1世纪，阿里拉奥斯（Arelaios）描述了茄科有毒植物的副作用是出现类似精神错乱的狂躁症状。

12世纪中叶西方最重要的一本医药大全[1]的140个方剂中，至少有29剂含有鸦片，19剂含茛菪，14剂含毒参茄，同时含有以上3种药的方剂有9个。到16世纪，许多常用制剂都含有茄科植物，做成的剂型包括"睡海绵"[2]、软膏、丸剂、散剂、栓剂等14种之多。

茄科有毒植物洋地黄，又名毒药草、紫花毛地黄、吊钟花，主治各种原因引起的慢性心功能不全、阵发性室上性心动过速和心房颤动、心房扑动等。1775年，植物学家威瑟林[3]听说，有位农妇能用一种家传的秘方治疗水肿病（心力衰竭性水肿），效果奇好。于是，威瑟林开始进行系统的研究。威瑟林发现，农妇的秘方虽含20多种药物，但真正起作用的只有紫花毛地黄一种。这种药用植物早在中世纪的医学家就使用过，16、17世纪，英国和德国出版的药用植物著作也都提到过此药。他将洋地黄的花、叶、蕊等不同部分，分别制成粉剂、煎剂、酊剂、丸剂，比较其疗效。结果发现以开花前采得的叶子研成的粉剂效果最好，还确定了用药的最适剂量为1～3格令[4]，他用洋地黄共治疗了163名患者，积累了大量经验。1785年，他发表了专著《关于洋池黄》，成为世界名医。但是，直接使用洋地黄植物的剂量很难准确掌握，治疗量接近于中毒量。1874年，德国药物学家施米德贝尔[5]从洋地黄植物中提纯了洋地黄毒苷，并证明其有效的强心成分，作用迅速，对急性心力衰竭的抢救作用极佳，是急救室必备的药品。

中国清代《宋人轶事汇编》和明代《岭南琐记》中，分别记载了统治者利用曼陀罗酒毒杀反叛百姓和将风茄末[6]投于酒中盗

---

1 医药大全专著的名称：*The Antidotarium Nicolai Parvum*。

2 "睡海绵"即海绵用麻醉药液浸过后晾干，手术前用温水蘸湿海绵，放在仰卧患者的嘴或鼻子上，当滴下的麻醉药在胃肠吸收后就可诱导全麻的一种方法。

3 威廉·威瑟林（William Withering，1741～1799年）是英国植物学家、医生和洋地黄的发现者。他曾发表包括真菌在内的《英国植物志》。

4 格令（grain）是药衡的重量单位，1格令＝64.8毫克。

5 奥斯瓦尔德·施米德贝尔（Oswald Schmiedeberg，1838～1921年）德国药理学家，生于俄罗斯波罗的海省库尔兰（Kurland），在斯特拉斯堡进行了初步药理研究对金属的一些最重要的药物和毒物中毒沉重那个时代，包括毒蕈碱，烟碱，对洋地黄苷。

6 风茄，即曼德拉草，是茄科茄参属的一种植物。

取官印的事件。中国古典小说所说"蒙汗药"就是以曼陀罗组成的复方。有人考证了10个与"蒙汗药"有关的方剂，其中有9个使用了曼陀罗（花），有6个只用曼陀罗（花），有1个使用莨菪。

19世纪后半叶，莱登伯里（Ladenburg）和斯科米德（Schmidt）从茄科植物中分离得到了阿托品、颠茄碱、莨菪碱、澳洲毒茄碱和东莨菪副碱等，其中主要是阿托品和莨菪碱。后来，又分离得到了东莨菪碱，并成为重要的治疗药物。19世纪60年代，伦敦著名的药理学家奎斯推荐用颠茄搽剂进行神经阻断试验，以达到麻醉作用。后来，弗雷哈证实阿托品有轻微局部麻醉作用，颠茄可缓解胃肠痉挛引起的绞痛。1886年，托蒂（Torty）考察了东莨菪碱对植物神经系统的作用，并将该物质成功应用于精神狂乱和精神病患者。东莨菪碱皮下注射0.5～1.0毫克，10～15分钟后可诱导睡眠，中毒表现为头晕、恶心、心律失常、呼吸困难、幻觉、谵妄和虚脱，清醒后感觉疲劳和头沉，但不久恢复正常，偶尔也会出现呕吐。1891年，埃德尔福森（Edlefsen）指出了东莨菪碱有缓解疼痛的作用。

20世纪70年代，中国医药界重新以曼陀罗为主药制成了中药麻醉剂，并成功用于临床。到1978年，在全国十几万例外科手术中应用了中药麻醉剂。在寻找更强抗胆碱药的过程中，从这类植物中首先分离出了山莨菪碱和樟柳碱，并用于治疗有机磷中毒、暴发性流脑、支气管炎、出血性肠炎等。此外，莨菪类药物还可用于低血容量性休克、感染性休克、心源性休克和过敏性休克等，并可在急性肺损伤、哮喘和重症糖尿病等方面应用。洋金花对戒除海洛因的依赖性有一定效果。

茄科有毒植物在军事上也有应用，由于这类植物含阿托品和东莨菪碱，所以对神经性毒剂中毒有较好的治疗作用。《防化医学》列出了7种中草药治疗神经性毒剂中毒及水煎剂用量。实际上，阿托品早在1968年就成为美军士兵用于神经毒中毒急救的药品，直至今日，仍是多数国家应对化学战的重要药品装备。另外，在军事行动中东莨菪碱还用于防止晕动病（晕车、晕船、晕飞机等）。这类植物及其有效成分在兽医临床也有较多的应用。

3.麦角的药用

人们很早就认识到麦角的另一种完全不同的作用。罗尼特（Loniter）在《药草书》中写到，自古以来，助产士就把麦角用作消痛药。由于美国医生约翰·斯特恩（John Stearn）的工作，1808年，麦角正式进入药品行列，但是对妇科来讲，仍有很大争议。除了成功之外，还有不成功的地方，就是儿童死亡率增高，原因是各个麦角品种的作用物质含量不同，这一点也促进了对作用内含物的分离和结构研究工作。1918年斯托尔[1]分离出一种肽型生物碱——麦角胺（ergotamine），其毒性剧烈，但在制药学上很有价值。麦角胺是血管收缩剂，能够抑制人体子宫产后出血，还可用于减轻偏头痛的症状。

4.蕈用作药物

在打火机发明之前用来制作火捻的引火蕈（*Fomes fomentarius*），在过去的几百年间将其敷在伤口上止血。在20世纪，人们把落叶松蕈（*Fomes officinalis*）用作烈性泻药，用来防治哮喘、咳嗽及发汗。在高加索山和乌克兰的一些地区，人们从白笔鬼蕈（*Phallus impudiucus*）中获取配料，用

---

1 阿瑟·斯托尔（Arthur Stoll，1887～1971年）是瑞士化学家。

来制作防治痛风和风湿病的软膏。今天，已知有12种蕈毒具有不同的医学用途。例如，麦角胺制剂用来治疗偏头痛，也以变异形式用作消痛药。

在日本和中国种植的香菇（*Lentinus edodes*），由于它能降低血胆固醇，因而具有预防血液循环疾病的作用。香菇在亚洲的年产量大约13万吨。

5.用作堕胎药的危险

来自植物王国的一系列毒物，过去被庸医滥用作为堕胎药。例如，沙地柏（*Juniperus sabina*，臭刺柏）的油，含有桧醇、桧萜、崖柏油（thujol）及萜烯衍生物（terpenabkömmlingen），一旦使用会致人死亡，因为这种油会引起严重的肾、肝及子宫损伤。也有用芹菜脑堕胎，结果引起严重中毒事件[1]。

无论在任何时候，把毒物作为堕胎药用，对健康和生命都是很大的威胁。在"避孕丸时代"，如果使用堕胎药就要受到惩罚。在古罗马，对给人使用迷魂酒和堕胎药的，罚其在矿山干活；对出身高贵的，给予流放；若"患者"死亡，庸医将有被判死刑的危险。

8.3.2 霉菌毒素用于抗菌

霉菌的种类很多，有毒霉菌及其产生的霉菌毒素对人类是有毒性的。那么，有没有对人类无害而对引起人类疾病的病原微生物有毒的霉菌？青霉素的发现回答了这个问题。青霉素是人类发现的第一种毒性很小又能有效杀菌的抗生素，而青霉素的毒性足以消灭葡萄球菌之类的微生物，成为杀灭细菌治疗疾病的一种霉菌毒素。

1.青霉素的发现

英国伦敦圣玛丽医院的弗莱明一直致力于寻找能杀死葡萄状球菌的理想药品，但是一直没有成功。在1928年9月的一天，他突然观察到：在青色霉菌的周围，有一小圈空白的区域，原来生长的葡萄状球菌消失了。他立即决定，把青霉菌（图8-3-2）放进培养基中进行培养。几天后，青霉菌明显繁殖起来。于是，弗莱明进行了试验：用一根线蘸上用水稀释的葡萄状球菌，放到青霉菌的培养皿中，几小时后，葡萄状球菌全部死亡。接着，他分别把带有白喉菌、肺炎菌、链状球菌、炭疽菌的线放进去，这些细菌也很快死亡。为了试验青霉菌对葡萄状球菌的杀灭能力有多大，弗莱明把青霉菌培养液加水稀释，先是1倍、2倍，逐渐增大倍数，最后以800倍水稀释，结果它对葡萄状球菌和肺炎菌的杀灭能力仍然存在。这是当时人类发现的最强有力的一种杀菌物质了。弗莱明把这种青霉菌分泌的杀菌物质称为青霉素（penicillin，盘尼西林，原意是有细毛的）。

可是，这种青霉菌液体对动物是否有害呢？弗莱明小心地把它注射进了兔子的血管，然后紧张地观察它们的反应，结果发现兔子安然无恙，没有任何异常反应。这证明这种青霉菌的分泌物对兔子没有毒性。1929年6月，弗莱明把他的发现写成论文发表在《英国实验病理学》杂志上，但却几乎无人问津。

2.青霉素的提取

1935～1940年，在牛津大学主持病理研究工作的澳大利亚病理学家霍华德·瓦尔特·弗洛里（Howard Walter Florey，

1　1930年初，欧洲发生使用芹菜脑（apiol，从欧洲芹菜籽提炼出来的酒精萃取物）和磷酸三邻甲苯酯（triorthocresyl phosphate，TOCP，毒性很强的有机磷，用来当作溶剂）混合用来引发流产的事件，结果导致几百名妇女瘫痪的事件。

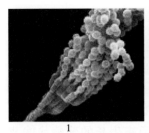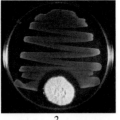

图8-3-2　青霉菌

1.青霉菌菌株；2.青霉菌的溶菌现象。图下方圆形物是青霉菌，上方宽曲线是致病细菌。可见到青霉菌周围的致病细菌消失，形成一个抑菌圈

1898～1968年），组织了一大批专家研究溶菌酶的效能。当时29岁的德国生物化学家厄恩斯特·鲍里斯·钱恩（Ernst Boris Chain，1906～1979年）加盟了这个研究小组。为了迅速了解抗菌物质研究的全部情况，1939年钱恩等专程去各大图书馆查找以往的文献，在一本积满灰尘的医学杂志上，他们意外地发现了弗莱明10年前发表的关于青霉素的文章。弗洛里仔细阅读了弗莱明关于青霉素的论文，对这种能杀灭多种病菌的物质产生了浓厚的兴趣。于是弗洛里和钱恩当机立断，立刻把全部工作转到对青霉素的专门研究上来。弗洛里知道，要提取出青霉素，需要各方面科学家的共同努力。他邀请了一些生物学家、生物化学家和病理学家，组成了一个联合实验组。在弗洛里的领导下，联合实验组紧张地开展了研制工作。细菌学家们每天要配制几十吨培养液，把它们灌入一个个培养瓶中，在里面接种青霉菌菌种，等它充分繁殖后，再装进大罐里，然后送到钱恩那里进行提取。提取工作繁重而艰难，一大罐培养液只能提取出针尖大小的一点点青霉素。经过几个月的辛勤工作，钱恩提取出了一小匙青霉素。把它溶解在水中，用来杀灭葡萄状球菌，效果很好。即使把它稀释200万倍，仍然具有杀灭能力。联合实验组选择了50只小白鼠来进行试验：把

每只都注射了同样数量，足以致死的链状球菌，然后给其中25只注射青霉素，另外25只不注射。实验结果，不注射青霉素的小白鼠全部死亡，而注射青霉素的只有1只死去。随后，他们开始了更努力的提取工作，终于获得了能救活1名患者所需的青霉素，并救活了1名患者，证明了这种药物的无比效能。

1940年8月，钱恩和弗洛里等把对青霉素的重新研究的全部成果都刊登在著名的《柳叶刀》杂志上。这篇文章极大地震动了弗莱明。他立刻动身赶到牛津会见这两个人。这次会见是历史性的。当钱恩等人得知弗莱明还活着时，惊喜之情溢于言表。后来，弗莱明毫不犹豫地把自己培养了多年的产生青霉素的菌种送给了弗洛里。利用这些菌种，钱恩等人培养出效力更大的青霉素菌株。经过一年多的辛勤努力，七、八十种病菌的试管实验和动物试验，都证明青霉素对引起多种疾病的病菌都有较大的杀伤作用。他们还提纯出结晶状态下的青霉素。

3.青霉素的工业化生产

弗洛里清醒地意识到，为了使青霉素能广泛地用于临床治疗，必须改进设备，进行大规模生产。但这对联合实验组来说，还是无法办到的事。而且，当时的伦敦正遭受德国飞机的频繁轰炸，要进行大规模生产也很不安全。

1941年2月，一位警察刮脸时划破了脸，因伤口感染而患了败血症。在医生治疗无效的情况下，弗洛里和钱恩带着他们所有的青霉素来到了这个警察的病床前。但在治疗好转的第五天，青霉素用完了，病情也随之恶化，结果这位警察还是死了。后来，他们又在非洲战场上小规模地试用了青霉素。结果再次表明，青霉素能

防治多种严重感染性疾病，控制伤口的继发性细菌感染，局部应用还可使伤口早期缝合加快愈合。弗洛里很快认识到青霉素的工业化生产的重要性。

开始，医学科学研究委员会（MRC）和牛津大学不仅拒绝为钱恩申请青霉素的专利保护，而且又拒绝了钱恩组建试验工厂以进一步探索工业化生产青霉素条件的要求。然而，青霉素在治疗战伤方面的奇妙作用，引起了军事指挥人员的关注。在诺曼底战役中，一位陆军少将由衷地称赞道，青霉素是治疗战伤的一座里程碑。在军方的大力支持下，青霉素开始走上了工业化生产的道路。伊利诺斯州皮奥里亚的一家工厂生产了第一批青霉素，但产量少得可怜。

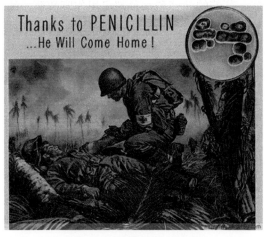

图8-3-3　青霉素的广告画

第二次世界大战中，青霉素挽救了很多士兵的生命，图中广告语为：感谢青霉素，他将安全回家

1941年6月，弗洛里带着青霉素样品来到不受战争影响的美国。他马上与美国的科学家们开始合作。经过共同努力，终于制成了以玉米汁为培养基，在24℃的温度下进行生产的设备。用它提取出的青霉素，纯度高，产量大，从而很快开始了在临床上的广泛应用。第二次世界大战促使青霉素大量生产（图8-3-3）。1942年末，有20余家美国公

司开始大量生产青霉素。1943年，已有足够青霉素治疗伤兵。1945年第二次世界大战结束时，青霉素的使用已遍及全世界。产量已能满足一年治疗700万患者的需要。1950年产量可满足全世界需求。

8.3.3　毒物用于麻醉

人类的一个早期愿望是对魔幻止痛物的希冀。为达到这一目的，古代的医生们对某些植物的止痛性能做过广泛的研究，从实践经验中积累了大量知识。麻醉剂的发现，减轻了人类的痛苦，挽救了更多患者的生命，提高了人类的生存能力和生活质量，通过造福人类身体本身，进而造福后世，改变了世界悲惨的一面。

19世纪40年代在使用麻醉剂之前，惨死在外科医生刀下的人所经受的无可名状的痛苦无疑是存在的。现在，在外科手术中，已经无法想象没有麻醉剂的情况会是怎么样的。如果没有麻醉剂，对于要动手术的患者而言，那是一种怎样的痛苦煎熬、撕心裂肺的嚎叫和痛彻骨髓的感觉。医生手术的效果也会大打折扣，无数的患者惨死在手术台上。这些悲剧，在没有发明麻醉剂之前，是非常正常的。特别是战场上，成千上万的受伤士兵都要面对这种悲惨的结局，本来可以挽救的生命，往往就此失去。

1.古代中国的麻醉剂

公元前4～公元前5世纪，中国有扁鹊用"毒酒"作麻醉药的记载。《列子·汤问》记载：战国名医扁鹊曾用"毒酒"将鲁国公扈、赵齐婴二人"迷死三日"，给他们做"剖胸探心"手术。这里的"毒酒"无疑是指麻醉药。

中国古代有将曼陀罗（*Datura stramonium*）（图8-3-4）作为麻醉剂的许多记载。公元

2世纪，中国最早的一部本草书《神农本草经》记载了莨菪（天仙子）"有毒，多食令人狂走"，曼陀罗花"有毒，此花浸酒治风，少顷昏昏如醉"。三国时期的名医华佗用于外科手术麻醉的"麻沸汤"中有洋金花。在宋代周去非的《岭南代答》中，有"广西曼陀罗花，遍生原野，大叶白花，结实如茄子而遍生小刺，乃药人[1]草也。盗贼采，干而未之，以置人饮食，使之醉闷，则挈箧[2]而趋"的记载。说明曼陀罗具有麻醉作用，而且也为盗贼所利用。宋代窦材《扁鹊心书》记载了内服麻醉药方"睡圣散"，书中写道："人难忍艾火灸痛，服此即昏睡，不知痛，亦不伤人。此方由山茄花[3]、火麻花共研为末，每服三钱，一服后即昏睡。"元代外科医家危亦林《世医得效方》记载用"草乌散"作整骨麻醉，书中写道："服后若麻不得，可加曼陀罗花及草乌五钱，用好酒少些与服。"明代《本草纲目》中对曼陀罗花记载："相传此花，笑采酿酒饮，令人笑；舞采酿酒饮，令人舞。予尝试此，饮须半酣，更令一人或笑或舞引之，乃验也。""八月采此花，七月采火麻子花，阴干，等分为末，热酒调服三钱，少顷昏昏如醉，割疮灸火，先宜服此，则不觉苦也"。清代《宋人轶事汇编》记载："范杞为湖南转运使，五溪蛮反，杞以金帛、官爵诱之出，为设酒宴，饮以曼陀罗，昏醉尽杀之，凡数千人……"

现代研究表明，曼陀罗花主要成分为莨菪碱、东莨菪碱及少量阿托品，而起麻醉作用的主要成分是东莨菪碱。由于它的主要作用是可使肌肉松弛，汗腺分泌受抑

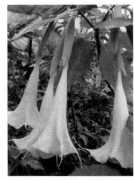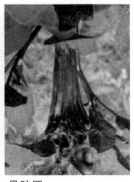

图8-3-4　曼陀罗

制，所以古人将此药取名为"蒙汗药"是极为确切的。

2.西方麻醉剂起源

公元前300年左右，将"睡海绵"（sleep sponge）用于麻醉治疗。虽然一直存有争议，但按某些权威说法，罂粟、毒参茄、莨菪的汁液和水芹都可用作麻醉药，海绵用这些汁液浸过后晾干，手术前用温水蘸湿海绵，并放在仰卧患者的嘴或鼻子上，当滴下的麻醉药在胃肠吸收后就可诱导全麻。同时，人们也研究催醒的方法，并用鲜茴香汁或醋汁制成"醒海绵"。

在古代印度、巴比伦、希腊等国家，采用罂粟、莨菪和曼德拉草进行麻醉。公元1世纪初，罗马作家塞尔苏斯[4]曾建议将莨菪作为镇静剂使用。对罗马人来说，药力最强的麻醉剂当属曼德拉草。尽管现在很难确定古代文字记载中有关曼德拉草的所有描述指的是否都是同一种植物，将药用曼德拉草确认为曼陀罗籽，其理由还是充分的。曼陀罗籽含有颠茄碱和东莨菪碱，都是减缓心律的药物，服用得当还能彻底消除疼痛，减少手术给患者带来的精神创伤。普林尼[5]于公

---

1 药人，意为毒害人。

2 挈箧，音qiè qiè，意为提着小箱子。

3 山茄花即曼陀罗。

4 塞尔苏斯（Celsus, Aulus Cornelius）是罗马百科全书编纂者。约生于公元前10年，卒年不详。

5 盖乌斯·普林尼·塞孔都斯（Gaius Plinius Secundus，公元23（或24）～79年），又称老普林尼，古代罗马的百科全书式的作家，以其所著《自然史》一书著称。公元79年8月24日，附近的维苏威火山大爆发。普林尼为了了解火山爆发的情况，并且救援这一地区的灾民，乘船赶往火山活动地区，因火山喷出的含硫气体而中毒死亡。

元75年前后描述过罗马医生更具建设性地使用这种药物的过程。"在把曼德拉草作为安眠药水来使用时，规定的剂量应当同患者的强壮程度构成比例，中等剂量为一塞亚图斯（约为三汤匙）。用水冲服可医治蛇咬，在做外科和穿孔手术之前服用，还可起到麻醉作用"。

希波克拉底是古代最具影响力的医生，精通各种毒药。在著名的被视作医学道德准则的《希波克拉底誓言》中，他这样写道："我绝不会受任何人的诱惑，向其提供毒药，无论这个人是谁。"希波克拉底在某些治疗过程中，使用了在大麻、莨菪和曼德拉草溶液中浸泡过的"催眠海绵"作为麻醉剂。

在欧洲中世纪，为古罗马人所熟知的这些麻醉药物一直在继续使用。但在摄取途径方面发生了很大的变化。最常见的摄取途径是公元9～15世纪无数典籍中提到的"催眠海绵"法。它是把一些药物——鸦片、曼德拉草、莨菪和从芹叶钩吻中提炼的毒物——混合后浸入海绵之中，随后将海绵晾干。在需要麻醉剂时可将海绵浸湿，放在患者的嘴上，让患者吸入药味。这些混合药物肯定会使任何人陷入毫无知觉的状态，尽管吸入致命的芹叶钩吻毒物（可以先后抑制神经系统的运动中枢和感觉中枢），会使整个手术极具风险。

在阿兹特克人[1]那里，曼陀罗籽茶是一种供献祭者食用，使之进入昏睡状态，以便忘却自己最终结局的物质。

传说英格兰人曾应用一副"德韦尔"饮剂作为麻醉剂。麻醉处方包括芹叶钩吻汁液、鸦片和莨菪，此外，还含有醋剂和泻根。"德韦尔"在古英语中，它的含义类似于"无知觉"。一些手抄本对它的用途做了奇特而有趣的描述："在需要它的时候，

让准备开刀的人背靠大火坐下，并动员他喝下（德韦尔饮剂），直到入睡，然后你可以放心地给他开刀，等治疗完毕并想让他醒来时，拿些醋和盐擦洗他的太阳穴和颧骨，他就会立刻苏醒过来。"

3.现代麻醉剂的发明

虽然中国、印度、巴比伦、希腊等许多国家在古代积累了麻醉法的经验，但是主要是应用曼陀罗花、鸦片、印度大麻叶等植物性麻醉药。19世纪以来，手术治疗的客观要求日益增长，对麻醉药的要求也更加迫切。近代化学的发展为麻醉药的探索和研究提供了有利的条件。

1799年，英国化学家戴维（Humphry Davy）最早发现了氧化亚氮的麻醉作用，他在自己吸入氧化亚氮后，发现其炎症部位的疼痛有所缓解，因而他断定："氧化亚氮，可以在出血不多的手术中起到麻醉作用。"戴维在给朋友的一封信中，叙述了他吸入氧化亚氮以后的欢乐、快慰的感觉。因此氧化亚氮也称作"笑气"。但是这一发现却没能及时在临床上应用。1824年，希克曼用二氧化碳、氧化亚氮和氧气对动物施行了麻醉实验，并进行了截肢手术。他要求进行人体实验，但未被应允。直到1893年，化学家斯考芬证实吸入多量笑气可使人呈醉态，甚至失去知觉，从此，除了氧化亚氮以外，人们开始探索新的其他麻醉的方法，麻醉剂开发时代才真正开始。

1818年，著名科学家法拉第（Michael Faraday）在著作中曾指出"乙醚（ether）有致人昏迷的作用，其效应与氧化亚氮很相似"。医生们从中受到启发。1842年，美国罗彻斯特的一个名为威廉·克拉克的学化学的学生，给一个需要拔牙的妇女施用了乙醚，使她在拔牙时毫无痛苦。同年3

---

1 阿兹特克人（Aztec）是北美洲南部墨西哥人数最多的一支印第安人。

月30日，美国的另一位医生克劳福德·郎格[1]应用乙醚吸入式麻醉方法，成功地为一个颈背部肿瘤患者进行了切除手术，随后他继续用乙醚进行了许多小手术。由于当时郎格居处偏僻，他的成就未能被世人所知。

1844年夏天，美国牙科医生莫尔顿（William T G Morton）到波士顿实习，来到他的校友杰克森[2]处学习化学知识。一次闲谈中，莫尔顿谈到拔牙时如果能破坏牙神经就好了。杰克森说，乙醚可减轻牙痛，说着随手给了莫尔顿一些乙醚。后来，一位患者找莫尔顿拔牙，并希望不要太痛。于是莫尔顿将蘸有乙醚的手帕递给患者，让其吸入，使其渐渐失去知觉，然后在助手的帮助下，将牙拔掉。莫尔顿拔完牙后，问患者有何感觉，患者高兴地说："真是奇迹！一点疼痛感都没有。"这次成

功引起很大轰动。1846年10月16日，莫尔顿在马萨诸塞州总医院实施了一例乙醚麻醉手术，从一个患者的脖子上割下一个肿瘤，历时仅8分钟，首次证明在进行大手术时，也能用乙醚进行全身麻醉（图8-3-5）。这次手术成功的消息在美国迅速传开，而后又传遍了全世界。1845年，莫尔顿获得华盛顿大学名誉博士，1000美元赏金。从法国医学科学院获得5000法郎，与杰克森平分，在当年施行乙醚麻醉综合医院建了乙醚纪念堂。

之后，各国相继采用乙醚麻醉进行手术，结束了患者必须强忍剧痛接受手术的时代。中国和俄国都是在莫尔顿成功的次年即开始采用乙醚麻醉的国家。后来，苏格兰的妇产科大夫辛普森（Simpson，1811～1870年）把乙醚用在产科手术中，但是过了一段时间后，他发现用氯仿比乙

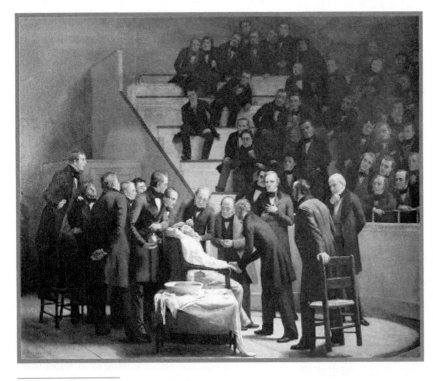

图8-3-5　1846年10月16日，美国马萨诸塞州综合医院第一次应用乙醚作为麻醉剂进行外科手术并向公众示范（Hinckley，1880）

---

1 克劳福德·郎格（Crawford Williamson Long，1815～1878年）毕业于佐治亚大学，之后学医成为医师，在纽约医院工作，1842年在阿赛斯（Athens）开业，因医术精湛为当地居民尊敬。
2 杰克森（C.T.Jackson，1805～1880年），化学家，毕业于哈佛大学医学院。

醚的麻醉效果更好，所以氯仿成了又一种重要的麻醉药。

乙醚麻醉是美国医学史上的一项巨大业绩，是对人类的巨大贡献。今天，乙醚和氯仿仍是全身麻醉最常用的麻醉剂。

1884年，卡尔·科勒（Karl Koller）发明了黏膜局部可卡因麻醉法。科勒发现将可卡因放在舌黏膜上能使舌麻木。后来的研究证实了科勒的发明，并在外科手术和诊断性手术中应用。

8.3.4 微量毒物可治病

微量毒物治疗疾病的历史可追溯到很久以前。罗马的历史学家就记载过亚细亚地区某国王日常服用小剂量砒霜以增强自己对毒物的抵抗能力，从而免遭暗杀的故事。19世纪初，德国的精神病学家鲁道夫·阿恩特和药理学家雨果·舒尔茨通过各自的试验得出了著名的阿恩特－舒尔茨定律：当小剂量服用时，毒药是兴奋剂。顺势疗法[1]的经典疗法之一，就是如果你有胃病，那么就给你开一点会导致腹部疼痛和呕吐的砒霜，认为这样会激发人体对这类症状的抵抗力。这显然是不科学的。而随着顺势疗法被正统的医学界摒弃，激效理论自然也被打入冷宫。

激效理论的第二次复苏出现在19世纪末期。1895年，X射线被发现后，许多研究人员发表辐射激效作用的论文，宣称低剂量的辐射可以使植物生长得欣欣向荣，更加茂盛。这时候，一些江湖游医开始鼓吹放射性药物，号称这种内含放射物质的专利药物能够包治百病。不过，当1932年工业家艾本·拜尔怀疑因经常摄入含镭元素的

药物而死于骨癌，而多项研究显示辐射会导致果蝇染色体变异之后，辐射激效理论很快便销声匿迹。目前，激效作用仍然处在研究之中。或许有一天，毒物学家的研究真的能够验证尼采的话的先验与正确：那些没有杀死你的，会让你更强壮！

1.砒霜（砷）

尽管砒霜（三氧化二砷）是一种"一级"毒药，但它也并不是一无是处。砒霜在治疗人类疾病的历史上起到一定作用。很早以前就有将砷化合物用以治疗昏睡病、肺结核、皮肤病等顽疾的记载。中世纪时人们将砷套在脖子上，作为护身符以驱赶鼠疫。维多利亚时代的妇女将砷化合物涂在脸上，使脸部皮肤变白。西方医学之父希波克拉底曾记载：砷可用于皮肤溃疡的局部治疗。17世纪的英国，砷的多种化合物被用来制取防腐剂。砒霜药用达到顶峰时期是在19世纪末到20世纪初，几乎所有的药师都会使用这种药品。19世纪的施蒂里亚（今澳大利亚南部和斯洛文尼亚北部）的农夫们经常摄取一定剂量的砒霜，用以增强他们的体质。1909年发现的砷凡纳明长期被用以治梅毒、雅司病及其他螺旋菌感染，直到20世纪40年代才被青霉素所代替。

古代的砷制剂，除礜石之外，还有雄黄。礜石是古代的耗子药和杀虫剂，雄黄（二硫化二砷）也有类似作用。古代中国人认为，雄黄可以治蛇伤、杀百毒、厌鬼魅。

尽管白砷是一种相当剧烈的毒，但是迄今它还以0.5～5毫克的量用在顺势疗法中，如治疗萎黄病、佝偻病、神经痛、神经性哮喘、身体虚弱和神经性衰竭状态。在牙

---

1 顺势疗法（homeoapathy）是由德国医生塞缪尔·哈尼曼（Samuel Hahnemann，1755～1843年）18世纪创立的。其理论基础是"同样的制剂治疗同类疾病"，意思是为了治疗某种疾病，需要使用一种能够在健康人中产生相同症状的药剂。例如，毒性植物颠茄（也称茛菪）能够导致一种搏动性的头痛、高热和面部潮红。因此，顺势疗法药剂颠茄就用来治疗那些发热和存在突发性搏动性头痛的患者。当代科学认为顺势疗法没有科学依据，但有少量证据表明顺势疗法有效，这是为什么？仍然是一个未解的科学之谜！

医治疗中，以前经常使用0.5～1毫克的砒霜杀死牙神经。阿拉伯医生曾建议把白砷用作治疗贫血的药物。在中世纪，做马匹生意的吉卜赛人，在出售衰弱的老马前，给它们服用白砷，以便使其在短短的几个小时内达到目光有神、皮毛光滑、身体较为饱满的样子。据说一些过早衰老的女人在"选夫"时使用过这种药物。

德国医生保罗·埃利赫[1]发明闻名于世的砷疗法。他应用有机砷化合物——二氨基二氧偶砷苯（也称砷凡纳明，洒尔佛散，salvarsan，六0六）治疗梅毒，于1910年3月发表报告，同年12月在市场出售。这一成就建立了最初的全面有效防治梅毒的基础，标志着科学战胜人类苦难——梅毒的一次胜利。埃利赫开创的研究化学结构－作用关系的新观点，有力地推动了后来几十年制药工业的发展。例如，多马克[2]的磺胺化学疗法，以及抗生素的研制，几种治疗精神病药物的研究。

在奥地利的蒂罗尔州（Tirol）的北部和西北部，以及萨尔茨卡默古特山地（Salzkammergut）的登山者、伐木工和守林人中，都有服用白砷的习惯。他们慢慢增加服用量，以便更好地应付山区的艰苦生活。经过较长时间的习惯，这些人一次可以服用达0.4g（正常致死量的4倍）。这种适应性只有在口服白砷时才能观察到，但注射很小的量或饮用易溶性砷化合物，这些人会立即患病。

中国上海的医学专家研究表明，三氧化二砷对口腔鳞癌具有很好的抑瘤效果和治疗作用。尤其在用于治疗急性早幼粒细胞性白血病方面，具有显著疗效。中国台湾的医学专家还应用三氧化二砷治疗急性前骨髓性白血病。2005年4月1日出版的《临床肿瘤学》（*Journal of Clinical Oncology*）上发表的研究论文认为，三氧化二砷对其他肿瘤也有治疗作用，它还可以与其他化疗药物相结合，以提高它们的疗效。

2.氡

氡是世界卫生组织确认的主要环境致癌物质之一。氡可导致肺癌，并增加支气管癌和鼻咽癌的发病率。随着绿色环保的概念逐渐为人所知，由石材释放出的氡气污染对健康的危害开始被大众关注。不过，有趣的是，奥地利的旅游胜地——巴德加斯坦（Bad Gastein）就以天然的富含高浓度氡的温泉而著称于世。每年有上万名世界各地的游客特意到这里，在氡矿泉水中沐浴，并可使健康得到改善。在蒙大拿，一些充满氡气的废弃矿井被改建为氡治疗中心，向癌症患者开放。

3.辐射

尽管在第二次世界大战后，主流医学界都将辐射疗法视为江湖医生的"骗术"，但仍然有一些诊所尝试使用辐射来预防癌症患者的癌细胞转移。在1976年和1979年，两家哈佛附近的诊所发现，低剂量的辐射可以使患有转移性癌症患者在4年内的存活率分别从40%提高到70%和从52%提高到74%。5年后，日本东北大学的一项研究表明，接受低剂量辐射的患者存活12年的概率为84%，而没有接受辐射的患者存活9年的概率只有50%。加州大学旧金山分校的梅伦·普里科夫对辐射激效的研究已经有十几年的历史，他发现，低剂量的辐射至

---

1 保罗·埃利赫（Paul Ehrlich，1854～1915年），德国医学家、血液学家、免疫学奠基人之一，开创化学疗法，1910年发现抗梅毒药六0六，因免疫学方面的贡献获1908年诺贝尔医学奖。参加六0六研究的合作者还有日本学者秦佐八郎和阿鲁托（K.Alt）。

2 格哈德·多马克（Gerhard Domagk，1895～1964年），德国细菌学家和病理学家，因发现磺胺药百浪多息的抗菌作用而获1939年诺贝尔医学奖，因受纳粹政府之阻，直至1947年方接受金质奖章和奖状。

少从两个层次上对人体有益。首先，它能够刺激免疫系统，使其不停地搜索并摧毁癌细胞；其次，它可以促进DNA的修复。普里科夫承认，所有的辐射，即使剂量极低，也都会导致伤害。不过，他也指出，辐射所起到的刺激和兴奋作用的益处足以补偿它招致的伤害。

4.汞

汞化合物曾一时被用作药物。早在公元前3000年前后，中国就已经用它来治疗麻风病。中国古代还把汞作为外科用药。1973年，长沙马王堆汉墓出土的帛书中有《五十二药方》，是中国最古老的医方，其中有4个药方就应用了水银。例如，用水银、雄黄混合，治疗疥疮等。在西方国家用汞和汞化合物作为药物已经有1000多年的历史，阿拉伯国家应用含汞的软膏治疗慢性皮肤病、麻风病等。哥伦布远航归来后，欧洲流行梅毒，汞剂成为治疗梅毒的唯一有效药物。在英联邦，婴儿用的牙粉、尿布漂洗粉中含有汞和汞化合物，并曾经广泛用甘汞（氯化亚汞）作为婴儿的轻泻剂和驱虫剂。

1529年，瑞士医师帕拉塞萨斯发表了两篇用汞治疗梅毒的论文。由于他的思想当时受占星术——医学思想的影响[1]，因此，他建议用汞治疗梅毒，方法是在猪油中均匀地掺33%的微粒汞，制成软膏。这种治疗方法无疑会引起中毒现象。帕拉塞萨斯是第一个制造出"沉淀物"（从升汞和氨水水溶液中沉淀出的$HgNH_2Cl$）和碱性汞盐并用作药物的人（图8-3-6）。在19世纪，其他汞制剂（如甘汞、Hg_2Cl_2）也得到应用，首先是用作利尿剂和灭菌剂。直到今天，汞这种有毒

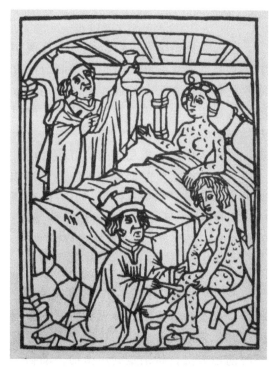

图8-3-6　15世纪初水银外用治疗梅毒

两个患者明显是一对夫妇，满身是丘疹。医生观察女患者的尿液，他的助手给男患者涂抹水银

金属还以汞齐（quecksilber armalgam）的形式用于牙充填，尽管对此还有争议。

在最近的一次学术会议上，亚特兰大毒物和疾病登记中心的丹尼斯·琼斯引用了美国疾病控制中心一项研究数据，证明低剂量的汞不但无害，而且有益。这项研究跟踪了10万名注射了水杨乙汞（thimerosal，一种疫苗中常用的防腐剂）的婴儿。研究人员原本担心过多的注射疫苗，过多地接触汞的有机化合物会伤害婴儿，但琼斯却发现，适量的摄入汞实际上却降低了儿童患上神经痉挛、语言障碍及其他疾病的可能性。有学者指出，根据最近的数据库搜索结果，汞可能是最能显示出激效作用的毒性物质。

---

1 占星术认为：维纳斯（Venus，罗马神话中爱与美的女神，也指金星）的箭对流行性梅毒承担责任，因此，应通过墨丘利（Mercury，罗马神话中众神的信使、司商业、手工技艺、智巧、辩才、旅行以至诈骗和盗窃的神，也指水星）[Mercury意指Mercurium（水银，金属汞）]的力量防治梅毒。

5.铅

在古埃及和印度，铅曾作为治疗疾病的药物，如氧化铅和硫酸铅用作制造治疗眼疾的软膏。在那些地区，铅还作为化妆品广为应用。铅的毒性作用也就是在此时开始被人们所认识。在中国，早在远古时期，就有人使用含铅和汞的"万应灵药"（金丹）；在后汉时期，这种制品已被非常普遍地应用。据传，这种"万应灵药"可以治疗癫痫，也可使人长命百岁。

8.3.5 毒物用作农药

毒物用作农药的历史与农业发展的历史相伴。人类为了防治危及人类所需的粮棉生产和损害人类健康的病虫害，不断寻找各种防治方法，特别是利用植物、动物、矿物等有毒天然物质方面，积累了许多经验并流传下来，这就是化学防治和农药的起源。

据统计，世界谷物生产每年因虫害损失14%，病害损失10%，草害损失11%。历史上曾经发生过很多次大灾害，如1845年由于马铃薯晚疫病大流行所造成的震惊世界的爱尔兰大饥荒；1870～1880年由于葡萄霜霉病大流行导致法国葡萄种植业的崩溃及葡萄酒酿造业的倒闭，中国曾多次由于"南螟北蝗"造成全国大饥荒。因此，使用农药是保障农业增产的重要因素，是解决世界上60多亿人口温饱问题的有力措施。与此同时，农药在防治疟蚊，控制非洲疟疾的过程中，挽救了世界各地数以百万人的生命。

1.天然有毒物质的利用与杀虫剂的出现

中国西周时期的《诗经·豳风·七月》

里有熏蒸杀鼠的叙述，约公元前240年成书的《周礼》记载有专门掌管治虫、除草的官职，所用的杀虫药物及其使用方法。古希腊诗人荷马也曾提到硫黄的熏蒸作用。中国在公元前5～公元前2世纪成书的《山海经》中，有礜石（含砷矿石）毒鼠的记载。公元533年北魏贾思勰所著《齐民要术》里有麦种用艾蒿防虫的方法。公元900年前，中国已知道利用砒石防治农业害虫，到15世纪，砒石在中国北方地区已大量用于防治地下害虫和田鼠，在南方地区用于水稻防虫，这在明代宋应星所著《天工开物》里有详细记述，当时砒石已有工业规模生产。明代李时珍收集了不少有关农药性能的药物，收载于《本草纲目》中。

早在3000多年以前，荷马在《奥德赛》[1]中就提到过"硫黄避害"。15世纪时，砷、汞、铅等有毒化合物被用于农作物害虫的防治。1577年，博克（Hieronymus Bock）在《草药典》中就提到12种驱除虱子、螨、虮子的植物药物，11种防治跳蚤的药物，37种防治苍蝇和蚊子的药物。从16～18世纪，世界各地陆续发现一些杀虫力比较强的有毒植物，其中最著名的有烟草、莽草、藜芦、附子、百部和艾蒿等。在16世纪，日本人将发酵的鲸油与醋混合，喷洒水稻和田地，使昆虫幼虫的外壳变软进而影响其发育。1690年，烟草叶的水溶性提取液被用作农药喷洒植物防治蚜虫，马钱子和马钱子属的士宁的种子被用作杀鼠剂。1761年硫酸铜被用来防治谷物腥黑穗病。1763年法国报道推荐烟草和石灰粉防治蚜虫，其主要有效成分是尼古丁。1836年，新英格兰塞缪尔·格林（Samuel Green）指出，烟草是一种杀虫剂。

19世纪，又有两种天然农药问世，一种

---

1 荷马是古希腊最著名的诗人。生于公元前8世纪后半期的爱奥尼亚，他是《荷马史诗》（分《伊利亚特》和《奥德赛》两部分）的作者。

是从菊科植物提取的除虫菊；另一种是从热带植物鱼藤的根部提取的鱼藤酮。20世纪，尼古丁制剂开始以工业方法制造，仅1934年，在德国的葡萄种植园中使用了近100吨。

2.有毒化学品的利用与农药工业的兴起

为了保障农业的丰收，人们在利用天然有毒物质的同时，开始应用某些化工产品毒杀农作物害虫，有毒化学品用作农药推动了现代农药工业的兴起。与此同时，为了取得利用有毒化学品作为农药的科学依据，农业科学试验和农药毒理学也逐步发展起来。

（1）以无机化合物为主的第一代化学农药延续了上百年的历史。除早期应用硫黄粉外，1867年发现巴黎绿（含杂质的亚砷酸铜）的杀虫作用。19世纪中期，当欧洲的葡萄酿酒业遭到葡萄霜霉病的严重流行而发生危机之时，法国人米亚尔代[1]于1882年发现用硫酸铜和石灰配制的波尔多液，用于防治葡萄霜霉病，从而拯救了酿酒业，米亚尔代因此被赞扬为民族英雄，成为农药发展史上一个著名事例。1892年，美国开始用砷酸铅治虫，1912年开始以砷酸钙代替砷酸铅。农药逐渐从一般化工产品的利用发展形成专用品。

（2）以DDT的出现为标志的第二代化学农药在第二次世界大战之后得到飞跃发展。20世纪初，随着有机化学工业的发展，农药的开发逐渐转向有机化合物领域。1914年德国的里姆发现对小麦黑穗病有效的第一个有机汞化合物——邻氯酚汞盐，1915年由拜耳股份公司投产，成为专用有机农药发展的开端。20～30年代，有机合成化学和昆虫学、植物病理、植物生理等生物科学的进步，为有机农药的研究开发创造了条件。1931～1934年美国的蒂斯代尔发现了二甲基二硫代氨基甲酸盐类的优良杀菌作用，开发出有机硫杀菌剂的第一个品种系列福美双类，标志着农药研究开发已达到专业化、系统化阶段。

20世纪40年代，人们把用于防治危害农林牧业生产的有害生物和调节植物生长的化学制品，通称为农药（pesticide）[2]。于是，农药生产很快形成一个新的精细化工行业。特别是1938年瑞士嘉基公司的米勒发现DDT的杀虫作用，并于1942年开始生产；1942年英国的斯莱德和法国的迪皮尔同时发现六六六的杀虫作用，1945年由英国卜内门化学工业公司首先投产，开创了有机氯农药发展的新阶段。之后，1943年有机硫杀菌剂第二个系列的品种代森锌问世。1938年德国法本公司的施拉德尔等在研究军用神经毒气中，系统地研究了有机磷化合物及其强烈的杀虫作用，并于1944年合成了对硫磷和甲基对硫磷。1946年，夸斯特尔[3]（图8-3-7）发明了2，4-D，并第一次作为除草剂广泛用来控制阔叶植物和农业杂草。同年，对硫磷首先在美国氰胺

1 1882年秋天，法国人米亚尔代（Millardet）在法国波尔多城附近发现各处葡萄树都受到葡萄霜霉病的侵害，只有公路两旁的几行葡萄树依然果实累累，没有遭到危害。他感到很奇怪，就去请教管理这些葡萄树的园工。原来园工把白色的石灰水和蓝色的硫酸铜溶液分别撒到路旁的葡萄树上，让它们在葡萄叶上留下白色的蓝色的痕迹，使过路人看了以为是喷撒过了毒药，从而打消可能偷食葡萄的念头。经过园工的启发，米亚尔代进行反复试验与研究，终于发现了几乎对所有植物病菌均有效的杀菌剂。为了纪念在波尔多城得到的启发，米亚尔代就把由硫酸铜、生石灰和水按比例1∶1∶100制成的溶液称为"波尔多液"。

2 农药，美国最早称其为"经济毒剂"（economic poisons），农药和化学肥料合称为"农业化学品"（agriculture chemicals），欧洲多称其为"农业化学品"，德国又称之为"植物保护剂"，法国曾称其为"植物药剂"，日本称之为"农药"。目前在国际交流中，已经统一使用"农药"一词，含义和范围也大体趋于一致。农药用于农业病、虫、草等有害生物防治的称为化学保护或化学防治；用于植物生长发育调节的称为化学控制。

3 夸斯特尔（Judah Hirsch Quastel，1899～1987年）是生物化学教授，出生在英国约克郡谢菲尔德（Sheffield）。1921年获伦敦帝国学院学士学位；1926年获剑桥大学科学博士学位；1940年为伦敦皇家学会院士；1987年在温哥华去世。

公司投产。

（3）以生物农药的研发为标志的第三代无公害农药概念形成。进入21世纪，农药的发展特别是生物农药[1]的发展正进入"高效、无毒和无污染"的新时期。

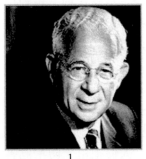

图8-3-7 2，4-D的发明
1.夸斯特尔；2.2，4-D的化学结构

农药产品在农业上迅速推广应用，使化学防治方法成为植物保护的主要手段。但是，由于农药毒性引起的负面影响越来越突出。农药不仅造成食物污染，而且害虫的抗药性不断增强，农药的功过众说纷纭。在这种新形势下，科学家开始探索第三代农药的发展，于是，生物农药概念逐步形成。

目前世界上井冈霉素、阿维菌素、赤霉素、苏云金杆菌4个品种已成为生物农药产业中的领军品种，而农用链霉素、农抗120、苦参碱、多抗霉素和中生菌素等产业化品种已成为生物农药产业的中坚力量。这些品种已占到生物农药的90%左右，它们的发展趋势代表着未来生物农药产业市场的发展方向。

有人预言21世纪未来农药市场的格局中，曾一统天下的高毒农药甲胺磷、久效磷、甲基对硫磷、乙基对硫磷等化学农药风光不再，将逐步限产和淘汰，取而代之的是低毒、低残留化学农药和迅速崛起的生物农药。

8.3.6 毒素用于美容

1.利用毒素美容的设想

在18~19世纪的欧洲，很多王室和贵族中流行着使用掺有微量砷化物（砒霜）的美容化妆用品，有的甚至为了能使皮肤细腻而透明，还服用微量砷化物，结果常有人因砷中毒而死亡。为了除皱，现代人想了很多办法。有人使用化妆品，如除皱霜、防皱霜等，但效果甚微；有人选择做手术，如化学剥皮术、拉平除皱术等，但手术非常痛苦，而且费用昂贵。当今的人们，虽然早就不再敢用砷化物，但科学家却发现了应用一种肉毒毒素——波唐克斯（bo-tulinumtoxin，botox，也称波舒）美容（图8-3-8和图8-3-9）。

提出利用肉毒毒素设想的科学家是克奈尔[2]，他认为借用肉毒毒素可以麻痹肌肉，用于一些肌肉运动不正常、痉挛疾病或有痉挛症状的治疗。1946年施茨[3]纯化了肉毒毒素A型结晶，使肉毒毒素用于医疗成为可能。1977年，美国加利福尼亚大学旧金山分校著名神经眼科医师艾伦·斯科特（Alan B Scott）博士首次用微量的A型肉毒毒素局部注射至斜视患者治疗斜视（一种因为眼动肌肉痉挛而导致复视与外观察不良），但却意外地发现其具有减少皱纹的效果。1981年，他发表肉毒毒素成功治疗斜视的首篇论

---

1 生物农药（bio-pesticide）是指生物源（动物、植物、微生物）农药。其特点是：不通过固有的毒性发挥作用的药剂；不易产生抗药性、对天敌昆虫危害较小，对人畜安全；与化学农药相比，生物农药具有无残留、无公害、不污染环境、专一性作用于靶标有害生物，是农业持续发展理想的农药品种。目前，可以制成商品上市流通的生物农药，包括微生物农药、农用抗生素、植物源农药、生化农药、天敌农药和转基因农药等。

2 贾斯廷奴·克奈尔（Justinus Kerner，1786~1862年）是德国医生、诗人，出生于路德维希堡（Ludwigsburg）。1804年他进入图宾根大学，1808年当了医生，之后成为执业医师。他不仅发现当时的食物源性中毒与腊肠有关，而且首次提出一个新构思，即用肉毒毒素治疗肌张力障碍和自主性神经紊乱等多种疾病的可能性。

3 爱德华·施茨（EdwardSchants，1908~2005年）博士是美国生物化学家、神经毒素专家。

文。此后，他与相关医师进一步用于半边颜面痉挛（抽搐）症、眼睑痉挛症和眼球震颤等眼科常见症状的治疗，取得成功。

1986年，加拿大不列颠哥伦比亚大学的眼科教授琼·卡拉瑟斯（Carruthers）在给患者注射A型肉毒素治疗眼肌痉挛的过程中，惊喜地发现患者脸部的皱纹消失了。她的丈夫是一位皮肤科教授，也在同一所大学工作。于是，夫妇俩开始合作研究，将A型肉毒毒素除皱技术引入美容领域，并在北美、西欧逐步推广。从此，毒针美容开始风靡美国、韩国、中国以及世界许多国家，毒素去皱成为一种新时尚。在美国，接受毒针美容的手术者达160万人，占到全国整容总人数的19%，远远超过隆胸。在韩国，越来越多的人愿意花上半个月薪水进行毒针美容。在美容圈，很多人将这种打针除皱的新方法简称为"打皱纹"。

目前临床上使用的是A或B型毒素。1989年，由美国FDA核准，正式成为临床治疗药物。除了美容，陆续有耳鼻喉科、皮肤科、整形美容外科、骨科、泌尿科、肠胃科医师半其用于相关肌肉过度收缩的疾患上，开启科学利用肉毒毒素的新纪元。

2.药用肉毒毒素

目前已经上市的毒素去皱剂主要是以下几种。

1990年，美国加州的爱力根（Allergan）公司授权注册生产和销售的波唐克斯（Botox），是经过提炼和充分稀释的一种肉毒毒素。该公司一年要花1亿～2亿美元发起强大促销攻势，其规模要比先前"伟哥"问世时还要强劲。一剂供美容注射的波唐克斯一般为20单位。当波唐克斯被注射进肌肉时，便会使控制肌肉的神经失灵。由于肌肉接收不到大脑要它移动的信息，所以就可能导致肌肉的虚弱或麻痹。

面部的皱纹是由于面部肌肉反复活动（如皱或扬眉毛）形成的皮肤上的缝隙。当面部的肌肉麻痹时，那些活动便被限制，皮肤就不会出现缝隙。在波唐克斯注射以后的几天，皱纹便消退了。波唐克斯治疗大约3个月的时间脸上的皱纹便不会出现了。

在英国生产的产品有A型毒素，取名"Dysport"，用于痉挛性患者，可使肌肉松弛，痉挛停止。还有B型毒素，取名"NeuroBloc"。

1993年，中国成为继美国、英国之后世界上第三个能生产肉毒毒素的国家。中国生产的"衡力牌"BTXA治疗用A型肉毒毒素，只用于治疗面部痉挛、斜视等疾病。有5类人被排除在毒针美容之外：其一，孕妇、哺乳期妇女；其二，重症肌无力症、多发性硬化症患者；其三，上睑下垂者；其四，有心、肝、肺、肾等内脏疾病者；其五，身体非常瘦弱者、过敏体质者。

爱尔兰生产的肉毒毒素，取名"Myobloc"。价格为每剂300～500美元。

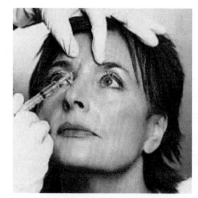

图8-3-8 注射波唐克斯可以让爱美人士能拥有大约三个月无皱纹的日子

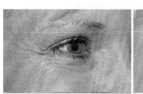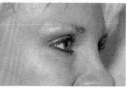

图8-3-9 注射波唐克斯的效果。左为注射前；右为注射后

3.忧虑与担心

波唐克斯给肌肤"永远年轻"带来了新的曙光，但是，这种疗法并非十全十美。注射一次波唐克斯的有效时间是4～6个月，要保持效果，每年需要注射3或4次，还可能出现一些副反应。专家提醒，毒针美容除皱市场需要规范。"打皱纹"不是一般的美容行为，而是医疗行为，应当去正规的医疗美容机构，而不是一般的生活美容院。肉毒毒素注射这种纯粹的医疗业务在生活美容院应明文禁止。

美国《科学》杂志主编唐纳德·肯尼迪对肉毒毒素可能被滥用表现出了极大的忧虑。他发表的题为《美女与野兽》的文章中，担心肉毒毒素在为人们带来美丽的同时，也会带来巨大的威胁。因为，随着人们对青春美丽容貌的渴求和巨大商业利益的追逐，肉毒毒素的生产规模将迅速扩大，这意味着美国的公共健康和国家安全受到威胁的机会将大大增加。

8.3.7 毒物用于行刑

从很早的年代开始，服毒致死是行刑的方法之一。世界上有106个国家实施死刑，或是用毒气、电刑、绞刑、毒药，或是射击处决、斩首。断头台是机械学进步的产物，而电力的使用制造了电椅，化学的发展产生了毒气室。之后，人类在寻求"死刑的人道主义"过程中又找到了注射死亡。

历史上流行于非洲和欧洲的神意裁判中多使用植物毒。公元前399年苏格拉底之死，是用植物毒进行神意裁判。那时的希腊，多用欧洲普遍可见的毒芹中提取毒芹碱作为毒药用于死刑（详见第4章）。在中非和西非，用来进行神意裁判的是毒扁豆（*Physostigma venenosum*），它含有吲哚生

物碱毒扁豆碱（physostigmin）。根据考察旅行者的报告，1911年和1912年，仅仅西非的Balante部落，以神意裁判失去了35 000个成员。在美洲，印第安人用马钱科的钩吻属（*Gelsemium*）植物（根茎中含有生物碱）进行神意裁判，以证明囚犯有罪还是无罪。如果囚犯死亡证明有罪，如果囚犯把植物提取物吐出证明无罪，就等于可以活下去。这种习俗，各个地方始终有各自的特点。例如，如果嫌疑人是位首领，毒就会下给一个替身或一只动物。谁"关系好"或"有东西呈奉"，就私下秘密在毒酒中掺入呕吐药。神意裁判直到1215年，教会才予以禁止。

使用动物毒行刑在历史上却是相当少见的。据传说，在古埃及用眼镜蛇执行死刑；也有报道说，在过去的数百年中，土耳其也用这种方法进行处决。

注射死刑是一种直接源于医学科学的方法，是先民使用毒刑的延续。世界上采用注射死刑的国家有美国、中国、菲律宾、危地马拉、泰国等国家。注射死刑方法以快速、无痛苦和费用低而著称，是迄今为止最文明的死刑方式，因为它不会给受刑人造成痛苦，而且由于没有血腥的场面，不会给行刑人员造成很大的心理压力。

在美国，注射死刑最初是纽约在1888年提出来的一种死刑执行方式，但该州最后还是选择使用电刑。1977年，俄克拉何马州成为第一个将注射死刑立法的州。5年后，即1982年得克萨斯州第一次以注射死刑的方式处决罪犯。到2004年共有788人死于注射死刑[1]。目前，美国有19个州在法令中规定可以使用注射死刑这种形式，其中一些州也允许犯人选择其他的方式。而其他一些州，仍然用毒药（如氢氰酸）执行

---

1 据《国际先驱导报》，2005年4月28日。

死刑。

注射死刑过程通常需要注射3种药物。首先是麻醉剂——硫喷妥钠（sodium thiopental），起麻醉作用；接下来是致瘫剂——溴化双哌雄双酯（pancuronium bromide），让肌肉放松；最后是毒性

剂——氯化钾（potassium chloride），让心脏停止跳动（图8-3-10）。

毒气室作为一种死刑设施制造得很考究。从外观上看有点像原始的太空舱，内部有两张金属椅，大部分的毒气室是用来同时对两名犯人行刑的。室壁上有巨大的玻璃窗，可供官员和记者观察室内的行刑情况。行刑的过程很简单，即在密封的空间内，有让犯人呼吸致死的有毒气体，一般选择氰化物气体。但这是唯一的一种需要犯人配合的行刑方法，如果在死亡程序开始后深呼吸，将在10～15秒内丧失意识，但如果犯人试图控制呼吸或缓慢呼吸，死亡过程可明显地延长。心理专家认为这样做是愚蠢的，因为死亡是无法抗拒的，不如尽量避免死前的巨大痛苦。

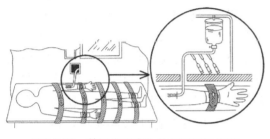

图8-3-10　美国应用毒物执行死刑示意图
（执行死刑时由隔壁房间送来3种注射药品）
（杜祖健，2003）

8.4　有毒动物的利用

8.4.1　蛇毒的利用

蛇毒的90%～95%由多肽和具有不同毒性及作用方式的蛋白质，以及非毒性蛋白质和具有酶性质的蛋白质构成。同时，还含有很少量的其他有机化合物（如自由氨基酸、低分子肽、核苷酸、碳水化合物、脂质和生物原胺）及微量元素钙、锌、锰、钠、钾等。将蛇毒制成白色、黄色或淡绿色的粉状物，在干燥和黑暗条件下保存，多年后仍保持其活性。现在商业上通用的蛇毒制剂，其蛇毒作用物的含量是按照药典规定标准化了的。

最古老的文献中，有一部出自公元前2500年的印度民间医学著作，介绍蛇油（脂）治疗风湿病，在今天仍在使用。

1861年，俄罗斯鲁考莫斯基（Лукомским）发表了《蜂毒医药治疗风湿病》论文，提出蜂毒可治疗广泛的关节疾病，以及神经痛、偏头痛等多种疾病。在19世纪，顺势疗法[1]利用蛇毒治疗疾病，而且很快成为万灵药。今天，人们利用蛇毒以涂搽的形式治疗风湿病、坐骨神经痛、慢性肌炎及关节炎。

蛇毒的获取一般在"蛇场"进行。人们通过按摩和电刺激毒腺来获得蛇毒，以用来制药。1938年，科学家从南美响尾蛇的毒液中，首次提取出了纯的特殊的蛇毒素。大约在同一时间，从眼镜蛇毒中分离出了一种不纯的中性毒素。1960年前后，在没有新的精神病治疗药物的情况下，南美响尾蛇（*Crotalus durissus terrificus*）毒

1 指顺势医疗派（homeopath），也称类似医疗派，是塞缪尔·哈尼曼（Samuel Hahnemann，1755～1843年）创立的一种医疗系统，即对患者给予能使健康者产生类似该病症状的少量药物的治疗方法。

575

液的制剂曾用来治疗癫痫有一定的效果。马来西亚科学家从马来毒蟒的毒液中分离出的小分子多肽物质治疗缺血性中风和脑梗死及其他血栓性疾病。1965年，从中国眼镜蛇（*Naja naja atra*）中提取出了一种纯的眼镜蛇毒。台湾学者在百步蛇分泌的蛇毒中分离出一种分子结构类似于凝血酶类蛋白酶的新多肽物质——acutin，它能阻止肿瘤周围新血管网的形成，在肿瘤治疗中极为重要，有望成为一种新型的抗肿瘤药物。默克公司根据小响尾蛇蛇毒的分子结构，开发出两种新一代抗凝血药——环型多肽类新型药物替罗非班（tirofiban，商品名aggrastat），是一种抗血小板药物，其抗凝血作用远远胜过阿司匹林的抗凝血效果（图8-4-1）。

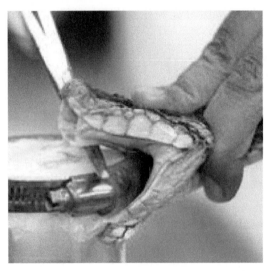

图8-4-1 蛇毒的提取

8.4.2 蜂毒疗法

1.蜂毒与蜂毒疗法

蜂毒又称蜜蜂毒素，为蜜蜂科昆虫中华蜜蜂、意大利蜜蜂等工蜂尾部螯针[1]腺内的有毒液体。研究表明，蜂毒含有生理活性的胺、糖类、脂肪、各种氨基酸，以及卵磷脂、组胺、胆碱、甘油、磷酸、甲酸、脂肪酸；还含有磷、碳、硫、镁、铜、钙、钾等元素，有抗炎、抗细菌、抗霉菌、抗发热、刺激血管通透性的作用。如果作用于心脏血管系统或局部作用于蜂毒施用点，可抑制免疫失调，提高免疫力。

蜂毒疗法（bee venom therapy，bvt），又称为蜂蜇疗法，是利用蜂毒治疗疾病的一种方法，主要在中国、韩国、罗马尼亚、保加利亚、前苏联广泛使用，在朝鲜、以色列、巴西、日本也有使用。在美国，蜂毒疗法只限于民间使用，但一些注册医生也开始接受这种方法。

蜂毒疗法在临床应用上分为活蜂直刺型、全蜂毒治疗型和蜂毒成分分离型。自古以来活蜂直刺法是医疗界首选的蜂毒疗法。

中国的蜂毒疗法是利用蜂毒的药理作用，结合中国针灸理论，将蜂毒注射液注入人体经络穴位，达到治愈疾病的作用。据现代药理学的研究，蜂毒中的蜂毒多肽物质具有良好的消炎镇痛、消肿、活血，刺激机体分泌皮质激素，调节免疫系统等功能。中国传统医学认为：越是久病难治的疾病，体内特别是病变部位的淤、痰、毒等病理产物越多，所谓"以毒攻毒"在蜂毒疗法中体现得更为明显。根据以上原理，蜂毒疗法适用于疼痛相关性疾病，主要是风湿类（风湿性关节炎、类风湿性关节炎、肩周炎、颈椎病、腰椎间盘突出症、腰肌劳损、强直性脊柱炎、腱鞘炎、腱鞘囊肿、网球肘、骨质增生症、足跟疼、痛风等无菌性炎症）和血管神经性疾病（血管神经性头疼、各种神经痛、肢端动脉痉挛症、血栓闭塞性脉管炎等）。此外，蜂毒可以抑制超氧自由基的产生。目

---

1 螯针（shì zhēn），指蜜蜂和胡蜂尾部的毒刺，尖端有倒钩。

前，专家们正在研究用蜂毒防治艾滋病、多发性硬化症和治疗癌症的可能性。

2.蜂毒疗法的发现与传播

人类从蜂巢中取蜜，难免会被蜂蜇刺。蜂刺后虽然有许多反应，但有的人蜂蜇后发现自己的一些疾病随之消失，因此自觉进行适当的蜂刺，以达到治疗病痛的目的，久而久之，就形成了各种各样的蜂针疗法。由此可见，蜂毒疗法的出现时间几乎与出现养蜂者的时间一致。据考证，中国大约在东周时期（公元前770～公元前256年）就有用蜂蜇治病保健的方法在民间流传。方以智在《物理小识》[1]中记录了"蜂药针"的配方和用法，成为蜂毒疗法外治法的最早记载。几乎是在同一时期，中东地区也出现了这种疗法。在古埃及，人们知道把蜜蜂毒用作治疗。1700多年前的古罗马医学家盖伦记述蜂毒有止痛等多种用途。蜂毒疗法也是俄罗斯的传统疗法，俄国沙皇曾应用蜂蜇治疗痛风性关节炎。后来，帕拉塞萨斯和盖伦推荐利用蜜蜂毒治疗疾病。风湿病患者可长期让蜜蜂去蜇，可取得相当好的效果。1888年《维也纳医学周刊》上发表了奥地利医师特尔奇（Tere）用蜂蜇治疗风湿病173例的论文。1899年俄国留巴尔斯基发表了题为"蜂毒是一种治疗剂"的论文。1935年美国贝克（F. Beck）博士撰写的《蜂毒疗法》专著出版。1941年苏联阿尔捷莫夫（Артемов）教授著《蜂毒生物学作用和医疗应用》一书出版，使蜂毒疗法在欧洲盛行起来。在印度、日本、中国还分别召开了多届国际蜂疗学术研讨会，使蜂毒疗法在世界得到交流。1959年中国连云港市创建第一所蜂疗医院，之后相继在北京、沈阳、石家庄、济南、武汉、成都、长沙、广州等地几十家综合性医院内开设了蜂疗科或蜂疗室。中国养蜂学会蜂疗专业委员会、中国蜂产品协会蜂疗保健专业委员会、中医蜂疗学会相继建立。1993年房柱、张碧秋著的《中国蜂针疗法》出版。2000年葛凤晨、孙哲贤主编《蜂毒疗法》由吉林科技出版社出版，以西医病名方式描写了蜂毒对各种疾病的治疗。

蜜蜂在遭遇到外界危险信号后，就会本能地使用自己的武器——尾部有毒的蜂针来防卫进攻。但蜜蜂自我防卫的代价是巨大的，平生第一次的防卫将意味着生命的终结。因为蜜蜂的蜂针和它的内脏是紧紧相连的，失去蜂针后的蜜蜂也就失去了内脏，意味着死亡。但离开蜜蜂体内的蜂针却依然保持着惊人的生命力，蜂针顶部的毒囊会像心脏一样有节奏地收缩。凭借这股强劲的收缩力，蜂毒就会沿着毒囊下面的空心管源源不断地向下输导。蜂毒疗法，正是人们利用了蜜蜂的这一特性，获得了最新鲜的蜂毒，利用以毒攻毒的原理给患者治病（图8-4-2）。

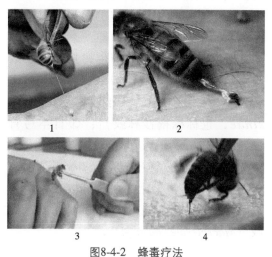

图8-4-2 蜂毒疗法

1，3，4.蜂蜇治疗过程；2.离体蜂针仍然保持活力

---

1 方以智（1611～1671年）是中国明清之际的哲学家。他著的《物理小识》初刊于康熙年间，共12卷。现通行的有《万有文库》丛书本，商务印书馆1937年版。

现代科学对蜂毒疗法有了最新的解释，认为蜂毒可以抑制关节部位的有害炎症，这些炎症可能导致风湿性关节炎。蜂毒能使糖皮质激素的消炎激素水平升高，以此控制炎症。实验数据表明，蜂毒能够通过糖皮质激素的作用防止兔子患上人工诱发的关节炎。

蜂产品用于人类医疗保健的历史悠久，形成了灿烂的蜂文化。蜂疗医学作为利用和研究用蜂针、蜂毒和蜂产品及其制剂防治疾病的一门学科有着广阔的前景。

8.4.3 蚂蚁的药用

1.蚂蚁的药用品种

可以药用的蚂蚁主要是两类，一类是属于膜翅目的蚂蚁；另一类是属于等翅目的白蚁。在中国，蚁亚科的蚂蚁较为广泛地应用于食用或药用，主要有蚁属、刺蚁属、弓背蚁属和织叶蚁属的一些种类。据有关文献记载，猛蚁亚科、切叶蚁亚科和臭蚁亚科的蚂蚁均带毒性，不宜食用或药用。白蚁（如家白蚁）与人类活动关系较为密切，其身体会有一定的污染，应避免使用。

现有医药制剂中的药用蚂蚁有：①双齿多刺蚁（*Polyrhachis dives*，也称拟黑多刺蚁、鼎突多刺蚁）；②红林蚁（*Formica sinae*，也称棕褐沙林蚁）；③日本弓背蚁（*Camponotus japonicus*，也称大黑蚁）；④丝光蚁（*Formica fusca*，也称黑蚂蚁）；⑤黑翅土白蚁（*Odontotermes formosanus*，也称含菌圃巢）；⑥黄翅大白蚁（*Macrotermes barneyi*）。

2.蚂蚁的药用

中国汉代民间流传的治疗筋骨软弱的"金刚丸"，就是用蚂蚁磨粉炼蜜为丸制成的。16世纪中国药学家李时珍，跋山涉水，到湖南、广西等地的深山峡谷中考察穿山甲吃蚂蚁的情况，证明吃蚂蚁是安全的，并对蚂蚁的习性、毒性、食用和药用有精辟而明确的记述。此外，中国应用蚂蚁治疗疾病在民间流传甚广。例如，中国东北用蚂蚁炖豆腐治疗产后乳汁不足；兰州将用生鸡肉喂养的蚂蚁，掺上龟血治疗癌瘤，用蚂蚁浸酒治疗风湿性关节痛；广西用蚂蚁磨粉掺肉馅蒸丸子给老人及虚弱生病者进补，用黄狼蚁去头直接涂擦患部治癣，用蚂蚁熬水洗涤化脓性淋巴结核的窦道，用纯蚁粉撒布患处治疗慢性下肢溃疡；在广西金城江（河池）地区壮族、瑶族地区的居民，用蚂蚁治疗支气管炎、慢性胃炎、月经不调、痛经、神经官能症、肺结核、病后脱发、阳痿，甚至伤风、感冒用中草药时也要加上蚂蚁才放心。

最早使用蚂蚁缝合伤口的是印度。据记载，早在2000多年前印度一些医生把孟加拉里蚂蚁整齐地排列在患者伤口缝合处，这些蚂蚁立即用它们强有力的肢，把伤口两边咬合在一起，然后，医生就把蚂蚁的躯体剪掉，让蚁头留在缝合处，就像一排黑纽扣一样，把伤口"扣死"。患者的伤口愈合后，这种蚂蚁的头部将被人体吸收。

在南美洲圭亚那印第安人部落里，外科大夫常常利用一种名为槽叶蚁的兵蚁来做外科手术。他们先将伤口对合，然后让槽叶蚁咬住缝合口，再剪下蚁身，留下蚁头，就会将伤口"缝合"得很紧密。

墨西哥有一种麻醉蚁，如果人被它咬伤，只要几十秒就能使被咬部位麻木。当地居民以这种蚂蚁的分泌物来治疗毒虫叮咬。

美国迈阿密大学对一种玻利维亚蚂蚁为什么能够治疗风湿性关节炎进行了专项研究。他们先将玻利维亚蚁冰冻运进美国境内，然后解冻提取毒液，注射在患者身上，每天注射1毫升，连续14天为1个疗程。实验证明这种蚂蚁的毒液能治疗风湿性关节炎，有效期2年。

前苏联哈萨克斯坦动物研究所的研究员巴维尔·马利科夫，对当地的真蚁科红蚁做了多年研究，一般的蚂蚁"毒腺"都含有甲酸，而红蚁的毒腺内不含有甲酸。他从红蚁毒腺中分离出5种生物碱，对链球菌、葡萄球菌有抑制作用。前苏联将蚂蚁用乙醇提取或制成软膏，治疗化脓性皮炎、神经性皮炎，或用蚂蚁干粉撒布患处，治疗慢性下肢溃疡。

澳大利亚生物学家发现了一种由蚂蚁产生的能有效抑制人类致病微生物（尤其是真菌）的新抗生素。这种新抗生素能有效地杀灭引起人类口疮的白色念珠菌，并能有效地抑制化脓性黄色葡萄球菌的繁殖。这种抗生素是由蚂蚁后胸侧板腺分泌的，故称为后脑侧腺素。

在非洲有一种掠鸟喜欢注射"蚁毒"针剂，以防治关节炎。其方法是用翅膀激怒蚁群，引起蚂蚁向它喷射（注射）"蚁毒"。掠鸟注射"蚁毒"防治关节炎使印第安人受到启示，印第安人两个世纪前就开始仿效了。患了关节炎的患者冲撞树干，让成群的蚂蚁咬自己的身体，以此治病。

鸟类翅膀下面的皮肤往往是许多寄生虫的安全寄留之处，一些鸟类利用蚂蚁来清洗羽毛和驱赶寄生虫。生物学家发现鸟类会在蚂蚁巢穴内进行"蚂蚁浴"，达到从羽毛中驱赶寄生虫的目的。除此之外，蚂蚁分泌的甲酸不仅对鸟体能起到一种保健作用，还能起到促进运动、使羽毛鲜亮的美容效果。

8.4.4 其他有毒动物的利用

1.蟾蜍

蟾蜍有很高的药用价值，蟾酥、干蟾、蟾衣、蟾头、蟾舌、蟾肝、蟾胆均为名贵药材。蟾蜍的耳后腺、皮肤腺分泌的白色毒液，是制作蟾酥的原料。其干燥制品称为蟾酥，内含多种生物成分，有解毒、消肿、止痛、强心利尿、抗癌、麻醉、抗辐射等功效，可治疗心力衰竭、口腔炎、咽喉炎、咽喉肿痛、皮肤癌等。目前，德国已将蟾酥制剂用于临床治疗冠心病，日本以蟾酥为原料生产"救生丹"。中国著名的六神丸、梅花点舌丹、一粒牙痛丸、心宝、华蟾素注射液等50余种中成药中都有蟾酥成分。

蟾蜍除去内脏的干燥尸体称为干蟾皮，可用于治疗小儿疳积、慢性气管炎、咽喉肿痛、痈肿疔毒等症。如果配合化疗、放疗治癌，不仅能提高疗效，还能减轻副作用，改善血象。

蟾衣是蟾蜍自然脱下的角质衣膜，对慢性肝病、多种癌症、慢性气管炎、腹水、毒疮痈有较好的疗效。

此外，蟾蜍的肉质细嫩，味道鲜美，还是营养丰富的保健佳肴。

2.河豚

河豚毒素有镇静、局麻、解痉等功效，能降血压、抗心律失常、缓解痉挛。作为镇痛药，它可取代吗啡、阿托品。作为麻醉药品，其麻醉强度为普鲁卡因的3000多倍。国际市场上1克河豚毒素价值17万美元，是黄金价格的1万倍。在日本，河豚价格比其他鱼的价格高几十倍。中国沿海各地早有人工养殖河豚，除供应国内市场之外还向日本出口。

河豚毒素是一种笼形原酸酯类小分子非蛋白质神经毒素，具有极高的生物活性特征，中国国家海洋三所利用河豚毒素研发一种新型戒毒药物，用于戒毒起效迅速，在有效剂量内无毒副作用，患者使用起来也不会成瘾。

3.蜈蚣

蜈蚣具有息风止痉、攻毒散结、通络止痛的功效，是药用历史悠久的传统中药，治疗多种原因引起的痉挛抽搐，始载于《神农本草经》。特别以疗效独特、形体完整、色鲜光泽的"金头蜈蚣"（图8-4-3），在国际市场享有盛誉。

现代研究证明，蜈蚣含有组织胺样物质、溶血性蛋白质、多种氨基酸、甲酸、脂肪油、胆甾酮，以及橙色素、黄色素和淡蓝绿色素等。蜈蚣经适当配伍，可用于急、慢性惊风、破伤风、口眼歪斜的治疗。蜈蚣与黄连、大黄、生甘草等同用，又可治疗毒蛇咬伤。

采取蜈蚣毒腺分泌的毒液有两种方法，一种是剪断颚肢，立即用玻璃毛细管收集毒液；另一种是电刺激，使用药理生理多用仪，连续感应电刺激取毒。

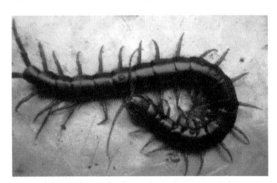

图8-4-3　金头蜈蚣

4.蜘蛛

蜘蛛对人类有益又有害，但就其贡献而言，它主要是益虫。蜘蛛是许多农业害虫的天敌，在农田中蜘蛛捕食的大多是农作物的害虫。因此，保护和利用蜘蛛是生物防治的一项重要内容。

在许多中医药文献中有蜘蛛入药的记载。圆网蜘科的大腹圆网蛛（*Araneus ventricosus*）是中国最常见的蜘蛛，多栖于尾檐下和树间，张结大型车轮网，多在黄昏时结网，网丝坚韧，富黏性，以兜捕其他小虫为食，也食捕其他蜘蛛。其蛛体可以入药，一般在夏、秋季捕捉，可鲜用或置沸水中烫死后，晒干，或烘干备用。圆蛛全蛛体的炮制，先要去头足，而后炒枯存放，有解毒、消肿的功能，主治疔疮、结核、疮疡；蜈蚣、蜂、蝎蜇伤；口噤、中风口斜、小儿惊风、疳积、阳痿等。还有记载，蜘蛛可以治疗脱肛、腋臭、小儿口疮、小儿腹股斜疝、背疮、鼻息肉等。此外，大腹圆网蛛的网丝，也是治疗金创出血、吐血、毒疮的药物，可内服（炒黄研末）和外用（敷贴）。

人类利用蜘蛛丝始于1909年，在第二次世界大战时蜘蛛丝曾被用作望远镜、枪炮的瞄准系统中光学装置的十字准线，但对蜘蛛丝的结构和性能了解甚少。到了20世纪90年代科学家开始对蜘蛛丝蛋白质基因组成、结构形态、力学性能等进行深入研究，为蜘蛛丝商业化生产提供了可能性。目前，蜘蛛丝纤维在国防、军事（防弹衣）、建筑等领域具有广阔应用前景。

5.斑蝥

斑蝥虫的干燥体入药，有特殊的臭气。中国南方大斑蝥（*M. phalerata*）含斑蝥毒素（caantharidin）1%～1.2%。黄黑小斑蝥（*M.cichorii*）含斑蝥素0.97%～1.3%，具有破血消癥[1]、攻毒蚀疮、发泡冷灸的功能，用于症瘕[2]癌肿、积年顽癣、瘰疬、赘疣、痈疽不溃、恶疮死肌。

古希腊时期，医学家希波克拉底就记载

---

1 癥（音zhēng）中医指腹腔内结块的病。
2 瘕（音jiǎ）中医指胃内结块的病。

了斑蝥（西班牙苍蝇Spanische Fliege）用作抗刺激药，斑蝥的翅用作研制消退水泡的膏布。

从斑蝥属和欧洲的西班牙芜菁（*Lytta vesicatoria*，俗称西班牙苍蝇）收集到的斑蝥毒素，毒性虽然很强烈，但可以列为中药使用。它主要用作一种局部皮肤发炎药剂，以除去皮疣。也有治疗原发性肝癌的作用。德国有一种名为"西班牙苍蝇"产品，只是作为顺势疗法的药物，有效成分极低，一般服用风险不大。

斑蝥素还是所谓"春药"的主要成分。在中世纪，斑蝥（图8-4-4）是世界知名的春药，罗马帝国开国君主渥大维的妻子莉薇娅，将斑蝥混入宾客的食物当中，引诱宾客轻薄自己，而后以此勒索。据记载，神圣罗马皇帝亨利四世（1050～1106年）因服用斑蝥而损害了健康。1572年，法国外科医生巴雷（Ambroise Paré）曾记录了一位男子服用一定分量的荨麻（nettle）和斑蝥后，出现一种"最可怕的淫乱症"。在美国，除了将斑蝥用于畜牧业和供注册医护人员治疗疣之外，美国法律禁止使用斑蝥。

18世纪，欧洲将西班牙苍蝇用作堕胎药、兴奋剂，但用后会导致失眠和神经紧张。西班牙萨德侯爵（Marquis de Sade）在一个偶然机会，发现自己庄园的牛羊等动物在吃了当地的一种名为西班牙苍蝇的昆虫物之后，情欲大发，不断地和雌性交配，十分惊人！萨德侯爵出于好奇，用糖裹了西班牙苍蝇，亲自尝试了一下，结果不能克制自己。1772年，萨德侯爵被指控给妓女服用大茴香（anise）味的香锭和西班牙苍蝇性药（Spain citemn）[1]，强行与妓女群交及鸡奸她们，萨德侯爵因此被判处

死刑，但后来上诉得到缓刑。此事件惊动了教会和西班牙国王，在严刑逼问下，萨德侯爵只好说出了其中的秘密。从此西班牙苍蝇性药名振四海，成为举世公认的古老性方。

在商业和烹调用途方面，有一种产自北非的果酱（Dawamesk），除大麻制剂（hashish）、杏仁浆、开心果、砂糖、橙或罗望子皮、丁香外，有时也会加入西班牙苍蝇。在摩洛哥等北非地区，有一种名为"Rasel hanout"的香料，有斑蝥成分，于是摩洛哥在1990年立法禁售。但有些国家仍然有一些以"西班牙苍蝇"的产品作为催情药进行邮购或网络售卖。

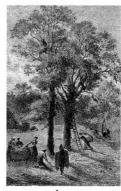
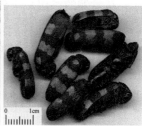

图8-4-4　斑蝥的利用

1.19世纪采集斑蝥的情况；2.中药斑蝥

6.海洋有毒动物

多发性硬化是一种T细胞和其他免疫系统的成分攻击自体的神经系统引起的一种疾病，表现颤抖、灼热、感觉受损、瘫痪，最终死亡。海葵毒素（phyllodiscus semonii toxin，PsTX）中的海葵神经毒素可用来改善人类多发性硬化症造成的瘫痪。实验结果表明，海葵毒素还有镇咳作

---

1 西班牙苍蝇性药（Spain citemn）是从一种产于西班牙的红色、发亮的小甲虫提炼出来的，把这些昆虫的身体晒干、碾成粉，再加很多植物成分处理后，就可提炼出一种名为"citemn"的药物。后来随着技术进步，citemn逐渐由口服制品改进为外用水剂，在全球流行。

用，其镇痛作用优于颅痛定[1]。长期以来，民间认为海葵有滋阴壮阳补益的功能。研究证明海葵具有人参、刺五加等药物所具备的抗缺氧、抗负压的特殊功能。

加勒比海棉中阿糖胞苷能抑制肉瘤180和白血病1210，可使30%白血病患者症状减轻，如与其他药物结合治疗，患者的症状减轻率可提高50%。

从刺参中提取的海参毒素（holotoxin）是一种有抗真菌活性作用的类固醇皂苷。

从柳珊瑚中分离出来的一种类萜毒素——双萜内酯，具有抗菌活性，能抑制芽孢杆菌、金黄葡萄球菌、枯草杆菌和大肠杆菌的生长。

从盘鲍的渗出液中分离出鲍灵（paolin）。鲍灵Ⅰ、鲍灵Ⅱ、鲍灵Ⅲ分别有抗菌、抗病毒和抗肿瘤作用。

从盘鲍的渗出液中分离出两种具有抗细菌或抗病毒活性的物质，称为鲍灵。

鲍灵 英文名称（Paolin），定义为从红鲍、凤螺、薪蛤、牡蛎、枪乌贼分离的三种有机物。

一些超毒性或高毒性的动物毒素，如河豚毒素（TTX）、石房蛤毒（STX）、箭毒蛙毒素（BTX）、沙海葵毒素（PTX）、黑寡妇蜘蛛毒（MTX）引起了军事部门的注意，人们已在探讨将其作为军事武器的潜力和可能性，其中石房蛤毒已经进行过小规模的实战演习。

8.4.5 有毒动物食品

1.河豚美食

河豚虽然有毒，但更是难得的美味佳肴，并具有一定的保健作用。据研究，河豚蛋白质高达17.71%，脂肪含量仅0.62%。在日本吃河豚已成为消费时尚，因为河豚是难得的美味（图8-4-5）。中国人工养殖的河豚有5个品种，年产量约1万吨，产值约10亿元，出口创汇过亿元，带动的餐饮消费几十亿元。人工养殖的河豚所含毒素远低于野生河豚。以中国江苏省中洋集团生产的家化控毒暗纹东方河豚为例，每克有毒组织中毒素低于2.2微克，毒力很弱，加工时依照严格加工标准，产品就更加安全可靠。因此，在遵照严格加工标准的情况下，可以避免因食用河豚而发生中毒的危险。

世界上最盛行吃河豚的国家是日本、朝鲜和中国。日本人在12世纪前就知道河豚的美味和有毒部位了。但在很长时间也禁止食用河豚。据说140多年前日本天皇家族王权复兴后的第一位部长访问下关时，当地人为他准备了一盘河豚，他吃后很高兴，于是取消了禁令。现在，日本的各大城市都有河豚饭店。有"想吃河豚又怕死"的说法。自1969年以来，供应河豚的餐馆必须获得经营许可证，同时要有通过国家级考试的厨师烹制河豚。经过严格的专业培训的厨师毕业考试时，厨师要吃下自己烹饪的河豚。肝、卵巢、卵和内脏都被小心地割掉，所以在这种专门的餐馆中几乎不会出现中毒事件。但即便如此，人们在享受它的美味的同时仍免不了提心吊胆。

2.肥蛇美餐

中国广州人吃蛇已经有2000多年历史。吴震方在《岭南杂记》说，"岭南人喜吃蛇，易其名为茅鳝"。虽然广州地区蛇的品种有上百种，但人们吃的多为七八种。秋冬之际蛇会长肥，营养丰富，炒、烹、羹、炸、汤等都各得其适，广州的酒家都把它当名菜。1929年香港《华星报》刊登广告说"广州四大酒家每年制作的菊花五蛇羹，系

---

1 颅痛定是一种强效止痛剂，广泛用于癌肿、神经等方面的痛症。

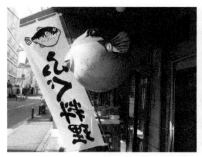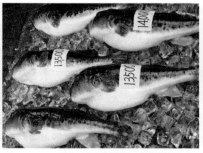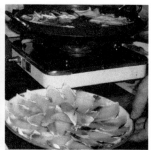

图8-4-5 河豚餐馆与美味佳肴河豚

用巨资，聘请江霞公太史之厨师传授制法，久已驰名遐迩。自分设南园、大三元、文园各酒家来港，每年于秋末冬初，三蛇已肥之际，必依法烹制应市，近已出世。曾尝试者，莫不交口称赞"。有一首《蛇餐》的诗："海上应酬各一筐，蛇肥偏值蟹多黄。行厨南北鱼虾艺，当道东西赤白妒。青竹蛇须防妇口，白花木不入儿肠。胆尝只合疗风疾，莫误客成做秘方。"[1]

中国最早的蛇餐馆于1885年（清光绪十一年）开业，设于广州市新基正中，1935年迁至浆栏路，由吴满创办，原名"蛇满王"，以经营蛇胆、陈皮米酒、三蛇酒等为特色，后来以经营"三蛇羹"为特色，1938年被焚，1939年迁址开业。20世纪50年代后，几经改组定名为"蛇餐馆"，以经营蛇菜风味为特色，主要名菜有"菊花龙虎凤"、"煎镶鲜蛇脯"和"龙凤满坛香"等。

第13届亚运会期间，位于泰国曼谷郊区的亚运村附近有一家颇具特色的餐馆里，就有用眼镜蛇制作的特色菜。同时，还少不了一杯调入了鲜蛇血和鲜蛇胆的威士忌。这里的人们相信食用眼镜蛇除了能够使人获得超常的活力外，还具有清心明目、延年益寿的功效。

3.有毒昆虫食品

昆虫食品在全世界流行，特别是在粮食供给不足的中非地区人们有食用昆虫的习惯。1910年以前，一些文学家、历史学家和民族学家描述民族食品中的食虫习俗。1911～1930年，昆虫学家开始鉴定食用昆虫的种类和分析它们的营养成分。1931～1980年，由于商业的用途，农学家、昆虫学家和营养学家开始研究食用昆虫的生物学与生态学特性，并进行人工饲养的试验。1981年以后，出现了产业化利用的情形。

在有毒昆虫食品中最引人注目的是蚂蚁食品。据分析，蚂蚁含蛋白质40%～50%，蚁卵可达67%以上，其中含有28种游离氨基酸，有8种是人体必需氨基酸，并含维生素B$_1$、维生素B$_2$、维生素B$_{12}$、维生素E，矿物质钙、铁、磷等。墨西哥国立自治大学生物学院动物专业小组分析，蚂蚁所含的赖氨酸、苏氨酸、缬氨酸、异亮氨酸等都大大超过了联合国粮农组织规定的基本标准。有人预言：在今后人口剧增，粮食作物短缺的情况下，蚂蚁等昆虫将成为人类未来的可信赖的食品。

在亚洲，中国人食用蚂蚁已有3000多年的历史。早在人类茹毛饮血的时代，人们发现了熊、穿山甲等动物诱食大量的蚂蚁而健壮，以此受到启发开始食用蚂蚁。中国第一部解释词义的《尔雅》："蚍蜉[2]大……其子"，其子就是蚁子。虫民们随

---

1 诗中青竹、白花皆毒蛇名。
2 蚍蜉，即大蚂蚁。

即专为周朝帝王采集蚂蚁卵制作蚁卵酱。唐代刘恂《岭表录异》卷下说："交广溪峒间酋长，多取蚁卵，淘泽令净，卤以为酱，或云味酷似肉酱，非尊贵不可得也。"南宋大诗人陆游《老学庵笔记》载《北户录》云："广人于山间掘取大蚁卵为酱，按此即所谓虫民随也，三代以前固以为食矣。"这说明陆游时代仍以蚁子酱为珍贵食品。数千年来吃蚂蚁抗衰老和用蚂蚁作为保健食品的习俗广泛流传。明朝永泰年间，山西梁山麓清徐县东于村97岁的梁阴明先生就是一位吃蚂蚁的长寿老人。今天，在壮族家里可以尝到"蚂蚁炒苦瓜丝"、"蚂蚁炒瓜苗"等佳肴，还可以饮上几杯蚁酒为你助兴。在西双版纳的基诺族山寨里，还有一种风味独特的"烩酸蚂蚁蛋"待客佳肴。菲律宾一些地区的居民有食用蚂蚁的风俗，并将蚂蚁作为他们的高级营养品。他们把当地的一种蚂蚁晒干或烘干后，磨成粉做汤，其味道和西红柿一样。他们还喜欢用蚂蚁炒鸡蛋，用蚂蚁做馅，做成包子或做成其他精美食品。这些地区的居民经常食用蚂蚁，健康状况要比其他地区的人好得多，平均寿命也比其他地区的人要长。缅甸有一种栖居在树上的红蚂蚁，当地的居民将这种蚂蚁干燥后研细做成酱，以备日后享用。

非洲一些国家和地区的居民把蚂蚁当作他们的营养食品，其中盐渍蚂蚁相当有名。刚果在宴请外宾时，有道名菜就是"油炸蚂蚁"，是由身体肥大的蚁后做成的。刚果的贡族居民，把空中飞来飞去的蚂蚁抓住，便塞入口中。索马里的一些地区，人们捕食的蚂蚁大多数是体长约3厘米左右的成蚁，或是刚刚脱翅的繁殖蚁。

北美的印第安人，把当地出产的一种蚂蚁捉来，放上一撮盐，就成了相当可口的小菜。味道鲜美的"油炸蚂蚁"是印第安人部落的贵宾将会尝到的蚂蚁菜之一。哥伦比亚的坦德省省会布加拉曼长市，素有"食蚁城"之称。印第安人还喜欢食用一种称为军蚁的蚂蚁。

美国的一些地区有食用蚂蚁的习惯，并把蚂蚁视为高质量的营养食品。美国人更乐意吃经过加工的蚂蚁，如外裹巧克力、夹馅等，使看不出原形蚂蚁。美国的一些工厂制作蚂蚁罐头、夹心巧克力糖等食品，在专门商店或饭馆出售。

墨西哥素有"食虫之乡"的美誉，食用昆虫有370多种，其中"蚂蚁菜"是最著名的佳肴。墨西哥城有好几家餐馆以烹饪蚂蚁而出名，每当蚂蚁之类的昆虫到货时，餐馆里总是食客盈门。此外，墨西哥政府还大力提倡开办家庭人工养殖蚂蚁。

拉美国家的昆虫加工联合企业，专门附设了昆虫食品商店、昆虫饭馆及酒吧，人们可以买到用蚂蚁作馅的巧克力糖和点心，品尝到用蚂蚁烹调的菜肴，深受顾客欢迎。亚马孙地区有一种可以食用的蚂蚁，名为塔纳茹蜡蚁，这种蚂蚁身长2~2.5厘米，腹部相当肥厚，当地的印第安人把它们当作美味食品。

在欧洲，法国一些地区的人们有吃蚂蚁的习惯，他们用蚂蚁制成酱料，作为菜肴的作料。巴黎有专门的"昆虫餐厅"可以吃到蚂蚁狮子头。联邦德国在第二次世界大战后曾经发生严重的粮荒。为了解决国内的粮食危机，他们把蚂蚁等一些昆虫经过化学处理，进行工厂化生产，经调味变形制成了罐头食品。今天，德国的蚂蚁等昆虫联合加工企业，开设了专门的商店和餐馆，出售蚂蚁等昆虫的食品和菜肴，深受顾客欢迎。

此外，在中国，蝎子称为"全虫"作为传统中药治疗惊风抽搐、口眼歪斜、半身不遂等疾病。20世纪90年代，人工饲养的蝎子发展很快并用于取毒和食用，在山东、西安有专门的"蝎子宴"。

在柬埔寨首都金边东北的一个村庄，可以看到一个柬埔寨妇女举着一盘烤熟的蜘蛛向顾客兜售。当地人说，相比汉堡包，烤蜘蛛也别有一番风味。柬埔寨其他地方人和外国游客看到这些蜘蛛会感到很害怕，但对柬埔寨本地人来说，它们却是美味佳肴（图8-4-6）。

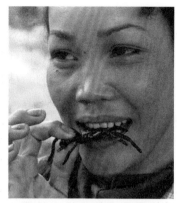

图8-4-6 吃蜘蛛的柬埔寨人

8.5 毒物的工业用途

8.5.1 毒物用于发电

1.核电的发展

1954年6月27日，苏联建成了世界上的第一座核电站——奥布宁斯克核电站，掀开了人类和平利用原子能的新一页。英国和美国分别于1956年和1959年建成核电站。中国于1991年建成第一座核电站。目前，全球439座发电站是运用核能反应堆运行的，分布在30个国家和地区，总容量为364.6百万千瓦，约占世界发电总容量的15.2%。其中，法国建成59座发电用核能反应堆，核能发电量占该国整个发电量的78%；日本建成54座，核能发电量占该国整个发电量的25%；美国建成104座，核能发电量占其整个发电量的20%；俄罗斯建成29座，核能发电量占该国整个发电量的15%。一些发展中国家正在建核能反应堆用于发电，随着世界能源供需矛盾的日益紧张，核电的发展将提到议事日程。

核能发电也称为"核电"，是利用核反应堆[1]中核裂变所释放出来的热能进行发电的方式。同火力发电相比，它是以核反应堆及蒸气发生器代替火力发电的锅炉，以核裂变能代替矿物燃料的化学能，把反应堆中通过裂变反应产生的高温、高压蒸气送入汽轮机实现发电。核反应堆主要有活性区、反射层、外压力壳和屏蔽层组成，为了确保核电站及环境的安全，核反应堆最外面是顶部呈球形的预应力钢筋混凝土安全壳，即反应堆厂房，它的功能是即使发生事故，仍能把影响控制在安全壳内。核反应堆的活性区由核燃料、慢化剂、冷却剂和控制棒组成。

核能发电与常规发电相比，其主要优点是：①能量高度集中，燃料费用低廉，综合经济效益好。1千克铀235或钚239提供的能量在理论上相当于2300吨无烟煤。在现阶段的实际应用中，1千克天然铀可代替20～30吨煤。虽然核能发电一次性基建投资较大，可是核燃料费用比煤和石油便宜得多，所以核能发电的总成本已低于常规发电的总成本。②所需燃料数量少，而且

---

1 反应堆可分为生产堆、动力堆和研究堆。生产堆是利用中子生产新的核燃料。动力堆是利用核裂变释放的能量来生产动力，进行发电、供热、推动船舰等。研究堆是利用中子进行基础科学和应用科学的研究。

不受运输和储存的限制。一座100万千瓦的常规发电厂，一年要烧掉300万吨煤，平均每天需要一艘万吨轮来运煤。而使用核能发电，一年只需要30吨核燃料。③环境污染较轻。核能发电不向外排放有害气体和固体微粒，也不排放产生温室效应的二氧化碳。核电站日常放射性废气和废液的排放量很小，周围居民受到的辐射剂量小，仅为天然辐射剂量的1%。至于大量释放放射性物质的严重事故，发生的概率极低，在全世界核反应堆的运行历史中只发生过一次波及厂外的切尔诺贝利悲剧事故，它是因为运行人员违章操作以及反应堆本身的设计缺陷（缺乏必要的安全屏障）所造成的。美国的三哩岛核电站事故是由于人为失职和设备故障造成的。由于该反应堆有几道安全屏障，因此在这次事故中无一人死亡，80千米以内的200万人口中平均受到辐射剂量还不及佩戴一块夜光表所受到的剂量。基于以上原因，各国都在大力发展核电。经过50多年的发展，核电站（图8-5-1）已跻身于电力工业行列，核电已是世界公认的经济实惠、安全可靠的能源。

2.瓦斯发电

煤层气俗称瓦斯，在煤矿五大自然灾

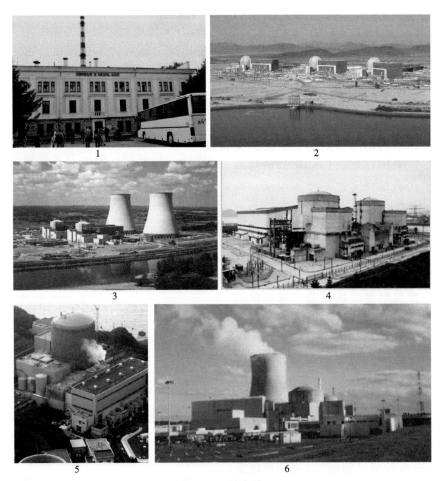

图8-5-1 核电站

1.前苏联奥布宁斯克核电站的入口处；2.美国亚利桑那州帕洛弗迪核电站；3.法国特里加斯廷核电站；4.中国大亚湾核电站；

5.日本关西电力公司核电站；6.立陶宛的伊格那里那核电站

害中，瓦斯的危害程度位列第一，被称为"煤矿第一杀手"。每年都有数千名矿工死于瓦斯爆炸事故，令人谈"瓦"色变。然而，瓦斯同样是一种热值高、无污染的清洁新能源，是常规天然气最现实、最可靠的替代能源。

利用瓦斯发电是资源综合利用的有效途径，不仅可促抽瓦斯，减少环境污染，保护矿工生命安全，有利于煤矿安全生产，而且可变废为宝，生产新的能源，带来可观的利润。

目前，一些国家在采煤的同时，都实行打钻抽出瓦斯，将抽出的瓦斯用管道输送出来加以利用，每年抽取量超过35亿米^3，其中俄罗斯12.3亿米^3，德国6.9亿米^3，美国5亿米^3，中国3亿米^3，日本2.8亿米^3。

煤矿瓦斯大部分从通风系统随主风机排出，瓦斯与风混在一起，其甲烷含量一般都低于1%，很难直接用做燃料。因此，人们通过一台可调速的空气压缩机对瓦斯进行压缩，然后使瓦斯在通常的气体内燃机中进行燃烧，内燃机带动发电机发出电能。在燃烧过程中内燃机的热量还被再次利用。输入的燃料能量中41%转变为电能，45%转变为热能。

在许多国家，矿井的瓦斯被排出后直接释放到大气中去，对环境造成严重污染。而瓦斯发电可为减少环境污染作出贡献。一台发电功率为1.35兆瓦的矿井瓦斯设备每年能减少约5.2万吨二氧化碳的排放。

中国江西丰城矿务局属于高瓦斯矿区。1977年2月24日，丰城矿务局坪湖煤矿发生瓦斯爆炸，造成114条生命永远告别了自己的亲人。然而，正是因为丰城矿务局拥有丰富的瓦斯资源，由丰城矿务局、江西新余源隆发展有限责任公司、丰城市金州能源发展有限责任公司三家合资建设源洲瓦斯发电厂。据测算，该发电厂全面运转后，不仅减少向大气排放瓦斯4000余万米^3，而且每年可创400万元的经济效益。同期建成的还有中国贵州青龙煤矿瓦斯发电厂（图8-5-2）。

德国政府通过《可再生能源法》[1]，规定电网运营商在较长时期内必须以固定价格（高于市场电价）收购所有可再生能源生产的电能，以鼓励开发再生能源，同时出台了一系列优惠政策。利用煤矿瓦斯的供暖发电厂家还可享受退税优惠政策，这既能促使这类电厂的电力并入公共电网，也促进了瓦斯发动机的推广。此外，这种有

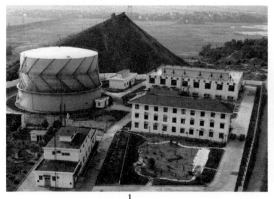 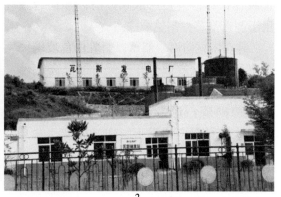

图8-5-2 中国瓦斯发电厂

1.江西原州瓦斯发电厂；2.贵州青龙煤矿瓦斯发电厂

---

1 可再生能源指风力、太阳能和矿井瓦斯能源。

利于环保的项目还能得到德国环保研究基金会的资助。

在利用煤层气就地发电方面，澳大利亚居世界领先水平。1995年5月，澳大利亚开始建造两座发电厂，每座电厂有一组1兆瓦燃气发动机，陶尔矿设计安装40台，阿平矿设计安装54台，电厂总输出功率达94兆瓦，这些电售予能源总公司。

随着科学技术的发展，无论高浓度的瓦斯，还是低浓度的瓦斯都可以用来发电。人类在预防瓦斯灾害的同时，开发与利用瓦斯，将祸端变成福源。瓦斯发电既可以使瓦斯变成清洁能源，又使煤矿提高了安全生产系数，减少温室气体排放，为煤炭行业的节能减排开辟新的广阔空间。

8.5.2　毒物用于工业

1.砷

砷主要作为合金添加剂，用于生产印刷用合金、黄铜（冷凝器和蒸发器）、蓄电池栅板（硬化剂）、耐磨合金、高强度结构钢以及耐海水腐蚀用钢。

砷在冶金工业上，用于熔炼砷合金，制造硬质合金，黄铜中含有微量的砷可以防止脱锌；砷铅合金用以制弹头；砷铜合金用于制造汽车、雷达零件。

砷在木材防腐、制革、制乳白色玻璃、军用毒药烟火方面也有广泛用途。高纯砷主要用于生产化合物半导体砷化镓、砷化铟、镓砷磷、镓铝砷及用作半导体掺杂剂。这些材料广泛用于制作二极管、发光二极管、隧道二极管、红外线发射管、激光器以及太阳能电池。

2.镉

镉对盐水和碱液有良好的抗蚀性能，可以用作钢构件的电镀防蚀层，以及钢、铁、铜、黄铜和其他金属的电镀，但因镉的毒性较大，此项用途有减缩趋势。镍-镉和银-镉电池的体积小、电能容量大，可用于制造体积小和电容量大的电池。因而，镉在电池制造中用量日增。镉是制造钎焊合金和易熔合金的主要成分之一。因为镉的热中子吸收截面较大（2450靶恩）[1]，含银80%、铟15%和镉5%的合金可用作原子反应堆的控制棒。在铜中加入0.05%～1.3%的镉，可改进铜的机械性能，尤其是冷加工性能，对电导率则影响不大。镉的化合物还大量用于生产颜料和荧光粉。硫化镉、硒化镉和碲化镉具有较强的光电效应，用于制造光电池。

3.汞

汞广泛用于化学、电气、仪表及军事工业。在汞的总消费量中，金属汞约占30%，化合物状态的汞约占70%。美国1979年汞用量比例为：电气仪表45%，电解氯碱工业19%，防腐油漆17%，工业控制仪表6%，其他13%。

冶金工业中常用汞齐法[2]提取金、银、铊等有色金属。化学工业中，用汞作阴极电解食盐溶液，制取高纯烧碱和氯气。汞常用于制造汞弧整流器、水银真空泵、水银灯及各种测温、测压仪表。汞与酒精、浓硝酸溶液混合加热可制成良好的起爆剂——雷汞。日光灯管及水银灯填充汞化合物可以增加亮度。气态汞被用在汞蒸气灯中。此外，汞可用作原子核反应堆的冷

---

1 靶恩（barn）是面积单位，等于10的−24次幂厘米[2]，用来表示核反应截面的大小。单位符号为b，在原子核物理中常用毫靶（mb）作为截面的单位（1b=1000mb）。

2 汞齐又称汞合金，是汞与一种或几种其他金属所形成的合金。汞有一种独特的性质，它可以溶解金、银、钾、钠、锌等多种金属，溶解后便组成了汞和这些金属的合金。含汞少时是固体。含汞多时是液体。天然产的有银汞齐和金汞齐。人工制备的有钠汞齐、锌汞齐、锡汞齐、钛汞齐等。

却剂和防原子辐射材料，也用于制造精密铸件的铸模。

汞在日常生活中的应用相当广泛，汞元素是作体温计、血压计，以及各种度量工具所必需填充的物质。汞银合金是很好的牙科材料。我们每个人补牙齿所用的汞齐及中药用来安神镇静的朱砂，也是汞的无机化合物。

4.钼

钼主要用于钢铁工业，用作生产各种合金钢的添加剂，并能与钨、镍、钴、锆、钛、钒、钛、铼等组成高级合金，可提高其高温强度、耐磨性和抗腐蚀性，其中的大部分是以工业氧化钼压块后直接用于炼钢或铸铁，少部分熔炼成钼铁后再用于炼钢。低合金钢中的钼含量不大于1%，但这方面的消费却占钼总消费量的50%左右。不锈钢中加入钼，能改善钢的耐腐蚀性。在铸铁中加入钼，能提高铁的强度和耐磨性能。含钼18%的镍基超合金具有熔点高、密度低和热胀系数小等特性，用于制造航空和航天的各种高温部件。金属钼在电子管、晶体管和整流器等电子器件方面得到广泛应用。氧化钼和钼酸盐是化学和石油工业中的优良催化剂。二硫化钼是一种重要的润滑剂，用于航天和机械工业部门。钼和钨、铬、钒的合金钢适用于制造高速切削的刀具、军舰的甲板、坦克、枪炮、火箭、卫星等的合金构件和零部件。金属钼大量用作高温电炉的发热材料和结构材料，真空管的大型电极和栅极，半导体及电光源材料，因钼的热中子俘获截面小并具有高持久强度，可用作核反应堆的结构材料。钼的化合物在颜料、染料、涂料、陶瓷玻璃、农业肥料等方面也有广泛的用途。

5.铅

在人类历史上铅是一种被广泛应用的金属。在古文明时代，含铅或铅制的水管、铅制器皿、铅铜容器、釉彩陶器和颜料等已经得到广泛应用。铅制的水管在西南亚的美索不达米亚、古埃及、古希腊和庞贝遗址均被发现。铅质厨具最早起源于印度、波斯湾地区、埃及和美索不达米亚。古罗马王朝盛行使用铅质器皿，并用作酿酒的容器。特别是用铅制作小容器或锤成薄片，做铅质水管用于引水系统，这些行为成为后来铅灾难的祸根。公元前2500年，大量的铅在西亚和欧洲被开采出来。在古埃及和印度，氧化铅和硫酸铅用作制造治疗眼疾的软膏。中国商代（公元前16～公元前11世纪）中期在青铜器铸造中已用铅，含铅量可能超过30%。西周（公元前11世纪～公元前771年）的铅戈含铅达99.75%。在汉朝之前，在制作餐具时用含铅的釉彩作为装饰。

随着现代工业的发展，铅已用在各行各业。1979年美国用铅量比例为：蓄电池61%，汽油添加剂12%，颜料6%，弹药4%，建筑材料3%，电气2%，其他12%。

铅合金大量用于制造蓄电池极板，铅管和铅板用作防腐材料。在制酸工业和冶金工业上用铅板、铅管作衬里保护设备。电气工业中作电缆包皮和熔断保险丝。铅与锑的合金熔点底，用于制造保险丝。含锡、锑的铅合金在印刷术中用作活字版。等量的铅与锡组成的焊条可用于焊接金属。铅板和镀铅锡薄钢板用于建筑工业。盐基性硫酸铅、磷酸铅和硬脂酸铅用作聚氯乙烯的稳定剂。大炮发明之后，铅大量用在枪炮武器的制造上，用于制造铅弹。铅还用在橡胶、玻璃、陶瓷工业。

铅对X射线和γ射线有良好的吸收性，制造铅砖或铅衣作为防护X光机和原子能装置的保护材料。此外，用作颜料的铅化合物有铅白 [$2PbCO_3 \cdot Pb(OH)_2$]、铅丹（Pb_3O_4）、铅黄（$PbCrO_4$）、密陀僧

（PbO）。

铅用来制作铅笔并由此得名。铅笔起源于2000多年前的古希腊，古罗马时期。那时的铅笔是金属套里夹着一根铅棒或者一个铅块制成。1564年英国人在树根下发现石墨。1761年，德国化学家范巴建立了世界上第一家铅笔厂。他将石墨、硫黄、锑和松香混合，成为糊状，然后再将其挤压成条烘干，提高了石墨的韧性，成为今天铅笔的雏形。18世纪时，能生产铅笔的只有英国和德国。1792年，由于法国爆发革命，法国同英国的经济来往中断，得不到英国生产的铅笔，促使法国工程师科特[1]研制出现代意义上的铅笔。他用石墨和黏土混合制成笔芯，用易削的雪松制造笔杆。由于这种笔很好用，很快传到世界各地[2]。因此，我们今天使用的铅笔是用石墨和黏土制成的，里面并不含铅，所以对人体没有毒。由于人们习惯于用铅笔这个名字，所以就没有改了。

6.铊

铊元素用来制造光电管、低温温度计和光学玻璃。全世界每年铊的消费量达数千千克。在电子工业中，用铊激活碘化钠晶体可制作光电倍增管。铊及其化合物可用作光学玻璃、电子元件的玻璃密封及放射线的屏蔽窗。硫化铊和硫氧化铊可以制造对红外线很灵敏的光电管。溴化铊或碘化铊的固溶体单晶能透过红外线，可用于红外线通信，如红外线探测器。含铊8.5%的汞铊合金，其熔点为−60℃，比汞的熔点低20℃，可用于低温仪表。

7.硒

纯硒用于工业的比例大体是：约55%用于玻璃的着色和脱色颜料。高质量信号用的透镜玻璃含硒2%。加入硒的平板玻璃用作太阳能的热传输板和激光器窗口红外过滤器。在冶金工业上，硒可以改善碳素钢、不锈钢和铜的切削加工性能。大约30%的硒，以高纯形式（99.99%）与其他元素做成合金，用于制造低压整流器、光电池、热电材料及各种复印复写的光接收器。其余15%的硒，以化合物形式用作有机合成的氧化剂、催化剂、动物饲料微量添加剂（约0.1ppm，预防动物的硒缺乏病）。硒加入橡胶中可增加耐磨性质。硒及硒化物加入润滑脂中，可用于超高压润滑。

8.磷

磷的用途甚广。在制造火柴、焰火、爆竹信号弹、某些合成染料、人造磷肥杀虫剂、灭鼠药及医疗用药中，均应用磷旧式火柴头药含有黄磷，剧毒。目前生产的日用火柴头药内无磷但在有些火柴盒的边药中含赤磷40%左右。

9.氟

氟是一种活泼的化学元素，是已知最强的氧化剂，常温下几乎能与所有的元素直接化合。氟化物广泛应用于航空航天、金属冶炼、化工医药、电子军工、新能源、农药化肥、玻璃电镀、塑料人造革、化学武器等产业。氟用于制造氢氟酸和塑胶。氟化钠是一种杀虫剂。饮用水和牙膏里含有氟化物，可以防止龋齿和蛀牙。含氟塑料和含氟橡胶等高分子，具有优良的性能，用于氟氧吹管和制造各种氟化物。氟利昂更是制冷系列和灭火器不可缺少的化学原料。

---

1 尼古拉·雅克·科特（Nicolas Jacques Conté，1755～1805年）法国工程师、陆军军官和现代铅笔的发明者。他还发明了以他的名字命名的蜡笔，供艺术家使用。

2 刘二中编《技术发明史》中国科学技术大学出版社，1998年。

10.氰化物用于提金工艺

世界上的事情真奇妙，最硬的东西也怕毒物。金子最硬，但见到氰化物就"发软"变成液体；玻璃的硬度也很高，但氢氟酸可以在玻璃上面任意刻蚀花纹；水泥坚硬，但遇到白蚁分泌的毒素甲酸，会变得粉碎，使大楼垮塌。

氰化物是黄金工业的重要浸金溶剂。工业上用于氰化法浸出金的氰化物主要是氰化钾、氰化钠、氰化钙和氰化铵。传统的提金工艺采用氰化法，通过浸出（矿石中固体金溶解于含氧的氰化物溶液中的过程）、洗涤（为回收浸出后的含金溶液，用水洗涤矿粒表面及矿粒之间的已溶金，以实现固液分离的过程）、置换（沉淀，用金属锌从含金溶液中使其还原、沉淀、回收金的过程）3个工序得到贵重的金属——金。20世纪60年代以来，氰化浸出提金技术[1]从工艺、设备、管理或操作等方面都已日臻完善。在理论上，溶解1克金，需消耗0.5克氰化钠，但在实际生产中，氰化物的消耗值为理论值的20倍，甚至更高。

11.硫化氢与回收硫黄

从含硫天然气中回收硫黄是一举两得，变害为利的重大举措。全世界硫黄产量50%来自含硫天然气。法国的世界级大气田——拉克气田，原始可采储量2600亿米[3]，天然气中硫化氢组分量高达15.3%，从1957年开采天然气的同时就回收硫黄，每年回收硫黄5000吨，使法国成为世界第三大产硫国。中国四川从含硫天然气回收的硫黄，约占中国硫黄产量的30%。

12.其他毒物的用途

有毒物质常作为原料或者反应媒介被广泛运用在工业制品的制造方面，为人类日常生活作 贡献。例如，乙硼烷用于半导体制造（P型硅膜的形成）；三氢化砷用于半导体制造（N型硅膜的形成）；氰化钠、氰化钾用于烫金用溶液；二硫化碳用于纤维胶（制造人造丝的中间生成物）；氨用于氮肥制造；四氯乙烯用于干洗用溶液。

8.5.3 有毒植物的工业用途

1.狼毒：制作藏纸的原料

藏纸，曾是西藏独有的古老造纸工艺。千百年来，西藏所有寺院里那些浩如烟海、成卷累读的经书都是选用鼠虫不侵的藏纸印制的。许多用藏纸印制的文史经典，保存已千余年至今仍完好无损，为西藏留下了宝贵的文化遗产。

相传公元7世纪40年代，中国唐朝文成公主远嫁入西藏（古称吐蕃）时，带来大批酿酒、碾米、制墨、造纸的汉族工匠，当时，正值吐蕃文字创造不久，松赞干布急于吸收外来文化。在汉族工匠的帮助下，西藏造出第一批纸，也就是藏纸的前身。西藏的僧人用这批藏纸抄写了从梵文翻译的《宝售经》和《马头金刚修行法》，迄今已有1300年历史。

生产藏纸中的主要原料是西藏当地产的一种名为狼毒（Stellera chamaejasme）的有毒野草[2]，藏语称为"日加"。"日加"的意思是一种极富纤维含有毒性的植物。也正因为有毒，藏纸的特点是不怕虫蛀鼠咬，久藏不坏，质地坚韧，耐折叠、耐磨，是制作经文的最佳纸张（图8-5-3）。

---

1 用含氧的氰化物溶液把矿石中的金溶解出来的过程称为氰化浸出。
2 狼毒具有极强的抗旱再生能力。全株有毒，根的毒性最大，含有瑞香狼毒素等多种毒素，俗称"断肠草"。

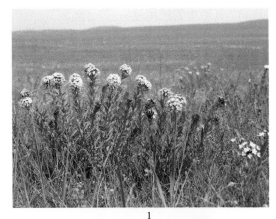

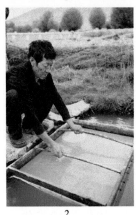

图8-5-3 狼毒制纸

1.草原上生长的狼毒草；2.工人正在制作藏纸

目前，西藏自治区仍保存着传统手工制造藏纸的工艺。在尼泊尔、不丹等国也有许多类似的造作坊。好的藏纸在阳光下隐约可见丝丝缕缕草根的纹路，拿在手中摇动时，能发出风的声音，更确切地说，这种纸是一种艺术品，尤其是绘有图画的纸。西藏各大寺院的藏经阁中，都有这样的藏纸。

2.蓖麻：工业用油的原料

蓖麻是一种经济价值很高的油料作物，在油料作物里蓖麻是含油量最高的。蓖麻籽的含油量一般为50%左右，其中蓖麻籽仁的含油量可达58%~75%。

从远古时代到现代的贫困地区，都可以发现蓖麻和蓖麻油用于灯油。公元前4000年埃及古墓中就有缓慢燃烧的蓖麻油灯。

现代研究表明，蓖麻油黏度大，密度大（0.958~0.968克/厘米³），在-18℃低温下不凝固，在500~600℃的高温下不变质、不燃烧，是高级润滑油的重要原料。20世纪初，由于航空工业的发展，需要不冻结的润滑油。因此，蓖麻油的需求量急剧增加，大大推动了蓖麻生产，蓖麻成为大田广为栽培的作物。1933年之前俄国还没有种植蓖麻，当时需要的蓖麻籽和蓖麻油全部依靠进口。第一次世界大战前数年蓖麻籽进口额500万卢布左右。十月革命后，苏联蓖麻生产有了很大发展，成为世界上蓖麻的主要生产国之一。第二次世界大战前，全世界种植蓖麻87.4万公顷，其中亚洲有62.5万公顷。到20世纪60年代末，世界蓖麻总产量为84万吨。1989~1990年，世界主要生产国的印度、巴西、中国、泰国、菲律宾、巴基斯坦、苏联等国的蓖麻籽产量，为99.4万吨，占世界蓖麻总产量的95%，其中印度40万吨，占世界总产量的38.2%；中国27.5万吨，占世界总产量的26.3%；巴西17.5万吨，占世界总产量的16.7%；印度、中国、巴西三国合计占世界总产量的81.2%。

工业用蓖麻一般据茎的颜色可分为红茎型与青茎型；以果实上肉刺的有无，可分为有刺型与无刺型；根据种子的大小分为大粒型和小粒型。

据统计，1969年世界蓖麻油出口量为25.3万吨，其中巴西出口18.1万吨，占世界出口总量的71.5%。印度蓖麻油总产量16万~26万吨。其中用于制皂的为1.6万~1.8万吨，纺织工业和化学工业的各2000~3000吨，润滑油5000~6000吨，其余出口。日本用于乳胶涂料、润滑剂、增塑剂约占蓖麻油总量一半（图8-5-4）。

蓖麻油有毒，严禁食用。蓖麻油的榨油

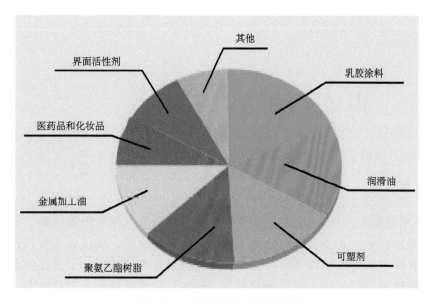

图8-5-4 日本蓖麻油的使用情况

方法因用途不同而异。药用蓖麻油用作泻剂，榨油方法是用水压机冷榨，温度不超过50℃，否则部分杂质会溶入油中而不能作药用。工业用蓖麻油是用螺旋榨油机直接压榨，或者采用预榨——浸出所得到的蓖麻油。

工业用蓖麻油可制表面活性剂、脂肪酸甘油酯、脂二醇、干性油、癸二酸、聚合用的稳定剂和增塑剂、泡沫塑料及弹性橡胶。纺织、化工及轻工等部门用蓖麻油作助染剂、润滑剂、增塑剂、乳化剂和制造涂料、油漆、皂类及油墨的原料。

蓖麻油属于高级润滑油，由于其稳定性强，常作为飞机润滑油、变压器油，以及汽车制造业中的高级润滑剂。

蓖麻油具有良好稳定性、保色性、可挠性、颜料分散性、湿润性、润滑性、低温特性等特性，因此，可配合应用于清漆涂料、人造皮革、油墨、密封剂、润滑剂、文具、化妆品、电气绝缘材料、医药等。在我们许多生活日用品中都少不了蓖麻油的身影，人们平时使用的肥皂、表面涂料、牙刷绒毛、化妆品、香水、塑料、汽车润滑油、特制橡胶、打印机油墨中都含有蓖麻油成分。

第9章 毒物战争

战争中使用毒物有一个逐步发展的历史过程。早在原始社会，人类利用燃烧未干的木材、湿草所产生的浓烟攻击野兽，依靠浓烟的刺激作用，将逃避于深穴岩洞中的野兽熏出来，然后猎取为食。后来，人们将这种烟攻野兽的办法，用于两军争战之中。在古代战争开始是利用熏烟加上毒物，以后逐渐添加沥青以砷、硫黄等一些天然有毒物质，又从原地使用逐渐转向与火药混合投掷使用，于是逐渐萌发了化学武器。化学武器的出现是在第一次世界大战期间，1915年4月22日，德军首次在伊珀尔地区大规模使用毒气，开创了现代毒物战争的先例，人类将永远记住这一天！

9.1 古代的毒物战争

9.1.1 古代的生化战争

在古典民俗学家艾德丽安·梅尔[1]（图9-1-1）之前，很少有人去研究人类早期历史的生化战争，一方面是因为人们以为生化武器是近代的发明，在第一次世界大战中，毒气才开始被大规模使用。另一方面，人们认为，使用毒素或者化学药品作为战争工具需要现代的流行病学、生物学及化学知识，而古代人对这些知识是知之甚少的，所以古代的生化战争极少引起人们的认真思考。而梅尔著的《希腊火器、毒箭和蝎毒武器：古代世界的生化战》一书让人们大开眼界。

梅尔在这本书一开始就提到，收藏家保罗·盖蒂的收藏品中，有一个古朴的陶瓷花瓶，上面画着一条九头怪蛇。在希腊神话里，赫尔克里斯[2]是无所不能者，但有时候也需要借助一些不太光明磊落的手段来取胜。只要有必要，赫尔克里斯就会使用生化武器武装自己，打败敌人。在迎战九头怪蛇的时候，赫尔克里斯将弓箭末端涂上沥青，点燃后射出去，从而成功地将大毒蛇逼出洞穴，杀死毒蛇之后，赫尔克里斯又剖开毒蛇的身体，用致命的蛇毒来浸泡自己的弓箭。从此以后，他的箭袋里装满了毒箭。另一幅画表现的是一幕更为真实的场景：亚历山大大帝的士兵在巴比

---

1 艾德丽安·梅尔（Adrienne Mayor）是斯坦福大学一位经典的古代科学历史学家和民俗学家。她著有多部关于古代毒物的书籍，介绍黑海南岸古王国的国王米特拉达蒂斯六世寻找解毒药的故事；古希腊、罗马、中国、非洲及印度有关毒物战争的历史记载。
2 赫尔克里斯是希腊神话中的大力神，主神宙斯之子，力大无比的英雄。

伦监督当地居民收集石脑油[1]用于战争。希腊人用硫黄、生石灰和石脑油制造出了传说中的燃烧弹。在战船上，石脑油混合物在压力作用下被喷射到敌人的船只或者海岸的防御工事上，然后引发大火。公元673年，这一战术曾被用来打破穆罕默德对君士坦丁堡的围困。

梅尔在书里不仅收集了许多神话传说，而且列举了古籍记载的和当代考古学发现的原始战场上使用的生化武器。希腊神话中的九头怪蛇的故事至少表明，当时蛇毒已经被有效应用于弓箭作为作战武器。在特洛伊战争[2]中，毒箭可能发挥了至关重要的作用。荷马的诗歌里提到士兵的伤口流出黑血，而医生则使用水蛭来吸出那些黑血，这些都是中蛇毒后的通常症状。特洛伊战争中的英雄伊聂斯还建议朝敌方士兵、武器及防御工事喷洒沥青，然后投掷成捆的大麻和易燃的硫黄块，最后点燃引火物，给敌人造成毁灭性的损失。

梅尔还列举了神话传说和古籍记载中的很多弓箭手的故事，他们常常用有毒植物、细菌或者蛇毒等来制造毒箭。古代人也曾经尝试散播天花和腹股沟腺炎等瘟疫来对付敌方军队，这些方法被罗马史学家称为"人造瘟疫"。

梅尔在书中提到，古希腊人并非唯一的最早使用生化武器的先驱。欧洲、中东以及印度和中国的古代战场上，生化武器也都曾经频频出现。古中国人和印度人都掌握了制造毒气的配方。

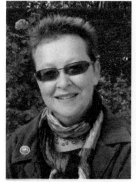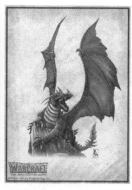

图9-1-1　艾德丽安·梅尔和她著的《希腊火器、毒箭和蝎毒武器：古代世界的生化战》一书封面

1.古代的生物战

自古以来，传染病流行所造成的巨大灾难，给人们留下了深刻的印象。特别是战争常伴随着传染病的暴发流行。在历次战争中军队因传染病造成的疾病减员往往超过战斗减员。这一事实，也促使人们产生生物战的思想。因此，利用毒物或传染病来征服敌人的思想和行动已有很长的历史。新石器时代的人类会将蜂窝丢到敌人的洞穴中，迫使对方现身。公元199年，罗马帝国攻打位于今天伊拉克境内的城市阿特拉，城内的居民用装满致命毒蝎的土罐扔出城墙进行反击。比这还早400年的时候，迦太基军事统帅汉尼拔就实施类似的战略，他的水兵将盛满毒蛇的锅罐用弹射器投到敌舰的甲板上。

历史上有记载的、最早的生物战发生在1346年的卡法（Caffa）城之战。当时鞑靼人围攻黑海附近热那亚地区的一座重要港口贸易城市——卡法城。因热那亚人的

---

1 石脑油是一种高度挥发性的易燃液态碳氢化合物的混合物，古代未经深加工的粗石油。

2 公元前1193年，特洛伊（Troy，位于古代小亚细亚西北，今土耳其安塔托利亚高原西部）国王普里阿摩斯和他俊美的二儿子王子帕里斯在希腊斯巴达王麦尼劳斯的宫中受到了盛情的款待。但是，帕里斯却和麦尼劳斯美貌的妻子海伦一见钟情并将她带出宫去，恼怒的麦尼劳斯和他的兄弟迈西尼国王阿伽门农兴兵讨伐特洛伊。由于特洛伊城池牢固易守难攻，希腊军队和特洛伊勇士们对峙长达10年之久，最后英雄奥德修斯献出妙计，让希腊士兵全部登上战船，制造撤兵的假象，并故意在城前留下一具巨大的木马。特洛伊人高兴地把木马当作战利品抬进城去。当晚，正当特洛伊人沉湎于美酒和歌舞的时候，藏在木马腹内的20名希腊士兵杀出，打开城门，里应外合，特洛伊立刻被攻陷，杀掠和大火将整个城市毁灭。老国王被杀死，海伦又被带回希腊，持续10年之久的战争终于结束。

顽强抵抗，鞑靼人久攻不下。长期的战事使鞑靼士兵军心涣散，恰在此时，鼠疫又在鞑靼军队中流行。于是，有人提出了一个可怕的建议，将自己军队中死于鼠疫的人的尸体投到卡法城中。此建议被采纳不久，卡法城中果然暴发了鼠疫，并迅速蔓延，致使热那亚的守卫者大量死亡，鞑靼人如愿以偿地夺取了城池[1]。

1763年，英国殖民军对美洲印第安人发动了一次生物战。英军驻北美总司令阿姆赫斯特（Jeffersy Amhest）指示他的部下把天花患者用过的两条毯子和手帕送给印第安人领袖，结果在印第安人中引起了天花的流行，达到征服印第安人的目的。

2.古代的化学战

在中国远古时代，为争夺中原大地，曾展开过一场文明与野蛮的大较量。象征文明的南方炎帝、黄帝部落联盟与代表野蛮的北方的蚩尤部落经过连年征战，最后在涿鹿之野进行了一场大决战，正当双方厮杀得难解难分之时，蚩尤布起漫天大烟雾，黄帝的将士为之所迷，顿时阵脚大乱，伤亡惨重，幸好黄帝坐指南车指明方位，才挽回败局。这可能是人类有史记以来记载得最早的"毒气战"。

公元636年，阿拉伯人占领了叙利亚、埃及和巴勒斯坦，拜占庭帝国[2]失去了这些疆土；643年，阿拉伯军队灭亡了波斯帝国，并在670年左右建立了一支咄咄逼人的舰队，但拜占庭海军凭借其秘密武器仍然掌握着制海权，这个秘密武器就是后来令阿拉伯人闻风丧胆的"希腊火"[3]；678年，阿拉伯舰队直扑君士坦丁堡城下，结果近2/3的舰只毁于"希腊火"。在退却中，又先后遭到暴风雨的袭击和拜占庭海军的追击，几乎全军覆没。由于阿拉伯军队遭到"圣战"开始以来最惨痛的失败，被迫与拜占庭帝国签订了30年和约（图9-1-2）。

古希腊人在战争中发明"希腊火"，使用了可产生二氧化硫毒烟的可燃混合物，使对方人员窒息。至中世纪，这种战法成了攻城略地时"火力准备"的标准模式。

公元前431~公元前404年伯罗奔尼撒战争[4]期间，斯巴达人把掺有硫黄和沥青的木片，在雅典所占的普拉塔和戴莱两座城下

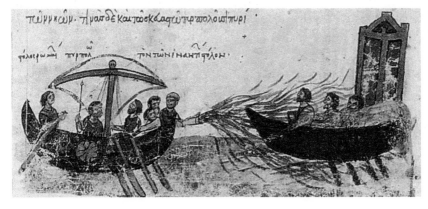

图9-1-2　海战中的"希腊火"自11世纪拜占庭手稿

---

1 William H. McNeill. 瘟疫与人. 台北：台北天下文化出版，1998，193-195.
2 拜占庭帝国是罗马帝国分裂为东西两部分之后，于公元395年建立的东罗马帝国，包括小亚细亚、叙利亚、巴勒斯坦、埃及及美索不达米亚和南高加索的一部分。首都是君士坦丁堡。
3 希腊火是一种以石油为基本原料的物质，是拜占庭帝国所利用的一种可以在水上燃烧的液态燃烧剂，主要应用于海战中，"希腊火"只是阿拉伯人对这种恐怖武器的称呼，拜占庭人自己则称之为"野火"、"海洋之火"、"流动之火"、"液体火焰"、"人造之火"和"防备之火"等。另据记载，希腊火是由硫黄、松炭、沥青等传火物与亚麻屑混合而成。
4 伯罗奔尼撒战争是以雅典为首的提洛同盟与以斯巴达为首的伯罗奔尼撒联盟之间的一场战争。战争期间几度停战，最后斯巴达获胜。由于几乎所有希腊的城邦都参加了这场战争，因此，现代研究中有人称这场战争为古代世界大战。

燃烧，毒烟弥漫，使守军涕泪横流，痛苦不堪。

公元前大约1世纪，希腊名医迪奥斯克里德斯（Dioscorides）在其草药学专著中记载将有毒植物——毒参茄用于战争。古罗马时期迦太基[1]名将汉尼拔[2]在与非洲部落叛军征战时假装败退，遗留下一些混有毒参茄的酒，诱使对方饮后嗜睡，然后来一个回马枪将其全部歼灭。公元7世纪，拜占庭帝国军队将沥青和硫黄等易燃物放在金属罐中，点燃后投向伊斯兰教军队的阵地。

据报道，英国莱斯特大学考古学家西蒙·詹姆斯博士对叙利亚幼发拉底河上游杜拉欧罗普斯城的一条地道里掘出的20具古罗马士兵的尸骨进行了研究。发现这20名守城的罗马士兵并非是被剑或矛等武器杀死，而是死于中毒。考古学家根据发现的线索揭示了当时的情景，波斯人在他们挖好的地道里潜伏着，等待罗马士兵挖好他们的地道之后，波斯人将由硫黄和沥青产生的致命毒气送入罗马士兵的地道中，导致所有罗马士兵数分钟内死亡，一些士兵直到临死手中还握着武器。

葡萄牙征服者在16世纪之初到达巴西时，曾遇到当地一些土著居民点燃炭火，架起平底锅，将红胡椒放在锅中烧灼，试图以冒出的辛辣毒烟来保卫自己的家园。这种因地制宜的防御手段虽然有效，但在拥有坚船利炮的入侵者面前，巴西人还是失去自己的土地，最终沦为亡国奴。然而，"毒气"最初的确曾被用来对付强大的敌人。

9.1.2 中国古代的毒物战

中国古代使用毒物作为武器的记载，可以追溯到公元前4世纪的春秋战国时代。在墨家早期著作中，就有利用在炉子内燃烧芥末所释放出的气体，用风箱将其打入围城敌军隧道的记载。

墨子[3]是战国时期著名的城市防御战学家，他十分重视水源的污染和保护。他认为，当一个城池受到敌军包围威胁时，必须提前将城廓外围的空井填塞，断绝敌军用水之源。平时，要在边缘地区预先种植毒草[4]，采摘后妥善储藏。一旦敌军侵入，则将毒草填在城外水池和水井中，毒化水源。当军队进入敌境作战时，不准士兵任意取水，必须经专门人员化验后，才可以饮用，以防中毒。

《左传·襄公十四年》有"秦人毒泾上流，师人多死。"[5]的记载。事件发生在公元前559年4月，晋悼公会合齐、鲁、宋等13国诸侯的军队，召荀偃等12名大将联合进攻秦国。大军抵达泾河东岸后，秦军为扭转不利态势，在泾河上游投放毒药，污染水源，致使晋、鲁等国军队因饮用河水而造成大批人马中毒，被迫退兵。这是历史上最早的化学战记录。可惜《左传》记事疏略，没有告诉我们秦军投放的是什么毒物，死伤了多少人马。

到了战国时代，各交战国常常在河流、水塘中投毒，用来毒杀敌军有生力量，以断绝水源。《武备志》[6]卷中，记载了两项军用"毒水方"。其一为："麻花并尖，人

---

1 迦太基（Carthage）是古代非洲北海岸以迦太基城（遗址在今突尼斯湾）为中心的奴隶制国家，与罗马隔海相望。公元前9世纪末，腓尼基人在此建立殖民城邦。公元前7世纪，其发展成为强大的奴隶制国家，最后在三次布匿战争中被罗马打败而灭亡。

2 汉尼拔·巴卡（Hannibal Barca，公元前247~公元前182年）是北非古国迦太基名将，天才的军事家，年少时随父亲哈米尔卡·巴卡进军西班牙，终身与罗马为敌，在军事上有卓越表现。公元前182年服毒自尽。

3 墨子（公元前468~公元前376年）是中国春秋战国之际的思想家、政治家、墨家学派的创始人。

4《墨子·杂守篇》中记载"常令边县预种蓄莞、芒、乌喙"等，均为毒害草。

5 意为秦国人置毒于泾水的上流，诸侯之师人马未能察觉，取之饮中毒，故死亡惨重。泾，即泾河，今陕西境内。

6《武备志》又称《武备全书》，共240卷，是中国明朝茅元仪辑成，于天启元年（1621年）刻印。

参对配，或加白芷、草乌共研末，注阴涧井泉"；其二为："雷公藤、巴豆、五月草、常山，研末投入水中"。

古时候的城墙高大坚厚，在火器发明前，很难摧毁，攻城部队常常在城外地下挖掘地道，直达城根，然后积火燃烧，崩坏敌城。守军为了破坏敌人的地道攻击，也对应敌人地下来袭方向，开凿地道，争取将敌方地道凿通，把来袭敌人消灭于地下或从地道中驱出。因此，除了在水中投放毒剂外，在战国时期的地道作战中，还使用了"不洁"[1]和毒烟[2]两种战剂，使敌军无法存身。这些早期使用的普通发烟物作为"化学战剂"，杀伤力不大。

到了宋代，为了提高化学战剂的杀伤力进行了较大的改进，一是将化学战剂与火药相结合，使烟、火、毒融合一起；二是提制多种毒剂混合配伍，使毒剂具有多种杀伤效能；三是在施放方法上也加以改进，南宋以后，逐渐用火箭、火铳[3]、火筒施放。

公元1000年，中国有个名为唐福的人，把他所制的毒药烟球献给宋朝廷。毒药烟球像雏形的毒气弹，球内装有砒霜、巴豆之类毒物，燃烧后烟雾弥漫，能使敌人中毒（图9-1-3）。古代的化学武器是原始的，使用是很有限的。

宋代人还将一些稀奇古怪的毒物掺杂在火药内，制成"粪弹"，这可以说是毒弹的雏形。还有一种"飞沙魔弹"，它是将一管火药放在陶罐里，其中有生石灰、松香、有毒植物的白酒提取液。把这种化学武器从城墙上投下去，随后炸开，致命毒物四处飘散。

公元1044年编纂的《武经总要》[4]记载了两种用弩炮射向敌军阵地的"毒气弹"的配方。其关键成分是乌头属植物和狼毒。炸弹包于纸中，缠以大麻纤维，然后在射向敌军之前点燃。敌方战士吸进毒烟后会引起口鼻出血。粪弹远比毒烟弹更令人恐怖。其配方是：仔细筛过的干粉状人粪、狼毒、乌头属植物、巴豆油、皂角荚（产生黑烟）、三氧化二砷、硫化砷、斑蝥甲虫、灰、桐油。这种有毒的混合物储存在玻璃瓶里，需要时便同火药混合物一起放到炸弹中，立即发射。为了让炮手本身不受这种致命毒物的毒害，可以口含黑李子和甘草，进行预防。

据波兰和昔列西亚史家记载，1241年，元兵攻打波兰利克尼兹城时，蒙古军用一种妖术，随着大旗出现一种怪物，X形怪兽口吐烟雾，臭恶难闻。蒙古兵在烟雾后面，波兰兵看不见他们。因此，波兰兵死伤很多，这显然是《武经总要》所记载的"毒药烟球"。

明朝军队曾经大量使用化学战剂。据不完全统计，明代化学兵器大致可分为10类，即毒气（毒烟）、毒火炮、毒火箭、毒火铳、烟雾、手掷毒弹、毒火牌、毒刀（剑）、毒火喷筒和化学地雷。同时，在普通兵器（火器与冷兵器）上，涂敷毒药，以提高杀伤力。

此外，还有一些零散的记载。《魏源集》的《城守篇·制胜上》[5]中记载"毒其水泉以渴其人，毒其草以饥其乘"。《城守篇·守备下》中记载"刘锜毒颍[6]困师，毒草困敌马。"

---

1 "不洁"指喷粪、撒灰等。
2 毒烟是应用能刺激眼睛和呼吸系统的烟剂，即燃烧木材、艾叶、豆叶，施放时，使用一种特制的发烟陶器或以鼓风箱送入。
3 铳（音chòng），一种旧式火器。
4 《武经总要》是中国古代北宋官修的一部军事著作。作者为宋仁宗（1023～1063年）时的文臣曾公亮和丁度。两人奉皇帝之命用了5年的时间编写而成。
5 《魏源集》·《城守篇·制胜上》. 北京：中华书局，1976.
6 刘锜（1098～1162），南宋名将。颍（音yǐng），即颍河，发源于河南省登封县，入淮河。

《天工开物》卷下中佳兵第十五卷的火药料中记载"凡火攻有毒火、神火、火、喷火。毒火以白砒、砂为君，金汁银锈人粪和制。神火以砂、雄黄、雌黄为君。火以硼砂磁末、牙皂、秦椒配合。飞火以砂、石黄、轻粉、草乌、巴豆配合。营火则用桐油、松香"。

中古时代的中国人甚至发明了与现代催泪瓦斯相类似的毒气，同样能致人死命。杨万里在所著《诚斋集·海鳅赋后序》一文中，对公元1161年进行的一场水战做了如下描述：完颜亮率领金军来到江北，……宋水师埋伏在七宝山后面，……水师突然发射一枚霹雳炮弹。这种炮弹是用纸板制作的，其中填满石灰和硫黄。炮制空而降，落入水中，硫黄与水接触即爆炸，其声如雷。纸板裂开，石灰扩散为烟雾，使人和马迷眼，什么也看不见。于是船队出动，攻击敌人。金军大败，人马纷纷落水淹死。

在古代的冷兵器时代，毒箭是战争中

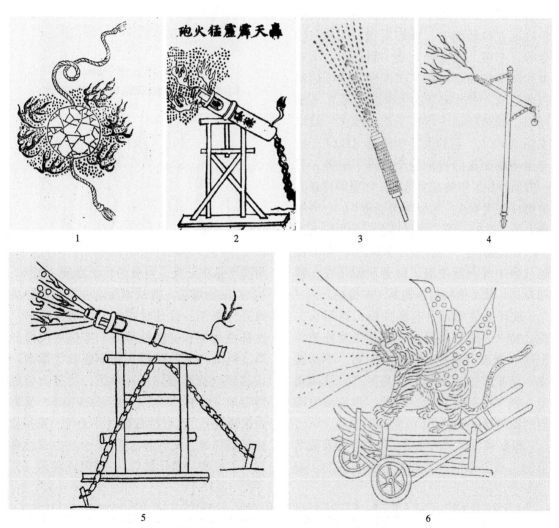

图9-1-3 中国古代的毒物战争使用的武器

1.毒药烟球；2.被称为"轰天霹雳猛火炮"的迫击炮，这种火器可向敌方发射毒气弹；3.毒药喷筒；4.毒龙喷火筒；5.毒雾神烟炮；6.火龙卷地飞车——古代化学战车

使用最为普遍的武器，即将毒汁涂于箭头上攻击敌方，常常造成敌方很大伤亡。与此同时，出现了许多治疗箭毒的方药，见于西晋陈延之《小品方》、刘宋《刘涓子鬼遗方》及元代的《金疮秘传禁方》等。此外，唐《太白阴经》、宋《虎钤经》和《武经总要》，都记载了防止自然界的毒害以及军队防毒知识。

9.2 现代战争毒剂

现代战争毒剂经历了三个世代。第一世代战争毒剂，主要有窒息剂、血液剂、麻烂剂、呕吐剂、催泪剂和神经剂等数种，是第一次世界大战中使用的。第二世代战争毒剂在神经剂中，增加塔崩、沙林、梭曼等，是第二次世界大战中制造的。第三世代战争毒剂是在第二次世界大战以后制造使用的。一方面新的化学战争毒剂[1]不断增加，如神经剂中增加了乙基沙林、维埃克斯（VX）、新的失能剂毕兹（BZ）、能穿透防毒面具的毒剂的全氟异丁烯等；另一方面增加了生物战争毒剂，如蓖麻毒素、肉毒杆菌毒素A、葡萄球菌肠毒B、石房蛤毒素等。此外，第二次世界大战前后研发出一种新的毒剂——二元化学弹药[2]。美军侵越战争中曾大量使用了除莠剂毁坏农作物和森林，故又称植物杀伤剂，如橙剂。

现代战争毒剂具有毒性强、作用快、毒效持久、施放后易造成杀伤浓度或战斗密度、能通过多种途径引起中毒、不易发现、防护和救治困难、容易生产、性质稳定、便于贮存等特点。因此，作为战争毒剂的毒物是不多的。

根据战争毒剂的性质、作用原理及战术目的，战争毒剂有不同的分类。例如，毒

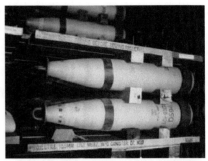
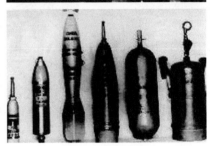

图9-2-1　化学弹药

剂按照来源分类，可分为化学毒剂（图9-2-1）和生物毒剂；按战术用途分类，可分为致死性毒剂、致伤性毒剂、失能性毒剂、扰乱性毒剂和牵制性毒剂；按作用快慢分类，可分为速效性毒剂和非速效性毒剂；按临床（或毒理作用）分类，可分为神经性毒剂（沙林、塔崩、梭曼和VX等，又称含磷毒剂）、糜烂性毒剂（芥子气、氮芥和路易斯剂等，又称起疱剂）、全身中毒性毒剂（氢氰酸、氯化氰等）、窒息性毒剂（光

---

1 战争中使用毒物杀伤对方有生力量、牵制和扰乱对方军事行动的有毒物质统称为化学战剂（chemical warfare agent, CWA）也称为化学战争毒剂。装填有化学战剂的弹药称化学弹药（chemical munition）。施放器材是应用各种兵器（如步枪、各型火炮、火箭或导弹发射架、飞机等）将毒剂施放到空间或地面，造成一定的浓度或密度，从而发挥其战斗作用。因此，化学战剂、化学弹药及其施放器材合称为化学武器。而化学战剂则是构成化学武器的基本要素。

2 将两种无毒或低毒的前体化合物分别装入弹体隔层内，只在弹药发射或爆炸过程中两种组分迅速作用生成一种新的毒剂，如沙林二元弹和VX二元弹。

气、双光气以及氯气、氯化苦等)、失能性毒剂(毕兹,BZ)和刺激剂(苯氯乙酮、亚当氏剂等);按持久性分类,可分为暂时性毒剂(失能剂BZ、刺激剂CS、苯氯乙酮等)、持久性毒性(芥子气、VX和以微粉状施放的固体毒剂)和半持久性毒性(梭曼、塔崩、双光气等)。

战争毒剂是构成化学生物武器的基本要素。随着现代生物科技的重大技术进步,可能为新类型化学生物战剂的研制提供基础,有关毒素武器、基因武器的研究已经见诸报道,这极有可能改变现有化学生物战剂谱系的范围和概念,对化学生物武器的防护提出新的重大挑战。化学生物武器巨大的杀伤威力、无孔不入的特性及中毒者濒死挣扎的痛苦情景,使人们对化学生物武器深恶痛绝。更为严重的是毒物战争造成的污染将成为持久性的生态灾难。

2001年,罗曼诺(James A Romano)等编著的《化学战争毒剂》出版,详细论述了战争毒剂的化学、药理学、毒理学与治疗学。

9.2.1 化学战争毒剂

1.芥子气

芥子气是糜烂性毒剂,无色油状液体,沸点217℃,熔点14℃,具有芥末的气味,不溶于水,易溶于乙醇、苯等有机溶剂。使用时其呈液体,也可呈气雾状,难挥发,液滴能在地面上存留几天至十几天,使地面长期染毒。它渗透力强,很容易穿透皮肤和经呼吸道进入人体,使人中毒,引起疼痛,全身长脓包,而且也会造成失明。在正常气候条件下,仅每升0.2毫克的浓度就可使人受到毒害,使皮肤红肿、起泡、溃烂。因此,在神经性毒剂出现之前,它有"毒剂之王"之称(图9-2-2)。

1822年德斯普雷兹发现了芥子气。1860年德国的弗雷德里克通过乙烯和氯气反应生成芥子气,并在自己的皮肤上试验了毒性反应,观察到涂抹芥子气能使皮肤出现红肿、发热和水泡。1886年,德国的梅耶首先人工合成成功,他发明的合成方法至今仍是芥子气最重要的合成方法之一。但漂白粉能与芥子气起氧化、氯代反应,将芥子气变为毒性较小的亚砜等无毒性产物。

在军事上芥子气和传统的炮弹结合起来使用标志着一种新式武器的诞生,它被用于装填在炮弹、炸弹、火箭、地雷及航空布洒器或地面布洒器中使用。在化学弹药中,有装填单一的芥子气、芥子气与路易斯剂混装或含胶黏剂的胶状芥子气等。

第一次世界大战期间,各交战国共生产芥子气13 500吨,其中12 000吨用于实战。1917年9月,德军首先使用芥子气,随后各交战国纷纷效仿。据统计,在第一次世界大战中伤亡的130万人中,有88.9%是芥子气中毒。

历史上最惨烈的一次芥子气伤害事件发生在意大利的巴里港。德军飞机击中了一艘停泊在这里的美军运输船,船上秘密存放着100吨芥子气。毒气泄露之后与油料混合污染了海面,毒雾笼罩在城市上空,造成近2000名不明真相的市民死亡。惨剧发生后,包括12个民族的40具典型受害者尸体被军方运走进行研究(详见第5章)。

第二次世界大战全面爆发前,意大利侵略阿比西尼亚时首次使用芥子气和光气,仅在1936年的1~4月,中毒伤亡即达到1.5万人,占作战伤亡人数的1/3。日本广岛县竹原市忠海港的濑户内海的大久野岛,1929~1945年第二次世界大战结束,日本侵略者在该岛生产芥子气、毒瓦斯等共2.3万吨。此后发生的两伊战争中,芥子气的表现再次证明它仍是现代战争中最有效力的毒剂。

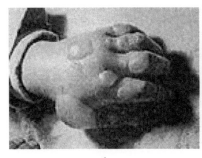 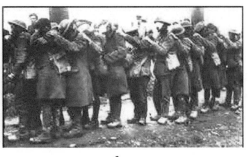

图9-2-2 芥子气
1.芥子气对皮肤的伤害；2.英国士兵芥子气伤害而失明

1
2

2.路易斯气

路易斯气是一种氯乙烯二氯砷化合物。在纯液态时是无色、无臭味的液体，其工业品有强烈的天竺葵味，使用时呈液体，也可呈气雾状，有微弱的天竺葵味。路易斯气作用迅速，没有潜伏期，可使眼睛、皮肤感到疼痛，吸入后能引起全身中毒，在20世纪20年代有"死亡之露"之称，但它综合战术性能不如芥子气，生产成本也较高，所以一般只与芥子气结合使用。

路易斯气是1918年由美国人路易斯上尉等发现，并建议用于军事，因此得名。而实际上它最早是在1903年由位于华盛顿区的美国天主教神学院的尼鲁兰德牧师在进行医学药剂实验时生成的。1917年美国化学战局研究部在美国天主教神学院成立。这时候德国在战场上已经使用了内装芥子气毒剂的"黄十字炮弹"[1]。由于当时没有芥子气的解毒剂，因此对抗的最好办法就是研制出威力更大的化学武器。这时人们按照尼鲁兰德牧师论文中关于提纯路易斯气的方法开始测试。根据美国研究机构和大学提供的认为路易斯气足以抗衡德国的化学战剂的报告，美国投资了相当于今天的6000万美元，在俄亥俄州威洛比建设了一座秘密工厂生产路易斯气毒剂。

日本对路易斯气十分青睐。1927年，日本陆军在濑户内海的大久野岛上秘密建造了化学毒剂工厂，海军则在神奈川县建造了毒剂生产厂。日本侵华战争中，日军曾在中国沈阳和太原等地建立毒剂生产厂，生产路易斯气等化学战剂。在大多数情况下，日本化学炮弹装填的是路易斯气和芥子气的混合物。

第二次世界大战期间，美国3个军工厂共生产了23 000吨路易斯气。英国作为美国的盟友也生产了大约156吨路易斯气。苏联在1940~1945年生产路易斯气，作为阻滞德军长驱直入的一种手段。1943年后，美国军方不再生产路易斯气。1948年在"天竺葵行动"中，美国将第二次世界大战中生产的2万吨路易斯气的绝大部分倒入了大西洋和太平洋，但仍保留了一定数量，放在1吨的容器中储存于犹他州化学品仓库里。

目前，世界上虽然没有公开生产路易斯气毒剂的国家。但由于路易斯气很稳定，便于运输，而且生产不复杂，原材料容易获得，因此，可能成为恐怖袭击的新手段。

3.梭曼

梭曼是具有微弱水果香味的无色液体，挥发度中等。其化学名称为甲氟磷酸异己酯（图9-2-3）。美军代号GD。1944年，德国诺贝尔奖金获得者理查德·库恩[2]博士首次

---

1 德国芥子气炮弹上用黄十字作为标志，通称为"黄十字毒剂"或简称为"黄十字"。
2 理查德·库恩（Riehard kuhn，1900~1967年）德国科学家。他1922年毕业于慕尼黑大学，获博士学位；1926~1929年任苏黎世高等技术学校教授；1929年任恺撒威廉医学研究所化学学部主任；1950年任海德堡大学生物化学教授；1955年任普朗克研究所副所长，是国际化学联合会会员；1938年任副会长。他还是海德堡科学院、纽约科学院院士、德国化学会、伦敦化学会、印度化学会、波兰化学会、日本药学与生物化学会会员。

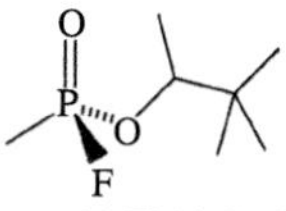

图9-2-3 梭曼的化学结构

合成了梭曼，但未来得及生产，苏军就占领了工厂。以后，苏军根据所缴获的设备和资料，于20世纪50年代装备了梭曼弹药。

梭曼的毒性比沙林大3倍左右。人若吸入几口高浓度的梭曼蒸气后，在1分钟之内即可致死，中毒症状与沙林相似。据报道，1980年1月中旬，入侵阿富汗的苏联空军在阿东部法扎巴德和贾拉拉巴德2个城镇附近及塔哈尔和巴米亚2省，向穆斯林游击队使用了梭曼，使这些人呕吐、窒息、失明、瘫痪和死亡。梭曼的另一特点是中毒快且无特效解毒药品，因此有"最难防治的毒剂"之称。

4.氯气

1774年瑞典化学家舍勒用软锰矿（含有二氧化锰）和盐酸作用，首先制得了氯气。后来法国化学家贝托雷把氯化钠、软锰矿和浓硫酸的混合物装入铅蒸馏器中，经过加热制得了氯气。氯气的生产方法经历了漫长的发展过程，当电解法生产在1851年获得了英国专利以后，以前生产氯气的方法就逐渐被淘汰了。

德国化学家哈伯[1]从1904年开始进行合成氨的试验。他的发明使大气中的氮变成生产氮肥的、永不枯竭的廉价来源，从而使农业生产依赖土壤的程度减弱。哈伯因此被称为"解救世界粮食危机"的化学天才，震动了全球化学界。就在哈伯建成氨工厂那一年，第一次世界大战爆发。哈伯是一个狂热的民族主义者。他完全效忠于

德皇，将其所有的才华投入到毒气弹的研制和使用中。1914年9月，哈伯向德军参谋本部提出了一条灭绝人性的建议：用他研制的化学武器打开缺口。德军在哈伯的指导下很快建立了世界第一支毒气部队。1915年4月22日，哈伯亲临前线指挥毒气部队对伊珀尔地区的英法联军施放毒剂——氯气，造成联军1.5万人中毒，其中5000人死亡，首开了人类战争史上将毒气弹用于实战的先例。哈伯的行径立即遭到无数仁人的指责。

5.氢氰酸与氯化氰

氢氰酸是一种无色、有苦杏仁味、易挥发的液体；氯化氰是无色、有较强刺激气味的极易挥发的液体。战争使用时，呈气状，使空气染毒，经呼吸道进入人体。人中毒后，症状出现快，一般为几分钟到几小时。其中毒症状为口舌麻木，脸部及嘴唇呈鲜红色、头痛、呼吸困难、瞳孔散大、四肢抽搐。中毒严重者如不及时抢救，有生命危险。

德国化学家哈伯发明的杀虫剂氰化氢主要用作粮仓熏剂。但他发明的氰化氢毒气则在大屠杀时期被用于毒气室处决无辜的人民（图9-2-4）。

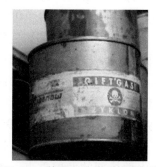

图9-2-4 德国军队使用的毒气罐

---

1 弗里茨·哈伯（Fritz Haber，1868～1934年）是德国化学家，出生在德国的一个犹太人家庭。1909年他成为第一个从空气中制造出氨的科学家。瑞典皇家科学院把1918年的诺贝尔化学奖颁给了哈伯。由于在第一次世界大战中，哈伯担任化学兵工厂厂长时负责研制、生产氯气和芥子气等毒气，并使用于战争之中，造成近百万人伤亡，遭到了美国、英国、法国和中国等国科学家们的谴责，哈伯的妻子以自杀的方式以示抗议。

6.沙林

沙林是一种稍有水果香味、无色、较易挥发的有毒液体。使用时呈气雾状，使空气染毒，人经呼吸道吸入后中毒，可导致横膈膜伸缩神经麻痹，最后窒息而死，其致命剂量（使一人死亡量）仅为1毫克。

沙林是1938年由德国人施拉德（Schrade）[1]、安布罗斯（Ambros）、吕第格（Rüdiger）、范·德尔·林德（Van der LINde）首次研制成功，以上述4个人姓中的5个字母命名为"Sarin"，中文音译为"沙林"。德国人很快发现这种毒气的军事价值，并投入生产。但是第二次世界大战期间并未使用。1954年，德国生产的沙林被销毁。

1995年3月，东京地铁毒气案，沙林酿成了12人死亡、5000人受伤的大惨剧，震惊日本乃至全世界（详见第4章）。

7.维埃克斯

维埃克斯（VX）的化学名是$S-$（2-二异丙基氨乙基）-甲基硫代磷酸乙酯（图9-2-5），是液体，有臭味，使用时，呈液滴状或雾状，比沙林难挥发，能使地面、物体、水源长期染毒，人经呼吸道吸入或皮肤接触中毒。维埃克斯毒气与沙林毒气一样，同属神经性毒气，使受害者死于窒息。不同的是，维埃克斯毒气只要接触人的皮肤，即能致命，致命量也为1毫克。毒害作用比沙林大得多，其皮肤渗透的毒性比沙林大数百倍。

维埃克斯毒剂是由英国人在1952年首先发现的一种毒剂，之后由美国人选了维埃克斯作为化学战剂的发展重点。维埃克斯主要装填在炮弹、炸弹等弹体内，以爆炸

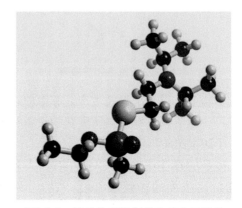

图9-2-5　维埃克斯毒剂的化学分子结构

分散法使用，也可用飞机布洒，维埃克斯毒剂以其液滴使地面和物体表面染毒；以其蒸气和气溶胶使空气染毒。

8.苯氯乙酮

苯氯乙酮是有荷花香味的淡黄色或红棕色结晶体，主要刺激眼睛，引起流泪，所以又称为催泪性毒剂，中毒的人除流泪外，眼睛还会发烧、怕光、眼皮发抖。

9.亚当氏气

亚当氏气的化学名是吩吡嗪化氯，是没有明显气味的金黄色或暗绿色固体，呈烟状使空气污染，也可呈微粉状使地面染毒。亚当氏气主要刺激呼吸道，引起接连喷嚏、咳嗽，所以又称喷嚏性毒剂。中毒的人除喷嚏、咳嗽外，还会感到头部、胸骨、牙床疼痛，出现恶心、胸闷等症状；中毒严重时，可能出现肺水肿。

10.西埃斯

西埃斯（CS）的化学名是邻氯苯亚甲基丙二腈，美军代号：CS。西埃斯是白色或黄色结晶，有胡椒味，不溶于水，可以使水源长期染毒。但遇火碱、硝酸、次氯酸钙、高锰酸钾它会失去毒性。西埃斯主

---

1 吉哈德·施拉德（Gerhard Schrade，1903~1990年）是德国化学家。他原本是一位致力于与全世界的饥饿做抗争，发现新杀虫剂的专家，被称为"神经作用剂之父"。但施拉德最著名的发现却是神经作用剂沙林和塔崩，在战争中被用作战争毒剂，遭世人唾弃。

要呈烟状或粉末状引起中毒，有强烈的喷嚏作用，又有较强的催泪作用。

11.毕兹

毕兹（BZ）的化学名称为二苯羟乙酸-3-奎宁环酯，是一种无特殊气味的白色或微黄色的结晶粉末。在常温下很难水解，可使水源长期染毒，加压煮沸大部分可被水解破坏。

毕兹是用爆炸或热分散法施放的毒剂。施放后其呈白色烟雾，主要经呼吸道吸入中毒。中毒者感觉无力，随后连很轻的东西也拿不起来；甚至连自己的手脚也不能抬起，言语不清；继之有不自主活动、共济失调、行动不稳，甚至摔倒在地。因此，失去战斗能力，进而眩晕、嗜睡、思维活动迟缓、反应迟钝、判断力、注意力、理解力和近期记忆力减退；当中毒作用达高峰时，由于大脑皮层处于深度抑制、皮层下中枢兴奋，出现谵妄综合征，如躁动不安、行为失常、胡言乱语、思维不连贯和幻觉。美军于1962年装备部队，作为一种新的失能战争毒剂。

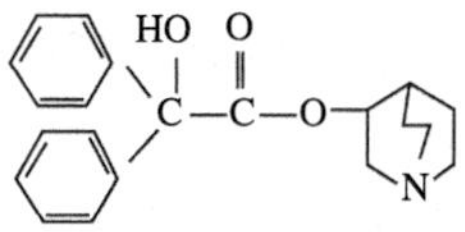

图9-2-6 毕兹的化学结构式

12.橙色战剂

橙色战剂是一种高效除草剂，因其容器的标志条纹为橙色，故名橙剂（图9-2-7）。橙剂中含有毒性很强的四氯代苯和二氧杂芑（通常所说的二噁英），其化学性质十分稳定，在环境中自然消减50%就需要耗费9年的时间。橙剂进入人体后，则需14年才能全部排出。橙剂还能通过食物链在自然界循环，贻害范围非常广泛。战争使用状态为白色、橙色、蓝色粉末或油状液滴。大量使用能使植物叶子变黄、枯萎、脱落，达到暴露对方目标、限制游击队行动的目的。人员吸入、误食或皮肤大量接触，也会引起中毒。

橙剂是亚瑟·格拉斯登[1]发明的，起先是作为一种化学制剂加快大豆成长，并且让它们在一些地方短期快速成熟。不幸的是浓度过高的话这种制剂会使大豆落叶。后来，由于战争的需要，这种化学制剂被改造成对人体有影响的，连格拉斯登本人都严重关注的一种战争毒剂。它被做成橙色条纹标记的管装供应给美国政府，7000多万升橙剂被喷洒到了越南，造成数百万人受害和婴儿畸形（详见本章5.4越南战争中的橙色灾难）。

图9-2-7 "橙剂"的警示标志

9.2.2 生物战争毒剂

1.发展历程

生物战争毒剂的发展可分为三个阶段。

第一阶段由20世纪初至第二次世界大战结束。开始的主要研制者是当时最富于侵略性，而且细菌学和工业水平发展较高的德国。主要战剂有炭疽杆菌、马鼻疽杆菌等，当时称为"细菌武器"。施放方式主要有特工人员人工投放，如潜入敌方，用装在小瓶中的细菌培养物秘密污染水源、食物或饲料。其生产规模很小，污染范围

---

1 亚瑟·格拉斯登（Arthur Galston）是耶鲁大学的生物学家，从事除草剂、二噁英的研究。

很小。从30年代开始，研制生物武器的国家增多，主要有日本、德国、美国、英国等。生物战剂种类增多，生产规模扩大，施放方式改为用飞机施放带菌媒介物，包括带菌的跳蚤、虱子、老鼠、羽毛，甚至食品，攻击范围扩大。臭名昭著的731部队就是第二次世界大战时期日本在中国建立的生物武器研制机构之一，日军使用细菌武器杀害了大量中国军民。德国主要研究鼠疫杆菌、霍乱弧菌、斑疹伤寒立克次体和黄热病毒等战剂和细菌悬气机喷洒装置。美国于1941年成立生物战委员会，进行空气生物学实验研究。英国于1940年建立生物武器研究室，曾在格瑞纳德岛上用小型航弹和炮弹施放炭疽胞菌。加拿大也研究过肉毒毒素的大规模生产方法，并用飞机进行过喷洒试验。

第二阶段由20世纪30～70年代末。主要研制者先是德国和日本，后来是英国和美国。生物武器进一步发展，生物战剂种类增多，包括细菌、病毒、衣原体、立克次氏体、真菌和毒素等，出现了病毒武器和毒素武器。剂型除液体外，还有冻干的粉剂。施放方式以产生气溶胶为主。除用飞机抛洒、投弹以外，还可用火箭、导弹发射生物弹头。杀伤范围扩大到数百至数千平方米。

第三阶段是80年代以后。在现代技术条件下，利用微生物学方法大量制取生物战剂，使用方式也由简单的人工撒布逐步发展为利用远距离投射工具进行规模撒布。随着基因工程和其他生物技术的迅猛发展，利用遗传工程、脱氧核糖核酸（DNA）重组及其他分子生物学技术调控、构建和改造微生物及毒素，研究和发展新的生物武器，其中备受注目的是基因武器。

目前，生物战争毒剂涉及的毒素有400多种。其中既要有较高毒性，又易于大批量生产，而且在大气环境中保持活性的战剂毒素有20余种。《禁止生物武器公约核查议定书》列出的候选毒素有14种，包括炭疽杆菌、鼠疫杆菌、天花病毒、出血热病毒、兔热病杆菌、肉毒杆菌毒素、蓖麻毒素、石房蛤毒素、白喉毒素和葡萄球菌肠毒素等，都是曾经列入或已经进入武器化发展阶段的毒素。

2.炭疽毒素

人吸入炭疽杆菌后，其会迅速繁殖，并产生毒素，然后经血管扩散到全身。炭疽杆菌在不利的生长环境下可形成芽孢，具备极强的抵抗力和生存力。一袋大约2.25千克的炭疽杆菌，对人类的杀伤力不亚于一颗氢弹。因此，称之为"穷人的氢弹"。

3.肉毒毒素

肉毒毒素是由厌氧性肉毒梭状芽孢杆菌产生的一种神经毒，是当代生物武器制造者最青睐的高效杀人武器之一，代号AX。1克肉毒毒素气溶胶至少可以杀死150万人。主要抑制神经末梢释放乙酰胆碱，引起肌肉松弛麻痹，特别是呼吸肌麻痹是致死的主要原因。

肉毒毒素7种类型中能引起人中毒的主要是A、B和E型毒素，其中以A型毒素军用意义最大，A型结晶毒素纯品是一种白色晶体粉末，易溶于水，但稳定性较差，因受热、机械力和氧的作用而降解。粉末状的毒素可长期贮存而不失活性，肉毒毒素染毒的食物和水源，一般其毒性可保持数天乃至一周，肉毒毒素不被胃肠液所破坏，易经消化道中毒。

4.葡萄球菌肠毒素B

葡萄球菌肠毒素B是金黄色葡萄球菌产生的一种外毒素，它可通过气溶胶形式进入呼吸道，感染1～6小时后出现中毒症状。目前，美军正在研究葡萄球菌肠毒素B的微胶囊疫苗。

5.产气荚膜梭杆菌毒素

产气荚膜梭菌（又称魏氏梭菌）是引起创伤性气性坏疽、各种动物坏死性肠炎、肠毒血症及人类食物中毒的主要病原菌。其致病因子是菌体产生的α毒素，它具有磷脂酶C和鞘磷脂酶活性，可水解组成细胞的主要成分膜磷脂，所以具有细胞毒性、溶血活性、致死性、皮肤坏死性、增加血管渗透性等特性。它是最先被鉴定为酶的细菌毒素。美国已研制出A型产气荚膜梭菌气溶胶。

6.蓖麻毒素

蓖麻毒素是存在于蓖麻茎叶和种子中的一种强细胞毒性糖蛋白，代号WA。蓖麻毒素毒性强烈，中毒诊断、治疗困难，早在第一次世界大战期间，美军就将其作为候选化学战剂进行了广泛研究，并曾生产了1700千克的蓖麻毒素粗品。蓖麻中毒是非皮肤性中毒，预防研究应从呼吸道预防着手。目前，没有特效解毒药，也没有可作为治疗的抗毒素。

7.石房蛤毒素

石房蛤毒素也称贝类毒素，是海洋生物中毒性最强烈的麻痹性毒素之一，纯品为白色固体，易溶于水，不被人的消化酶破坏，遇热稳定，在酸性溶液中很稳定，它可以保存在稀盐酸中数年而不失活性，只有在高浓度酸溶液，如7.5mol/L HCl 100℃时才发生氨甲酰酯的水解；然而在碱性条件下极不稳定，可发生氧化反应，毒性消失。

石房蛤毒素最初从麻痹性贝类石房蛤胃内形成赤潮的链膝沟藻中发现。因中毒后产生麻痹性中毒效应，因此，作为潜在的生物战争毒剂，为军事研究单位的主要研究对象之一。目前还没有抗石房蛤毒素中毒的有效解毒药。

8.T-2毒素

T-2毒素为白色针状结晶，在室温条件下相当稳定，放置6～7年或加热至100～120℃ 1小时毒性不减（图9-2-8）。T-2毒素是由三线镰刀菌等多种霉菌产生的单端孢霉烯族化合物（trichothecenes，TS）。它广泛分布于自然界，是常见的污染田间作物和库存谷物的主要毒素，对人、畜危害较大。1973年联合国粮农组织和世界卫生组织在日内瓦召开的联席会议上，把这类毒素同黄曲霉素一样作为自然存在的最危险的食品污染源，尤其是美国指责苏联在东南亚使用"黄雨（yellow rain）"毒素（其中含有T-2毒素）以后，有关T-2毒素对人类健康的危害引起了各国科学家的较大关注，并进行毒理学研究。

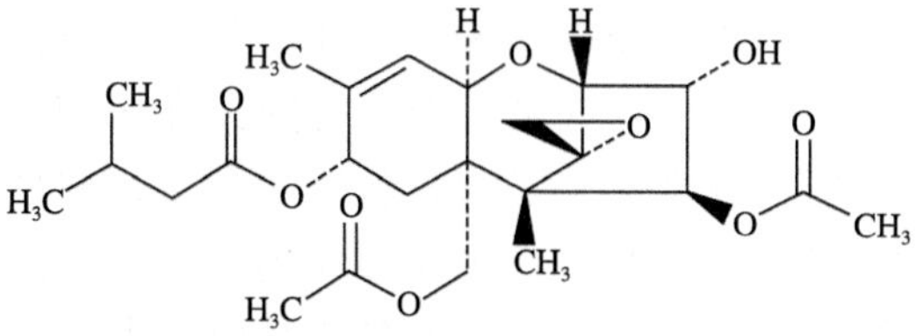

图9-2-8　T-2毒素

此外，列入生物战争毒剂的还有鼠疫杆菌、天花病毒、兔热病杆菌、埃博拉病毒（出血热病毒）、岩沙海葵毒素、河豚毒素等。

9.3 第一次世界大战中的毒气战

9.3.1 毒气大战始末

在第一次世界大战中，毒气是最令人恐惧的武器（图9-3-1）。因为在没有枪械火力进攻的情况下，施放毒气能对战壕中的敌方进行攻击。由于敌方没有识别能力，因此，毒气攻击意味着战士们将不得不戴上粗陋的防毒面具，如果这些不能够起到防毒效果的话，一次攻击则意味着受害人在死亡之前要承受数天精神及肉体上的极大痛苦（图9-3-2）。

在第一次世界大战中法国人首先使用了催泪瓦斯。1914年8月，法军为了阻挡德军在通过比利时及法国东北部边境时的推进速度，违反有关的战争规则，对德军使用了含有二甲基苯溴化物的催泪瓦斯，这种毒气的危害主要表现在刺激性方面而不是杀伤力。然而，当法国人首次使用毒气攻击德军的同时，德国人也在慎重地考虑应用毒气在下一次大的战斗中打败敌方。1914年10月德国人首次使用毒气，以令人窒息的芥子毒气来回报。德国人在伊珀尔用毒气进攻杀死了5000名法国士兵，并使法国士兵1万人身体变形或成为盲人。两天后，德国人在伊珀尔东部对加拿大军队再次使用芥子气，重新上演了大屠杀的悲剧，又有5000人死亡。

1915年9月，同盟国中的英国首先对在伊珀尔发生的毒气事件进行回应。新成立的特别气体公司在洛斯攻击了德军阵地。在伊珀尔发生的毒气进攻中，德军用高压柱状容器运送氯气。在洛斯发生的战斗中，英国也用气体容器。当风向处于对英军有利的方位时，英军释放出氯气，利

用风力向德军阵地飘去，一个步兵团紧随其后对德军进行攻击。但不妙的是，部分英军前沿阵地的风向突然发生了变化，氯气反过来向英军吹去而导致超过2000人受害，数人死亡。由于风向变换而使毒气被反吹回来的现象在1915年末的几次毒气进攻中对法军及德军也带来一定的影响。

此后，英国人研制了一种施放毒气的机器——利文斯（根据发明者的名字命名），这是一个钢管，上面装有电子发射装置，里面是一个装有气体的炸弹。将机器置于地面呈45度角，100个利文斯管所产生的毒气效力惊人。1916年，英国在索姆河充分利用了利文斯毒气施放器，并重创德军。后来德国人又发明了含有强烈大蒜味的能使人变盲的液体。1917年，这种液体被撒在敌人所在区域，由于液体蒸发后通过肺进入静脉血管，引起血液中毒，导致眼痛、眼瞎及至死亡。英国有3000人或死或伤或盲。1918年6月，法国开始报复，他们向德军战线发射毒气弹，此时，德军正在撤退，数千名德国士兵死亡。

毒气的发展导致了光气及芥子气的使用。光气具有潜伏作用，通常在吸入48小时之后才能感觉到它的影响，此时已难以清除。同时，吸入光气之时没有明显的迹象，也没有表现剧烈的咳嗽。因此，当发现光气进入人体时，已经太迟了。1917年在里加，德军在与俄军发生的战争中首次应用了芥子气。芥子气能使受害者的体内与体外在数小时之内生出大水疱，对肺及其他内脏器官的危害更为严重，有时甚至是致命的。如果幸存下来，也会使受害者失明。

战争期间，在没有防毒面具而暴露在外

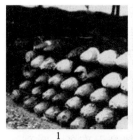
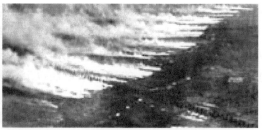
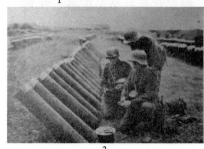
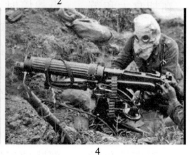

图9-3-1 第一次世界大战中的毒气战

1.老化学武器弹药，比利时Pierre Bogaert摄影；2.法军的毒剂吹放攻击，航空照片；3.德式18厘米气体投射炮；4.第一次世界大战中的士兵戴着防毒面具参加战斗

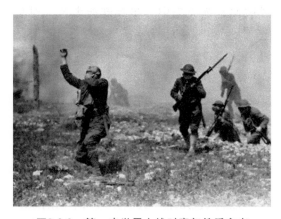

图9-3-2 第一次世界大战时毒气的受害者

的情况下，士兵们使用尿浸泡过的衣物防止毒气侵袭，特别是防止氯气比较有效。为了保护士兵的生命安全，部队很快研制出了各种防毒面具。在战争即将结束时，战场上的士兵已经能够熟练地使用各种防毒面具了。

9.3.2 著名的毒气战例

1.德军在伊珀尔对英、法联军施放毒气战

在第一次世界大战期间，德军曾与英法联军为争夺比利时伊珀尔地区展开激战，双方对峙半年之久。1915年，德军为了打破欧洲战场长期僵持的局面，使用了化学毒剂。

伊珀尔（Ypern）是比利时西南部的一个小镇，曾是比利时的羊毛交易中心。伊珀尔的克洛思大教堂因拥有500年历史而享誉世界。当时，有一支法国部队驻守在伊珀尔的北部，一支英国部队守在伊珀尔的南部。南部防线拉得很长，而且兵力不足，因此，德军将主要火力集中在英军驻扎的南部防线。

1915年4月22日，在比利时的伊珀尔地区，德国军队与英、法联军正在对峙。下午6时零5分，沿着德军战壕升起了一道约1人高、6千米宽的不透明黄白色气浪，被每秒2～3米的微风吹向英、法联军阵地。英、法联军士兵们对扑面而来的这种难以忍受的具有强烈刺激性怪味，惊慌失措，有人开始打喷嚏、咳嗽、流泪不止，有的窒息倒地，顿时阵地混乱一片。许多人丢下枪支、火炮，纷纷逃离战场。跟进在云雾后面的德军，没有遭到抵抗一举占领了英法联军阵地。这次德军对英法联军的化学毒气袭击，用了16 000只大号吹放钢瓶

和4130只小号吹放钢瓶，共施放了180吨氯气，使英法联军15 000人中毒，其中5000人死亡，被俘5000人，损失火炮60门（图9-3-4）。战场上的大量野生动物也相继中毒丧命。英法联军阵地被打开了7～8千米的正面口子。这时，德军也没有预料到氯气的使用所带来的影响。因此，在加拿大和英国的援军到达之前没有及时地利用这个战线缺口乘胜追击，攻击盟军。

伊珀尔化学战造成了极严重的后果，产生了巨大的影响，它使交战的双方都把化学武器作为重要的作战手段投入战场使用，并且越来越广泛，规模越来越大，未受到毒剂伤害的数百万士兵，因害怕化学武器产生了恐惧症，失去了作战能力。

2.英军在阿瓦图战役中对德军的毒剂吹放攻击

协约国军队在遭到德军首次大规模毒剂吹放攻击之后，英军和法军立即筹划对德军进行同样方式的反击。英军于1915年7月组建了4个毒气中队，9月又组建3个中队，并在阿图瓦战役中对德军进行了首次毒剂吹放攻击。阿图瓦战役（1915年9月25日～10月14日）由英军第1集团和法军第10

集团军担任攻击，突破地段为22千米，与之对抗的是德军第6集团军。英军第1集团军于9月25日5时50分开始，在集团军进攻的12千米正面以5500具毒剂吹放钢瓶施放150吨氯气，同时，使用发烟筒施放烟幕，持续释放40分钟。当氯气云团到达德军前沿战壕时，德军官兵都毫无准备，重现了4月法、英军在伊珀尔遭受化学袭击的惨状。他们的防毒面具大多失效了，有的被遗忘或丢失，有的在戴上防毒面具之前已经中毒。在阿瓦图战役过程中，英军于9月27日及10月15日，再次对德军进行毒剂吹放攻击。在这几次攻击中，由于英军毒气部队使用钢瓶技术不熟练，有的钢瓶泄漏或被德军炮火击中，步兵麻痹大意，过早进入毒云区，特别是由于局部风向改变，毒云折回自己一方等原因，造成英军2361人中毒，其中10人死亡，55人严重中毒。此外，由于德军发射毒剂炮弹实施反击，还造成英军550人中毒（图9-3-5）。

3.德军在里加战役强渡维纳和进攻中对俄军的化学攻击

里加战役是第一次世界大战中俄国战线的最后一次战役。实施里加战役的是德军

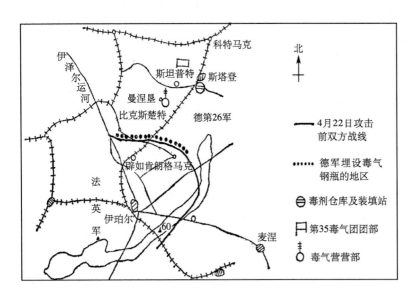

图9-3-3 1915年4月22日德军在伊珀尔毒剂吹放攻击前双方态势

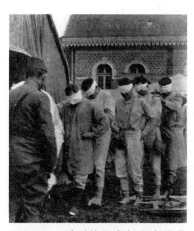

图9-3-4 受到德军毒气伤害的英法联军士兵聚集在战地医院

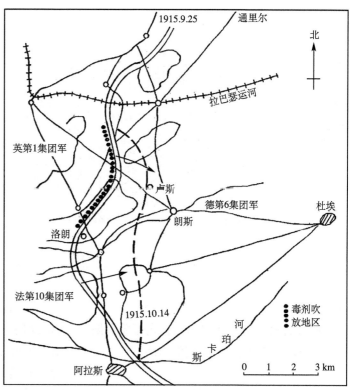

图9-3-5 英法军在阿图瓦战役中对德军的毒剂吹放攻击（1915年9月25日）

第8集团军，共11个步师兵、2个骑兵师。担任主要突击的是预备队第19师、第14巴伐利亚师和近卫步兵第二师。俄军防御部队是由第12集团军，有5个军、2个旅编成，共161 000人，火炮1149门。

德军进行了周密的进攻准备。对俄军防御战术全纵深进行突然密集的火力突击。头几个小时发射毒剂弹，其目的不在于消灭俄军的炮兵，而是进行压制，使其不能发挥作用。在担任主要突击的3个步兵师的方向上，便有4个炮兵群，170个炮兵连中有104个连主要担任化学攻击。

整个化学攻击目标面积为8千米²。区分为40个分目标（每个目标400米×400米）。每个分目标有2个炮兵连负责压制，仅对其主要部分进行密集射击，每隔12分钟进行一次毒剂急袭，按此做法持续进行2小时。计划在战役第一日消耗毒剂弹约117 000发。

其中"绿十字"（窒息性）毒剂弹72 280发；"蓝十字"（喷嚏剂）毒剂弹44 695发。毒剂炮弹约占炮兵弹药总数的45%，有些炮种的毒剂炮弹占弹药总数的50%~80%。

1917年9月1日4时开始，德军使用毒剂炮弹对伊克斯库尔地域的俄军防御阵地进行密集射击（图9-3-6）。6时开始，对俄军步兵阵地进行效力射。毒剂袭击及疾风般的效力射均取得良好效果。俄军步兵第168师的防御被摧毁，炮兵被压制，除个别火炮尚能进行短时间不规律的射击外，其余火炮一直寂然无声。德军步兵于9时按计划开始渡河进攻，德军步兵以极少损失度过了维纳河，并占领了桥头堡阵地；接着，又顺利攻占了第二阵地。此时，俄军炮兵阵地的炮手多已溃逃，但火炮并未破坏。俄军中毒的人马到处可见，在一个掩蔽部内发现有20多人中毒而死，其中有些人还

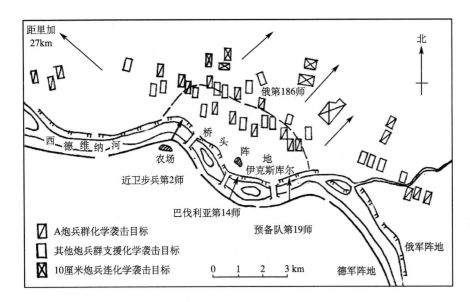

图9-3-6 德军在强渡维纳河进攻战斗中对俄军的化学攻击（1917年9月6日）

A炮兵群化学袭击目标

其他炮兵群支援化学袭击目标

10厘米炮兵连化学袭击目标

0　1　2　3 km

带着防毒面具。

9月2日夜，俄军撤出里加和乌斯季文斯克。里加战役以俄军的失败而告终。

9.3.3　毒气战的后果

1914～1918年的第一次世界大战，是战争史上首次大规模使用化学武器进行作战的战争。1914年德军违反1899年和1907年海牙会议协定，首先使用了刺激性毒剂，接着双方主要参战国——德国、奥匈、法国、英国、俄罗斯、美国和意大利等国都相继在战场上使用了化学武器。使用毒气次数最多的国家依次是德国、法国和英国。

第一次世界大战，使用的毒剂有氯气、光气、双光气、氯化苦、二苯氯胂、氢氰酸、芥子气等多达40余种，交战双方总共耗用毒剂12万吨，中毒伤亡人数约130万（其中死亡9万余人，约50%的死者是俄国人），占战争伤亡总人数的4.6%。其中号称毒剂之王的芥子气造成约100万人伤亡。主要国家的伤亡情况是：英军（包括大英帝国）有18.8万士兵因毒气而受伤，死亡8100人；俄国有5万士兵死亡，是受毒气伤害最大的国家；法国有8000人死亡。然而，这些数字并不包括那些在战争中结束几年后因毒气受伤而死亡的受害者，以及那些因严重丧失能力而在离开部队之后难以找到工作的受害者。

第一次世界大战后，在世界各国人民强烈谴责使用化学武器的压力下，于1925年6月17日签订了"关于在战争中禁用毒物、有毒气体和细菌的日内瓦议定书"。然而，历史是无情的，该议定书未能制止化学武器的使用与发展，也不足以制止一些国家此后生产、使用和储存化学武器。

9.4　第二次世界大战中的毒物战

第二次世界大战（WWⅡ）期间，在欧洲战场的交战双方都加强了化学战的准备，化学武器贮备达到了很高的水平。各大国除加速生产和储备原有毒剂及其弹药外，还强化了新毒剂的研制。贮备的毒剂达到50万吨，是第一次世界大战用毒总量的4倍多。其中，取得实质性进展的是神经性毒剂。在亚洲战场，日本对中国多次使用了化学武器，造成大量人员伤亡。

9.4.1 欧洲战场的毒物战

在欧洲战场上，法西斯德国准备了大量毒剂，包括新型神经性毒剂，但由于前苏联、美国、英国等国在化学攻击和化学防护方面已有充分准备而未在战场上使用。

1939年9月，波兰军队一部在加里西亚贾斯罗镇大桥少量布洒芥子气，柏林即发表声明说：波兰军队在加里西亚的贾斯洛镇郊区的大桥周围埋设了芥子气地雷，使14名德国士兵中毒。在这种纯粹的局部使用过程中发生的事件，既没有战略价值，甚至也没有战术价值。

1942年5月7日，德军在克里木半岛包围了一支苏军部队，这支部队躲进了有大量居民隐蔽的阿吉姆——乌什干的石洞中，德国人封住了坑道的所有出口，并且不断地向里面施放大量毒气，在石洞走廊里发现5座大坟墓，共埋有3000多具尸体。

1943年初，盟军在意大利的登陆作战期间，德军的1发炮弹命中了安齐奥滩头堡上盟军的化学弹药堆积处，产生的毒剂云团飘向德军防线。此次事件说明了盟军登陆部队在战场贮备有化学武器。

第二次世界大战期间，虽然在战场上未发生大规模的化学战，但在德军的集中营内却使用毒气屠杀战俘及平民。从证据文件中得知，在布痕瓦尔德、奥斯维辛、萨克森豪森、诺因加墨、卢布森、格罗斯罗森、拉文斯布吕克和特雷布林卡等地的集中营内德军设有毒气室（图9-4-1）。在这个集中营里使用的毒剂代号为"旋风-B"的化合物或是内燃机废气的一氧化碳。"旋风-B"是由路德维希港化学公司的一个小规模实验厂生产的。仅在1942～1943年，该厂就为各集中营提供"旋风-B"27 022千克。其中提供给奥斯维辛集中营19 653千克，萨克森豪森集中营4352千克，诺因加默集中营607千克，卢布森集中营1628千克，格罗斯罗森集中营430千克，拉文斯布吕克集中营352千克。德国法西斯还在一些集中营里对囚禁者进行毒剂的活体试验。

集中营内毒气室的外表看起来像个浴室，上面装有像洗澡用的莲蓬头，囚犯们脱衣后由更衣室进入"浴室"，管理人员立即关闭房门，通过莲蓬头将毒气放入，几分钟后"浴室"里的人全部死亡。第二次世界大战时被杀害的约600万犹太人中有一大部分死于集中营。第二次世界大战末期，随着盟军的胜利进军，法西斯分子加快了杀人的频率，他们的暴行在人类历史上写下了最丑恶的一页。

奥斯维辛集中营是纳粹德国在第二次世界大战中建立的最著名的集中营。该集中营于1940年4月在波兰克拉科夫以西的小镇奥斯维辛建造，面积约40千米^2，包括3个集中营，即奥斯维辛1号营、奥斯维辛2号营——比克瑙集中营、奥斯维辛3号营——莫诺威辛集中营。奥斯维辛集中营不仅是苦役犯的监狱，而且是一座规模庞大的杀人场。集中营内设有4座大毒气室、焚尸炉及为各种屠杀活动服务的"医学实验室"。在集中营存在的3年半时间内（1940～1944年），曾囚禁过24个国家的民众和战俘，其中包括反对第三帝国的德国人及所有被占领国的犹太人和吉卜赛人。纳粹德国在此惨遭杀害的共约400万人。根据奥斯维辛集中营的一个司令官的口供，1940年5月到1943年12月，仅在他的集中营里就有250万人被毒剂杀伤（图9-4-2）。

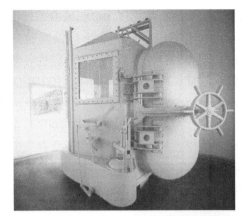

图9-4-1　陈列在美国卡农城科罗拉多监狱博物馆中的毒气室，8名囚犯曾在这里被处死

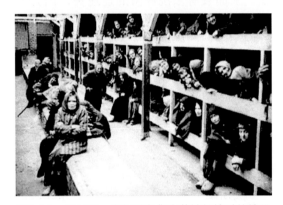

图9-4-2　1945年，奥斯维辛集中营被解放时的情景

9.4.2　太平洋及亚洲战场的毒物战

1.日军在瓜达尔卡纳岛少量用毒

1943年10月，在瓜达尔卡纳岛战斗进入极残酷的阶段，日军使用了毒剂手榴弹。

2.日军在缅甸作战中使用化学武器

1942年3月27日，侵缅日军在曼德勒方向的第55师团向防守同古的中国远征军第5军200师进攻时发射大量毒剂炮弹，守军伤亡甚重，于29日主动撤退。

3.日本侵华战争中日军在中国战场上使用化学武器

1937年7月28日，日军参谋总长载仁下达准予在侵华战争中使用化学武器的命令，揭开了日军对华实施化学战的序幕。因为毒气和毒气弹在战争中杀伤力强，又被称为"决胜瓦斯"。据不完全统计，1937年7月至1942年5月的8年间，日军在中国共用毒1312次，用毒地区遍及13个省78个地区，中毒军民人数达3.3万人次，死亡3100多人。使中国遭受生命财产的巨大损失[1]。

1938年7月，日军进攻山西省曲沃时，使用了近千个毒气筒，有毒烟雾遮盖了中国军队的前沿阵地。

1938年7月，日军在山西省夏县一带的村庄水井内投放毒药，当地农民致死者2000余人。

1939年4月，八路军第120师等部在河北省河间县齐会地区对"扫荡"日军进行围歼作战，期间遭到日军第27师团第3旅团发射毒气弹攻击，贺龙及第120师司令部20余人中毒。

1940年5月，日军独立混成第10旅团迫击炮大队在山东省泰安县红山战斗中发射毒气弹，致使我抗日官兵300余人中毒身亡。

1939年3月，日军对驻守南昌的国民党军队实施化学毒剂攻击，毒死两个营的官兵。

1940年8~12月，在八路军进行的"百团大战"中，日军施放毒气11次之多，致使八路军1万余人中毒。同月，在山东省峰县朱沟战斗中，日军使用窒息性毒气弹，使八路军350余名官兵及许多村民中毒身亡。

---

1 据美国生化武器防卫研究主任、化学战研究领域的国际一流专家本杰明·C.加瑞特博士的统计，他认为侵华日军在化学武器中使用了6种毒气，即碳酰氯、氢氰化物、溴氰化物和氯乙酰苯、二苯基氰肿和二苯氯肿、三氯化肿、芥子气和糜烂性毒气。日本在中国的化学战导致中国的受害伤亡人数，远远高于中国方面的统计，他认为日军在中国使用化学武器达2000多次，造成10万多名中国军人和平民的死亡。

1941年8月,日军围攻晋察冀抗日根据地时,用毒剂杀害5000多军民。

1941年9月,日军第137师团第375联队在河北省宛平县杜家庄释放毒气,伤害学生和居民400多人。

1941年10月8日,日军在湖北省宜昌战役中使用芥子气,造成国民党军1600人中毒,其中600多人死亡。

1942年,日军为了摧毁冀中军民创造的地道战术,于5月28日在河北定县北坦村的地道内施放大量的窒息性毒气,致使躲藏在地道内的800多名老幼妇孺中毒身亡,造成了震惊中外的"北坦村惨案"。战后,日军第59师团第53旅团少将旅团长上坂胜供认:是他亲手制造了杀害800多名和平居民的大惨案。

1943年5月,日军第222联队在山西省辽县的麻田至河北省涉县的河南店约25千米的公路上,向其一带的村庄水井、水池投放毒剂20余箱,使八路军120多人中毒,中毒身亡的群众达300余人。

1943年11月初,日军向常德进攻时,施放毒气80余次,中国军队中毒伤亡1000余人。

第二次世界大战后,日军将大批化学武器丢弃在中国,据已发现的有200万枚,毒气100多吨,造成和平居民受伤害事件频出不鲜。据战后清查,仅分散在东北三省尚未使用的日军各种毒剂弹就有270余万发,还有大量毒剂钢瓶。截至1996年底,已在中国11个省的36个市、县发现了化学弹和化学毒剂[1]。

4.日本建立化学部队

1927年,日本在广岛县的大久野岛秘密建立忠海兵工厂即毒气工厂,开始生产化学武器,运往中国战场。

1933年建立了化学军事署和化学战部队,成立了化学兵学校,开始进行化学战训练。紧接着又成立了化学第516部队,负责大规模使用化学武器进行试验。日本专门培训实施化学战的习志野学校的队员进入中国东北,进行毒气(弹)施放演习。

1939年,关东军在齐齐哈尔组建516化学部队,进行化学武器的实验、研制和生产。此外,日本还在中国太原、宜昌、济南、南京、汉口、广州等地建立了毒剂或化学武器工厂。

到1942年底,日军在中国战场上共部署化学战部队1个迫击炮联队、6个迫击炮大队、1个毒气大队、6个毒气中队、1个野战毒气小队、1个化学部和1个野战化学部,兵力达5个团之多。

9.5 局部战争中的毒物战

第二次世界大战全面爆发前的意大利侵略埃塞俄比亚战争,第二次世界大战结束后发生的美国侵朝战争、美国侵越战争、20世纪80年代初的两伊战争及北也门内战等局部战争和大规模武装冲突中,被指控使用化学毒剂和被证实使用化学毒剂的事件屡见不鲜。

9.5.1 意埃战争中的化学战

意大利曾经两次侵略埃塞俄比亚。第一次战争发生在1895~1896年。当时,意大利不宣而战,入侵埃塞俄比亚(当时称阿比西尼亚),遭到埃军民的顽强抵抗,意军惨遭失败,于1896年被迫签订《亚的斯亚

---

[1] 2003年8月4日,齐齐哈尔发生了日军遗弃化学武器中毒事件,1人死亡,42人中毒入院。

贝巴和约》，规定意大利无条件承认埃塞俄比亚独立，废除《乌查利条约》[1]，并赔款1000万里拉。埃塞俄比亚扼守红海的南大门，地广人稀，盛产黄金、白金（铂）、钾盐、石油、天然气，历来是兵家必争之地。意大利始终没有放弃吞并埃塞俄比亚的野心。

第二次战争发生之前，意大利墨索里尼法西斯政府为了摆脱国内严重的经济危机，重新分割东非与北非的殖民地，独霸地中海，控制红海通向印度洋的航路，以削弱英、法与亚洲殖民地的联系，意大利制订了侵占埃塞俄比亚的计划，并加紧侵埃准备。1935年10月3日，意大利不宣而战，30万大军从北、东、南三面侵入埃塞俄比亚。在意大利人开始侵略的一个多星期后，国联理事会[2]宣布意大利为侵略者，国联大会根据盟约第16条投票赞成对意大利实行经济制裁，并于1935年11月18日正式生效，制裁包括禁止给意大利以武器、贷款和原料，尽管制裁不包括石油、煤、铁和钢等，但这些制裁仍然是阻止意大利前进的重要开端。1936年1月，在埃塞俄比亚军队的抗击下，意大利一些集团军陷入合围，损失惨重。然而，从1936年1月下旬起，意大利军队利用空中优势，大规模使用飞机和毒剂，整队整队地消灭埃塞俄比亚军队，使整片整片的和平居民区变成废墟，战局急转直下。到4月底，意军逼近首都亚的斯亚贝巴。5月3日，海尔·塞拉西一世流亡国外，伊姆鲁拉斯成为临时政府首脑。5月5日，首都亚的斯亚贝巴陷落。5月9

日，墨索里尼宣布将埃塞俄比亚领土并入意大利王国。从此，埃塞俄比亚的抗战进入游击战，一直持续到1941年1月。在第二次世界大战进程中，由于英国军队向意军发起攻击，游击队配合盟军收复了首都亚的斯亚贝巴，海尔·塞拉西一世复位，埃塞俄比亚抗意战争以胜利告终。在整个战争中，埃方付出了惨重的代价，仅死于化学战毒剂的就有29万余人。意军伤亡14万人，付出了120亿里拉的巨额军费。

据统计，在第二次世界大战全面爆发前的1935年末到1936年初，意大利侵略埃塞俄比亚的战争中，共运去约700吨毒剂，其中糜烂剂约占60%，窒息剂约占40%。意军用飞机布洒芥子气415吨，光气263吨，以及少量的刺激剂，共用毒剂炸弹12 000余枚，进行了19次大规模的化学攻击，给埃塞俄比亚军民造成重大伤亡。仅在战争第一阶段，即1936年的1~4月，造成埃塞俄比亚军队1.5万人中毒死亡，约占埃塞俄比亚军战死总数的30%。

9.5.2　北也门内战中的化学战

北也门（阿拉伯也门共和国）曾经是现在也门共和国[3]北部的一个国家（1962~1990年），首都是萨那。

奥斯曼帝国崩溃后，北也门成为一个独立的也门王国。1962年9月26日，受联合阿拉伯共和国总统加麦尔·阿卜杜勒·纳赛尔的阿拉伯民族主义意识形态的影响，以阿卜杜拉·萨拉勒为首的"自由军官组

1　1889年5月，意大利在与埃皇孟尼利克二世签订《乌查利条约》时，篡改条约文本，宣布埃塞俄比亚为其保护国，并占领埃北部内陆领土。孟尼利克二世提出抗议，于1893年宣布终止《乌查利条约》。

2　国联（国际联盟）是第一次世界大战结束后不久，于1920年1月10日成立的一个国际组织，共有44个会员国，后来逐渐增加到63个国家，总部设在日内瓦。《盟约》规定，美国、英国、法国、意大利、日本5国为常任理事国。第二次世界大战结束以后，其于1946年4月宣告解散，财产和档案全部移交给联合国。

3　1962年9月26日，以阿卜杜拉·萨拉勒为首的"自由军官组织"发动革命，推翻了北部的巴德尔（Muhammad al-Badr）王朝，成立阿拉伯也门共和国（北也门）。1967年10月14日，南方在也门社会党的领导下发动革命，摆脱了英殖民统治，获得独立，成立也门民主人民共和国（南也门）。1990年，北、南也门和平统一，成立也门共和国。

织"发动革命，废黜了北部新加冕的国王巴德尔王朝，控制了萨那，成立阿拉伯也门共和国（北也门）。这次政变标志着北也门内战的开始。在1962～1969年长达7年的内战期间，阿拉伯也门共和国军队（共和派）得到埃及和联合阿拉伯共和国的支持援助，埃及派出了4万大军，后来增至6万（有说8万），占据着也门大部。而巴德尔的保皇军队（王室派）反对新成立的共和国，得到沙特阿拉伯和约旦的支持，占据北部山区的一小部分地区，双方的冲突持续到1967年。最后，埃及与沙特达成停战协定，两国均从也门撤出军队。1968年，保皇党包围萨那后，大多数反对派领袖达成和解，沙特阿拉伯在1970年承认该共和国。1990年5月22日，阿拉伯也门共和国同也门民主人民共和国合并，成立也门共和国。

在北也门内战期间，第一次化学袭击发生在1963年6月8日，炸弹是自制的、实验性的。约100名也门北部村民吸入化学毒气，造成7人死亡，25人眼睛和肺受损。埃及当局指出事件是由凝固汽油弹引起，不是毒气。而以色列外交部长梅厄指出事件是使用了毒气。1966年12月11日，发射了15个催泪弹，造成2人死亡，35人受伤。1967年1月5日，在基塔夫（Kitaf）村发生最大的毒气袭击事件，造成270人伤亡，其中140人死亡。2月12日，埃及政府否认使用毒气，希望联合国派员调查。3月1日，前联合国秘书长吴丹说，他"无力"处理此事。5月10日，在穆罕默德·木·穆赫辛（Mohamed bin Mohsin）王子指挥的噶哈（Gahar）和噶答法（Gadafa）两个村镇，发生毒气轰炸，造成至少75人死亡。6月2日，红十字会在日内瓦发表了一项声明，表示关注。基于红十字会的报告，伯尔尼（Berne）大学的法医研究所证实，气体含

卤衍生物——光气、芥子气、路易斯剂、氯化物或氰胺。在毒气袭击停止3周后于7月又恢复袭击。据估计，芥子气和光气填充的空投炸弹造成也门各地保皇党军队1500人死亡，1500人受伤。

9.5.3　朝鲜战争中的化学战

美国对于在侵朝战争中使用化学武器的具体情况一直没有公布材料。只是在《美国百科全书》"美军化学兵"条目中承认美军在"朝鲜战争期间，步兵和陆战队重武器连利用了4.2寸（化学）迫击炮……很多化学技术和勤务部、分队也参加了作战，并在允许范围内广泛地使用了化学弹药"。

根据中朝军民遭受化学攻击情况的文件资料，美军使用化学武器最早始于1951年2月13日，最后一次是在停战协定签字前的1953年7月15日。据不完全统计，美军在战场上先后对中朝军队用毒200余次，造成中朝军队中毒伤亡2000人以上，其中死亡300余人。对和平居民使用毒剂，已发现4起，造成居民中毒1252人，其中死亡484人[1]。

9.5.4　越南战争中的橙色灾难

1.橙色灾难

橙色灾难是指20世纪60年代美国侵略越南的战争中，美军为了破坏掩护越南军民抗战的天然屏障——茂密的热带丛林，喷洒了橙色战剂，使越南百姓患上各种莫名其妙的怪病，许多成人患上癌症，同时危及下一代，生下许多畸形儿及弱智、残疾儿童。橙剂引起的后遗症成为一场灾难，至今难以消除。

据调查统计，在越战期间，美军在战场上使用了总共15种除草剂，其中橙剂占

---

1 纪学仁.化学战史.北京：军事译文出版社，1991，300-301.

55%，其他除草剂分别是"粉红剂"、"蓝剂"和"紫剂"，其中"粉红剂"的毒性最大。目前，越南南方许多地区的土壤和水源中依然存在橙剂毒素，虽然许多当年遭到喷洒的地区现在是树木茂密，但是毒素已经进入环境和食物链，从而对越南人民的生活和健康带来了长期的危害。

2.喷洒橙剂引起的后遗症

据统计，在越战期间，美国空军曾实施了一项"牧场行动计划"。他们用飞机向越南丛林中喷洒了7600万升落叶型除草剂，即装在橘黄色桶里的橙剂，以此清除当地遮天蔽日的树木（图9-5-1）。美军还利用这种除草剂毁掉了越南的水稻和其他农作物。他们所布洒的面积占越南南方总面积的10%，其中34%的地区曾多次喷洒。2003年4月，美国《自然》杂志刊登的由美国专家完成的一项最新调查表明，1961～1971年，美军在越南喷洒的橙剂数量达到2100万加仑[1]，即7948.5万升。

据越南公布的调查统计，1961～1970年，美军布洒的落叶剂7200万升，植物杀伤剂12万吨，用毒700多次，使越南南方的44个省3000多个村庄遭到直接布洒，严重污染了200～400万人居住地区的环境，染毒面积占越南南方总面积的30%以上，导致150多万无辜百姓中毒受害，3180人死亡。

橙剂后遗症在越战10年后逐渐显现，越南人和参战的美国老兵深受其害。据统计，不仅当年的越南受害者出现癌症和基因异常，他们的子孙也被殃及，总共涉及480万人。其中300万人是直接受害者，儿童15万人，有60万人患上绝症。在越南南方山区，人们经常会发现一些缺胳膊少腿儿或浑身溃烂的畸形儿，还有很多白痴儿童，这些人就是橙剂的直接受害者（图9-5-2）。

---

1 1加仑=3.785升，下同。

表9-5-1 美军使用除草剂的布洒面积及中毒伤亡人数

年度	污染面积/千米²	中毒人数	死亡人数
1961	6	180	
1962	110	1 120	40
1963	3 200	9 000	80
1964	5 002	11 000	120
1965	7 000	146 240	350
1966	8 760	258 000	460
1967	9 033	279 700	620
1968	9 893	302 890	710
1969	10 870	342 886	500
1970	4 150	185 000	300
合计	58 029	1 536 016	3 180

资料来源：纪学仁，1991。

调查报告也指出，许多美军士兵由于被飞机直接布洒沾染橙剂，或者进入刚刚被布洒过的树林，而成为受害者。在美国的越战老兵所患的病中，除糖尿病外，已有9种疾病被证实与橙剂有直接关系，包括心脏病、前列腺癌、氯痤疮及各种神经系统疾病等。特别是参加过"牧场行动计划"的老兵糖尿病的发病率也要比正常人高出47%；心脏病的发病率高出26%；患霍奇金淋巴肉瘤病的概率较普通美国人高50%；他们妻子的自发性流产率和新生儿缺陷率均比正常人高30%。

除此之外，在侵越战争中美军大量使用毒剂和植物杀伤剂，使越南南方广大地区的家畜中毒，森林资源被毁坏，1400千米²红树林遭到极度摧残，西贡北部和西郊的硬木林死掉一半，毁坏了2000千米²土地上生长的谷物，农业生产遭到了破坏。随着森林和庄稼的衰败，鸟类也遭到浩劫，落叶剂直接杀死鸟类。由于化学毒物的使用，染毒的谷物造成鸟类大批死亡。

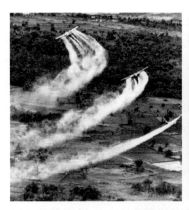
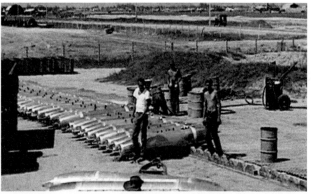

图9-5-1 1966年美国军队在越南南方稠密植被地区布洒橙色化学落叶剂

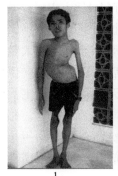
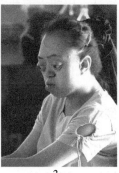
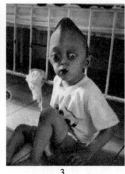
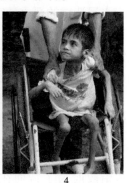

1   2   3   4

图9-5-2 橙剂后遗症

1~3."橙色灾难"中的畸形、残疾儿童；4.越南阿宜省的女孩阮诗华坐在一辆轮椅上，出生时畸形，20岁的体重只有4千克

3.美国的赔偿与救助

2000年以来，美国福特基金会累计提供了900多万美元用于救助越南橙剂受害者。但仅彻底清理遗留在越南岘港、边和、芙吉三地的橙剂就需要5000万～6000万美元。2007年美国国会批准向越南橙剂受害者赔偿的金额仅为300万美元，2008年的赔偿金额也只有600万美元。国际民主律师协会设立的国际良心法庭在法国巴黎召开会议，支持越南橙剂受害者。法庭还建议越南政府成立由医学、科学、环境、法律等领域专家组成的橙剂委员会。在委员会确定相应的赔付金额后，美国政府及美国化工公司需向设立的橙剂委托基金赔款，为橙剂受害者提供必要的救助。此外，三名越南橙剂受害者向美国纽约市布鲁克林

区法院提起公诉，状告当年生产这些有毒化学制剂的37家美国公司。此举引起许多国际人士和组织的强烈共鸣，红十字国际委员会、红新月会，以及挪威、德国、美国、丹麦、瑞典和西班牙的红十字会，都已对越南受害者表示强烈支持。

"橙色灾难"不但给越南人民造成了极大的痛苦，也给参战的美军士兵带来祸害。许多不知情的越战老兵，在作战地区同样受到药物的污染而致病。1979年，1个代表240万名越战老兵的团体状告生产落叶剂的DOW化学公司和蒙桑托公司。1984年，生产过"橙剂"的7家美国化工企业最终向老兵及其直系亲属赔偿了1.8亿美元。

美国越战老兵诉讼的胜利，鼓舞了越南人民，受害者联名起诉美国政府，要求赔

偿。可是美国司法机构，却以越战时国际法没有指认橙剂为化学武器为借口，判原告败诉。这一不公正的判决，激起了美国民众的不满，包括越战老兵在内的美国人民，纷纷主持正义伸出援手。美国老兵协会，联络英国等6国老兵组织，募集经费，在越南开办"和平村"，收治受害者，帮助他们减轻病害，获得一定的生活能力。美国加利福尼亚州的教师，带领学生不远万里来到"和平村"参加义务劳动，体验侵越战争给越南人民造成的严重危害，在学生的心灵中播下和平、友爱的种子。一位女教师说："我们不要战争，现在是修复战争创伤，捐弃前嫌的时候了！"这一生动的实例充分说明，世界各国人民都是热爱和平，反对战争，希望友好共处的。

4. "橙剂"纪念日

越南政府为了帮助在越南战争中患上"橙剂后遗症"的人们早日恢复健康，从2004年起，把每年的8月10日选定为越南"橙剂后遗症"患者的纪念日[1]。在第一个越战橙剂纪念日活动中，河内友好团体联合会举行纪念集会，呼吁国内外人士和组织进一步伸出援手，帮助480万名因美军越战期间喷洒化学橙剂而受到危害的越南人。在首都河内探望了受害儿童，并向他们赠送物资。之后，每逢橙剂纪念日，越战橙剂受害者协会发起筹款活动，为橙剂受害者募集捐款。建设橙剂受害儿童半寄宿幼儿园、爱心屋，向橙剂受害者提供奖学金和工作岗位。

9.5.5　两伊战争中的化学战

1980年9月爆发的伊拉克－伊朗战争于1988年8月实现停火。在持续8年的战争过程中，伊拉克不顾国际舆论的谴责，不断使用化学武器。伊朗也于1988年开始使用化学武器进行化学反击。由于这是为数不多得到确认的一次化学战，并且首次发生在第三世界国家之间的化学战，又是首次在战场上较大规模地使用了神经性毒剂，因此，具有重要的现实意义和历史意义。

据1988年4月20日伊朗向联合国提出的指控报告，在两伊战争中伊拉克共使用化学武器袭击伊朗241次，仅据其中100次的统计，伊朗方面共有44 418人中毒。其中在1988年两伊争夺哈拉卜贾的战役中，伊拉克利用顺风条件发动化学空袭，大量装有芥子气的炸弹爆炸后，毒剂烟雾向伊朗军队的阵地飘去，毫无防备的伊朗士兵纷纷倒地。事后统计，共有1万人伤亡。根据联合国调查小组的多次调查证实，伊拉克主要使用了糜烂性毒剂芥子气和神经性毒剂塔崩（图9-5-3）。

1988年4月，伊朗第一次有计划地对伊拉克进行了报复性的化学反击，使用了糜烂性毒剂芥子气。

两伊战争中的化学战作为一种辅助作战方式，伴随战争的发展而发展，直到达成停火协议时，才宣告结束。但伊拉克在一

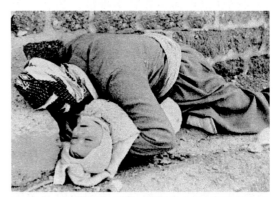

图9-5-3　在两伊战争期间，被伊拉克使用的化学武器杀死的一名库尔德族父亲和他怀里的孩子（新华社）

---

1 选择8月10日作为越战橙剂纪念日（agent orange day），是因为1961年的这一天，美国空军使用这种落叶剂在越南进行了首轮喷洒。

些重大战役中大量使用化学武器迟滞和挫败了伊朗军队的进攻，造成伊朗军队严重的化学伤亡和混乱，有助于伊拉克挽回败局，对于伊拉克扭转被动局面、能够继续

与伊朗相抗衡、迫使其最后同意停火发挥了重要作用。这再次说明一个国家在处于国家安危的时候，是不惜违背国际公约而推行化学战的。

9.6 反倾销鸦片的战争与肃毒战

9.6.1 难忘的鸦片战争

1840～1842年英国发动的侵略中国的战争是由于英国强行向中国倾销鸦片引起的，也是中国军民抗击英国借口中方销毁鸦片而派兵入侵的战争，所以历史上称为鸦片战争（中英鸦片战争，Sino-British Opium War）。

1.战争起因

18世纪70年代，英国开始把大量鸦片输入中国。到了19世纪，英国不惜采取贿赂官吏甚至武装走私等卑劣手段收购大量鸦片输入中国。19世纪的最初20年中，英国从印度输入中国的鸦片每年平均约4000箱，到1839年达40 000箱。除了英国以外，美国商人也从土耳其贩少量鸦片进入中国。由于英国对中国输入鸦片数量的激增，从19世纪30年代起，英国对中国贸易总值中鸦片占到1/2以上，到鸦片战争时英国在对中国贸易中由入超变为出超，变劣势为优势，而中国变出超为入超，变优势为劣势，中英的正常贸易发生了变化。鸦片贸易给英商东印度公司、英属印度殖民地政府和鸦片贩子带来巨大利益。

鸦片贸易带来严重后果。英国从鸦片贸易中大发横财的同时，导致中国白银大量外流，并使吸食鸦片的人在精神上和生理上受到了极大的摧残。如不采取制止措施，将造成国家财源枯竭和军队瓦解。于是，清政

府决定严禁鸦片入口。1799年嘉庆皇帝颁布了禁鸦片令，禁止进口、销售鸦片和种植罂粟，这使原来就依靠种植和加工本国鸦片发财的清朝皇室及官僚很伤脑筋，他们阳奉阴违，一方面隐秘地继续种植罂粟和加工鸦片；另一方面借着禁止进口而加入走私，甚至与外国（主要是英国）鸦片商互相勾结走私鸦片。1800年，至少西南各省自产鸦片就超过进口。1830年，浙江、福建、广东等省官僚与皇室都掩护罂粟种植与加工，产量大大增加。而进口鸦片被禁而使鸦片价格剧增，走私则使皇帝的禁烟令成为一张废纸，朝廷原来收取的税银全部落入这些官员和买办的腰包。就在道光皇帝的心腹大臣中，以军机大臣穆彰阿、重臣琦善、耆英、伊里布等，都是鸦片走私的受益者。由于清朝官府与军官的参与，走私鸦片的数量甚至比禁烟前的进口更多。英商东印度公司垄断了印度的鸦片，他们将鸦片运至珠江口的伶仃洋批发给中国有官府背景的走私商。仅1835～1839年竟高达30 000箱以上。此外，由于京官中吸食鸦片者达十之一二；幕僚吸食者达十之五六；长随、吏胥不可胜数。因此，1831年清廷禁烟措施中，不得不把一品以上官员、六十岁以上人士列入禁烟行列之外。

鸦片战争前夕，鸦片贸易导致鸦片烟毒泛滥，人民健康和生产生活受到严重影响的形势，已经到了攸关清朝统治生死存亡的地步。这时，朝廷里在禁烟这个重大问题上争

议激烈，进入了紧迫的议事日程，形成严禁与弛禁两大派[1]，对垒争持不下。道光皇帝经过一番权衡，倾向于严禁派，于是召见林则徐进京，深入讨论禁烟问题，最后于1938年12月，任命林则徐为钦差大臣，并节制广东水师，赴广州查禁鸦片。

1839年3月，林则徐抵达广州，随即开展禁烟，严查烟贩，整顿水师，晓谕外商

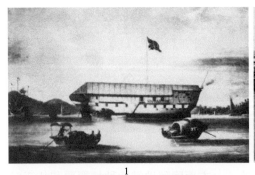

1

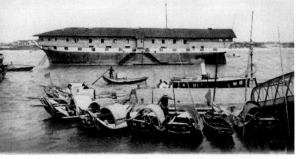

2

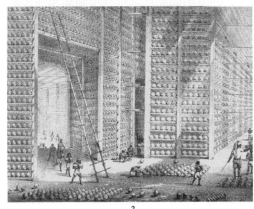

3

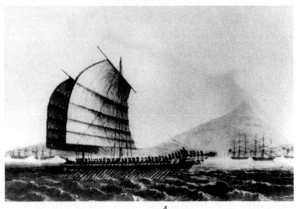

4

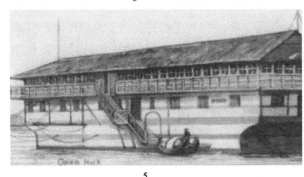

5

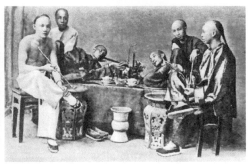

6

图9-6-1　鸦片战争

1.1839年停泊在广东珠江口伶仃洋的英国鸦片趸船；2.鸦片战争前上海港外的鸦片趸船；3.英商东印度公司在印度的鸦片仓库，可容纳大约30万个鸦片球；4.19世纪驶入澳门附近海域进行鸦片走私的英葡商船；5.走私鸦片入仓；6.19世纪香港烟馆，男子吸食鸦片、旱烟和水烟

---

1 严禁派的代表人物是鸿胪寺卿（掌管朝祭礼仪之官）黄爵滋和时任湖广总督的林则徐。他们主张严刑峻法，重治吸食并广传戒烟药方，限期一年戒绝，过期仍吸食者，平民处死刑，官吏加等治，不但犯官治罪，而且其子女不准考试。邻里互相监督，对知情不举包庇吸食者亦予治罪，对举报者则予奖励。弛禁派的代表人物是首席军机大臣穆彰阿、直隶总督琦善和太常寺卿（掌握祭礼乐的官员）许乃济等人。他们主张取消鸦片禁令，准其公开买卖，照药材纳税（不过只准以货易货，不准用银子购买，认为这样可以防止白银外流），并且提出国内种植鸦片不予限制，国产鸦片多了，洋商无利可图，外国鸦片即可不禁自绝。

呈交鸦片。6月3日，在虎门海滩将缴获各国（主要是英国）商人烟土20 000余箱（237万多斤），全部当众销毁。这就是震惊中外的"虎门销烟"。英国驻华商务监督查理·义律（Charles Elliont）将此情况报告英国。

1839年8月初，中国禁烟消息传至英国，英国国会对此进行激烈辩论[1]，在女皇维多利亚的影响下，最终以271票对262票通过军事行动。10月1日，英国内阁作出"派遣舰队去中国海"的决定。1840年2月，英国政府任命懿律（George Elliot）和义律为正、副全权代表，懿律为英军总司令。4月，英国议会正式通过发动战争的决议案，派兵侵略中国（图9-6-1）。

2.战争始末

鸦片战争从1840年6月28日开始到1842年8月结束。

1840年6月，懿律率领的英国舰船40余艘及士兵4000人组成的远征军到达中国广州海域，封锁了珠江口，鸦片战争爆发。在林则徐的部署下，由于广东沿海严密防守，英军舰船转向福建海面，炮击厦门水师，也未得逞，然后北上，7月初进犯并攻陷浙江定海。8月，英军又前往天津白河口，提出赔款、割地、鸦片贸易合法化等要求，道光皇帝屈服于英军的压力，派直隶（今河北）总督琦善前往天津与英军谈判。9月中旬，道光皇帝任命琦善为钦差大臣，赴广东继续办理中英交涉。

1841年1月7日，英军突然在穿鼻洋发动进攻，攻陷沙角、大角炮台。1月中旬，琦善派人向懿律求和，懿律提出割让香港、赔偿烟价600万元、开放广州等条款的《穿鼻草约》，并于1月20日单方面公布，同时派兵强行占领香港。

道光皇帝闻知后，下诏将琦善锁拿解京治罪，并于1月27日正式下诏对英国宣战。派皇侄奕山为靖逆将军，率兵赴广东作战。5月，奕山在广州战败，被迫与英军签订《广州和约》，向英军交纳广州赎城费600万元。8月，英军先后攻陷厦门、定海、镇海和宁波。道光皇帝于10月任命奕经为扬威将军，率军1万余人开赴前线。

1842年3月，奕经在浙江战败。8月，英国舰船侵入南京江面，清政府的议和代表耆英、伊里布迅速赶往南京求和。8月29日，耆英和璞鼎查（Henry Pottinge）签订丧权辱国的《南京条约》[2]。鸦片战争至此结束。

3.鸦片战争的历史意义

对于鸦片战争，马克思指出：这场战争是英国资产阶级"旨在维护鸦片贸易而发动和进行的对华战争"[3]。英国的格拉德斯通（Gladstone）说："就我所知和我所读过的，这是一场非正义的战争，一场使国家蒙受永久耻辱的战争。"处理中英关系的官员乔治·斯当东勋爵（George Staunton）也在国会声明："我们不否认这个事实，要不是鸦片走私的话，就不会有战争。"

如果说鸦片战争的导火索是鸦片，这原本不错。但这次战争的本质却并非鸦片。鸦片是显示剂，它把中国专制统治的腐败暴露无遗；鸦片又是腐蚀剂，使这个本来就已经腐败不堪的体制更加腐败。正如马克思所说："浸透了天朝的整个官僚体系和

---

1 在英国，对鸦片贸易也有争议。早在1780年，英国许多有识之士曾经强烈谴责并呼吁政府取缔鸦片贸易，而且这个呼声一直不断。但多数人不赞成禁止鸦片贸易。那时英国报纸对反对和拥护鸦片贸易的意见统计大约在1∶5，于是英国议会长期通不过禁烟法案。

2 《南京条约》规定中国割让香港岛给英国，赔款2100万元，开放广州、福州、厦门、宁波、上海5个通商口岸，以及协定关税权、领事裁判权、片面最惠国待遇等一系列特权，严重损害了中国的独立主权。

3 《鸦片贸易史》，《马克思恩格斯选集》第2卷第28页。

破坏了宗法制度支柱的营私舞弊行为，同鸦片烟箱一起从停泊在黄埔的英国趸船上偷偷运进了天朝。"[1]以林则徐为代表的忠勇之士忧患于国家与民族的命运，尽管范文澜尊林则徐为"开眼看世界的第一人"，但以他们的能力而言，无力回天。

鸦片战争改变了中国的历史，也改变了香港的命运。鸦片战争成为中国由封建社会逐渐变为半殖民地半封建社会的转折点，标志着中国近代史的开端。

9.6.2 当代"肃毒战"

1.毒品犯罪的新特点

自20世纪80年代以来，毒品在全世界肆虐，无论在人欲横流的欧美，还是赤地千里的非洲，无论在发达国家，还是在发展中国家，贩毒组织无孔不入，渗透到社会的各个阶层、各个角落，成千上万的男女成了它的攫取目标，其犯罪活动愈来愈猖獗和难以消除。国际社会公认非法毒品泛滥已经成为世界上最为严重的社会问题之一，对人类的生存与发展构成了极大的威胁。

联合国禁毒机构统计资料表明：1975年开始，全世界一共没收了3吨可卡因，到10年后的1985年，没收量达56吨，1986年又达84吨。海洛因的情况也一样，1975年仅收缴2吨，1984年上升到12吨，1985年则升至14吨，而到1986年竟达28吨。1987年，国际刑警组织官员指出：被揭发的非法贩毒案件数量的增加，说明世界范围内毒品走私、吸毒情况日趋恶化。

据联合国统计，卷入毒品贩运的有170多个国家和地区，存在毒品消费的则有130多个国家和地区。当今毒品犯罪呈现的特点是：大案要案骤增，毒品犯罪案件连年

大幅上升；具有国际化特征，境内外犯罪分子相互勾结，而制造、贩卖毒品的主要毒枭在境外；贩毒团伙化或集团化犯罪明显；犯罪手段现代化，利用最先进的武器和装备建成武装集团，从事毒品走私活动。有的贩毒集团甚至与武器走私、恐怖主义有着千丝万缕的联系。

鉴于以上特点，各国采取了特殊的手段进行一场又一场的"肃毒战"，以根除毒源。

2."金三角"的两大贩毒集团的覆灭

"金三角"地处缅甸、老挝、泰国三国交界处，包括缅甸的掸邦、泰国的清莱府和清迈府、老挝上寮西北部，共约20万千米^2。这里是缅甸、泰国、老挝三国都管而三国又都管不了的土地，统治这片土地的首领们称自己为掸国。20世纪50年代，国民党李弥残部开始在"金三角"种植罂粟。国军撤走后，"金三角"崛起了两大贩毒集团，一个是罗星汉集团，一个是坤沙集团（图9-6-2）。

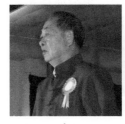 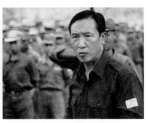

图9-6-2 金三角的两大贩毒集团毒枭
1.罗星汉，2.1987年坤沙在缅甸莱莫地区组建了蒙泰军

60年代是罗星汉集团的黄金时期，每年鸦片毒品贩运倒卖量在200吨以上，收入高达600～700百万美元。1973年2月，罗星汉集团在同坤沙集团的冲突中被击败。1973年7月17日，缅甸、泰国两国政府联合行动，在美国援助的24架直升机掩护下，攻陷了罗星汉集团总部。同年，罗星汉在泰国被捕，

---

1 《鸦片贸易史》，《马克思恩格斯选集》第2卷第26页。

后越狱逃走。1974年他在马来西亚落入法网，引渡回到缅甸被判终身监禁。

坤沙[1]逐步发展成为金三角的"毒品大王"，控制着"金三角"地区70%以上的毒品生产和贩运，仅在缅甸境内的海洛因提炼厂就有十几个。1978～1981年，坤沙集团的鸦片年产量为600吨，80年代为700吨，1992年增至1500吨。1985年销至美国的海洛因44%来自"金三角"，1991年增至56%。美国毒品管制局将坤沙列为世界一号大毒枭，发誓要不惜一切代价消灭他。1969年10月，缅甸政府曾诱捕坤沙成功。5年后，坤沙重归山林。1981年1月21日，炳将军上台后的泰国政府曾出动二十多个连攻占了坤沙的大本营万欣德，但坤沙在受到泰军重创后撤至缅甸一边。

经过多年经营，坤沙的武装实力最高峰时达两万多人，并且装备精良。"金三角"的鸦片年产量也达到3000吨，对各国都危害巨大。80年代后期，与"金三角"地区有关的国家对贩毒集团发动了大规模的经济、政治、军事和文化的总体战。泰国实行"收成灭绝"计划，捣毁罂粟田；推行"改植"计划，劝说"山地民族"改种农作物；修路架桥，打破山区的封闭状态；围剿贩毒部队，扫荡海洛因提炼厂。缅甸从1987年末到1988年，展开了一场大规模扑灭毒品的运动，在2万公顷罂粟田里使用枯叶剂。美国为缅甸提供了几十架先进的军用直升机，专供肃毒使用。1995年12月15日，泰国政府军又一次对坤沙武装开展了新的军事行动。而在这之前，国际禁毒合作得到加强，缅甸政府同联合国和邻国积极合作，国内国际环境变得对坤沙集团越来越不利，坤沙的蒙泰武装开始分裂。坎威领导的掸邦少数民族约1万人脱离了坤沙并准备与政府实现和解。大分裂后，蒙泰武装力量大大削弱，坤沙也被迫辞去有关

政治和军事职务。1996年初，位于缅泰边境的洪孟、瑞兰、孟托、孟塔等地的蒙泰武装分子5026人于1月5日至12日先后向政府军投降，缴械轻重武器3483件，以及1座兵工厂和2座弹药库。投降者中包括坤沙本人。

3."金新月"的战斗

"金新月"地处巴基斯坦、阿富汗、伊朗三国边境，有3000多千米边境线，包括巴基斯坦西北边境省和俾路支省，伊朗锡斯坦和阿富汗沿边各省。该地区连绵的战火、混乱的治安，以及落后的经济刺激了毒品种植与制造业的剧增，大有取代"金三角"在世界毒品市场的地位之势。

20世纪70年代末，由于东南亚干旱严重，加之政府频频扑毒，"金三角"地区鸦片歉收，世界各地海洛因价格暴涨，"金新月"的毒品经营者们趁此良机，成倍扩大鸦片种植面积，竭尽全力挤进了竞争激烈的世界毒品市场，并在西欧独领风骚。1980年，"金新月"的鸦片产量达800吨以上，是当年"金三角"和墨西哥鸦片产量之和的两倍。1987年，"金新月"的鸦片产量又骤然增至1360吨，1988年，又持续上升到1400吨！

开始，"金新月"只在伊朗及伊朗与土耳其的边境地区有简易的海洛因提炼作坊。后来，伊朗暴发伊斯兰革命，继而又是两伊战争，加之土耳其迫于美国压力，对地下海洛因加工厂控制很严，打击严厉，海洛因提炼中心也随之南移到巴基斯坦与阿富汗接壤的狭长地带，并在当地重金聘请了东南亚的化学师为他们传授海洛因提炼技术，再加上流浪世界各地的毒品技术人员自带设备，纷纷云集"金新月"出计献策，使阿、巴边境很快成为举世闻名的海洛因提炼中心。

"金新月"的崛起，为欧洲吸毒者提供

---

1 坤沙（Khun Sa，1933～2007年），生于缅甸掸邦莱莫山弄掌大寨，属于有中国血统的缅甸掸族。

了很好的吸食条件。但是，由于特殊的地理环境和复杂的政治、宗教因素等原因，"金新月"的毒品一时难以根除，只有想办法堵住其各条运输渠道。美国为堵住这股毒流，美国毒品管制局成立了"西南亚海洛因特别行动处"，专门对付各条输送海洛因的通道，大批经过专家们训练的缉毒人员开赴当地，与毒品走私者一较高低。

4.哥伦比亚的"肃毒战"

哥伦比亚"麦德林"贩毒集团，是世界上有史以来最残暴最凶狠也最有钱的贩毒集团。1982年麦德林集团为了追杀绑架贩毒大王奥乔亚胞妹的"四·一九"游击队，派出杀手先后杀害了100多人。1984年4月30日清晨，他们杀害了哥伦比亚力主肃毒的司法部长罗里戈·拉腊，因为这位司法部长曾发动对贩毒集团的全面进攻并取得显著战绩。在1987年1月，他们又在匈牙利杀害了拉腊的继任者巴瑞何。

20世纪80年代后期，拉美的主要毒品的种植国不断对毒品经营者进行打击。在哥伦比亚，1986年就销毁古柯660万株，1987年又狠狠打击了麦德林集团，捕获了这个集团的第四号大头目卡洛斯·勒德尔并将他移交美国受审。在墨西哥，1987年共摧毁罂粟种植园和大麻种植园9230个。

贩毒集团也进行了凶残的报复。仅1989年8月16~18日，他们就杀害了审判过毒枭的大法官马吉斯特·卡洛斯·巴伦西亚、高级警官瓦尔德马·富兰克林·金特罗和自由党总统候选人路易斯·卡洛斯·加兰等哥伦比亚政界、法界要员，然后又组织了近千人的"死亡小组"，分赴全国各地，一共杀害了哥伦比亚50多名高级法官，1名

内阁部长，22名新闻记者，哥伦比亚第二大报总编以及几百名警察与执法人员。

但是哥伦比亚各界人士并没有在这种恐怖中屈服。在巴伦西亚和加兰遇害后，哥伦比亚总统巴尔科在电视中代表政府做出最强硬反应，并向贩毒集团宣战。巴尔科总统的电视讲话播出后，美国政府立即无偿地支持哥伦比亚2000万美元，并运去15架武装直升机和大批现代化武器装备，以声援那里的肃毒战争。

1989年9月初，哥伦比亚警方首先逮捕了麦德林卡特尔集团中的"洗钱能手"罗梅罗；9月14日，捕获贩毒集团头目佩莱斯和布埃诺。同时，美国国防部派出7个军事小组，乘专机赴哥伦比亚。1个月内，警方共收审了11 000名毒品嫌疑犯，捣毁了包括大毒枭埃斯科瓦尔[1]的"圣那布利斯"大牧场、第二号头子加查的别墅等毒巢，控制了600多个大牧场，捣毁了268个毒品加工厂，收缴可卡因23吨，大麻叶8000吨，正式逮捕了产毒、制毒、贩毒分子2700多名。

1989年12月15日，麦德林集团第二号人物加查及其儿子、著名毒贩弗雷迪和15名保镖全部被直升机及地面部队击毙。

1992年，麦德林集团第一号毒枭埃斯科瓦尔被捕。由于他害怕被引渡到美国受审，于1992年7月22日成功逃狱。1993年12月2日，埃斯科瓦尔终被哥伦比亚军方击毙。

哥伦比亚"北方卡特尔"的贩毒集团是自1993年麦德林贩毒集团被捣毁后，蒙托亚所领导"北方卡特尔"组织，成为哥伦比亚实力最强、最危险的贩毒集团。此前14年间"北方卡特尔"从哥伦比亚经墨西哥向美国输出超过500吨可卡因，总价值超过100亿美元。蒙托亚涉嫌杀害约1500人。

---

1 巴勃罗·埃斯科瓦尔（Pablo Emilio Escobar Gaviria，1949~1993年），哥伦比亚大毒枭，麦德林集团首脑，是史上最大的毒贩。少年时代他把别人的墓碑拆掉变卖，在当汽车销售员期间成了偷车贼；1970年开始建立其毒品集团麦德林集团，控制了墨西哥、波多黎各、多米尼加等多个邻近国家的毒品市场。他靠偷运可卡因进入美国境内致富。1989年的《福布斯》富豪榜中，排名全球第七。

哥伦比亚"堂马里奥"贩毒集团头号毒枭丹尼尔·伦东·埃雷拉于2009年4月15日在西北部安蒂奥基亚省落网。自从哥伦比亚警方击溃"洛斯梅利索"贩毒团伙后，埃雷拉被认为是哥伦比亚西北部地区势力最强的毒贩头目，也是哥伦比亚最重要毒贩头目。埃雷拉的"堂马里奥"集团总共涉嫌犯下超过1万起杀人罪，仅过去1年半内就涉嫌犯下3000项杀人罪，勾结地方官员侵吞土地数百万公顷。

5.美国的"禁毒战"

美国是世界上受毒品危害最严重的国家之一。由于国力雄厚，它在世界范围内的禁毒战中也是最卖力的一个国家。从20世纪80年代开始，反毒工作就由副总统亲自抓。

从1982年起，联邦有关机构雇佣了大批缉毒人员，派往巴黎、马赛、汉堡、罗马、伊斯坦布尔、贝鲁特、曼谷、中国香港、新加坡、汉城等世界各地的毒品中心，从事毒品调查侦缉。

1986年，美国针对玻利维亚和秘鲁的贩毒活动实施"爆炸火炉行动"，充当起扫毒运动的"国际十字军"。同年底，纽约联邦法院审判了8名黑手党毒贩的主要头目。1988年，美意两国警察采取了"圣迈克尔日闪电行动"，破获了由意大利黑手党、卡莫拉和恩德朗盖塔三大黑社会组织控制的国际毒品组织。

美国禁毒战所需的经费也逐年增加。1981年联邦肃毒经费为8亿美元，1988年跃升至26亿美元。1989年美国国会压缩了星球大战计划费在内的财政预算，批准了布什总统提出的耗资79亿美元的肃毒战争计划。

自1969年尼克松发起"禁毒战"以来，美国政府制订了一系列政治、经济、法律和外交措施，对毒品全面宣战，以斩断毒品供给链。此后的美国历届政府基本沿用这一"严打"思路开展工作。但效果却不尽如人意，一是吸毒人数越来越多；二是打击毒品交易和走私收效不大。据统计，自2002年以来，美国吸毒者占全国总人口8%，成为全球最大毒品消费市场。2009年1月奥巴马上台后，公开承认开展40年之久的"禁毒战"已经失败，并宣布放弃使用"禁毒战"一词，计划将禁毒重点从"严打"转向戒毒治疗。他主张"治疗为主，打击为辅"，把重点放在控制毒品需求上。新任美国国家禁毒政策办公室主任克利科斯基是"治疗禁毒"[1]的积极支持者。他认为吸毒应被视为一种疾病，通过公共卫生手段予以治疗，通过治疗吸毒者来遏制毒品需求，从而减少世界上的毒品犯罪和暴力活动。

6.展望

世界多数国家采用不同手段对贩毒活动予以沉重打击，从而在全球形成无比巨大的力量。但是，由于毒品泛滥与禁毒斗争的复杂性，使人类面前的禁毒道路还很漫长，它要求各国人民紧密团结起来，协同作战，彻底肃清这场席卷全球的瘟疫。

一场世界范围内规模空前的肃毒战，正在紧张而激烈地进行。毫无疑问，这是事关人类前程的一次战争，人类为了自己的尊严和自由正在向瘟疫和灾难开战！

---

1 "治疗禁毒"有三个层面：一是扩大戒毒治疗服务和设施，并将其纳入奥巴马政府将要推行的全国医疗保健改革计划之中；二是加强对毒品犯罪入狱人员的戒毒治疗；三是加强相关的国际合作。

第*10*章 毒物文化

[10.1 "毒" 字创意比较]

10.1.1 中国古代 "毒" 字解

1. "毒" 字的形体演变

文字是人类进入文明时代的一个重要标志，汉字是世界上历史最悠久的文字之一。研究毒物的历史，首先遇到的便是"毒"字。目前考古学的研究表明，中国古汉字中具有"毒"字含义的文字最早在甲骨文中有"蠱"、"酖"字。到了战国末期才有"毒"字的字形。之后历代"毒"字随着社会经济的发展和古代文明的进步不断演变，在字形、字意、字谱等多方面都在不断地扩展，特别是字意愈加明确（表10-1-1）。

表10-1-1 "毒" 字形体的演变

形体	字形与构造
甲骨文	佚七二三 甲骨文编1573
古文	四体书法大辞典 汉简 老古字 说文古文 老子 玉篇·虫部
金文	反字篆刻字典
陶文	古陶文字徵 古陶字彙
籀文（大篆）	说文解字 古文字诂林 君孟印 五十二病方·目录 反字篆刻字典
隶书	孙膑一三六 仓颉篇七 武威汉代医简八七乙 睡虎地简九八 睡虎地简一·五 睡虎地简一·五 汉·石门颂 熹·诗邶风·谷风 清·隶辩
草书	晋·王羲之 清·王铎
楷书	说文通训定声 唐·欧阳通 清·金石大辞典
行书	唐·高正臣 欧阳通 宋·苏轼

2."毒"字的基本构造

《说文解字·一篇下·中部》中对"毒"字的构造和字义有一个明确的解释:"毒(dú),厚也。害人之草。往往而生。从中。毒声。"《康熙字典·寅集(上)·中部》:"𦵔,《广韵》《集韵》並徒沃切。'毒'本字。若荼莽冶葛〔作者注:应为冶葛〕之属。"荼、莽、冶葛都属于有毒植物。可见"毒"字是以形声手法创造而成,"毒"字特指有毒植物。

按照古代出版的字(辞)典中"毒"字的部首和字形构造以及释义(表10-1-2),"毒"字字谱可排列为

中(屮)+毒→𦵔《汉字字典》;
中(屮)+毒—→𦵔《古文字诂林》;——→𦵔《康熙字典·中部》;
土—→生+母—→𦵔《康熙字典·中部》——→毒;
生+母—→毒;
生+毋—→毒《说文通训定声》。

表10-1-2 中国"毒"字不同部首与字形构造

特征

中字部	𦵔 𦵔 𦵔 𦵔 *Grass in Clumps*
毋字部	毒 毒 毒 毒
毌字部	毒 毒 毒 毒
母字部	毒 毒 毒 毒

此外,日本、韩国从中国引入"毒"字和"毒"的概念之后,也沿袭了同样的"毒"字字形,如

毒(どく)日本;毒(독)韩国;毒中国大陆;毒中国台湾;毒中国香港

3."毒"字的字义

首先,从宇宙论(cosmology)角度分析,"毒"字是指一种特定的自然状态。在先秦两汉社会话语系统中人们对"毒"字以名词性的用法,一般作"灾难"、"苦难"解。例如,《诗·小雅·小明》:"心之忧矣,其毒太苦。"[1]王充认为:"夫毒,太阳之热气也。中人人毒,人食凑懑者,其不堪任也。不堪任则谓之毒矣。"[2]此外,也泛指人的行为和意识,如毒打、毒化、毒辣、毒刑、毒害等,多带有贬义。

其次,从修辞学角度分析,形容"过度"、"伤害"之义。《书·盘庚》云:"(盘庚迁于殷)……乃不畏,戎毒于远迩。"[3]《易·噬嗑》:"六三,噬蜡肉遇毒,小吝无咎。"孙星衍《集解》引马融的话说,"晞于阳而炀于火曰腊肉。"[4]炀有火猛之义。朱骏声也说《国语》:'厚味实腊毒'凡腊肉多毒。"[5]这是说腊(祭)肉晒太阳过度使味道变质,但是无大的影响。由此义又引申出好恶义,"毒"用作形容词。例如,《左传·僖公二十八年》:"(晋楚城濮之战,楚成得臣自杀,晋侯闻之曰:)莫余毒也

---

1 郑玄笺:"忧之甚,心中如有毒药"(《毛诗正义》《十三经注疏》中华书局,1981年,第464页)。高亨《诗经今注》径释"毒"为"灾难"(上海古籍出版社,1980年,第319页)。

2 《论衡·言毒篇》,《诸子集成》第7卷,上海书店,1986年,第223页。日本从中国引入"毒"的概念之后,也沿袭了同样的表达方法,如"毒"字条下的例句:"七月的太阳真毒辣/7月の太陽照りひはどくつける。"《新汉日词典》商务印书馆、日本小学馆1991年,第229页。

3 孙星衍疏曰:"毒者,《广雅·释诂》云:'恶也',言其不畏虚言,取相恶于远近。"《尚书今古文注疏》中华书局1986年,第227页。伪古文《尚书·泰誓》:"作威杀戮,毒痛四海。"孔传释"痛"为病,"毒"有过分、祸害之义。《尚书正义》,《十三经注疏》第182页。

4 孙星衍.周易·集解(卷4).上海:上海书店,1988年,196.

5 朱骏声.六十四卦经解·噬嗑(卷3).北京:中华书局,1958年,94.

已。"[1]《礼记·缁衣》云："唯君子能好其正,小人毒其正。"[2]

最后,从毒理学角度分析,"毒"字的字义与现代"毒物"字义相当,是"毒物"、"有毒的"、"毒性的"等。一是特指毒草。《说文解字·一篇下·屮部》:害人之草,往往而生。从屮。二是泛指药名与药性。古代把治病的药统称为"毒药"。《周礼·天官·医师》:"医师掌医之政令,聚毒药以供医事。"郑玄注:"毒药,药之辛苦者。药之物恒多毒。"[3]《周礼·天官·疗疡》:"凡疗疡,以五毒攻之。"《淮南子》:神农尝百草,"一日而遇七十毒"。《素问·藏气法时论》:"毒药攻邪。"[4]《史记·留候世家》:"忠言逆耳利于行,毒药苦口利于病。"这种将"毒药"作为药物代称的用法,直到明清时期还有医家沿用。三是特指药物毒性。在古代医籍中,"毒"的含义也有确指药物毒性的。《神农本经名录例》所谓"若有毒易制,可用相畏相杀者"中的"毒"字,指的就是药物的毒性。至《本草纲目》,李时珍有意识地将47味毒草别立一类,说明当时对药物毒性的认识已趋深化。四是泛指毒物与中毒。古代的"毒"字,有名词、动词之分。例如,《尔雅·释草》中的"鸡毒",是乌头的别名。狗毒、绳毒,俱草名,是名词;而"鱼毒",则特指能毒鱼的毒草,此处的"毒"字是动词。《左传·襄公十四年》:置毒於物曰毒,"秦人毒泾上流"。《易噬嗑》:"六三,噬腊肉,遇毒。"《山海经·西山经》:"礜可以毒鼠,杀也。"《辞海·毋部》:"能杀我者,是毒药之死耳。"《左传·僖公四年》载晋献

公所宠骊姬欲诬公子申生毒杀献公,即其一例。[5]此处的"毒"字是动词,有中毒、毒杀的含义。

从以上三种角度分析,可以看出"毒"字表意的多样性,在古代时有交叉。据目前出土的文献,"毒"的宇宙论方面的含义要早于毒理,而在当时日常生活中它更接近于现代"药物"的词义,"毒"字的毒理学词义占上风的时间应该是在战国秦汉之际。

10.1.2 "毒"字相关词汇比较

"毒"字自战国末期出现,是古人发现了有毒植物,在射猎活动中使用了箭毒与毒箭,从而创造了"毒"字。"毒"字,从屮,毐声,在字形上有其独特之处。如𡿧、𡿩、𡿨,为害人之草。"毒"字从古文、金文、籀文、隶书到南北朝楷书、草书、行书的流行,几经演变才基本定形,

中国古代"毒"字及其相关词汇

中国古代"毒"字及其相关词汇的出现,标志古代文化的丰富内涵与文明的进步,表明对毒物和中毒认识的逐步深化。从目前收集到的中国古代"毒"字及其相关词汇的历史资料可以看出,中国古代甲骨文中尚未发现"毒"字原形,但有描述有毒动物的"蛊"(毒虫)字、"酖"(音zhèn,音毒酒或加入毒物的酒)字。之后,随着社会经济的发展和古代文明的进步,与"毒"字相关的有毒植物、有毒动物、有毒矿物以及中毒的词汇逐渐出现。例如,荼(音tú,有害之草,毒草)、葶(音tíng,毒鱼的一种毒草)、殙(音mèn,中毒致死)、瘌(音

---

1 《左传·僖公二十八年》,《十三经注疏》本,第1826页。
2 《礼记·缁衣》,《十三经注疏》,第1650页。《广雅》搜罗先秦两汉"毒"的同义词有"畏、仇、诽、赢、咎、患、恶……"等29个,王念孙说:"凡相憎恶,亦谓之毒。"王念孙:《广雅疏证·释诂》卷3,中华书局1983年,第106页。
3 《周礼·医师》,《十三经注疏》本,第666页。
4 原注:"辟邪安正,惟毒乃能,以其能然,故通称谓之毒药也。"
5 "(晋)太子祭于曲沃,归胙于公。公田,姬置诸宫六日。公至,毒而献之。"《左传·僖公四年》,《十三经注疏》本,第1793页。

là，药物中毒）、蠚（音hē，蛇咬伤）、螫（音shì，毒虫叮咬中毒）、中酒（饮酒中毒）等。似从蠱（毒虫与有毒动物）——疾病——毒（毒草与有毒植物中毒）——癞（药毒与药物中毒）——中酒（饮酒中毒与

食物中毒），这是一个不断实践、不断认识的过程。

汉语与西方语言中毒理学词汇比较，见表10-1-3。

表10-1-3 汉语与西方语言中毒理学词汇比较

汉语	毒物	中毒	毒素	有毒的
英语	poison	poisoning	toxin	toxic
西班牙语	el veneno	envenenar	toxin	tòxico
法语	poison	empoisonner	toxin	
德语	Gift	vergiften	Giftstoff	Giftig
意大利语	il veleno	avvelenare	La tossina	tossico
葡萄牙语	O veneno	O envenenamen to	toxin	

值得一提的是中国古代创造的"毒"字及其相关的词汇，早于西方国家和西方文字。例如，芨（音П）、荞（音qiáo）（《尔雅》公元前206～公元8年）、毒、癞（音là，指药毒与药物中毒）（《说文》公元25～220年）早于英文的poison（毒，1530年）、toxicosis（中毒，1857年）（表10-1-4）。

表10-1-4 英语"poison"及其相关词汇首次使用时间*

词 字	词 意	首次使用时间
poison	n.毒，毒物，毒药；vt.毒杀，毒害；vi.放毒，下毒	1530年
poisonous	a.有毒的，有害的	1573年
toxic	a.有毒的，有毒性的	1857年
toxicosis	n.中毒病，毒素病	1857年
toxicant	n.毒物，毒药；a.有毒性的	1882年
toxin	n.毒素，毒质	1886年
toxigenic	a.产毒的，产毒性的	1923年

* 根据《韦氏大学辞典》，美国梅里艾姆-韦伯斯特公司1983年。

10.1.3 东西方文化的融合

公元前3000年，中国古代已经应用乌喙（乌头）捣汁（古名"射罔"）涂在箭和矛上，进行射猎。汉代马王堆医书记载的"毒乌喙"就是治疗箭毒（乌喙毒）中毒的医方。中国东巴象形文[1]中的毒箭，正是毒草与弓箭二字的组合（图10-1-1）。这与公元前1000年左右出现的希腊文"*toxon*"（弓）和"*toxikos*"（涂在箭上的毒药）含义相通。之后的拉丁文、西班牙语、英语中表示"有毒的"，词首"toxic"都来源

---

1 中国东巴象形文是云南纳西族特有的文字。纳西象形文字是古纳西人的伟大创造，共有1400个字，主要用于撰写东巴经书，故称为"东巴文"。东巴象形文是依托自然物而生发而传承下来的。

于希腊文。希腊词"*toxikon pharmakon*"意思是"箭毒药"（arrow poison）。英语中的"toxic"（毒）字，也是从希腊语的"*toxon*"（弓箭之意）和"*toxikon*"（涂在箭上的毒药，意为箭毒）演化而来。由此可见，"毒"字的形成与射罔狩猎有关，而毒箭的使用对"毒"字的形成产生了决定性的影响（图10-1-1）。

此外，就语音来说，汉语"毒"字的普通话发"dú"音，与英语"toxic"、日语发音"どく"相近。

今天，"毒"字虽然被赋予许多含义，

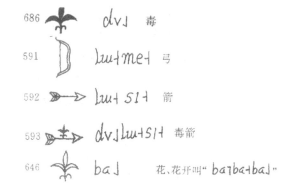

图10-1-1　东巴象形文中的"毒"字与相关字

但东西方文化中"毒"字的含义又是如此相似和相通，这很难说仅仅是一个巧合。

10.2　毒物与巫术

10.2.1　医巫的合流与分流

巫，无论作为一种宗教[1]，还是一种从事巫教职业的人，在广义上是伴随着历史前进的一种文化。

巫是人类史前历史发展到一定阶段才产生的，巫产生以后，曾把人类医药的经验予以吸取、传承变异，给比较质朴的医药经验和朴素的知识披上一层灵光，在医学史上形成了一个医巫同在和医巫合流的混杂阶段。

巫医是一个具有双重身份的人，既能交通鬼神，又兼及医药，是比一般巫师更专门于医药的人物。中国殷周时期的巫医治病，从殷墟甲骨文所见，在形式上看是用巫术[2]，造成一种巫术气氛，对患者有安慰、精神支持的心理作用，真正治疗身体上的病，还是借用药物，或采取技术性

治疗。巫医的双重性（对医药的应用与阻碍）决定了他对医药学发展功过参半。

在中国，旧石器时代中后期，原始的巫教意识开始形成，但巫尚未职业化。商周时期社会上出现了许多巫师，他（们）能代替鬼神发言、歌舞，还能医治疾病，有的参与朝政，指导国家政事、策划国王的行动。因此，夏、商时代正处在巫医的鼎盛时期。后来巫师群体内进一步分化，便出现了比较专职的巫医。殷墟甲骨文中的"巫妹"，就是一位治小儿病的女巫医。《周礼·大聚》："乡立巫医，具百药，以备疾灾"反映了巫医在朝野普遍存在。孔子《论语·乡党篇》中记有："子疾病，子路请祷"，可见当时也有"有病请巫不请医"的情况。然而，随着中国古代农耕文明的崛起，医学发展到运用唯物史观探求疾病病因、治疗的阶段时，巫医则在维护其唯

1　巫术崇拜是一种高度个人化的宗教，是在仪式之中通过特别表达的一种宗教崇拜制度。巫术与通常意义上的宗教不同之处在于，宗教意味着存在着一个或多个神，人们向神祈祷，寻求神的干预；而巫师不祈求神的干预，而是自己寻求能够带来变化的魔力。

2　巫术是企图借助超自然的神秘力量对某些人、事物施加影响或给予控制的方式。巫术分为黑巫术和白巫术。黑巫术是指嫁祸于别人时施用的巫术；白巫术则是祝吉祈福时施用的巫术，又称为吉巫术。按照施行巫术的手段又可分为模仿巫术和接触巫术。

心病因、治疗上与医学科学的发展出现了对抗，从而逐渐打破了神化的世界，冲淡了对神的信仰，显示了人的价值。到了周代末期，医巫的流向分歧愈加明显，巫、医消长的趋势出现了反差，这种进步促使医药转向科学文明与精英文化，而巫则基本上转向下层位文化和神秘主义。

中世纪的欧洲，在天主教的影响下，庞大的猎巫行动开始了，无数女巫葬身于火海之中或死于利箭或断头台之上[1]，女巫从此变得更加邪恶了。但在文艺复兴的时候，男巫（sorcerer）成为饱学之士，如炼金士、医生等的代名词。甚至有人相信这些人的知识是从超自然里得到的。更有很多贵族和主教都争先研究起巫术来。

17世纪时，巫术和鬼怪时代基本结束，从此天仙子植物或多或少被人们遗忘，甚至被人们蔑视，被看成是有毒植物。直到1821年，一位法国人发现天仙子植物含有非常有益的化学物质，成为镇静和安眠药的原料，可用来治疗神经和胃溃疡等疾病时，天仙子才又变得宝贵起来。

10.2.2 巫术与毒物的关系

中国古代社会人们对"毒"的系统认识和利用与巫觋[2]是分不开的。夏商时代就是典型的"巫医交合"。[3]有关"毒"的知识最先是由巫师或者萨满[4]来整理，人们对"毒"的认识就自然和数术、方技联系在了一起。同时原始社会盛行万物有灵的认识论（animism），"毒"也就很容易和宇宙论发生关联。在古代文献里面，巫医也是不分的。《说文》："医，治病工也。……医之性然，得酒而使。"古文"医"为"醫"、"毉"。

《广雅·释诂》："醫、覡，巫也。"王念孙云："醫即巫也。巫与醫皆所以除疾。故醫字或从巫，作毉。"[5]"醫"字从"酉"、从"巫"，在文字学上反映了历史的真实。基于此，学术界一般认为古代巫医（shaman physician）拥有的知识体系与其宇宙论和原始宗教（magico-religion）浑然一体。因此也可以说，巫（或萨满）、毒之关系就是一种"天人关系"，社会对"毒"认识的理性化过程也就是巫医分离的过程。与中华历史类似的，在英语中"medicine"一词既指医学、医术、药物，又指巫术。"巫医"（medicinemam）一词也由同一词根合成。这就证明了西方医学发展史上医与巫有着同源关系。

巫术植物主要有荆豆、枸骨叶冬青、黑莓、栗子、芹叶钩吻、黑麦麦角、芦竹、菟丝子、橡子和野蔷薇等。

巫术动物主要有蜘蛛、蜥蜴、黑马、乌贼、虾、黑猫、黄狗、鼠、乌鸦、蝙蝠、跳蚤、蟾蜍、爬行动物和蛇等。使用这些动物会使法术更强大和顺利。

东南亚一带有一种神奇的巫术——降头术。常见的降头术有两种：一种是五毒降头，就是降头师用自然界的五大毒虫（蛇、蜈蚣、蝎子、蜘蛛及蟾蜍或壁虎）进行下降。下降的方式，分为生降与死降。生降是将这些活毒物置于碗内，配合对方的生辰八字念咒，再将毒物放进受降者的家中，毒物就会找出受降者，出其不意将其咬死。死降是将死亡的毒物磨制成粉，配合其他的物品及咒语后，便可混入食物中下降。另一种是阴阳降头草，就是利用道具，把制成的干草置于桌上，粗为

---

1 据记载有4万巫师（大多数是妇女）被处死。在1859年德国盖德林堡，一天就有133名女巫被焚于火刑柱。
2 巫师是男巫女巫的通称，或专指以装神弄鬼替人祈祷为职业的人。古代施术者女称巫，男称觋（音xí）。
3 宋镇豪.夏商社会生活史.北京：中国社会科学出版社，1994，423-451.
4 萨满是跳神作法的巫师。
5 《广雅疏证·释诂》卷4，第126页。

阳，细为阴，阴阳两草会发生不可思议的蠕动，直到两草靠结在一起为止。

中国南方各地和一些少数民族中，曾经流行放蛊巫术。蛊是一种以毒虫作祟害人的巫术，是一种较古老的神秘、恐怖的巫术。蛊，从字形上看，就是将许多虫子放在一个容器里。孔颖达《十三经注疏》曰："以毒药药人，令人不自知者，今律谓之蛊毒。"《本草纲目·虫部四》中解为由人喂养的一种毒虫，"取百虫入瓮中，经年开之，必有一虫尽食诸虫，此即名曰蛊。"

11世纪前后，茄科有毒植物作为巫医的法宝，其应用范围逐渐扩大，人们迷信和纵容巫术也起到了推波助澜的作用。用这类植物进行巫术的作用之一是使人致幻、激发性欲。传说一个巫医想在空中骑行，并获得和性魔一样的性欲，于是脱去衣装，用绿色药膏涂布全身，包括肛门和生殖器，然后登上水槽，把扫帚或烧火棍放在两腿之间，不久产生幻觉，梦中骑行就开始了。人们热衷于在节日盛宴、跳舞和做爱时将药膏涂于全身，包括腋窝、直肠，甚至阴道。对无钱支付更多娱乐费用的穷人来说，巫医的药膏是使人沉醉和愉悦的法宝。毒参茄是邪恶的象征，中毒后使人手舞足蹈，像鹅一样摆动臂膀，像牛一样横冲直撞。由于毒参茄的根酷似人型，所以德国人将毒参茄称为"小绞刑犯"。传说毒参茄的根有神魔灵性，采挖时会发出恐怖的呻吟，因此要有某些防护措施，并举行神秘而隆重的仪式。人们利用这类有毒植物以达到各种目的，巫医和神职人员把人型毒参茄的根茎作道具，用来施法术和举行宗教仪式；马贩子把曼陀罗的叶子团成一团塞入马的直肠内，多数可

怜的劣质马就会变得像纯种马一样暴烈。

莨菪也是巫医的法宝，人们把莨菪制成催情饮剂赋予其魔力。但自13世纪以来，这种饮剂的应用受到了强烈的抨击，甚至皇帝都要签署禁用公文。1507年，德国巴伐利亚州的爱希施泰特（Eichstatt）市规定对往啤酒中加入莨菪籽和其他致幻植物的酿酒者罚款。中世纪欧洲某些地方对应用毒参茄搞巫术者予以严惩，1630年在德国洪堡曾有过一起烧死三位妇女的案例，其罪名是私藏毒参茄。

巫觋实施昏迷技术所凭借的主要手段就是麻醉剂，或者是所谓的"毒品"。他们依靠毒品的麻醉作用产生出飞升的幻觉，来与神灵世界交往。巫觋仪式中使用的麻醉剂大致有烟、酒、药三类。

据考古资料，最早的毒品发现于瑞士湖边桩屋村的遗址，当地出土了人工种植的鸦片罂粟。在公元前3400年苏美尔人的泥版文书里面发现了用表意符号hul和gil代表罂粟，意思是"快乐植物"。巴比伦图书馆发现的医书中，115种药品里面有42种与鸦片有关，当时的医生认为鸦片可以治疗所有的疾病[1]；希腊对丰产女神得墨忒尔（Demeter）的崇拜中也以鸦片为象征[2]；在希腊，厄琉西斯（Eleusis）与酒神迪奥尼索司（Dionysus）有关的神秘仪式中，圣物就有毒蛇和罂粟[3]。色雷斯人（Thracians）和塞西亚（Scythians）人则发现有抽吸大麻以获得昏迷的情况[4]。萨满教在利用抽吸鸦片、大麻或者是烟草进入昏迷的状态的事例就更为普遍。阿巴坎（Aabkan，今俄罗斯叶尼塞河上游阿巴坎市一带）鞑靼人进行昏迷之旅要点燃一管烟斗。在南美，所有的萨满仪式都要使用烟草。人类学家梅特奥克斯（Métraux）

1 马丁·布思. 鸦片史. 海口：海南出版社，1999年，19.
2 同上，第21页。
3 克莱门. 劝勉希腊人. 北京：三联书店，2002年，27.
4 M Eliade. Shamanism. 390.

认为"烟草有助于获得昏迷状态"。

酒的麻醉作用使它成为中国古代社会祭祀仪式中的主要用品，所以商代的青铜礼器主要是酒器。围绕酒器在中国古代社会形成一整套礼器制度，它实际上是从为巫觋和萨满服务转化而来的[1]。当然，酒同时也被先民们作为药来使用。在美洲，饮用的麻醉剂多是仙人掌汁，而在北亚和东北亚则多是毒蘑菇汁[2]。印度人祭祀时是用苏摩（soma）酒作为麻醉剂[3]。印度吠陀时代[4]婆罗门教徒在祭祀活动祀神或者瑜伽徒在修炼时常使用苏摩作麻醉剂，有助于祭师的昏迷和瑜伽徒产生幻觉或者帮助入定。

印度、希腊还有大量饮用曼陀罗和曼德拉草（Mandrake，毒参箷）等药物汁液进入昏迷状态与神灵沟通的事例。古希腊克的克莱门曾谴责那些喝麻醉剂的人说："你们这些不明事理的人和喝了曼德拉草汁或别的什么麻醉药的人是一样的，上帝允诺，终有一天，你们会从昏睡中醒过来，认识到上帝。"[5]在中国古代，巫师常用具有麻醉性的乌头类（Aconitum carmichaleli，又称乌喙、堇、附子）的有毒植物获得昏迷体验。乌头的主要成分是次乌头碱、乌头碱、新乌头碱等生物碱，对心脏和中枢神经系统有强烈的毒效作用[6]。李零认为，服食乌头与当时社会的神仙观念有关[7]，其实这类毒草的利用更早应该是从巫师、萨满昏迷的麻醉剂发展而来，利用麻醉性的药

物是巫师与神灵沟通的必要手段，它在世界各地都是十分普遍的现象。[8]直到今天，西伯利亚和中国北方的萨满还在使用乌头一类的毒草作为致幻剂。

10.2.3　巫术的现代分析

在17世纪以前，毒物与巫术和鬼怪盛行于世，当时的人们认为某些植物具有神奇的魔力，可以制成符咒，驱走鬼怪。女巫成了当时呼风唤雨、无所不能的人物。其实植物的魔力是人们所赋予和夸大的。从现代科学来看，巫师利用魔法植物和动物的某些特殊作用来蒙骗人们，收敛财宝。不过大部分被认为有魔力的植物实际上确实对人类很有益处，为人类提供了宝贵的药物。

1.天仙子

中世纪，人们把天仙子作为具有魔力的植物。女巫把天仙子植物熬成糊状，擦满全身，在药物的作用下她们的头脑开始恍惚，出现不可思议的幻觉。清醒之后，她们把幻觉里的经历讲给一般人听，让人们相信这些经历肯定是真实的。这样女巫就受到不知情的人们的敬畏。

在西方的圣·约翰节[9]里，人们在牲口棚里燃烧天仙子，来避免牲畜受到"鬼神"的伤害。天仙子还被人们用来祈雨：一个

1 张光直.Art，Myth，and Ritual The Path to Political Authority in Ancient China. Cambridge: Harvard University Press，1983，43.
2 列维·斯特劳斯.结构人类学（第二卷）.上海：上海译文出版社，1999年，258.
3 苏摩酒在吠陀时代是常用的祭祀用品，《梨俱吠陀》有饮用苏摩而不死的例子。而苏摩的种属至今不明，有学者认为有可能是一种毒蘑菇。文献说它味道带酸。这使人联想到作用与苏摩一样，也会引起快感和幻觉的麻醉品LSD（麦角酸二乙基酰胺），它也被称为"酸剂"。
4 吠陀时代是印度从原始社会到阶级社会的过渡时期，这个时期的文学作品以吠陀为主，所以称作吠陀时代（吠陀是音译，意思是学问、知识）。《吠陀》又称为《吠陀经》，是印度最古的典籍。因此，吠陀时代也指印度成立吠陀圣典的时代。《吠陀》为名的文献集及附录其后的文献，其中有好多优美的诗歌，也有上古时期的巫术、宗教、礼仪、风俗、社会思想和哲学等方面的东西。
5 克莱门.劝勉希腊人.北京：三联书店，118.
6 江苏新医学学院.中药大辞典.上海：上海科技出版社，1986年，229和1577.
7 《中国方术考》（修订本），第327～328页.
8 泰勒.原始文化.上海：上海文艺出版社，1992年，841-844.
9 每年6月23日为圣·约翰节，是献给圣·约翰——情侣的守护神的节日。

赤身裸体的女孩用右手摘下天仙子的花放进河里，以祈求来年风调雨顺。

其实，天仙子是茄科的一种剧毒植物，它所含的毒素能强烈刺激人的中枢神经，使人的瞳孔放大，神智昏迷，产生幻觉，最后被置于死地。在巫术时代，它被用来当作通灵的魔药，后来也被医生用作镇静剂。武侠小说里出现的蒙汗药、迷魂剂就是以这种植物为原料的。

古代的印度人、亚述人[1]、巴比伦人、埃及人、希腊人和罗马人都用这种植物治疗各种疾病。埃及人把天仙子的种子点燃，用冒出来的烟治牙痛，阿拉伯人则用它来止痛和手术麻醉。

2.颠茄

颠茄是茄科的一种多年生植物，能长到1～2米高。它含有剧毒物质，能危害人的神经系统，使人晕眩、易怒、产生幻觉和昏睡，严重者甚至会死亡。颠茄的毒性很大，0.1克的毒素就会置人于死地。

在中世纪女巫的魔药里，颠茄是重要的成分。颠茄最有用的是根部，但按迷信的说法要取到它是相当危险的，不管是谁都得在半夜去挖，还要在周围画一个圈，以免受保护这种植物的鬼怪的伤害。在离开时，为了转移鬼怪的注意力，必须扔下一只鸡装在口袋里，并用99个结把口袋系好。这样鬼怪就会以为袋里的鸡是来犯者的灵魂，当他把99个结都解开时，挖根的人已经跑远了。这种做法沿袭至今，现在

的人们仍然用同样的方法在圣诞前夜去挖取颠茄根。此外，颠茄是巫术传说中飞行油膏的原料之一。

迷信的人们把颠茄根贴身挂在身上，相信这样会在打牌时有好运气。如果一个女孩带着颠茄根，就可以迷住任何一个她喜欢的男子。但是她首先必须由母亲陪同在忏悔节[2]或圣乔治节[3]里的星期日去挖颠茄根，然后在挖根的地方放上一些面包、盐和甜露酒，最后再用头把根顶回家。在路上如果有人问她头上顶的是什么，她不能回答，也不能和母亲争吵。

其实颠茄常常被用来治疗病犬的咬伤，颠茄粉被用来打扮马匹。在东欧的一些国家，古代爱美的意大利仕女们把颠茄的果汁滴进双眼里，她们认为这样可以使双眸更明亮有神。

3.曼德拉草

曼德拉草（图10-2-1）的外形类似男人和女人，其根部长期用于巫术仪式，包括今天的威卡教[4]。曼德拉草根的外部特征暗示了它的药品性。事实上曼德拉草含有具有致幻作用的成分，因此成为巫师制作药剂的主要成分，并被相信有着神秘的力量。特别是女巫掌中嘶吼的精灵，在希伯来人的传统文化中曼德拉草象征生育繁衍，食用它有助于怀孕。

现实中相貌平平的曼德拉草是流传最广的魔法植物。古希腊和古埃及人传说，吃了它可以增加女性魅力；但是到了阿拉伯人口中，它却变成了"魔鬼之烛"——

---

1 亚述人是居住在两河流域北部（今伊拉克的摩苏尔地区）的一支闪米特族人，在美索不达米亚历史上活动时间约有一千余年。

2 忏悔节是狂欢节的一种，大部分国家都在2月中下旬至3月上旬举行庆祝活动。

3 圣乔治节是以加泰罗尼亚的守护神圣乔治命名的，起源于伯爵和贵族的生活圈中，每年4月23日向女人献玫瑰花。主要在一些将圣乔治作为主保圣人的国家和地区间举行，包括格鲁吉亚、保加利亚、葡萄牙、英国。1923年，这又成为展出加泰罗尼亚出版的新书的书展日。内战时期，圣乔治遭到禁止，在20世纪50年代得以重新恢复。现在，情人们在这天会互换礼物表达爱情，男孩子送给女孩子鲜花，女孩子送男孩子书籍作为回报，也被称为玫瑰花与图书日。1995年，联合国教科文组织将这一天命名为世界图书日。

4 威卡教（Wicca）又称现代巫术宗教团体，是一个以巫术为基础的多神教，由杰若·加德诺于1951年创立。强调道德的自主，主张草药疗法，教导魔咒能力，并敬拜大自然的诸灵。目前为美洲地区最兴盛的巫术教派，也是美洲第八大宗教团体，信徒人数已破百万。

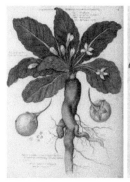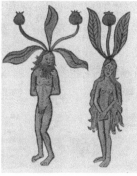

图10-2-1 曼德拉草

传说会在夜里闪烁发光；而在中世纪的欧洲，拥有曼德拉草是有罪的，1630年在德国洪堡3位妇女被判火刑，其罪名就是私藏曼德拉草。

曼德拉草是茄科一种有毒的药草，叶子泡茶，饮后先是兴奋，继而精神变得迟钝。因而获得春药的声价，可增强繁殖力，成为巫婆施法的神草。亚里士多德在其著作《睡眠》里谈到，毒茄参可以起到致眠的作用，中世纪时人们常用其叶制茶服用，具有镇静催眠之效。少则为药，多则为毒。在古希腊，尽管人们知道，吃多了毒茄参可能导致他们永远安眠不醒，但接受外科手术的患者或伤员，很多都愿意选择服用毒茄参的果实，在昏睡中完成痛苦不堪的手术。

曼德拉草会尖叫的传说在欧洲流传甚广，莎翁名著《奥赛罗》有这样的台词："这是多么讨厌的声音！就像曼德拉草从土中被拔出时的尖叫！凡是人听到必会发疯，它是一种诅咒！"其实，曼德拉草被拔出土的时候并没有什么声音，挖掘毒茄参的人会因为手上沾了毒液导致中毒，于是传出拔曼德拉草的人会被诅咒致死，而后越传越奇，演变出"尖叫"的说法。

4.曼陀罗

曼陀罗曾被认为是曼德拉草的中文译名，其实它们是茄科的两种植物，曼德拉草只分布于欧洲，而曼陀罗各大洲都有分布。曼陀罗又称为"天使的号角"，传说巫师用血液灌溉，培育出具有邪恶力量的黑色曼陀罗。实际上曼陀罗有白色和紫色的，并没有黑色的品种。此种传说也是缘于曼陀罗全株有毒，有致幻作用的缘故。

曼陀罗（jimsonweed）是曼陀罗属一年生草本植物[1]，它的花呈大型紫色或白色喇叭状，叶子散发难闻的气味。曼陀罗花是名副其实的致幻药，人吃了它会立即昏迷，甚至"加以刀斧也不知"。16世纪它被从美洲移植到欧洲，也被女巫制成魔药。曼陀罗含有莨菪碱及少量阿托品，具有麻醉作用。中国南宋时期，人们就开始用曼陀罗作麻醉剂。现今医学界也用曼陀罗制成麻醉药，成功地用于临床。

5.毛地黄

毛地黄是一种具有强心作用的毒草。传说毛地黄有狐狸手套（foxglove）、巫婆手套、仙女手套和死人之钟等别名。相传坏妖精将毛地黄的花朵送给狐狸，让狐狸将花套在脚上，降低它在毛地黄间觅食发出的足音。当药用的毛地黄数花齐绽时，钟形大花朵低低垂首，远望仿佛一串铃铛，十分美观。有人说：美丽的事物通常带毒，毛地黄便应了这句老话。然而有毒的毛地黄是现代被医学界用来治疗心脏疾病的良药。

6.彼岸花

东方人熟识的冥界与西方不同，没有凶恶的三头狗，但是却同样阴郁，在漫长而

阴冷的黄泉路上，亡灵们排队沿着它走向冥府。

在东方人的传说中，关于冥界的魔法植物，那就是彼岸花，是生长在黄泉路上的接引之花，花香拥有魔力，能唤起死者生前的记忆，也是黄泉路上唯一的风景。那花开得凄美绝伦，不失优雅，却带着一些东方人特有的幽怨，花的颜色血红，花瓣的皱褶百转千回，丝丝缕缕的，似说不尽生死永隔的哀叹。

彼岸花（图10-2-2）是石蒜科石蒜属的植物——石蒜，有毒。每种石蒜的花色、花期并不相同，主要有两种，一种是红花石蒜（*Lycoris radiata*），又称红色彼岸花——曼珠沙华（*manjusaka*）[1]；另一种是白色石蒜，又称白色彼岸花——曼陀罗华（*mandarava*）。每一朵花下面只有一枝不到半米高的花葶，再无他物，没有叶子，更没有分支。嫣红的细长花瓣从中心向外伸展，精致而华丽。秋天彼岸花盛开的时候，它们的叶子早已凋零消失了，人们感怀于它"花叶永不相见"。彼岸花的神奇之处在于它春夏绿叶葱茏，初秋茎叶凋尽，于是从土中抽出花葶，孤零零地开放。叶子和花，分属于不同的季节——花开时看不到叶子，有叶子时看不到花，因而花叶两不相见，生生相错，仿佛面对彼岸的人，凭水相望，却是永诀，寓意人生死相隔。

现代研究表明，彼岸花一类是春天长叶，秋天开花；另一类是春天开花，夏天长叶。花与叶的交替，只是植物适应环境

的生理现象，与彼岸相隔的悲伤情怀无关。春天开花的石蒜在清明左右开放，又被称为春彼岸花，而秋天开花的则被称为秋彼岸花。两种彼岸花的花期都在祭祀先人的时节，所以人们把这种花与亡灵联系到一起。

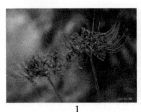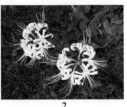

图10-2-2 彼岸花
1.红色彼岸花——曼珠沙华；2.白色彼岸花——曼陀罗华

7.槲寄生

东方也好，西方也好，被人们"赋予"死亡巫术有关的魔力植物之外，也不乏温暖、赐人幸福的种类，那就是槲寄生。

槲寄生是一种寄生植物，它寄生在乔木的枝干上，干枯后会变成金黄色。在欧洲的传说中，站在槲寄生下的人能得到爱神的祝福，后来演变成圣诞节在槲寄生下亲吻祈福的习俗。圣诞将至，又到了用金色槲寄生装点门廊的时候了，这是一种令人愉悦的魔法植物。

在法国南部的拉卡尼（Lacaune），农民将槲寄生敷在中毒者的胃部，或给他喝下槲寄生熬药，认为能解百毒。

8.玉米

巫婆用玉米秆当扫把骑乘。爱尔兰传说跨骑在玉米秆上时，它会变成马。玉米

---

1 关于曼珠沙华，来自"彼岸花的故事"。传说，很久很久以前，城市的边缘开满了大片大片的彼岸花，也就是曼珠沙华。守护彼岸花的是两个妖精，一个是花妖称为曼珠，一个是叶妖称为沙华。他们守候了几千年的彼岸花，可是从来没有见过面，因为花开的时候看不到叶子，有叶子时看不到花，花叶两不相见，生生相错。他们疯狂地想念着彼此，并被这种痛苦折磨着。终于有一天，他们决定违背神的规定偷偷地见一次面。那一年的曼珠沙华红艳艳的花被惹眼的绿色衬托着，开得格外妖冶美丽。神怪罪下来，这也是意料之中的。曼珠和沙华被打入轮回，并被诅咒永远也不能在一起，生生世世在人间受尽磨难。从那以后，蔓珠沙华又做做彼岸花，意思是开放在天国的花，花的形状像一只在向天堂祈祷的手掌，可是再也没有在城市出现过。这种花是开在黄泉路上的，曼珠和沙华每一次转世在黄泉路上闻到彼岸花的香味就能想起前世的自己，然后发誓不分开，在下一世再跌入诅咒的轮回，彼岸花的花语就是哀伤的回忆。彼岸花，开彼岸，只见花，不见叶……

种名为*Zea mays*，*zea*意为"赖以生存"，*mays*，则是"我们的母亲"。

9.巫师和魔鬼的聚会——巫魔会

15、16世纪的西欧，有一种巫师和魔鬼的聚会，称之为巫魔会，会上表演应用飞行油膏的魔法（图10-2-3）。对于飞行油膏有着不同记载。在阿图瓦，飞行油膏的制作是将献祭过的面包和葡萄酒放入装满蛤蟆的罐子里，当蛤蟆吃了这些"圣餐"后，将它们烧死，然后将蛤蟆的灰和故世基督徒的骨粉、儿童的血及药草混合。中世纪一本手册详细介绍了另一种飞行油膏的制作方法，即抓一个虔诚的红发天主教徒，脱去他的衣物，将他绑在长凳上，并在他身上放上有毒的动物，当他被咬死或蜇死后，将尸体倒挂，蒸馏出的液体流入一个碗中，然后，将这液体与他的脂肪、儿童的内脏及毒死他的动物一起混合。

现代的研究表明，这些"飞行油膏"

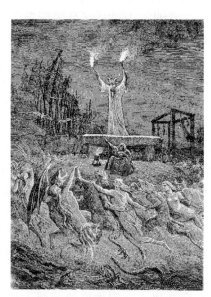

图10-2-3　安息日巫士们的舞会

法国著名插图画家Gustave Doré（1832～1883年）创作的金属雕版画"安息日巫士们的舞会"，反映了茄科植物对医学和文化的重要影响

含有致幻剂的成分，通过全身的涂抹能渗透到机体。从遗留下来的配方可知，飞行油膏主要由乌头、颠茄、钩吻叶芹及天仙子等植物制成。乌头的种子、叶子和根都有毒，在中世纪，它是配制毒药的一种材料。它所含有的乌头碱可减缓心率、降低血压、致心律不齐。古希腊人相信乌头是地域之犬的唾液。颠茄的主要成分是阿托品，阿托品碱渗透皮肤会导致极度兴奋，并产生幻觉和梦境，可致谵妄。小剂量的阿托品可使瞳孔放大、减轻疼痛、减少分泌物、减缓痉挛；而大剂量则可致人死亡。克拉克在《女巫与巫术》一书中指出："处于睡眠状态的人倘心律不齐可有突然从天上掉下来的感觉，很可能造成谵妄。颠茄与造成心律不齐的药物相混合，能产生一种飞翔的感觉。"钩吻叶芹也是很多飞行油膏的成分之一。德国民间的传说认为钩吻叶芹是蟾蜍之家，蟾蜍居于其下，并吸吮其毒汁为生。古日耳曼女占卜师常使用钩吻叶芹。天仙子是茄科植物，有毒、其叶有恶臭味并有黏性。它不仅用于制作飞行油膏，焚烧它产生的烟还可用来召唤魔鬼。

10.回魂尸的秘密

回魂尸是用一种巫术唤起死者的信仰，伏督教中回魂尸就由此产生。在伏督教中，只要尸体还未开始腐烂，术士或魔术师就能让他起死回生。对于回魂尸也许有药理学方面的依据。魔术师也许应用了某种药物而不是魔力来制造回魂尸，并以此提高他们的声誉。一位人类生物学家认为，从河豚和一种特殊的蟾蜍中取出的毒物能够制造一种如同死亡的昏迷现象。人们认为亲人已死去，将他下葬，一段时间之后，魔术师将对其用解毒药，于是似乎是令死者复生了。

10.3 毒物与安全标识

10.3.1 安全文化与标识

1.安全文化的形成与发展

安全文化伴随人类的生存发展而产生和发展，是人类文化的一个重要组成部分。安全文化中的"文化"一词含有"教养、陶冶、修养、培养"等意思。安全文化的实质就是安全修养和安全素养教育。

安全文化的概念产生于20世纪80年代的美国。1986年，国际核安全咨询组（INSAG）作为安全文化的首创者认为安全文化是存在于单位和个人中的种种素质和态度的总和，是一种超越一切之上的观念。后来，英国健康安全委员会核设施安全咨询委员会（HSCASNI）对INSAG的定义进行了修正，认为："一个单位的安全文化是个人和集体的价值观、态度、能力和行为方式的综合产物，它取决于健康安全管理上的承诺、工作作风和精通程度。"这两种定义基本上把安全文化限定在人的精神和素质修养等方面，因此，称之为狭义的安全文化。

随着现代管理科学的发展，20世纪80年代兴起了企业文化热潮，将安全文化适时地引入核安全和防护领域及各行各业，与此同时也促进了毒物安全防护工作取得新的进步。从此，安全文化的内涵进一步延伸，包括安全意识、安全素质、安全体制、安全制度、安全规范和安全设施，成为安全意识、素质、体制、制度、规范和安全设施的总称。因此，称之为广义的安全文化。

由企业安全文化到大众安全文化的兴起和发展有其特殊的时代背景，主要表现在人们的人生观、价值观发生了根本变化。一是安全生产、大众安全、生活安全、社会稳定、长治久安已成为社会文明和公民文化素养的重要标志；二是现代人追求安全、舒适、健康、长寿为主要目标，人们采取积极可靠的安全措施，在预防有毒有害物品侵扰和减少与有毒有害物品接触的机会已经成为可能；三是安全科学技术进步和科普水平提高，增强了公众的安全和自我保护意识，出现了对安全科技文化新需求和对进一步完善劳动安全法律法规的新愿望。

有毒有害化学品是造成火灾、爆炸、毒物泄漏等重大工伤事故和急慢性职业中毒的重要危险因素。其危害涉及化工、石油、煤炭、冶金、医药、轻工及交通运输等众多的产业和部门，乃至人们生活的诸多方面。为此，1990年6月国际劳工组织（ILO）正式通过"作业场所安全使用化学品170号公约和177号建议书"，要求各成员国制订化学品事故控制措施和相应的制度，以有效预防和控制各种化学危害。与此同时，该组织设计、制作了有毒有害化学品信息卡（Hazardous Chemical Information Card，简称信息卡），并推荐给各成员国推广和应用。国际标准化组织（ISO）积极推行ISO9000（质量管理与质量保证体系）、ISO14000（环境管理体系）和ISO18000（安全与卫生管理体系），其核心是人类的安全、健康与生存问题，也是安全文化、文明生产的问题。从安全伦理高度看，企业要成为绿色工厂，进入国际国内市场的商品是绿色产品，就必须从设计、生产、出售，到使用、回收的全过程，对人民都是安全、卫生、无害的，对生态环境也是无害的。由此可见，要达到国家安全、社会安全、人身安全、生产安全、生活安全的目标，必须建立国家-企业-职工三方的安全生产管理机制；构建国家监察-行业协调-企业自律-工会监督的职业安全卫生管理体制。

2.安全标识与非标准警告标志

在安全管理方面，安全标识对提醒人们注意不安全因素、防止事故发生起了积极的作用。安全标识包括危险标志、毒性标志、特殊物品标识等，通常由法律规定和负责制订标准的组织设计和制作，并以不同的颜色、背景、边框和补充资料，表示危险的类型，成为警告有害物质或地点的识别符号。此外，还有一些非标准警告标志，为人们识别环境和出行安全服务。例如，旅游地、突发事件发生地、特殊环境临时张贴或竖立的警告标志。

10.3.2 标志·标签与信号词

1.危险品DOT标志

危险品的DOT标志是美国运输部（Department of Transportation，DOT）制订的一套标签体系，有助于识别约1400种危险品的相对危险性。DOT要求运输任何一种危险品都必须有发货清单。货物中的危险品必须列在清单的开端。DOT规定物品的名称及其数量都严格禁止采用缩写。DOT要求发货人在危险品的容器或包装上，根据该种危险品的类别贴上一种或数种标签。危险品的分类见表10-3-1。

DOT规定凡一级毒品或一级毒害品在一起，则不管数量多寡，运输车辆均需有"毒害品"的招贴。总重为1000磅或1000磅以上的二级毒害品也需要有"毒害品"

表10-3-1 危险品DOT分类

联合国危险品分类号码	说明
1	一、二、三级爆炸品
2	不燃或易燃压缩气体
3	易燃液体
4	易燃固体、自燃物质和遇水反应物质
5	包括有机过氧化物在内的氧化性物质
6	一级和二级有毒物品、刺激性物品和病原性（致病物品）
7	放射性物品
8	腐蚀性物品（酸碱液体及某些腐蚀性液体和固体）
9	其他各种危险品（未包括在上述各类中的物品）

的招贴。当混合装载有两种以上危险品，其总重为1000磅或1000磅以上时，也必须张贴"危险品"的招贴（图10-3-1）。

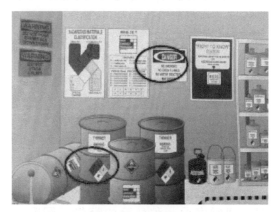

图10-3-1 危险品仓库内危险品的DOT标志

2.毒物毒性标签与信号词

美国联邦杀虫剂、杀真菌剂和灭鼠剂法（FIFRA）和美国环境保护总局规定的毒物毒性标签分为4类。第一类至第三类必须在标签上注明信号词，提醒用户注意毒性。

毒性Ⅰ类，适用大多数毒物，信号词为"危险毒药"，有骷髅标志。同时提示"吞下致命"、"吸入有毒"、"极度危险的皮肤接触-透过皮肤快速吸收"或"腐蚀性-导致眼睛损伤和严重的皮肤灼伤"。

毒性Ⅱ级，为中等毒性，信号词为"警告"，同时提示"有害或致命的，如果吞食"、"有害或致命的，如果通过皮肤吸收"、"有害或致命的，如果吸入"、"导致皮肤和眼睛不适"。

毒性Ⅲ级，为轻微毒性，信号词为"注意"，同时提示"吞咽有害"、"可能是有害的，如果通过皮肤吸收"、"可能是吸入有害"、"可刺激眼睛、鼻、喉和皮肤"。

毒性Ⅳ级，为实际无毒无信号词。

3.化学品的分类标志

化学品的分类管理是根据某一化学品（化合物、混合物或单质）的理化、燃爆、毒性、环境影响数据确定其是否是危险化学品，并进行危险性分类。分类管理是化学品管理的基础。中国的危险化学品分类主要依据《常用危险化学品的分类及标志》（GB13690—92）和《危险货物分类和品名编号》（GB6944—86）两个国家标准将化学品按其危险性分为8大类、21个项别。

10.3.3 通用的安全标识

1.毒性标志

以骷髅头骨和交叉的腿骨为象征的图案，通常表示一种危险的警告。国际上

以此符号用来表示毒药和所有的有毒物质（图10-3-2）。

对特殊有毒化学品和物品要贴上有毒的标签（图10-3-3）。安全标签是用简单、明了、易于理解的文字、图形表述有关化学品的危险特性及安全处置注意事项，以此警示能接触到此化学品人员。根据使用场合的不同，安全标签分为供应商标签和作业场所标签。特殊场地则竖立有毒的标牌，如在美国有生长毒橡（IVY）的地方竖立"毒橡，注意有毒！"的标牌。

2.放射性与电离辐射物质标志

放射源是密封在容器中或有严密包层的固态放射性材料。放射源发射出的射线，人们看不见、闻不到、摸不着。它具有一定的能量，能破坏细胞组织，对人体造成伤害。识别放射源除了根据标签、标志和包装外，一定要由有经验的专业人员使用专用的仪器来确认。因此，生产、销售、使用、贮存放射性同位素和射线装置的场所，必须设置明显的放射性标志，其入口处应当按照有关安全和防护标准的要求，设置安全和防护设施及必要的防护安全与报警装置（图10-3-4）。

国际辐射符号（也称为三叶）于1946年首先出现在美国加利福尼亚大学伯克利辐射实验室。当时，它呈现为洋红色，并以

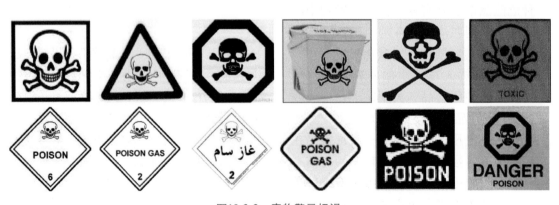

图10-3-2　毒物警示标识

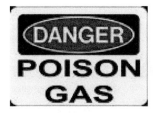 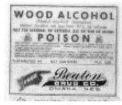 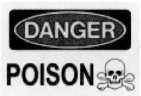 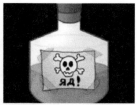

1　　　　　　　　2　　　　　　　　3　　　　　　　　4

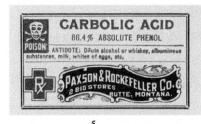 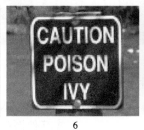 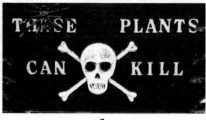

5　　　　　　　　　　6　　　　　　　　　　7

图10-3-3　毒物警示标签与标牌

1～5.有毒化学品的标签；6."毒橡，注意有毒！"的标牌；7.警示有毒植物的标牌

蓝色背景设置。现代版本三叶为黄色，背景设置为黑色。由于有的专家提出，三叶直观的符号没有什么价值，特别是对儿童和没有受过教育的人来说很难认识三叶符号的意义。因此，2007年2月15日，国际原子能机构和国际标准化组织宣布了新电离辐射标志，以补充传统三叶的象征。新标志的设计是在红色背景下，一个黑色三叶辐射波，一个骷髅，一个人逃离了现场。新标志是为了提醒任何人在任何地方都不要接近有潜在危险的电离辐射源。

3.生物危险标志

生物危险标志（biohazard symbol）是1966年美国陶氏化学公司[1]为统一规范各个实验室的警告标志，在包装设计部门的帮助下由6个原始标志中筛选出来的（图10-3-5），即挑选鲜艳的橙色，具有独特、给人印象深刻的特点，不会忘记的"生物危险标志"，后来这个标志被疾病控制中心、职业安全健康管理部门、健康研究中心、医生办公室、诊断室、医院、处理生物危险度级别在2级以上的微生物实验室、感染

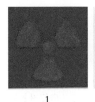 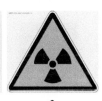 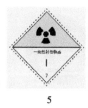 

1　　　　2　　　　3　　　　4　　　　5　　　　6

图10-3-4　放射性与电离辐射物质警示标志

1.放射性标志（1946年以前）；2.放射性标志（现在）；3.电离辐射标志；4.电离辐射标志（2007年）；5.放射性物品；6.放射性污染标志

---

1 美国陶氏化学公司（Dow Chemical）创建于1897年，是位居世界化学工业界第二名的国际跨国化工公司（美国杜邦公司居第一位），以科学和技术见称。陶氏在世界50多个国家和地区建有工厂，客户遍布全球175个国家，其产品广泛应用于建筑、水净化、造纸、药品、交通、食品、保健和医药、个人及家居护理等，均是对人类生活发展非常重要的环节。全球员工4.6万人，2003年总销售额达330亿美元，产品类型多达3500余种。

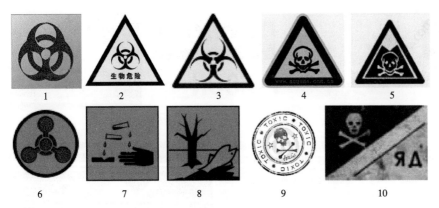

图10-3-5　危险物质警示标志

1.生物危险标志；2和3.生化危机标志；4和5.危险废物标志；6.化学武器标志；7.腐蚀性物质标志；8.对环境有害物质标志；9.有毒物质警示标志；10.俄罗斯毒物警示标志

性物质运输及生物实验室广泛采用，逐步成为国际通用的生物危险警告标志。

4.特殊药品的标识

特殊药品的标识（图10-3-6）主要如下。①麻醉药品（habit forming drug）：正常使用有利健康，但部分麻醉药品连续滥用易产生依赖性或成瘾癖。因此，使用和贮存应严格管理。②精神药品（spirit drug）：正常服用有利生命和健康。精神药品不是毒品，但直接作用于中枢神经系统，使之极度兴奋或抑制，限于第一类和第二类[1]。其贮存、使用应认真管理，严禁滥用。③毒性药品（toxic drug）：指毒性剧烈，治疗剂量与中毒剂量相近，使用不当致人中毒或死亡的药品。其贮存、使用应严格控制。④放射性药品：用于临床诊断、治疗用的放射性核素制剂或者其标记药物。⑤非处方药：指为方便公众用药，在保证用药安全的前提下，经国家卫生行政部门规定或审定后，不需要医师或其他医疗专业人员开写处方即可购买的药品，一般公众凭自我判断，按照药品标签及使用说明就可自行使用。非处方药在美国又称为柜台发售药品（over the counter drug），简称OTC药。其中甲类，需在药店由执业医师指导购买和使用；乙类，除了可在药店出售处，还可在经食品药品监管部门批准的超市、宾馆、百货商店销售。⑥外用药：指应用于损伤局部的药物，以涂、敷、擦、洗等方法用于治疗体表疾患是它的特点，且常以（药）膏、贴等作为药名的结束。

5.禁止吸烟的标志

吸烟危害健康已经是普通的常识，在许多公共场所和生活、工作环境到处可以看到国际通用的"禁止吸烟"的安全标识

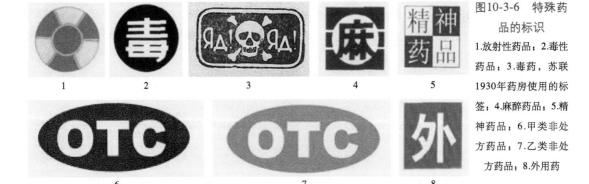

图10-3-6　特殊药品的标识

1.放射性药品；2.毒性药品；3.毒药，苏联1930年药房使用的标签；4.麻醉药品；5.精神药品；6.甲类非处方药品；7.乙类非处方药品；8.外用药

---

1 精神药品的类别依据其产生的身体依赖性和对身体的危害程度划分。《麻醉药品和精神药品管理条例》规定，精神药品分为第一类和第二类。

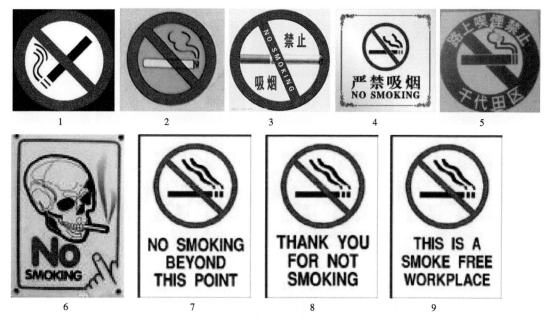

图10-3-7 "禁止吸烟"的安全标识

1.国际通用的禁烟标志；2和3.不同的艺术设计；4.双语提示；5.禁止路上行走吸烟，日本；6.图文提示；7～9.不同地点的文明提示语

（图10-3-7）。

6.非标准警告标志

在日常生活中，一些安全标识有明显的提示作用。例如，在有毒的环境下工作或遇到毒性灾害并处在灾害的现场时，要按照安全标识的指示必须戴防毒面具。在商店购买电子电气设备和产品时，要注意是否贴有"有毒有害物质禁用指令"（简称RoHS[1]）的标签。英国在葡萄酒与啤酒的酒标上注明卡路里[2]含量和警示语，以减少酗酒。法国的酒精饮料上有提示怀孕妇女注意的安全标识。此外，还有酸雨标识（图10-3-8和图10-3-9）。

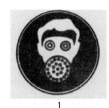   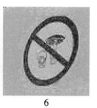

图10-3-8 一些特殊的安全标识

1.必须戴防毒面具；2.有毒有害物质禁用指令标志；3.法国酒精饮料包装上的标识；4和5.酸雨标识；6.不要吃毒蘑菇的警示标志

---

1 RoHS是《电气、电子设备中限制使用某些有害物质指令》（*The Restriction of the Use of Certain Hazardous Substances in Electrical and Electronic Equipment*）的英文缩写，简称"欧盟电子电气设备中有害物质限制指令"。目前主要针对电子电气产品中的铅、镉、汞、六价铬、多溴联苯（PBB）、多溴联苯醚（PBDE）6种有害物质进行限制，禁止含有有害重金属及以多溴联苯、多溴联苯醚作阻燃剂的电子电气产品进入欧盟市场。RoHS针对所有生产过程中以及原材料中可能含有上述6种有害物质的电气电子产品，主要包括：①白家电，如电冰箱、洗衣机、微波炉、空调、吸尘器、热水器等；②黑家电，如音频、视频产品、DVD、CD、电视接收机、IT产品、数码产品、通信产品等；③电动工具，电动电子玩具、医疗电气设备。

2 卡路里（calorie）是能量单位，广泛使用在营养计量和健身手册上。但国际标准的能量单位是焦耳。一品脱啤酒＝170卡路里＝一根香肠卷。

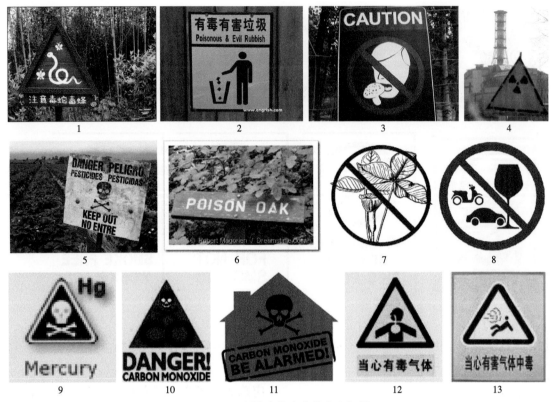

图10-3-9　预防毒物中毒的安全标识

1.森林旅游提醒游人防止毒蛇、毒蜂蜇伤的标志；2.投放有毒有害垃圾的标志；3.在野外不可采食有毒蘑菇的标志；4.切尔诺贝利核电站处立着核辐射的牌子；5.喷洒杀虫剂的警示标志；6.毒橡不可触摸的标志；7.禁止采摘有毒花草的标志；8.禁止酒后驾驶车辆；9.汞元素警示标志；10.一氧化碳警示标志；11.家庭预防煤气和一氧化碳的警铃标志；12和13.有毒气体警示标志

10.4　纪念日

10.4.1　世界无烟日

烟草在全球盛行了200多年，但直到20世纪50年代以来，人类才开始认识到烟草对人的危害。全球范围内大量流行病学研究证实，吸烟是导致肺癌的首要危险因素；吸烟可导致人的许多疾病；吸烟易造成火灾、青少年犯罪、家庭不和等多种经济和社会问题。因此，建立无烟社会是大势所趋。

1977年，美国癌肿协会首先提出了控制吸烟的一种宣传教育方式——无烟日。

美国把每年11月第3周的星期四定为本国的无烟日。在无烟日，美国全国范围内进行"吸烟危害健康"的宣传，劝阻吸烟者在当天不吸烟，商店停售烟草制品一天。以后，英国、马来西亚等国家和中国香港地区也相继制定了无烟日。

1987年11月8日，世界卫生组织总干事马勒博士在东京举行的第六届吸烟与健康的国际会议上提出倡议：把1988年4月7日，即世界卫生组织成立40周年纪念日作为第一个世界无烟日，呼吁全世界吸烟者为了全社会健康，在这一天停止吸烟，以此作为减少吸烟量以至戒烟的第一步，呼吁出售香烟者在这一天拒绝做烟草广告，而且要把这一天的行为和精神延续成一周、一个月以至永不间断。同年召开的第39届世界卫生大会上，世界卫生组织做出决定，规定1988年4月7日为世界无烟日（World No-Tobacco Day），要求世界各国对群众进行戒烟宣传，群众在这天不吸烟，商店不售烟。此决议受到广大会员国的支持，并取得很大成功。但因4月7日是世界卫生组织成立的纪念日，每年的这一天，世界卫生组织都要提出一项保健要求的主题。为了不干扰其卫生主题的提出，世界卫生组织决定从1989年起将每年的5月31日定为世界无烟日。

10.4.2 禁烟节与国际禁毒日

1.中国的禁烟节

1929年5月27日，国民政府卫生部全国禁烟委员会向国民政府提出，以每年的6月3日即林则徐虎门销烟日为禁烟纪念日。国民政府发出《六三禁烟纪念日告全国同胞书》。

告全国同胞书指出：1839年6月3日是林则徐在广东虎门开始焚烧收缴鸦片的第一天，这一天被定为中国的"禁烟节"。"特因今日为我先贤率先禁毒之六三纪念，揭举纲要，昭告全国，及我努力禁烟工作诸同志、同胞共勉之。"

2.国际禁毒日

20世纪80年代以来，世界范围毒品泛滥，危害着人类的健康和国际社会的安宁，已成为严重的国际性公害，引起全世界的关注。根据前联合国秘书长德奎提亚尔的建议，联合国于1987年6月12～26日在奥地利首都维也纳召开了关于麻醉品滥用和非法贩运问题的部长级会议，这次会议实际上是历史上一次重要的禁毒国际会议。会议专门讨论了毒品滥用和非法贩运问题，通过了禁毒的《综合性多学科纲要》，向各国政府和组织提出了禁毒要综合治理的建议。会议提出了"珍爱生命，远离毒品"（yes to life，no to drugs）的口号。与会的138个国家的3000多名代表一致同意将每年6月26日（虎门销烟完成的翌日）定为"国际禁毒日"，以引起世界各国对毒品问题的重视，号召全世界人民行动起来，共同抵御毒品。

自1987年以后，各国在每年的6月26日前后都要集中开展大规模的禁毒活动。从1992年起，每逢国际禁毒日都要确定一个主题口号，以达到国际社会关注和共同参与的效果。

10.4.3 世界环境日

20世纪六七十年代，随着各国环境保护运动的深入，环境问题已成为重大社会问题，一些跨越国界的环境问题频繁出现，环境问题和环境保护逐步进入国际社会生活。1972年6月5～16日，联合国在瑞典首都斯德哥尔摩召开了联合国人类环境会议，来自113个国家的政府和民间人士1300名代表参加，会议就世界当代环境问题以及保护全球环境战略等问题进行了研讨。会议提出了响彻世界的环境保护口号：只有一个地球！会议最后通过了《联合国人类环境会议宣言》（简称《人类环境宣言》）和109条建议的保护全球环境的"行动计划"，提出了7个共同观点和26项共同原则，以鼓舞和指导世界各国人民保持和改善人类环境。同时，会议提出将每年的6月5日定为"世界环境日"（World Environment Day）。同年10月，第27届联合国大会通过决议接受了该建议。世界环境日的确立，反映了世界各国人民对环境问题的认识和态度，表达了人类对美好环境的向往和追求。

联合国环境规划署每年6月5日选择一个成员国举行"世界环境日"纪念活动，发表《环境现状的年度报告书》，表彰"全球500佳"，并根据当年的世界主要环境问题及环境热点，有针对性地制订每年的"世界环境日"主题。

10.4.4　世界地球日

地球是人类的共同家园，然而，随着科学技术的发展和经济规模的扩大，全球环境状况出现持续恶化的情形。有资料表明：自1860年有气象仪器观测记录以来，全球年平均温度升高了0.6℃，最暖的13个年份均出现在1983年以后。20世纪80年代，全球每年受灾害影响的人数平均为1.47亿，而到了20世纪90年代，这个数字上升到2.11亿。目前世界上约有40%的人口严重缺水，如果这一趋势得不到遏制，在30年内，全球55%以上的人口将面临水荒。自然环境的恶化也严重威胁着地球上的野生物种。如今全球12%的鸟类和1/4的哺乳动物濒临灭绝，而过度捕捞已导致1/3的鱼类资源枯竭。

1969年美国威斯康星州参议员盖洛德·纳尔逊提议，在美国各大学校园内举办环保问题的演讲会。不久，美国哈佛大学法学院的学生丹尼斯·海斯将纳尔逊的提议在全美举办大规模的社区环保活动，并选定1970年4月22日为第一个"地球日"（World Earth Day）。随后其影响扩大并超出美国国界，得到了世界许多国家的积极响应，最终形成世界性的环境保护运动。4月22日也成为全球性的"地球日"。

每年的"地球日"没有国际统一的特定主题，它的总主题始终是"只有一个地球"。面对日益恶化的地球生态环境，每个人都有义务行动起来，用自己的行动来保护人们赖以生存的家园。每年的这一天，世界各地都要开展形式多样的群众环保活动。

1990年，为了使地球日成为国际性的地球日，促使全球亿万民众都来积极参与环境保护，地球日活动组织者们决定致函中国、美国、英国三国领导人和联合国秘书长，呼吁以1990年4月22日为目标日期，举行高级环境会晤，为缔结多边条约奠定基础。呼吁各国采取积极步骤，达成协议，以阻止和扭转全球环境恶化趋势的发展。同时呼吁全世界愿意致力于保护环境，进行国际合作的政府，在本国举办"地球日"20周年庆祝活动。这一呼吁，立即得到了五大洲各国和各种社会团体的热烈响应和积极支持。美国总统布什宣布，把4月22日作为美国法定的地球日，并呼吁公民积极投身到改善环境的行动中去。1990年的地球日协调委员会主席丹尼斯·海斯事先拜访了伦敦、巴黎、罗马、波恩、布鲁塞尔等地的活动小组，并给予明确的答复，同意将1990年的地球日作为国际地球日进行纪念。亚洲、非洲、美洲的许多国家和地区也都积极响应，组织纪念活动。国际学生联合会、青年发展与合作协会也都表示大力支持和积极参与"地球日20周年"纪念活动。1990年4月22日这一天，全球141个国家的2亿人参与了各个团体举办座谈会、游行、文化表演、清洁环境等活动来倡导"地球日"精神，并进一步向政府建议，期盼引发更多关注与政策的支持。从那时起，"地球日"才具有国际性，成为"世界地球日"。

在纪念世界地球日40周年的时候，人们越来越认识到"受到严重污染的不是环境，而是我们自己"。人们看到地球日活动唤起了人类爱护地球、保护家园的意识，促进了资源开发与环境保护的协调发展。人们也期待从事环境化学的科学家"从一开始就以将危害降至最低的方式来构造化学物质"，希望"今后有一天，所有的化学物质都将是环保的！"

10.4.5 相关的纪念日

1.世界清洁地球日

每年的9月14日是世界清洁地球日（Clean Up The World Weekend，CUW weekend）。地球是我们共同生活的家园。随着工业化的发展，工业废料和生活垃圾的日渐增多，地球有限的自净能力已难以承受日渐沉重的压力。日常使用的汽油、柴油等燃料，是污染地球环境的元凶之一。常用的泡沫快餐饭盒，由于它不能自行分解，对于地球来说，就是一种永远无法消除的"白色污染"。生活废弃物在自然界停留的时间：烟头，1～5年；尼龙织物，30～40年；易拉罐，80～100年；塑料，100～200年；玻璃，1000年。为了保持地球家园的清新宜人，要从我做起，不乱扔杂物，减少能源污染，维护地球的清洁，这就是世界清洁地球日宣传的价值和期待。

2.世界卫生日

4月7日是世界卫生日（World Health Day）。每年的这一天，世界各地的人们都要举行各种纪念活动，来强调健康对于劳动创造和幸福生活的重要性。

1946年7月22日，联合国经社理事会在纽约举行了一次国际卫生大会，60多个国家的代表共同签署了《世界卫生组织宪章》，并于1948年4月7日生效。为纪念《世界卫生组织宪章》通过日，1948年6月，在日内瓦举行的联合国第一届世界卫生大会上正式成立世界卫生组织，并决定将每年的7月22日定为"世界卫生日"，倡议各国举行各种纪念活动。1949年，第二届世界卫生大会考虑到每年7月大部分国家的学校已放暑假，无法参加这一庆祝活动，便规定从1950年起将4月7日作为全球性的"世界卫生日"。

3.化学战受害者纪念日

近百年来，化学武器在战争中被用作大规模杀伤性武器，这种残酷的大面积的战争夺去了数百万人的生命，即便是对幸存者，也造成永久失能和终生残疾。为谴责和预防化学武器的使用，悼念化学战的受害者，增强国际社会对化学武器危害的认识，禁止化学武器组织决定从2006年开始，将每年的4月29日定为"化学战受害者纪念日"（the day of remembrance for all victims of chemical warfare）。这一天是全球性的《禁止化学武器公约》[1]生效的日子，当全球所有国家都加入该公约和履行义务时，意味着全球所有国家将永远拒绝化学武器，这个纪念碑才能高高地竖起。值此纪念日，让人们保证使这些可怕的武器成为历史，并以此向化学战中的受害者致意。

2006年4月29日是第一个"化学战受害者纪念日"，联合国秘书长安南发表了讲话[2]。

---

1 《禁止化学武器公约》于1997年4月29日生效，其核心内容是在全球范围内尽早彻底销毁化学武器及其相关设施。全世界目前仅剩安哥拉、朝鲜、埃及、索马里和叙利亚仍未就加入该公约采取任何行动。以色列和缅甸已经签署该公约，但尚未批准该公约。

2 联合国秘书长安南为"化学战受害者纪念日"发表的献词全文如下：第一次世界大战1915年伊珀尔战役中首次使用现代化学武器以来已有90多年。英国诗人威尔弗雷德·欧文描述了目睹一名战友"消逝、窒息、淹溺"，犹如身处氯气"绿色海洋"的可怕景象。自此以后，化学武器继续发展，用来对付士兵和平民，冷战时期化学武器库达最高点，经过长期艰苦谈判，直到1997年4月29日《化学武器公约》才生效。该公约禁止这些武器，宣告开始销毁累积的存量。今天我们纪念这一里程碑，我们向化学战的受害者表示哀悼——对于他们来说，实现普遍执行这项公约的日子来到已为时过晚。

呼吁还没有加入《关于禁止发展、生产、储存和使用化学武器及销毁此种武器的公约》（《禁止化学武器公约》）的国家毫不拖延地批准和加入，已加入的国家需加倍努力以求充分执行公约，并确保化学武器不流入非政府团体和个人手里。

2010年4月29日"化学战受害者纪念日"，联合国秘书长潘基文呼吁加强落实《禁止化学武器公约》，以此来缅怀受害者，早日使全世界摆脱化学武器的威胁。潘基文指出，截至3月31日，经禁止化学武器组织核查，全世界已经宣布的化学武器存量中有58%被销毁，所有化学武器生产设施中有89%被销毁或改作和平用途，有3个国家清除了化学武器库存。他敦促尚未加入《公约》的国家尽快采取行动。

10.5 博物馆·纪念馆

世界上有许多以禁毒、烟草、有毒危险生物为主题的博物馆，有以科学家、毒物战争、重大毒性灾害事件为主题的纪念馆，还有一些地方开设与毒物文化相关的博览业。这些博物馆、纪念馆不仅是传播毒物史和毒理科学发展史的重要载体和普遍方法，而且成为科学与艺术、科学与人文完美结合的典范，吸引数百万来自世界各国的游客，有力地推动了当地旅游业的发展。

10.5.1 禁毒博物馆

1.缅甸禁毒博物（展览）馆

缅甸在全国先后建造了多处禁毒博物（展览）馆，馆里陈列的史料介绍了毒品的危害、缅甸毒品的由来及缅甸的禁毒成果，号召人们远离毒品。据缅甸中央禁毒委员会公布的数字，在过去近13年里，缅甸共铲除罂粟5万多公顷，使鸦片产量减少500余吨。自从1990年以来，缅甸已公开焚毁毒品35次，仅在仰光地区就焚毒15次共计81.7吨。

缅甸东北部的禅邦有三个特区，即缅甸第一、第二、第四特区。第一特区于1999年3月11日奠基动工建设"果敢禁毒展览馆"，2000年12月27日在掸邦果敢特区落成正式开馆。第二特区于2004年在佤邦政府所在地邦康开始建设"鸦片博物馆"。博物馆共分两个部分，第一部分是佤邦历史文化馆；第二部分是罂粟——鸦片毒品经济馆。它从佤邦远古的原始部落时期开始，全面向世人展示佤邦16个民族的社会历史发展情况和罂粟种植及毒品问题的历史过程。特别是讲述100多年前，英国殖民者将美丽的罂粟花的种子带到这里，从此发生了惊心动魄的关于毒品的故事。博物馆同时也是一个研究毒品的学术机构和资料库，与国际著名大学和相关机构开展合作研究。由于佤邦地处大金三角地区，可以为学者们提供丰富的关于毒品历史和人文文化的调研现场，人们可以在这里了解鸦片，认清毒品的危害。由于博物馆带动了旅游业的发展，为那些种植罂粟的山民找到了新的生活出路，山民靠旅游业创收，从而放弃罂粟的种植，摆脱贫困，最终实现佤邦地区彻底禁种罂粟的远景目标。位于掸邦东部的第四特区小勐拉[1]，也建有一

---

1 小勐拉是缅甸掸邦东部第四特区（勐拉）的一个市，是勐拉军政府的总部所在地，它与云南勐海县打洛镇相邻，为与中国西双版纳的勐腊相区别，当地人在其名前加一个小字以作区别，于是称为小勐拉。

个禁种罂粟纪念馆，向游人展示缅甸禁毒成果。小勐拉曾是毒品种植、加工、贩运的重点地区，是缅北毒品流向国际市场的一个重要通道，被誉为"金三角之门"。1991年，特区开始实施禁毒计划。1992年这里公开销毁了三个海洛因加工厂。1996年开始禁种罂粟，并于1997年4月22日建成"禁种罂粟纪念馆"，馆内大量的图片实物，对于游客了解金三角地区特别是缅北的毒品历史具有十分重要的价值。

缅甸仰光的"禁毒博物馆"（图10-5-1），占地6.12公顷，共耗资8.2亿缅元（约合230万美元），2001年落成开馆。它介绍毒品对人类的危害及让国际社会了解缅甸历届政府为禁毒所做的努力，警示人们珍惜生命，远离毒品。

2.泰国鸦片博物馆

泰国鸦片博物馆（图10-5-2）位于泰国最北部清莱府湄公河流域的清盛市，属于金三角中心地区。金三角地处泰国与老挝、缅甸交界地带，距曼谷约750千米。清莱府经过多年来的禁毒工作，已经基本消灭这里的罂粟种植。为警示后人，泰国王室在这里建了一座全世界设施最先进的"鸦片博物馆"。博物馆从设计到建造共历时10年，累计投资高达4亿泰铢（约合952万美元），于2003年10月对外开放。

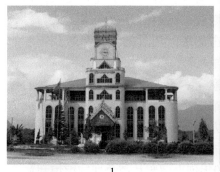
1

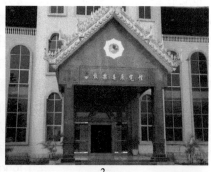
2

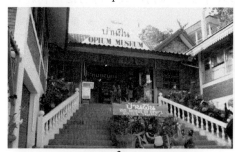
3

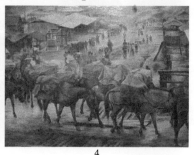
4

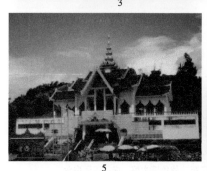
5

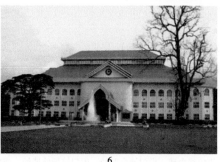
6

图10-5-1 缅甸禁毒博物（展览）馆

1和2.果敢禁毒展览馆；3.佤邦鸦片博物馆；4.鸦片博物馆展出的当年以马匹驮运鸦片的繁荣景象资料；5.掸邦东部第四特区小勐拉禁种罂粟纪念馆；6.缅甸仰光禁毒博物馆

博物馆完整地展示了鸦片的种植历史、罪恶的鸦片贸易、鸦片对人类的双重作用——医疗和毒化、反毒品斗争的成果等，运用声、光、电等多种表现形式，向游客介绍了人类与毒品斗争的漫长历史，展示鸦片给人类带来的各种悲剧和创伤，告诫世人远离毒品，珍爱生命。馆内还介绍关于罂粟花由来的种种传说，有吸毒史的世界名人的照片。

博物馆虽取名为"鸦片"，但内部却没有一株真正的罂粟，仅在入口大厅中摆着数十株仿真罂粟。这寓意着当地已完全消灭了罂粟种植，即使是鸦片博物馆也不保存植株样本。

此外，泰国在首都曼谷新建的一座禁毒博物馆也对外开放。进入博物馆后，观众就会看见许多栩栩如生的蜡像。博物馆面向公民特别是青少年进行有关毒品的教育，以使他们认识到吸毒的危害性，并远离毒品。

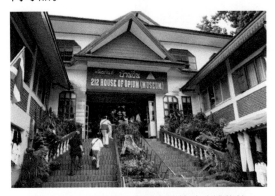

图10-5-2　泰国清盛市湄塞镇的鸦片博物馆

3.中国鸦片战争博物馆

中国鸦片战争博物馆[1]（图10-5-3）是收集、陈列、研究林则徐及鸦片战争文物史料的纪念性和遗址性相结合的博物馆，该馆的前身为1957年建立的林则徐纪念馆，1972年改名为鸦片战争虎门人民抗英纪念馆，1985年更名为虎门林则徐纪念馆，同时增设鸦片战争博物馆，馆址位于广东省东莞市虎门镇。

馆区分为本馆部、沙角炮台管理所和威远炮台管理所3个部分。虎门的历史遗迹有林则徐销烟池和虎门炮台旧址。

鸦片战争博物馆陈列的《林则徐销烟》分鸦片战争前的形势、罪恶的鸦片输入和林则徐与广东禁烟3个部分。《鸦片战争史实陈列》分英国发动鸦片战争、广东军民的抗英斗争、沿海各省军民的抗英斗争、鸦片战争的结局和扑不灭的反侵略烈火5个部分。

鸦片战争博物馆馆藏销烟池木桩、木板、鸦片烟具、林则徐手迹等文物，还有大炮、炮台、火药缸、火药埕、大刀、长矛等抗击英军时用过的武器和缴获英军的洋枪、洋炮等，数量达3000多件（套）。该馆的专家还对鸦片战争时期虎门炮台的设置、沿革、布防、结构、兵力设备、火力布局等方面进行研究，对林则徐筹办虎门防务的战略思想、战术措施等进行研讨，并于1990年创办《鸦片战争博物馆馆刊》。

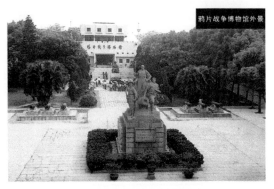

图10-5-3　中国鸦片战争博物馆

4.荷兰大麻博物馆

在荷兰阿姆斯特丹有一个大麻博物馆

---

1 在中国，与鸦片战争相关的纪念馆有：澳门林则徐纪念馆、福州林则徐广场、福州林则徐纪念馆、广州三元里抗英纪念馆、虎门海战博物馆、虎门林则徐纪念碑、虎门炮台旧址、虎门销烟地遗址、虎门鸦片战争博物馆、虎门镇远炮台。

（The Hash Hemp Museum）（图10-5-4）。博物馆面积虽然窄小，但展示的内容十分丰富。馆内有一间种植大麻的小温室，可以观察到大麻植物不同的生长阶段。同时展示有大麻的演变、大麻品种及吸食大麻的工具、运毒方法。博物馆藏有许多大麻的书籍、照片、海报和杂志，为游客提供广泛的文件和历史事实，阐明大麻与医药、宗教和文化的关系。此外，该博物馆还介绍大麻是人类最宝贵的可再生资源，可用于农业和工业。大麻的巨大生产潜力，可以造福于环境、农业和工业的未来。博物馆的纪念品商店提供用大麻制作的各种塑料袋、皮包和化妆品。

自1985年开馆到2000年，它已经接待了100多万游人，每年有来自世界各地的参观者体验这独一无二的展示。博物馆地处红灯区中心，致力于展出大麻植株和提供相关知识，在世界上难找出第二家。荷兰是允许大麻有条件合法交易的国家，但不得种植，交易也有限制特定数量的规定，而且未成年的青少年吸食大麻是非法行为。

5.俄罗斯禁毒蜡像馆

2003年，在莫斯科有一个禁毒蜡像馆（Anti-drugs Waxwork Musuem）（图10-5-5），展出一个个令人震惊的蜡雕塑，蜡像显示吸毒成瘾的危害，每一个年轻的吸毒者开始都很漂亮，但是几个月之后，他们的脸失去青春，变得老化，甚至成了魔鬼！吸毒不仅毁了他们美丽的容貌，破坏了他们的家庭，而且等待他们的是不健康的胎儿或死亡的婴儿。有的吸毒者会生出残疾的儿童。展览号召人民远离毒品，特别是防止小学生和青少年滥用药物，养成健康的生活方式。禁毒蜡像馆在莫斯科展出后在俄罗斯各地巡回展览。

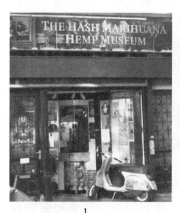
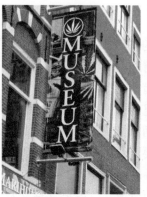
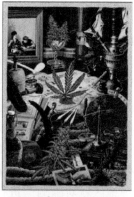

图10-5-4 大麻博物馆
1.博物馆正门；2.博物馆标志；3.宣传资料之一

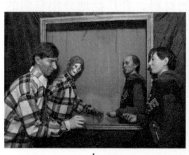
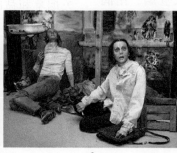
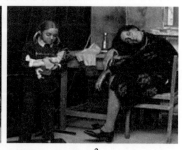

1　　　　　2　　　　　3

图10-5-5 莫斯科禁毒蜡像馆中几组蜡像

10.5.2　烟草博物馆

1.中国烟草博物馆

中国烟草博物馆（图10-5-6）经过18年的筹备，于2004年7月15日正式开馆。博物馆位于上海市杨浦区，建筑风格庄重、典雅，其建筑外形以大型商船和玛雅神庙为设计理念，构成了长约80米、宽约25米、高约30米的外形结构。博物馆设有烟草发展历程、烟草农业、烟草工业、烟草外贸、烟草管理、烟草文化、吸烟与控烟7个展馆和1个文献馆，共有文物、文献16万件。馆藏物品不仅系统地记载和反映了中国烟草业的发展历程、辉煌成就，提供了关于烟草知识的生动介绍，而且从各个角度展示了中国从明清到现代，从宫廷贵族到普通百姓，从各地区到各民族丰富多彩、藏情含趣的烟草文化。

2.中国大理烟草博物馆

大理烟草博物馆坐落在风光秀丽的苍山脚下、洱海之滨。以浓郁的民族风情和悠久的烟草文化习俗，吸引着来自天南海北的游客。烟草的种植与使用在大理已有很长的历史。据博物馆资料记载，清朝康熙年间，白族人民就已将烟叶作为主要产品出售。馆中陈列的清乾隆34年的烟斗。早在600年前，大理地区就对晾晒烟进行开发和利用，其中著名的有云龙天登烟、南润乐秋烟、永川水泄帘子烟、滨川江边辫子烟等，在清代这些烟就通过"博南古道"销往中原和东南亚诸国。20世纪30年代，随着烟草在云南的大面积推广，烟叶种植和复烤加工，特别是烟丝加工和卷烟生产的迅速兴起，大理地区逐渐成为中国的主要产烟区之一。博物馆里除了大量烟俗文化的文字图片外，还陈列着琳琅满目的吸烟用具，它们长短不一，各具特色，有价值连城的袖珍水烟筒，也有民间常见的各式竹制、木制、铁制吸烟用具。铁制的吸烟用具还可作为防身武器使用。

3.丹麦烟草博物馆

在哥本哈根市中心有一个烟草博物馆（图10-5-7），来自世界各地的鉴赏者可以在这里了解到自16世纪以来关于烟草的历史。博物馆内陈列各种各样的独一无二的古式烟草，罕见的绘画和古老的雕、刻海泡石制作的烟斗、鼻烟壶、烟草罐及从世界各地收集来的烟斗。烟草博物馆设立在一个著名的拉森商店（Larsen shop）里，人们在那里可以体会到烟草为什么成为生活的一部分。

4.日本烟草与盐博物馆

烟草与盐博物馆（The Tobacco and Salt Museum）（图10-5-8）位于东京涩谷站北，是1978年启用的一个很有个性、很有趣的博物馆。博物馆专门收集和研究有关烟草和盐的材料，并广泛地介绍它们的历史和对日本文化的影响。博物馆一楼展

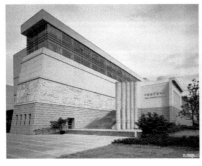
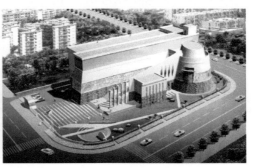

图10-5-6　中国烟草博物馆外景

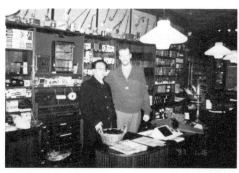
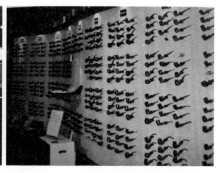

图10-5-7 哥本哈根拉森商店的烟草博物馆

示烟草从南美洲向世界其他地区的传播。二楼集中展示日本烟草史。三楼专门展出盐的知识，布置有从盐块到日本盐厂的模型。四楼是流动展览，举办与盐及烟草有关的艺术展。

在日本，烟草和盐是垄断商品。烟草最早于1600年传入日本。馆内收集了许多宝贵的历史资料，展示从玛雅人时期开始的人类吸烟史，以及珍贵的艺术品和工艺藏品，包括浮世绘版画、吸烟用具、香烟盒、烟草托盘、精选的火柴盒、雪茄标签集和20世纪烟草海报。对于人类来说，盐是一种不可缺少的物质。由于日本没有天然来源的盐，早期居民被迫依靠自己的智慧生产海盐。千百年来，形成了先进的独特的盐技术。

10.5.3 相关博览业

1.特雷斯特雷尔和他的毒物博物馆

约翰·哈利斯·特雷斯特雷尔（John Harris Trestrail）（图10-5-9）是美国的一位收藏家和博物学家。他狂热地收藏毒药和毒理科学书籍，建立了自己的毒物博物馆。他著有《刑事中毒》[1]一书，他将丰富广博的关于毒物与中毒及谋杀案例的知识，提供给世界各地的演讲者广为传播。

有趣的是，他同时也是设计和出版年历的专家。自1993年以来，他根据毒理学的历史资料编辑出版毒物年历（图10-5-10）：1993年为中毒记事；1994年、1995年和1996年为国际公约拍摄的照片；1998年蛇类。2000年以来，每年的年历有一个

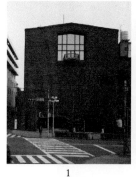
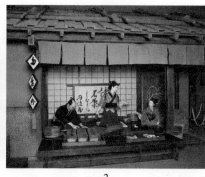
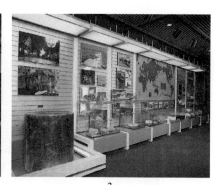

1   2   3

图10-5-8 日本烟草与盐博物馆

1.烟草与盐博物馆外景；2.烟草文化；3.盐文化

---

1 《刑事中毒》（*Criminal Poisoning*）是一部深入讨论谋杀中毒的书籍，可供侦探、毒理学家、法医学家、律师和食品和药物管理官员阅读，2007年由Humana公司出版。

毒物的专题。2000年为海洋毒物；2001年为沙漠动物；2002年为青蛙；2003年为仿古毒药瓶；2004年为毒理学图书；2005年为有毒蘑菇；2006年为毒物邮票；2007年为毒药的艺术；2008年为矿物毒，并将12种矿产毒药采用精彩图片作为每月的内容，如1月锑矿、2月朱砂、3月石棉、4月雄黄、5月方铅矿、6月罕见的铀矿……

毒物年历可以装饰在办公室的墙壁上，当你每次看到日历时，你会知道历史上发生了哪些重大的毒物与中毒事件，发生了哪些与毒理学有关的事件，包括名人之死、名人故事、污染事件、中毒事件、有关毒物的法案颁布、毒理学的重大发明

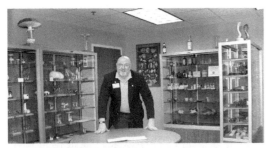

图10-5-9　特雷斯特雷尔与他的"毒物博物馆"

创造等，日历上显示的那些罕见的和令人惊心动魄的图片给人们留下深刻印象。因此，毒物年历具有浓厚的知识性和趣味性，为传播毒理学知识，提高公众素质起到一定作用。

2.英国有毒植物园

17世纪的意大利曾在帕多瓦植物园展示有毒植物，但终究未成规模。20世纪末，英国东北部诺森伯兰郡的阿尔威克（Alnwick）城堡花园种植了50多种不能碰、不能摸的危险有毒植物，其中有大麻、罂粟及用来制造可卡因的古柯植物；有毒蘑菇、有毒的毛地黄、具有致命毒性的茄属植物、烟草植物和毒麦，以展示各类可致命有毒植物。人们称之为"毒物花园"。

毒物花园的主人是诺森伯兰郡公爵夫人简·珀希，她在获得英国内务部的批准，并得到查尔斯王子基金、欧洲地区发展基金和诺森伯兰郡当地机构的慷慨资助后，出资40万英镑于1999年开始建造，先后完成了对阿尔威克城堡的改造和有毒植物园

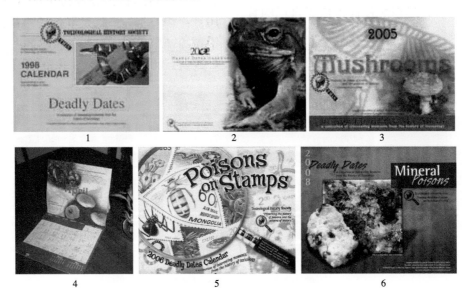

图10-5-10　特雷斯特雷尔和他的"毒物年历"

1.1998年年历（蛇类）；2.2002年年历（蟾蜍）；3.2005年年历（有毒蘑菇，封面）；4.2005年年历（有毒蘑菇，月历）；

5.2006年年历（毒物邮票）；6.2008年年历（矿物毒）

的建设。其目的，一是借花园的危险性使教师和家人可以用它来教育年轻人提高对毒品危害性的认识；二是把阿尔威克城堡改建成英国园艺爱好者的胜地。

诺森伯兰公爵是位外交家和植物收集者。1996年，公爵从去世的兄长那里继承到大笔家产，其中包括祖传的阿尔威克城堡。他从世界各地带回了各种植物和种子，在阿尔威克城堡花园种植稀奇的水果和植物。而公爵夫人简·珀希则根据自己的爱好，逐渐将这个"果园"改造成一个有毒植物花园。尽管公爵夫人改建阿尔威克城堡花园招来了一些非议，但公爵夫人认为：按照政府毒品教育的理念，吸毒贩毒是非法的，但谈论毒品却不犯法。有毒植物园的建立就是向年轻人宣传毒品的危害，提高他们拒绝毒品的意识。

有毒植物园于2005年3月1日开园迎客。当专门的引领员将游客带入植物园后，只要你遵循园内规定："不要随便触摸园内的植物"，就可以开始"自学"了。每一种植物都有标牌，说明其名称和毒性，从而学到关于有毒植物的众多知识。

有毒植物园（图10-5-11）由比利时风景艺术家维尔特兹设计。为了突出花园的危险性，整个花园的地基被设计成火焰状。参观者在参观花园时有专人护卫，那些最具危险性的植物还被放在安全栏的后面，供游人观赏。此外，它还与企业合作，设有有毒植物园网站，面向社会提供各种植物中毒的资料，开展咨询服务活动。有毒植物园开放后每年的游客约30万人，参观人数和门票收入名列英国公园第三位。

3.日本大久野毒气资料馆

在日本广岛县竹原市忠海港的濑户内海的海面上，有一座风景秀丽的大久野岛。1927年日本陆军在这里建起了毒气工厂，1929～1945年第二次世界大战结束，岛内共生产芥子气、毒瓦斯等2.3万吨。在制造毒气的过程中，岛上植物枯死，日本人民也深受其害。当时被征用的儿童、中

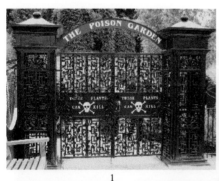
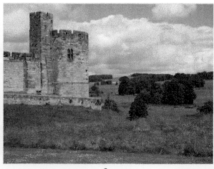
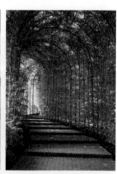
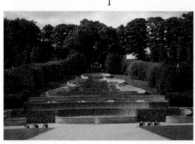
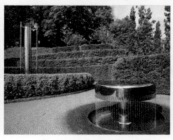
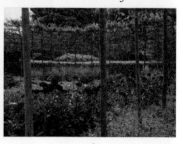

图10-5-11 英国有毒植物园

1.有毒植物园大门；2.阿尔威克城堡；3～6.花园内部参观点

学生、女青年共达6000余人。据广岛大学医学院调查，其中因肺癌和各种癌症，以及呼吸道疾病死亡的有1300多人，幸存的4000多人，现在仍备尝毒气后遗症之苦。人们将大久野岛恐怖地称为"毒气岛"。

为了不忘历史，由毒气受害者与和平反战团体共同出资修建，于1988年在大久野岛码头约200米的地方建立了大久野毒气资料馆（图10-5-12）。资料馆是一栋两座房子连在一起的建筑，面积约200米^2，左边一栋是实物和图片陈列室，主要陈列着各种制造毒气的器皿，如冷却器、液体输送管道、溶解槽、毒气容器、生产机器等。四周的橱窗里，有各种防毒面具、橡胶作业服、各种毒气弹残骸及图片和历史资料。右边一栋是可容纳百余人的录像室，每年接待参观者4万多人次。

毒气资料馆里陈列的文件资料清楚地记载着日军发动毒气战的事实。其中日本军校使用的教材——《在中国使用武器战例教科书》里记载着防毒、放毒和辨认毒性的方法，同时列举了日军在中国河北、山西等地发动的几场毒气战。还有一份美国公开的1939年日军总参谋长的指令，命令日军在山西等地使用装入迫击炮的"赤筒、赤弹"（刺激性毒气），要求做到"严格秘匿，不留痕迹"。据统计，第二次世界大战期间日本一共发动过2000多次毒气战，直接造成10万多人死亡。此外，岛上仍能看到毒气生产的遗迹，如炮台、当年储藏毒气的仓库、毒气工厂的发电所等。

据馆内资料介绍，当时日本军部之所以选定这里作为毒气制造基地的原因，一是大久野岛在濑户内海中是一个不起眼的小岛，四周临海，不仅可以保密，而且容易躲避空中侦察和袭击；二是它离"军都"广岛水陆约3小时的路程，便于指挥，同时它距中国战场近，紧急时可以直接快速补充毒气到侵略战场；三是毒气泄漏和污染不会对邻近的居民产生危害，加之岛屿远离东京，即使发生事故，也能确保东京的安全。

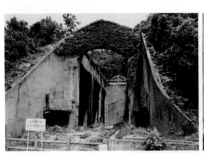
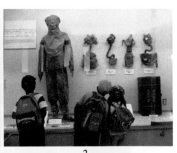

1

2

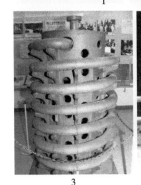
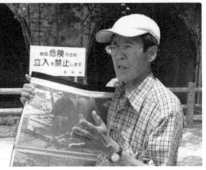

3

4

图10-5-12　日本大久野毒气资料馆

1.大久野岛北部最大的毒气储存库遗址。曹鹏程摄；2.日本小学生参观岛上的毒气资料馆。孙东民摄；3.当年用于制造芥子气和糜烂性毒瓦斯等化武液化气的冷却装置。王健摄；4.毒气岛研究专家山内正之向记者介绍这里的毒气储藏设施

4.日本水俣病资料馆

在水俣市明神町53番地有一座水俣市立水俣病资料馆（图10-5-13）。资料馆的成立是为了详细整理水俣病的珍贵资料使其不致流失，向世人展示水俣病形成的历史与后果，期望这种悲惨的公害不再发生，为下一代敲响警钟。

水俣病资料馆内陈列各种照片、壁版与影像，以介绍水俣病的历史沿革。与此同时，资料馆还举办演讲，由水俣病患者讲述自身的体验或是直接与患者面谈。现年71岁的滨原二德，罹患水俣病已有52年。当年以捕鱼为生的一家人，父母均因身患水俣病过早去世，他也坐了长达31年的轮椅，并饱受病症折磨。从1994年开始，滨原二德就开始在水俣病资料馆担任讲授员，希望通过自身及其他受害者的惨痛经历教育世人，引发人们对环境问题的重视。

与水俣病资料馆相邻的还有国立水俣病信息中心和水俣历史考证馆。水俣历史考证馆设立于1988年，以水俣病的教训作为出发点，希望由日本氮肥公司所引起的水俣病事件能永远留在人们的记忆之中。馆内记录与展示着水俣病的受害者与患者的奋斗过程，以及不知火海及其沿岸居民所失去的一切。

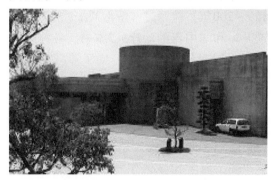

图10-5-13 水俣病资料馆外景

5.切尔诺贝利博物馆

苏联在切尔诺贝利核电站附近的村庄建立一座小博物馆。这个村庄是在1986年4月26日切尔诺贝利核电站发生核爆炸事故以后被废弃的。博物馆的展品提醒人们，如果核电站管理不善，后果将是可怕的。在那场灾难中13.5万人撤离，237人死亡，经济损失120亿美元。

在切尔诺贝利灾难发生20周年的2006年4月14日，国家切尔诺贝利博物馆（图10-5-14）在乌克兰基辅落成开馆。博物馆制作了切尔诺贝利核电站模型，通过视觉媒体如实反映灾害过程、经济损失、对生活方式和文化的影响，同时收集和展示了与切尔诺贝利灾难有关的文物，照片、小册子、光盘、海报、书籍、文章、报纸和杂志，供公众参观。博物馆作为切尔诺贝利地区公共组织"切尔诺贝利儿童基金"的一个项目，并得到瑞士发展与合作署的支持。

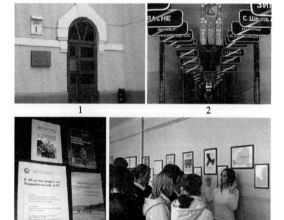

图10-5-14 切尔诺贝利博物馆

1.博物馆入口处；2.博物馆走廊内可看到许多切尔诺贝利附近村镇的道路标志。这些村镇已经不存在了，用粉红色斜杠划掉；3.馆内陈列的有关资料；4.工作人员向参观者讲解

6.第二次世界大战集中营纪念馆

据统计，1933～1945年，纳粹德国在欧洲各地一共修建了1200多座集中营，先后关押了数百万的犹太人、战俘和政治犯，

其中还包括了大量妇女和儿童。特别是奥斯维辛、达绍、萨克森豪森及其他一些集中营都有毒气室，被纳粹德国军队关进集中营的人大多数人死在了那里。各地的纳粹集中营及其历史，是一部法西斯政权反人类、灭绝种族罪行的缩影。

奥斯维辛（Auschwitz）集中营博物馆（图10-5-15）是1947年在前纳粹死亡营的遗址上修建而成。博物馆距波兰首都华沙300多千米，是波兰西南部奥斯维辛市附近

40多座集中营的总称。

1947年7月2日，波兰议会通过一项法案，将集中营原址辟为殉难者纪念馆，并在其周围划定一个默哀区。1970年，奥斯维辛集中营被联合国教科文组织列为世界文化遗产名录。奥斯维辛集中营由1、2、3号集中营组成，其中2号集中营建于1941年10月，称为比克瑙（Birkenau）。比克瑙是德国法西斯利用毒气大规模屠杀被关押人员的场所。

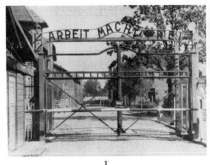

1

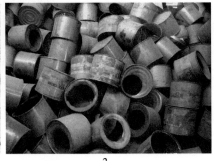

2

图10-5-15　第二次世界大战集中营纪念馆
1.奥斯维辛集中营大门，摄于1945年；2.二号比克瑙集中营用过的毒气罐

10.6　邮票·徽标

10.6.1　纪念毒理学家的邮票

在众多的纪念邮票中，人们没有忘记对给予人类健康生活作出贡献的医药学家和毒理学家。

古希腊最著名的医学家希波克拉底（Hippocrates，公元前460～公元前377年）是古代最具影响力的医生，精通各种毒药。他对后世的伟大贡献之一是"不把毒药给任何人"，并作为医务人员的道德准则。1965年，叙利亚发行了希波克拉底和阿维森纳的纪念邮票。1966年，也门发行两枚纪念邮票。之后，伊朗和叙利亚分别发行了希波克拉底（图10-6-1）和阿维森纳的纪念邮票，匈牙利也发行了纪念邮票。1979年11月24日，国际希波克拉底研究所

发行一枚以希波克拉底出生地科斯的塑像为主题的邮票。1985年圣马力诺发行邮票以纪念希波克拉底。

古罗马的医学家盖伦（Galen，129～200年）曾写过《解毒剂Ⅰ》、《解毒剂Ⅱ》和《中毒的治疗》3本书。各种解毒剂在当时对蝰蛇、蜘蛛、蝎子等叮咬引起的中毒均有一定的疗效。同时，他注意到检查尿液对患者的诊断意义。1977年也门发行了纪念他的纪念邮票。1996年，希腊发行了纪念他的纪念邮票（图10-6-2）。

瑞士科学家、医生和炼金术士帕拉塞萨斯（Paracelsus，1493～1541年）对药理学、毒理学、治疗学等诸多领域作出了前所未有的重要贡献。一些国家分别发行纪

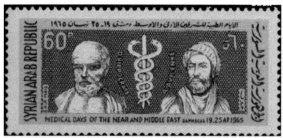
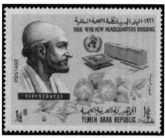

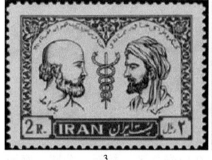
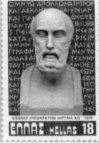
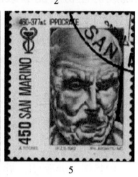

图10-6-1 希波克拉底纪念邮票

1.叙利亚邮票，1965年；2.也门邮票，1966年；3.伊朗邮票；4.国际希波克拉底研究所邮票，1979年；5.圣马力诺邮票，1985年

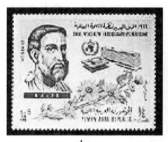
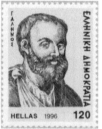

图10-6-2 盖伦纪念邮票

1.也门邮票，1977年；2.希腊邮票，1996年

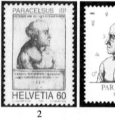
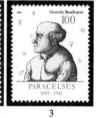

图10-6-3 帕拉塞萨斯纪念邮票

1.德国邮票，1949年；2.海尔维邮票学会邮票，1993年；3.德国邮票，1993年

念邮票，纪念这位在学术界誉为毒理学之父的帕拉塞萨斯。1949年12月14日发行的帕拉塞萨斯纪念邮票是德国社会福利系列邮票之一。1991年，奥地利为了宣传帕拉塞萨斯研究硫、汞、金、银、铅等元素的贡献，发行了纪念邮票（图10-6-3）。

1993年海尔维邮票学会[1]也发行了纪念邮票。1993年，德国发行的纪念他的邮票背景中，有汞（☿）、铜（♀）、铁（♂）、银（☽）、硫黄（🜍）等炼金术符号，以显示他在炼金术方面的贡献。

孙思邈（581～682年）是中国唐代医药学家。1962年12月1日发行《中国古代科学家（第二组）》纪念邮票1套8枚，其中有1枚是纪念中国古代杰出的毒理学家孙思邈（图10-6-4）。

摩西·迈蒙尼德（1135～1204年）是一位著名的犹太哲学家，出生在西班牙，他曾经写了著名的《伤寒论·毒药及其解毒药》。1953年，以色列发行了他的纪念邮票。

宋慈（1186～1249年）是中国杰出的法医学家。2005年，中国福建省建阳市制作的《建阳一千八百周年纪念》邮册中，包含宋慈、朱熹、蔡元定等人的个性化邮票。

中国明代杰出的医药学家李时珍（1518～1593年）编纂的《本草纲目》是一

1 美国海尔维邮学会（AHPS）是1938年由6位瑞士邮票收藏家和3位美国邮票收藏家在费城创办的集邮协会。

部植物学、药理学和毒理学兼备的历史名著。中国邮电部于1956年1月1日发行《中国古代科学家（第一组）》纪念邮票，1套4枚8分面值的小型张组成，其中有李时珍。

法国物理学家贝克勒尔（Becquerel，1852～1908年）于1896年发现铀的放射性。后来医学发现放射性物质能够致癌。1946年法国发行了他的纪念邮票。

爱丽丝·汉密尔顿（Alice Hamilton，1869～1970年）是历史上的第一位研究工业毒理学的女科学家，是职业医学的创始人。1995年美国为她发行了单张纪念邮票，面值55美分。

亚历山大·弗莱明（1881～1955年）于1928年发现青霉素。1945年，弗莱明、弗罗理和钱恩三人共同获得了诺贝尔生理学或医学奖，以表彰他们为人类的医疗事业作出的巨大贡献。1981年，匈牙利为纪念弗莱明诞生100周年发行了一枚纪念邮票，邮票右侧为青霉素G的分子结构式，左侧为弗莱明的画像。同年，墨西哥发行的纪念邮票为弗莱明的特写画像。1983年法罗群岛发行弗莱明在实验室工作的纪念邮票。1999年美国发行显微镜下的青霉菌形态邮票。此外，英国、法国发行"弗莱明发明青霉素"邮票（图10-6-5）。

10.6.2　邮票中的毒物

1.邮票中的有毒植物

有毒植物遍布整个植物界，它们绝大多数散布在山野郊区、校园、公园、庭园及道路旁。为提高人们对毒花、毒草等植

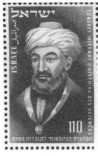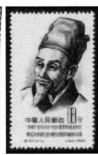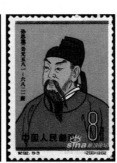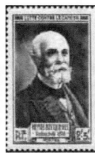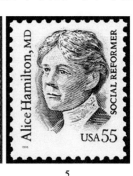

图10-6-4　医学与毒理学家纪念邮票

1.摩西·迈蒙尼德纪念邮票，以色列，1953年；2.李时珍纪念邮票，中国，1956年；3.孙思邈纪念邮票，中国，1962年；4.贝克勒尔纪念邮票，法国，1946年；5.爱丽丝·汉密尔顿，美国，1995年

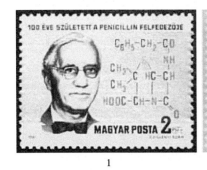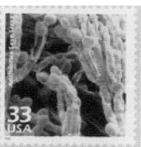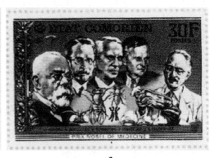

图10-6-5　纪念青霉素发明家的纪念邮票

1.匈牙利纪念弗莱明诞生100周年纪念邮票，1981年；2.美国发行的显微镜下的青霉菌形态邮票，1999年；3.科摩罗1977年7月7日发行《纪念诺贝尔奖75周年》邮票，其中诺贝尔生理学或医学奖的小型张中图案左起为科赫、摩尔根、弗莱明、缪勒和瓦克斯曼

物的重视与防范，避免误食、误触中毒，世界许多国家特以有毒植物为题材，印制"有毒植物邮票"。

各国发行的有毒植物邮票很多。有的强调有毒植物所含的剧毒成分，有的强调有毒植物的有毒部位，有的强调有毒植物毒性的不同类别（图10-6-6）。例如，能兴奋中枢神经系统的有毒植物有曼陀罗、天仙子、颠茄等；能抑制中枢神经系统的有罂粟、乌头、尼泊尔乌头等；作用于外周神经的有毒植物有烟草、欧洲夹竹桃、沙门羊角拗、铃兰等；具有细胞毒性的有毒植物有天南星、秋水仙、白头翁等；能致敏、致光敏的有毒植物有黄海棠等。也有国家根据本国和本地区的特点，发行专题有毒植物邮票（图10-6-7），如匈牙利（Magyar posta[1]）1986年发行

了有毒蘑菇邮票；俄罗斯1986年发行了一套5枚的毒蘑菇邮票[2]（图10-6-8）；捷克1989年也发行了一套5枚的毒蘑菇邮票；保加利亚1989年发行一套5枚的有毒有害植物邮票；中国《集邮》杂志1991年11期刊登了题为"邮票上的有毒植物"专题邮票，汇集10多个国家发行的30枚有毒植物邮票[3]。此外，许多国家发行的药用植物邮票、花卉和蘑菇邮票中，可以看到其中有许多是有毒植物。

2.邮票中的有毒动物

在动物界众多的有毒动物中，人们对毒蜂、毒蚂蚁、毒蝎、毒蜘蛛、毒蛙和毒蛇这些既有剧毒又有应用价值的有毒动物情有独钟，在发行的邮票中比比皆是（图10-6-9）。有的国家还发行了蛇类的专题邮

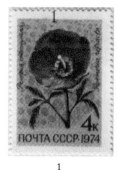 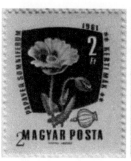 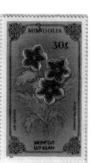 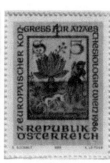

1　　　　　2　　　　　3　　　　　4

图10-6-6　古代用于麻醉的有毒植物[4]
1和2.罂粟；3.莨菪碱；4.曼德拉草

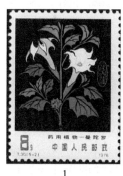 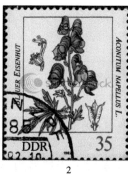 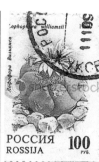 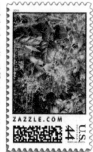

1　　　　　2　　　　　3　　　　　4

图10-6-7　邮票中的有毒植物
1.曼陀罗，中国；
2.乌头，民主德国；
3.球顶仙人鞭，前苏联；4.毒橡，美国

1 Magyar posta意为马扎尔邮资，Magyar是匈牙利的主要民族。
2 集邮者将这套邮票称为《采集蘑菇手册》，如果到树林采蘑菇时，一定要随身携带这套邮票，那时，你的筐子里只会有好蘑菇。
3 熊源新.邮票上的有毒植物.集邮，1991，11.
4 在古代印度、巴比伦、希腊等国家，采用罂粟、莨菪、曼德拉草进行麻醉。13世纪狄奥多里克（Theodoric）在著名的波伦亚大学手术时，将浸有麻醉性药曼德拉草的布块放在患者的鼻孔旁做手术，这是古代最早使用含有现代麻醉药的有毒植物。

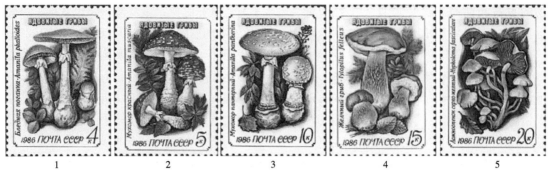

图10-6-8　俄罗斯的毒蘑菇

1.毒鹅膏；2.飞伞菌；3.豹斑毒伞；4.胆状菇；5.灰黄假密环菌

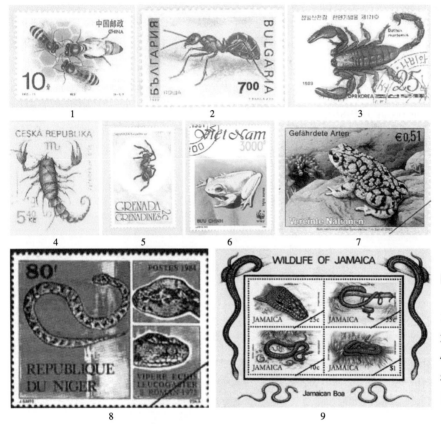

图10-6-9　邮票上的
有毒动物

1.蜜蜂，中国；2.蚂蚁，保
加利亚；3.毒蝎，朝鲜；
4.蝎子，捷克斯洛伐克；
5.蜘蛛；6和7.毒蛙；8.尼
日尔蛇类邮票；9.牙买加
蛇类邮票

票，如克罗埃西亚蛇类邮票；博茨瓦纳蛇类邮票；尼日尔蛇类邮票和牙买加蛇类邮票。

10.6.3　戒烟禁烟邮票

为防止吸烟危害人们的健康，提高世界人民的健康水平，世界各国在"世界无烟日"前后为配合戒烟禁烟活动，纷纷发行邮品宣传吸烟有害，提倡控烟、戒烟（图10-6-10）。

1976年，为纪念世界卫生日，捷克斯洛伐克发行了一枚名为《与吸烟作斗争》的邮票，这是世界上第一枚戒烟专题邮票。

1980年4月7日世界卫生日的主题是"提高健康水平，提倡戒烟"。中国邮电部为此发行了"提高健康水平，提倡戒烟"专题邮票一套2枚。

1997年8月20日，中国邮电部发行了　　"戒烟有益健康"的纪念邮资明信片1枚。

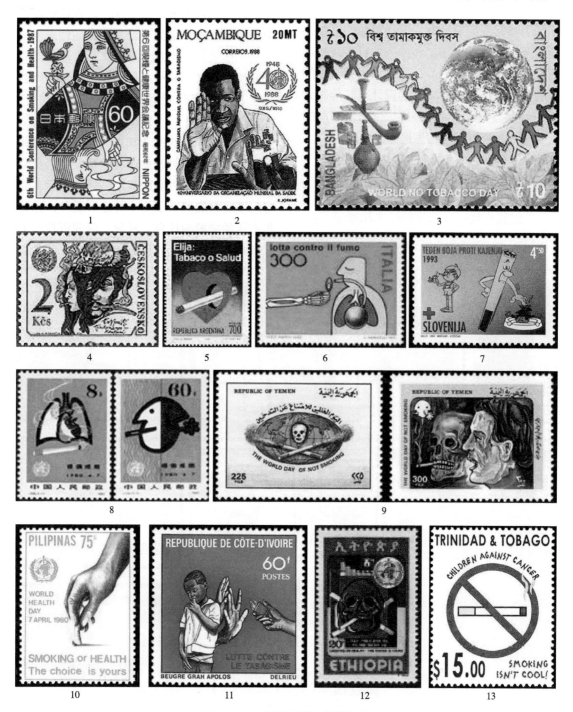

图10-6-10　提倡戒烟和禁烟邮票

1.日本，1987年；2.莫桑比克，1988年；3.孟加拉国，2001年；4.捷克斯洛伐克"与吸烟作斗争"邮票，1976年；5.阿根廷；6.意大利；7.斯洛文尼亚，1993年；8.中国，1980年；9.也门，1991年；10.菲律宾，1980年；11.象牙海岸，1980年；12.埃塞俄比亚，1980年；13.特立尼达和多巴哥（拉丁美洲），2005年

10.6.4 禁毒邮票

为唤起人们对反毒斗争严重性的重视，全世界约有50多个国家和地区发行了宣传禁毒的邮票（图10-6-11）。吸毒是一种丑恶的社会现象，所以禁毒邮票的设计与其他邮票的设计有很大的不同，各国依据自身不同的文化背景，设计出了构思迥异的禁毒邮票。

10.6.5 蛇与医学徽标

1.蛇绕拐杖——医学的标志和徽记

人们称蛇绕拐杖为"蛇徽"，其由来有

两种说法。

其一，来源于古希腊神话。古希腊神话中的蛇与权杖，是为了纪念伟大的神医——阿斯克勒庇奥斯（Asclepius）。传说阿斯克勒庇奥斯为太阳神——阿波罗（Apollo）的儿子，阿斯克勒庇奥斯学得许多医疗的技术，但众神之王——宙斯（Zeus）担忧阿斯克勒庇奥斯渊博的医学知识会使所有人因此而长生不死，为了避免这样的事发生，宙斯便以雷电将阿斯克勒庇奥斯击死。之后人们将阿斯克勒庇奥斯奉为众神之一膜拜，并聚集在他的神殿内休息、睡觉，民间更相信可以在睡梦中将治疗的秘方传给患者，使之立

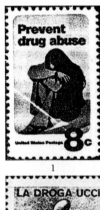 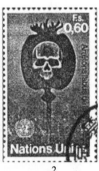 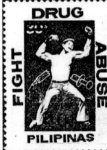 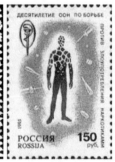 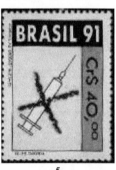

1　　　　2　　　　3　　　　4　　　　5

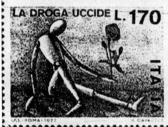 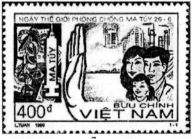 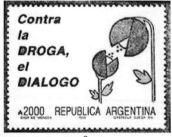

6　　　　　　7　　　　　　8

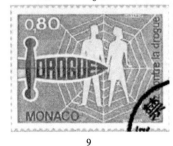 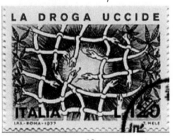 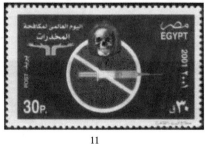

9　　　　　　10　　　　　　11

图10-6-11　禁毒邮票

1.1971年美国发行的"防止滥用药物"邮票；2.联合国1973年发行的"禁止滥用毒品"邮票；3.菲律宾禁毒邮票；4.俄罗斯禁毒邮票，1995年；5.巴西禁毒邮票；6.意大利禁毒邮票；7.越南禁毒邮票；8.阿根廷禁毒邮票；9.摩洛哥禁毒邮票；10.意大利禁毒邮票。11.埃及禁毒邮票，2001年

刻痊愈。鉴于民众对阿斯克勒庇奥斯的信仰，宙斯最后只好让阿斯克勒庇奥斯复活并正式封为神。

希腊人就像尊崇上帝一样尊崇这位"神医"。因为阿斯克勒庇奥斯在出诊和旅行时，都有一条约一米半长、来自南欧的蛇陪伴着他，因此蛇和医药神的手杖就成了医学的主要象征（图10-6-12）。也有说由于阿斯克勒庇奥斯通常以站立的姿势出现在民众前面，且身穿长袍，手持一根权杖，权杖上有一条蛇缠绕而上，而后权杖就变成医学唯一的标志。权杖上的蛇是医学与健康的象征，权杖与一对翅膀则是和平的标志。其由来据说是有一次阿斯克勒庇奥斯遇到一位病情非常复杂的患者，令阿斯克勒庇奥斯无法医治，于是他向一条蛇进行咨询并寻求建议，最后患者终于痊愈，在与蛇咨询讨论期间，为了能与蛇面对面讨论，并表示两者的地位相等，阿斯克勒庇奥斯请蛇缠绕在他的权杖上。希腊伟大诗人荷马，在史诗中赞颂民间医生阿斯克勒庇奥斯为伟大的十全的医生，医术高明，为人善良，特别受人拥戴。后世出于对神医和灵蛇的崇敬，也为了纪念阿斯克勒庇奥斯，便以"蛇绕拐杖"作为医学标记。神杖表示云游四方，为人治病之意，灵蛇则是健康长寿的象征。

其二，是依据圣经中摩西的故事。基督教圣经《旧约·民数记》记载：古代以色列百姓都被掳去埃及当奴隶，当摩西遵循耶和华上帝的旨意，率领以色列民众离开埃及回家乡的途中，遇到了火蛇咬他们，死了许多人。于是，摩西为百姓祷告。耶和华对摩西说："你制造一条火蛇，挂在杆子上，凡被咬的，一望这蛇，就必得活。"摩西便制造一条铜蛇，挂在杆子上，凡被咬的人，一望这铜蛇，就活了。于是，摩西以青铜铸造一条蛇的形状并将他镶在一根柱子上，若有人被毒蛇咬到，只要到柱子下注视着青铜铸的蛇，就会马上痊愈。

当人们仔细考察世界上的医学标识之后，就会发现医学标识有两大体系（图10-6-13）。一种则是以单蛇缠杖作为主题；另一种是双蛇缠杖，顶部展出双翼作为主题。单蛇之杖则为医神阿斯克勒庇奥斯的主要表征。而双蛇双翼之杖源自于希腊神话中神的信使赫尔墨斯和马克里的魔杖标识[1]。传统的看法认为单蛇之杖是正统的医学标识。不管是单蛇杖还是双蛇杖，两者皆表示疗疾养伤的根本，来自于创造生命的神奇力量，蛇杖象征神奇的医术和中立的医德。

希腊是蛇徽的发源地，从古到今，蛇徽遍布希腊各地。今天，蛇杖代表医疗卫生行业和医学的神圣，国际上许多医疗卫生组织、研究单位和院校都将蛇杖设计在自己的

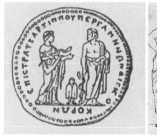 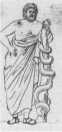 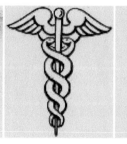 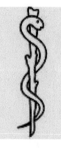

图10-6-12　阿斯克勒庇奥斯与蛇杖

---

1 希腊神话之中的赫尔墨斯（Hermes）是宙斯与玛亚（Maia）所生的儿子，是管商业、旅行及竞技等体能锻炼，他掌管所有需要技巧的活动。他是希腊众神的信使，头戴着插有羽翼的帽子，脚上穿着插有羽翼的鞋子，手持双蛇缠绕的魔杖。双蛇杖代表了传令棒，两条蛇缠绕左右，两头相对，有的杖顶端有一对天使的翅膀。现代人将双蛇杖视为贸易和运输行业的象征，也象征着医学及炼金术。也有传说，马克里（Mercury）看见两条蛇打斗，在用尽各种办法都无法让它们停止的时候，就将手杖丢到正在撕咬的两条蛇中间，这时两条好斗的蛇却顺着手杖缠绕而上，两条蛇重归于好。因此，双蛇杖被视为和平的象征。此外，巧妙的是这种双螺旋形态，与现代人体遗传基因的DNA分子结构形态极为相似。

徵征之中。在欧洲城市街头建筑物上，常见奇特的标记：一条蛇缠绕在一只高脚杯上，这就是欧洲药店的标志。这是因为几千年之前，人类就知道了毒蛇的药用价值，并有目的地收集毒蛇，提炼成药，用于治病救人。古罗马画家、艺术家的作品中，几乎都有描绘健康之神手拿杯子喂蛇的场面。无论在实际生活中，还是在艺术创作中，蛇与医药结下了不解之缘。所以，从中世纪开始，欧洲各国的药店就开始出现这种标志。蛇象征着具有救护人类的能力，高脚杯则代表人类收集蛇毒的工具。"蛇绕拐杖"——医学的标志

和徽记，人们称之为"蛇徽"。1912年建立的中国奉天医科大学校徽为针、蛇、火炬组成的图案，针蛇象征救死扶伤，火炬象征学术光明之灯。世界卫生组织会徽是由1948年第一届世界卫生大会选定的。该会徽由一条蛇盘绕的权杖所覆盖的联合国标志组成。

2.蛇杖与邮票

蛇杖是医卫行业的标志。1956年，联合国发行了一套以蛇杖为主图的《世界卫生组织纪念邮票》，共10枚，每张邮票都设计有蛇杖（图10-6-14）。

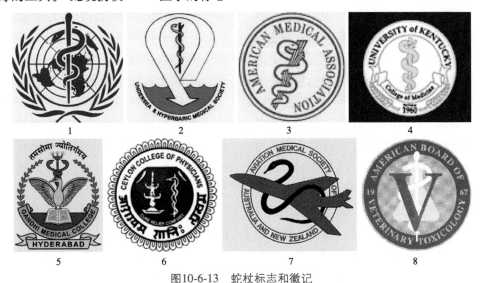

图10-6-13　蛇杖标志和徽记

1.世界卫生组织的标志；2.北极水下医学学会标识；3.美国医学协会会徽；4.肯塔基大学徽记；5.甘地医学院院标；6.伊斯兰卡医学院院标；7.航空医学学会会徽；8.美国兽医毒理学会会徽

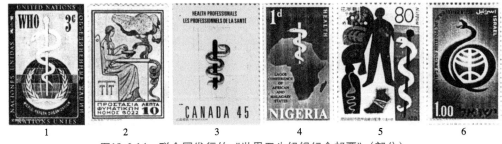

图10-6-14　联合国发行的《世界卫生组织纪念邮票》（部分）

1.世界卫生组织的徽志——联合国徽加上蛇杖；2.1934年希腊发行的邮票，图中端坐的就是海金娜，有蛇相伴；3.1998年加拿大为专业卫生工作者发行的邮票，图案就是蛇杖和红十字；4.20世纪60年代尼日利亚发行的健康邮票，主图是非洲地图加蛇杖；5.1999年日本为纪念第25届日本医学会总会而发行的邮票，票图上也有蛇杖；6.1964年以色列发行的纪念第6届世界医学协会邮票，图案是该会会标"盘绕地球的蛇"

3.生命之星

生命之星是蓝色、六边突出的星，并在中间加上阿斯克勒庇奥斯之杖，其原本的设计和决定是来自美国运输部下属的国家高速公路交通安全署。国际上生命之星表示急救照顾单位或人员。而类似的橙星是给搜索、考察及救援人员使用（图10-6-15）。

生命之星最初（1967年）的专利为美国医学组织拥有，之后被转让成为急救服务[1]的标志。1977年2月1日注册为保证记号。至今生命之星已被广泛使用于世界各国紧急医疗救护服务系统并成为独特标志。

生命之星符号中的6个分支的星代表6种主要通过救援者执行的一连串紧急任务：①第一位救援者观察及了解现场，明白当前问题，确认患者与伤者（们）的危险，做出适当的估计，保证现场的安全（传染、电流、化学、辐射等）；②第一位救援者报告及要求专业的救援；③第一位救援者提供急救并以有限度的能力提供立即的照顾，④急救服务人员到达并以有限度的能力提供立即的照顾；⑤急救服务人员运送患者与伤者到医院接受治疗，并在运送途中提供医学上的照顾；⑥以适当及专业的照顾将患者或伤者送到医院。

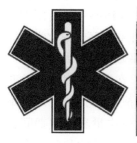 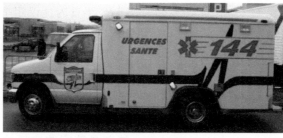 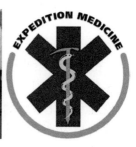

1   2   3

图10-6-15 生命之星

1.120急救车上的标志称"生命之星"；2.拥有生命之星的救护车；3.医学考察队使用的橙色生命之星

---

1 能代表急救服务（EMS）的6个观点：发现、报告、回应、现场处理、运送处理、运送到医疗机构。

第11章 毒物管理

11.1 国际公约与国际组织

11.1.1 控制大规模杀伤性武器公约

在战争中禁止使用毒物的规则早在两千多年前就出现了，它是建立在各种不同的伦理和文化系统的作战规则之上的。化学战是最为残酷的战争之一，它不仅造成惊人的人员伤亡，而且严重破坏人类的生存环境。因此，禁止毒物和有毒武器是一项最古老的战争法规则。古希腊人和古罗马人根据惯例遵守禁止使用毒物和毒性武器的规则，公元前500年，印度的《摩奴法典》规定禁止使用这种武器。一千年之后，撒拉逊人[1]从《可兰经》中总结出的作战规范专门对下毒做出了禁止性的规定。1874年，15个国家通过的《布鲁塞尔宣言》首次提出禁止使用毒质和含有毒质的兵器。之后，随着国际会议、国际组织的推动和国际法的逐步规范，控制大规模杀伤性武器公约也随之完善和行之有效。

1.《禁止化学武器公约》

化学武器是国际公约禁止使用的非常规武器。1899年和1907年的两次海牙会议、1925年日内瓦议定书及1993年联合国大会通过并签署的全面禁止和彻底销毁化学武器公约，为维护世界和平做出了重大贡献。

1899年和1907年，在海牙分别举行的两次国际和平会议上达成了禁止使用毒气炮弹的协定。但是，第一次世界大战期间，特别是德国曾广泛使用窒息性和各类有毒化学武器，造成近1万人死亡，125万人受伤。为制止类似情况再次发生，1918年2月6日，红十字国际委员会发出了一项公开呼吁，强烈反对向第一次世界大战的交战方使用毒气。

1925年，国际社会缔结了《日内瓦议定书》[2]，规定禁止在战争中使用毒性和窒息性气体。但不足以制止一些国家此后生产、使用和储存化学武器。特别是在其后的第二次世界大战及战后的一些地区冲突中，化学武器被多次用于战场，《日内瓦议定书》并未得到遵守。随着时间的推进，具有更大破坏作用的化学武器被研制出来。同时，国际社会要求禁止化学武器的呼声也不断高涨。

---

1 撒拉逊人系指从今天的叙利亚到沙乌地阿拉伯之间的沙漠牧民，广义上则指中古时代所有的阿拉伯人。
2 本议定书1925年6月17日订于日内瓦，于1928年2月8日生效。

1992年9月3日，经过长达20多年的艰苦谈判，日内瓦裁军谈判会议关于化学武器的谈判宣告结束，达成了《关于禁止发展、生产、储存和使用化学武器及销毁此种武器的公约》（草案），简称《禁止化学武器公约》。1992年11月，《禁止化学武器公约》（草案）又经第47届联合国大会审议通过。这是迄今为止世界上经过80年的不懈努力终于达成一致的第一个多边裁军协议。

《禁止化学武器公约》包括24个条款和3个附件。条约中还规定由设在海牙的1个机构经常进行核实。这一机构包括1个由所有成员国组成的会议、1个由41名成员组成的执行委员会和1个技术秘书处。1993年1月13～15日，公约的签字仪式在巴黎联合国教科文组织总部举行，120多个国家的外长或代表出席了这次会议，130个国家签署了该公约。此后，公约转到联合国总部纽约继续开放签署。

1997年4月29日，《禁止化学武器公约》正式生效。截至2002年6月21日，已有174个国家和地区签署了该公约，共有145个国家批准了该公约，覆盖世界人口的90%，世界大陆的92%及世界化学工业的

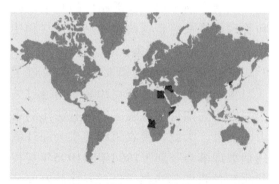

图11-1-1 《禁止化学武器公约》普遍性图示（2006）

说明：绿色代表已加入《禁止化学武器公约》的183个缔约国。黄色代表已签署但尚未批准加入《公约》的5个国家。红色代表尚未签署《公约》的7个国家

98%。禁化武组织监督销毁了向其宣布的化学武器储存的近10%。2006年183个国家和地区签署了该公约；已签署但尚未批准加入该公约国家5个；尚未签署该公约的国家7个（图11-1-1）。

2.《禁止生物武器公约》

1925年签署的《禁止在战争中使用窒息性、毒性或其他气体和细菌作战方法的议定书》，第一次将禁止使用细菌武器列入国际文件。议定书宣布：鉴于战争中使用窒息性、毒性或其他气体，以及使用一切类似的液体、物体或器具，受到文明世界的谴责；鉴于世界上大多数国家缔结的条约中已经宣布禁止这种使用，宣告：各缔约国如果尚未缔结禁止这种使用的条约，均接受这项禁令，各缔约国同意将这项禁令扩大到禁止使用细菌作战方法，并同意缔约国之间的关系按照本宣言的条约受到约束。

但是，在第二次世界大战中，这项国际文件的规定没有得到切实遵守，因此，在战后又重新提出这一问题。1946年12月，联合国大会决议中明确建议将确保消除"原子武器和所有其他现在或将来可能适用于大规模毁灭性主要武器。"1948年8月常规军备委员会通过的决议中，认为"大规模毁灭性武器应明确包括原子爆炸武器、放射性武器，杀人化学和生物武器，以及任何今后发展的，在毁灭性效能上具有与原子弹或其他上述武器相似特征的武器。"

在第15届联大会议上，英国、美国和意大利等国提出不仅消除核化学和细菌武器，还要消除他们的运载系统。缅甸等第三世界国家提出订立全面彻底裁军协议的指导原则之一，应该是完全禁止"制造、保存和使用"核武器及化学和细菌武器，并消除为"运载、安放和操作"一切大规模毁灭性武器的安全装置和设备。

在1966年第21届联合国大会上，经过辩论，大会通过决议，要求所有国家严格遵守1925年在日内瓦签订的关于《禁止在战争中使用窒息性、有毒性或其他气体和细菌作战方法议定书》的原则和目标，并谴责违反这一目标的一切行为。此后，在联合国内外又经过多年艰苦的辩论和谈判，终于达成协议。1971年9月28日由美国、英国、苏联等12个国家向第26届联大联合提出，经联大通过决议，签订了《禁止细菌（生物）和毒素武器的发展生产、储存及销毁这类武器的公约》（简称《禁止生物武器公约》）。该公约于1972年4月10日分别在华盛顿、伦敦和莫斯科签署。1975年3月26日公约生效，截至2007年12月，有159个缔约国。

3. 《不扩散核武器条约》

1959年和1961年，联合国大会先后通过爱尔兰提出的要求有核武器国家不向无核武器国家提供核武器和"防止核武器更大范围扩散"的议案，这两项议案是不扩散核武器条约的雏形。

1960年和1964年，法国和中国先后成功地爆炸了核装置，美国和苏联极为担心将会有更多的国家拥有核武器。美国于1965年8月向日内瓦18国裁军委员会提出一项防止核武器扩散条约草案。同年9月，苏联也向联合国大会提出一项条约草案。1966年秋天，苏联和美国开始秘密谈判并于1967年8月24日向18国裁军委员会提出了"不扩散核武器条约"的联合草案。

1968年1月7日由英国、美国、苏联等59个国家分别在伦敦、华盛顿和莫斯科缔结签署的一项国际条约——《不扩散核武器条约》又称《防止核扩散条约》或《核不扩散条约》（图11-1-2）。条约共11款，其宗旨是防止核扩散，推动核裁军和促进和平利用核能的国际合作。

1968年3月11日美国和苏联又提出联合修正案。1968年6月12日，联合国大会核准该条约草案。条约于1970年3月正式生效，截至2003年1月，条约缔约国共有186个。

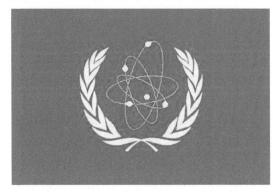

图11-1-2　《不扩散核武器条约》图徽

11.1.2　控制化学品与危险废料公约

1. 规范危险化学品和化学农药国际贸易的《鹿特丹公约》

20世纪60年代以来，随着化学品生产和贸易的大幅增长，各国政府和公众对危险化学品和农药可能造成的各种危害日益关注。发展中国家由于缺乏相应的基础设施和管理体系来监督这些化学品的进口和使用情况，因此受到损害。

1992年里约环境和发展大会通过了《21世纪议程》，呼吁在2000年前通过关于采用事先知情同意程序的具有法律约束力的文书。为此，粮农组织理事会和环境规划署理事会分别于1994年和1995年授权其执行首长发起谈判。经过五届政府间谈判委员会会议的磋商，最终于1998年确定了《关于在国际贸易中对某些危险化学品和农药采用事先知情同意程序的鹿特丹公约》(简称《鹿特丹公约》)的案文。1998年

9月10日，在荷兰鹿特丹举行的全权代表会议上，该公约文本获得通过。公约于2004年2月24日生效。到2005年9月，《鹿特丹公约》有100个缔约方。

《鹿特丹公约》的目的是促进各缔约方之间在某些危险化学品的国际贸易中共同负责和合作努力，以便通过促进关于这些化学品特点的信息交流，为国家关于其输入和输出的决策过程做准备，并向缔约方通报这些决定，保护人类健康和环境避免受到潜在损害，有助于这些化学品的环境无害使用。

2004年9月，根据对于包括农药和严重危险农药制剂在内的总共41种化学品[1]的临时事先知情同意程序期间所完成的工作，缔约方大会又增加了14种化学品，并于2006年2月举行的化学品审查委员会第二次会议将对9种新的候选化学品进行审查。

公约使世界能够监测和控制某些危险化学品的贸易。特别是通过事先知情同意程序，使输入国能够就他们希望收到其中哪些化学品做出知情决定，拒绝他们不能安全管理的那些化学品。

此外，缔约各方开展技术援助和其他合作，促进相关国家加强执行该公约的能力和基础设施建设。

2. 遏止危险废料越境转移及其处置的《巴塞尔公约》

20世纪80年代中期，许多有毒工业废料被不负责的跨国企业遗弃到加勒比海、非洲、亚洲、太平洋岛国的沙滩上，一艘又一艘的"死亡之船"满载着有毒废料自发达国家驶往发展中国家。有的遭到严重抗议而被迫返航[2]。在世界现有的4500万艘远洋船只和数目更庞大的军舰中，每年约有700艘退役，人们拆掉这些退役舰船，回收有价值的钢材。随着发达国家越来越重视环境保护，拆船业逐渐转移到贫穷的亚洲国家。为了提高利润，船主将退役船只从过去主要在英国、墨西哥、西班牙和巴西转送到印度、巴基斯坦、孟加拉、菲律宾和越南等国家，进行拆船和回收钢铁。美国、德国、澳大利亚和英国把印度当成了有毒废物最大的接收国，1998~1999年，估计有10万吨有毒或者可能有毒的废物出口到印度。东南亚的印度尼西亚成为美国和德国等国出口有害物质的重要国家，到1993年为止，欧盟每年向印度尼西亚输出超过60万吨的有害物质和50万吨的普通垃圾。但是，到了20世纪90年代，发展中国家纷纷开始反击，非洲、加勒比海、太平洋岛国等100多个国家和地区先后立法禁止输入有毒物质。正是在这个背景下，促使控制危险废料越境转移及其处置的《巴塞尔公约》出台。

1989年3月22日，联合国环境规划署在瑞士巴塞尔召开世界环境保护会议，会上通过了《控制危险废料越境转移及其处置巴塞尔公约》，简称《巴塞尔公约》（图11-1-3），并于1992年5月正式生效。1995年有115个国

---

1 《鹿特丹公约》中涉及的化学品名单：艾氏剂、乐杀螨、敌菌丹、氯丹、杀虫脒、乙酯杀螨醇、DDT、狄氏剂、地乐粉和达诺杀、二硝基-邻-甲酚类及其盐类、1,2-二氯乙烷、二氯化义烯、环氧乙烷、氟乙酰胺、六六六、七氯、六氯苯、林丹、汞制剂、五氯苯酚、2,4,5-涕、杀毒芬、八氯莰烯、含有苯菌灵、虫螨威和福双美的可粉化的粉剂制剂、甲胺磷、甲基对硫磷、久效磷、对硫磷、磷铵、石棉、青石棉、阳起石、闪石、铁石棉、透闪石、多溴联苯、多氯联苯、三磷酸盐、三（2,3-二溴丙基）膦酸酯。

2 1986年美国宾夕法尼亚州费城垃圾填埋场已经没有空地来掩埋已被焚化成灰的1.5万吨垃圾，费城官员们决定把垃圾运往巴哈马群岛一个船运公司所拥有的一个小岛。于是，一艘名为"希安海"号的货船载着垃圾出发了。然而，绿色和平组织得知此事后告知了巴哈马政府，巴哈马政府坚决不允许垃圾船靠岸。不得已，"希安海"号被迫围着加勒比海转悠，希望寻找到一个愿意接收这些垃圾的地方。环保组织又警告加勒比海沿岸国家，垃圾里可能含有有毒物质，结果没有一个地方欢迎"希安海"号靠岸。从洪都拉斯到巴哈马、多米尼加、海地，各国政府都不愿冒风险。有些地方还架起了枪，严禁这艘"垃圾船"接近自己的港口。就这样，1.5万吨垃圾经过16年的全球航行，途经14个国家，终于在2002年又回到美国。美国各州也拒绝接收这些垃圾。最后，万般无奈的费城只好把这些垃圾运回，掩埋在新的垃圾填埋场。

家在瑞士巴塞尔签署了《巴塞尔公约》。

《巴塞尔公约》旨在防止和控制越境转移和处置废弃物的危险行为，将废弃物越境和越境造成的危害降低到最低程度。在全球范围禁止有毒贸易，限制欧洲、美国、日本等经济合作发展组织成员国，把有毒物质输出其他非工业化国家。特别是遏止越境转移危险废料向发展中国家出口和转移危险废料。

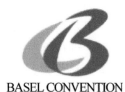

图11-1-3　巴塞尔公约标志

《巴塞尔公约》的主要目标是：①最大程度地减少有害废物的产生及其毒性；②鼓励区内弃置有害废物，危险废物应当在离其生产点最近的地点进行处理；③减少有害废物的转移。

公约所涉及的危险废物类别包括毒性、爆炸性、辐射性、易燃性、生态毒性和传染性类别。公约附件Ⅰ至附件Ⅲ确定了废物及其危险特性类别。附件Ⅷ和附件Ⅸ是特定危险废物和非危险废物清单。

公约还呼吁发达国家与发展中国家通过技术转让、交流情报和培训技术人员等多种途径，在处理危险废料领域中加强国际合作。

在《巴塞尔公约》的管制下，所有有害废物的越境转移都必须得到进口国及出口国的同意才能进行。为了进一步的控制有害废物的转移问题，1995年通过了《巴塞尔公约》修订案（又称巴塞尔禁令），禁止发达国家向发展中国家输出有害废物。然而不少分析家都担心，《巴塞尔公约》因不符合世贸组织一些条款，很可能设下贸易壁垒，或对某些参与有害废物贸易的国家出现不公平的待遇，因此受到挑战，甚至被削弱其效力。

3. 减少或消除持久性有机污染物的《斯德哥尔摩公约》

国际社会从认识持久性有机污染物（POP）[1]危害到制定公约经历了半个多世纪。自从1938年发现了DDT惊人的杀虫效果之后，有机氯农药在粮食生产和病害防治方面作出了积极的贡献，但到1962年《寂静的春天》一书的出版，阐述了有机氯农药对环境的污染，以及其对生态系统带来的危害，人们对有机氯农药的危害有所觉醒，唤起了环保意识。20世纪60～90年代初，POP危害日益显现。这一时期与1976年7月在意大利发生了二噁英泄漏事件，1968年在日本发生的"米糠油事件"，1979年在中国台湾发生了因食用受多氯联苯污染的米糠油而导致上千人中毒的"台湾油症事件"。特别是比利时鸡肉污染二噁英事件引起轩然大波，直接导致比利时内阁集体下台。针对越来越多的污染事件，国际社会开始建立信息交换和风险评价的方法，从此，POP引起了国际上的广泛关注。1995年5月召开的联合国环境规划署理事会通过了关于POP的18/32号决议，强调了减少或消除首批12种POP的必要性。之后开始政府间谈判并着手制订公约的前期准备工作。

为了推动POP的淘汰和削减，保护人类健康和环境免受POP的危害，在联合国环境规划署主持下，于2001年5月23日在瑞典首

---

1 持久性有机污染物（persistent organic pollutants，POP）是一组具有毒性、持久性、易于在生物体内富集和进行长距离迁移及沉积、对源头附近或远处的环境和人体产生损害的有机化合物。

都共同缔结了《关于持久性有机污染物的斯德哥尔摩公约》，也称《POP公约》，公约于2004年5月17日生效。截至2006年6月底，已有151个国家或区域组织签署了《POP公约》，其中126个已正式批准该公约。《POP公约》的成功签署，被认为是继《巴塞尔公约》、《鹿特丹公约》之后，国际社会在有毒化学品管理控制方面迈出的极为重要的 大步。首批列入公约控制的POP共有3类12种(类)，它们被合称为"肮脏的一打"[1]。2009年5月4～8日，POP公约第四次缔约方大会同意减少并最终禁止使用9种严重危害人类健康与自然环境的有毒化学物质[2]。

11.1.3 国际禁毒公约

自从毒品犯罪成为一个国际性问题以来，反毒斗争的国际性合作就显得日益重要。因此，关于禁毒的一系列的决议、协定、议定书和国际公约应运而生。

1.第一次国际禁毒会议决议

1909年2月1日，根据美国总统罗斯福的建议[3]，国际鸦片委员会会议在中国上海召开，史称"万国禁烟会"，成为第一次国际性的禁毒会议。中国、日本、英国、法国、德国、俄国、美国、葡萄牙等13个国家派代表参加会议。会议就限制用于正当目的的鸦片数量，对鸦片的进口实行管制，逐渐取缔吸食鸦片等问题做出了9条决议。决议虽然属于建议性质，对签字国不具有约束力，但会议确定的原则催生了首部国际禁毒公约——1912年《海牙鸦片公约》的缔结，有力地推动了世界禁毒斗争的开展，"万国禁烟会"在国际禁毒史上具有里程碑意义。

2.第一个国际禁毒公约——《海牙禁止鸦片公约》

1912年1月，中国、美国、日本、英国、德国等国家在海牙召开禁毒国际会议，签订了第一个国际禁毒公约《海牙禁止鸦片公约》。公约规定：缔约国应当制定法律管制"生鸦片"的生产、销售和进口；逐渐禁止"熟鸦片"的制造、贩卖和吸食；切实管理吗啡、海洛因、古柯等麻醉品。

3.《关于熟鸦片的制造、国内贸易及使用的协定》和《国际鸦片公约》

为了检验《海牙鸦片公约》的实施情况及解决禁止贩运毒品问题，在国际毒品顾问委员会的提议下，召开了两次日内瓦国际禁毒会议，并于1924年12月11日签订了《关于熟鸦片的制造、国内贸易及使用的协定》，之后又于1925年2月19日签订了《国际鸦片公约》。

4.《限制制造及调节分配麻醉品公约》、《远东管制吸食鸦片协定》和《禁止非法买卖麻醉品公约》

为了补充《海牙鸦片公约》和《国际鸦片公约》的内容，更加严格地限制麻醉药品的制造，1931年7月13日在日内瓦签订了《限制制造及调节分配麻醉品公约》；1931年11月27日，在曼谷签订了《远东管

---

1 "肮脏的一打"指《关于持久性有机污染物的斯德哥尔摩公约》第一批受控化学物质包括3类12种。①杀虫剂：DDT、氯丹、灭蚁灵、艾氏剂、狄氏剂、异狄氏剂、七氯、毒杀酚和六氯苯；②工业化学品：多氯联苯；③副产物：二噁英、呋喃。

2 9种有机污染物分别是：α-六氯环己烷、β-六氯环己烷、六溴联苯醚和七溴联苯醚、四溴联苯醚和五溴联苯醚、十氯酮、六溴联苯、林丹、五氯酚、全氟辛烷磺酸、全氟辛烷磺酸盐和全氟辛基磺酰氟。

3 1906年，时任菲律宾主教的美国圣公教士勃伦脱写信给美国总统罗斯福，提请他关注国际禁毒问题和美属菲律宾的鸦片问题，建议由中美两国共同发起国际性禁烟大会。罗斯福最终接受了这一建议，提议在远东地区发起召开一次国际禁烟会议。经过一年多的国际磋商，各国定于1909年2月1日在上海举行"万国禁烟会议。"

制吸食鸦片协定》；1936年6月26日，在日内瓦签订了《禁止非法买卖麻醉品公约》，该公约第一次把非法制造、变造、提制、调制、持有、供给、兜售、分配、购买麻醉品等行为规定为国际犯罪，这是国际禁毒立法上的一项重大突破。

5.《1961年麻醉品单一公约》

1961年6月30日，联合国大会通过《1961年麻醉品单一公约》，该公约不仅对过去的公约和协定进行了合并和修订，还把管制范围扩大到了天然麻醉品原料的种植等方面，并对有关刑事管辖权的问题做了规定。主要内容是：限定了麻醉品的范围，并分别列入4个表格，规定给予不同级别的管制；规定了缔约国的一般义务；规定联合国经济及社会理事会麻醉品委员会、国际麻醉品管制局执行公约分别被授予的职权和职能；规定了对各类麻醉品，如鸦片、古柯与古柯叶、大麻等，在生产、种植、制造、国际贸易、分配、持有、使用中的限制、管制、监察和检查的措施；规定了对违反公约规定应给予的处罚；规定了防止滥用麻醉品的措施。

6.《经〈修正1961年麻醉品单一公约议定书〉修正的1961年麻醉品单一公约》

1972年，联合国在日内瓦召开会议，对《1961年麻醉品单一公约》进行了修订，于3月25日正式订立了《修正1961年麻醉品单一公约的议定书》，即1972年议定书，并以《经〈修正1961年麻醉品单一公约议定书〉修正的1961年麻醉品单一公约》为名，提交各国批准。

7.《1971年精神药物公约》

1971年联合国在维也纳签订了《1971年精神药物公约》，针对国际上精神药物滥用严重的情况，建议各国对精神药物实行

管制。

8.《联合国禁止非法贩运麻醉药品和精神药品公约》

鉴于国际毒品犯罪十分猖獗，不仅在数量上呈上升趋势，而且日益与恐怖主义等有组织的国际犯罪相结合，威胁着国际社会的安定和人类健康，1984年联合国第39届大会通过了一项关于起草新禁毒公约的141号决定，经过联合国和各国政府历时4年的努力，于1988年12月19日通过了《联合国禁止非法贩运麻醉药品和精神药物公约》（简称"88国际禁毒公约"）。截至1989年8月，已有70个国家在该公约上签字。

1990年2月，在美国纽约召开的联合国第十七届禁毒特别会议上通过了《政治宣言》和《全球行动纲领》，并宣布将20世纪最后10年（1991～2000年）定为联合国禁毒10年，要求采取有效而持续的国家、区域和国际行动，以促进《全球行动纲领》的实施。

11.1.4 《烟草控制框架公约》

烟草有醉人的"香气"，具有消除疲乏和提神的作用，甚至能治疗疾病，世界上许多国家都有吸烟具有高雅情趣的历史记载。但是，人们对吸烟影响健康的关注却很晚。1934年，中国学者吕富华发表了《关于家兔涂布烟草焦油致癌的研究》论文，是世界上首次通过动物实验提出"烟草有致癌性"的研究报告。出于人类健康等方面的原因，20世纪50年代国际上出现过大规模的反吸烟运动。1964年，美国公众卫生局发表报告，认为"吸烟是人类的杀手"，引起全国震动。1969年，世界卫生组织下属的泛美卫生组织指导委员会/美洲区域委员会及欧洲区域委员会通过了关

于控制吸烟的决议，开始推动世界性的控烟工作。

经过世界卫生组织20多年的努力，在1996年5月召开的第44届世界卫生大会上，191个成员国达成了建立世界《烟草控制框架公约》的协议。1998年，世界卫生组织新任总干事布伦特兰博士提出了无烟倡议行动，并将制定《烟草控制框架公约》作为任期目标。1999年第52届世界卫生大会通过了WHA 52.18号决议，决定着手制定《烟草控制框架公约》及相关议定书，成立由所有成员国参加的政府间谈判机构和框架公约工作小组，编写公约草案的拟议内容。工作小组分别于1999年10月和2000年3月举行了会议，制定了工作计划和政府间谈判机构的时间表，商议了谈判机构的筹备工作，并将公约草案的拟议内容编目分类，向第53届世界卫生大会提交了拟议的内容草案。

2003年5月21日，第56届世界卫生大会上，世界卫生组织的192个成员国一致通过颁布了第一个限制烟草的全球性条约——《烟草控制框架公约》，公约于2005年生效以来已经有165个国家获得批准，成为世界控烟史上的一个新的里程碑。

《烟草控制框架公约》分为公约和相关议定书两大部分。

公约明确指出了吸烟的危害，要求各国以法律禁止烟草广告，禁止或限制烟草商赞助国际活动和烟草促销活动，禁止向未成年人出售卷烟制品。

相关议定书阐明各成员国更具体的承诺。内容主要涉及：①减少烟草需求的价格和税收措施；②减少烟草需求的非价格措施；③减少环境烟草烟雾和避免被动吸烟的措施；④保护儿童和青少年；⑤取缔烟草产品的走私；⑥免税烟草产品的销售；⑦广告、促销和赞助；⑧检测和报告烟草产品成分；⑨烟草工业的管制；⑩烟草的监督、研究和信息交流；⑪健康教育和研究；⑫政府的烟草农业政策；⑬烟草产品管制；⑭与供应烟草有关的措施等许多方面。

公约的制定将对各国控烟工作起到有力的促进作用。公约还将建立经济和技术援助机制，提高国家的行动能力，从而推动全球控烟工作的开展。

11.1.5 《联合国人类环境宣言》

1972年6月16日，在斯德哥尔摩召开的联合国人类环境会议全体会议上（图11-1-4），通过《联合国人类环境宣言》（简称《人类环境宣言》）。它是人类历史上第一个保护环境的全球性宣言，对激励和引导全世界人民保护环境起到了积极的作用，具有重大历史意义。

宣言的内容是由各国在会议上达成的7项共同观点和26项原则组成。

7项共同观点的主要内容如下。①人是环境的产物，同时又有改变环境的巨大能力。②保护和改善环境对人类至关重要，是世界各国人民的迫切愿望，是各国政府应尽的职责。③人类改变环境的能力，如妥善地加以运用，可为人民带来福利；如运用不当，则可对人类和环境造成无法估量的损害。④发展中国家的环境问题主要是发展不足造成的，发达国家的环境问题主要是由于工业化和技术发展而产生的。⑤应当根据情况采取适当的方针和措施解决由于人口的自然增长给环境带来的问题。⑥为当代人和子孙后代保护和改善人类环境，已成为人类一个紧迫的目标，这个目标将同争取和平、经济和社会发展的目标共同和协调地实现。⑦为实现这一目标，需要公民和团体及企业和各级机关承担责任，共同努力。各国政府要对大规模的环境政策和行动负责。对区域性全球性的环境问题，国与国之间要广泛合作，采取行动，以谋求共同的利益。

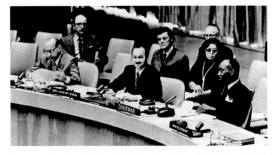

图11-1-4　联合国副秘书长莫里斯·斯特朗（前排中）主持1972年的联合国人类环境会议

26项原则归纳起来有6个方面：①人人都有在良好的环境里享受自由、平等和适当生活条件的基本权利，同时也有为当今和后代保护和改善环境的神圣职责。②保护地球上的自然资源。对资源的开发和利用在规划时要妥善安排，以防将来资源枯竭。各国有按其环境政策开发的权利，同时也负有不对其他国家和地区的环境造成损害的义务。有毒物质排入环境应以不超出环境自净能力为限度。对他国或地区造成环境损害，要予以赔偿。③各国在从事发展规划时要统筹兼顾，务必使发展经济和保护环境相互协调。④因人口自然增长过快或人口过分集中而对环境产生不利影响的区域，或因人口密度过低而妨碍发展的区域，有关政府应采取适当的人口政策。⑤一切国家，特别是发展中国家应提倡环境科学的研究和推广，相互交流经验和最新科学资料。鼓励向发展中国家提供不造成经济负担的环境技术。⑥各国应确保国际组织在环境保护方面的有效合作。在处理保护和改善环境的国际问题时，国家不分大小，以平等地位相处。本着合作精神，通过多边和双边合作，对产生的不良影响加以有

效控制或消除，同时要妥善顾及有关国家的主权和利益。

《人类环境宣言》第一次为国际环境保护提供了各国在政治上和道义上必须遵守的规则，总结和概括了制订国际环境法的基本原则和具体规范，为各国国内环境法的制订与实施指出了方向。

11.1.6　国际苯公约

苯是致癌化学物，对职业工人和环境危害极大。1971年6月2日国际劳工局理事会在日内瓦举行国际劳工组织第56届会议，会议决定采纳会议议程第六项关于防苯中毒危害的某些提议，并确定这些提议应采取国际公约的形式并于1971年6月23日通过第136号公约——《防苯中毒危害公约》（简称《1971年苯公约》）。公约于1973年7月27日生效，故也称为《1973年苯公约》或《第136号公约》。其核心内容是：①含苯超过1%的产品称为含苯产品；②鼓励使用苯替代品；③苯不得作为溶剂使用；④使用苯作为合成化学物的原料时，不得与人直接接触。

11.1.7　国际清洁生产宣言

联合国环境规划署自1990年起每两年召开一次清洁生产国际高级研讨会，先后在坎特伯雷、巴黎、华沙、牛津、汉城、蒙特利尔等地举办了6次国际清洁生产高级研讨会。清洁生产宣言的想法是在1996年美国污染预防圆桌会议上产生的。1996年在牛津大学召开的第四次清洁生产高级研讨会上按照"国际化"的路线开始启动。

1998年9月29日，联合国环境规划署在韩国召开的第五次国际清洁生产[1]高层研讨

---

1 清洁生产（cleaner production）在不同的发展阶段和不同国家有不同的称呼，如"废物减量化"、"无废工艺"、"污染预防"等。其基本内涵是一致的，即对产品和产品的生产过程采取预防污染的策略来减少污染物的产生。联合国环境规划署与环境规划中心定义为：清洁生产是一种新的创造性的思想，该思想将整体预防的环境战略持续应用于生产过程、产品和服务中，以增加生态效率和减少人类及环境的风险。

会上，通过了这项新的国际公约——《国际清洁生产宣言》（International Declaration on Cleaner Production）（图11-1-5），包括13个国家的部长及其他高级代表和9位公司领导人在内的64位签署者共同签署了《国际清洁生产宣言》。截至2002年3月，已有300多个国家、地区或地方政府、公司及工商业组织在《国际清洁生产宣言》上签名。

《国际清洁生产宣言》的目的是为了扩大全世界商业、政治和公众活动领导人对清洁生产这一战略概念的理解和支持。通过向全世界的领导人征集公开的承诺，通过广泛的参与，制订一份全面的参考文件，使众多的利益相关方达成共识，以推动清洁生产运动。

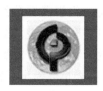

图11-1-5 《国际清洁生产宣言》图徽

实践表明，清洁生产的出现是人类工业生产迅速发展的历史必然，是一项迅速发展中的新生事物，是人类对工业化大生产所制造出有损于自然生态的人类自身污染这种负面作用逐渐认识所做出的反应和行动。实施清洁生产，将污染物消除在生产过程中，可以降低污染治理设施的建设和运行费用，有效地解决污染转移问题，可以节约资源，减少污染，降低成本，提高企业综合竞争能力，可以挽救一批因污染严重而濒临关闭的企业，缓解就业压力和社会矛盾。

11.1.8 禁止化学武器组织

1.禁止化学武器组织

禁止化学武器组织(Organization for the Prohibition of Chemical Weapons，OPCW)简称禁化武组织（图11-1-6），是由加入《化学武器公约》（以下简称《公约》）的国家于1997年5月6~27日举行的禁止化学武器组织缔约国大会第一届会议上成立的一个国际组织，总部设在荷兰海牙。该组织是确保有效实施《公约》并实现其宗旨，为其成员国的利益而工作，促进国际合作和科学与技术资料的交流，使各国人民和政府能够从和平利用化学方面获益。该组织与联合国合作，有来自大约70个国家的大约500名工作人员。

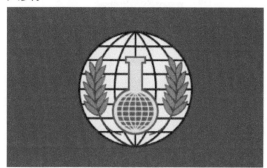

图11-1-6 禁化武组织标志

禁止化学武器组织的每一成员国承诺：①绝不使用化学武器；②绝不发展、生产、获取或保有化学武器，或在世界任何地方向任何人转让化学武器；③绝不以任何方式援助或鼓励《公约》禁止的任何事项。

根据《化学武器公约》的目标，禁止化学武器组织工作的一个重要方面就是销毁所有现有的化学武器，销毁或为和平目的改装用于生产化学武器的设施；同时销毁制造化学武器的手段，确保不可生产化学武器，化学武器永远不能再次伤害或杀伤世界任何地方的人。

2.红十字会

红十字会（International Committee of the Red Cross，ICRC）[1] 是从事人道主义工作的

---

1 红十字会与联合国、世界经贸组织同属世界三大国际组织。

社会救助团体（图11-1-7）。创始人是瑞士亨利·杜南(Henry Dunant)。1859年他亲眼目睹了奥法战争的惨相，事后写了《索尔弗里诺回忆录》，建议在各国设立全国性的自愿的伤兵救护组织，并签订国际公约规定其中立地位。1864年在日内瓦国际会议上这项建议得到确认，同时决定用白底红十字作为标志，从而形成红十字运动。

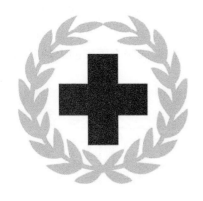

图11-1-7　1948年国际红十字会

红十字国际委员会为禁止化学武器做出不懈的努力。在第一次世界大战大量使用化学武器以后，红十字国际委员会在1918年2月6日"动员其所有力量"来反对使用化学武器从事战争，它认为这是"犯罪行为"，并呼吁禁止使用化学武器。如果化学武器在此不被禁止，红十字国际委员会预测"将会出现历史上从来也未有过的野蛮性的武力争斗"。这一呼吁唤起了公众舆论，并启动了日内瓦议定书谈判的进程。

自1918年后，发生的武装冲突有好几百次，但其中使用化学武器的却没有几次。法律在得到普遍遵守的情况下，在不接受毒气战争方面发挥了作用。禁止使用化学武器和生物武器已成为国际习惯法的一部分，它适用于所有武装冲突中的所有交战方，不管他们是否已参加制定有关这些规

则的国际公约。

化学武器公约生效后，红十字国际委员会在进一步禁止化学武器方面，在开始销毁库存的化学武器、销毁化学武器生产工具，以及使化学元素的生产不违背禁止原则等方面，都发挥着至关重要的作用。

红十字国际委员会呼吁所有还未加入《化学武器公约》的国家，加入这一国际公约和1925年《日内瓦公约[1]》，并通过国内立法将公约里所禁止的行为定为犯罪行为；红十字国际委员会还呼吁对《日内瓦公约》关于禁止代理人有关条款作保留的国家撤销这一保留。化学和生物武器在将来的战争和将来的人类社会中，应被彻底禁止。

在科学发展特别是在化学和生物技术飞速发展的时代，化学武器公约要得到切实落实，就必须对有可能破坏公约目标和目的的技术发展，保持应有的警惕。在这方面，红十字国际委员会提出了警告。

此外，红十字国际委员会请求各国兑现他们对《化学武器公约》崇高目标所做出的许诺，保证该公约在执行过程中的完整性和透明性，使人类免受毒气侵害，为造福子孙后代而发挥作用。

11.1.9　禁毒组织

1.经济和社会理事会

联合国下设的经济和社会理事会负责制定联合国有关监督国际禁毒公约的执行，协调有关毒品管制方面的政策。其下属的麻醉药品委员会（Commision on Narcotic Drugs,CND）于1946年设立，是专门负责麻醉药品的工作机构，作为联合国在国际药物管制事项方面的主要决策机构，委员会由经社会理事会选出的40名成员组成，后

---

1 指1925年签署的《禁止在战争中使用窒息性、毒性或其他气体和细菌作战方法的议定书》。

来增加到53人，下设近东和中东麻醉品非法贩运及有关事务小组委员会和亚太、非洲、欧洲和拉美及加勒比4个地区性协调委员会。其职责是审查全球毒品状况，以加强国际药物管制。

2. 联合国国际麻醉品管制署

联合国国际麻醉品管制署（United Nations International Drug Control Programme，UNIDCP）（图11-1-8）是根据联合国大会1990年12月12日第45/179号决议设立的，简称联合国禁毒署，是联合国秘书处中负责联合国所有药物管制活动的机构，主要职责是协调各国的行动，向各国禁毒机构提出建议，进行禁毒执法培训。禁毒署使前麻醉药品司、联合国麻醉品管制局秘书处和前联合国管制麻醉品滥用基金这三者的结构和职能完全一体化，其目的是根据联合国在此领域的职能任务，提高联合国药物管制机构的效能和效率。

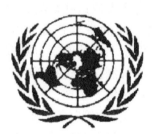

图11-1-8 联合国国际麻醉品管制署标志

禁毒署负责与药物管制工作有关的许多职能，其中之一是作为麻醉药品委员会的秘书处和执行工具。因此，禁毒署协助各成员国实施各项药品制作条约，履行现有国际药物管制协定及联合国大会、经济和社会理事会和麻醉药品委员会的授权所规定的职责。此外，禁毒署还有以下职能：①为麻醉药品委员会的各附属机构服务，特别是近东和中东麻醉品非法贩运和有关事项小组委员会，亚洲及太平洋、非洲、欧洲及拉丁美洲和加勒比各国禁毒执行机构负责官员区域会议；禁毒执法机构负责官员区域间会议；②提供法律援助，协助申请加入和实施联合国各项药物管制公约；③出版分析报告和研究报告；④对各国政府的请求作出响应，在将哪些物品置于国际管制方面与卫生组织密切合作；⑤编写和分发禁毒执法培训手册和材料的指导说明，提供世界各地的缉毒人员使用；⑥配合各项禁毒执法培训方案和活动；⑦与国际麻醉品管制局秘书处和禁毒署管制麻醉品滥用基金秘书处密切合作；⑧组织参加世界各地的会议、讲习班、研讨会和培训班；⑨安排考察访问和颁发研究经费，以普及专业知识；⑩作为关于管制吸毒的材料、出版物和方案的交流中心；⑪提供和演示毒品鉴定包，以协助各国执法机构，特别是发展中国家的执法机构；⑫配合世界各地的禁毒执法培训活动；⑬与各禁毒执法机构进行协作；⑭编制和印发国际禁毒执法培训活动日程表；⑮在维也纳化验室为发展中国家提名的特定研究人员主办关于鉴定被滥用的毒品的培训方案；⑯通过选购毒品参照样品和参考书、标准文件和化验室基本设备来协助各国的法医化验室；⑰与世界各地的化验室网络进行协作；⑱定期修订出版《受国际管制的麻醉药品和精神药物多种语言字典》及一系列工作手册，以协助药物管制领域的工作人员，⑲编印载有研究结果的联合国定期出版物《麻醉药品简报》和概述毒品问题发展动态的双月刊《通讯》；⑳向各机构提供出版物和宣传画，推动药物管制活动；㉑建立国际药物滥用状况评估制度；㉒与联合国系统内的专门机构、各政府间组织和非政府组织及其他机构进行协作；㉓协助麻醉药品委员会的决策工作。

禁毒署还提供技术合作，与吸毒和非法贩运作斗争，拟订药物管制方案，并协助为这类方案的执行筹措资金。

由禁毒署管制麻醉品滥用基金支持的项目主要集中在发展中国家，在40多个国家开展技术咨询项目。这些项目涉及毒品问题的各个方面，包括作物替代、乡村发展、禁毒执法、治疗和康复、预防、公共教育以及立法和体制改革。

3. 联合国毒品和犯罪问题办公室

联合国毒品和犯罪问题办公室（The United Nations Office on Drugs and Crimes，UNODC），简称禁毒办（图11-1-9），是1997年由联合国禁毒署和联合国预防犯罪中心合并而成，总部设在奥地利维也纳，执行主任是科斯塔[1]。

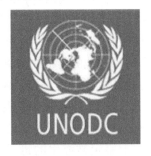

图11-1-9　联合国毒品和犯罪问题办公室标志

禁毒办是全球在打击非法毒品和国际犯罪方面的领导者，其主要任务是预防恐怖主义，在全球进行反洗钱、反腐败、反有组织犯罪和反贩卖人口等活动。禁毒办由联合国国际麻醉品管制署和联合国国际犯罪预防中心两部分组成，均由执行主任领导。禁毒办下设22个地区办公室，在纽约和布鲁塞尔设有联络办公室。在拉美地区有5个地区办事处，分别设在哥伦比亚、墨西哥、玻利维亚、秘鲁和巴西。2009年3月24日，禁毒办与巴拿马政府签署协议，决定在巴拿马设立地区办事处，以便更有效地打击中美洲及加勒比地区的贩毒和有组织犯罪活动。

4. 国际麻醉品管制局

国际麻醉品管制局（International Narcotics Control Board，INCB），简称麻管局（图11-1-10），是一个独立的准司法管制机构，监测联合国药物管制公约的执行情况。

图11-1-10　国际麻醉品管制局标志

建立国际麻醉品管制局是为了将药物的种植、生产、制造和作用限制在医疗和科研用途所需的适当数量上，并保证为医疗和科研用途供应这些药物。因此，国际麻醉品管制局的主要任务是与各国政府合作，并保持不断的对话，对有关禁毒公约所涉及的管制药物进行严密监控，防止药物的非法种植、生产、制造、贩运和使用，实现各项药物管制条约和宗旨。

国际麻醉品管制局由经济和社会理事会选出的13个成员组成，他们以个人身份作为专家而不是作为政府的代表开展工作。其中3个成员根据卫生组织的提名选举产生，必须具有医疗、药理或制药经验的专家；10个成员则根据条约缔约国的提名选举产生。

国际麻醉品管制局有独立的权力履行其职责，其中包括：①与经济和社会理事

---

1 科斯塔（Antonio Maria Costa，1941年~）是意大利人，数理经济学博士。2002年上任，任期至2010年。早期留学前苏联和美国，曾先后担任联合国新闻部国际经济和社会事务部高级经济师、联合国副秘书长、经济合作与发展组织工作组成员、货币基金组织成员、世界银行临时委员会和10国集团的经济政策协调小组成员，1987~1992年任欧洲联盟委员会主任、欧洲复兴和开发银行秘书长。他能轻松地讲多种语言。

会、麻醉药品委员会及联合国系统有关部门机构，特别是卫生组织进行密切合作；②与联合国系统外的机构，特别是国际刑事警察组织开展合作；③编写年度报告，分析世界各地药物管制状况，提醒各国政府注意国家管制工作中和执行条约方面的漏洞和不足之处；④提出国家和国际一级的改进意见和建议；⑤在编写年度报告的同时，辅之以两份详细的技术报告，说明医疗和科研用途所需麻醉药品和精神药物的合法流通情况；⑥向各国行政当局提供技术合作，帮助它们履行根据各项药物条约所承担的义务；⑦为药物管制行政人员举办区域培训研讨会和培训班。

5. 国际刑事警察组织

国际刑事警察组织（ICPO）是独立于联合国的政府间组织。合作的原则是尊重国家主权。主要任务是：站在国际反刑事犯罪斗争的前列；参加国际反劫机犯罪活动；反毒品。由于国际上的许多刑事犯罪案件都涉及毒品问题，所以，国际刑事警察组织就成为国际间打击毒品犯罪的一个重要组织。

11.1.10 世界卫生组织

世界卫生组织（World Health Organization，WHO）（图11-1-11）成立于1948年4月7日，是联合国的一个专门机构，负责对全球卫生事务提供指导和协调，拟定卫生研究议程，制定规范和标准，阐明以证据为基础的政策方案，向各国提供技术支持，以及监测和评估卫生趋势。2009年有193个会员国。其总部设在瑞士日内瓦。

世界卫组织出版物包括工作报告（世界卫生组织月报、疫情周报、疾病暴发新闻、世界卫生统计、世界卫生、药物信息）、病情信息、标准、指南等，对各国卫生事业有指导意义。

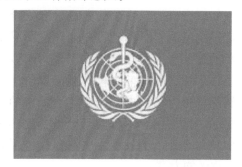

图11-1-11　世界卫生组织会徽

在毒物控制方面的贡献主要是以下几点。

（1）世界卫生组织促进防治和消灭流行病、地方病和其他疾病。

（2）1985年，世界卫生组织的癌症机构(IARC)指出，槟榔与烟草一起咀嚼与口腔癌的发生有直接关系。2006年将嚼食槟榔归为第一类致癌物。

（3）1992年，世界卫生组织发表了著名的《维多利亚宣言》，提出了健康的四大基石，即合理膳食、适当运动、戒烟限酒、心理平衡。

（4）世界卫生组织的国际癌症研究协会将甲醛归为致癌物质。数据显示，人们短时间暴露在甲醛气体中，会产生包括眼睛、鼻子及喉咙的刺激反应，或是发炎、咳嗽、皮肤痒、头痛、头晕、恶心、呕吐，以及流鼻血等。

（5）毒物网站提供各种毒物信息。其中铅中毒网页特别关注儿童铅中毒的预防。

（6）环境卫生标准丛书（Environmental Health Criteria，EHC）内容为多种化合物或化学物质与物理、生物因素综合对人类健康与环境的影响，提供国际水平的评论与判断性综述，也包括简明的国际化学品评价文件，不仅极为广博，而且是现有的最佳毒理学论丛。

（7）国际化学制品安全署(IPCS)是国

际劳工局、联合国安全规划署和世界卫生组织的联合机构，主要任务是建立安全使用化学制品的科学基础，提高化学制品安全性的国家能力与生产力。其系列出版物涉及：环境卫生标准、化学制品评价、化学制品评价方法、农药安全、食品中的化学制品、毒物信息、预防与处理、化学制品事故与急诊，为发展中国家提供增强处理毒物的能力。

（8）世界卫生组织食品安全部（FOS）尽力减少全球食品产生疾病的严重负面影响，从主页可进入各分支网页，提供食品安全新闻、生物技术、化学制品危险、食品标准、食品产生的疾病、微生物危险等出版物。

（9）世界卫生组织为了促进联合国会员国按照《烟草控制框架公约》的要求实现无烟区域，提出无烟草倡议行动计划并分别制订和实施了行动计划。

（10）2007年4月，世界卫生组织指出，每年全世界至少有20万人死于与工作环境有关的癌症，数百万人由于吸入石棉纤维或烟尘而面临患癌症的危险。此外，还有数10万死于血癌的人在工作中接触苯，这一物质在化学工业和钻石加工中被广泛使用。各国政府和相关部门应当保证工作环境符合国际健康标准，尽可能地远离污染源。

（11）2007年，世界卫生组织出版《防止二手烟暴露：政策建议》一书，指出：科学证据已经明确，二手烟[1]暴露没有所谓的"安全水平"并可能对成人和儿童造成多种疾病。实施"100%无烟环境"是唯一能够有效保护人群免遭二手烟危害的手段。到目前为止，已有多个国家和地区成功地实施了

相应法律，要求工作和公共场所实现"完全无烟化"。无烟环境不仅可行，而且在实施前后都受到人们普遍欢迎。

此外，世界卫生组织与欧洲化学品生态毒理学和毒理学中心、国际毒理学联盟等非政府组织建立合作关系，研讨有关毒理学的科学问题。

11.1.11 非政府组织

1. 绿色和平组织

绿色和平组织(Greenpeace Organization)于1971年在加拿大成立，1972年在荷兰独立注册，是一个独立的、民间的、非营利的，以环保为目标的国际性非政府组织，总部设立在荷兰的阿姆斯特丹。绿色和平的发起者是工程师戴维·麦克塔格特，宗旨是反对核试验、反对捕鲸、反对环境污染。

绿色和平组织起源于1971年。当时一群加拿大及美国人组成一支抗议队伍，乘一艘渔船，试图亲身阻止美国在阿拉斯加进行的核试验（图11-1-12）。他们希望亲自见证这些被破坏的环境，并告之于世人。自此之后，亲身到达破坏环境的现场，成为

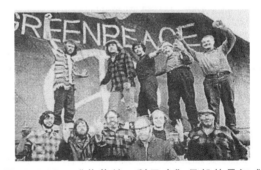

图11-1-12 "菲莉丝·科马克"号船的最初成员。(1971年9月，他们从加拿大温哥华出发，驶往阿姆奇特卡岛抗议美国在该岛进行氢弹试验)

---

1 二手烟，也称为环境烟草烟（ETS），是吸烟的人所呼出的气体和香烟本身燃烧时的烟雾的俗称。它既包括吸烟者吐出的主流烟雾，也包括从纸烟、雪茄或烟斗中直接冒出的侧流烟。二手烟中含4000多种物质，其中40多种为致癌物质，如被不吸烟的人吸进体内，对人体健康造成伤害。

表达绿色和平组织及其支持者抗议破坏环境行为的重要方式。尽管每个人的力量微小，但仍可坐言起行，尽力表达绿色和平组织对环境的关心和爱护，并且由此广泛唤起世人对环境问题的警觉。

绿色和平组织的象征和旗舰是彩虹勇士号（Rainbow Warrior）[1]，这艘船的命名源自北美克里族印第安人的古老传说——当人类的贪婪导致地球出现危险时，彩虹勇士会降临人间，保护地球。

绿色和平组织表达对环境问题的关心与抗议的方式主要是：使用非暴力直接行动；与有关当局和国际公约组织进行谈判；借助研究结果提供有关环境问题的解决方法和选择途径；广泛推动环境技术与产品的发展（图11-1-13）。

绿色和平组织进一步的工作主要致力于在全球开展以下的环保工作：提倡生物安全与可持续农业，停止有毒物质污染，推动企业责任；倡导可再生能源以停止气候暖化，保护原始森林；海洋生态保护；关注核能安全与核武器扩散；提倡符合生态原则的、公平的、可持续发展的贸易。

30多年来，绿色和平组织以非暴力、建设性直接行动揭示全球环境破坏问题，致力于同全球环境污染作斗争，并在重要的国际环保问题的解决过程中起到了重要作用，如禁止输出有毒物质到发展中国家；阻止商业性捕鲸；制定一项联合国公约，为世界渔业发展提供更好的环境；在南太平洋建立一个禁止捕鲸区；50年内禁止在南极洲开采矿物；禁止向海洋倾倒放射性物质、工业废物和废弃的采油设备；停止使用大型拖网捕鱼；全面禁止核子武器试验。不可否认，绿色和平组织采取的对抗、冒险、引人注目等

做法也留下了一些消极的后果。

绿色和平组织的基本原则是不接受任何政党、政府和财团的捐款。每年约1亿欧元的经费，大部分来自会员按月捐赠，一小部分来自一些基金会对具体项目的赞助。在欧美比较流行的方式是，某些人把遗产的某个百分比捐献给绿色和平组织。此外，绿色和平组织旗下的邮购公司销售带有"绿色和

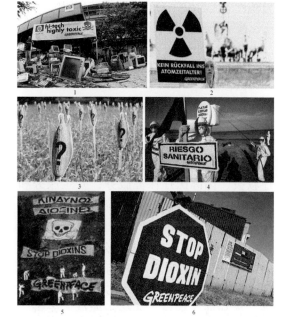

图11-1-13　绿色和平组织的一些抗议活动

1. 2005年5月绿色和平组织为了号召电子厂商停止在产品中使用有毒化学元素，将一卡车有毒电子产品废物倾倒在惠普位于日内瓦的非洲总部门口；2. 2006年4月11日，在德国首都柏林的布兰登门前，一名绿色和平组织成员举着"不要回到核时代"的标语牌进行抗议示威；3. 绿色和平组织给德国一块玉米地里的每一颗玉米都贴上问号，表示对这些玉米是否为转基因产品表示疑问；4. 2007年8月1日，几位绿色和平组织的成员在墨西哥一片海滩上竖起了一个巨型充气马桶，上面写着"立即清理海滩"的字样，抗议垃圾和废水污染沙滩与海洋；5. 希腊和其他国家的绿色和平组织在雅典海边的垃圾站张贴巨幅标语，提醒二噁英的危害性；6. 2001年1月21日绿色和平组织在捷克共和国抗议焚化炉产生有毒二噁英

---

1 彩虹勇士一号是一艘退役的英国拖网渔船，被绿色和平组织收购，经过改装成为该组织第一艘舰船，1985年彩虹勇士一号往南太平洋抗议法国在该区域的核试验，途中遭到法国特工袭击沉没。1989年绿色和平组织购置的彩虹勇士二号下水，服役至今。

平"字样的80多种商品获取收入。

2.国际SOS救援中心

国际SOS救援中心（International SOS Pte Ltd）[1]（图11-1-14）的前身是亚洲国际紧急救援中心（简称AEA），创建于1985年。1998年7月，AEA全面兼并国际SOS救助公司（International SOS Assistance），创建了世界上第一家国际医疗风险管理公司。

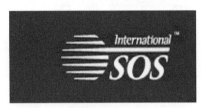

图11-1-14 国际SOS救援中心标志

国际SOS救援中心是世界领先的提供医疗救援、国际医疗保健服务、安全服务和外包服务的机构，是全球偏远地区现场医疗服务的最主要的提供者，也是全球最具竞争力的国际紧急医疗救援公司之一。

国际SOS救援中心有两个总部，即新加坡和伦敦；9个区域总部，即费城、伦敦、新加坡、悉尼、约翰内斯堡、东京、雅加达、巴黎、莫斯科；28个报警中心，即奥克兰、巴厘岛、曼谷、北京、哈博罗内、日内瓦、河内、胡志明市、香港、雅加达、约翰内斯堡、吉隆坡、伦敦、马德里、马尼拉、莫斯科、新德里、巴黎、费城、布拉格、汉城、上海、新加坡、斯图加特、悉尼、台北、东京、温得和克、仰光；此外，还有24个国际诊所。

国际SOS救援中心具有专业的工作方式、应付突发事件的快速反应能力、全球网络的密切配合和国际保险的有效利用的优势，对国际救援活动发挥了重要的支持作用。特别是由政府包办的涉外救援形式转为国际化、标准化和商业化服务，这样不仅充分利用了保险服务，减少了政府的财务支出，而且还有效地避免了由非政治事件造成不良政治影响和后果。

国际SOS救援中心拥有以丰富医疗救助经验的专家为主体的3700名员工，用86种工作语言昼夜为全球65个国家和地区的海外旅居和旅行者提供服务，包括医疗服务、健康保健、紧急救援及安全保障服务。

11.2 毒物控制与管理

11.2.1 有毒化学物质的管理

迄今为止，全世界已生产出数百万种化学物质，其中约有7万多种作为商品在生产、加工、使用、运输、储藏等各个环节运转。大多数商业用化学物质是为了人类的利益作为生产商品、食品添加剂、治疗用药物和除草剂而生产的。然而，这些化学物质一旦使用不当，会出现严重的环境与健康问题，甚至导致一场毒性灾害。因此，世界各国都在了解、评价、控制和预测现存化学物质和新的化学物质对人类和环境的潜在危害，加强有毒化学品的管理。

1.管理类型

在化学物质的管理方面，世界各国颁布的相关法律、法规和管理制度虽然有所差别，但仍有许多共同之处，可分为三种

---

1 SOS是save our souls（救救我们）的缩写。

类型。

（1）零危险度。例如，1958年美国《仪器药品和化妆品法》修订案中对食品添加剂条款，即著名的德莱尼（Delaney）条款。这一条款的核心内容是，任何食品添加剂都必须在认为安全并经FDA批准后方可使用。德莱尼条款规定，如果发现某一食品添加剂对人或者对实验动物有致癌作用，就不应批准使用。因为，没有一个食品添加剂所带来的经济和社会利益，能足以弥补或平衡它的致癌危险度。

（2）可忽略危险度。美国FDA对某些环境致癌物的管理主要采用这类方法。即对有致癌作用的物质，其致癌作用的危险度将取决于接触剂量和毒性的大小。因此，通过降低接触剂量水平可以减少致癌的危险度。当接触水平降低到不致构成真正的危害时，这时的危险度就称为"可忽略危险度"（negligible risk）。

（3）权衡法。权衡法的特征是，要求管理机构在考虑化学物对健康和环境危害的同时，还要综合考虑一些其他因素，主要是效益和费用方面的因素。美国的《有毒物质控制法》明确规定，必须在工业化学物的"利"与"害"之间加以权衡。《职业安全与健康法》规定，美国职业安全与卫生管理局（OSHA）要选用"确保工人健康不受损害，而又是有一定程度实际可行性的标准"。例如，是否有可以降低接触水平的技术，相关企业是否有支付必要控制措施费用的能力等。《农药法》虽然在这方面没有明文规定，但美国环境保护总局在解释如何确定农药的注册资格时，提出应该全面考虑和权衡农药对各个方面的影响和作用，既要考虑农药对使用者、消费者及自然环境的有害影响，也要考虑这种农药对粮食生产的贡献。

2. 管理程序

（1）登记制度。工业化学物的登记制度虽然包括登记但与许可制度不同。登记的主要目的不是像许可制度那样由管理机构来决定申报产品是否允许上市，而是要在产品上市时让管理机构了解该产品的存在，并确保它尽可能地被安全使用，包括进行必要的毒性试验，采用合适的分类标签（警告标志），制订安全接触限制（卫生标准）、安全贮存、运输和排放，以及意外泄漏事故的处理等一系列手段和方法，以达到安全使用的目的。

（2）许可制度。许可制度是工业化学物在上市前的一种授权申请，由管理机关授权，即颁发许可证。许可证一般都有规定时限并且需要定期更新。许可制度一般包括申请、立案、评审（注册）、答辩和决定等主要环节。

（3）认证。认证是指对某一机构资格或文件的证实。对申请药物临床试验的认证、对新药临床试验基地的认证，都属于认证的范畴。1979年，世界卫生组织开始推选其认证体系，1996年正式公布了一套认证指导原则，至今已有139个成员国正式同意参加世界卫生组织的认证体系。世界卫生组织的产品认证文件是由其成员国的授权机关颁发，而不是由世界卫生组织颁发。

（4）批准。批准是特指法定权限的"批准"或"依法批准"。例如，英国法律规定，农药必须经过农业、渔业和食品部批准；非农业用化学物（如木材腐蚀剂、石料清洗和防臭涂料等）必须经健康与安全主管部门批准。与"许可"不同，"批准"一般没有时间限制。

（5）注册。注册是一个使用较广、也容易产生多种解释的术语。产品已"注册"可以是表示已经"登记"，也可以是已获"许可",或者只是"初审"通过正在进行正式评审,甚至只是递交了申请。一些产品声称已经获准美国FDA"注册"或"许可",并以许可号码为证,而实际上这些产品从未获得上市许可证或获准上市。所谓"许可号码",只不过类似于一种收文编号,只能说明管理机关已经收到了申报表格或材料,或者表示正在受理有关申请。

(6)特许。特许使用较少,通常用在"自愿的"而非强制性的程序,或者产品入境许可即"通关"。此外,"特许"也有时用于产品上市的法定程序。

3. 美国毒物控制的法律框架

美国有两个主要的政府机构负责管理危险化学物质:一个是美国环境保护总局毒物控制办公室,负责控制污染物和化学物对环境和公众的危害;另一个是劳工部职业安全健康管理部门,负责工作车间的危险物评价和管理。

毒物控制的法律是一个复杂的管理体系和管理制度。新的化学物质的制造首先由有毒物质控制法进行控制。美国环境保护总局依据8部法律和有关政策,按照制订的准则对潜在的毒性物质进行管理,包括:①1970年颁布的《清洁空气法》与1977年修正案。②1972年颁布的《联邦水污染控制法》,后并入《清洁水法》。③《联邦杀虫剂、杀真菌剂和灭鼠剂法》,1972年修正为《联邦环境杀虫剂控制法》,1975年修正为《联邦杀虫剂、杀菌剂和灭鼠剂法》修正案,1978年修正为《联邦杀虫剂法》。④1974年颁布的《安全饮用水法》。⑤1972年颁布的《水保护研究和保护法》。⑥1976年颁布的《资源保护和恢复法》。⑦1976年颁布的《有毒物质控制法》。⑧1980年颁布的《综合环境反应、补偿和责任法》。《毒物控制法》允许范围从要求合适的标签到禁止某一产品的制造。

美国毒物管理的法律赋予部门的责任与制定的法案见表11-2-1。

表11-2-1 美国相关机构制定的主要有毒化学物法案令

执法机构	调整范围	法律
环境保护总局	空气污染物	《清洁空气法》1970,1977,1990
	水体污染物	《联邦水污染控制法》1972,1977
	饮用水	《安全饮用水法》1996
	杀虫剂	《联邦杀虫剂、杀菌剂和灭鼠剂法》(FIFRA) 1972
		《食品质量保障法》(FQPA) 1996
	海洋倾倒物	《海洋保护研究与禁捕法》1995
	有毒化学物	《禁止海洋倾倒放射物法》1955
		《有毒物质管理法》(TACA) 1976
	有害废物	《资源保护与回收法》(RCRA) 1976
	有害废弃物	《非常储备金法》(CERCLA) 1980,1986
环境质量理事会 (现环境政策办公室)	环境影响	《国家环境政策法》(NEPA) 1969
职业安全与卫生管理局	工作场所	《职业安全与卫生法》(OSHA) 1970
食品与药品管理局	食品、药品与化妆品	《食品、药品与化妆品法》(FDC) 1906,1938,1962,1977;《FDA现代化法案》1997
消费品安全委员会	危险消费品	《消费品安全法》1972
交通部	危险品运输	《危险品运输法》(THM) 1975,1976,1978,1979,1984, 1990

4. 欧盟的化学物质管理

1981年以来，超过500多万种化学物质在化学文摘中出现。于是欧共体新化学物布告规划中宣告，必须收集与这些化学物质有关的毒理学、化学成分及物理化学特征等信息。准备进入欧共体的新化学物质，必须确定其结构，这些化学物质还要列入"欧洲现存商用化学物目录"（EINECS）。该目录包括一个EINECS序号、化学物名称、分子式、化学文摘序号（CAS）、欧洲化学物布告规划要求。例如，年生产100~1000吨的企业，要求附加物理化学研究，研究报告中附加毒理学数据；附加致突变与毒理研究，以及对鱼类、藻类等生态毒理学数据；慢性毒性的调查研究。每年超过1000吨的企业，则要求提供更多的毒性实验数据及附加生态毒理学数据(包括鸟类和其他生物体上的毒性研究)。

5. 经济合作和发展组织的化学物质管理

经济合作和发展组织（OECD）以允许自由的商品流通，同时保护人类健康和环境安全为目标，在化学物质控制中的作用主要是强调国际标准化。该组织有关化学物质安全的早期工作主要是研究化学物质残留，包括有机氯杀虫剂、多氯联苯和重金属（如汞、镉和铅）。该组织化学物项目计划起草检查指南，颁布实验室操作方法，首创风险评估指南，协调分类和校鉴系统。总的目的是通过讨论，协调各成员国的相关政策，达到有关数据的互认。

6. 中国化学品管理法律体系

中国对化学品管理的法律、法规有《化学危险品安全管理条例》、《药品管理法》、《兽药管理暂行条例》、《农药管理条例》、《固体废物污染环境防治法》、《食品卫生法》、《化妆品卫生监督条例》、《化学品首次进口及有毒化学品进出口环境管理规定》和《新化学物质环境管理办法》等。正在执行的化学品国际公约有《关于化学品国际贸易资料交流的伦敦准则》、《关于控制危险废物越境转移及其处置的巴塞尔公约》、《关于在国际贸易中对某些危险化学品和农药采用首次知情同意程序的鹿特丹公约》、《关于保护臭氧层维也纳公约》、《作业场所安全使用化学品公约》、《关于持久性有机污染物的斯德哥尔摩公约》和《国际海上危险货物运输规定》等。化学品管理对象和范围主要是农药、医药、染料、颜料、化纤、添加剂、橡胶、涂料、化妆品、化肥等。化学品管理实施风险管理，目的是使化学品的环境风险降低至最低，包括原料控制、高新技术化生产、边废料的回收及利用、技术创新、原料替代、化学品事故应急处置、化学废物及容器的处置等。危险化学品管理法规，有登记制度、审批制度、黑名单制度、许可证制度、安全标签制度、事故应急救援制度等。

7. 俄罗斯的化学品管理

俄罗斯对化学品管理的法律主要有：《关于卫生和人口福利联邦法律》（1999年）、《保护大气联邦法》（1999年）、《工业安全中有害物质生产设施联邦法律》（2000年），以及《产品质量和食品安全联邦法》（2000年）。规范性文件有：《卫生部卫生条例》、《渔业养殖水体中有害物质容许的最大浓度和有害物质暂定安全暴露水平》（1999年）等。

根据俄罗斯联邦政府法令，1992年成立了俄罗斯潜在危险的化学和生物物质登记中心，负责管理俄罗斯联邦境内进行化学和生物物质的生产、进口和处理。登记中心建立卫生标准，开发了潜在危险的化学和生物物质信息卡，化学和生物物质的开发材料必须有标准，并经过计量和认证。2003年初，2400种化学物质在俄罗斯潜在危险的化学和生物物质中心登记。

8. 其他国家化学物质管理法律

瑞士于1969年颁布《有毒物质贸易法》，1972年生效；日本于1973年颁布《化学物质管理法》；法国于1977年颁布《化学物质管理法》；新西兰于1979年颁布《有毒物质法》；丹麦于1979年颁布《化学物质与产品法》。为了防止滥制、滥用农药，法国与美国分别于1905年和1910年制定了《农药管理法》。其他国家相关法律法规很多，这里不一一赘述。

11.2.2 放射性废物的管理

自从1945年人类进入核时代以来，小小的原子核如同一个不断释放出宝物的魔瓶，人类拥有了提供巨大能量的核电站，制造探测太空的核飞船、环绕地球的核轮船和杀灭肿瘤的核仪器，但是，放射性废物和核废料的产生对人类的健康造成了长久的威胁。这也恰恰说明，任何事物都有两面性，人类在享受大自然恩赐的同时，也要承担保护大自然的责任，否则将受到严厉的惩罚。

1. 放射性废物管理

放射性废物[1]来源广泛。一是核能开发类，从开采铀矿开始直到核能发电，核试验均产生放射性废物；二是核技术应用类，废放射源体积虽小，但活度高且可以发光，常被误认为"夜明珠"之类的"宝贝"，其实此时它是冷酷的"杀手"；三

是伴生放射性矿物资源开发利用类，放射性全是天然的，活度水平不高，但其数量往往较大。

放射性废物危害包括物理毒性、化学毒性和生物毒性。物理毒性指的是辐射作用，大剂量照射可出现确定性效应，小剂量照射会出现随机性效应。有些核素，如铀，还具有化学毒性。生物毒性仅来自医院的个别废物可能掺有。

放射性废物管理的目标是以恰当方式处理放射性废物，使现在和未来的人类健康及环境得到保护，避免确定性效应发生，使随机效应的发生率降低到可以接受的极低水平，并且不给后代带来不恰当的负担。

2. 核废料的管理

核废料[2]具有放射性、射线危害和热能释放的特征，特别是核物质在核反应堆（原子炉）内燃烧后余留下来的核灰烬，具有极强烈的放射性，而且其半衰期长达数千年、数万年甚至几十万年。也就是说，在几十万年后，这些核废料还能伤害人类和环境。所以如何安全、永久地处理核废料是科学家们一个重大的课题。

核废料的管理原则是：①尽量减少不必要的废料产生并开展回收利用；②对已产生的核废料分类收集，分别贮存和处理；③尽量减少容积以节约运输、贮存和处理的费用；④向环境稀释排放时，必须严格遵守有关法规；⑤以稳定的固化体形式贮存，以减少放射性核素迁移扩散。

国际原子能机构（IAEA）对于核废料的处理和处置有严格的规定，要求各国遵照执行。为了保证核废料得到安全处理，各国在投放时都要接受国际监督。核废料

---

1 放射性废物是指含有放射性核素或被放射性核素所污染（放射性核素的浓度或活度已大于审管机构建立的清洁解控水平），并且预期不再使用的物质。
2 核废料泛指在核燃料生产、加工和核反应堆用过的不再需要的并具有放射性的废料，也专指核反应堆用过的乏燃料，经后处理回收钚239等可利用的核材料后，余下的不再需要的并具有放射性的废料。

的处理通常采用海洋和陆地两种方法：先经过冷却、干式储存，然后再将装有核废料的金属罐投入选定海域4000米以下的海底，或深理于建在地下厚岩石层里的核废料处理库中。美国、俄罗斯、加拿大、澳大利亚等一些国家因幅员辽阔，荒原广袤，一般采用陆地深理法。美国通过立法决定在美国西部内华达州沙漠地区存放美国的核废料。俄罗斯决定在西伯利亚无人区建立核废料存放地，并欢迎其他国家付费存放。德国、法国和日本等人口密集的有核国家，核废料存放成为伤脑筋的大事。德国已经宣布今后不再建设核电站。

11.2.3 食品药品安全管理

长期以来，食物中毒、药害事件和药物灾难所付出的沉痛代价，引起各国重视食品与药品的管理和监督，先后建立了相应的组织机构，制定法律法规，成为食品、药品生产、销售、检验和使用的依据和准则，与此同时，确定政府主管部门，严格执法与监督。

1.美国《食品与药品法》

美国《食品与药品法》（Food and Drug Administration，FDA）已有100多年的历史。

19世纪末20世纪初的美国，城市化进程加速，大批农村人口涌入城市，为了赚取更高利润，一些企业主们肆无忌惮地在食品中添加各种添加剂和替代物。由于当时美国政府对食品和药物几乎没有任何监管，因而食品药品安全状况十分让人震惊。

1880年，美国农业部对掺假食品进行调查后，建议通过一部全国性的食品和药品法，结果议案被驳回。1883年哈维·华盛顿·威利博士[1]（图11-2-1）任农业部首席化学家后，加大了化学局（FDA的前身）对掺假食品的研究力度。接着，于1898年官方农业化学家协会成立了一个以威利博士领导的"食品标准委员会"，一些州开始将某些标准引入食品法规当中。1902年国会给化学局拨出专款，研究化学防腐剂和色素及食品掺假问题，得到公众支持，并建议起草一个联邦食品和药品法律。

1906年2月，阿普顿·辛克莱出版了一本题为《丛林》的书[2]，揭露当时美国肉制品加工过程污秽不堪的真相，引起了公众极其强烈的反响。罗斯福总统请辛克莱到白宫进行了一场讨论，辛克莱说服了总统，罗斯福总统决定派人调查食品和药品安全问题。触目惊心的事实，让罗斯福总统愤怒和犹豫，最终决定将调查报告公之于世，并向国会建议"应该颁布这样一部

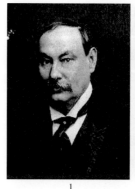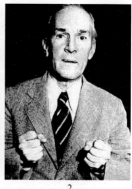

图11-2-1 为颁布《食品与药品法》作出贡献的杰出人物

1.哈维·华盛顿·威利；2.阿普顿·辛克莱

---

1 哈维·华盛顿·威利（1844~1930年）农业化学家，当时任农业部首席化学家，1907年1月1日至1912年3月15日任美国FDA专员。人们称他为"纯净食品、药品法之父"，药品立法的先驱，并将《纯净食品和药品法》称为"威利法案"（Wiley Bill）。

2 阿普顿·辛克莱（Upton Sinclair,1878~1968年）美国作家、记者，著有90多部书。《丛林》是他1904年花了7个星期的卧底芝加哥肉类加工厂后写的小说，成为1906年的畅销书，被翻译成17种文字，直接导致美国出口到欧洲的肉类骤减50%。他的工作促进了1906年肉类检验法的出台。

法律，对州间贸易中标签不实的和掺假的食品、饮料和药品予以规制。这样一部法律将保护正当的生产和贸易活动，将保障消费者的健康和福祉"。辛克莱和罗斯福总统，以及社会舆论推动了食品和药品立法的进程。

1906年6月30日，美国国会通过了第一部《纯净食品和药品法》（Pure Food and Drugs），并由罗斯福总统签署颁布，这一法案禁止州与州之间进行掺假的食品、饮料、药品进入市场贸易。1912年国会通过修正案，禁止在药品标签上夸大宣传。1914年最高法院针对勒星顿面粉厂和电梯公司存在的问题，发布了首个关于食品添加剂法规，禁止用亚硝酸盐残留物漂白面粉。1937年由于发生了磺胺药物与有毒溶剂二甘醇合用导致107人死亡（其中大多为小孩）的事件[1]，又一次推动了美国政府起草关于食品、药品与化妆品条例，并设立了美国食品与药物管理局(FDA)。1938年国会通过了食品、药品和化妆品的联合法案（FDC），出台了新的规定：①对化妆品和治疗仪器进行进一步控制；②一套新的药品规定制度要求对新药品在上市销售前进行安检，确保其安全性；③药品标签说明中严禁欺骗意图；④对于不可避免的有毒物质来说，规定一个安全允许误差值；⑤批准食品质量标准；⑥批准工厂的检验；⑦法院对处罚之前的扣押和起诉及强制命令的补充办法。

1940年FDA从农业部调整到联邦安全局。1949年FDA第一次出版"黑皮书"，书名为"工业指导"，规定了"食品中化学毒性鉴定的程序"。1950年德莱尼（Delaney）修正案(美国食品、药物和化妆品条例的修正案)，禁止使用一切对人或动物有致癌作用的食品添加剂或其他物质，不管其用量多少。1953年联邦安全局改为健康、教育和福利局（HEW）。1954年杀虫剂修正案中详细规定了农产品原料中杀虫剂残留物的安全限量。与此同时，FDA进行第一次大规模的食品放射性检查。从此，FDA开始日夜不停地监视以应对突发事件。1958年食品添加剂修正案通过，要求制造商对新的食品添加剂进行安全检验。1959年一个使用氨基三唑[2]除草剂的工人在动物实验室发现患有癌症。使用过除草剂的美国野樱桃在感恩节前三周从市场撤回，以供FDA试验，检验过的浆果被允许贴上通过FDA检查的标签，只有这样的备注，FDA才允许其食品上市。这是FDA曾使用过的对一种食品的唯一的一种担保。

1968年联邦健康项目改组，将FDA设在公共卫生服务部门。FDA药物滥用控制局和财政部麻醉药局、划归司法部共同成立麻醉药物和危险药物局，以加强对滥用药物交易的控制。同时，将牛奶、贝类动物、食品服务和州间的交通工具的卫生设施管理及防止中毒和意外事件的发生等职责从其他部门移交公共卫生服务部门负责管理。1970年美国环境保护总局的成立，借用FDA程序来设定杀虫剂的抗药性。1971年公众健康服务部放射健康局划归FDA。1973年罐装食品肉毒中毒事件暴发之后，颁布了低酸味食品加工规章，保证低酸味包装食品有充分的热处理并没有危险。1982年FDA颁布《反篡改包装规章》，宣布阻止

1　1937年美国一家公司的主任药师瓦特金斯（Harold Wotkins）为使小儿服用磺胺方便，用二甘醇和水作溶媒配成磺胺醑剂。但未作动物试验，全部投入市场。当时的美国法律是完全许可的。"磺胺醑剂"事件发生后经动物试验证明磺胺本身并无毒性，而毒性主要来自工业用二甘醇。联邦法院以在醑剂中用二甘醇代替乙醇，"掺假及贴假标签"为由，对该公司罚款1.6万美元。瓦特金斯也在内疚和绝望中自杀。

2　氨基三唑（aminotriazole）是一种可引起实验动物癌症的除草剂。

在扑热息痛[1]胶囊中放置氰化物而导致死亡的中毒事件。《联邦反篡改法》于1983年通过，明确对包装的消费品的篡改是一种犯罪行为。FDA出版第一部"红皮书"（继1949年"黑皮书"而命名的）书名是"用于食品的直接的食品添加剂和色素添加剂安全性评价的毒理学原则"。1984年和1987年对美国法典进行修订，对所有触犯联邦律法的都大大增加处罚力度，对个人的最大罚款为10万美元，如果严重触犯法律或导致死亡的处以25万美元罚款，对于公司，罚款额翻倍。1988年在卫生部组建FDA办公室[2]，由总统委任一名食品与药品委员来主管此事。1995年FDA宣布香烟为"毒品传送装置"，对香烟的上市和销售提出限制以减少青少年吸烟。1998年1月15日美国邮政发行一枚邮票，纪念1906年颁发的《食品与药品法》82周年（图11 2 2）。

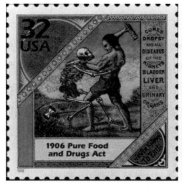
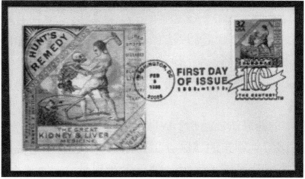

1　　　　　　　　　　　　　　2

图11-2-2　纪念美国《食品与药品法》颁布

1. 为纪念1906年第一部FDA的颁布92周年，1998年1月15日美国发行的纪念邮票，图案为19世纪专卖药交易卡；2. 美国邮政总局发行首日封，确认1906年法是20世纪具有里程碑意义的法律

总之，美国药事管理工作，由国家通过立法，颁布药政法规，授权卫生部设立药政、药检机构，配备技术水平较高的医师、药师、法律人员及其他科学技术人员，以保证药政法规的贯彻执行。现行的《美国联邦食品、药品、化妆品法》（1980年5月修订）共分9章，902条。现在的美国，几乎是世界上对食品、药品监管最为严格的国家，有着100多个分支机构的FDA，有几千名科学家在为它工作，护卫着人们的餐桌和健康。

2.英国的《药品、食品法规》

英国管理药品的法规起始于1540年，当时任命4个伦敦医生作为药商、药品和原料的检查员，以免消费者受到不法商人的欺骗。17世纪初期，这些医生在执行检查过程中，有药剂师协会的代表参加。19世纪时，成立英国药学会，并提出了控制毒药零售的法规。1859年通过议会制定了《药品、食品法规》，明确规定：商人制售假药者，需受到严厉惩罚。1933年因毒药死人事件，制定了《毒药管理条例》。

1961年英国发现"反应停事件"中有600名婴儿出生，400名存活。这一事件，引起公众的注意，认识到药品管理措施不够有力，需要进一步制定法规。为此，英国医学顾问委员会建议成立专家委员会

---

1 扑热息痛，化学名乙酰胺基苯酚（acetaminophenol），商标为Tylenol。

复审新药,并对新药毒性问题严格把关。1963年英国卫生部长采纳了建议,成立药物安全委员会,同时出台一项新的法规,对专家委员会的工作给予法律支持。1968年英国议会通过了《药品法》,除麻醉药品管理另有法规外,包括了药政管理各个方面的内容,共分8个部分,160条。

3. 日本的《医药条例》

日本议会批准颁布的关于药品管理的法规有《药事法》、《药剂师法》、《麻醉药品控制法》、《阿片法》、《大麻控制法》和《兴奋剂控制法》等,这些法规都汇集在日本厚生省刊印的《卫生行政六法》中。

日本的药事法规起始于19世纪,第一个法规是1847年颁布的《医务工作条例》,对医师调配药品做了规定。第二个法规是1889年颁布的《医药条例》,继承了前一个法规。第三个法规是1925年颁布的《药剂师法》,1948年修订,把有关化妆品和医疗用具的管理规定也包括其中。1960年它被再一次修订,即为现行的日本药政法规。1967年日本厚生省采取了严格审批新药,实行药品再评议及制药企业有义务向国家报告药品副作用情况等措施。但是1970年因使用肠胃药奎诺仿(chinoform)而出现亚急性脊髓视神经炎(SMON,简称"斯蒙病")的事件后,再一次给药事行政带来冲击。厚生省药务局于1977年12月发布《药品副作用受害救济制度的试行草案》,1978年7月发布了修改要点,1979年修订,进一步明确管理的目的是:"确保药品质量、有效性及安全性。"1979年10月依照《药品副作用救济基金法》,设

立了药品不良反应救济基金组织,用药品生产企业的一部分利润作为准备金,支付健康护理所需的开支,给由药物不良反应或生化感染而致疾、致残的个人发放抚恤金;给由于使用血液制品而感染"斯蒙病"等患病的个人提供治疗所需的医疗补贴。

4. HACCP:保障食品安全最有效的管理体系

HACCP(hazard analysis and critical control point)(图11-2-3),即危害分析和关键控制点,是确保食品在消费的生产、加工、制造、准备和食用等过程中的安全,在危害识别、评价和控制方面是一种科学、合理和系统的方法[1]。HACCP是20世纪60年代由美国太空总署(NASA),陆军纳蒂克(Natick)实验室和美国拜尔斯堡(Pillsbury)公司共同发展而成,最初是为了制造100%安全的太空食品。其设计目的是通过对加工过程的每一步进行监视和控制,防止生产过程中危害的发生,尽量减小食品安全危害,从而降低危害发生的概率。但它不是零风险体系。

1973年美国首次将HACCP应用于罐头食品加工中,以防止腊肠毒菌感染。1985年,美国国家科学院建议与食品相关的各政府执法机构均应采用HACCP方法,对食品加工业应于强制执行。1986年,美国国会要求美国海洋渔业服务处制订一套以HACCP为基础之水产品强制稽查制度。90年代,FDA决定对国内及进口的水产品加工业者强制要求实施HACCP,于是在1994年1月公布了强制水产品HACCP之实施草案,并决定正式公布一年后正式实施。

---

1 国际标准CAC/RCP-1"食品卫生通则1997修订3版"对HACCP的定义是:鉴别、评价和控制对食品安全至关重要的危害的一种体系。

1995年12月，FDA根据HACCP的基本原则[1]提出了水产品法规，确保了鱼和鱼制品的安全加工和进口。目前，美国FDA、农业部、商贸部、世界卫生组织、联合国微生物规格委员会和美国国家科学院都极力推荐HACCP为最有效的食品危害控制之方法。美国水产品的HACCP原则已被加拿大、冰岛、日本、泰国等国家采纳。

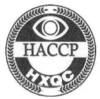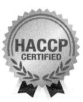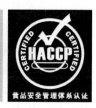

图11-2-3　HACCP食品安全认证标识

5. GMP与GLP

1963年美国颁布了世界上第一部GMP（good manufacturing practice），即良好的生产实践，经过美国FDA官员的多次讨论和修改，在实施中取得良好效果，被1967年世界卫生组织出版的《国际药典》（1967年版）的附录中收载。在1969年第22届世界卫生大会上，世界卫生组织建议各个成员国对药品生产采用GMP制度，以确保药品质量和参加"国际贸易药品质量签证体制"（简称签证体制）。1977年第28届世界卫生大会上世界卫生组织再次向各个成员国推荐GMP，并把GMP确定为世界卫生组织的法规。GMP经过修订后，收载于《世界卫生组织正式记录》第226号附件12中。1978年美国再次颁布经过修订的GMP。1980年日本正式实施GMP。此后大多数欧洲国家开始宣传、认识、起草本国的GMP，欧共体也颁布了欧洲的GMP。到1980年有63个国家颁布了GMP，到目前已经有100多个国家实行了GMP。

鉴于20世纪全世界出现了许多严重的药物中毒事件。1975年美国FDA检查了美国工业生物实验室（IBT）和生物检测公司实验室（BIT）的新药安全性评价实验室资料，发现有很多的问题。于是由FDA的官员和有关专家联合组成一个起草委员会,制定提高安全性研究质量的管理法规——GLP（good laboratory practice），即良好药品实验研究规范，明确了新药安全性研究的质量必须依靠法规管理。1976年11月公布了初稿并试行，1978年作为联邦法规正式颁布于1979年6月生效。20世纪80年代以来许多国家先后实施了GLP。

11.2.4 饲料安全管理

随着畜牧业的发展和饲料工业的兴起，配合饲料、饲料添加剂及新的饲料研究成果不断在生产中推广应用。但是，在生产实践中由于饲料利用不当，搭配不合理，质量低劣或受污染，误用或在饲料中掺入有毒有害种子，贮藏、加工不当及霉败变

---

1 HACCP包含七大原则。①危害分析及危害程度评估。由原料、制造过程、运输至消费的食品生产过程的所有阶段，分析其潜在的危害，评估加工中可能发生的危害以及控制危害的管制项目。②主要管制点。在生产的任何一个阶段（包括原料、配方及(或)生产、收成、运输、调配、加工和储存等）去除危害或降低危害发生率。③管制界限。确保关键控制点在严格的控制之下。④建立监测程序，可以测试或是观察进行监测。⑤当监测系统显示关键控制点未能在控制之下时，需建立矫正措施。⑥建立所有程序的资料纪录，并保存文件，以利检查和追踪。⑦建立确认程序。以确定HACCP系统是在有效地执行，可以稽核方式，收集辅助性资料或是以印证HACCP计划是否实施得当。

质，常可引起中毒事故，造成经济损失。为此，饲料安全法规由此而生。

饲料安全法规是确保饲料和饲料添加剂的饲用品质（有效性）和饲用安全性。各国的饲料法规中规定：①禁止使用某些危及人类安全的饲料；②禁止使用某些有毒、有害物质超过规定限度的饲料；③禁止使用超出规定的期限饲料，从而保障畜禽免遭毒害，保障人类食用这些畜禽产品（肉、奶、蛋、脂肪等）的安全。

日本于1953年颁布了《关于确保饲料安全和改善饲料品质的法律》并多次修订，于1977年1月在日本全国施行。它规定：①从事饲料及饲料添加剂的制造者、进口商、贩卖者，负有按规定向农林水产省呈报的义务，并服从有资格的管理饲料制造人员的管理；②管理饲料制造人员必须是兽医师、药剂师或专修完药学、兽医学、畜产学、水产学、农业化学的人员及农林水产省批准的具有同等学力（从事饲料及饲料添加剂）制造管理工作三年以上，在农林水产省指定的讲习班修完以上课程的人员。③检察机关有权检查饲料是否符合规定，包括各种添加剂的成分、规格、制造方法等。1988年10月14日，日本农林水产省公布了饲料中有害物质的允许含量标准，包括7种残留农药、3种重金属和1种霉菌毒素。

美国的饲料法律包括在《联邦食品、药物和化妆品法令》内，关于食品和药物的法律实施管理机构是食品与药物管理局，管理500多个兽药制造厂和13 000多个生产含药物的饲料工厂。

南斯拉夫共有400个生产配合饲料的企业，1979年生产量为350万吨。生产配合饲料的企业将原料和配合饲料样品送到当地兽医实验室进行分析，根据检验结果采取必要措施。国家技术标准规定了原料和配合饲料中有害的金属物质、霉菌毒素、微生物的最大允许量。

欧共体于1973年对饲料中黄曲霉素B_1的允许量做出了具体规定。建立了10处检察机关，每处5或6人，付诸执行。

1953年泰国农业使用部正式建立畜牧发展厅，把注册管理动物饲料质量作为该厅任务之一。畜牧发展厅下设从事具体工作的实验室。泰国有名的卜峰集团（正大集团）有专门的饲料分析化验室，下层大厂和小厂都设立化验室，对进厂原料和出厂产品进行质量检测和安全评价。

11.2.5　劳动职业安全管理

1. 国际职业安全立法历程

从中世纪起，当人类生产从畜牧农耕业向使用机械工具的矿业转移之时，人为事故的发生开始增加。特别是随着工业社会的发展，生产技术规模和速度不断扩大，矿山塌陷、瓦斯爆炸、锅炉爆炸、机械伤害等工业事故不断发生。在早先安全技术比较落后的状况下，人们想到的是从立法的角度来控制日益严重的工业事故。

人类最早的劳动安全立法，可追溯到13世纪德国政府颁布的《矿工保护法》，1802年英国政府制定了限制纺织厂童工工作时间的《保护学徒的身心健康法》和1833年英国颁布的世界上第一个《工厂法》。19世纪中叶以后，随着经济的发展和各国工人运动的普遍高涨，职业安全立法也得到进一步发展。进入20世纪，劳动安全立法迈出新步伐，1915年日本正式实施《工厂法》；1919年第一届国际劳工大会制定了有关工时，妇女、儿童劳动保护的一系列国际公约；1922年5月1日，中国在广州召开的第一次劳动大会提出的《劳动法大纲》。之后，大多数国家通过立法，保障工作人员的健康、安全和福利，控制有毒有害物质排入大气。

20世纪末，国际安全立法出现了新趋势。①法规从孤立走向整体，从分散逐步形成为体系。②立法的任务突出预防，体现出超前性和预防性。③立法的目标趋向职业安全卫生[1]，不仅包含"安全"，即防止生产过程的人员死伤，而且包括"卫生"，即防止工作中人体受各种有毒有害物质的危害(职业病)，以及财产损失、信誉的毁坏。④立法的层次体系更为全面。国际通用安全法规（ISO标准、ILO法规等）[2]、各国的国家安全法规、世界范围及本国的行业安全法规（石油、核工业等）、地区安全法规（欧盟、亚太等）等，得到全面的发展。⑤立法的功能体系更为合理。建议性法规（如ISO国际标准）和强制性法规（一般各国制定的国内安全法规都属此类）承担不同法律功能的法规，如法律、技术标准、行政法规、管理规章等，各尽其责，发挥各自的功能和作用。

2.不同管理体制的国家职业安全与卫生管理

英国是最先进行工业革命的国家，也是较早地进行职业安全卫生立法的国家。1802年英国议会首先通过了《保护学徒的身心健康法》，规定学徒的劳动时间，矿工的劳动保护，工厂的室温、照明、通风换气等工业卫生标准；1833年又颁布了《工厂法》，对工人的劳动安全、卫生、福利做了规定，成为职业安全卫生立法的先驱；1937年、1948年、1959年和1961年4次

修改了《工厂法》；1974年颁布了《职业安全与卫生法》。英国的职业安全与卫生法律法规成为其他国家的效仿对象。

1970年以前，美国每年有超过1.4万名工人死于各种安全事故，将近250万人在事故中致残或受伤，约有30万人患职业病。1970年12月29日，由美国总统尼克松签署通过了《1970年职业安全与健康法》，成立了职业安全与健康管理局，并成为联邦政府的组成机构。该局以减少职业场所伤亡率和职业病为目标，赋予独立制定职业安全与健康标准和对职业事故拥有的裁决权。职业安全健康管理局依法行政，2008年非死亡职业伤害和职业疾病比1970年减少了60%，有效地保护了劳动者的职业安全和健康。

日本职业安全与卫生管理体制是由政府机构和非政府机构组成。厚生劳动省是职业安全与卫生管理的中央一级的政府机构，主要职责是制定政策、管理地方劳动局。地方劳动局负责辖区内安全卫生的监察工作。其下设国立劳动安全研究所、国立劳动卫生研究所和国立健康和营养研究所，为行政主管部门行政决策提供技术支持。47个都道府县都设有地方劳动局，并设有343个劳动基准监察办公室，负责辖区内安全与卫生监察工作。非政府机构是依据《工业事故预防组织条例》成立6个协会，即日本职业安全卫生协会、日本建筑安全卫生协会、日本道路运输安全卫生协会、日本港口工伤事故预防协会、森林和木材加工事故预防协会和日本矿山安全卫生协会。其职能主要是：①促进和协助企业预防工伤事故；②提供技术支持；③提供培训服

---

1 职业安全卫生是在工业国家通用的术语，所谓"安全"是对急性伤害而言，是指工作(或劳动)中发生对人体的急性伤害事故，如坠落、电击、机械伤害等。所谓"卫生"是对慢性损害而言，是指防止工作中人体受各种有毒有害物的物理因素、生理因素、化学因素等的损害，即要保障人的身体健康。

2 ISO标准是指由国际标准化组织(International Organization for Standardization，ISO)制订的标准。ILO法规是国际劳工组织(International Labour Organization，ILO)确认并公布的法规。国际劳工组织成立于1919年，其宗旨是通过制定国际劳工标准，保障人们享有国际公认的劳动权。

务；④收集和传播安全卫生信息；⑤开展研究工作，制定日本职业安全卫生标准及中小企业职业安全卫生管理条例；⑥帮助中小企业进行劳动卫生管理；⑦对工作环境进行认证；⑧组织政府认可的全国安全周、全国职业健康周及零事故运动等。此外，日本政府还授权具有检验和监察职能的机构，授权具有资格评定机构，以及一些基金会、促进会等组织，开展职业安全与卫生工作。

澳大利亚的企业主要是私营公司，职业健康安全的责任分别由雇主、雇员、产品供应商等负责，并承担不同的法律后果。其中，雇主是职业健康安全的责任主体。雇主有责任建立风险评估系统，对作业场所存在的风险因素进行评估，负责改善作业场所健康安全状况，向雇员提供符合标准的健康安全场所。雇员有接受健康安全培训的权利，有遵守相关法规佩戴防护用品的义务，并有权参与解决作业场所存在的风险因素，必要时可以向劳保局直接反应。产品供应商有责任提供符合安全质量的作业工具及其他相关产品，并承担由此产生的法律后果。

澳大利亚国家《刑法》中有一些职业安全方面的规定，责任者在违反《刑法》的情况下有可能被起诉。其他的法律也采用这种针对执行官的处罚方式，如《电力安全法2002》、《危险货物安全管理法2001》、《矿山安全健康法1999》和《采矿选矿安全健康法1999》。

3. 矿山安全与瓦斯事故管理

根据英国国家煤炭博物馆资料室提供的数字：19世纪60年代，英国每年每200名煤矿矿工中就有1人死亡；20世纪初，每600人中有1人死亡；20世纪50年代，每1000人中有1人死亡。进入21世纪，英国煤矿每年

死亡的矿工人数几乎为零。其原因是英国有一整套严密的矿山安全与瓦斯事故管理机制。一是实行严格的煤矿经理管理责任制。根据煤矿安全规定，煤矿经理必须有煤矿井下工作经历，必须通过安全和相关知识考试。如果因忽略安全法规而造成人员伤亡，矿长可能被逮捕入狱。二是严密的监管制度。每个煤矿都有一名政府安全巡视员对安全法规的落实情况进行监管。一旦巡视员认为某一煤矿有潜在的安全问题，或对矿区的环境造成危害，他们有权勒令煤矿停业整顿。三是充分发挥公众监督。一些民间机构对煤矿的监督起着积极作用。民间机构每年出版一本《英国煤矿指南》，详细描述英国煤矿的现状，并将政府负责安全和环境的部门和官员的名字、电话等一一列出，以便公众有效"监管"。

美国治理矿难的百年历程使其形成了比较完善的防范制度。一是不断完善法律法规。20世纪初，美国的煤矿阴暗、肮脏，充满危险，生产方式落后，联邦政府层面上还没有法律来管理矿业安全，致使每年矿难死亡超过2000人。1907年，西弗吉尼亚州费尔蒙煤矿发生爆炸，362名矿工遇难。这一事件促使联邦国会下决心立法干预，确立严格的矿山法规，设立了内务部矿山局，专门负责减少煤矿业的事故。1968年，西弗吉尼亚州法明顿煤矿爆炸事故，78人遇难。这场灾难再次震惊全美。约翰逊总统向国会递交联邦煤矿健康和安全法提案，决心大幅度地加强联邦政府对煤矿安全和矿工健康的管理和执法。1969年年底，《联邦安全与健康法》在扩充以后由国会通过，尼克松总统签署生效。根据这一法案，全国所有地下煤矿，每年必须接受联邦机构4次检查，露天煤矿每年2次检查，违规者将受罚款处罚和刑事起

诉。联邦检察员获得授权，在紧急情况下有权当场关闭矿场。二是美国人认为矿工是"非常非常危险"的职业，必须树立居安思危的防范理念，所有煤矿必须接受对危险气体的检查和监测。前总统卡特任内强化了有关法律的执法，并使事故伤亡者的抚恤和补偿得到保证。三是强化矿工权益。按照美国法律，矿工们有权随时要求联邦机构派员检查矿场状况。1973年在内务部建立独立的联邦矿山执法和安全管理局，专门负责给矿工们创造一个安全的工作环境，并对矿工进行紧急情况下的逃生训练。1977年，美国对《联邦安全与健康法》进行了重大修订，增加了金属和非金属矿山安全法规内容，并更名为《联邦矿山安全与健康法》，联邦矿山执法和安全管理局从内务部转交劳工部，更名为矿山安全和健康管理局。四是在矿区设置矿难事故纪念碑。在博物馆里展出历史上的矿难事故，讲述令人伤心的故事。联邦劳动部的官方网站展示历次矿难事故，提醒每一个人，不要忘记此刻在地底下几百米深处工作的矿工们。由于一系列法律的完善，新技术的采用，监测和防范措施的加强，对矿工教育和训练，使近几十年美国矿山事故的数量和伤亡人数大幅度下降。

南非是世界著名的矿业大国。20世纪50～80年代每年矿井事故死亡人数都在千人以上。1996年，南非通过的《矿山健康与安全法》，2002年通过的《矿山与石油资源开发法》，同时，依法建立煤矿瓦斯治理实验室，对煤矿瓦斯进行研究和探索，加大瓦斯监控力度，制订治理瓦斯的规程和措施，强制煤矿企业严格执行；强化煤矿矿工的培训，提高素质，增强遵章守纪的意识；加大对煤矿的投入，推广先进的管理方法和开采技术，大幅度提高煤矿开采的机械化程度，尽量减少井下从业人员；提高死亡人员的补偿标准[1]，使矿主意识到发生事故赔不起。此外，南非矿产能源部规定，煤矿在距离每个工作面不超过750米的地方必须建立安全庇护所。在有编号的安全庇护所里，配有通风设备、救援电话、备用自救器和饮用水。在发生瓦斯爆炸、火灾及其他事故时，矿工可以通过逃生指示装置的指引，在便携式自救器有效工作的时间内撤离到最近的安全庇护所，关上密封门，然后用电话向地面报告事故及人员所在的安全庇护所的号码，等候救援。这样就保证了井下矿工在救援队员到达之前的安全。通过长期的严格依法治理和采用科技手段，提高了矿山安保水平，矿山安全管理、安全设备、技术开发、矿井救援、瓦斯抑爆和百万吨死亡率方面均居世界领先水平。

德国的矿工在下井之前，安全装备必须齐全，包括矿工服、安全帽、探照灯和氧气袋，一个都不能少，每位矿工腰间皮带上扣有一个发射器。矿工在地下一旦出现危险时，控制中心会根据发射器的信号立即采取措施。除了矿山自身安全检查和国家安全生产部门检查之外，矿工投保的工伤事故保险公司的安全生产监督部门也不定期派员到井下进行巡查。在地下巷道安装瓦斯吸收装置，并用4天的时间把煤层深处300米的地方和附近区域的瓦斯吸收干净，才可以开始采煤。所吸收的瓦斯通过巨大的管道通向地表，95%的瓦斯能被有效利用。此外，所有矿工都必须经过至少3年的矿业学校及矿山实际工作的培训。在正式成为矿山职工之前，必须通过矿山组织的集中安全生产培训。

---

1 南非煤矿事故死亡一人，补偿标准为30万兰特，当时币值相当于人民币45万元左右。

11.3 毒品犯罪与禁毒

11.3.1 毒品犯罪

吸毒会导致犯罪。美国收监的犯人中有80%的吸毒。吸毒后的罪案又以抢劫、凶杀最多。美国驾车者因吸毒而造成的车祸，每年至少损失270亿美元；因吸毒而造成的劳动力下降，每年损失约300亿美元。美国前总统里根曾惊呼，毒品正在对美国的社会机构和人民利益造成日益严重的威胁，尤其是对未来希望所在的年轻人危害更大。

《联合国禁止非法贩运麻醉药品和精神药物公约》中将毒品犯罪定义为：不仅指非法生产、提炼、配制、兜售、分销、出售、交付、经纪、发送、过境发送、运输、进口或出口麻醉药品和精神药品的行为，种植毒品原植物的行为，并且包括为上述活动的预备行为以及与之有关的危害行为。

毒品犯罪是典型的具有跨国性的国际犯罪。毒品犯罪在世界上泛滥的原因主要是巨大经济利益的驱使。据联合国调查，在20世纪80年代，全世界一年的毒品交易额高达5000亿美元，是仅次于军火而高于石油的世界第二大宗买卖，相当于国际贸易总额的13%。据联合国禁毒署1997年度报告，世界人口的10%卷入了毒品的生产和消费。

毒品犯罪的类型主要是：①经营牟利型毒品犯罪（走私、贩卖、运输、制造毒品罪，非法种植毒品原植物罪，非法买卖、运输毒品原植物种子、幼苗罪，走私制毒物品罪，非法买卖制毒物品罪）；②持有型毒品犯罪（非法持有毒品罪，非法携带、持有毒品原植物种子、幼苗罪）；③妨害司法机关禁毒活动的犯罪（包庇毒品犯罪分子罪，窝藏、转移、隐瞒毒品、毒赃罪）；④帮助毒品消费（引诱、教唆、欺骗他人吸食注射毒品罪，容留他人吸食、注射毒品罪；非法提供精神药品、麻醉药品罪）；⑤相关的其他毒品犯罪，如直接的获取性犯罪（潜入药店行窃，篡改和偷窃处方）；间接的获取性犯罪（为了购买毒品而偷窃财务）；后果性犯罪（指吸毒后，由毒品发生作用而造成的犯罪行为）。

尽管禁毒有国际法，各国有相应的禁毒法律，但毒品犯罪形势依然十分严峻。

1. 世界四大毒品产区

"金三角"地区（图11-3-1）。"金三角"位于东南亚泰国、缅甸和老挝三国边境地区的一个三角形地带，包括泰国的清莱府、清迈府北部，缅甸北部的掸邦、克钦邦和老挝的琅南塔省、丰沙里、乌多姆塞省及琅勃拉邦省西部，共有大小村镇3000多个，总面积为19.4万千米[2][1]。"金三角"地区大部分是在海拔千米以上的崇山峻岭、气候炎热、雨量充沛、土壤肥沃，极适宜罂粟的生长，再加上这里丛林密布，道路崎岖，交通闭塞，三国政府鞭长莫及，为种植罂粟提供了政治、经济及地理、气候方面得天独厚的条件。因此，"金三角"以盛产鸦片而闻名于世。据有关资料统计，"金三角"年产

---

1 著名的"金三角牌坊"，位于古城清盛附近的Sobruak村，在湄塞镇和清盛镇之间，距湄塞60千米，离清盛11千米，与缅甸、老挝隔河相望。

鸦片约3000吨左右。"金三角"曾是缅甸的罗兴汉贩毒集团、坤沙贩毒集团及其他较大贩毒集团的根据地。

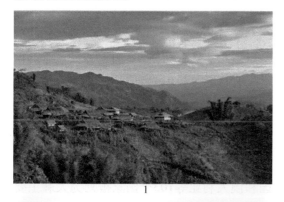

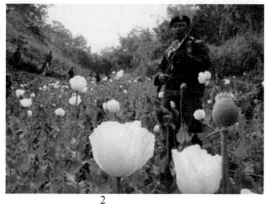

图11-3-1 金三角地区
1. 金三角地区的自然风貌；2. 泰国士兵在清莱府的罂粟地里持枪警戒

"金新月"地区。"金新月"位于阿富汗、巴基斯坦和伊朗三国的交界地带，包括巴基斯坦的西北边境省和俾路支省、伊朗的锡斯坦——俾路支斯坦省、阿富汗的雷吉斯坦和努里斯坦等地区，此外还包括塔吉克斯坦、吉尔吉斯斯坦、土库曼斯坦、乌兹别克斯坦、哈萨克斯坦等国的部分地区。因地域形状近似新月，又因盛产利润极高的毒品鸦片，故称为"金新月"。"金新月"是继"金三角"之后，在20世纪80年代以后发展起来的一个新的毒品产地。1999年，"金新月"地区的鸦片总产量达到4600吨，占到了全球总产量的75%，一跃成为当时世界最大的鸦片产地。这一地区除生产鸦片、海洛因外，还生产大麻和可卡因，加上它又是通往欧美的门户，从土耳其、巴基斯坦和伊朗都可以将毒品运往欧美各地。阿富汗每年生产千吨的鸦片，并且把鸦片提炼为海洛因，成为世界鸦片生产第一大国。据报道，西北欧地区70%的海洛因和鸦片也来自阿富汗。从"金新月"出口输入英国和西欧等地的海洛因，一度曾占领过90%左右的市场。

"银三角"地区。"银三角"是位于指南美洲的毒品产地。该地区的中心为哥伦比亚、厄瓜多尔、玻利维亚和秘鲁。其中厄瓜多尔和哥伦比亚共同接壤的亚马孙地区的大约50千米左右的地带，是哥伦比亚贩毒分子控制的中心地区，人们称之为南美洲的"金三角"。这一地区中，秘鲁、哥伦比亚和玻利维亚是最主要的古柯种植国和可卡因生产国。联合国出版的《世界毒品报告1997》报道，上述三国可卡因的产量超过全球总量的98%，全球古柯叶的种植面积为22万公顷，其中秘鲁占1/2，哥伦比亚和玻利维亚各占1/4。

非洲西部几内亚湾沿岸地带。非洲在20世纪60年代初时毒品还很少。进入80年代后，由于国际贩毒活动的渗透和侵蚀，吸毒、贩毒和种植罂粟及大麻等活动日益蔓延。中非和西非等地区都大面积种植了罂粟和大麻。

2. 毒品的主要转运地及运输路线

由于国际贩毒集团的大量存在，吸毒、贩毒活动的跨国界性，世界上许多国家都存在着秘密的毒品转运及交易地。

在亚洲，毒品转运中心主要有中国香港、新加坡、曼谷及土耳其和黎巴嫩等国家和地区。菲律宾因与亚洲著名的毒品产地"金三角"地区隔海相望，南面和东面是澳大利亚和美国两个毒品消费大国经海路相通，因此成为国际贩毒集团的中转站。

欧洲的毒品贩运基地包括巴塞罗那、阿姆斯特丹、巴勒莫、卢森堡、列支敦士登及罗马尼亚和保加利亚等国家和地区。罗马尼亚和保加利亚是毒品从亚洲转运到欧洲的主要通道。

在拉美地区，特立尼达、多巴哥、巴哈马也是世界性的毒品转运中心。委内瑞拉——加勒比通道是哥伦比亚毒品运往美国和欧洲的主要路线。

在非洲，阿尔及利亚、南非及西非的一些国家，如尼日利亚、塞内加尔等，因其所处的地理位置也成了毒品的转运站。

毒品的海上运输线路主要是从印度洋沿岸港口经越南、韩国、符拉迪沃斯托克（海参崴），然后再到墨西哥和哥伦比亚。毒品的空运线路是从西非绕经俄罗斯后再到欧洲。

3. 毒品非法生产与贩运

据1997年统计，除原产地居民可能吸食初级鸦片产品外，世界毒品市场上主要还是提纯物。以罂粟为例，1997年其初级产品鸦片4861吨，1995～1996年截获没收鸦片210吨；生产国及邻国鸦片消费及流通中的损耗一般占原产地产量的30%，考虑以上因素，估计可用鸦片为3300吨。按鸦片∶海洛因=10∶1的提纯率，1997年的海洛因产量约为330吨。如果减去没收的海洛因30吨，在世界消费市场上流通的海洛因约为300吨。此外，有700吨可卡因进入世界消费市场。

长期以来，"金三角"的非法鸦片产量一直位居榜首。1991～2000年的10年中

阿富汗与"金三角"地区的非法鸦片平均年产量分别为2761.7吨和1667.9吨，分别占全球平均年总产量4707.8吨的58.1%和35.4%。

海洛因的全球产量，在1990～2000年呈稳定增长态势，平均年增长为462.1吨，年平均增长率为25%，90年代后半期的年均增长率高于前半期，分别为28%和23%。

野生大麻遍布全球，南非、加纳、阿尔巴尼亚、俄罗斯、荷兰、哥伦比亚、牙买加、巴拉圭、墨西哥、加拿大、美国、泰国和澳大利亚等103个国家被列为大麻主要来源国，全世界大麻产量约50万吨。

欧洲是非法制造"摇头丸"的主要基地。1991～2001年制造"摇头丸"的两种前体物质在欧洲地区的缉获量占全球总量的87%，相当于每年4.7吨的"摇头丸"产量，在此期间被侦破摧毁的地下实验室数量，荷兰居首位，第二位为比利时，分别占全球总量的75%和14%，其次为英国(6%)和德国(4%)。

11.3.2 当代禁毒状况

1. 北美洲

墨西哥政府先后颁布了《有组织犯罪法》、《预防和惩处洗钱特别法》、《预防非法使用化学药物特别法》等有关法律，改组整顿缉毒机构，制订了《1995～2000年国家缉毒大纲》，具体指导、协调全国的扫毒斗争。1996年7月，墨西哥成立了"国家公安署"，全面负责协调全国的缉毒工作。随后又建立了"危害健康罪特别检察院"、"反洗钱别动队"和"金融情报处"等扫毒机构，分管药检、侦破和审理等工作；同时，积极开展以"让毒品离开生活"为主题的全国扫毒

宣传运动，提高全民对毒品危害的认识，自觉抵制毒品。

美国在1987年通过的一项反毒品法案中，对贩毒可判处5～10年有期徒刑，严重者可判处40年至无期徒刑；对在学校距离1000英尺内贩毒的罪犯，要加倍判处刑罚，以保护青少年和儿童；对用其他犯罪手段或邮寄方法贩毒的从严打击。

哥斯达黎加不是毒品生产国，但因地缘关系成为国际贩毒集团的毒品转运站。毒品主要来自哥伦比亚和巴拿马，然后运往危地马拉、墨西哥、美国和欧洲。为了控制毒品泛滥，打击毒品走私，哥斯达黎加政府加强边境地区的堵截，在边界地区，特别是在帕索卡诺阿斯通道增加警力，加强来往车辆的检查，以防止毒品入境，截断毒品流通渠道。1997年，仅在哥斯达黎加与巴拿马边境地区就没收了毒品6吨。政府还选派一批警察到其他国家去学习，掌握更先进的缉毒技术。由于警察缉毒能力的提高，大大减少了贩毒分子蒙混过关的机会，仅1997年警方就查缴了12辆暗藏着大量毒品的货车。此外，哥斯达黎加政府开展禁毒宣传教育，提高国民与毒品斗争的意识。

2. 南美洲

阿根廷是南美主要毒品消费国之一。政府实行教育为主，使全社会认识毒品、自觉抵制毒品的政策。1992年阿根廷设立了一个禁毒宣传教育机构，直属国家禁毒国务秘书处，并在全国建立了300多个分支机构，形成宣传教育网络，专门宣传毒品危害，提供戒毒咨询，培训工作人员，贯彻国家禁毒计划。政府还对缉毒人员进行严格培训，以便更加有力地打击犯罪分子；要求司法人员必须以法律为武器，做好防毒禁毒工作；宣传人员既要掌握有关毒品的专业知识，又要具备良好的思想素质，做到严于律己，以身作则。与此同时，政府先后推出"团结起来，建设无毒的阿根廷"、"为生命而战"、"以教育促预防"等行动计划，在全国开展广泛的反毒品宣传教育。有300多家私人机构独立举行有关防毒、禁毒、扫毒的研讨会、展览和街头演出，配合政府开展反毒活动。各种媒体也进行广泛宣传。预防为主，教育当先的政策，使得阿根廷开始形成全民抵制毒品的社会环境。

巴西政府确定每年6月26日的国际禁毒日为"全国反毒日"。在总统直接领导下，设立全国禁毒委员会和全国禁毒秘书处，负责协调司法部、联邦警察局、卫生部、教育部等政府机构的禁毒工作，并负责收集有关毒品走私的信息和制定反毒斗争的相关政策。政府还对全国1700家有能力生产化学试剂的企业进行监控，严防其产品作为生产毒品的原料。政府还在全社会推广禁毒教育。各家电视台还在每天的新闻联播和其他节目中，播放吸毒者毒瘾发作后的惨状，用活生生的例子告诫人们，吸毒就等于走向死亡。在各个学校任命1000名学生作为防止吸毒的督察员。各大医院均设有戒毒病房，并对儿童实行免费戒毒。

哥伦比亚作为世界最大的可卡因生产国，毒品政策相对宽松，持有少量个人使用的毒品被视为合法，大麻不超过20克，可卡因和海洛因不超过1克。哥伦比亚总统已提出一个宪法修正案，要求使毒品持有非法化。

3. 亚洲

泰国政府的一贯政策是坚决肃毒，肃清毒源和减少毒品需求。自20世纪60年代末，泰国就开始整治北部主要毒源地区，清剿贩毒武装，摧毁毒品加工厂，铲除罂粟。与此同时，大力推行山地开发计划。政府派专业人员到泰北地区推广先进耕作技术，兴修水利，提高农业产量，帮助当地人改变种植罂粟的恶习，改种其他经济作物，如咖啡、茶、烟草、果树等。安非他明和其他新毒品在泰国出现后，泰国政府修改法律，把安非他明类兴奋剂列入毒品，对制造和贩卖安非他明类兴奋剂的罪犯的处罚，上限定为死刑。在减少毒品需求方面，泰国政府在全国范围内开展多种形式的肃毒宣传活动，并加强了强制戒毒措施，全国各地设立了200多个戒毒中心，对毒品使用者采取强制封闭式戒毒。

缅甸政府采取双管齐下的战略。一方面把禁毒作为政府工作的重要任务来抓；另一方面通过提高边远山区少数民族的生活水平，逐步消除罂粟种植。据官方公布的材料，1997年缅甸军警和海关共缴获海洛因1400多千克，鸦片近8000千克，兴奋剂500多万片，捣毁33个海洛因提炼厂，铲除秘密种植的罂粟10 352公顷。司法机关查处了3864起毒品案，对5361名犯罪分子追究了法律责任。在边远少数民族山区实施"替代罂粟工程"，努力使少数民族在经济上摆脱对种植罂粟的依赖，使其改种其他经济作物，或获得其他谋生手段。缅甸掸邦的孟腊地区于1997年4月正式向世界宣布成为"无鸦片区"，果敢、瓦邦地区的"无鸦片区"工程也在实施之中。

中国第五届全国人民代表大会第二次会议于1979年7月1日审议通过了新中国第一部刑法典，该法171条明确规定了制造、贩卖、运输毒品罪。1983年，全国人大常委会通过了对刑法第171条的补充规定：制造、贩卖、运输毒品情节特别严重者，可判处无期徒刑甚至死刑。1990年12月28日，《全国人大常委会关于禁毒的决定》正式出台，明确规定：走私贩卖制造海洛因50克、鸦片1000克以上，依情节可判处无期徒刑甚至死刑。1995年1月12日国务院发布了《强制戒毒办法》，对依法戒毒、遏制毒品消费起到了重要作用。

巴基斯坦成立了全国性的禁毒委员会，组建了由军方、警方和海关参与的"禁毒部队"，打击毒品走私。1998年禁毒部队在巴基斯坦靠近阿富汗的边境城市白沙瓦破获多起重大毒品走私案，逮捕了几十名毒贩，缴获毒品10余吨。政府采取强制性手段铲除本国境内种植的罂粟。罂粟种植面积从20世纪80年代中期的8万英亩减少到1997年的大约3000英亩。巴基斯坦支持和帮助罂粟种植地区的居民发展农业生产，以保障他们的经济收入。与此同时，政府加大舆论宣传力度提高国民禁毒意识，建立近200家戒毒所，一些规模较大的医院也设立了戒毒服务中心。政府还鼓励非政府组织和家庭积极参与戒毒工作，并不定期地组织戒毒研讨会，交流经验。

越南政府成立了由一名副总理牵头的国家禁毒委员会，协调和指导各项禁毒措施的落实。越南一些边远贫穷山区的少数民族有种植罂粟、大麻的陋习。政府帮助当地群众改变经济结构，制止毒品种植。北部安沛省从1992~1997年已累计铲除罂粟2500多公顷，并将这些土地改种水稻、玉米、果树和药材等作物。公安、边防、海关等部门协同作战，破获了多起跨国贩毒大案，缴获大量海洛因、鸦片，摧毁了一些跨国贩毒的秘密通道。1997年5月，越南国会修改刑法，确定了13项毒品犯罪行为，其中包括种植毒品作物，非法生产、储存、运输、买卖和使用毒品，强制或引诱他人非法使用毒品等。修改后的刑法加重了对毒品犯罪的量刑。凡涉及1千克鸦片或100克海洛因或可卡因的毒品犯罪即可判处死刑。1997年，越南法庭已对25名毒品犯罪首恶分子判处死刑，对19名毒犯判处无期徒刑。与此同时，政府建立了50多个戒毒中心，还大力提倡通过家庭和社区，加强对吸毒者的管理、教育和监督，加强戒毒的宣传教育。

马来西亚政府在努力控制吸毒的同时设法减少毒品的来源。首先，加强了禁毒宣传，把防范毒品的重点放在青少年身上，教育他们远离毒品。政府部门印制《认识毒品，向毒品宣战》的宣传手册分发给全国8000多所学校，要求校长和行政官员必读，力争在15年内使全国在校人员与毒品绝缘。在全国各地80多个县市内设立了服务中心，为社会提供反毒、戒毒等方面的咨询和辅导，并为自愿戒毒者提供服务。其次，马来西亚与泰国之间的边境地区和海上增加了缉毒人员，打击毒品走私活动。第三，1983年和1985年先后两次制定有关禁毒的法令，规定对任何拥有15克海洛因或40克可卡因的毒贩一经查获就处以死刑。第四，1996年成立了由马哈蒂尔总理挂帅的国家毒品理事会，作为最高反毒决策机构，制定肃毒政策，协调有关禁毒政策的实施和执法行动。

伊朗因毗邻世界重要毒品生产基地"金新月"而使它处于世界缉毒战线的前沿，每年用于打击毒品走私活动的资金为4亿美元。在1979年伊斯兰革命后的19年中，伊朗共缴获1260多吨毒品，有2356名军人为缉毒献身。1979年伊斯兰革命后，伊朗发动了一场根除毒品的运动，颁布了一项禁止种植罂粟的法令。1989年1月，伊朗议会批准了严厉的禁毒法，规定任何携带30克以上海洛因或5000克以上鸦片的人都

将被处以极刑。在全国范围内采取了"围追堵截"措施。在伊朗东部与阿富汗和巴基斯坦交界地带加强了控制，以阻止毒品从阿富汗和巴基斯坦走私进入伊朗境内，在与阿富汗和巴基斯坦交界的地段修筑了600千米的围墙。伊朗安全部队还不断开展清剿活动，在交通要道设立关卡，实行严格检查，查缴已进入伊朗境内的毒品，平均每年查缴160吨毒品。政府通过各种新闻媒体鼓励群众揭发、举报毒品走私活动。在全国各地设立戒毒所，帮助吸毒者弃毒从良。1997年全国戒毒中心已达17所。

菲律宾为了打击毒品犯罪，于1994年恢复了死刑。政府、军方和警方、各宗教团体和民间组织都加入了禁毒行列。

4. 欧洲

英国的1971年反毒品法案将毒品分为三个不同等级，携带及贩卖这三类不同等级的毒品将获判不同罪行，最高可判处终身监禁。

德国麻醉品政策主要是：预防和宣传教育；治疗和戒毒；与毒品犯罪作斗争。在一切领域禁毒是德国政府的一个原则性目标。

荷兰一向是欧洲的另类堡垒，从1976年开始，荷兰就把毒品分为硬毒品和软毒品。荷兰人认为硬毒品，如海洛因、可卡因和安非他命，对公众构成难以承受的威胁；而软毒品，如大麻，则应当给予比较宽松的政策。在阿姆斯特丹、鹿特丹、海牙三大城市，随处可见出售大麻的所谓"咖啡馆"，向每个成人出售不超过5克大麻一般能免予起诉。2003年9月，荷兰卫生部宣布批准将大麻列为处方药，这一举措再次震惊全球。

5. 非洲

尼日利亚是非洲至欧美毒品走私的重

要中转站之一。针对这种情况，从1994年起，尼日利亚政府首先对国家缉毒署进行整顿，以严明的军纪管理执行缉毒任务的准军事部队，并把缉毒署的任务区域从1989年初的6个细分为20个。在依法治毒方面，授予缉毒署搜查、拘捕毒贩的独立权力。1995年政府颁布《反洗钱法》，规定任何人只要其财富涉及毒品都将受到严厉查处；在国外因贩毒被遣送回国者也将依法受到严惩。尼日利亚毒品犯罪最高可定为终身监禁。在加强边境、边防口岸缉毒的同时，把摧毁大麻种植作为打击毒品的首要任务来抓。1997年缉毒署在全国范围内开展"烧毁毒草行动"。共捣毁大麻种植场870处，收缴烧毁大麻133万千克，逮捕非法种植人员231人。

6. 大洋洲

澳大利亚通过了《戒毒法》，为瘾君子康复提供机会。各大学讲授预防毒品的知识，监狱里提供有关治疗。但是，澳大利亚的一些专家认为把使用毒品定为犯罪是走错了方向，因此澳大利亚的瘾君子仍在采取一些高危方式吸毒。

11.3.3 禁毒国际合作

1. 联合国的全球禁毒战略

1990年2月20日，在纽约召开的"国际合作取缔麻醉药品和精神药物非法生产、供应、需求、贩运和分销的联大特别会议"，通过了《政治宣言》和《全球行动纲领》，确立了"减少毒品非法供应"和"降低毒品非法需求"两大禁毒战略。并郑重宣布将20世纪最后10年（1991～2000年）定为"国际禁毒10年"。要求各国立即开展有效而持续的禁毒斗争，促进《全球行动纲领》的实施。

全球毒品之所以泛滥，一方面是不法分子从事毒品的非法生产和贩卖；另一方面是有大量的瘾君子滥用各种毒品。因此，毒品控制必须在生产、流通、消费三个环节同时采取实施，"两减并行"（减少非法供应与减少非法需求），双管齐下，才能取得禁毒斗争的胜利。

减少毒品非法供应，就是通过国家立法，用国家法律重典制裁种毒、运毒、制毒和贩毒者，通过警方、海关等部门的共同努力，加强对毒品的种植、加工、生产、运输、销售等环节的控制，对麻醉药品严格管理、堵源截流、切断毒品来源，同时，控制毒品走私，控制毒品种植，促进替代发展。

减少毒品非法需求，就是清除毒品市场。一方面针对吸毒人群，通过早期诊断及有效的治疗和身心康复等综合性干预措施，使之尽早离开毒品；另一方面针对未吸毒人群特别是药物滥用的高危人群采取宣传教育的手段，预防和减少新的吸毒者产生，从而降低社会对毒品的需求。

1998年6月8～10日，联合国召开第二十次特别会议，185个成员国的代表将就如何加强国际司法合作、控制兴奋剂、减少毒品需求、打击洗钱、根除非法毒品作物及执行替代发展战略等问题进行讨论。会议通过《政治宣言》、《减少毒品需求指导原则宣言》、《在处理毒品问题上加强国际合作》等文件，为全世界建立一个"无毒品世界"制定了跨世纪战略。

2. 国际禁毒合作

国际禁毒合作是国家之间享有刑事管辖权的机关，在犯罪侦查领域互相给予支持、便利和援助的一种司法活动；是一国侦查机关根据外国当局委托，在国内代为请求国进行侦查的一种措施，是国际司法协助的重要组成部分。国际禁毒合作仅限于具有涉外因素的毒品犯罪案件，由请求国通过被请求国协助侦查来获取毒品犯罪情报和毒品犯罪线索，以帮助请求国顺利完成侦查任务。

国际禁毒合作的主要内容包括：毒品犯罪情报信息的交流与合作、调查取证、送达刑事诉讼文书、移交物证、书证和视听资料、引渡等。

自1980年以来，墨西哥政府加强了同联合国、美洲国家组织等国际组织的联系。在尊重国家主权、保证领土完整的前提下，墨西哥同美国签署了"墨美扫毒合作协议"、"引渡条约"、"司法互助条约"和"关于交换金融机构货币交易情报、打击违法活动的互助合作协定"。墨西哥还同拉美和加勒比各国签署了21项缉毒合作协定。从1994年到1998年3月，墨西哥先后重创5大贩毒集团，一批大毒枭相继被捕并绳之以法。在此期间，有关部门还逮捕贩毒分子近4万人，摧毁毒品作物14.6万公顷，查缴各类毒品16万吨，缴获用于贩毒的武器和交通工具上万件。缉毒部门还和财政部门密切配合，查处贩毒"洗钱"案47起，收缴赃款共计6.2亿美元。

哥斯达黎加同美国、哥伦比亚、巴拿马、墨西哥和危地马拉等国加强合作，互通情报。尼日利亚加强同联合国有关机构、国际刑警组织等国际组织及各国在禁毒方面的合作，共同打击国际毒品犯罪，1990～1997年，共抓获5660名毒犯，查获毒品共88 923千克。

缅甸与联合国、邻国和其他有关国家签订了双边或多边禁毒合作协议。1998年美国恢复了中断几年的对缅甸的禁毒援助。

伊朗政府同阿富汗、巴基斯坦及国际组织加强合作，共同打击毒品走私活动。1995年1月，伊朗同巴基斯坦签署了一项协议，决定在此后3年里共同建立边境哨所，提高双方反毒机构的预警能力和交换边境地区有关毒品走私活动的信息。据报道，1993年伊朗共缴获各种毒品95吨，1994年增加到135吨，1997年则高达195吨。自1989年颁布《禁毒法》以来，伊朗已处决4000多名毒贩。

菲律宾与东盟国家的合作，与多国签署了禁毒协议，加入了国际公约，并主办打击跨国贩毒的国际会议。

中国与周边国家及加拿大、澳大利亚、美国、智利等国在缉毒执法、情报交流等方面的合作，成功破获了一批特大跨国走私毒品案。2002年，中国、泰国、美国、缅甸和中国香港特区警方联破获"3·30"特大国际贩毒案，抓获犯罪嫌疑人20余人，缴获海洛因359.95千克。2004年2月12日，中国公安机关与菲律宾禁毒执法部门联合侦破了"9·2"特大跨国贩毒案，两国共抓获犯罪嫌疑人5名，在菲律宾首都马尼拉缴获冰毒296千克，缴获毒资人民币197万元。2005年9月10日，中国、缅甸、老挝、泰国4国警方联手成功破获"11·02"特大跨国贩毒案，摧毁韩永万跨国贩毒集团，铲除了涉及中、缅、老三国多个地区的贩毒网络。

11.4 禁烟与控烟

自从1492年哥伦布首次在美洲接触烟草，然后将其引进到欧洲并逐渐传遍全世界的500多年来，人们对吸烟与健康问题一直存在着不同的看法和争论。开始的争论主要是围绕吸烟这种习惯是否可取。后来，戒烟、禁烟与控烟成为社会主流思想。在禁烟无望的情况下，以减少香烟，减低香烟的危害为目标的控烟运动逐步兴起。

11.4.1 19世纪以前的禁烟法令

禁烟运动最早的发起人是哥伦布的伙伴罗德里戈·德赫雷斯，他认为吸烟是一种"恶魔习惯"，因此，被当时的宗教裁判投入监狱。

1600年，烟草如狂风暴雨般席卷英国，与跳舞、骑马、打猎、玩牌一样，成了绅士们时髦生活的基本内容。甚至连高贵的女王伊丽莎白一世也从1601年开始吞云吐雾起来了。榜样的力量是巨大的，抽烟从此没有了等级界限，全社会都争相效仿。1603年，苏格兰国王詹姆斯六世登基，成为英国国王，即詹姆斯一世[1]。1604年他发表了一篇轰动一时的匿名文章《对烟草的强烈抗议》（图11-4-1）。在文中，他强烈谴责抽烟"不仅是一大恶习，也是对上帝的极大亵渎；上帝赐予人类的美好礼物都被着恶浊的烟草气息肆意践踏污染了"。他还言辞犀利地指责抽烟：看着恶心，闻着可恨，有害大脑，损伤肺腑，奇臭无比，使人如陷万丈深渊。然而，詹姆斯一

世发现自己的观点竟无人响应，英国人还是烟不离嘴。为此，詹姆斯一世于1604年10月17日发布命令，把烟草的进口关税由原来的200%提高到4000%，每0.5千克烟草的关税从2便士提高到6先令8便士，下令禁种、禁买烟草，禁止从西班牙、葡萄牙输入烟草，并派人捣毁了烟店和烟田，处死了嗜烟的贵族沃尔特·罗利，将贵族司徒雷德充军。这些严厉举措产生了令人意外的效果。为了躲避税收，英国人干脆自己种起了烟草，而走私的勾当更是愈演愈烈。走私者们另辟蹊径,把烟草送到了更深更远的地方——英国的穷乡僻壤。

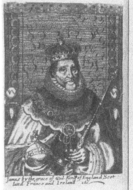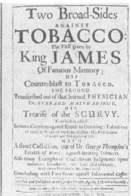

图11-4-1 詹姆斯一世匿名文章《对烟草的强烈抗议》

直到去世大约50年后，他的名字才被公示于1672年出版的吸烟杂志的扉页上

在欧洲，1621年，罗马教皇乌尔班八世（Urban Ⅷ）把吸烟者逐出教会，理由是他们把自己的身体和灵魂都献给了同样是低

---

1 詹姆斯一世（James Ⅰ，1566~1625年）英国国王，1603年3月24日到1625年3月27日在位，同时也是苏格兰国王詹姆斯六世（James Ⅵ），1567年7月24日到1625年3月27日在位。

贱的物质。1634年，俄国沙皇亚历克（Czar Alexis）禁止吸烟，对初犯者鞭打、缝鼻子以及流放到西伯利亚。1635年，瑞士颁布禁烟法，规定：任何饭店、客栈禁止接待吸烟者，一旦发现将受到鞭笞、火烤和流放的严厉处罚，吸烟者被抓住则判死刑。1657年，瑞士规定在全国禁止吸烟。1674年，法国国王路易十四在凡尔赛宫发布命令，鉴于烟草已经成为国家财政收入的主要来源，决定实行烟草专卖制度。烟草专卖制度的初衷是控烟，即限制烟草的种植、销售、进口、出口等；但同时，它又使烟草在合法的态势下稳定发展。1679年4月5日，芬兰古都库尔总督约翰·长比茨发表"对吸烟实行禁止"。1693年，英国禁止在议会两院的某些区域内吸烟。此外，瑞士法律禁止饭店接待吸烟者，客栈也不得让他们留宿，用鞭打、火烙和放逐等刑罚严惩吸烟者。耶稣教徒在十诫上增加了禁止吸烟。

在亚洲，1617年蒙古皇帝禁止使用烟草，触犯法律的人面临死刑。1620年日本禁止使用烟草。1633年，土耳其苏丹·穆拉德四世（Sultan Murad Ⅳ）禁止吸烟，但每天至少有18人不执行这项法律。在土耳其，君主曾下令，吸烟者一经发现即被处死刑，禁烟4年，处死者近万人。1639年（崇祯12年）和1643年（崇祯16年），中国明代崇祯皇帝于两次下诏禁止种烟和吸烟。清康熙帝（1662~1722年）主张禁烟，并身体力行。他下令"境内沃壤，悉种嘉禾。凡民间向来种烟之地，应令改种蔬谷。"但他的禁烟令并不严厉，全国种烟、制烟、贩烟、吸烟日趋兴旺，禁烟只

能是一种号召而已。到了雍正（1723~1735年）和乾隆年间（1736~1795年），喜烟人数更多。雍正、乾隆虽不吸旱烟，但他们是鼻烟和鼻烟壶的爱好者，宫廷达官贵人也都吸烟，一些禁烟的呼声很快就被淹没了。到嘉庆年间（1796~1820年），鸦片开始在中国泛滥，国人有识者力举禁烟主要是指禁鸦片。

在美国，1632年，美国马萨诸塞州第一个提出在公共场所吸烟的禁令。1647年，美国康涅狄格州规定只允许每天吸烟一次，在公共场所禁止吸烟。1683年美国马萨诸塞州法律首次规定禁止在室外吸烟。1840年波士顿禁止吸烟。1893年华盛顿州立法禁止出售香烟消费。1898年田纳西州全面禁止香烟。1900年反烟联盟[1]决定在15个州禁止出售香烟[2]。19世纪末，美国联邦各州都通过了严厉的反烟立法，包括禁止在公共场所吸烟，违者处以监禁、罚款，甚至剥夺在政府办公室及银行等体面部门工作的权利。

然而，大多数的禁烟立法和禁烟令终归失败！后来，各国政府又重新考虑采取在一定场合的禁止吸烟和在较大范围实行控制烟草的新政策。

11.4.2 当代控烟浪潮

1.第一次控烟浪潮：吸烟有害健康

当代第一次控烟浪潮发生于1900~1969年，是由科学调查和立项研究得出的"吸烟有害健康"结论推动了全球控烟行动。

1900年，一些流行病学者根据人类流行

---

1 反烟联盟（Anti-Cigarette League）成立于1890年，由露西·佩奇·加斯顿(Lucy Page Gaston)发起，由教师、作家、讲师和基督教妇女戒酒联合会的成员联合组成。加斯顿认为，吸烟是一个"危险的新习惯，特别是威胁到年轻人，可能导致他们酗酒和使用毒品"，所以在19世纪90年代非常盛行。

2 反烟联盟的社会实践归于失败，导致许多灾难性的后果。于是，华盛顿州、衣阿华州、田纳西州和北达科他州先后废除关于禁止销售香烟的规定。1927年，堪萨斯州最后一个废除。1933年最终解除了禁令。

疾病的研究，发现患肺癌的患者逐年有所增加，因此引起对吸烟与健康的关系问题的注意。1934年，中国学者吕富华在德国著名医学杂志上发表《关于家兔涂布烟草焦油致癌性的研究》报告，成为世界上最早通过实验揭示出烟草含有致癌物质秘密的科学家。1962年，英国皇家内科医学院发表了人类历史上著名的医学报告，用大量的临床实例证明"吸烟是导致肺癌的主要原因"。该报告的发表，使现代国际社会震惊不已，直接推动了现代反烟运动浪潮波澜壮阔地向前发展。

1967年，世界首次"吸烟与健康大会"在美国纽约举行，主旨是推动国际合作，加强吸烟与健康的宣传并交流开展戒烟的经验，此后每4年召开一次，从而使反烟运动纳入全球组织的统一行动。

2.第二次控烟浪潮：控烟成为全球共识

第二次控烟浪潮发生在1969~1998年，从舆论到国际会议，控烟成为全球性的重要议题，形成了全球反烟运动。

人们认为，尽管烟草是一种有争议的特殊消费品，它在全世界范围内仍然是一种合法产品，它应当有其合法存在的社会空间。如果想在短时间内全面禁止烟草，一方面缺乏科学依据；另一方面缺少社会支持的基础。而对烟草进行适当控制既能办到，又能得到广泛支持。人们认为，"戒烟"属于吸烟者（个人）的约束行为，以免危害自己；"禁烟"属公共场合的禁止行为，以制止个人吸烟，避免他人被动吸烟；"控烟"则是全面的对策，包括控制烟草生产，控制吸烟者，控制环境的无烟化，既涉及宏观的法律法规，又涉及微观的场所规定乃至家庭、个人。因此，控烟成为全球共识。

1969年，世界卫生组织所属欧、美委员会通过决议：禁止在世界卫生组织开会的场所吸烟。

1978年11月，世界卫生组织确定每年的5月31日为"世界无烟日"。世界无烟日成为一个反吸烟运动最广大公众基础的标志。

1980年，世界卫生组织提出"要吸烟还是要健康，由你选择"的口号，并把1980年定为国际反吸烟运动年。

1983年，在加拿大召开的第五届"吸烟与健康"国际会议上规定，含有20毫克/支以上焦油的卷烟，在世界范围内停止生产与出口。所有卷烟及烟制品应注明"吸烟危害健康"，并明确标出焦油、烟碱、一氧化碳的含量。

1989年，《欧洲经济共同体关于卷烟焦油量的限制》草案明确规定："在欧洲共同体区域内销售的卷烟从1992年12月31日起，最高焦油量限制在15毫克/支以内。到1997年12月31日，最高焦油量限制在12毫克/支以内。"

1996年7月起，国际民航组织开始在国际航班禁止吸烟。

1997年8月，第十届"世界烟草或健康大会"在北京召开。大会围绕"烟草：不断蔓延的瘟疫"这一主题，全面、深入地交流了控制烟草的危害性等多方面的经验。

3.第三次控烟浪潮：以国际法为依据推动全球控烟

控烟浪潮促使世界卫生组织下属的泛美卫生组织指导委员会/美洲区域委员会及欧洲区域委员会于1969年通过了关于控制吸烟的决议，开始推动世界性的控烟工作。以2003年缔结的《烟草控制框架公约》为标志，世界各国确立了控烟目标并达成共识，于是，以国际法为依据开展了全球控烟运动。

在推动缔结《烟草控制框架公约》的漫长年代，世界卫生组织于1990年开始提出无烟草倡议行动计划（tobacco free initiative, TFI），并分别制订和实施了1990～1994年、1995～1999年、2000～2004年和2005～2009年4个行动计划，以促进联合国会员国按照世界卫生组织《烟草控制框架公约》的要求，实现无烟区域。无烟草倡议区域行动计划的工作重点是支持国家、区域和全球烟草控制。

对国家的支持和行动主要是：促进立法行动，组织一个国际律师团，向会员国提供技术支持，开辟含有国家烟草控制立法的网址，制订评价立法有效性的框架；烟草诉讼；保护青少年的活动，促成联合国基金会给予支持；组织烟草监测，与美国疾病控制中心合作，在开展了全球青年烟草调查，逐步由11个国家扩展到2000年的36个国家；开展反烟宣传；开展烟草经济学研究。

对区域的支持主要是：召开区域性烟草控制的国家间会议，讨论烟草立法、政策制定、诉讼及实施框架公约问题；举办区域讲习班，培养项目管理和宣传交流战略方面的技能。

对全球控烟方面的支持主要是：加强妇女在控烟行动中的作用；与国际烟草控制研究中心、美国国家卫生研究所、疾病防治中心及食品与药物管理局密切合作，制订了全球烟草控制研究议程；建立新的联络点，开展烟草的调查，由执行委员会领导一个独立调查专家委员会，了解烟草工业是否对联合国系统烟草控制工作施加了不正当影响；建立无烟行动政策与战略咨询委员会，就项目的广度、重要政治问题、建议对科学事宜的政策影响及总干事要求的其他事项提出意见。

在世界卫生组织以及无烟行动的促进和推动下，很多国家和地区积极参与控烟活动，采取了相当具体的措施来控制或禁止烟草的蔓延。

11.4.3 控烟措施及其预期

1. 推行新型戒烟法

戒烟的关键第一是认识，第二是决心，第三是恒心，但戒烟的关键在吸烟者自己。为了帮助吸烟者戒烟，一些科学家想出了一些奇特的办法，如市场上出售的戒烟糖、戒烟药、戒烟香水、戒烟漱口水、戒烟机器人、呼氧验烟器、戒烟烟灰缸、戒烟打火机、戒烟墙纸等，但这些措施只能起到一些辅助作用。因此，一些专家认为既然吸烟是一种疾病，烟民是一个患者，就应该善待烟民，善待患者！于是，近些年来许多国家的医院建立的戒烟门诊，在医生的指导下，合理选择戒烟药物，使许多烟民患者成功戒掉烟草。

世界卫生组织提出戒烟十大建议：①自己确定一个停止吸烟的日期并严格遵守；②停止吸烟后，生理上会出现某些消极的反应，不必担心，这些症状会在1～2周内消失；③扔掉所有烟灰缸、未开封的香烟、火柴和打火机；④多喝水，上班时，在伸手可及处备上一杯水；⑤把不买烟省下的钱去买自己特别想要的东西；⑥加强体育锻炼；⑦改变习惯，避免经过自己平时买烟的商店；⑧不把愁事和喜事作为"就吸一口"的借口；⑨若担心自己发胖，请随时注意饮食或增加业余活动，因为并非戒烟后人人都会发胖；⑩不必为将来担忧，一天不吸烟对自己、对同事就是一件好事。

2. 实施禁烟法令

美国于1969年通过决议，禁止电视台和电台播放香烟广告。旧金山市的禁烟法令，规定凡该市所属大大小小的企业老板经理，必须制订出有效的措施，务必使其不吸烟的雇员在车间或办公室内不受任何烟雾的干扰毒害。如果雇员认为老板"措施不力"，可提出抗议甚至向法院起诉。法院将根据情节轻重对雇主罚以200～300美元不等的罚金。明尼苏达州一项反对吸烟法规定，每个饭店至少留有30%的座位给不吸烟者，谁在禁烟地方吸烟，就将处以罚款或坐牢5天。

新加坡在1970年通过了第一部禁烟法。禁烟法有如下规定。①凡在公共场所扔一个烟头者罚款500新元（约合245欧元，折合人民币2850元左右）或打4板子。打板子的是机器人，它不讲情面，前两板子打下来多数人休克，立即送医院抢救，等待屁股好了再来继续打后两板子。②在任何禁烟区吸烟的人，初犯者罚款250新元，再犯者罚款500新元，第三次违反规定则处罚1000新元。屡教不改者要做义工或接受最高1年的有期徒刑，新加坡是世界上唯一禁止进口任何烟草产品的国家，新加坡460万人口中烟民所占比例不到20%。

意大利于1989年颁布了《禁止吸烟法》。它规定如下。①所有公共场所应设有吸烟处（室），没有吸烟处（室）的地方坚决禁止吸烟。②茶馆、饭店、电影院除必须设有吸烟处（室），还必须有齐全的空调设备，否则，禁止吸烟。③国内航空班机机舱、火车车厢、轮船和公共汽车内严禁吸烟。④凡向尚未满16周岁以下少年儿童出售或提供香烟者，罚款100万里拉（约合人民币750元）；凡在禁烟场所吸烟者，罚款1.5万～4.5万里拉。

瑞典国王下达禁烟令，从1983年5月1日起，任何人不得在公共场所（包括马路上和厕所里）吸烟，违者将视情节受到法律的惩处。

法国于1991年颁布《埃万法》[1]，全面禁止香烟广告。2007年2月1日起政府规定各类学校、医院、机关、企业和商店等公共场所禁止吸烟。同时，有17.5万名"香烟警察"在公共场所巡逻检察；2008年1月1日起，禁止在酒吧、餐馆、夜总会、赌场吸烟的法令在法国正式生效。

爱尔兰于2004年，成为第一个制定国家无烟法的国家。

不丹是世界上唯一一实施全国性烟草禁令和公共场所禁烟令的国家。不丹在2004年8月认可世界卫生组织《烟草控制框架公约》的同时，其立法机构宣布，它将采取超出该条约建议的加税和广告限制，宣布烟草非法。在经历了3个月允许店主清库存的转化期之后，该禁令于2004年12月正式生效。政府当局焚烧了未售完的卷烟，并且在主要大街张贴标语，号召人们放弃吸烟的习惯。对违法者罚款220美元，这在一个人均收入只有660美元的国家是相当高的金额。被抓获销售卷烟的店主有可能冒着失去生意许可证的风险。不丹在所有公众场所实施了禁烟令，唯一可以吸烟的地方是在家中。

肯尼亚于2006年颁布禁烟令。规定任何在公共场所吸烟的人将被判处6个月监禁，或缴纳5万肯先令（相当于人民币5700元）的罚款；情节严重者，还将一罪数罚。

此外，中国卫生部于1997年发出了《关于宣传吸烟有害和控制吸烟的通知》。新西兰总理支持公共卫生协会的要求，把禁烟令扩大到除了餐馆和咖啡厅外的酒吧和赌场。科威特禁烟法规定，禁止在电视电

---

1 法国《埃万法》（Evin Law）是由前卫生部长克罗德·埃万提案，于1991年1月1日获议会审议通过，并于1993年1月1日开始实施。克罗德·埃万于1992～1993年任卫生部部长。

影中播映吸烟的镜头。马来西亚政府规定，凡申请低息商业贷款者，必须经过体检证明他不吸烟方能取得贷款资格。德国规定出租车内禁烟，如司机吸烟，乘客有权投诉并获得奖赏；如乘客吸烟，司机有权拒载。意大利在公众室内实施禁烟令。也门实施限制吸烟法。墨西哥在联邦所属的公共建筑物内都禁止吸烟。南非实施新的烟草管制法。非洲21个国家召开烟草控制会议，通过了限制烟草产品生产与消费的若干决议。

3. 提高烟税、烟价

新西兰对烟草制品增收消费税。阿联酋把烟草进口关税上调100%，烟叶和卷烟的售价也有不同程度的上调。俄罗斯国家杜马通过新的烟草消费税税法，对烟丝、雪茄、卷烟的消费税均作上调。印度尼西

亚对国内和进口香烟零售业加收8.4%的增值税。尼日利亚增加25%的香烟销售税。但是，以提高烟税来降低烟草消费的措施存在不足和隐患，结果也许是得不偿失的。世界银行的一份报告认为，提高香烟的税收和价格能非常有效地减少需求，一包香烟提价10%，可使高收入国家的需求量减少4%，使中低收入国家的需求量减少8%。然而，提高烟税刺激了走私活动增长，使国家蒙受巨大经济损失。1993～1994年，因提高烟税，加拿大因香烟走私遭受了10亿美元的损失。在澳大利亚等一些国家，没有质量保证的走私烟、假烟更加严重威胁着消费者的健康。

4. 禁止烟草广告和赞助

美国菲莫烟草公司停止在拥有大批青少年读者的40家杂志上登广告。巴西众议院

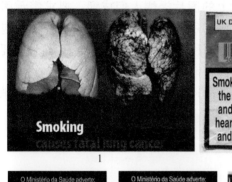
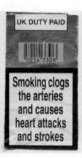
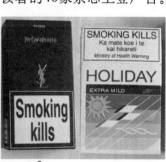
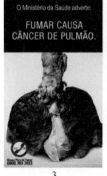
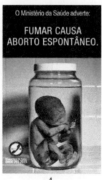
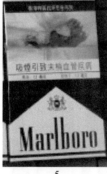
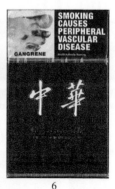

图11-4-2 警语标识·警告语与警示图标

1. 英国健康部门提供的印制在烟草制品包装盒上拼版照；2. 英国、荷兰烟盒的正面和背面，印有醒目的吸烟有害健康的警告语；3和4. 巴西烟盒上的警示图标，吸烟导致肺癌，吸烟导致自然流产；5. 万宝路烟盒上的警示图标，吸烟引致末梢血管疾病；

6. 中国中华牌香烟上的戒烟警示

通过一项禁止广播、电视、报纸、杂志等所有新闻媒体播放刊登香烟广告的法律草案，该法案还禁止烟草赞助文化和体育活动。英国女王要求卫生部根据本国实际情况制定并实施禁止烟草广告及烟草公司提供赞助的法律。澳大利亚参议院通过烟草广告禁令，规定烟草公司从2006年10月起禁止在国际性体育及文化活动中做广告。香港的《公众卫生条例》正式生效，报纸杂志上不允许再出现烟草广告。

但从一些国家的调查显示，烟草广告与卷烟消费量的增长或下降并无直接的关系，在成熟的市场，禁止烟草广告并不能减少吸烟者对卷烟总的需求量，只是减少了不同牌号卷烟市场份额的变化。意大利、葡萄牙、法国、挪威等禁止烟草广告已经多年，但吸烟人数反而增加了。挪威是禁止烟草广告十分严厉的国家，而吸烟人数的比例却从1987年的30%增加到1997年的37%。而与之相邻的瑞士是一个不完全禁止烟草广告的国家，烟民人数占全国人口总数30%的比率多年来基本未变。

5.警语标识·警告语与警示图标

1965年美国通过了一项新的法案，规定雪茄的外包装上要添加健康警语标识，烟草公司必须在香烟包装上印有健康警告标识，这一规定被国际控烟界普遍认为是一个里程碑式的事件。其后，香港规定卷烟包装上须注明焦油量和烟碱量，健康警语须以白底黑字印于卷烟盒包的顶部。加拿大要求烟盒上必须标明香烟燃烧时释放出的有毒物质的含量，还要在烟盒正面的50%印上新的警语和图片。英国健康部门提供了拼版照片，要求印制在烟草制品包装盒上（图11-4-2）。

在发现吸烟有害健康之后，世界一些国家在烟盒上印刷警告语，警示吸烟者控制吸烟。《烟草控制框架公约》实施后，根据规定，所有卷烟制品包装要印上不低于面积30%、并且有可轮换的健康警语，让烟盒上的图片提醒人们戒烟，要求警示图标精细印刷，画面和文字警告在香烟外包装上的面积不得少于50%的比例，而且需要用英语和地方语言同时进行标注。

2004年10月22日，在欧共体健康与消费

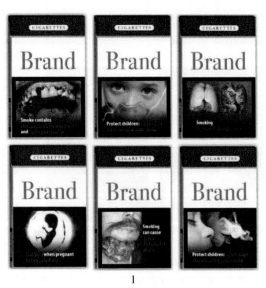
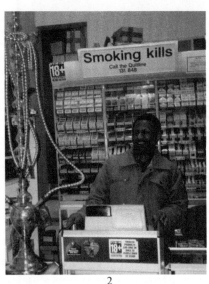

图11-4-3　戒烟警示

1.比利时烟盒上印有戒烟警示图片，德国《明镜周刊》；2.荷兰烟草商店悬挂的戒烟警示语

委员会在新闻发布会上比利时发布了用于烟盒上的吸烟有害的警告图案设计，号召人们珍爱健康，远离烟草。后来，比利时政府规定凡是在这个国家出售的香烟烟盒上都必须印有抽烟所造成不良结果的恐怖图片（图11-4-3）。

11.4.4 烟草的法律诉讼

禁烟法的实施引发了烟草的法律诉讼，针对烟草公司的诉讼在越来越多的国家里展开。

1997年，美国烟草商与佛罗里达州达成和解协议，愿意赔偿113亿美元以弥补烟草所造成的危害。1998年5月，美国烟草商承认卷烟对健康有影响，同意向明尼苏达州的居民支付60多亿美元的赔偿。1998年，美国各烟草公司与50个州达成了在未来25年内赔偿2460亿美元的和解协议。1999年4月，俄勒冈州法院裁定菲利普·莫里斯公司向一名患肺癌死亡的卷烟消费者家属赔偿8100万美元，这是历史上单一卷烟消费者所获得的最高金额的赔偿。2002年7月，佛罗里达州法院判决美国五大烟草公司（包括菲利普·莫里斯、雷诺和布朗·威廉姆森公司）向佛罗里达州数十万患病烟民赔付1450亿美元的巨额罚款，相当于五大烟草公司资产总额的10倍，成为美国历史上金额最高的赔偿案。但2003年5月21日，上诉法庭推翻了这项索赔案件。

1999年4月，加拿大安大略省卫生部宣布，由于美国烟草商向安大略省的青少年进行"违法宣传"，导致他们患上与吸烟有关的疾病，因此计划向美国法院提出诉讼，要求烟草商对此赔付400亿美元。

在澳大利亚悉尼赖特保健中心任医学顾问的一名女教授，因长期受被动吸烟危害，使她的哮喘病加重，她指控该中心未实行禁烟措施，职责难逃，法院判决该中心赔偿8.5万澳元用于治疗。

法国巴黎一家娱乐业老板为活跃生意气氛，举办了一场吸烟比赛，有位老烟鬼以连吸60支香烟的成绩夺得冠军。三天后，这烟鬼的家属向法院起诉，这家老板受到法院重罚。

此外，沙特向本国和外国烟草公司索取27亿美元的健康赔偿。巴西、爱尔兰、以色列等国家也相继发生类似的诉讼。

"烟草案"的诉讼，涉及对烟草业管制的立法、征税问题，牵扯到吸烟的患者、烟草公司、烟草种植者等多方利益，覆盖了国民健康，烟草工业的发展等多个领域的社会和法律问题。因此，烟草的法律诉讼才仅仅是个开头。

11.5 戒酒与禁酒

一般来说，"戒酒"指的是个人行为，而"禁酒"[1]则是法律和国家行为。然而，无论"戒酒"，还是"禁酒"，都是为了挽救因为嗜酒无度给个人、家庭和社会造成的危害。

11.5.1 戒酒运动与禁酒组织

在人类最初发现酒酿造的时候就同时出现禁酒的理念和行为，因此历史上出现过一些禁酒运动和反对酒精中毒的国家组织。

---

1 禁酒又称禁酒令，就是禁止制造、运输、进口、出口、销售、饮用含酒精饮料的情形。

在美国，反对酗酒和醉酒的运动可以追溯到殖民地时期，当饮酒习俗风靡美国之时，一些有识之士便勇敢地站出来反对无节制饮酒和醉酒。他们的行动一开始并没有引起大的反响，但随着时间的推移逐渐引起了人们的注意并赢得了广泛的支持。最早提倡戒酒的是美国医生本杰明·拉什博士[1]，他首先对饮酒能使士兵保持体力的说法提出了异议，并于1785年提出醉酒是一种"疾病"，醉酒是"吸毒上瘾"的观点，如不予控制最终会导致死亡。他从医学的角度劝人们节制饮酒，但并未提倡彻底戒酒。尽管如此，他的有关"疾病"、"毒瘾"和死亡的观点产生了深远的影响。

1808年纽约州在教会的影响下成立了最早的忌酒协会，并于1811年发起了禁酒运动。1826年波士顿成立美国忌酒促进会。1833年5月24日，召开了第一届国家禁酒大会。为纪念这次会议的召开，富兰克林造币厂铸造了一枚纯铜的纪念铜牌（图11-5-1）。

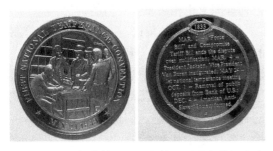

图11-5-1　为纪念美国1833年第一届国家禁酒大会制作的铜牌

这是一枚十分精美的浮雕纪念铜牌。正面有决议签字的场面，周边写着"第一届国家禁酒大会，1833年5月24日"。反面以文字记载了1833年美国历史上发生的包括"第一届国家禁酒大会"等大事

1820～1850年美国社会发生的宗教复兴运动对禁酒运动起了极大的推动作用。

牧师们尤其是福音派的牧师们在布道时常常劝人们戒酒。他们把酗酒视为一种"罪过"，将禁酒奉为所有忠于上帝的战士都必须参加的"圣战"。宗教复兴运动使禁酒的思想通过布道和教义逐渐深入人心，除宗教界人士外，其他人也提出了不少新观点，如利曼·贝彻尔认为戒酒对民主制度的发展至关重要，饮酒的人参加投票会使国家民主和自由的严肃性受到影响，因此从政治民主角度出发，他主张禁酒。主张戒酒者反复宣传，因为喝酒，众多的家庭妻离子散，更多的人违犯法令，更多的孩子惨遭杀害，酒比任何其他毒品都要害人。事实表明由于酗酒现象的增加，美国地方法院处理的案件从1840年的595起上升到1869年的1869起，1900年高达3317起。显然酗酒已严重影响社会治安和人民生活，酗酒已成为犯罪率急剧上升的原因。

出于对酗酒和醉酒的憎恨，美国出现了一些最早的禁酒组织，如1820年成立的美国禁酒运动促进会和1836年成立的美国禁酒同盟。这些组织发起了一些以宣传戒酒为主的游行和示威活动。然而由于他们反对的只是过度饮酒，其斗争方式也以劝导为主，再加上内部又有分歧，并没有形成强大的力量，而真正产生深远影响的是后来出现的几个组织。

19世纪中叶，随着禁酒呼声的日益强烈，一些不满于"道德规劝"的禁酒主义者开始采取一些激进的行动，希望通过立法来铲除酒类的危害。这些激进派活动的结果促使了第一部地方性的禁酒法令于1846年在缅因州通过。波特兰市长尼尔·朵是促成该法形成的活动家之一。从此禁酒在一些州通过立法的形式得到确

---

1 本杰明·拉什（Benjamin Rush，1745～1813年）是一位著名的外科医生，曾任独立战争期间美国陆军军医局局长，他是《独立宣言》的签署人之一。

定。到1860年美国已有13个州通过了禁酒法令。1869年，"禁酒党"宣布成立。该党将消灭酒类工业和酒类消费作为奋斗目标，其影响逐步扩大。该党曾数次指派候选人参加美国总统选举，在不少州取得了胜利，其选举区域最多时遍及美国的42个州，即使到了1930年其选举区域仍有31个州。表面上看来,禁酒运动至此已取得很大胜利，但实际上此时禁酒的阻力仍然很大，一些州通过的禁酒法令不但难以实施，而且很快都被废除了。所以一方面当禁酒人士在为立法的胜利欢呼时，美国的人均饮酒量却从1850年的4.08加仑上升到了1860年的6.43加仑。

南北战争的爆发使禁酒运动一度陷入低潮。南北战争结束后，一些禁酒主义者重振旗鼓，发起了更大规模的禁酒运动。1894年基督教妇女同盟成立，翌年"反酒馆同盟"宣告诞生。这两个组织不久即成为美国禁酒运动中最强最有力的组织。它们以铲除酒类生产和销售作为奋斗目标，散发和张贴了数以万计的传单和标语，揭露酒类对社会和家庭带来的危害，呼吁彻底禁酒。反酒馆同盟的领导人还身体力行，手持利斧到酒馆砸毁酒具。由于这两个组织代表美国西南农村广大的中产阶级和新教人士，因此特别具有号召力。西南地区的新教徒本来对移民中的天主教徒抱有偏见，这样一来更是憎恨天主教徒和移民酒徒。对他们来说,禁酒的问题已不再是该不该的问题，而是谁将决定美国社会前进的方向，谁将统治美国的问题。是美国人还是移民？是新教徒还是天主教徒？他们将这些尖锐的问题直接摆到了广大人民面前，引起了空前的反响。

第一次世界大战爆发前，禁酒党、基督教妇女同盟、反酒馆同盟团结一致将禁酒推向了高潮。至此禁酒已完全成为美国城市和社会改革的一部分。由于这些组织和一些其他活动家的努力，1913年国会被迫通过了《韦勃·凯恩法案》，禁止向"禁酒"州运输酒类。此法的通过表明在全国范围内禁酒的条件已日趋成熟。第一次世界大战的爆发使禁酒运动得到了巨大的推动。由于酿酒消耗粮食，而酒类又常与德国人和意大利人联系在一起，禁酒颇受全社会支持。美国要参战必须动员广大的人力和物力，而粮食是其中需要保障的物资之一。同样士兵要作战必须保持清醒的头脑，而酗酒往往会使士兵丧失斗志，使工人旷工误工。在这种情况下国会于1917年通过了《利弗法案》，禁止用粮食酿酒并授权总统禁止制造其他酒精饮料或向军营销售酒精饮料和进口各类蒸酒。随着战争的进行，形势变得对禁酒主义者十分有利。一些实行禁酒的州开始向国会施加压力，声称邻州不禁酒它们无法实施禁酒,广大产业主和资本家也赞成禁酒，因为禁酒可以减少旷工和怠工所带来的损失,从而提高劳动生产率。女权运动中的广大妇女更是反对丈夫们把工资浪费在酒馆里。根据这种形势，国会于1917年4月对实施禁酒的宪法第18条修正案进行了激烈的讨论，终于在1917年12月18日通过了宪法第18条修正案，即《全国禁酒令》,并提交各州批准。1919年1月29日，该修正案除康涅狄格和罗得岛两个州没有批准外,各州都批准了第18条宪法修正案，达到规定数目的州而生效。1920年全国禁酒运动达到了顶峰。

在欧洲，爱尔兰（1818年）、伦敦（1831年）和芬兰（1863年）分别成立了忌酒协会。1900年法国成立反对酒精中毒的国家组织，并于1909年在伦敦召开世界忌酒会议，成立了国际忌酒联盟，欧洲各国、美国、墨西哥、阿根廷、印度、中国和日本派员参加。为了纪念法国1900年出现的反对酒精中毒的国家组织，法国也特制了一枚纪念铜牌，铜牌上的图案为身着古典服装的女士代表正义，手持权杖捣向象征酒精恶魔、面目狰狞、肌肉纹理清晰的怪兽。画面象征该组织与酒精中毒斗争的主题，反映了酒精类似怪兽的可怕形象和危害社会的发展趋势。铜牌的反面是象征和谐与祥和的扎有缎带的石榴枝，绽放的鲜花，带给人们美好的安定环境和感受（图11-5-2）。

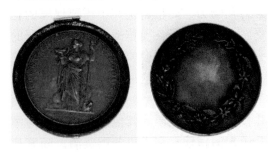

图11-5-2　1900年法国反对酒精中毒国家组织纪念铜牌

11.5.2　历史上的禁酒法令

1. 古代中国的《酒诰》

中国春秋战国时代，酒在社会生活中的影响愈加深广。到殷商时代，酒已成为社会物质文化生活不可缺少的部分，饮酒丧德助长了殷人的腐败堕落之风,甚至影响到了国家的兴亡。

《尚书·周书·酒诰》[1]中以诰文的形式记载了周公发布的禁酒令，不准人们再酿酒、饮酒。这便是中国历史上第一道禁酒令。

《酒诰》颁布于西周初年。当时，夏、商后期的统治者因酒废政，给周初的统治者提供了深刻的教训。成王即位之初，周公旦[2]摄政，平定管叔、蔡叔与纣子武庚的叛乱，分殷余民为二：其一封微子启于宋，以续殷祀；其一封康叔为卫君，是为卫康叔，居河、淇间故商墟。周公痛感制定各种法律来巩固周朝统治的必要，《大诰》、《康诰》及正式禁酒的法律《酒诰》等，便是在这种情形下诞生的。

《酒诰》是周公命令康叔在卫国宣布禁酒的诰词。周公平定武庚的叛乱以后，把幼弟康叔封为卫君，统治殷民。卫国处在黄河和淇水之间，是殷商的故居。殷人酗酒乱德，周公害怕这种恶劣习俗会酿成大乱，所以命令康叔在卫国宣布禁酒令，不许酗酒。又把禁酒的重要性和禁止官员饮酒的条例详细告诉康叔。史官记录周公的这篇诰词，写成《酒诰》。《酒诰》虽然是对殷民而发，实际上是对周王朝及诸侯各国臣民下的禁令。令王侯不准非礼饮酒，规定凡是民众聚饮，统统处以死刑，并规定，不照禁令行事执法者，同样有杀头之罪。

《酒诰》反映了周公改造恶俗的思想，后世给予高度评价。《酒诰》分三段。第一段教导卫国臣民戒酒。第二段告诉康叔关于饮酒的历史教训。第三段教导康叔要强制官员戒酒（图11-5-3）。

2. 加拿大禁酒令公投

1898年，加拿大为禁酒令举行了一次正式但不具约束力的公投，结果51.3%赞成，48.7%反对，投票率44%。除魁北克外所有的省支持者都是多数，魁北克反对票达81.1%。虽然多数省赞成，但威尔弗里德·劳雷尔（Wilfrid Laurier）政府决定

1《尚书》是中国最早的一部史书，"尚"与"上"通用，"书"就是史，故称为《尚书》，记载的是上古的史事，即上起原始社会末期的唐尧，下至春秋时的秦穆公。《尚书》按时代先后分为《虞书》、《夏书》、《商书》、《周书》四个部分，共100篇。《周书》有《大诰》、《康诰》、《酒诰》，都是以诰文的形式发布。诰文，都是王者发布政令的文书。《大诰》是周公率兵东征出师前，申述东征的理由。《康诰》是周公如何治理卫国的诰词，讲的是敬天爱民的道理。《酒诰》（Alcohol Ban）是周公命令康叔在卫国禁酒的诰词。

2周公姓姬名旦，是周文王之子，中国古代著名的政治家。

図11-5-3 《尚书·酒诰》[1]

3. 1920年美国禁酒令的失败

美国国会通过的《全国禁酒令》于1920年1月16日正式生效，从此在美国生产、出售、饮用各种酒类便成为非法。为纪念禁酒令的启动，美国制作了直径43毫米的禁酒令铜牌。铜牌周边的文字是"1920年1月16日，禁酒令生效"。画面记述了法令开始期间，在大批木桶的前面，联邦特工和禁酒官员手持劈斧捣毁酒桶的场面，使我们设身处地地感受到当时的狂热和对酒的憎恨（图11-5-4）。

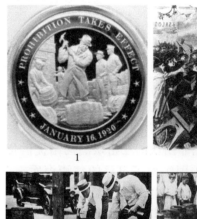
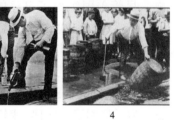

图11-5-4 美国1920年的"禁酒令"

1. 为纪念禁酒令制作的铜牌；2. 受禁酒令鼓舞，妇女纷纷出动捣毁啤酒馆，流血事件时有发生；3. 1920年1月16日，联邦特工人员把威士忌倒入阴沟；4. 一个查禁人员正在将查缴的大桶啤酒倒掉，围观者紧盯着地上这些眼下最紧俏的商品

不颁布联邦禁酒法案，其原因是魁北克省的强烈反对。

在20世纪前20年，加拿大的禁酒令是由各省自行通过法律实行，爱德华王子岛在1900年第一个引进禁酒令，亚伯达省和安大略省在1916年，魁北克省在1918年通过法案决定将在1919年禁酒（但因为一战在1918年结束，因此，魁北克省从未实施禁酒令）。后来，各省在发现此法无法落实，从而撤销了禁酒法律。魁北克省第一个在1920年，亚伯达省在1924年，爱德华王子岛最慢在1948年予以撤销。但是，戒酒运动拥护者还是成功施压使所有省份和政府尽量缩减酒的销售。

1《尚书·酒诰》的译文如下：王说："要在卫国宣布一项重大命令。你那尊敬的先父文工，在西方创建了我们的国家。他从早到晚告诫诸侯国君和各级官员说，'只有祭祀时才可以用酒'。上天降下旨意，劝勉我们的臣民，只在大祭时才能饮酒。上天降下惩罚，因为我们的臣民犯上作乱，丧失了道德，这都是因为酗酒造成的。那些大大小小的诸侯国的灭亡，也没有哪个不是由饮酒过度造成的祸患。"

"文王还告诫担任大小官员的子孙们说，不要经常饮酒。并告诫在诸侯国任职的子孙：只有祭祀时才可以饮酒，要用道德来约束自己，不要喝醉了。文王还告诫我们的臣民，要教导子孙爱惜粮食，使他们的心地变善良。要好好听取祖先留下的这些训诫，发扬大大小小的美德。"

"庶民们，你们要一心留在故土，用你们自己的手脚，专心致志地种好庄稼，勤勉地侍奉你们的父兄。努力牵牛赶车，到外地去从事贸易，孝敬和赡养你们的父母亲；父母亲一定很高兴，会自己动手准备丰盛的饭菜，这时你们可以饮酒。"

"各级官员们，希望你们经常听从我的教导！只要你们能向老人和国君进献酒食，你们就可以酒足饭饱。这就是说，只要你们能经常反省自己，使自己的言行举止合乎道德，你们还可以参与国君举行的祭祀。如果你们自己能限制饮酒作乐，就可以长期成为君王的治事官员。这也是上天赞美的大德，王室将永远不会忘记你们是臣属。"

禁酒令和禁酒措施从1920年1月15日午夜起实行。但禁酒令在美国生效之后，出现了许多新的动向，甚至是相反的结果。

（1）禁酒问题引发新的争论，国家开始分裂。美国人分成了"干"、"湿"两派。"干"派支持禁酒运动，把禁酒称作是好事，因为一般工人家庭原来用于买酒的钱，现在可以用于孩子的吃穿上面。"湿"派则抵制禁酒运动。认为这一法令助长了贪污和谋杀，使非法酿酒者大发横财，使无数的人由于喝了劣质酒而中毒死亡。同时，禁酒令使繁荣的葡萄酒业濒临绝境。

（2）受禁酒令的鼓舞，长期受酗酒伤害的妇女们纷纷出动捣毁酒馆，发生多起流血事件。

（3）非法造酒、贩酒及大规模烈酒走私活动蔓延。美国海岸线的走私船只源源不断地为犯罪团伙的秘密贩酒网络提供货物。尽管美国组建了自己的禁酒海军，4艘小型武装艇和8艘高速游艇都全副武装。执法船只要发现走私船就可以直接开火。然而，联邦查禁局招募约3000名工作人员对付这些庞大的犯罪团伙，仍感到力不从心。为了贯彻这一法律，国家一年要花费1亿多美元。

（4）犯罪率上升，腐败横行。黑社会组织趁机贩卖私酒，大发横财。1929年2月14日，莫兰团伙的7名成员因抢劫性"黑吃黑"而被另一匪帮排列在芝加哥一个仓库的墙壁前乱枪射死，造成有名的"情人节大屠杀"[1]。地下酒吧每晚都被饮酒跳舞的人们挤得水泄不通。本来遵纪守法的老百姓也不得不去"非法酒店或地下酒馆"喝酒。黑社会和犯罪团伙买通甚至凌辱政府执法官员，对社会造成严重的不良影响，致使百姓对政府和法律的尊重渐渐失去信心。

（5）实行禁酒令后，美国饮酒的人反而增多了。据联邦基督教协会统计，1927年，纽约市因酒精中毒而死去的人超过700人，而1920年仅为84人。据1930年1月20日美国大都会人寿保险公司报道，1929年在公司投保的人中死于酒精中毒的人数比禁酒令实施10年前增加35倍。

禁酒令实施14年后的1933年，美国国会通过的第21条修正案将第18条修正案，即《全国禁酒令》予以废除。1933年12月5日，美国全国性的长期禁酒运动从此结束，举国欢呼。葡萄酒产业重新发展。

4.北欧国家实行的禁酒令

在北欧，除丹麦有悠久的节制喝酒传统外，冰岛从1915~1922年实行禁酒令（啤酒，禁到1989年），挪威从1916~1927年，芬兰从1919~1932年，瑞典从1914~1955年实施一种配额制度，并在1922年发动完全禁酒公投，但未通过。斯堪的纳维亚的戒酒运动希望政府严格管制酒的消费。

5.俄国、前苏联与俄罗斯的禁酒法令

酗酒在俄罗斯是有传统的，酗酒导致酒精中毒，致使很多人早逝。这种不良的生活习惯导致前苏联人口死亡率不断上升。俄国、前苏联与俄罗斯历史上曾发动过多次禁酒运动，然而上有政策，下有对策，每次禁酒都会在民间遭遇强烈的反弹，禁酒措施越是严厉，假酒越是泛滥成灾，陷

---

1 情人节大屠杀（Saint Valentine's Day Massacre）是美国禁酒时代，贩运私酒的帮派间的一次激烈斗争事件，发生在1929年2月14日的芝加哥，当时芝加哥艾尔·卡彭帮派（由意裔美国人组成）装扮成警察，强迫由疯子莫兰（George "Bug" Moran）领导的帮派（由爱尔兰裔美国人及德裔美国人组成）的其中7个人在汽车房中靠墙排成一行，并且被毫不留情地枪杀。事件后来拍成专题电影。

入了一个"越禁越滥"的怪圈。1914年，俄国开始一种变相禁酒，蒸馏酒被限定只能在餐厅贩卖，此法在俄国革命和俄国内战混乱中继续实施延续至前苏联时期，直到1925年为止。卫国战争时，因为需要伏特加酒为冰天雪地里的战士驱寒，因此饮酒开戒。后来，苏联政府在1958年、1983年和1985年曾三度发起反酗酒运动，发布戒酒令，但均未能奏效。

1985年5月，苏联最高苏维埃主席团通过了一项法令，即《加强对嗜酒的斗争》[1]，同年6月1日生效。法令第一条规定，在大街、广场，运动场所及公共的交通工具上等处，只要是未经准许开设酒肆的地点，如果有人公然饮用含酒精饮料，或显有酒醉状态等有害社会风气者，处以警告或罚款30卢布；一年内再犯者罚款30~50卢布，屡犯者罚款50~100卢布或劳动教养1~2月，并扣除当月20%的工资。对于最后一种罚款，在特殊情况下，可以不超过15天的拘留替代。然而，没有料到的是，禁酒随即导致全国性的食糖短缺。人们抢购白糖是为了在家里私酿白酒，乡村的私人酿酒更是遍地开花。不仅导致短时间的白糖价格翻了几番。而且，这种私人的烧锅技术设备简单，许多有害的物质不能过滤干净，对人体的损害更大。为了解馋，甚至有人开始饮用古龙水[2]、洗甲水[3]等含有酒精的有毒液体。最后，戈尔巴乔夫不得不放弃了他的禁酒令。

叶利钦入主克里姆林宫后，酒戒大开。无论在哪里饮酒都无人干涉。普京就任总统后，俄罗斯人在"喝"与"不喝"之间的斗争也没有停止。普京曾明确表示："俄罗斯政府和民众必须共同与俄罗斯的弊病——吸烟和酗酒现象做斗争，这两个问题与我们民族的健康和生存有直接联系，吸烟和酗酒已经成为我们真正的灾难。"在普京的提议下，俄罗斯杜马通过《广告法》修正案，禁止电视台在每天早上7时至晚上22时的时段内播放啤酒广告。

禁酒之所以难以实现，除了因为俄罗斯人实在是太爱喝酒之外，还有着背后的利益因素。俄罗斯酒类市场潜力巨大，伏特加在俄罗斯国内的销售额每年高达90亿美元。2003年全国共卖出22亿升这种烈性酒，相当于全国老少每人喝掉15升。在过去5年里俄罗斯的啤酒销量翻了一番，达到每人年均64升。有人形容说："酿酒的速度永远赶不上俄罗斯人干杯的速度。"生产伏特加的工厂一般都控制在当地政府或有势力的人手中，成为巨大的财富来源。著名的枪械设计师卡拉什尼科夫也生产以自己的名字命名的伏特加酒。制酒业的高额利润也吸引了很多不法分子铤而走险，于是假冒伪劣的伏特加便充斥市场，资料显示，将近50%的伏特加来自地下酒厂。俄黑社会组织也乘机插手私酒的酿造和销售，导致大量税款流失。

6. 英国

英国从未颁布禁酒令，但受到自由党员大卫·罗曼德·乔治（David Lloyd George）的倡议，在第一次世界大战时，英国限制酒品数量和加税，并大大减少酒馆的营业时间。战争结束后，对数量的限制停止了，但税和营业时间不变。在1913年，英格兰和威尔斯有执照的酒馆有88 739家，1922年82 054家，1930年减少到77 821家。对啤酒的消费从1913年3500万桶，跌

---

1 也有翻译为《关于消除酗酒的措施》。
2 古龙水，也译为科隆香水，是一种含有2%~3%精油含量的清淡香水。早期的古龙水被看做是"男用香水"。
3 洗甲水是用于清洗指甲油的一种化妆品，含有挥发性强的甲醛及邻苯二甲酸酯。劣质的洗甲水含有丙酮。

至1918年1300万桶，1920年恢复至2700万桶，1927年以后维持在2000万桶。威士忌和其他酒类下跌的很严重，从1913年的3170万加仑，1920年2200万加仑，到1930年的1000万加仑。酒醉遭起诉的案子也大大减少，从1913年男性153 112人和女性35 765人，1922年男性63 253人和女性13 094人，至1930年男性44 683人和女性8397人。

7. 中东、北非和中亚

沙特阿拉伯完全禁止酒的生产、进口或消费，并对违反者设立严厉惩罚，包括数周到数月的监禁，或可能的鞭打。在1991年海湾战争期间，联军禁止部队饮酒以示对当地信仰的尊重。

卡塔尔禁止酒的进口，在公共场所喝酒或酒醉可能会导致入狱或是被驱逐出境，不过在有执照的旅馆餐厅和酒吧可以买到，卡达的外国居民也可以从合法管道取得酒。

阿拉伯联合酋长国将买酒限制为有居住许可证的人，而且有内政部的买酒执照的外国非穆斯林人得以买酒，不过酒吧、俱乐部和其他有买酒执照的设施不受限制。

伊朗在1979革命后不久开始限制酒的消费和生产，并对违反者给予苛刻的惩罚。不过官方允许非穆斯林少数民族可以生产葡萄酒，供他们自己消费和宗教仪式使用。在塔利班统治阿富汗期间，酒被禁止。塔利班被赶走后，对外国人的禁令取消，外国人可以在一些商店出示护照证明自己是外国人买酒。

利比亚禁止进口、贩卖和消费酒，并对违反者重罚。

8. 南亚

印度的古吉拉特（Gujarat）和米佐拉姆（Mizoram）地区禁酒，某些法定假日，如独立日和甘地出生纪念日不应喝酒。

巴基斯坦从1947年开始允许酒的自由贩卖和使用，但在1977年，若菲克·阿里·布托（Zulfikar Ali Bhutto）总理下台前一个礼拜定出限制，自此之后，只有非穆斯林的少数族群，如印度教徒、基督徒和琐罗亚斯德[1]教徒，可以申请买酒许可，每月的配额量取决于他们的收入，通常是约5瓶酒或100瓶啤酒，在这个1.6亿人口的国家，只有约60个可以买酒的集市，而且只买合法的酒酿。禁酒令由伊斯兰思想委员会监督，受到严格执行。但是，酒的黑市也一直存在。

孟加拉国也执行禁酒令，但一些有执照的旅馆和餐厅可以卖酒给外国人，外国人（本国人不行）可以进口少量酒供私人使用。

9. 大洋洲

澳大利亚首都堪培拉曾在1910~1928年禁酒。政治家金·奥马利[2]在首都特区刚成立时，通过当时还在墨尔本的联邦国会立法将之定为禁酒区。联邦国会在1927年从墨尔本搬至堪培拉后，通过法案废除了欧马利的禁酒令。但在澳大利亚偏远地区分布许多禁酒的原住民社区，将酒运入这些社区会受到严重的惩罚，所有用来运输酒的运输工具都将被没收，并且不得上诉。

在文莱，非穆斯林可带少量酒入境供私人使用。

马尔代夫禁止进口酒，酿造酒只有外国观光客能在度假岛购买，而且不得携离。

---

1 琐罗亚斯德教(Zoroastrianism)是在基督教诞生之前中东最有影响的宗教，是古代波斯帝国的国教，目前在伊朗偏僻山区和印度孟买一带的帕西人(Parsi)中仍有很大的影响。

2 金·奥马利（King O'Malley，1858~1953年）是南澳大利亚众议院的成员，曾在第二和第三费舍尔劳动部担任民政事务部长。他在建立联邦银行和选择堪培拉作为国家首都中起着重要角色。

10. 历史经验

历史经验证明，用法律的形式来改变国民的生活习惯是行不通的。喝酒可以被定为非法的行为，但人们对酒的需求无法消除。既然需求依然存在，必然会导致非法酿酒、走私和有组织犯罪的出现，而这些问题的出现势必会给社会造成严重的恶果。因此，20世纪前半叶一些国家虽然行使过禁酒令，但收效都不大。

在美国，尽管自20世纪30年代之后，再也没有形成过大规模的禁酒运动，但禁酒主义者和禁酒组织从未停止过反对酗酒和醉酒的斗争。由于他们的努力，除怀俄明州外，各州都将法定饮酒的最低年龄从17岁提高到21岁，国会于1988年通过了关于酒精饮料警告标志的法令。根据该法令，从1989年11月起，所有在美国销售的酒精饮料都必须带有"饮酒危害身体健康"的标志。政府虽然不可能再颁布新的禁酒法，但我们相信人类的智慧最终将会找到有效控制酗酒和酒精中毒问题的办法。

11.5.3　酒后驾车和醉酒驾车的管理

科学数据显示，酒后驾车发生事故的概率是没有饮酒的16倍。饮酒者每百毫升血液中酒精含量达到50毫克时，反应能力有所下降；达到150毫克，反应能力下降50%，动作失调，手脚失控，极易造成车祸。因此，道路交通安全法将喝酒驾车分为酒后驾车和醉酒驾车两个档次，在加强管理的同时，加大处罚力度。

酒后驾车和醉酒驾车是按血液中酒精浓度的不同来区分的。按现行标准，血液酒精浓度（blood alcohol concentration,BAC）为0.2～0.8毫克/毫升（不含0.8），属于酒后驾车；血液酒精浓度在0.8毫克/毫升以上时，属于醉酒驾车。

各国对酒后驾车和醉酒驾车的规定标准与处罚方法有所不同。

在北美，美国司机血液中酒精浓度超过0.06%时，无条件吊销其驾照，并将酒后开车的驾驶员送到医疗部门，专门看护那些住院的交通事故受害者；在洛杉矶，酒后驾车若被发现，除受处罚外，还要花费300美元在车内安装一种电子装置，这种装置对酒味非常敏感，只要车内有酒味，车就发动不起来；在哥伦比亚，交通部门会强迫违章的驾驶员看一套惨不忍睹的交通事故片；在加利福尼亚，对酒后开车的普通处罚是罚款、罚扫大街等，若罚后照喝不误，便去参观城内的停尸房，让他们看车祸中死亡者的解剖过程；在加拿大，凡酒后行车者罚款1470美元，监禁6个月，造成人身伤害者监禁10年，造成他人死亡的监禁14年。

在欧洲，挪威于1936年在全世界首次将BAC界值定为0.08%（0.80毫克/毫升）。瑞典于1941年效仿挪威，规定：BAC超过0.08%，视为轻罪；超过0.15%则监禁1～2个月。1957年，该规定降为0.05%，1990年降至0.02%，而0.10%为重度醉酒界值。英国对酗酒开车的初犯驾驶员，吊销驾照1年；在10年内重犯者吊销驾照3年，外加1000英镑罚款；在10年内若3次被判酒后驾车罪名成立，法院将对他的屡教不改判吊销驾驶证109年；酒后发生事故者将终身不能再开车，经济上还将受到重罚。在法国，驾驶员即使只是属于微醉，司机的驾驶证也会被当场注销，如果醉酒司机导致其他人死亡就会直接被判入狱，如果导致受害者受伤，司机将支付巨额赔偿。瑞士警察可以把每宗交通违例看做醉酒驾车对待，而司机也有权利证实自己没有醉酒，如果属于重犯，就会被判至少3年监禁。瑞典的司机哪怕只是在饮用了2罐啤酒后开车，若被发现，就得交出执照，并收到一张出庭应讯的传票。若法官判决司机醉酒驾驶的罪名成立，司机将会被送入复员中心改过自新至少1个月。在保加利亚，第一次被发现酒后开车，将受到教育，而一旦再次被发现，就会被判刑。挪威的任何驾驶员开车，被发现血液中酒精含量超过0.05%，一律关3个星期禁闭，初犯吊销驾照一年，5年内重犯者永远吊销驾照。

在亚洲，中国酒后驾车和醉酒驾车的酒精测试的判定标准是：驾驶人员每100毫升血液酒精含量大于或等于20毫克，并每100毫升血液酒精含量小于80毫克为饮酒后驾车；每100毫升血液酒精含量大于或等于80毫克为醉酒驾车[1]。在日本，当驾驶员血液中酒精浓度超过0.05%时要判2年以下劳役，罚款5万日元，吊销驾驶执照，同时追究向驾驶员供酒者的责任。醉酒开车2次以上要处6个月的徒刑，违章者被关在特殊的监狱里，令其盘腿静坐反思，检讨自己的错误。在马来西亚，一旦发现酒后驾车者，立即予以拘留，并将他的妻子也一同拘留，关在一起，令其妻子彻夜教育丈夫。土耳其对酒后驾车的驾驶员，由警方押出城至20千米外的地方，然后强迫他步行回城。

澳大利亚对醉酒驾驶员，如系初犯，罚款10美元；如系重犯，要处10年有期徒刑。除判刑外，还要把驾驶员的姓名登在报纸上的《酒醉与入狱》大标题下示众。

---

1 根据国家质量监督检验检疫局发布的《车辆驾驶人员血液、呼气酒精含量阈值与检验》(GB19522—2004)中规定，有关专家根据标准大体估算：20毫克/100毫升大致相当于一杯啤酒；80毫克/100毫升相当于3两低度白酒或者2瓶啤酒；100毫克/100毫升大致相当于半斤低度白酒或者3瓶啤酒。

第*12*章　人物传略

12.1　研究毒约的古代医药学家

12.1.1　扁鹊

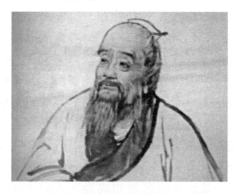

图12-1-1　扁鹊画像（中国宫廷医学所收图）

扁鹊，姓秦，名越人，生于公元前5~公元前4世纪，中国渤海郑州（今河北省任邱县郑州镇）人。中国春秋战国时期的著名医学家，世人称扁鹊（图12-1-1）。

扁鹊自公元前386年前后即"为人舍长"，随长桑君[1]"出入十余年"，承长桑君授以《禁方书》，"以此视病，尽见五脏癥结"。在诊断上，他以"切脉、望色、听声、写形"针药并用，综合治疗虢太子[2]的"尸厥"症成功。虢君感动地说："有先生则活，无先生则捐弃沟壑，长终而不得反！"于是名闻天下。他以砭石弹刺，治疗秦武士面部痈肿成功。秦国太医令李醯"自知技不如也"，而使人刺杀秦越人于秦国。

扁鹊在行医活动中，坚持朴素的唯物观点，反对巫术，实行科学的医术，是中国医史上反巫兴医最早的倡导者。扁鹊行医的毕生，注重实践，他负笈行医，周游列国，随俗为变，广泛吸取和总结了古代和民间医学经验，为中国最早开创和总结民间医学的医学家。他在实践中变石针为铁针，并最早使用艾灸法，是中国针灸疗法的奠基人之一。汉·司马迁著《史记·扁鹊传》为他立传。

扁鹊在毒理学上的贡献是他将"毒酒"麻醉剂应用在精湛的外科手术。《神医扁鹊的故事》[3]载，虢国被晋灭后，虢太子逃难寻恩师扁鹊到内邱蓬山一带（今河北省内丘县神头村），患了"绞肠痧"（阑尾炎），扁鹊及时发现，并立即用"毒酒"麻醉，剖腹洗肠，成功地做了外科手术。后来经过精心调治，太子很快痊愈。《列子·汤问篇》载："鲁公扈、赵齐婴二人有疾，同请扁鹊求治。扁鹊治既，同愈。""扁鹊遂饮二人毒酒，迷死三日，剖胸探心，易而置之，投以神药。既悟如初，二人辞归。"

在中国，人们为了纪念扁鹊，在山东省

---

1 长桑君是战国时的神医。传说扁鹊与之交往甚密，事之唯谨，乃以禁方传扁鹊。见《史记.扁鹊仓公列传》。
2 虢太子，虢国的太子，名字为元徒。
3 郑一民.神医扁鹊的故事.北京：新华出版社，1985年.

济南市北鹊山下、长清县灵岩寺、朝城县罗城西北隅均有扁鹊墓。在河北省任邱县郑州镇有扁鹊墓、扁鹊庙、扁鹊故宅。山西省永济县有扁鹊墓。河南省开封县大梁门外菩提寺有扁鹊墓。陕西省镇平县石佛堡有扁鹊庙，临潼县有扁鹊墓，城固县还有一座扁鹊城和扁鹊观。

扁鹊医术的影响不仅仅在中国，而且在日本、朝鲜、东南亚一些国家及美国等也都有很大的影响。日本医界不但对扁鹊医学上的贡献有较高的评价，而且非常崇拜，同视之为医者之祖，倍加精研，对扁鹊《难经》有数家注释和阐发。阿拉伯医圣阿维森纳在他的医典中收载了扁鹊《难经》有关脉学的论述。美国还将扁鹊的贡献编入外科教科书[1]。

12.1.2　希波克拉底

希波克拉底(Hippocrates，公元前460~公元前377年)（图12-1-2）是古希腊著名医学家，西方尊为"医学之父"。希波克拉底生于小亚细亚科斯岛的一个医生世家，从小跟随父亲学医。他卒于公元前377年，享年83岁[2]。

公元前430年，雅典发生了可怕的瘟

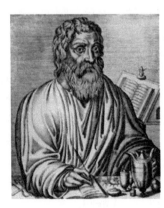

图12-1-2　希波克拉底

疫。许许多多的人突然发烧、呕吐、抽筋、身上长脓疮，不久又引起溃烂、腹泻。瘟疫蔓延得非常迅速，随处可见来不及掩埋的尸体。当时，正在希腊北边的马其顿王国担任御医的希波克拉底，听到这个消息后，立即辞去御医职务，冒着生命危险，赶到雅典进行救护。到雅典后，他一面调查瘟疫的情况，探求致病的原因；一面治病，并寻找防疫的方法。不久他发现，城里家家户户均有染上瘟疫的患者，唯有铁匠家一个也未被传染。由此联想到，铁匠打铁，整天和火打交道，也许火可以防疫，便在全城各处点起火来，以作消毒，并配以其他疗法，卒能平息瘟疫。事后，希波克拉底写了一篇题为《预后》的医学论文。他指出，医生不但要对症下药，而且要根据对病因的解释，预告疾病发展的趋势、可能产生的后果或康复的情况。"预后"这个医学上的概念，正是希波克拉底第一次提出来的，直到现在还在使用。

希波克拉底最初成为正式医生时，古希腊医学还受到巫术迷信的禁锢。巫师们自称具备星相学知识，懂得治病和解毒的草药，知道如何安抚恶魔、鬼魂，并用念咒文、施魔法、进行祈祷的办法为人治病。一天，希波克拉底在街上看到一个人突然神志不清，全身抽动，面色青紫、口吐白沫，周围的人都惊惶失措，纷纷说："他中邪了，赶快请巫师来吧。"这时，恰好有位僧侣经过，他装模作样地看了看患者就说："他得了神病，只有神才能宽恕他，快把他抬到神庙里去吧。""不对！"希波克拉底走上前说："世上根本

---

1 美国的外科教科书《戴维斯·克里斯托费》（*Davis-Christopher Textbook of Surgery*）已出版第11版。
2 关于希波克拉底的生卒年代有两种说法。意大利著名医学史家阿托罗·卡斯蒂廖尼在其所著的《医学史》中说：希波克拉底生于公元前460年或公元前459年，卒于公元前355年，活了104岁。另一种说法，来自伯恩特·卡尔格德克尔著的《医药文化史》则说希波克拉底生于公元前460年，卒于公元前377年，活了83岁。但无论哪种说法成立，都能说明这位伟大的医生是长寿的。他提倡健康的生活方式特别是运动在生活中的重要性，是他长寿的公开秘诀。

没有什么神病，他得的是癫痫病，把他抬到神庙是治不好病的。"但是，在当时的环境下，他的科学解释是不可能被人们理解和接受的。那个患者最后被抬到神庙里去了，没有得到及时有效的治疗。

为了抵制"神赐疾病"的谬说，希波克拉底积极探索人的肌体特征和疾病成因，超越经验医学与僧侣医学，提出了著名的"体液学说"。他认为人体是由血液、黏液、黄胆、黑胆这4种体液组成的，4种体液在人体内的比例不同，从而使人具有不同的气质类型，即多血质（性情活跃、动作灵敏）、黏液质（性情沉静、动作迟缓）、胆汁质（性情急躁、动作迅猛）和抑郁质（性情脆弱、动作迟钝）。人之所以会得病，就是由于4种液体不平衡造成的。而液体失调又是外界因素影响的结果。所以他认为医生进入某个城市首先要注意这个城市的方向、土壤、气候、风向、水源、水、饮食习惯、生活方式等这些与人的健康和疾病有密切关系的自然环境。他对人的气质成因的解释虽然并不正确，但是提出的气质类型的划分及它的名

称，却一直沿用到现在。

希波克拉底曾经使用过260种药物，如强心药海葱、泻药驴奶、瓜煎剂、黑藜芦；催吐药白藜芦、牛膝；麻醉药莨菪、罂粟；收敛药橡树皮；熏剂用硫黄、柏油、明矾；皮肤病用铅、铜、砷等。而在其著作中记载的药材多达400种，主要来源于植物。

希波克拉底精通各种毒药。他对后世的伟大贡献之一是"不把毒药给任何人"，并作为医务人员的道德准则。《希波克拉底誓言》（图12-1-3）中说："我以阿波罗及诸神的名义宣誓：我要恪守誓约，矢忠不渝。对传授我医术的老师，我要像父母一样敬重。对我的儿子、老师的儿子及我的门徒，我要悉心传授医学知识。我要竭尽全力，采取我认为有利于患者的医疗措施，不给患者带来痛苦与危害。我不把毒药给任何人[1]，也决不授意别人使用它。我要清清白白地行医和生活。无论进入谁家，只是为了治病，不为所欲为，不接受贿赂，不勾引异性。对看到或听到不应外传的私生活，我决不泄露。如果我违反了

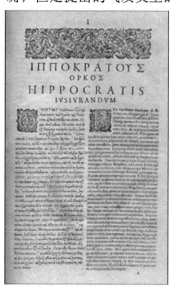

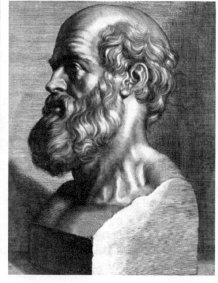

图12-1-3 《希波克拉底誓言》手稿(美国国家医学图书馆)

---

1 也有译为："我绝不会受任何人的诱惑，向其提供毒药，无论这个人是谁。"

上述誓言，请神给我以相应的处罚。"不仅如此，他还要求他的学生发誓，即使有要求也不给任何人致命的药物或者类似的暗示，这说明当时犯罪毒杀已经存在。《希波克拉底誓言》后来成为古代西方医生在开业时宣读的一份有关医务道德的誓词。1948年，世界医协大会据此制定了国际医务人员道德规范。《希波克拉底誓言》，至今仍在许多医学院校的毕业典礼上宣读。

在古希腊，中毒是相当普遍的现象，因此，治疗中毒和解毒剂的使用就显得十分重要。第一个对中毒者采取合理治疗的人是希波克拉底，大约在公元前400年，他当时已经意识到在治疗或减轻中毒症状上，最重要的是减少消化道对这些有毒物质的摄取和吸收。希波克拉底在提到的各种毒药时，特别提到铅。公元前370年他描述铅中毒的症状。在某些治疗过程中，还使用在大麻、莨菪和曼德拉草溶液中浸泡过的"催眠海绵"作为麻醉剂。希波克拉底曾游历希腊及小亚细亚，行医授徒，长期在医科学校任教。现存有60篇著作署名希波克拉底，总称《希波克拉底文集》[1]。

12.1.3 尼坎德

卡尔·奥古斯特·尼坎德（Karl August Nicander，约公元前2世纪）（图12-1-4）希腊医生、诗人。他于公元前130年出生在克拉罗斯（今土耳其伊兹密尔）。

尼坎德的两部著作都是以六韵步组成的长诗[2]。《解毒舔剂》（Theriaca）共958首诗，描述有毒动物和它们咬伤的伤害状

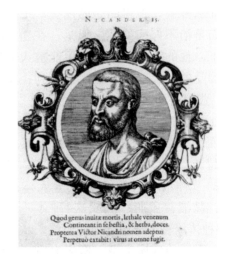

图12-1-4　尼坎德

况，医治各种毒虫或毒兽的咬伤方法，蛇咬伤的预防及解除痛苦的自救方法。此外，该书还特别介绍了在蛇咬伤的皮肤处敷上由鹿的骨髓、蜡、玫瑰和橄榄油组成的药膏，含有20多个成分的万应药[3]。《解毒药》（Alexipharmaca）共630首诗。描述了毒液动物（毒蛇、蝎子、蜘蛛、昆虫、蜈蚣）咬伤和有毒植物，以及通过观察中毒症状来鉴别毒剂的方法；介绍了毒物的解毒与治疗方法；列举了乌头、白铅、铁杉和鸦片的中毒症状和具体的防治措施。治疗方法几乎全是草药及催吐用的橄榄油。他创制的多味生药配制的解毒剂，称之为解毒舔剂，其中含有鸦片、番红花、胡椒、莨菪、甘松香和蜂蜜等。尼坎德的著作被引用了很多世纪，许多成功的希腊和罗马的毒理学家都从他的著作中获得了有关毒理学的知识。

1997年，阿兰·托韦德（Alain

1　研究认为《希波克拉底文集》非一人一时之作，创作年代前后相差至少100年，且长短、风格、观点、读者对象各异，但均用当时希腊学术界使用的语言——爱奥尼亚方言写成，内容涉及解剖、临床、妇儿疾病、预后、饮食、药物疗法、医学道德、哲学等。其中杰出的有《流行病学》、《圣病》、《预后学》、《箴言》等。

2　六韵步组成的诗行是由6个韵律音步组成的一行韵文。在古典作诗法中，前4个音步为长短短格或长长短格，第五个音步为长短短格，第六个音步为长长格的一行诗。

3　万应药（panacea）也称百病药，古代一种草药或其液汁的名称。

Touwaide）等从巴黎法国国家图书馆馆藏的10世纪的拜占庭手稿[1]中整理编辑成《尼坎德解毒舔剂与解毒药》注解本（图12-1-5），从此，尼坎德的著作才得以面世。

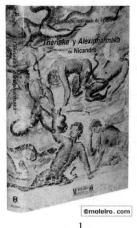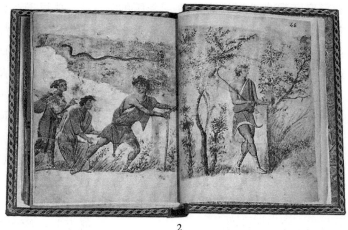

1　　　　　　　　　　　　　　　2

图12-1-5　《尼坎德解毒舔剂与解毒药》注解本

1.《尼坎德解毒舔剂与解毒药》注解本封面，法国国家图书馆（巴黎）拜占庭手稿；2.关于蛇咬伤的插图，公元10世纪拜占庭手稿

12.1.4　华佗

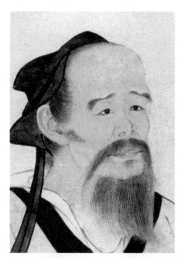

图12-1-6　华佗

华佗（约145～208年）（图12-1-6），名甫，字元化，中国东汉末年沛国谯县（今安徽省亳县）人。他生于汉冲帝永嘉元年（145年），卒于汉献帝建安13年（208年）。

华佗年轻时，在徐州一带访师求学，"兼通数经，晓养性之术"。沛相陈圭推荐他为孝廉，太尉黄琬请他去做官，都被他一一谢绝，遂专志于医药学和养生保健术。华佗在医药学术上兼通各科，尤以外科为最负盛名。他行医四方，足迹与声誉遍及安徽、江苏、山东、河南等省。曹操闻听华佗医术精湛，征召他到许昌作自己的侍医。曹操常犯头风眩晕病，经华佗针刺治疗而痊愈。但华佗为人耿直，不愿侍奉在曹操身边，于是就托词妻子有病，回家取方药为由，一去不再返回。曹操多次写信催促华佗，又令当地郡县把华佗遣还，最后派人偷偷察看，才知华佗不愿为侍医，遂将华佗逮入狱中。有人向曹操请求宽恕华佗，曹操不听劝说，竟残酷地杀害了华佗。华佗生前著有医书，临死时拿出一卷交给狱吏，狱吏不敢接受，华佗将书焚毁，此乃千古之憾事。

华佗在毒物学上的杰出贡献就是应用毒

1　拜占庭，古国名，中国史籍称"大秦"或"海西国"。公元395年，罗马帝国分裂为东西两部，东罗马帝国以巴尔干半岛为中心，领属包括小亚细亚、叙利亚、巴勒斯坦、埃及及美索不达米亚和南高加索的一部分。首都君士坦丁堡，是古希腊移民城市拜占庭旧址，故又称拜占庭帝国。

物于麻醉术。华佗成功地应用"麻沸散"麻醉患者而进行腹部手术时，世界其他国家的外科麻醉术尚处于摸索阶段。美国的拉瓦尔在其所著的《药学四千年》一书中指出："一些阿拉伯权威提及吸入性麻醉术，这可能是从中国人那里演变出来的。因为，据说中国的希波克拉底——华佗，曾运用这一技术，把一些含有乌头[1]、曼陀罗及其他草药的混合物应用于此目的。"华佗的"麻沸散"，可惜其组成药物已不可确知，但据现代学者考证，包含有乌头、曼陀罗等，其麻醉效果也已为现代实验研究与临床应用所证明。

此外，华佗善于总结民间治疗经验应用到中毒治疗。例如，以温汤热敷，治疗蝎子蜇痛；用青苔炼膏，治疗马蜂蜇后的肿痛；用紫苏治食鱼蟹中毒；用白前治咳嗽等，既简便易行，又收效神速。

12.1.5 孙思邈

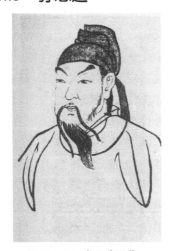

图12-1-7 孙思邈画像

孙思邈(581~682年)(图12-1-7)是中国隋唐时代伟大而著名的医药学家，世称孙真人，中国京兆华原(今陕西省耀县孙家塬)人，约生于隋文帝开皇元年(581

年)，卒于唐高宗水淳元年(682年)，享年101岁。

孙思邈少时体弱多病，从青年时代就立志以医为业，刻苦研习岐黄之术。成年以后，他曾隐居太白山(今陕西省境内)，涉足大江南北，从事医学及炼丹活动；652年(永徽三年)他著成《备急千金要方》；673年(咸亨四年)曾担任尚药局承务郎；674年(上元元年)称病辞归；682年(永淳元年)著成《千金翼方》。同年孙思邈去世，遗命薄葬。

孙思邈著《备急千金要方》和《千金翼方》，较全面地总结了自上古至唐代的医疗经验和药物学知识，丰富和发展了中国传统医学。《备急千金要方》是中国最早的医学百科全书，从基础理论到临床各科，理、法、方、药齐备：一类是典籍资料，一类是民间单方验方。该书广泛吸收各方之长，雅俗共赏，缓急相宜，时至今日，很多内容仍起着指导作用，有极高的学术价值，确实是价值千金的中医瑰宝。其他著作有《千金养生方》一卷、《千金髓方》、《海上方》、《银海稍微》等18种。此外，孙思邈建立养生长寿理论，讲求卫生，反对服石。

孙思邈是中国古代对毒理学全面系统论述的第一人，其主要贡献是以下几点。

（1）提出了毒药攻邪治病的概念和思路。孙思邈认为"神尝百草，首创医药"，这是人皆共知。但早在《周礼》中就有记载："毒药以供医事"，则指一切能用于治疗的药物，这是"毒药"一词的最早提出。《素问·脏气法时论》中记载"毒药攻邪、五谷为养、五果为助"，此处提到的"毒药"，则是泛指治疗人体病邪，除了五谷与五果

---

1 有研究认为，保留在医书《华佗神方》中的麻沸散，是由羊踯躅、茉莉花根、当归、菖蒲4味药组成的。

以外的有毒和无毒的药物，这是最早在医学上提出了毒药攻邪治病的概念和思路。而孙思邈在其巨著《备急千金要方》、《千金翼方》等典籍中对毒药攻邪治病的概念和思路广泛阐述，实践应用毒药毒物进行诊治疗疾，既可用于疫疠的治法，又可广泛施治于各种杂病。他承前启后，继往开来，开创了中国古代全面系统论述毒理学的先河。

（2）对毒物与中毒的救治进行了系统的论述。在《备急千金要方·卷第二十四·解毒并杂治》中列专"解毒第一"其论一百，方三十九首；"解百药毒第二"其论一首，解毒二十八条，方十二首；"解五石毒第三"其论三首，方三十五首，证二十八条；"蛊毒第四"其论一首，方二十首。《备急千金要方·卷第二十五·备急》中，论六首，方一百三十三首，灸法二首。又专列了蛇、虎、蝎、蜂、蟅蟆、射工、沙虱、蛭、水毒、猫鬼、马咬、蜘蛛、狲犬、狂犬及各种"毒证"，都做了详尽方论、一毒多方。在《千金翼方·卷第二十·杂病下》中，对诸恶毒气病，毒气猫鬼，毒疰相然，蛄毒邪气、南方百毒瘴气疫毒、毒注、暴风毒肿等，皆提出了各种药方治法。同时，再次专列"蛊毒第二"，其论一首，方七首、灸法一首；"药毒第三"其方十二首；"金疮第五"其方六十二首；包括止血方、箭在肉中不出、刀斧伤、弓弩所中方、中药箭解毒、腹中淤血方等。在《海上方》中还有果毒、解酒、犬伤、蛇伤、蜈蚣、蝎伤、鼠伤、刺毒肿痛、破伤风等。由此可见，孙思邈在1300年以前毒物与中毒的救治进行了系统的论述，不知挽救了多少生命，为中国毒理学发展做出了卓越的贡献。

（3）创新"以毒攻毒"疗法。孙思邈在他的著作中记载了以毒攻毒治病之法。《海上方》中，用砒霜治牙疳病，"走马牙疳齿动摇，枣中包信[2]火中烧，更将黄柏同为末，患中捻些立便消"。用雄黄加不同药物治狂犬、毒蛇、蝎蜇、蜈蚣咬伤，"蜈蚣蛇蝎毒非常，咬着人时痛莫当。我用灵丹随手好，自然姜汁和雄黄。"

孙思邈认为自然界中阴阳始终保持平衡状态，即有毒，必有反毒。"绿苔治好马蜂毒"的故事就是最好的例子。他在夏天一次纳凉时，看槐树上蜘蛛结的网。忽然一个大马蜂飞落在网上，蜘蛛爬过来，毫不客气地伏在马蜂身上想吃掉它，但没想到反被蜇了一下，缩成一团，肚皮肿起。后来从网上掉下来，爬在绿苔上打滚，把肚皮在绿苔上擦了几擦，肚皮好了。就这样往返好几次，后来终于把马蜂吃掉了。孙思邈想到：马蜂毒属火，绿苔属水，水能克火，所以绿苔治蜂毒。后来试验，绿苔治蜂毒果然灵验。在中国医史上孙思邈首次把解毒、备急、杂治等列入急救医学内容中，从而使以毒攻毒疗法纳入医学，对中外医药学产生了深远的影响。

孙思邈的辉煌成就，生前就受到了人们的崇敬，后世尊之为"药王"。他去世后，人们在其故乡——陕西省耀县孙家塬建有孙氏祠堂。耀具药王山有药王庙、拜真台、洗药池、太玄洞等孙氏活动遗迹。孙思邈在日本也享有盛誉，尤其是日本名医丹波康赖和小岛尚质对他十分崇拜。

---

1 张光薄等.药王山书法集锦，1995，43.
2 信，即信石、砒石，经火毒性更大。经炼过者名砒霜。方中以大枣去核包白信石，湿纸两层包裹，置火中烧焦起烟止，待冷却后同黄柏研成细粉状。先用淘米水漱口，再掺药于患处，流涎勿咽，每日两次，效果甚好。

12.1.6　李时珍

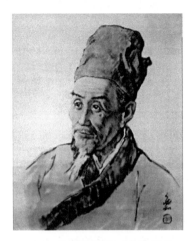

图12-1-8　李时珍画像（蒋兆和绘）

李时珍（1518～1593年）（图12-1-8）是中国明代杰出的医药学家，字东璧，晚号濒湖山人。1518年生于蕲州(今湖北省蕲春县)的一个民间医生家庭。祖父为铃医。父李言闻，当地名医，曾封太医院吏目，是位懂药草的医生。李时珍14岁中秀才，三次赴武昌乡试未中。22岁弃儒从医，潜心医业。他发现虽然前人写过不少本草书，但药物品种不全，有的还有不少错误，如长此以往，则会谬误无穷。有一次，蕲州本地一位自命懂医道的绅士，从一本老《本草》上讲得含混的药名中，误把草乌头当作川乌头配了一服药自己吃，结果中毒而死。又如，老《本草》上介绍巴豆的药性，"人服一颗人断气，老鼠吃了可以胖到30斤"。因此，30岁时他立志重修本草。1552年李时珍开始编写《本草纲目》。但是不久他就暂时中断了这项工程，这是由于他治好了楚王朱英儿子的气厥病，被任命为医官，后来又被推荐到京城的太医院。楚王和太医院都收藏有丰富的医学典籍和一些秘方，为李时珍的学习和工作提供了便利。但是，封建社会的庸

医们整天谈论炼丹升仙之类，不关心医药学的发展，在这种情况下，不到一年时间，李时珍就托病辞归，重新投入到《本草纲目》的编写中去。从此，他以惊人的毅力，阅读了上千种医药书籍，走遍江西、江苏、安徽、湖南、广东、河南、河北，行程万余里，跋山涉水，采访四方，进行实地考察，历经27年的呕心沥血于61岁那年（1578年）写成《本草纲木》。1593年（明万历21年）李时珍逝世，享年76岁。李时珍去世后，《本草纲目》于1596年（万历24年）刻印成书，在南京正式出版（第1版称作金陵版）。1606年《本草纲目》首先传入日本、朝鲜，以后又流传到欧美各国，先后被译成日、法、德、英、拉丁、俄、朝鲜等十余种文字在国外出版，传遍五大洲，成为16世纪以前举世闻名的医药学巨著，西方称这部书为"东方医学巨典"。李时珍一生著述颇丰，除代表作《本草纲目》外，还著有《濒湖脉学》、《奇经八脉考》、《脉诀考证》、《五脏图论》等10种著作。

《本草纲目》（图12-1-9）是一部植物学、药理学和毒理学兼备的历史名著，全书共52卷，分16部、60类，190多万字，附图1092幅，药方11 096个；共收载历代诸家本草所载药物1892种，其中植物药1094种，矿物、动物及其他药798种，有374种是李时珍新增的。在书中，把植物分为草部、谷部、菜部、果部和本部5部，共30类，又把草部分为山草、芳草、湿草、毒草、蔓草、水草、石草、苔草、杂草9类。

李时珍在毒理学方面的主要贡献是以下几点。

（1）发现曼陀罗的麻醉作用。李时珍在年轻的时候就听说，有一种神奇的植物名为曼陀罗，人们一见到它就会情不自

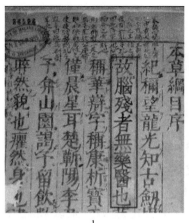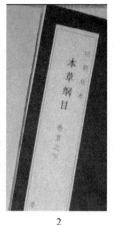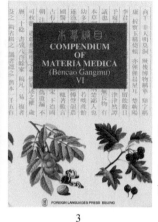

图12-1-9 《本草纲目》
1和2.明刻版本，封面与序；3.英文版封面，全6册

禁地又唱又跳。李时珍费了一些周折，找到了这种植物，但没有发现有什么异常。为了探明究竟，取得第一手资料，他就冒着生命危险，亲自服下了曼陀罗，发现它有麻醉作用，甚至到精神恍惚，失去痛觉的程度。后来曼陀罗被广泛用于制造麻醉剂。

（2）探索解毒药物。古书上记载大豆能解毒，他为了试验，先给小狗吃毒物，再吃大豆，结果毫无作用，小狗致死。后来经过实验和自己亲自尝试，才发现大豆加上甘草，解毒效力才显示出来。在《本草纲目》中他记载了金银花能"伏硫制汞"、治"轻粉毒痛"[1]，表明金银花对某些重金属等无机毒物有一定的解毒作用。甘草"通经脉，利血气，解百药毒。"[2]又有绿豆能解菇菌、砒毒。[3]

（3）正确鉴别有毒药物。李时珍在逝世前，写了一个上书表遗给其子建元，命他送与皇帝。书表上说：经久远年代后，许多的药物有同物不同名的，有同名不同

物的，有难以辨识的，有些分类不对的，有些药物有毒却和那些无毒的药形态相似，增加采药困难，这些都会影响治病的效果。还有些历代发现的新药，以前的书中还未记载，于是他增补、订正了许多药物，再加上以集解、辨疑、正误，详细地将其出产地、药物的气味、主治都记载于书中，希望皇帝能"特诏儒臣补注，成昭代之典"。没多久，神宗万历年间，诏修国史，命令中外贡献四方文籍，建元将父亲遗表和《本草纲目》献予。

此外，李时珍反对服食。有一次，楚王服丹中毒，要李时珍医治，他一面给楚王施药医病，一面历数方士的邪说和丹砂的害处。

为了纪念李时珍对人类做出的伟大贡献，在湖北省蕲春县蕲州镇李时珍墓所在地竹林湖村建立了李时珍纪念馆。纪念馆由本草碑廊、纪念展览、药物馆、百草药园、墓园五大部分组成。邓小平于1987年7月8日亲笔题写馆名。

---

1 轻粉是由水银、白矾、食盐等混合炼制，升华制成的氯化亚汞的结晶体，辛寒，有毒。
2 现代研究认为：甘草有沉淀生物碱及药用炭样吸附解毒作用。甘草在肝脏中分解的葡萄糖醛酸与毒物结合也能解毒。甘草煎剂，甘草酸能显著降低多种药物的毒性。
3 现代研究发现绿豆含半胱氨酸对食物中毒均有解毒作用，还有促进细胞氧化还原功能，使肝细胞功能旺盛，中和毒素，促进血细胞增生，阻止病原菌发育等作用。

12.2 哲学家·政治家·科学家

12.2.1 王充

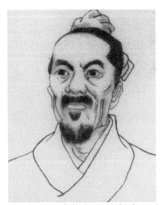

图12-2-1 唯物主义思想家王充

王充（公元27～97年）（图12-2-1）是中国东汉时期杰出的唯物主义思想家。他的《论衡·言毒篇》不仅是一篇哲学论著，而且也是一篇杰出的毒物学杰作。

王充，字仲任，中国会稽上虞（今中国浙江省上虞县）人，家境贫寒，困难的环境使他很早成熟。他6岁开始习字，8岁出入书馆，开始学习《论语》、《尚书》。青年时期曾到京师洛阳入太学，拜班彪为师。成年时期，由于承担养家重任，先是回乡以教书为业，后在地方官府做小官吏。30岁以后，他辞官家居，潜心著述，作《讥俗》、《节义》，著《论衡》。60岁时，为避祸举家迁往扬州郡，转徙于丹阳（今安徽宣）、庐江（今安徽庐江）、九江（今安徽寿春）等地。此间扬州刺史董勤曾召他任从事，又转任治中，不久退职回家。章和二年（公元88年），同郡友人谢吾夷上疏章帝，推荐王充，章帝特命以公车待诏。王充以病为由，推辞不就。晚年贫病交困，无人帮助。他写下了最后的著作《养性》16篇。70岁以后，王充病逝于家中。

王充从33岁开始，前后用了30多年的时间写成哲学著作《论衡》。《论衡》是论述铨衡真伪的道理，内容涉及哲学、自然科学、伦理学、宗教和社会国家生活等诸多方面，全书共30卷85篇（现存84篇），约20多万字。《论衡》中的第66篇《言毒篇》以唯物主义自然观正确反映了"毒物与中毒"的客观存在，以列举、诠释、分析、推论等方法，回答了关于"毒物和中毒"诸多有争论的问题，为古代毒物和中毒的研究做出了重要的贡献。

在《论衡·言毒篇》中，他首先肯定毒物的客观存在性。毒物是客观存在的，还是"上天"决定的？汉代神秘主义者认为天地是由一种无形的"太"发展而来的，人是"上天"有意创造的，皇帝是"上天"在地上的代理人，帝王在诞生之初及其统治时期都会有"符瑞"产生，这就是帝王受天命的表现，把某些自然变化和自然灾害说成是"上天"对帝王的告，或者是帝王感动"上天"的结果，是"阴阳灾异"，以此来掩盖现实矛盾和社会危机。王充则对天地的性质做了朴素的唯物主义说明。他说，"天地，含气之自然也"。"夫天者，体也，与地同"。肯定了天地的自然物质属性。王充认为"毒"并不是"上天"决定的，而是"火"。因为太阳是火之精，太阳之气就是火气，火气是有毒的，所以毒气也就是火气。他在《言毒篇》中说："夫毒，太阳之热气也。太阳火气，非为毒螫，气热也。夫毒，阳气也，故其中人，若火灼人。"又说："天下万物，含太阳气而生者，皆有毒螫。毒螫渥[1]者，在虫则为蝮蛇蜂虿[2]，在草则为巴豆[3]冶葛[4]，在鱼则为鲑[5]……故人食鲑肝而死，……"

其次，王充将毒物分为有毒动物和有毒植物两大类。王充说："天地之间，万物之性，含血之虫，有蝮、蛇、蜂、虿，咸怀毒螫[6]，犯中人身，谓获疾痛，当时不救，流徧[7]一身；草木之中，有巴豆、野葛，食之凑懑[8]，颇多杀人。不知此物，禀何气于天? 万物之生，皆禀元气，元气之中，有毒螫乎?"

第三，提出毒物的生态特点与中毒发生的地域特性。王充说："鸩[9]鸟生于南，人饮鸩死。""冶葛巴豆，皆有毒螫，故冶在东南，巴在西南。土地有燥湿，故毒物有多少。生出有处地，故毒有烈不烈。蝮蛇与鱼比，故生于草泽。蜂虿与鸟同，故产于屋树。江北地燥，故多蜂虿。江南地湿，故多蝮蛇。"

第四，指出毒物具有两重性。王充告诫人们："美酒为毒，酒难多饮；蜂液为蜜，蜜难益食。"

王充虽然是一位朴素的唯物主义者，但由于当时社会发展与自然科学技术的限制，王充的无神论理论也有一定的缺点，对鬼神做了自然主义的解释，不能与神秘主义划清界限，以致走向宿命论的路径。

12.2.2 迈蒙尼德

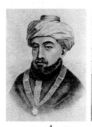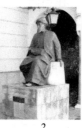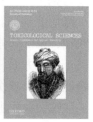

图12-2-2 哲学家摩西·迈蒙尼德

1.摩西·迈蒙尼德；2.在西班牙科尔多瓦的迈蒙尼德雕像；
3.选为2001年《毒理学科学》杂志封面人物

摩西·迈蒙尼德（Moses Maimonides，1135～1204年）（图12-2-2）是著名的犹太人思想家、哲学家，又是12世纪对治疗中毒有贡献的科学家之一。

摩西·迈蒙尼德，又名海法，1135年3月30日出生在西班牙的科尔多瓦，后来辗转来到埃及，成为埃及穆斯林统治者萨拉丁的私人医生。同时，他在大学从事教育工作，是当地犹太社团的领袖。他不但在哲学、神学方面卓有建树，而且还长于数学和医学。他给后世留下多部著作，其中最重要的是他历时30年写成的神学巨著《密西拿托拉》，对犹太教律法、教义、传统做了全面的阐述。他在晚年完成的哲学经典《困惑指南》，从亚里士多德的理性主义出发，对上帝、宇宙、律法、先知、人类知识等问题进行了深入系统的研究，该书被译为多种欧洲文字，对中世纪欧洲哲学思想的发展产生了重要影响。

---

1 渥：浓郁。
2 虿：指蝎子一类毒虫。杨伯峻注《通俗文》云："虿音瘥，毒虫也，长尾为虿，短尾为蝎。"
3 巴豆：又名刚子、江子、巴里、双眼龙，出自最早的药物专著《神农本草经》。辛、热有大毒。
4 野葛：本文又称冶葛。葛，一种粗纤维的植物。《说文》："葛，絺綌草也。"豆科植物，藤本，有块根可供食入药，茎皮纤维可织葛布和作造纸原料。
5 鲑，即河豚。
6 咸怀毒螫：咸，都；螫，毒刺，毒素。
7 徧，遍的异体字。
8 懑，烦闷。
9 鸩：传说中的毒鸟。

1198年，他发表了著名的《论毒物及其解毒剂》[1]一书，在当时尤其重要。书中关于毒物的第一部分描述了毒蛇及其他动物的咬伤；第二部分阐述植物中毒与矿物中毒。关于解毒方面，书中记述了治疗昆虫蜇咬、毒蛇和狂犬咬伤的方法，包括治疗中毒患者的医嘱。他指出，治疗植物和矿物中毒，建议用呕吐药和泻药。油腻或多脂肪食物，如牛奶、奶油和黄油可以延缓小肠对毒物的吸收，有减少胃肠吸收毒性的效果。在四肢使用止血带可以减轻被动物叮咬的疼痛感。毒蛇咬伤时，从伤口中吸出毒液（如口吸、杯吸法、膏药）并用解毒剂（包括糖浆和万用解毒剂）。此外，他还驳斥了某些当时流行的非科学的中毒治疗方法。他的关于合适的饮食、保持患者清醒、应用止痛剂的建议在今天看来是正确的，关于一些药方的组成和根据患者的年龄应用的建议在今天看来也是正确的。迈蒙尼德被选为2001年《毒理学科学》杂志第2期的封面人物。

12.2.3 林则徐

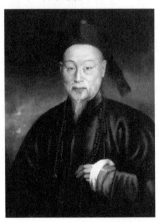

图12-2-3　禁毒先驱林则徐

林则徐（1785~1850年）（图12-2-3）是中国清代朝廷严禁鸦片主张的代表，1839年震惊世界的虎门销烟使他成为世界禁毒先驱。

林则徐，字少穆，1785年（乾隆50年）8月30日生于中国福建侯官县（今福州市）。童年家境清寒，父亲是私塾老师，母亲陈氏帮助家计。4岁跟随父亲早出晚归，开始启蒙读书。1796年（嘉庆2年）乡试第一名。1798年13岁中秀才。1804年19岁中举人。1805年第一次到北京会试，落榜，回福建教书。1806年应邀到厦门担任文书。1807年，入福建巡抚张师诚幕府。1811年，随张师诚进京，第三次参加会试，中进士，选入翰林院任庶吉士[2]。1816年赴江西南昌，任乡试副考官。1819年赴云南，任乡试考官。1820年3月任江南道监察御史[3]，6月任杭嘉湖道，修海塘。1821年（道光元年）因父病返乡。1822年任浙江盐运使，整顿盐务。1823年任江苏按察使[4]。1824年任江苏布政使[5]。1827年任陕西按察使。不久任江宁布政使。1830年底任湖北布政使。1831年任河南布政使，年底任河东河道总督。1832年7月5日任江苏巡抚，连续5年，防灾、抗灾、救灾放赈，为民请命，片刻无暇，贤名远扬。1837年任湖广总督。1838年提出禁烟六策。1839年初，受到道光连续8次召见，受命钦差大臣，赴广东禁烟，1839年6月3~25日，在广东虎门公开焚毁鸦片，震惊国际，誉为世界反毒、禁毒先驱。1840年任两广总督。鸦片战争爆发，在广州6次打退英军。英军北犯，林则徐因功获罪，被革职。1841年四

---

1 有的文献将他的名字译为梅莫尼戴斯，书名《论毒物及其解毒剂》(Treatise on Poisons and their Antidotes) 译为《中毒诊治与解毒剂》、《毒物与解毒》 (Poisons and their Antidotes)。

2 庶吉士，也称庶常，是中国明、清两朝时翰林院（带有浓厚学术色彩的官署）内的短期职位。由科举进士中选择有潜质者担任，目的是让他们可以先在翰林院内学习，之后再授各种官职。情况有如今天的见习生或研究生。

3 御史是监察性质的官职。

4 按察使是中国古代官名。清代的按察使管司法监察邮驿。

5 布政使是中国古代官名。清代的布政使管行政财政。

品衔赴浙江军营，6月革职发配伊犁，途中调往河南抗水灾，虽然抗灾立功但仍发往伊犁，1842年年底到达伊犁。1845年走遍南疆八城，治水成绩卓著。1845年11月解除流放，年底署理陕甘总督。1846年任陕西巡抚，抗灾。1847年任云贵总督，改革矿业，正确处理回汉矛盾。1849年8月引疾告归，10月离开云南。1850年（咸丰元年）4月回到福州，11月5日被咸丰皇帝任命为钦差大臣赴广西，11月22日在广东潮州普宁县行馆逝世，享年66岁。

林则徐逝世后，全国哀悼，福州建祠奉祀。咸丰帝赐祭葬，谥号"文忠"。1905年(清光绪三十一年)在福州、澳门鼓楼区澳门路16号建"林文忠公祠"（1982年改为"林则徐纪念馆"），在虎门设立林则徐销烟池旧址。1929年5月27日，卫生部全国禁烟委员会向国民政府提出，以每年的6月3日即林则徐虎门销烟日为禁烟纪念日。1985年，为纪念清代民族英雄林则徐诞生200周年，中国邮电部颁发了纪念邮票。1994年8月18日，伊犁"林则徐纪念馆"落成开馆。1997年，美国林则徐基金会在纽约华埠中心树立林则徐铜像，这是屹立于西方世界的第一尊世界禁毒先驱的铜像。2007年11月22日，陕西省"蒲城林则徐纪念馆"开馆[1]。

1.林则徐在禁毒运动中的贡献

（1）提出禁烟主张对禁毒起到巨大推动作用。中国清代道光皇帝虽然一贯主张禁烟，但长期没有效果。林则徐在湖北实心查办，立即取得显著成效，不但使道光看到了成功的希望，而且为全国禁烟起到推动作用。林则徐的几篇奏折，对鸦片危害的分析最为深刻，对重治吸食的必要性阐述的最为透彻，对反对重治吸食言论驳斥的最为有力，增强了道光皇帝的严禁决心。他于道光十九年4月6日附片密陈，建议"将夷人带鸦片来内地者，应照化外有犯之例，人即正法，货物入官，议一专条"。道光皇帝接受建议并于5月13日批准颁布实施《洋人携带鸦片入口治罪专条》。

（2）林则徐在广东禁烟是内禁最彻底，外禁最坚决的典范。1838年冬林则徐抵达广州主理禁止鸦片事宜，宣誓："若鸦片一日不绝，本大臣一日不回，誓与此事相始终。"关于内禁，林则徐在邓廷桢[2]等人的紧密配合下，在两广进行得最认真，无论拿获的烟犯、烟土烟膏或烟具，都远远超过其他省区。共计拿获烟犯3032名，占拿获总数的30%以上；收缴烟土烟膏843 776两，接近收缴总数的2/5，收缴烟具89 434件，差不多占到总数的一半。关于外禁，林则徐雷厉风行，坚决从事，英商义律[3]等慑于林则徐的正气，被迫缴出鸦片2万多箱。1839年6月3日开始，将勒令英国毒品贩子缴出的鸦片2 376 254斤，在广东虎门海滩当众销毁。虎门销烟沉重地打击了英国鸦片贩子，在中华禁毒史上谱写了光辉的一章，轰动国际。在历史上，林则徐的英名永垂不朽，一直激励着后人。

（3）林则徐身处逆境，仍以国家民族的利益为重，坚持禁烟主张，再次强调

1 蒲城林则徐纪念馆展示林则徐与王鼎的爱国主义情结，林则徐在蒲城遗留文物，以及林则徐三次来到陕西的事迹。见史志诚等编《林则徐在陕西》，陕西人民出版社，2008。

2 邓廷桢(1776~1846年)，江苏江宁(今南京)人。历任浙江宁波、陕西延安、榆林、西安诸知府，湖北按察使、江西布政使、陕西按察使等职。道光六年(1826年)任安徽巡抚，至道光十五年升任两广总督。1836年6月，赞同弛禁鸦片。1837年春即由弛禁转为严禁。1839年初上奏道光帝，决心与钦差大臣林则徐"共矢血诚，俾祛大患"，成为林则徐的亲密同僚。道光十九年十二月(1840年1月)调任闽浙总督，7月，英舰进犯厦门，他亲督水师击退侵略军，嗣因投降派诬陷，与林则徐同时革职，充军伊犁。后起用为陕西巡抚、陕甘总督，在西北大力组织垦荒。1846年病逝于西安，归葬于南京麒麟门外。

3 英国驻华商务监督查理·义律(Charles Elliont)是1840年2月，英国政府任命的副全权代表。

"鸦片之为害甚于洪水猛兽"。由于英国为维护鸦片贸易，悍然发动鸦片战争，攻下定海，北上天津，道光皇帝为求和妥协了事，竟然把责任全推到林则徐身上。鸦片战争后，清政府匆忙割地赔款、签订不平等条约，林则徐明知禁烟如赴汤蹈火，但事关国家和人民的根本利益，他把自己的祸福荣辱置之度外。1842年（道光二十二年)8月，林则徐自西安起程新疆伊犁时作诗留别家人。诗中"苟利国家生死

以，岂因祸福避趋之。"表现了国家利益高于个人安危的思想，这种高尚爱国情操，为一切爱国人士树立了一个光辉的榜样，值得学习和敬仰。

1985年，中国邮电部发行了第一套《林则徐诞生二百周年》的纪念邮票，共2枚。第一枚是林则徐画像，衬以他"苟利国家生死以，岂因祸福避趋之"的诗句。第二枚邮票图案选自人民英雄纪念碑浮雕《虎门销烟》（图12-2-4）。

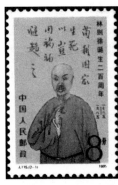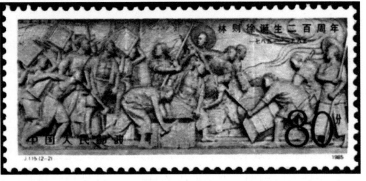

图12-2-4　1985年中国发行的《林则徐诞生二百周年》纪念邮票

12.2.4　恩格斯

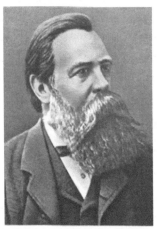

图12-2-5　里德里希·恩格斯

弗里德里希·恩格斯(Friedrich Engels，1820～1895年)（图12-2-5）是科学社会主义的奠基者，是最早揭示工业污染和产业公害的政治家之一。

恩格斯于1820年11月28日出生在德国莱茵省巴门市（今伍珀塔尔市）的一个纺织工厂主家庭。少年时就学于巴门市立学校，1834年转入爱北斐特理科中学。1837年中学未毕业，就被迫经商。1838年7月～1841年3月，恩格斯在不来梅一家贸易公司实习经商，业余刻苦自学。到了20岁，他已经掌握了英、法、意、西班牙、希腊、拉丁等十几种语言。在不来梅供职时，接近激进的文学团体"青年德意志"，在其刊物《德意志电讯》上发表"伍珀河谷来信"，揭露虔诚派教徒的伪善和资本家对工人的残酷剥削。1841年在柏林服兵役，抽空去柏林大学旁听哲学课，参加了青年黑格尔派小组，著《谢林和启示》一书，批判谢林的神秘主义。1842年9月服役期满后到英国曼彻斯特，在他父亲同别人合营

的企业里工作。1844年2月在《德法年鉴》上发表"国民经济学批判大纲"，批判了资本主义经济制度，表述了科学社会主义的某些原则。1848年恩格斯和马克思一起发表了具有划时代意义的《共产党宣言》。这时，他的立场已由革命民主主义转向共产主义，由唯心主义转向唯物主义。1895年8月5日逝世，享年75岁。

1.敲响环境问题的警钟

早在19世纪中期，恩格斯就对人与自然的关系进行了深入研究。他发现人类生产活动给自然界造成的不良影响，极其敏锐地看到了资本主义的发展所带来的环境问题，以及城市的发展带来的环境问题，敲响了环境问题的警钟。由于当时的环境问题尚不十分严重，没有引起人们足够的理解和重视。在今天，恩格斯的观点已经成为经典言论，对我们正确认识和处理人与自然的关系具有重要的现实意义。

恩格斯针对当时科学技术和生产力的快速发展，人类改造自然界取得一定成果，雄心勃勃地准备夺取更大战果的时候，恩格斯及时向人们发出了警告："不要过分陶醉于我们人类对自然界的胜利。对于每一次这样的胜利，自然界都对我们进行报复。每一次胜利，在第一线都确实取得了我们预期的结果，但是在第二线和第三线却有了完全不同的、出乎预料的影响，它常常把第一个结果重新消除。美索不达米亚、希腊、小亚细亚及别的地方的居民，为了得到耕地，毁灭了森林，他们梦想不到，这些地方今天竟因此成为荒芜的不毛之地，因为他们在这些地方剥夺了森林，也就剥夺了水分的积聚中心和贮存器。阿尔卑斯山的意大利人，当他们在山南坡把

那些在北坡得到精心培育的松树林滥用个精光时，没有预料到，这样一来，他们把他们区域里的山区畜牧业的根基挖掉，他们更没有预料到，他们这样做，竟使山泉在一年中的大部分时间内枯竭了，同时在雨季又使更加凶猛的洪水倾泻到平原上来。在欧洲传播栽种马铃薯的人，并不知道他们也把瘰疬症[1]和多粉的块根一起传播过来了。因此我们必须时时记住：我们统治自然界，决不像征服者统治异民族一样，决不像站在自然界以外的人一样，相反地，我们连同我们的肉、血和头脑都是属于自然界，存在于自然界的；我们对自然界的整个统治，是在于我们比其他一切动物强，能够认识和正确运用自然规律。"

2.揭示产业公害

1845年，恩格斯在《英国工人阶级的现状》[2]一书中指出工人居住和工作场所的环境卫生十分恶劣，由于经济增长所造成的河流与空气污染问题，用今天的术语来说就是产业公害。

关于河流污染状况，恩格斯在书中指出：工业革命以来，随着经济发展和城市的剧增，不断排放的工业废水和生活污水污染了英国的许多河流。例如，流经利兹的艾尔河，这条河像一切流经工业城市的河流一样，流入城市的时候是清澈见底的，而在城市另一端流出的时候却又黑又臭，被各种各样的脏东西弄得污浊不堪了；离利兹仅7英里的布莱得弗德城，位于几个河谷的交叉点上，靠近一条黑得像柏油似的发臭的河流。流经曼彻斯特的艾尔克河与梅德洛克河，污染状况也十分严重。艾尔克河是一条狭窄的、黝黑的、发臭的河，里面充满污泥和废弃物，河水把

---

1 瘰疬（音luǒlì）症，生于颈部的一种感染性外科疾病，多为淋巴结结核病。
2 恩格斯《英国工人阶级的现状》一书于1845年3月写成，在莱比锡出版。原文是德文，1887年5月译成英文在美国出版，1892年在伦敦再版。当年，恩格斯是为了阐述社会主义理论而研究工人阶级境况的。

这些东西冲积在右边的较平坦的河岸上。天气干燥的时候，这个岸上就留下一长串暗绿色的淤泥坑，臭气泡经常不断地从坑底冒上来，散布着臭气，甚至在高出水面四五十英尺的桥上也使人感到受不了。此外，河本身每隔几步就被高高的堤岸所隔断，堤岸近旁，淤泥和垃圾积成厚厚的一层并且在腐烂着。至于梅德洛克河，水也是漆黑的，停滞的，而且发出臭味。

关于空气污染状况，恩格斯描述："伦敦的空气永远不会像乡间那样清新而充满氧气……呼吸和燃烧所产生的碳酸气，由于本身比重大，都滞留在房屋之间，而大气的主流只从屋顶掠过。住在这些房子里面的人得不到足够的氧气，结果身体和精神都萎靡不振，生活力减弱。因此，大城市的居民患急性病的，特别是患各种炎症的，虽然比生活在清新的空气里的农村居民少得多，但是患慢性病的却多得多。"曼彻斯特周围一些工业城市，"到处都弥漫着煤烟，由于它们的建筑物是用鲜红的，但时间一久就会变黑的砖修成的，就给人一种特别阴暗的印象"；位于曼彻斯特西北11英里的波尔顿，"即使在天气最好的时候，这个城市也是一个阴森森的讨厌的大窟窿"；而斯托克波尔特，"在全区是以最阴暗和被煤烟熏得最厉害的地方之一出名的"；即使在埃士顿-安得-莱因，一个按照新的比较有规则的体系建筑起来的新工厂城市，仍有一些被煤灰弄得又脏又黑的街道，其面貌"无论从哪一点来说，都不比该区其他城市的街道好一些"；至于斯泰里布雷芝，在走近它的时候，"看到的第一批小屋就是拥挤的，被煤烟熏得黑黑的，破旧的，而全城的情况也就和这第一批房子一样"。由于工业革命期间，英国"人口以令人难以相信的速度增长起来，而且增加的差不多全是工人阶级"；"工人阶级的状况也就是绝大多数英国人民的状况"。恩格斯围

绕工人阶级的状况而揭示的问题，正是工业革命期间英国城市的主要环境问题。城市环境的恶化对工业革命来说是最具有灾难性的。

恩格斯认为，工业革命期间英国城市环境的恶化造成了令人惊愕的结果。其中，最为典型的是生活在这种环境之下的工人在体格、智力的下降和社会道德的堕落。工人所患的各种各样的职业病，更是工厂劳动的性质本身和劳动环境的直接产物。造成这种局面的主要因素是工业污染。

在工业革命时期，随着英国城市人口增加、城市规模发展而来的，便是公共卫生状况的恶化。垃圾成堆、污水横流也就构成了那时英国许多城市的基本外貌。一切腐烂的肉皮菜帮之类的东西都散发着对健康绝对有害的臭气，而这些臭气又不能自由地流出去，势必要把空气污染。正是这些东西散发出引发疾病的毒气，被污染的河流冒出来的水蒸气也是一样。

《英国工人阶级的状况》一书既是一部早期英国产业革命史，又是一部关于早期英国环境问题的经典文献。经典的作用在于它为后人提供了认识现实问题的经久参照。

12.2.5 威利

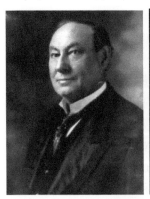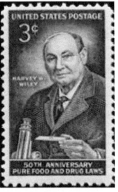

图12-2-6 哈维·华盛顿·威利博士和美国政府发行纪念威利博士的邮票

哈维·华盛顿·威利（1844～1930年）

（图12-2-6）是农业化学家。1844年10月18日生于美国印第安纳州杰斐逊县肯特村一农民家庭。1863年就读汉诺威大学人文系。1864年南北战争期间在印第安纳志愿军第137团服役，任下士。1865年返回学校继续学业，1867年获学士学位后转入印第安纳州医学院，1871年获医学博士学位。毕业后，威利留在学院任化学教授。1873年开始主持印第安纳州第一个化学实验室。1874年在哈佛大学取得理学士学位后，成为新创办的普度大学化学教授。1878年在德国柏林大学，参与由霍夫曼教授发起的多种有机焦油衍生物课题的研究工作，并成为德国化学学会的会员。1881年在印第安纳州当化学师。1883年起为美国农业部的首席化学家。1907年1月1日至1912年3月15日任美国FDA专员。在他的努力下，美国国会于1906年通过了一项纯净食品和药物法案。威利一生的主要贡献是对食品的分析和促进《纯净食品和药品法》的形成，人们称他为"纯食品药品法之父"。

1.食品安全失控的年代

19世纪末20世纪初的美国，城市化进程加速，大批农村人口涌入城市，为了赚取更高利润，某些企业主们肆无忌惮在食品中添加各种添加剂和替代物。而当时的美国联邦政府对食品和药物几乎没有任何监管，食品药品安全状况让人揪心。利欲熏心的商人把苯甲酸钠注入已经坏了的西红柿中，防止它继续腐烂；泼洒硫酸铜使蔬菜看起来更鲜嫩；肉类加工企业用硼砂除去烂火腿的臭味；一些所谓的"草莓酱"是没有一点果肉的苹果皮加上葡萄糖制成的；面包商人为了节省面粉，竟然在原料中加入粉笔末、尘土和融水石膏；还有人在红糖里掺杂碾碎的虱子（表面看起来非常像红糖）；至于罐装火鸡里没有火鸡；橄榄油实际上是棉籽油这类的欺诈行为，更是数不胜数。1905年，记者阿普顿·辛克莱（Upton Sinclair）潜入芝加哥一家大型肉制品厂，与工人们一起工作了7周，看到的场景让人震惊："坏了的猪肉，被搓上苏打粉去除酸臭味；毒死的老鼠被一同铲进香肠搅拌机；洗过手的水被配制成调料；工人们在肉上走来走去，随地吐痰，播下成亿的肺结核细菌……"

1898年美西战争[1]时期，美国政府组织骑兵队奔赴古巴，结果，战争中没有让士兵倒下多少，而国内供应的变质肉罐头，却"成功"地让数千名美国士兵病倒！1899年，美国陆军总司令迈尔斯（Nelson Appleton Miles）将军就此向联邦政府提出抗议，声称这些牛肉罐头比敌人的子弹杀死的士兵还多。

与食品安全失控相似，当时的药品安全也让美国人尴尬。例如，丽迪亚·平克汉姆（Lydia Pinkham）这个美国很有成就的医药专利所有者，声称她的植物合剂可医治从神经衰弱到子宫下垂的任何妇女疾病。后来发现她的蔬菜合剂20%是酒精，成千上万个宣誓戒酒的女人，都在饮用。还有一种称为"体液带"（liquozone）的灵丹妙药，其实99%是水，再加上一点硫酸增加气味，却声称可以治疗37种疾病。在马萨诸塞州医学会年会上，一位医师说："我坚信，如果把今天我们使用的所有药物全部倒入海里，那样会对人类健康更有益，却会把海中的鱼统统害死。"

就在这个历史时刻，威利出现了！

2.力促食品药品立法

威利很早就注意到罐装食品为延长保

---

1 美西战争（Spanish-American War)是1898年美国为夺取西班牙属地古巴、波多黎各和菲律宾而发动的战争，是列强重新瓜分殖民地的第一次帝国主义战争。

存期而加入了各种化学添加剂，对人体非常有害。他在普度大学任教9年中发表了关于用葡萄糖掺假的若干研究成果，并因此在学术会议上与时任美国农业部部长的乔治·罗尼（George Loring）相识。1883年，他被任命为农业部首席化学家，在之后的25年里，他坚持为促成食品药品立法而战，为此虽历经挫折，却矢志不移。

他在美国不同地区建立了检验机构，对食品掺假进行检验。1887~1893年，在他的主持下，农业部化学局出版了《食品和食品掺假报告》，揭示了许多食物普遍存在的掺假问题，向令人愤怒的食品安全状况开战。他认为，美国经济的结构变迁促使食品药品供给的转型，那些所谓的秘方、药膏、药械中充满鱼目混珠的情况是"最卑劣与无耻的罪恶"。

1899年，威利在一份年度报告中指出食品药品的虚假标签，将威胁到数以百万计的美国人的健康。1902年，威利担任农业部化学局局长后，把一批有志于改革现行食品监管制度的志愿者组成"试毒小组"（Poison Squads），将一些常见的添加剂，如硼砂和苯甲酸钠，注入他们身上，看看会产生什么效果。结果证明那些添加剂对人体非常有害，导致多种疾病。在确凿的证据面前，威利希望通过严格的药品立法，规定所有药品都要在标签上真实说明所含成分。1905~1906年，威利在《克林斯周刊》上写了12篇文章，揭露药品掺假现象。

威利对于食品和药品的严格执法可谓矢志不渝。在他执掌监管机构期间，农业部化学局的人员从1906年的110人增加到1910年的146人，经费也由1906年的15.5万美元增加到1912年的96.3万美元。威利对技术决策有着很好的把握，也有着很好的法律解释技艺，但是在政治决策方面却缺乏政治家的技巧，使他在国会以及产业界结怨甚多。

尽管威利赢得了越来越多人的尊重，但是他希望通过立法来增加政府药品规制权限的努力，未能成功。因为在当时的美国普遍奉自由放任为准则，认为美国宪法中的商业条款不允许联邦去规制产品生产。据统计，在1879年1月20日到1906年6月30日，美国国会规制食品和药品的动议有190次之多，但却屡遭挫败。于是，威利深感他所做的一切，犹如登山爬坡。他感叹地指出，不知要用多少年的时间才能让农业部化学局及其他管制机构，去理解一部食品和药品法的意义。

为获得更大的政治影响力，他开始联合联邦妇女俱乐部的成员，举行各种演讲，指出掺假食品的巨大危害。他还游说西奥多·罗斯福总统，建议颁布一部法律"以管制州间贸易中的食品、饮料和药品的掺假和伪造商标的行为"。

3.1906年《纯净食品和药品法》的出台

鉴于以威利以及媒体造成的强大社会舆论压力，罗斯福总统命令劳动部部长和社会工作者对肉类加工业进行彻底调查。调查结果让人震惊，当报告公之于世的时候，引发了更为强大的舆论风潮。在威利的影响和带动下，美国医学会也以自己的方式向国会每一个参议员提交了一份呼吁食品药品立法的陈情书。

1905年12月，罗斯福总统向国会传递了一个重要信息："我建议应该颁布这样一部法律，对州间贸易中标签不实的和掺假的食品、饮料和药品予以规制。这样一部法律将保护正当的生产和贸易活动，将保障消费者的健康和福祉。"

1906年6月30日，在失败了100多次之后，威利参与拟定了最后一稿的《纯净食品和药品法》，即"威利法案"（Wiley

Bill），在美国国会以63票对4票的压倒多数获得通过。尽管法律中并没有出现威利的名字，但他还是被认为是这部法律的真正作者[1]。

这部法律，奠定了美国现代药品法的雏形与骨架，直接催生了美国食品与药品管理局。同一天，《肉制品检查法》（Meat Inspection Act）获得通过。《纽约时报》欢呼：“民众可以享受纯净食品和真正药品的时代来临了！”

威利创立的机构——农业部化学局，后来演变成为举世闻名的美国食品与药品管理局。

然而，威利深知这只是阶段性胜利，因为，《纯净食品和药品法》禁止食品掺假，但对药品的管理却仅限于标签。对药品疗效的神奇而且虚假的宣传仍然没有得到控制。

4.主要著作和影响

威利的著作有《美国制糖工业》、《农业分析的原理与实践》、《食品及其伪造》、《不要只靠面包》和《人类营养学原理》等。

1912年，68岁的威利从政府机构退休。其后，这位斗士并没有离开他为之奋斗的食品安全事业，他创建和执掌《好管家》（Good House Keeping）杂志，将食品、卫生和健康部门对肉、面包、面粉等进行检测结果公布在杂志上，利用媒体的影响力对政府进行监督，逐渐形成了杂志富有责任的品牌形象。今天，《好管家》杂志依然在消费者那里留有美好印象，捍卫着消费者的权益。就在他去世的前3年，威利还发表了烟草可能致癌的看法，并使《好管家》杂志比“吸烟有害健康”这个说法早12年拒绝刊登香烟广告。也是这一年，由农业部化学局重组的食品与药品管理局诞生。

1930年6月30日，威利在华盛顿特区家中逝世，享年86岁，葬于阿灵顿国家公墓。在他去世之际，报纸刊登出了大幅标题：“妇女们为这位29载厨房守护者的离去而哭泣。”人们称威利是一位“人丛中的一座高山，好斗的一头雄狮”。威利的离去，被人们惋惜地称为“厨房里的保护神没了”，很多妇女哭了。在他逝世26年后，美国邮政局发行了以他的头像为图案的邮票来纪念他对《纯净食品和药品法》的贡献，不仅与此，美国多处建筑以他的名字命名。直到现在，他一手创办的美国官方分析化学师协会（AOAC），依然以他的名字颁发大奖。

现在的美国，几乎是世界上对食品、药品监管最为严格的国家，有着100多个分支机构的FDA，有几千名科学家在为它工作，护卫着人们的餐桌和健康。

12.2.6 卡逊

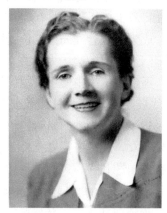

图12-2-7　蕾切尔·卡逊

蕾切尔·卡逊（Rachel Carson，1907～1964年）（图12-2-7），是美国的海洋生物学家、科学作家，她以她的作品《寂

---

1 后来，人们将《纯食品和药品法》称为“威利法案”（Wiley Bill），以肯定威利及其领导下的农业部化学局的业绩。“威利法案”就成了《纯食品和药品法》的代名词。

静的春天》引发了美国乃至全世界的环境保护事业。

卡逊于1907年5月27日出生在美国宾夕法尼亚州的斯普林达尔的农民家庭。她最初的志向是想当一名诗人，大学选择的专业也是文学（图12-2-8）。到三年级时她决定改学动物学，因为她意识到自己对大自然的热爱要多于对文学的痴迷。于是，1929年在宾夕法尼亚女子学院毕业后，1932年进入著名的约翰·霍普金斯（Johns Hopkins）大学学习动物学，主攻方向是"鲶鱼前肾的发育"，获动物学硕士学位。毕业后先后在霍普金斯大学和马里兰大学任教，并继续在马萨诸塞州的伍德豪海洋生物实验室攻读博士学位，暑假期间卡逊去麻省一个海洋生物研究所实习，立即爱上了海洋。但由于1932年她父亲去世，母亲需人赡养，她的经济条件不允许她继续攻读博士，只得辞去教职，向美国渔业管理局申请做了一名业余编辑，为电台专有广播频道撰写科技文章。为了多挣钱，她利用业余时间为报纸杂志撰写科普文章。1936年通过严格的考试筛选，战胜了当时对妇女在行政部门工作的歧视，作为水生生物学家，成为渔业管理局第二位受聘的女性。她的部门主管有一次认为她的文章太具有文学性，不能在广播中使用，建议她投到杂志，居然被采用，出版社建议她整理出书。但是，1937年因为她的姐姐去世，需要抚养两个外甥女，经济也需要支持。于是，1941年她在全国性刊物《大西洋月刊》上发表了处女作《在海风的吹拂下》（*Under The Sea-Wind*），描述海洋生物，获得好评。

1949年她在渔业管理局(更名为"渔业和野生动物管理署")晋升为出版物主编，这时她开始撰写第二部书，书稿辗转15家出版社均被退稿，直到1951年被"纽约人"杂志以《纵观海洋》的标题连载。之后出版了第二部著作《我们周围的海洋》（*The Sea Around Us*），该著作连续86周荣登"纽约时代"杂志最畅销书籍榜，被"读者文摘"选中，获得美国国家科技图书奖，并使卡逊获得两个荣誉博士学位。

由于经济情况有了保障，1952年卡逊从美国渔业与野生动物管理署辞职，成为职业作家，在家中开始专业的写作生涯。1955年完成第三部作品《临海之滨》（*The Edge of The Sea*），又成为一本畅销书而获奖，并被改编成纪录片电影，虽然卡逊对电影耸人听闻的手法和任意曲解的改变不满，拒绝和电影合作，然而这部电影仍然获得奥斯卡奖。几年中她仍然继续为杂志和电视撰写稿件。

1958年，卡逊接到一封朋友来信，诉说她家后院喂养的野鸟都死了，那个朋友猜测这是飞机喷洒的杀虫剂所致。这封信让卡逊开始关注化学杀虫剂和农药污染问题，并着手调查。

这时卡逊抚养的一个外甥女在36岁去世了，留下一个5岁的儿子，她收养了这个孩子，为了给这个孩子一个良好的成长环境，同时还要照顾90岁的老母亲，她在马里兰州买了一座乡村宅院，正是这个环境促使她关心一个重要的问题，并产生了她一生中最为重要的作品《寂静的春天》。

1960年，卡逊被诊断出得了乳腺癌，她加快了写作进度。1962年书稿完成，并在《纽约人》上连载，引起强烈关注。同年，《寂静的春天》出版，书中以DDT为主要例子，讨论了人造化学品对人类健康和地球环境的潜在危害。她针对商业资本家和农场主为追逐利润而滥用农药，导致了一些地方由原来"到处可以听到鸟儿的美妙歌声"，如今变得"异常寂静了，再也没有鸟儿歌唱"，繁荣春天悄然绝迹。于是，她向人们发出忠告：农药对人类的利弊应全面权衡，正确估价，合理使用。她指出：春天的寂静，环境的污染，最终威胁人类的生存！呼吁制止使用有毒化学品的私人和公共计划，这些计划将最终毁掉地球上的生命。

《寂静的春天》一书出版后，由于激怒了那些只顾高额利润，而不惜以破坏生态平衡，污染环境为代价的农药厂商和农场主，他们联合向法院控告卡逊的书毁坏了他们的声誉，影响了他们产品的销路。1963年，卡逊应美国国会的邀请，出席国会报告《寂静的春天》，使议员们大为震惊，掀起轩然大波。直到第35届总统约

翰·肯尼迪在一份调查报告中支持卡逊，事情才算了结。

1963年，在哥伦比亚广播公司的电视节目中，卡逊和化学公司的发言人进行了一场辩论，这时她的病情已经很严重，但她尽量克制。卡逊为了赢得官司的胜利，多方奔走，呕心沥血准备法庭辩论，以致心力衰竭，健康严重受损。遗憾的是，生命没有留给卡逊足够的时间做出反击。在《寂静的春天》出版后的第三年，即1964年4月14日，卡逊死于乳腺癌，享年57岁。她终生未婚，但她领养了外甥女去世后留下的儿子。

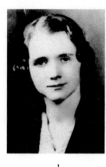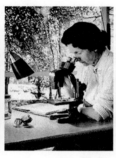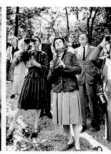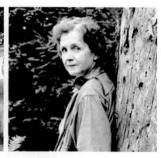

图12-2-8　卡逊生平

1.在约翰·霍普金斯大学；2.在实验室；3.调查DDT给鸟类造成的影响；4.《时代》杂志上的照片——大自然是她唯一永远的恋人（自《三思科学》电子杂志，蕾切尔·卡逊纪念专刊2002年5月27日）

1.卡逊的主要贡献

（1）发现和揭示了滥用DDT等长效有机杀虫剂造成的环境污染和生态破坏。《寂静的春天》一书，将20世纪50年代滥用DDT等长效有机杀虫剂造成环境污染、生态破坏的大量触目惊心的事实揭示于美国公众面前。南极企鹅体内的DDT，证明DDT的污染已遍布了世界上的每一个角落，成为全球性污染第一个警告。尤其是上万只鸟在1960～1961年死于英国乡间各地的实例，不仅引起美国朝野的震动，而且推动了全世界公众对环境污染问题的深切关注。

（2）促进了世界环境保护事业的发展。《寂静的春天》出版后几个月内就卖出了50万册，成为美国和全世界最畅销的书，促进后来的环境保护事业的发展，同时在西方国家引发了全民大讨论，被公认为是西方现代环保运动的开山之作，产生了历史性的影响，成为人类环保意识觉醒的标志，卡逊也被公众誉为"环保运动之母"。

1968年，来自10个国家的30位专家在罗马成立"罗马俱乐部"，研究人类的环境问题。1970年3月1日，国际社会科学评议会在日本东京召开"公害问题国际座谈会"，发表《东京宣言》。1970年4月22日，由美国一些环境保护工作者和社

会名流发起的一场声势空前的"地球日"运动。最重要的是引起美国政府的重视，1970年美国政府成立了环境保护总局、世界自然基金会和绿色和平组织等国际环保组织相继成立。1972年6月联合国召开"人类环境会议"，发布了《人类环境宣言》，成为世界环境保护工作的一个重要里程碑。20世纪70~80年代，许多国家在治理环境污染上不断增加投资。美国和日本的环境保护投资约占国民生产总值的1%~2%。之后，联合国多次主持召开全球环境大会，颁布了多项环境公约。

（3）《寂静的春天》（图12-2-9）成为人类认识POP过程的一座里程碑。由于《寂静的春天》的广泛影响，美国政府开始对书中提出的警告做调查，最终改变了对农药政策的取向。卡逊最后一次在公众中露面就是在参议院调查委员会上作证，从而导致1972年在美国全面禁止DDT的生产和使用。世界各国纷纷效法相继颁布了DDT禁令，这种曾被誉为"神药"的高效广谱杀虫剂，从这些国家的土地上逐渐消失了。

在联合国环境规划署主持下，为了推动POP的淘汰和削减、保护人类健康和环境免受POP的危害，国际社会于2001年5月23日在瑞典首都共同缔结了《关于持久性有机污染物的斯德哥尔摩公约》，首批列入公约控制的POP中包括《寂静的春天》提到的DDT等有机氯农药，成为国际社会在有毒化学品管理控制方面迈出的极为重要的一大步。如今"协调、和谐、绿色的春天"正在成为人类为之奋斗的目标。

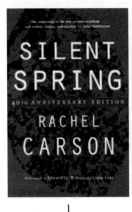 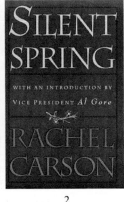 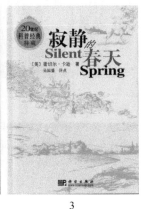

图12-2-9　《寂静的春天》

1和2.不同的版本；3.中文版，科学出版社，2007

2.社会评价

卡逊生前先后得到15种各式各样的奖励。1963年她被选为美国艺术和科学学院院士并获得许多奖项，包括奥杜本学会颁发的奥杜本奖章和美国地理学会颁发的库兰奖章。《寂静的春天》被译为30种文字，获得8种奖项。

1980年美国政府追授卡逊"总统自由奖章"，这是美国对普通公民的最高荣誉。1992年，美国最权威的书评组织推选《寂静的春天》为近50年来最具影响力的畅销书之一，影响世界历史进程的10部重要著作之一。2000年，美国《时代》杂志将她列入20世纪百位最有影响力的人物之一。纽约大学新闻学院把《寂静的春天》评为世纪最佳新闻作品之一，位列第二。人们称赞卡逊是DDT的终结者！

12.3 毒理学家

12.3.1 帕拉塞萨斯

帕拉塞萨斯（Paracelsus，1493～1541年）（图12-3-1）是瑞士科学家、医生和炼金术士，对药理学、毒理学、治疗学等诸多领域都做出了前所未有的重要贡献，在学术界誉为毒理学之父。

帕拉塞萨斯的名言："所有的物质都是毒物，没有什么物质没有毒性。药物与毒物的区分在于适当的剂量。"

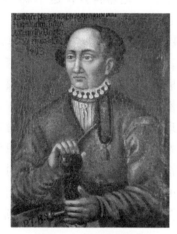

图12-3-1 帕拉塞萨斯

帕拉塞萨斯1493年12月10日生于瑞士的恩赛德恩（Einsiedeln），父亲是没落的贵族后裔，一位医生兼冶金家，曾经给那些去修道院的香客们治病。1502年，他的母亲去世之后，父亲成为市政府的一名医生，同时执教化学。由于他的患者都是与矿物和冶炼设备打交道的，因此，使他对化学和医学产生了兴趣，并且成为与工业有关的医学专家。年轻的帕拉塞萨斯倔强、独立性很强，他在一个以化学和医学至上并把父亲作为自己行为榜样的家庭环境中成长起来，决心要像父亲一样成为医生或化学家。

帕拉塞萨斯成长的年代正处于文艺复兴人文运动时期，许多文人智者对古迹、古籍、古希腊、古埃及及拉丁作家、哲人、医生和科学家十分崇拜。帕拉塞萨斯曾在欧洲的几所大学里学习，在奥地利学习矿物学和金属学。特别是他在伍兹堡的艾伯特三点论[1]的引导下对炼金术和占星学产生兴趣。1510年和1516年，他在费拉拉（Ferrara）大学分别获得医学学士学位和博士学位。为了开阔视野和丰富自己的知识经历，他于1517～1526年周游了欧洲、英伦三岛、埃及和圣地耶路撒冷，并利用旅游间隙在维也纳、科隆、巴黎和蒙彼利埃学习。他还去过康沃尔和瑞典的锡矿，并在荷兰和威尼斯担任过军医。由于对知识的不断探索，他开始对生与死的意义、健康与病因、人类在世界和宇宙中的位置、人类与上帝之间的关系这些基本问题进行思索，使他对医学研究形成了自己的方法，对哲学和神学有了自己的独特见解。帕拉塞萨斯认为医学应该有4个基本支柱：哲学、天文学、化学及医德。行医是一项神圣的使命，他建议医生们要牢记这一点。

由于他治疗疑难疾病所获得的声誉，帕拉塞萨斯被任命为巴塞尔大学校长，担任巴塞尔地区参议会的官方医生。在大学期间，他打破传统，用德语教学，向当时医学的权威进行挑战，他公开烧毁盖伦和阿维森纳的著作，谴责几个世纪以来医学上

---

1 艾伯特的理论包括了三点论，即合作、专业度和社会责任。

的退步。令人遗憾的是，帕拉塞萨斯在破除传统旧观念时，对古代著作中正确的东西也进行了抵制。他的行为不被学生理解，不被同事接受。面对来自各方面的抨击，仅仅两年时间，他怀着愤愤不平的心情离开了巴塞尔大学，重新回到流浪医生的生活。最后，他被请去给主教治病，于1541年9月24日病逝在萨尔斯堡，年仅48岁。

帕拉塞萨斯逝世后，人们称他为化学之父、材料医学的变革者、医学的改革者、现代化疗的教父、药物化学和毒理学的创始人。

他对毒理学的主要贡献如下。

（1）首次提出"毒物是化学物"和"剂量反应"概念。他在1567年出版的第一本关于职业病的著作《矿工病与矿山病》中，论述了金属粉尘及烟雾引起的肺病和其他疾病。他指出，治疗作用和毒性作用同是化学物的特性，两者有时难以区分。他提出了"所有的物质都是毒物，没有什么物质没有毒性。药物与毒物的区分在于适当的剂量"的至理名言，不仅把有益和有害的药物加以区别，而且对毒理学产生了深远的影响。他在《第三次辩护》一书中，清晰阐述了"剂量反应"的概念："剂量唯一能决定的是该物质不是毒药"。他还提醒区别治疗作用和毒性作用。他提倡将铁应用到药品中，以预防毒性较高的有毒物质锑的影响。

此外，帕拉塞萨斯的著作还包括几本历书和一些医学著作，其中最著名的是1536年出版的阐述医学问题和用若干章节讲解了枪伤的医疗方法。他反对旧时的含有许多成分的万灵药，而主张服用单一的物质作为药剂。他第一个发现了"呆小病"[1]与地方性甲状腺肿大有关。他和他的后继者

却支持以毒攻毒观点，即体内有什么毒，就用类似的毒去治疗该种毒物（相似原则），关键的是剂量的掌握。

（2）化学物的毒性研究需要进行实验观察。帕拉塞萨斯指出，检测生物体对化学物的反应需要进行实验观察和研究，他鼓励应用动物实验进一步鉴定化学制剂的效果，既包括良性反应，又包括毒性效应。

（3）第一次提出"靶器官"的概念。帕拉塞萨斯认为位于特定部位的疾病能够把毒性扩展到靶器官，即化学制剂在身体的某个特定部位的某个特定位点能最大限度地发挥其药效。因此，疾病是集中在某一特定部位（靶器官），这个观点进一步发展就是毒理学上的靶器官。

（4）为近代毒理学的诞生奠定了理论基础。帕拉塞萨斯与其他科学家一起，在研究职业性铅中毒、汞中毒、煤烟和烟垢的毒性危害等方面作出了贡献，提出了职业毒理学、法医毒理学和环境毒理学的一些基本概念。他的这些革命性思想、观点、方法及研究范围，不仅在当时为近代毒理学的诞生奠定了理论基础，而且至今仍然是现代毒理学理论的重要组成部分。

12.3.2　方塔纳

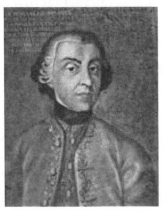

图12-3-2　方塔纳

1　"呆小病"（Cretinism）是阿尔卑斯山地常见的地方病，也称愚侏病。

阿贝·费利斯·方塔纳（Abbe Felice Fontana，1730～1805年）（图12-3-2）是意大利实验毒理学家，在毒蛇与蛇毒的研究中作出重大贡献。

方塔纳于1730年出生在意大利北部与奥地利接壤的一个小镇，父亲是一位律师，皇室的公证员。少年时期在私立学校读书。18岁那年，他去巴尔马跟随自然科学调查员贝尔格雷多（Jesuit Jacopo Belgrado）并向他学习。1750～1752年，他学习解剖学课程。后来由于家庭经济困难，又回到家乡，在当地学校做一名工作人员。此间，他阅读了大量的科研文献，使他爱上了实验科学，并于1755年，获得了一个助教的职位。1756年9月，方塔纳和他的老师进行肌腱、硬脑膜和腹膜的研究。1757年，著名生理学家哈利尔（Haller）收到了一篇方塔纳的论文并汇编在他的书目之中，这使方塔纳的名字在科学界受到了关注。1760年，方塔纳在比萨定居，在比萨大学自然科学实验室工作。1764年，方塔纳发现一些科学家对毒蛇的观察存在分歧。他利用比萨盛产毒蛇进行差异比较实验十分方便的条件，开始研究欧洲毒蛇——圆斑蝰和欧洲蝰蛇的毒液。他的"蛇毒专题论文"的第一部分研究结果发表于1767年[1]。这时，方塔纳的人生发生了很大变化。他的才能受到维也纳皇室的重视，先后被任命为大学的逻辑学教授和皇家实验物理学家，授予比萨大学物理学主席。

除了科学研究之外，方塔纳还参与了为大公修建动物学博物馆和自然历史博物馆的创建工作。1775年博物馆向公众开放。方塔纳访问了巴黎和伦敦，进一步增加了大公博物馆收藏品的数目。1796年，法澳战争期间，拿破仑进入佛罗伦萨。1799年大公被迫离开佛罗伦萨，但是作为既属于皇室，又属于整个国家财富的博物馆，方塔纳有义务保护它的完整。之后，方塔纳以养花种草度过他晚年的时光，于1805年4月10日逝世，享年74岁。在方塔纳逝世200周年的时候，博物馆于2005年10月15日～2006年2月19日举办了纪念方塔纳的学术活动和生平展览。

1.对毒理学的主要贡献

（1）发现蛇毒的组成成分及在动物血液中的作用。方塔纳发现毒蛇毒液的组成成分可与乙醇生成沉淀，毒液有肌毒性作用，它不仅使血液凝固，而且也使血流处于液体状态。这种自相矛盾的情况促使他进一步研究毒液在动物血液中的作用。方塔纳用连有毛细管的玻璃注射器进行了首次静脉注射毒液。他仔细检查了中毒后死亡12小时的动物尸体，他不仅观察到了凝血，而且还观察到了流动状态的血液和出血。他发现血液的一部分极高度分解，并透过静脉血管渗出到了组织中；同时，血液的另一部分发生凝固，很短时间就黏附着固缩。他重复了米德亚（Meadia）体外实验，改变毒液与血液的比例，发现血液不凝固。一个多世纪以后，在伦敦的哲学课本（1898年）上记载着：被毒蛇咬伤致死的动物的血液仍然是流动的。

（2）阐明蛇毒的本质属性。关于毒蛇毒液本质属性方面，他记述了毒液的可溶性质。不像凝固动物的血液和白蛋白那样，毒液可以在热水中溶解，而在烈酒和油中不溶解，相反，毒液能被酒精从溶液中沉淀出来。因为毒液与植物胶（阿拉伯树胶）有相似的性质，因此方塔纳把毒蛇的毒液命名为一种动物胶。这是第一个被自然科学家知晓的命名。直到1860年其他

---

1 方塔纳关于蛇毒专题论文的第一部分于1776年翻译成法文传到巴黎，并做了许多修改，增添了新的内容。1781年他的第二部分研究成果出版，为双册装的法文版，1787年出版了英文版，并于1795年再版。

科学家研究毒液时才认清了毒液是蛋白质毒性的特性机理。

（3）开创蛇毒致死剂量的研究方法。为了回答"杀死一定大小的动物需要多少剂量的毒液"这个问题，他设计了一种一端膨胀大为勺状的毛细管，在膨胀的另一端装满毒液，通过这种方法，他把毒液注入纵向的手术切口中，两个切口加双倍剂量，同等剂量注射给每个组中的12只实验动物，他发现杀死一只麻雀的剂量不能对一只鸽子造成致命的伤害，杀死9/12的鸟类实验动物需要4倍剂量。对人来说，毒蛇在第一次咬伤过程中（毒蛇很少咬第二次），释放的不足毒液可以杀死一条大狗，并计算出人体重是狗的3倍。因此，他强调毒蛇咬伤不完全使人致死。方塔纳认为"毒蛇毒液的毒性是随时间的延长变得更强"。通过间隔一定时间对实验中的12只咬伤腿的鸽实施截肢手术，他指出：毒素在12～20秒内进入循环系统，如果截肢手术发生在毒素进入循环之前，鸽子就可以存活下来。因此，在印第安，立即截去被咬伤的手指偶尔也在临床治疗中应用。

（4）证明液氨治疗蛇咬伤是无效。针对当时有的科学家认为挥发性的碱（液氨或液氨和少量琥珀油的混合物）是治疗毒蛇咬伤释放出的酸性物质的特异性药物的论点，方塔纳通过实验指出：毒液既不是酸，也不是碱。他通过实验证明液氨在治疗毒蛇咬伤方面是无效的，那种认为挥发性碱治疗毒蛇咬伤是没有科学根据的。

（5）首次叙述了毒蛇毒牙的中空结构特征。1739年，他开始近距离研究毒蛇的牙齿，并全面阐述了毒蛇咬伤动物并把毒液注入动物体内的机制（图12-3-3）。他第一次叙述了毒蛇毒牙的中空结构特征，纠正了1702年阿尔斯基（Areskne）博士报道中的一些错误，成为第一位正确描述了毒液通过导管、

毒牙管而注入动物的作用机制的科学家。

方塔纳是一位有头脑、不知疲倦的工作者，在当时有限的条件下，他是一位仔细而具有开创性的杰出的技术工作者。他参与的许多争论中，显示了他性格中坚韧不屈的一面，并在他发表的评论中提出了许多新的观点。

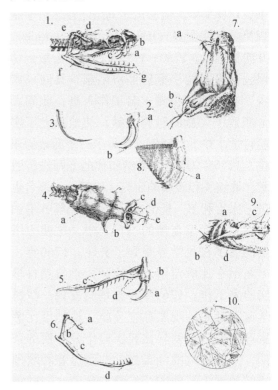

图12-3-3　方塔纳描述普通毒蛇头部和蛇毒液的图片

图中1c和5d是上颌和能使牙齿运动的关节；1d、1e和6a、6b是带有牙齿的下颌和吞咽猎物时所必需的运动支点；2a、2b和3是中空结构的毒牙；7a和8a是包裹食物的鞘或囊；9中，c是毒腺，b是排泄管，d是在攻击时可以挤压毒腺排出毒液的肌肉；10是显微镜下的一滴毒液

12.3.3　奥尔菲拉

马修·琼斯福·邦娜威琼·奥尔菲拉（Mathieu Joseph Bonaventure Orfila，1787～1853年）（图12-3-4）是法国的毒理学家，近代毒理学的创始人，现代毒物学的奠基者。

奥尔菲拉的名言："进入人体的毒物蓄积在一定的组织中。"他最先提出，只有人体的内脏中用化学分析法分离出毒物来，才能够对中毒案件做出公正的裁判。

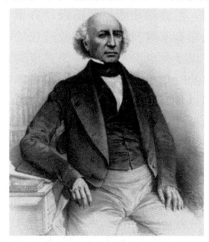

图12-3-4　奥尔菲拉

奥尔菲拉1787年4月24日生于西班牙的米诺卡（Minorca）。学生时期他在数学、哲学、拉丁语、法语、英语和音乐方面都有优秀的成绩。13岁时已经能说一口流利的法语、拉丁语和英语。1804年，进入瓦伦西亚（Valencia）大学深造，对化学和数学产生了极大的热情。一年后，他获得了化学和物理方面的奖项。1806年，奥尔菲拉去巴塞罗那，一家商业协会同意让他自费去马德里，尔后在巴黎进一步深造化学，他与该协会签订了合同，该合同规定：他花一定时间进行学习，学成之后，回来担任巴塞罗那化学系主席，在他学习期间，他每年可以收到相当于1500法郎的资助。他在马德里经过短暂的停留，于1807年6月9日回到巴黎工作。这时法国和西班牙宣战，由于国籍问题，奥菲拉面临投放监狱的危险。不过，因著名的化学家沃奎林（Vauquelin）从中担保了他，使他免于牢狱之灾。由于战争巴塞罗那的赞

助者不再资助他，而他的一位商人叔叔给了他一笔钱，此间他被巴黎医学院录取。1811年10月27日，学校授予他医学学位。毕业后，由于停止了资助，身陷窘境。于是开始私人讲授。1816年，他加入了法国国籍，成为巴黎科学研究院的一员，他结合临床观察开始研究动物体内的毒物，除了研究医学之外他还研究法律，同年他成为法国国王——路易三世的皇家御医，一个受人尊敬的位置——主治医生，并且在法国大学取得一席之地。4年后，他成了医学院创立人之一。在评为医学化学教授后，1819年他以法医学教授的身份进入医学院的评委会。期间，他对毒理学颇感兴趣，所讲之课大多涉及毒理学内容。1831年，担任学校教务长，直到1848年。1853年3月12日，他因肺炎在巴黎逝世。

奥尔菲拉的荣誉还包括巴黎议员全委会成员、塞纳河公共教育部委员会成员、医生慈善联合会终身主席，获得查理三十勋章，古罗马军团勋章。1853年1月1日，奥尔菲拉给巴黎医学院捐献12.1万法郎，作为奥尔菲拉博物馆的一半资金。

奥尔菲拉著有《毒物与毒理学概论》[1]等5部重要的毒理学著作，发表论文230篇。他的毒理学著作通过翻译和传播影响到美国毒理学的早期发展，使他成为国际上公认的毒理学创始人。1987年西班牙毒理学会为了纪念奥尔菲拉诞辰200周年，在他的出生地法国米诺卡举行了一次科学会议，并将他的半身雕像安放在广场上。

奥尔菲拉对毒理学的主要贡献主要有以下。

（1）提出毒理学是一门独立的学科。奥尔菲拉在1814～1815年出版了为他赢得声誉的第一部专著《毒物与毒理学概论》

---

1 有的文献将《毒物与毒理学概论》译为《毒物与毒理学的治疗学》，也有将书名译为《矿物、植物和动物中提取出的毒物概论，考虑到病理学和法医学方面》。

一书中，首次提出毒理学是一门独立的学科，并以临床、病理及法医学观点论述了毒理学。不仅如此，他在《毒物与毒理学概论》一书出版之后，又连续出版了《医学化学元素》（1817年）、《论及中毒的诊断与治疗》（1818年）、《法医教程》（1823年）、《尸体腐烂变化》（1830年）等5部著作。奥尔菲拉的科学成就为以后一些德国科学家在实验毒理学、中毒机制取得成果打下基础，为毒理学专业教育和培训作出了重要贡献。同时，也为近代毒理学的发展奠定了基础。

（2）研究"剂量-反应"关系取得新进展。奥尔菲拉于1814～1815年反复研究小剂量毒物在狗身上的作用。他在法国用几千条狗做实验，系统地观察当时认为有毒物质与生物体之间的"剂量-反应"关系，结论是："小剂量毒物引起的疾病与较大剂量引起的极为相似，在病理变化方面也观察到同样现象。"他详细记录了小剂量麦角引起神经症状和一次大剂量或长期小剂量导致的坏疽。

（3）用尸检材料和化学分析方法作为中毒的法律证据。奥尔菲拉所处的年代，无论在人身上或是在动物身上，对剂量重要性的认识几乎完全是根据临床观察。奥尔菲拉在当时是一流的法医专家，他精通化学并应用到犯罪的现场调查。他在法庭上提供严谨的化学证据，可以对受害者的器官进行鉴定，不仅可以让法官信服，而且可以让陪审团信服。可以说，他是历史上第一位在法庭上系统地用尸检材料和化学分析方法作为中毒的法律证据的毒理学家。奥尔菲拉认为，毒理学与其他学科的区别在于它是研究毒物的科学。"进入人体的毒物蓄积在一定的组织中。"毒理学需要有最好的化学方法才能检出中毒者呕吐物、排泄物或组织中的毒物。

（4）重新审视将佛学和法学的关系问题。由于毒药与神秘学的早期发展之间有着紧密的关系，因此，奥尔菲拉指出：对于致命的中毒的法律证据的佛学分析是必要的，但查明中毒原因的设计方案，必须包括检查有意投毒还是事故造成的验尸报告，以及化学分析。这一论述成为近代毒理学的时代标志。毒物分析和中毒检测的发展也从此开始。奥尔菲拉提出的查明中毒的设计方案在现代毒理学这一特殊领域中仍然继续引用。

12.3.4　莱温

路易斯·莱温（Louis lewin，1850～1929年）（图12-3-5）是世界著名的药理学家、毒理学家和医学史学家，是一位敏锐的科学家、优秀的教授。他的知识渊博、兴趣广泛，出版了很多作品，在毒理学领域是一位非常有影响的人物。莱温还是一位哲学家，他的座右铭是：超越杰出的科学就是智慧、聪明地从事科学、追求科学、应用科学，这是来自生活和用于生活更有价值的时刻。

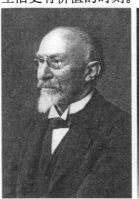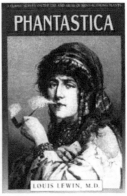

图12-3-5　路易斯·莱温和他的著作：1924年出版的《致幻剂》一书封面

莱温于1850年11月9日生于德国西部的一个小镇，童年和青年时期受到了严格的初级和高等学校的教育，包括文学基础和语言启蒙教育。早年他被自然科学研究特别是医学所吸引，1871年在柏林大学开始学术研究，1875年获得医学学位，1876年晋升为内科医生，在其期间，他在专家的领导下参加了一些研究工作。1881年他成为柏林药学研究所的一名助理研究员。此时他决定专攻药学和毒理学，他的杰出工作使他在1894年获得教授的头衔。

他著有多部药理学与毒理学书籍。莱温拥有渊博的学问、坚持不懈进行试验和惊人的才艺。他著有《毒理学教科书》（1885年出版，1897年再版，1929年出第4版时书名改为《毒物与中毒》）、《一氧化碳中毒》和《药品的副作用》等30多种书籍，包括科学、历史，有的是收录他自己的研究成果，有的被药理学教材收录，这些书籍多次翻译成各种语言，广为流传。他在药理学、化学、法医学、毒理学、临床和实践及纯研究型的60多种期刊上发表了200多篇研究论文。参加许多重要的学术会议和国际会议进行交流。

1874~1929年的55年生涯中，莱温坚持不懈地进行独创性试验研究。他的许多著名的教材在医学、药理学和毒理学界影响很大。78岁时，他因脑溢血而瘫痪，致使他的工作不得不暂时停下来。幸运的是他的脑功能尚未损伤，在他的妻子和他的朋友的精心护理下，又重新回到了他的工作岗位上，继续进行研究、写作，甚至巡回演讲。1929年11月初，莱温逝世于柏林，享年79岁。

莱温去世后，人们给予他很高的评价。莱温作为一个毒理学家，他不是很富有但没有被金钱所影响，在许多情况下他抵御了这些事情的发生。莱温和所有伟大的科学家一样，是一个具有显著特征和坚持原则的人，他憎恨任何形式的商业活动，敌视高压策略，以及药厂极度夸大的广告。

莱温对毒理学的主要贡献主要有以下。

（1）推动了毒物与中毒机理的深入研究。莱温极为重视中毒机理的深入研究，在他发表的论文中，包括铋、砷、锰、铅、镉、铜中毒；锑、磷、铜的毒理学；铁的药理和治疗作用；一氧化碳中毒的光谱学；甘油、丙烯醛、氯仿的药理学和毒理学；氢氰酸、氰化钾、氨气、三甲苯、硝酸盐和乙炔的毒性；木质乙醇、甲基乙基、高含量酒精及慢性镇静剂的作用；植物里含有能引起幻觉的物质及有关蛇毒的研究成果。他在霉变的马铃薯中，发现了较古老的毒物茄碱；从西班牙的苍蝇中获得干斑蝥酚并阐明其中毒原理。他最早调查研究表明铅中毒可能是从枪击伤口对金属的吸收而发生的。他在研究毒物对血液毒性的过程中改进了血液分光光度计和分析方法。他首次研究了慢性吗啡的成瘾性，包括鸦片及其衍生物，以及许多具有麻醉或非毒性特征的其他物质。例如，他对奇异的草药卡瓦胡椒（Kava）的叶子和果实、印度大麻及其他麻醉剂进行了实验研究。他发现了具有奇怪的麻醉特性的眩晕药物，后来命名为"莱温眩晕药"（Anhalonium Lewinii）。他第一次发现刺猬对致死性毒物有强的免疫力。在防腐剂的研究中，他发现了防腐剂和有制酵作用的麝香草酚。他还研究了碘仿、苦味酸、水杨酸、蛆虫毒素。他对带有洋地黄基团的相关物质感兴趣，如毒毛旋花苷、箭毒、毒毛旋花苷及其在化学上具有相关性的物质。他在生物碱研究领域中最为感兴趣的，除了鸦片、可卡因、士的宁等在治疗眼炎使用的药物外，还重点研究了颠茄类的阿托品、天仙子胺、东莨菪碱、毛果芸香碱和毒扁豆碱。此外，他是最早研究血液中乙炔气体的毒理学家之一。他对麻风病的治疗和各种感染性的疾病（如炭疽病）也有一些研究。

他在研究动物中毒方面，首次观察了血液对紫外光的吸收状况和血液中红外线吸收状况。从生理学的角度，他研究了毒物通过绵羊皮肤的吸收机理。

（2）关注药品的副作用与致幻剂的研究。莱温在1899年出版了他撰写的著名的《药品的副作用》一书。书中收集了大量关于如何处理剧毒、轻微毒性药物及药物治疗过程中患者的表现和过敏反应的珍贵资料，从毒理学和药理学角度对药物活性进行了界定，进一步明确了各种药物的不良反应和副作用这两个概念的区别。1924年，莱温的一部关于有争议植物使用和误用的经典著作——《致幻剂》一书出版，其中包括鸦片、可卡因、海洛因、大麻、飞伞菌、天仙子、曼陀罗、酒精、卡瓦胡椒、咖啡、茶、可可和烟草。这两部专著在药理学和毒理学研究论著中具有里程碑意义。

（3）重视毒物与中毒历史的研究。莱温在他的著作中蕴含着一个毒理学家对世界历史的见解。在古植物、古动物及古老药物等历史研究中，莱温发表了许多文章和具有医学特性的有趣书籍。促使他写作的原因：一是与他的实验研究相关，二是他对医学史和社会学的兴趣。例如，他在与洋地黄苷相关的箭毒研究过程中，注意到这个学科的历史性的研究，1894年他以专题形式发表了题为"箭毒"的论文。在《一氧化碳中毒》一书中，莱温系统地讨论了一氧化碳中毒的历史、统计、药理、毒理、临床、病理和社会学等方面的内容，其中包含许多丰富的历史材料。在1920年出版的《世界历史中的毒物》一书中，莱温引用了从古到今的许多教材，包括从远古到今天的各种毒物，像是一部世界毒物史，具有很高的学术价值。对一个普通人来说，几乎不可能相信他在有限的空间和时间内，仅仅一个人是怎么编辑这些耗费时间多而且信息量很大的工作。

12.3.5 杜聪明

杜聪明（1893～1986年）（图12-3-6），字思牧，1893年8月25日生于中国台湾淡水百六戞贫寒农家，幼年丧父，养成节俭的习性。9岁入书房启蒙，11岁入沪尾公学校并寄宿在沪永吉街，17岁以第一名毕业。同年又以第一名考进当时的最高学府"台湾总督府医学校"，1914年毕业。1915年负笈日本，考进京都帝国大学医学部，研究内科学。1921年任教台北医专，1922年升任医学专门学校教授。1928年于《台湾民报》发表《关于汉医学研究方法之考察》。1937年任职台北帝大医学部教授，第二次世界大战后受聘为台湾大学医学院院长。1946年4月当选为台湾省科学振兴会理事长，7月当选台湾医学会会长，9月6日当选为国民参政会会员。1954年创办高雄医学院，担任院长，直至1966年才退休。1986年2月25日去世，享年93岁。

杜聪明一生作育英才、提携后学，不遗余力，贡献于台湾的医学教育，积极从事鸦片、吗啡、蛇毒等研究。他的座右铭是"药学至上，研究第一"。著有《药理学概要》、《药理学教室论文集》、《杜聪

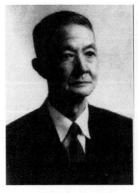
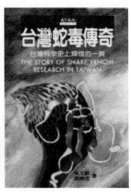

图12-3-6　杜聪明

明言论集》、《中西医学史略》等。1996年，杨玉龄、罗时成著的《台湾蛇毒传奇》一书（天下文化出版股份有限公司出版），详细介绍了杜聪明的一生。

杜聪明在毒理学研究方面的突出贡献主要有以下几方面。

（1）台湾第一位反毒专家。日本占领台湾时，面对鼎盛的吸鸦片风气，有两派不同主张——渐禁论与严禁论。民政局长官后藤新平最终裁决采纳渐禁主张，并建立对日本政府最为有利的鸦片专卖制度。在这个制度下，台湾本岛不得种植罂粟，但可从国外输入生鸦片，由专卖局负责制造鸦片烟膏，贩卖给领有许可证的已上瘾的人士。对原本未吸食的人，未经特许者，一律严禁吸食。这个制度对日本人有利。首先，鸦片专卖收入对总督府是一笔可观的财源，记录显示，被特许吸食鸦片的台湾人数最高曾达到20多万，约占总人口的6.3%，即使吸食者由于自然死亡，人数逐年递减，专卖局也可以提高鸦片售价来平衡收入，或是将生产过剩的鸦片烟膏销往中国内地，并不吃亏。此外，这项制度还可防止在台湾日本人染上吸食鸦片的恶习，真是"既有赚头，又不会伤害自己人"的最佳良策。渐禁政策虽然收到了一些效果，1920年，台湾吸食鸦片的人口只剩下约2.5万人。但是，这样的成果依然不能令充满新思想的台湾知识青年满意。由蒋渭水为代表的台湾民众党对于日本政府处理台湾鸦片问题的消极态度非常不满，曾数度上书总督府，要求日本政府强制治疗鸦片瘾者，但都被殖民政府拒绝了。台湾民众党眼看请愿无效，便状告到上海去，由"中国国民拒毒协会"转送日

内瓦国际联盟。这时，在国际压力下，台湾总督府才急急忙忙决定，设置台北更生院为鸦片矫治所，授命杜聪明为所长。与此同时，杜聪明进入鸦片专卖局担任"嘱托"[1]，研究慢性吗啡中毒治疗法。杜聪明检验过鸦片成分后，发现台湾专卖局所制造的鸦片烟膏中，吗啡含量仅5%，其中又只有11%的量会通过鸦片烟枪。根据这些数值估算，真正进入鸦片瘾者体内的吗啡量，其实相当低微。他认为断绝鸦片瘾应该不是一件困难的事。1929年4月受台湾总督府专卖局嘱托，他研究鸦片烟膏及鸦片副产物的性质及反应等实验研究。6月前往朝鲜、东北及上海调查毒瘾除瘾问题。8月向台湾总督府提出"鸦片瘾者矫正治疗医院设置建议书"，年底任总督府警务局嘱托，领导鸦片瘾矫正治疗。1937年8月，因对鸦片瘾及慢性吗啡类慢性中毒的统计和实验研究，获日本学术协会赏。1945年11月他任台湾省戒烟所所长，发明了减量戒毒疗法及尿液检查法。

（2）首创毒瘾尿液筛检。1929年3月，杜聪明带着弟子邱贤添来到乞丐收容所爱爱寮[2]，设了一间医疗室，开始免费为乞食寮中染有鸦片瘾的人除瘾。经过半年的努力，效果非常显著。于是，杜聪明对于自己发明的治疗方法更有信心了。同年9月，他上书总督府建议设立专门矫正治疗鸦片瘾者的医院。总督府决定采用并责成杜聪明掌管更生院的院务。1930年更生院成立，病床由20张增加到150张。在此期间，杜聪明增收了许多拥有医学和化学背景的研究生，研究鸦片瘾者的生理及行为，包括瘾者的死因、死亡率、自杀率与犯罪的关联等。这些实验结果后来由日本外务省

---

1 嘱托为临时编制人员，职位可高可低，弹性很大。
2 爱爱寮在现今万华市郊的贫民窟中，是一栋红砖筑成的矮屋，里面住满了贫病潦倒的失意人，相当于一间私人慈善机构。

提交国际联盟，成为鸦片瘾研究方面的权威性学术资料。杜聪明实验室首创的借尿液筛检是否吸毒的方法直到现在还被全世界采用。在临床治疗方面，杜聪明采用的是鉴于禁断疗法和渐减疗法之间的方法，他在患者药物里加入少量吗啡，抑压瘾者迷走神经的紧张状态，缓和患者的禁断症状，以减轻戒瘾者的痛苦。这个方法非常管用，许多吸食鸦片多年的老烟枪只花了一个月，就断瘾出院。到了1945年台湾光复时，全岛只剩下大约五六百名鸦片瘾者。次年6月，更生院（光复后改名为台湾省立戒烟所）完成它的历史任务，结束营业。在它存在的17年期间，共矫正了数万名鸦片瘾君子，解决了在当时非常严重的社会问题。

（3）自蛇毒中提炼镇痛剂济世救人。台湾地处亚热带，山林乡间都有蛇类出没。据统计，台湾本土蛇类共有51种，其中15种为有毒蛇。除了分类学外，早期台湾蛇毒研究都集中在血清学和血清治疗法，对于台湾蛇毒本身的药理及毒理作用，1930年以前没有人研究过。杜聪明首先调查统计1904～1938年有记录的台湾毒蛇伤人的1.2万真实案例；接着研究蛇毒的毒理作用及致死原因；然后进一步找出各种毒理作用的治疗方法。杜聪明是台湾蛇毒研究的关键人物，他不但挑选出蛇毒这项深具本土优势的研究素材，而且带领一批高素质的门生，为长期研究打下扎实基础，使得蛇毒研究成为台湾唯一享誉国际的基础科学学科，近70年来，蛇毒研究经久不衰，在国际学术界有相当影响。他自蛇毒中提炼镇痛剂，自木瓜叶中制成赤痢病特效药，不仅获得极高的药理学成就，而且济世救人无数。

杜聪明除了自己研究外，还为药理学的门生订出三个研究方向：中药、鸦片、蛇毒。他认为，中药是汉民族的国粹，拥有

五千年的历史。虽然欧美、日本也曾做过不少中药成分的分析研究，但始终未能把握住整个中医体系的精髓，这副担子还是应该由中国人自己来挑。鸦片与蛇毒，是当时台湾社会所面临的重大问题。前者，在日本殖民政府的鸦片专卖制度推动下，严重危害台湾人民的身心健康；后者，则是因为天然地理环境适合蛇类生长，酿成毒蛇伤人的惨剧屡见不鲜。杜聪明去世后，这三项研究的发展各有不同。特别是鸦片和蛇毒研究在台湾科学史上都各自留有辉煌。

12.3.6 霍奇

哈罗德·卡朋特·霍奇(Harold Carpenter Hodge，1904～1990年)（图12-3-7）是美国毒理学学会（SOT）的第一任会长。

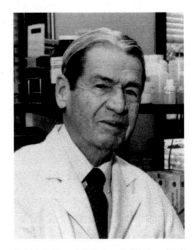

图12-3-7 哈罗德·卡朋特·霍奇

霍奇于1925年在伊利诺伊州的卫斯理安(Wesleyan)大学获得学士学位，1927年发表第一篇科学论文。1930年，在衣阿华大学获得博士学位。1931年，他来到纽约的罗切斯特(Rochester)口腔学校，沉迷于对牙齿氟化物的研究。起初，被任命于生物化学部，当时由于许多人反对在水中加氟，因此霍奇致力于牙齿的研究，包括氟化物的毒性。当然在今天人们知道在水中加氟的好处。第二

次世界大战初期，原子能委员会在罗切斯特联合医学院创办"曼哈顿工程"，霍奇被选为药物毒理学这个分支的带头人。他领导的早期对铀和铍的吸入毒理研究、金属中毒和气体中毒方面的研究成果，在当时处于领先水平，也得到了国际上的认可。第二次世界大战后，美国的大部分气体中毒项目的发展是由霍奇的学生发起的。1957年，由格里森（Gleason）、乔塞林（Gosselin）和斯密斯（Smith）联合编辑的《商品的临床毒理学》首版发行，最终发行35版。由于该书的权威性和较强的指导临床中毒和解毒治疗作用，因此，对美国毒物控制中心的成立具有重要意义，今天在许多急救室的架子上人们还可以找到这本书。1958年，当一个新的药学院成立时，霍奇成为第一任主席。

1961年3月4日，美国毒理学会成立时他被9位创立者推选为首任会长。1962年4月15日召开的第一届毒理学会的年会上，他在开幕词中指出：这将是一个历史性时刻。这个特殊的科学将吸引有相同兴趣或爱好的人走到一起。从现在开始，毒理学将有自己独立的声音。他强调成员资格应建立在原创研究的基础上。也就是说要发表原创研究论文才有成为会员的资格。他鼓励法学开设毒理学课程，在规划毒理学学科发展方面起到积极的推动作用。他的执著、才能为许多毒理学专家树立了榜样。25年后，霍奇与其他美国毒理学会的创立者一起，在年会上被授予荣誉证书。

霍奇作为药学院的名誉教授，在指导博士生的教育方面发挥了积极作用。他认为学生应该尽快去实验室，不应该将2～3年都用于学习课本知识。他也坚持所有的学生，不论班次高低，每个星期都应上2小时的理论课，使学生和研究生在各种毒理课题之间有所交流。同时，每个学生每个学期还要做一次演讲。

1970年，霍奇退休后，他来到旧金山的加利福尼亚大学，直到1983年。霍奇于1990年10月8日逝世后，罗切斯特大学医学院成立了"霍奇纪念基金"。

霍奇一生发表了近300篇论文和5部著作，获得过很多荣誉。伊利诺伊州的卫斯理安大学于1949年授予他名誉博士学位；西部预备役（Western Reserve）大学于1967年同样授予他博士学位。国际口腔研究机构授予他教育奖（1975年）、口腔专业终身成就奖（1984年）。1988年他获得瑞士专利研究基金、瑞士医学研究会和卡罗林卡机构联合颁发的预防齿科奖的资助。霍奇教过的药理系的学生及研究生都很欣赏他，他讲的氟化物、食物中毒和毒理学发展史等课程可以说是一种精品，以至于许多研究生和博士后反复听读。

12.3.7 扎宾德

格汉德·扎宾德（Gerhard Zbinden，1924～1993年）（图12-3-8）是瑞典毒理学家、教授。1924年9月5日生于瑞士中心山区靠近伯恩（Bern）的一个小村庄——伦世第。他的父亲是一位高中教师，也是一位活跃的政治家。在其父亲的熏陶下，他对自然科学尤其在动物与植物学方面产生了浓厚兴趣。他在伯恩附近的一所医学院学习。第二次世界大战期间他在伯恩大学病理学研究所和儿童医院接受培训。1951年结婚，养育了4个孩子。扎宾德有一个令人羡慕的家庭，这为这位忙碌而又积极向上的科学家带来了无限的动力。1955年他改变研究方向，在巴塞尔霍夫曼-罗氏有限公司（Hoffmann-La Roche）研究实验室从事试验药理学、毒理学和血液学工作。1959年接受位于美国Nutley的霍夫曼-罗氏公司的邀请从事领导工作，成为该公司生物研究部门的负责人。1967年，在他事业达到顶峰之时，他离开了霍夫曼-罗氏公司来到英国剑桥大学医学院从事独立的科学研究工作。他为能够再一次从事纯粹的医药科学领域研究工作而感到非常舒心。1970年，扎宾德回到瑞士，成为苏黎世大学试验药理学和毒理药理学教授，又开始了毒理学研究，特别关注心脏毒性化疗药物、毒性食品添加剂、神经系统的毒性损害，以及免疫毒理方面前沿学科的研究。1975年瑞士政府要求瑞士技术联合学院（ETH）组建首个毒理学研究机构。由于环境危害、工业危害、人类与生物健康危害已经变得非常重要，有关毒理学方面的研究、可行性建议和专业知识被社会各界的广泛关注。因此，扎宾德被推荐作为大学的代表成为医学毒理学研究机构的负责人。期间，扎宾德和他的毒理学研究机构的合作者开展了多项重要研究，在整个学术界非常有名气。他在瑞士药理学学会中组建了毒理学分会，同时成为几个著名的国际毒理、药理、病理协会及癌症研究协会的荣誉会员。他也是一些科学研究协会（如国家科学委员会、国家癌症机构和世界健康团体）的顾问。1991年扎宾德退休以后继续工作并环游世界。在与一种罕见的癌症长期

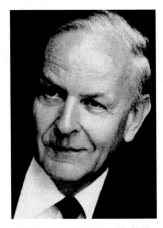

图12-3-8　格汉德·扎宾德

抗争并进行过几次手术之后，格汉德·扎宾德不幸于1993年9月30日病逝，享年69岁。

在毒理学职业生涯中，他从大学到企业再重新回到欧洲大学；从病理学到生理学，最后对毒理学越来越感兴趣，并且保持了一位科学家的研究活力。扎宾德显示了一位典型的瑞典人：冷静、沉稳、儒雅、善良、开朗、谦虚，工作勤奋努力。他的思维敏捷，总能立即抓住问题的关键，找到新的、更好的解决方法，是许多毒理学家的挚友。他的一生对一个具有极强心理适应能力及视野开阔、有创造力和献身精神的科学家来说可谓是一个典范。他的主要贡献主要有以下几方面。

（1）提出半数致死量测试指标。1981年，扎宾德在《毒理学档案》发表一篇《半数致死量测试在化学物质的毒理学评估上的重要性》的论文。用大量的资料分析半数致死量测试的用途，指出半数致死量测试化学物质与一般药物的急性毒性要比单一的化学方法可靠。因此，许多国家的政府规章都增加了化学物质（食物添加剂、化妆品、杀虫剂、化工用品）的半数致死量测试项目，成为毒理学评价的一个惯例。由于测定药物的毒理和毒性作用需要频繁使用大量的试验动物，扎宾德受到了许多批评和反对。因此，他不断提出一些取代使用整体动物对化学物质进行毒理学测定的方法。他引进细胞学方法和分子遗传学技术来节省试验动物，保护动物免受不必要的痛苦。

（2）研发新的维生素、镇静剂和巴比妥类或哌啶类催眠药。扎宾德在霍夫曼-罗氏公司期间，成功地研发了新的维生素、镇静剂和巴比妥类，以及哌啶类催眠药，如甲乙哌酮（脑疗得）和巴比土酸盐、蒜制菌素等；止痛类药物，如Permonid、阿片全碱和散利痛；循环类药物，如樟磺 咪

芬、苯丙香豆素、酒石酸烟醇和肝素钠（肝素）；抗生素类药物如磺胺异噁唑和异烟肼（利福平）和许多其他产品。他发明了复方新诺明[1]而闻名全球。接着他又研发了一类全新系列的安定剂：苯二氮䓬类，如甲氨二氮䓬（氯氮䓬）、安定（地西泮）、去氧安定（美达西泮）和随后的甲丙氨酯等其他药物。这些药物帮助成千上万的精神疾病患者解除了痛苦。同时也给霍夫曼-罗氏公司带来了巨大的经济利益，使公司在Nutley建立了新的分子生物学研究中心，在医学和生物学领域中起到了重要作用。

（3）编著多部毒理学著作。扎宾德著有《毒理学研究进展》（1973、1976年）、《大脑的调制和修补》（1992年）、《人类、动物和化学药物》（1985年）和《江河禾本科植物资源》（1992年）等著作。特别是在《人类、动物和化学药物》一书中，他列举了100多种化学物质的作用和毒理价值，讨论了毒理学方面的重大问题。他先后发表320多篇学术论文，涉及某些食物残留的危害；细胞生长抑制剂对心脏和神经系统的毒性作用；药物对行为和免疫应答的影响。他关注分子毒理学这个新的研究领域，研究由药物导致的基因缺陷和造成身体畸形的原因，特别是在为预防药物治疗带来的危害所做的努力方面树立了典范。他留给科学界的信息是不懈地寻找更好的关于毒性作用的解释。他认为：在医药界，技术人员应该使用最好的技术开发一些特效药来减小不必要的副作用，同时也要将药物研究中动物的使用量降到最低。随着毒理学的发展需要，扎宾德创立了个人出版社，命名为"M.T.C.出版社"[2]。在这个出版社他还与他的朋友创建了"研究与生命协会"，通过传媒促进医学人员的继续教育。

12.3.8　阿姆杜尔

玛丽·澳·阿姆杜尔（Mary O.Amdur，1922～1998年）（图12-3-9）是美国化学家，空气污染毒理学的先驱，英国、法国文学和音乐的爱好者。

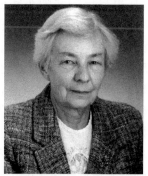

图12-3-9　阿姆杜尔

阿姆杜尔生于1922年。1943年获得匹兹堡大学化学专业学士学位，随后在康奈尔大学仅用了短短的3年时间，研究锰和胆碱在大鼠骨骼形成中的作用，获得生化专业博士学位。她曾供职于哈佛大学公共健康学院（1949～1977年）、麻省理工学院（1977～1989年）和纽约大学环境医学研究所（1989～1996年）。1998年2月16日，她从夏威夷度假返回的飞行途中因心脏病发作逝世。

阿姆杜尔博士是空气污染研究领域的一位杰出毒理学家。1948年，她对宾夕法尼亚州多诺拉烟雾事件产生了兴趣。接受了调查硫酸雾刺激人肺部影响的任务。她的研究成果对于阐明气体和颗粒物对人和动物肺部的影响作出突出贡献，加深了我们对硫酸雾及气体颗粒物混合物对肺部有害作用的了解。她所做的工作，在国际上对空气污染标准的制定起到了重要作用。她

1　复方新诺明是将甲氧苄啶和磺胺甲基异噁唑两种抗菌药混合而制成的。

2　"M.T.C.出版社"（Mensch,Tier und Chemie），德语Mansch表示人类，Tier表示动物，Chemie表示化学药物。

从事的毒理学研究成果，对公众政策和公共卫生事业产生了深刻的影响。

值得指出的是，阿姆杜尔博士取得卓著成就期间，正值科学界以男性主宰的时代。在这样的气氛中，她的研究事业的进展受到多方阻挠。1953年7月，阿姆杜尔博士和她的丈夫本杰明·阿姆杜尔（Benjamin H. Amdur）用自己的钱购买实验动物，开展一些早期的实验。他们的实验结果表明短期刺激呼吸会产生长期影响。其研究报告在1953年12月美国科学促进会会议上发表。她建立的生理学动物模型，在40年里，成为研究微粒和空气之间相互作用的基础。在她67岁时，她的研究项目搬到了纽约大学环境医学研究所里，又从麻省理工学院的研究人员里选出了一个小组来继续她的工作，她获得了高级研究科学家的头衔。尽管她的成功研究也给她带来了一定的收入，但是没有薪水。她1996年退休以后，继续完成在纽约大学的科技论文，编辑

手稿，整理46年毒理学研究成果。尽管她的工作出色，成绩非凡，然而在三个院所的学术岗位上，特别是在哈佛工作近30年，她没有获得应有的终身教授的头衔。

此外，阿姆杜尔还是《卡萨瑞特·道尔毒理学》——毒物的基础科学（Casarett & Doull's Toxicology)第2版至第4版的主编之一。她的直率特质、科学实力、公平诚实和拥有智慧的风范给毒理学界留下深刻的印象。

阿姆杜尔博士在她的研究生涯中曾多次赢得褒奖，包括1974年美国工业卫生协会的卡明斯（Cummigs）纪念奖；1984年美国工业卫生协会的亨利·史密斯（Henry F.Smyth）奖；1986年毒理学会呼吸分会的职业学术成就奖；1989年美国政府工业卫生会议的赫伯特·斯托金（Herbert E. Stockinger）奖。使她最为快乐和期待的奖项是1997年获得毒理学会优异奖，因为这是她获得这一殊荣的第一位女性。

12.4　法医毒理学家

12.4.1　宋慈

宋慈（1186～1249年）（图12-4-1）是中国古代杰出的法医学家。

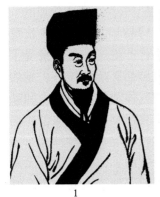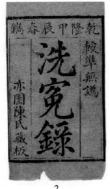

图12-4-1　宋慈与他的著作《洗冤录》

1.宋慈，宋大仁作1957；2. [清] 陈氏版《洗冤录》封面

宋慈，字惠父，中国南宋建阳县童游里（今童游南山下）人，生于1186年（宋孝宗淳熙十三年）。宋慈自幼勤奋攻读，好学不倦。入太学之后，成了理学家真德秀的学生。1217年（嘉定十年)登进士第，曾任长汀县令、福建路邵武军，做了许多有益的事。1239年（嘉熙三年），宋慈升充提点广东刑狱。嘉熙四年，移任江西提点刑狱兼知赣州。1241年（淳祐元年），知常州军州事。1245年（淳祐五年），开始收集编写《洗冤集录》资料。1247年（淳祐七年)，提点湖南刑狱，兼大使行府参议官，协助处理军政要务。

宋慈在长期从事提点刑狱工作中，认

为检验关系整个案件"死生出入"、"幽枉曲坤"的大事，因此对于狱案总是"审之又审，不敢萌一毫慢易心"；通过认真审慎的实践，宋慈总结出一条重要的经验：检验是一切刑狱之根本途径及手段，错案、冤案与检验经验不足有密切关系。于是博采近世所传诸书，会而萃之，厘而正之，增以已见，总为一编，名曰《洗冤集录》，刊于湖南宪治，供省内检验官吏参考，籍经达到"洗冤泽物"的目的。这部法医名著一经问世迅速传遍全国各地，并成为后世众多检验书籍的祖本。1249年（南宋理宗淳祐九年），宋慈卒于广东经略安抚使任内，次年归葬。宋慈墓建在建阳市崇雒乡昌茂村。

宋慈的主要著作《洗冤集录》共5卷53条。内容包括法医检验的重要性及其具体步骤、疑难伤亡现象的辨别、真假伤痕的辨析等；涉及尸体识别、四时尸变，以及凶杀、自刎、火烧、水溺、服毒、中毒、绳缢、杖死、跌死、牛马踏死、酒食饱死、筑踏内损死等法医学诸多方面的详尽知识；涉及病理、药理、毒理、解剖、急救、妇科、儿科等医学方面的知识。

《洗冤集录》是世界上最早的法医学专著，比意大利人福蒂纳特·菲德尔[1]的法医著作早350多年。早在明朝初年，该书首先传入朝鲜，一直是朝鲜法医检验领域的标准著作。之后在1603～1867年（德川幕府时代）经朝鲜传入日本，在短短的10年间6次再版，影响甚大。鸦片战争后，由外文学者翻译介绍到荷兰、德国、法国、英国4国。1553年，德王卡尔五世颁布《犯罪条令》规定杀人、外伤、中毒、缢死、溺死、杀婴、流产等案件，必须作出法医学鉴定。20世纪50年代，苏联契利法珂夫

教授著的《法医学史及法医检验》一书将宋慈画像刻印于卷首，尊为"法医学奠基人"。

《洗冤集录》既是世界第一部法医学专著也是法医毒理学专著。①在鉴别毒物学方面认为："土坑漏火气而臭秽者，人受熏蒸，不觉自毙，而尸软无损……"这与现代一氧化碳煤气中毒的情况完全相同。②对有服毒症状的描写也十分细致："凡服毒死者，口眼多开，面紫黯或青色，唇紫黑；手足指甲惧青黯，口眼鼻间有出血……"③在解毒方法上，如解砒毒，用鸡蛋白10～20个搅匀和入明矾三钱（9克），灌进服毒者口内，吐后再灌。这与现代用牛奶解毒，同样通过蛋白质与砒毒凝固，使毒液不被胃吸收。因此，这些都是很有科学原理的方法。

12.4.2 泰勒

艾尔弗雷德·斯温·泰勒（Alfred Swaine Taylor，1806～1880年）是医学博士、皇家学会会员、英国法医毒理学家（图12-4-2）。

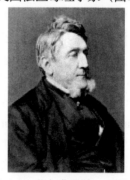

图12-4-2 艾尔弗雷德·斯温·泰勒

泰勒1806年出生在英国肯特来州，1823年他进入伦敦盖伊（Guy's）和圣·托马斯（St Thomas's）联合医学院学习。1825年，联合医学院分校时，他作为学生留在盖伊医学院。之后的三年，他参加了

---

1 福蒂纳特·菲德尔（Fortunato Fedele，1550～1630年），意大利法医学家，1602年前后著《论医生的报告》，全书共4卷。第四卷的内容包括生与死、创伤、窒息和中毒等。

毒理学家奥尔菲拉和化学家举办的讲座。然后他开始在欧洲旅行，访问了意大利、德国、荷兰等国家的医学院。在巴黎的所见所闻激发了他对法医毒理学的兴趣。1831年他在盖伊医学院任法医学讲师。他把法医毒理学、化学引入他的讲座内容。1845～1851年，他是伦敦医学刊物杂志的编辑。人们认为他是一位很好的讲师，他为法医学刊物的创办做出了杰出的贡献。他从大量化学实验数据中寻找证据，从而为法官的判决提供有力依据。他在法医学书籍中写的很多实例都是他在实践中验证过的。他的著作也被翻译成其他语言在世界上流传。1880年泰勒去世后，他作为一个犯罪证据专家而闻名于世，在国际法医学界被誉为19世纪法医毒理学的先驱。

他的主要贡献如下。

（1）定义法理学上的毒药。他给法医学中的毒物下一个定义：毒药是这样一种物质，当其进入机体后不用通过机械性损伤的方式就能危害生命，包括吞入的、吸入的和经过皮肤吸收进入体内的毒药的定义，但不包括机械性刺激性毒物的定义[1]。因此，泰勒认为数量不能作为定义毒物的唯一标准。但他又指出"小剂量的毒药，是一种药物，大剂量药物是一种毒药"（A poison in a small dose is a medicine, and a medicine in a large dose is a poison）。从法律的角度出发，"剧毒性物质"这样的说法用来给毒药下定义虽说不准确，但它依然被人们经常使用。"具有致死性"这样的字眼通常是多余的，所以应该去掉。他不仅没有意义而且在描述一些特殊的自然毒药时易引起争议。

（2）收集整理和科学分析法律判决

依据。泰勒一生都在讨论研究犯罪案件中化学分析的证据问题。他知道法庭需要什么样的证据才能判决。他坚持科学分析依据必须能够被证据自身所证实，才是可信的。他作为证人，十分机敏谨慎并做到尽量公平，不管他是哪一方的证人，人们都喜欢他。他在准备出庭作证之前，总是先想一想可能出现的反对意见。泰勒认为化学反应可以检测出一种毒药，但如果没有生理学及病理学方面的证据，依然很难断定它是否为死因。著名的1856年的威廉·帕尔默谋杀案（详见第4章）中就出现过这种情况。泰勒认为犯罪痕迹的化学分析结果只是为判决提供参考，并不是提供唯一的毫无疑问的证据。化学分析的结果只是对现场勘查的一个补充说明。化学分析的结果需要论证。分析样品可能被有意或无意地污染，分析过程要求分析者具有一定的分析技术水平，这不是一般的医生或者化学分析家能做到的。泰勒认为法官了解化学分析方法的原理和法医了解法庭审判过程同样重要。这样法官才能透过一些表面现象看到一些深层次的事实真相。

泰勒通过法医学中的检测试验，建立了一套特有的教学方法。特别是在19世纪中毒案件频发的年代，泰勒对铅盐、汞盐、铜盐、砷盐、锑盐特征的检测，砷的不同检验方法及生物碱的检验都有独到的见解。他的这些经历，包括在法庭上作证的经历，为他出版新书提供了有益的帮助。泰勒的重要贡献在于他将法医毒理学研究提升到了一个新的高度。

（3）著有《法医学手册》。1836年，泰勒出版了他的第一部书，论述创伤与毒物的研究。在随后出版《法医学手册》一

---

1 泰勒根据奥尔菲拉的观点，将毒物分为三组：刺激性毒物、腐蚀性毒物和刺激腐蚀性毒物。刺激性和腐蚀性毒物通过它们对嘴、咽喉和胃的刺激效应而被检测出来。一些毒药的痕迹在某些案例中很容易被观察到。但当毒药未产生明显的刺激效应时就很难检测出来。此时医生们的临床经验就成了唯一的方法。从而区分中毒症状和自然生病的症状。

书中，他把毒物的研究放在了首位，包括毒药的生理效应与毒药在犯罪侦破中重要性的研究，而后是创伤、自杀和其他原因引起死亡的研究。在第2版出版时，又引入砷、铅、钼、阿片等新毒物化学分析与检测方法，补充了毒物的最小致死量（在过去的15年法庭判决的案件中，约45%的案例要求对毒物进行分析）供作医学上的证据。此外，他在都柏林季刊、医疗期刊和医疗公报上发表了多篇论文。

12.4.3 斯切潘诺夫

亚历山大·瓦西里耶维契·斯切潘诺夫（Степанов，1872~1946年）（图12-4-3）是苏联功勋科学家、生物科学博士、有机化学家、法化学奠基人。

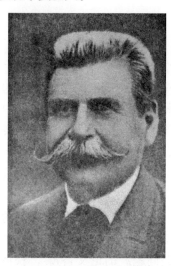

图12-4-3 斯切潘诺夫

斯切潘诺夫1901年毕业于莫斯科大学医学系。他研究碘化钾在生物体内的分解问题，获得药学硕士学位。后历任莫斯科大学实验员、助教（1915年）、讲师（1919年）。1922年起，组织并领导有机化学教研室直至1946年。1920年，在莫斯科第二大学化学药学系创立了第一个法化学教研室，领导该室工作至1930年，同时兼任法

医学实验室的顾问。1932年起，主持国立法医学科学研究所法化学部的工作。在1936~1941年，他是莫斯科药学院的创始人之一，并在1942~1946年主持该院的法化学教研室。1946年3月30日逝世。

斯切潘诺夫一生发表了100多篇有关有机化学、法化学和工业卫生化学方面的论文，包括有机化学和法化学的教科书。他在法化学和卫生化学上的主要成就是：提出以硫酸–硝酸铵法氧化有机化合物；由植物性来源的检材中快速分离生物碱的方法及汞的微量判定法。

斯切潘诺夫著《法化学》一书，1929年出第1版（俄文），他逝世后由什瓦依科娃教授修订，于1951年出版第4版，书中增补了苏联法化学研究简史，重点介绍了毒物化学分析及职业性毒物的测定，作为苏联高等药学院教学用书，1955年译为中文版。

12.4.4 盖特勒

盖特勒（Alexander O. Gettler，1883~1963年)是美国法医毒物学家（图12-4-4）。

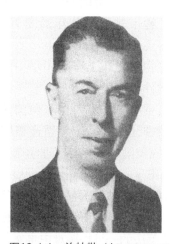

图12-4-4 盖特勒（自R.S.Fisher,1980)

盖特勒6岁随父母由奥地利移居美国，在纽约市念中学，后入纽约市学院，1904年获理学士学位。为了减轻父母的经济负

担，他通过文职人员考试成为港口售票员，3年后考入哥伦比亚大学研究生院，边学习边从事售票工作。1909年获文学硕士学位。1910年被聘为拜尔乌（Bellevue）医院医学院讲师，协助化学教授曼德（Mandel）工作。1912年在哥伦比亚大学获得博士学位，随后晋升为医学院助教授，并于1915年被任命为拜尔乌医院病理学化验师(pathological chemist)。1930年被聘为纽约华盛顿学院化学教授，1948年成为该院名誉教授。之后，由于病理学化验实验室主任诺里斯（Norris）博士的推荐，盖特勒到纽约首席医学检验人办事处工作，并主持毒物分析工作。当时在美国尚无毒物分析实验室，因此他所从事的是美国毒物学的奠基工作。他首先建立了对所有死亡事故死者的脑组织进行乙醇的常规分析。他力图改变当时存在的以中毒死者的服入毒物量为致死量的概念,代之以通过分析得到的吸收后的最小致死量。1935年,他在纽约大学开设毒物学的毕业后教育,吸引不少毕业生学习并成为他们的终生工作，其中有些后来成为著名的美国法医毒物学家。

按照纽约市规定退休年龄是70岁，但由于工作需要盖特勒在1959年75岁时才退休。他在毒物学领域工作的40年中解决了许多重大案件。由于他在开拓法医毒物学方面的杰出贡献，1953年荣获美国法科学会授予的荣誉证书。1983年适逢盖特勒诞生100周年，《美国法医学与病理学杂志》专门发表两篇纪念文章，缅怀他在发展美国法医毒物学事业中所作的贡献。其中一篇着重记述了他和同事们一起所从事的多方面研究工作和他所解决的一桩桩疑难中毒案件。今天的美国法医毒物学家，正是盖特勒所造就

的一手培养起来的第二代法医毒物学家。

12.4.5　维德马克

埃瑞克·马蒂奥·普若切特·维德马克（Erik Matteo Prochet Widmark，1889～1945年）（图12-4-5）是瑞典化学家、酒精法医毒物学先驱。

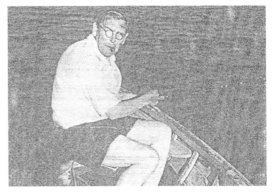

图12-4-5　维德马克（摄于去世前不久的一次钓鱼休闲时）

维德马克1889年6月13日生于瑞典小镇赫尔辛堡。他是三兄弟中最小的一个，父亲是技师兼商人。1907年获得中学文凭后进入隆德（Lund）大学学习。最初学习动物学，不久转入医学系。1912年获医学士学位。1914年发表论述乙醇被清除于尿中的动力学及依尿中乙醇浓度证实饮酒的论文。1917年获开业医师执照，同年，通过《血液、尿液、肺泡气中的丙酮浓度及一些相关问题》的论文答辩[1]，获得医学博士学位。这篇论文登在一家著名的英国期刊，这篇论文成为他后来通向法医酒精研究方面的努力和作出重大贡献的奠基石。1918年，他在隆德大学生理学科任助教授，1921年任隆德大学医学与生理化学教授。1922年，他开发的确定血液中酒精浓

---

1 该论文用瑞典文写成，于1917年5月30日（星期三）上午10时在隆德大学生理学系公开答辩。该论文共5章；第一章，血液中丙酮微量测定法；第二章，血液和组织中丙酮和乙酰乙酸的浓度；第三章，丙酮和乙酰乙酸进入尿液的途径；第四章，丙酮经肺的消除和对气体交换生理原理的作用；第五章，糖尿病患者体内丙酮总浓度的临床研究。论文共181页，由53个表格、26幅图和110篇参考文献组成。

度的方法被指定为测定酒精含量的方法。维德马克一生中发表了50多篇有关酒精的论文。1945年4月30日逝世，享年56岁。

维德马克在毒物学方面的主要贡献如下。

（1）利用S形玻璃毛细管的酒精微量分析法（图12-4-6）。1918年，维德马克利用S形玻璃毛细管进行微量血样的酒精定量分析。他提出的方法是对尼克劳辛（Nicloux）氧化法的改进，修改了19世纪初使用的重铬酸硫黄酸法。韦德马克方法的特点是使用S形毛细管，这种试管被设计用来从指尖和耳垂采集血样（100毫克）。每管内壁覆盖着一层氟化草酸盐粉末，以防止血液凝固。注满血样后用扭天秤给每个毛细管称重，当把所有试样小心注入一个固定在反应容器颈部的小玻璃瓶里后，根据试样重量的变化确定等份血样量。经过在专门设计的烧瓶中扩散，酒精被从生物组织中分离出来。分析结果是用质量/质量形式的浓度单位来报告，表示每克全血中酒精的毫克量（千分率）。这个程序和分析的精确度，成为瑞典在相当早的时期进行法医酒精分析的基础。

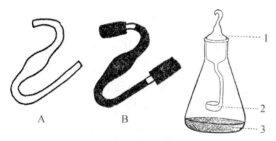

图12-4-6　维德马克酒精微量分析法

A.S形空玻璃毛细管；B.盛有约100毫克全血的带橡胶塞的S形玻璃毛细管；1.磨砂玻璃塞；2.盛装用于分析的等份血样的小杯；3.重铬酸硫黄酸氧化剂

韦德马克酒精微量分析法的设计、评估和广泛测试，为制订机动车司机血液酒精浓度低惩罚阈值奠定了基础：1941年0.80毫克/克、

1957年0.50毫克/克、1990年0.20毫克/克。该法规1936年在挪威首次颁布，1941年在瑞典颁布，随后在世界范围内执行。

（2）创立酒精分布数学模型。1922年，韦德马克与他人合作研究出血液中丙酮、酒精、甲醇浓度与时间关系的数学方程，定量描述体内丙酮、甲醇和酒精的分布及最后去路，充分展示了韦德马克的数学和统计专业的能力和知识，被认为是药物代谢动力学研究的先驱。其数学方程被看做是一室开放模型(one-compartment open model)的范例。1932年，出版了《法酒精测定的理论与应用》的德文专著（在此之前于1930年出版法文简要本，1981年出版了英译本）。

韦德马克的酒精分布方程（12.4.1）

$$A = r \times p \times C_0 \text{ 或 } r = A/(\rho \times C_0) \qquad (12.4.1)$$

式中，A 为身体内酒精量（g）；ρ 为体重，以kg计；C_0 为检测出的血液酒精浓度（mg/g）；r 为韦德马克系数，男性平均为0.68，女性平均为0.55。

韦德马克血中酒精消除动力方程（12.4.2）

$$C_t = C_0 - \beta t \qquad (12.4.2)$$

式中，C_t 为曲线上吸收后部分，t 时刻的血液酒精浓度；C_0 为推导出的零时刻的血液酒精浓度（mg/g）；β 为血中酒精排泄速率（mg/g/h）；t 为时间，以小时计。

将 C_0 消去，很容易将两个方程合并成方程（12.4.3）

$$A = pr(C_t + \beta t) \qquad (12.4.3)$$

方程（12.4.3）的形式，被法医学上广泛用于根据血液酒精浓度估测饮用的酒精量。

（3）促成法律规定血醇浓度惩罚界限。由于他的杰出工作，瑞典自1934年起对饮酒司机进行强制性血液试验，1941年在法律中规定了血醇浓度惩罚界限。1938年，他被选为瑞典皇家科学院院士，他也是瑞典皇家农业与森林科学院院士和瑞典国家营养委员会委员。1938～1945年，任瑞典皇家地形学会执行委员。

为纪念维德马克在酒精研究中的贡献，答谢他对酒精研究的贡献，国际酒精、毒品、交通安全会议从1965年始，每3～4年颁发一次"维德马克奖"，这个奖项包含一枚奖牌、一本荣誉证书和一份现金奖励。维德马克奖的获得者必须是在酒精、毒品和交通安全领域做出杰出和永久贡献的科学家。1989年，隆德大学举行了纪念维德马克诞辰100周年的研讨会。

12.4.6　本尼克森

勒格·凯·本尼克森（Roger kai Bonnichsen，1913～1986年）是丹麦法医毒物学家。

本尼克森1913年3月31日生于丹麦的哥本哈根，其父是丹麦人，母亲却是冰岛人。1943年毕业于哥本哈根大学医学系，获医学士学位。在丹麦被德国占领期间，他曾因从事反纳粹斗争而被捕入狱。1944年1月逃离丹麦到瑞典。受雇于斯德哥尔摩霍姆斯卡（holmska）学院诺贝尔研究所生物化学部，先是从事医学文献管理工作，因其才能被所长所赏识，准其从事酶学领域的研究工作。1948年，通过了"血液与肝的触酶研究"论文答辩，获得博士学位。1949年，被聘为卡路莱斯卡（Karolinska）学院生物化学助教授。1948年，与瓦汶（Wamen）合作由马肝分离得到乙醇脱氢酶(ADH)结晶。1951年，合作研究提出用酶法进行体液中的乙醇定量，其后取代了缺乏特异性的韦德马克（Widmark）定量法。1955年，被任命为法化学教授和瑞典国立法化学实验室新建立的化学科主任，直至1979年。1971年，本尼克森和赖哈吉

（Rylhage）又进一步将GC-MS分析法用于常规的血样中乙醇测定。本尼克森不仅研究了由血样中测定乙醇的新方法，还提出由呼出气中测定乙醇以代替血样，其结果使瑞典于1989年7月1日规定，准许以呼出气中的乙醇浓度作为证据。

本尼克森一生发表论著100余篇。其中在法医学领域受到重视的是以气相色谱和气-质联用技术（GC-MS）从体液和组织中定性和定量检出滥用药物的研究。他的第一篇文章是用气相色谱火焰电离检测器从尿中分析乙醇和其他挥发性物质。1970～1975年他相继研究了用GC-MS技术从血样和体液中检出拟交感胺（sympatbomimetic amine，1970）、巴比土酸盐（1972年）、安眠酮代谢物(1972年、1974年、1975年)、右旋丙氧吩(dextropmpoxmime)代谢物(1973年)和氯甲唑(Chormethiamle,1973年)等的方法及这些药物在体内的代谢。

12.4.7　黄鸣驹

黄鸣驹(1895～1990年)是中国近代毒物分析化学奠基人和开拓者、著名毒物分析化学家和药学教育家。

黄鸣驹又名黄正化，中国江苏扬州人。1918年毕业于浙江省公立医药专门学校药科。工作三年后，于1921年留学德国柏林大学医学院，1922年转入哈勒大学药学院进修。1924年回国，在母校浙江省公立医药专门学校任药科主任、教授，从事毒物分析化学教学和毒物分析检验工作。1929年参加浙江法医专修班教学，培养法医人才。1930～1935年，兼任浙江省卫生试验所化学科主任，主管毒品的检验分析工作。1933年对吗啡等有毒物质进行分析研究，先后建立了尿或乳液中的吗啡微量

鉴识法、甘油微量鉴识法、碱性氮毒物鉴识法等。1935年，再次留学德国和奥地利维也纳大学药学系，从事毒物微量分析研究工作。1938年回国后，任浙江医学院教授，国民党政府陆军制药研究所所长，继续从事毒物分析化学工作。1944年后，受聘为中央大学医学院教授，并参加该校法医学科毒物分析工作。

新中国成立后，他于1949年任浙江省立医学院院务委员会主任，代行院长职务负责领导学校工作，并任药学系教授。1952年浙江省立医学院与国立浙江大学医学院合并为浙江医学院，黄鸣驹任院务委员会主任。同年调任中国人民解放军军事医学科学院药物系主任。1956年任第二军医大学药学系主任、教授。1960年，受南京市公安局委托，对已埋藏4年之久的尸体进行有无中毒的成分检验，结果确认为砷中毒，为解决疑案提供了科学依据。

黄鸣驹曾当选为浙江省人大代表，杭州市、上海市政协委员，担任卫生部药典委员会委员、药品分析组组长、中国药学会理事、总后卫生部医学科学技术委员会委员、药学专业组组长、中国法医学会名誉理事。

黄鸣驹的主要著作《毒物分析化学》于1932年由医学杂志社出版，再版一次后，又由新医书局（1951年）和人民卫生出版社（1957年）再版。该书是中国历史上第一部毒物分析化学专著，是培养毒物分析化学人才和检验人员的基本教材。他发表了《烟民小便吗啡成分的研究》等诸多论文。在德国、奥地利进修期间，发表《小便或乳液中吗啡及其衍生物之微量鉴识法(点滴法)》、《甘油之微量鉴识法》，改进了传统的分析方法。1959年、1962年，先后在《药学学报》发表《碱性含氮毒物的快速分离鉴别法》、《毒物分析中杀虫剂敌百虫的半微量鉴识法》等论文，受到国内外医药学界的高度重视和赞誉。1962年又在《解放日报》发表《谈毒物分析化学内容与发展前途》的文章，建议药学院校学生应学习毒物分析的有关知识，或挑选毕业生接受毒物分析的训练，以适应社会的需要。他为教学、科研、公安、司法等部门培养众多的毒物分析工作者。他卓有成效的工作，为开创中国近代毒物分析化学的研究和药学事业的发展作出了重要贡献。

12.4.8　林几

林几（1897～1951年）是中国法医毒理学家（图12-4-7）。

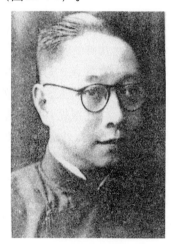

图12-4-7　林几

林几1897年12月20日生于中国福建省福州市怀德坊，1916年赴日本学习法律，因参加爱国游行，被迫回国。1918年7月考入国立北平医学专门学校，1924年到德国维尔茨堡大学医学院专攻法医学。4年后，获博士学位。1928年回国后，被北平大学医学院聘为教授。1930年在北平大学医学院筹建法医学教室。1934年创办《法医学月刊》并任主编。1949年被聘为中央大学法医科主任教授。1951年11月20日与世长辞。按其遗嘱尸体进行了解剖，脏器献给医学事业。

林几著述颇丰，有43篇之多。在法医学方面主要有《立法厘定涉及医学的法规》、《法医学在司法刑民案件之应用》、《中国法医学史》及《法官用法医学讲义》（司法行政部法官训练所出版股，1936年）等。在毒理学方面主要有"吗啡与鸦片实验"（《中华医学》1929年1月）、"检验洗冤录银钗验毒方法不切实用意见书"（《司法行政公报》1932年；《法医月刊》1935年5月）、"氰化钾中毒实验之说明"（《法医月刊》1934年4~5月）、"墓土验毒与墓土含毒之比较实验"（《北平医刊》1936年5~6月）"药酒与服毒"（《北平医刊》1936年7月）等。

对于中毒的发生，林几认为"吾华为农业国、农药（尤其砷）便于取用"，故把农药中毒检测作为重点。针对当时禁烟禁毒，开展了对毒品的研究。在变死（非正常死亡）方面，林几根据14年法医实践做了有指导价值的统计：外伤死亡46.5%、窒息死亡23.5%、中毒27%（砷60%、鸦片20%，其他为安眠药、酚、乌头、钩吻等20%）、猝死3%。

在法医学鉴定方面，有许多鲜为人知的故事。

烟贩克星。林几在上海任司法部法医研究所所长时，正值政府谨严、禁毒政令实施期间，经常受委托对烟贩进行检验。为了进一步确定是否吸烟及毒物进入途径，林几把烟贩分为几种。①有瘾有毒。②无瘾无毒。③无瘾有毒——偶有吸烟吸毒未成瘾，或以戒除而体内慢慢排出。④有瘾无毒——有意伪证，以他人之尿供验；或新吸生体内蓄毒较少已排尽等。

蒙药之谜。1933年1月，四川重庆警备司令部函请化验谜药（蒙汗药）。林几用显微镜观察，发现此药包含花粉、植物茎及黄色类似花瓣的碎片等，闻有香气，尝有苦味、稍涩。经化验，里面含有一种称做苏莱茵[1]的毒质和颠茄碱、莨菪碱及东莨菪碱。动物试验，滴入兔眼，见瞳孔散大；注入蛙腹腔，蛙行动变缓慢，成麻醉状态。林几又把剩余检材送到汤腾汉[2]教授处检查，结果相同。结论是，送来蒙汗药是茄科龙葵和苦舌甘草的花粉和花茎叶。有毒成分是苏来因、莨菪碱，其作用是对中枢神经系统先兴奋后麻痹，即先表现活跃、兴奋，渐次发生幻觉、谵语，终至延髓中枢抑制而昏迷，甚至死亡。

林几等用精湛的技术，揭开了中国某些"蒙汗药"之谜，使这类案件在鉴定时有了较为可靠的方法。

验毒能手。1933年6月13日，江苏高等法院第三分院函请法医研究所检验"金丹红丸"。林几马上将金丹红丸送到毒物化验室，先取6粒化验，余4粒封存备查。化验结果分别检查出吗啡、金鸡纳霜、士的宁、海洛因。于是认定厂家生产的"金丹红丸"为违禁麻醉品的配合丸剂。鉴定发出后，很快查封了这一厂家，其已销往全国各地的"金丹红丸"也相继追回、烧毁。

糟肉验毒。红糟肉在民间流行，并未有中毒的说法。但是，1933年11月10日福建省高等法院专程派人送到一件"糟肉验毒案"。收案后，林几即召开讨论会，拟定检验方案。查两项内容：一是毒物中毒，二是食品中毒。毒物由研究所化验室完成，肉毒杆菌检查送上海商品检验局。研究所毒物化验室化验报告排除糟肉内有

---

1 苏莱茵，toxic compound of solaning，化学分子式$C_{52}H_{93}O_{18}N_4H_{20}$。
2 汤腾汉（1900~1988年）中国药物化学家。1926年毕业于德国柏林大学，1929年获得博士学位。1930年回国。曾任山东大学教授，同济大学教授。1951年后，历任中国军事医学科学院研究员、研究所所长、副院长，卫生部药典委员会主任委员，中国药学会副理事长。

毒。上海商品检验局的报告结果未发现有肉毒杆菌和肠炎杆菌。该案不仅全面检查了毒物，还做了细菌培养、毒理学和动物实验，表现了林几的检案水平和认真负责的态度，值得借鉴。

银针黑斑。1934年5月31日，中国甘肃省高等法院检查处送检"复验银针验毒案"，送检银针一枚，上有黑印两道，要求检验是否为毒质。原来，某县西进村村民×××突然死亡，怀疑系村民×××投毒。当地县长因病，请××科长验尸，因无经验只看尸后便回县城。次日，到甘肃省高等法院请检验员验尸，但村民阻拦说：尸已验过，不能再验。因人命关天，县长抱病前往，此时人已死十余日，县长用银针探死者肛门，拔出后反复擦洗仍见银针上有两块黑斑。县长宣告死者系中毒身亡！此案告至省法院，因无法认定，请求检验。

林几接手该案后，仔细观察银针，用镜纸轻轻擦轼，不见脱落。将氰化钾液滴至黑斑处，见黑斑消失。再找其他黄色污斑一处用氰化钾液数滴，也见消失。又取过氧化氢液滴到其余污斑处，污斑也见消失。将以擦洗得银针放入粪便中数分钟拔出复见污斑。刚好所里有腐败尸体解剖，

林几把银针洗净后，按旧法将银针插入肛门，同样见污斑。林几认为，银针上的污斑是尸体腐败后，其体内产生的硫化氢能使银针的表面变色。新鲜尸体未大量产生硫化氢，故发生变色少；而若探入深部，肛肠内有大肠杆菌也会产生硫化氢，则可使银针变黑，但其是否为中毒，无科学证据。若需判定是否中毒，应将尸体的脏器作毒物化验。林几的科学实验和分析说明很有权威性，使当地村民接受，避免了一场村民斗殴。法院也圆满审结此案。

此后，林几又检查了一宗由陕西省南郑县地方法院送来的"银针变黑验毒"案。林几也同样给予检验及回答。林几感叹地说，"银针验毒"在过去可能导致不少错案和冤案。应尽快纠正，避免再滥用。

银叉验毒法是中国古代沿用了千年之久的一种毒物检验方法。宋慈曾将该法作为经典的毒物检验方法收入《洗冤集录》中："验服毒用银叉，用水洗过，探入私人肛门及口内，良久取出见银叉变青色，再用水清洗，其色不去者有毒，如无毒，其色鲜白。"[1]林几认为银叉验毒法是一种没有任何理论基础、完全错误的毒物检验方法。采用此法所做出的鉴定结论，是不符合科学规律的，必须予以摒弃。

12.5 工业与职业毒理学家

12.5.1 拉马齐尼

伯纳迪诺·拉马齐尼（Bernardino Ramazzini, 1633~1714年）是意大利医生，职业医学之父（图12-5-1）。

拉马齐尼1633年11月3日生于卡尔皮（Carpi），大学时期就对职业病研究颇有兴趣。1682年他被任命为摩德纳大学医学理论主席。在疟疾流行的年代，当时许多人认为奎宁有毒，治疗疟疾是无效的，但

---

1 宋慈《洗冤集录》中记载的银叉验毒法。另有一种解释，认为古代中国常见毒杀案多用砒霜下毒，而当时制砷原料常与硫砷化合物和硫化物共生，其中伴有自然硫。加之，当时技术落后，砒霜纯度比较差，往往含有少量的硫或硫化物，故能与银器产生反应，生成硫化银，呈现黑色。

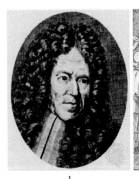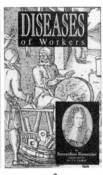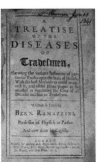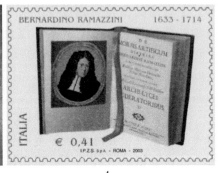

图12-5-1　伯纳迪诺·拉马齐尼及其著作

1.伯纳迪诺·拉马齐尼；2.《职业性疾病》一书封面；3.《商人的疾病》一书封面；4.纪念拉马齐尼的邮票

拉马齐尼却是第一个支持使用奎宁治疗疟疾的医生。从1700年开始，他在帕多瓦大学担任医学教授直到1714年11月5日因中风在帕多瓦（Padua）去世。

1700年，拉马齐尼出版了专著《职业性疾病》（也译为《工人的疾病》），书中描写了刺激性化学品、粉尘、金属及对职业工人健康有危害的52个行业42种职业病，涉及矿工、陶工、石匠、农民、护士和士兵等，成为职业医学史上的一个里程碑。该书1703年再版，1705年和1746年分别出版英译本。他的另一专著《商人的疾病》于1705年在伦敦出版，同样涉及职业性疾病。人们称他为职业医学之父。

2003年10月15日，意大利为纪念这位职业医学之父拉马齐尼发行一枚纪念邮票。

12.5.2　史密斯

罗伯特·安格斯·史密斯（Robert Angus Smith，1817～1884年）（图12-5-2）是英国化学家、首任碱业检察员，由于他治理英国工业污染而著称。

史密斯于1817年2月15日出生于英国格拉斯的一个制造商家庭。9岁入读格拉斯哥文法学校，13岁时在该校接受古典教育。这时他的哥哥约翰正在格拉斯哥大学学习化

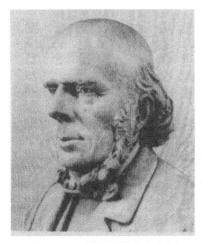

图12-5-2　英国科学家史密斯

学。由于哥哥的影响，他也阅读了化学家普里斯特利的著作和其他科学著作。大学毕业后，他做过家庭教师。一次在德国游览的时候，德国化学家李比希对他产生了影响。

1983～1841年史密斯出于对化学的兴趣和对李比希的崇拜进入德国吉森大学，在李比希的指导下学习和工作，1841年被授予博士学位。在吉森期间，史密斯进一步学习了德国语言、文学和哲学。1841年底回到英国，翻译出版了李比希的著作《论植物的氮素营养原理》。李比希关于科学在社会中的作用的见解，成为史密斯日后首要关注的问题和他在卫生学领域工作的动力。

1842年，史密斯成为曼彻斯特皇家学院

的化学教授普莱费尔[1]的助手。通过和普莱费尔的合作,史密斯度过了他的余生,并始终进行化学研究。

1845年史密斯被选为"曼彻斯特文学与哲学协会"的成员,1855~1866年历任该协会的名誉秘书、副会长和会长。针对当时曼彻斯特的恶劣环境状况,该协会积极呼吁卫生改革。1857年,史密斯当选为皇家协会会员。史密斯以一个科学家的身份而终生致力于改善环境的工作。他的工作生涯使他成为一位卫生化学家。

1.首次提出"酸雨"理念

史密斯著有《消毒剂与消毒法》(1869年)和《空气和降雨:化学气候学的开端》(1872年),后者是他最著名的作品。当时,史密斯针对曼彻斯特的恶劣环境状况,开始持续收集各处的雨水,并且分析雨水的成分。1872年,他在《空气和降雨:化学气候学的开端》著作中,突出地论述了空气质量问题,并创造了"酸雨"(acid rain)一词,他指出工厂排出废气中的二氧化硫、二氧化碳与氧化氮已经多到一个不可容忍的地步,不仅劣化空气的品质,而且使得雨水变酸,这些气体使居民咳嗽、气喘。由于他首先提出"酸雨"理念,因而这本书成为世界上第一本关于酸雨的著作。后来,法庭也接受史密斯的研究成果,成为工厂需要改善气体排放要求,与居民获得赔偿的证据,这也是法庭接受科学证据,作为判案的第一个例证。由此,他也被称为"酸雨之父"。

2.治理英国工业污染

19世纪中叶的英国,随着工厂雨后春笋般成长,高大的烟囱林立,加上无数传统的壁炉,处处浓烟滚滚。除煤烟外,在英国一些城市还存在其他对健康有害的污染物。其中,制碱也因采用路布兰制碱法(the Leblanc process)而产生的副产品危害尤甚。

路布兰制碱法的基本过程是用普通的盐加硫酸处理生成硫酸钠,再与石灰石和煤一起煅烧而生成纯碱(碳酸钠),其主要副产品是盐酸(氢氯酸)。平均使用1吨的盐就能产生半吨的盐酸。

19世纪60年代初,来自制碱厂所在地的土地所有者的抗议引起英国政府对空气污染问题的重视。1862年,德比勋爵正式提请上院组织调查。1862年8月调查报告予以公布。1863年3月斯坦利勋爵(Lord Stanley)提交了一项议案,同年7月该议案被作为《碱厂法》(Alkali Works Act)予以通过,试行期为5年。法案条款包括:①要求所有的制碱厂凝结至少95%的盐酸;②任命一名检察员;③通过检察员向郡法庭提起民事诉讼,以对损失进行索赔。该法案的通过"标志着中央政府直接干预污染治理的开始"。

负责实施该法案的政府部门是商务部。它首先的一项工作就是成立制碱业检查团,任命史密斯兼任检察员。史密斯接受任命之后,立刻制订检查计划,着手执行《碱业法》。他的4个助手分别被派往利物浦、曼彻斯特、纽卡斯尔和格拉斯哥,自己继续留在曼彻斯特。

为了达到《碱业法》规定的95%的盐酸冷凝标准。史密斯和他的工作组及厂主们面临的关键问题是采用一种有效的冷凝法,必须使用"酸塔"。实践证明,这一设备的广泛应用取得了巨大成功。在《碱业法》下注册的64家碱厂都达到了法定的凝结量,盐酸的平均排放量减少到1.28%,其中的26家

---

1 里昂·普莱费尔(Lyon Playfair,1818~1898年)化验师、自由政治家,倡导技术教育。

还达到了100%的凝结。与5年前相比，被释放到大气中的盐酸大大减少了。

1868年7月，上院通过了一项关于无限期延续1863年《碱业法》的议案，这给予史密斯莫大鼓舞。他开始投入更多的时间来进行有关大气的系统的科学研究。在1839年报告中，他提出进行卫生改革，建立"化学气候学"。

与此同时，史密斯开始思考如何处理更广泛的大气污染问题，并努力尝试在两个主要问题上对《碱业法》进行修改和完善。首先是关于盐酸气体的测量问题；其次是如何处理其他有害气体。因此，史密斯建议对《碱业法》进行修改，增加"进入并检查"制碱厂之外的生产盐酸的工厂的权力，以便运用一种更精确的容量测量法来检测盐酸,并将硫酸和硝酸厂置于检查范围。史密斯的建议得到了采纳。1872年，碱业管理的职责由商务部转到地方政府部。1874年《碱业法》(1863年)修正案在议会得以通过。

自1876年以来，史密斯还担任了《河流防污法》的检查员。这样他有条件能充分运用化学知识，从较为全面的角度来考虑污染治理的问题。不幸的是，由于长年繁重的劳动和恶劣环境的影响，史密斯的健康每况愈下。1884年5月，当他正准备起草紧急命令的时候，却与世长辞了。

史密斯终生未婚。他虽然孑然一身，但贡献却是多方面的、巨大的。史密斯领导的检查团通过适当有效的方式，将专业知识与行政工作相结合，并不断地推进国家环境立法的进步与完善，为英国后世的科学家和政府工作人员树立了典范。此外在皇家协会的《1800～1900年科学论文目录》中收集了史密斯的约50篇论文，其中约有30篇涉及水和空气质量方面的内容。他在《科学与社会进步》一文中曾倡导市政官员干预因污染引起的社会问题。史密斯主张政府官员介入社会问题的解决，自己则成为这一主张的先行者。

12.5.3 汉密尔顿

爱丽丝·汉密尔顿（Alice Hamilton，1869～1970年）是位女医师、病理学家、美国工业毒理学创始人（图12-5-3）。

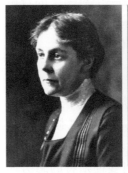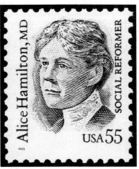

图12-5-3　爱丽丝·汉密尔顿及美国为她发行的纪念邮票

爱丽丝·汉密尔顿1869年2月27日生于美国印第安纳州的韦恩保，在家里接受早期教育，后在康涅锹格的法明顿一所女子进修学校读书。1890年在佛特威尼医学院完成医学预科教育，1892～1893年在密西根大学医学院毕业，获医学博士。之后，在明尼阿波利斯医院及新英格兰地区医院从事妇科和儿科。1895～1897年，赴欧洲，在慕尼黑和莱比锡大学研究细菌学和病理学。1897年回到美国移居芝加哥，在西北大学医疗学院任病理学教授。在芝加哥，研究工业职业病已成为19世纪末期工业革命的需要。因此，她对工人所面临的职业伤害和疾病越来越关注，成为研究职业病毒理学的一位先驱。1924～1930年她作为唯一的女性成为国际联盟公共卫生组织主委，把公共卫生的重要性推向全世界。1926年推动了《工业安全准则法》的立法工作。1935年她由哈佛大学退休，担任美国劳工部医疗顾问。1944～1949年担任美国消费者联盟主席。1970年9月22日在康涅狄格去世。

汉密尔顿在工业毒理学方面主要贡献是：1903年她发表了"芝加哥肺炎研究"报告，是近代工业疾病学的一个重要里程碑。1904年她证明了古柯碱为毒品。1908年她发现火柴公司的工人由于火柴上的白磷而引起中毒，产生骨骼坏死。1910年她被任命为新成立的伊利诺伊州职业病委员会主任，这是美国第一个此类调查机构，他们提出了一个新概念，即工人有权获得健康损害的赔偿。1910年她调查"铅中毒"案件，闻名世界，使人人警觉到铅的毒性。1916年她成为美国公共卫生协会工业疾病部主席。1918年美国哈佛大学聘她开授《工业疾病学》课程，这是哈佛大学有史以来第一位女教授。1919年她发现铜中毒引起的气喘症状，以及炸弹原料中三硝基苯酚的毒性。从1911～1920年她担任特别卫生调查员，为美国联邦调查局工作。期间，她做了一项划时代的研究，发现涂料中普遍加有白铅和氧化铅，因此提出了建立更安全工作制度的建议，设法避免铅中毒。1925年在华盛顿特区的四乙基铅会议上，她尖锐地批评汽油中添加四乙基铅的做法。不仅如此，她还发现了有毒的苯胺染料、一氧化碳、汞、四乙基铅、镭（手表业）等，引起政府和工业界的关注。

她的成就表现在将医学理念引入法律制定；发现许多工业品的毒性；著有《美国的工业毒害》一书。1944年她被列入科学美国人的名单，1947年获诺贝尔奖。

为了纪念她在公众健康方面所作的贡献，1987年2月27日，美国职业安全与卫生研究所专门设立了"爱丽丝·汉密尔顿职业安全与健康实验室"和"爱丽丝·汉密尔顿奖"，奖励职业安全与健康科研领域

的优秀成果。美国1995～2000年发行《美国知名人士系列（普票）》雕刻版邮票，一套9枚，第6枚是汉密尔顿，1995年7月11日发行，面值55美分。

12.5.4　吴执中

吴执中（1906～1980年）是中国医学教育家，中国职业医学的奠基人（图12-5-4）。

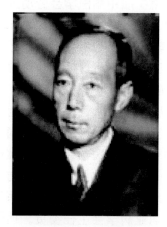

图12-5-4　吴执中

吴执中原名吴绍棠，1906年3月14日生于辽宁省新民县潘家岗子村（今柳河沟乡解放东村）。父亲早年以教书为业，家有一妹三弟，人口多，收入少，生活颇为紧迫，因之弟兄们互相勉励发愤用功。1931年，吴执中在奉天府（今沈阳市）奉天医科专业学校毕业，之后，在北平协和医学院内科任助理住院医师兼研究生，沈阳盛京施医院任内科医师。1933～1935年在英国格拉斯哥大学医学院及伦敦大学附属盖氏医院进修内科。回国后他致力于内科学的教育事业，先后在沈阳盛京施医院医师并在盛京医学院任教；在北平协和医学院内科任教，兼医学院副校医；在长沙湘雅医学院任讲师、副教授、教授、教务主任兼内科主任教授等职。1947～1948年在美国费城、波士顿及纽约等地考察内科新进展。1950～1956年任沈阳中国医科大

学教务长、副院长。1956年，他50岁时，受命组建中国第一个劳动卫生与职业病研究所。期间在苏联列宁格勒及莫斯科考察内科医学，进修职业病学。他长期从事职业病的临床研究，对常见的职业病，如尘肺、铅中毒等的防治及对全国职业病防治网络的建立作出了重要贡献。他在学术上最突出的成就是对中国职业医学的开拓。1978年任第一届中华医学会劳动卫生与职业病学会主任委员，《中华预防医学杂志》总编辑。1980年8月12日逝世于北京。他生前立下遗嘱，将遗体交给医院做解剖研究，作最后一次贡献。

他先后担任第二届、第三届全国人大代表，第五届全国政协委员，中国民主同盟中央委员，中华医学会理事，《中华卫生杂志》（1978年改称《中华预防医学杂志》）副总编辑、总编辑，中华医学会劳动卫生与职业病学会主任委员。他还代表中国赴印度、芬兰、前苏联、波兰、民主德国、捷克、罗马尼亚以及保加利亚，参加国际学术会议和考察卫生工作。

1957年，中国卫生部颁布了职业病范围与管理办法的文件，宣布了职业病专业正式成立。吴执中受命负责中国职业病专业的创立工作，赴苏联考察学习。回国后，根据中国实际需要的现实，从临床实践入手，从中国最多见的职业病入手，总结本国经验。很快就在尘肺的防治、铅中毒、苯中毒、汞中毒及农药中毒诊疗规律等方面做出第一批防治成果。他还与全国各地职业病防治队伍协作，经过几年努力，在"常见职业病诊断治疗常规"、"湖口病病因调查"[1]、"铍病诊断"、"铀矿开采中粉尘与氡联合作用对尘肺发病的影响"、"有机磷农药中毒的防治"及"有机汞农药中毒

的临床研究"等研究课题上获得了进展。1964年，在北京协和医院对安徽省农村特殊疑难病大案会诊中，准确诊断为有机汞农药中毒，采用驱汞治疗立见成效，救治了濒危患者。60年代初，鉴于农村发生农药拌种谷物充当食粮而致中毒的悲剧，他分赴甘肃省、海南岛等地农村诊疗第一线，收集第一手资料，从中总结中毒规律，广为宣传，促使全国范围控制重大农药中毒事故的工作逐步展开。1976年春，他受命到东北做"松花江水体汞污染"课题的有关现场调查。天寒地冻，他所乘的车翻倒，造成脊柱压缩性骨折，但仍坚持不离现场，卧床指挥调查，直至完成任务才返回。他在晚年虽患恶性肿瘤被截肢，但仍借召开科学大会的春风，组织力量，以惊人的毅力，主编《职业病》一书，获1982年中国优秀图书奖。

12.5.5　何凤生

何凤生（1932～2004年）是中国著名职业神经病学专家，创立了中国劳动卫生与职业病学的新学科——职业神经病学（图12-5-5）。

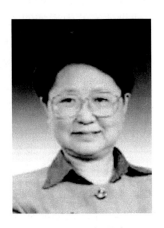

图12-5-5　何凤生

1　"湖口病"是发生在江西的由于食用未经适当加热的棉油引发的棉籽酚中毒。

何凤生1932年6月26日生于江苏省南京市，祖籍贵州省贵定县。1955年毕业于南京中央大学医学院医学系。1955～1960年任北京和平医院神经内科住院部医师。1961年后，先后在中国医学科学院卫生研究所、中国预防医学科学院劳动卫生与职业病研究所、中国疾病预防控制中心职业卫生与中毒控制所任助理研究员、副研究员、研究员，教授、博士生导师。1985～1991年任中国预防医学科学院劳动卫生与职业病研究所所长。1991～1994年，被聘为联合国世界卫生组织职业卫生顾问、世界卫生组织日内瓦总部职业卫生顾问，任国际职业卫生委员会理事和亚洲职业医学会主席。获英国皇家内科学院名誉院士。1994年当选为中国工程院院士。2004年11月16日逝世，享年72岁。

何凤生在多年的科研工作中，主张神经病学与职业医学相结合，开创了中国职业神经病学，推动中毒性神经系统疾病的防治。20世纪70～80年代，在中国生产丙烯磺酸钠及环氧氯丙烷的工厂中，成批的工人出现周围神经病的症状，病因未能明确，何凤生及其同事采取流行病学、临床、毒理与神经病理学等多学科相结合的方法，经过历时10年的研究，首次证实这些工厂所用的原料氯丙烯是周围神经毒物，其神经病理具有中枢-周围性远端型轴索病的特点，从而丰富了中毒性神经病发病机制的新理论。同时，她和她的同事们首次提出的"慢性氯丙烯中毒诊断标准及处理原则"，被中国卫生部颁布为国家诊断标准，对中国氯丙烯职业危害的防治工作起到了指导作用，为保护作业工人的健康做出了重大的贡献。这一独创性成果，荣获1984年西比昂·卡古里（Scipione Caccuri）国际奖、1987年国家科技进步二等奖；同时，作为经典载入美国最新的神经病学教科书。

20世纪80年代中国北方每年冬季曾流行原因不明的急性脑病，患儿表现抽搐、昏迷和迟发的肌张力不全，病死率极高，初步研究认为是变质甘蔗滋长节菱孢产生的霉菌毒素3-硝基丙酸引起的中毒。在此基础上，何凤生和她的同事继续通过临床CT及MRI研究发现该病有对称的选择性壳核及苍白球病变，并成功地应用节菱孢提取液及3-硝基丙酸染毒动物制成相似的脑部病变模型，从神经病理学及神经生化学进一步证实了病因，为其后彻底控制该病作出了重要贡献。

何凤生主持的"混配农药中毒的防治研究"，在流行病学、混配农药毒代动力学、生物标志物和中间期肌无力综合征的诊断方面都取得国内外领先水平的成果，荣获2001年中华医学科技奖。何凤生组织全国十多个大学和科研院所申请并实施"环境化学污染物致机体损伤及其防御机制的基础研究"（国家重点基础科学研究项目，即"973项目"），主编《中华职业医学》（人民卫生出版社，1999年），为提高我国的预防医学研究水平做出了杰出贡献。

何凤生具有执著探索、勇攀科研高峰的开拓精神。她到山区汞矿蹲点防治汞中毒，深入农村抢救中毒患者，作风务实。她治学严谨，培养的许多学生已成为业务骨干和学术带头人，通过各种职业卫生学习班，为劳动卫生与职业病专业培养了近千余名专业人才。

12.6 兽医毒理学家

12.6.1 克拉克

克拉克（Eustace George Coverley Clarke，1906～1978年)是英国化学毒物学家。1926年毕业于牛津大学林肯学院。曾几度任教，远至南非和泰国，1942年被聘为伦敦大学皇家兽医学院化学部的讲师和主任，一直在这里工作30年，1961年被聘为高级讲师。同年应邀担任法医免疫学、法医学、法医病理学和法医毒物学第三次国际会议秘书。克拉克是英国法科学会的创始人之一，最初任秘书，1966年任学会会长。他在1960年参加另一个英国法科学会，为荣誉会员，1968年被选为会长。他是唯一的在这两个组织任职的学者。1968年，克拉克被任命为伦敦大学化学毒物学教授，成为新建立的国际法毒物学家协会的主席。他的重要贡献还表现在与他的夫人迈拉（Myra）合编《兽医毒物学》和他自己编写的《药物的分离与鉴识》（两卷本）。《兽医毒物学》于1984年出版中译本。退休以后，他被授予伦敦大学化学毒物学名誉教授，担任赛马反兴奋剂委员会主席和赛马场安全服务中心主任。

12.6.2 罗德福·拉德莱夫

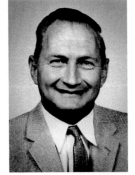

图12-6-1 罗德福·拉德莱夫

罗德福·拉德莱夫（Rudolph Radeleff，1918～1974年）（图12-6-1）于1918年4月23日出生于得克萨斯州科尔镇，于1974年1月7日去世，享年56岁。

拉德莱夫于1941年获得了得克萨斯州农业机械学院兽医医学博士学位。开始在得克萨斯科尔镇当一名肉品检疫员，后来，在得克萨斯州美国农业部下设在科尔镇的毒理学研究实验室任主任。1967～1974年，在得克萨斯州学院的美国农业部农业研究局兽医毒理学和昆虫学研究实验室担任主任。此外，还担任过得克萨斯州农业机械大学兽医生理和药理学副教授和毒理学教授。

拉德莱夫是美国兽医毒理学学科的第一本教材《兽医毒理学》第1版、第2版的作者，该书作为兽医临床和兽医专业学生的主要参考书，被翻译成西班牙文出版。他发表了许多学术论文，是学术和科普著作超过100部的学者之一。

拉德莱夫积极探索毒理学的科学奥秘并取得了显著的研究成果，是一位享有世界声誉的毒理学研究学者。他在美国农业部27年工作生涯中，提出许多有关治疗家畜和农作物安全使用化学药剂的建议，被美国农业部和工业部采纳。先后荣获美国农业部杰出工作奖、美国兽医毒理学会模范员工奖、美国农业部1964年最杰出研究贡献证书、美国兽医毒理协会专家。

1962～1970年，拉德莱夫任美国兽医毒理协会会长。1965～1967年成为美国兽医毒理学委员会成员和执业兽医。1965～1967年是美国化学协会堪萨斯州市分会斯宾塞纪念奖评审员。1966年任美国国家研究委员会自然科学学会委员，负责调查兽医麻醉药试验情况。1967年任美国兽医医学协会研究部副主席。1970年，他在国家研究委员会自然科学学会毒理学理论委员会专家组工作。从1970年后他一直在美国兽医医学会担任兽医医学特聘专业咨询员。他还代表农业研究局参加1959年在西班牙马德里举行的国际兽医大会。1965年，他在农业和农村部工作组负责农业项目发展和杀虫剂使用规则的研究。1970年，他被任命为得克萨斯州政府参议员，为政府和州立法机关制订安全使用农药规则提供建议。他还是美国动物健康协会、美国临床毒理协会、美国兽医生理和药理协会、美国兽医协会、北美毒理协会、世界兽医生理、药理和生化协会的会员。

12.6.3　詹姆斯·W. 多勒怀特

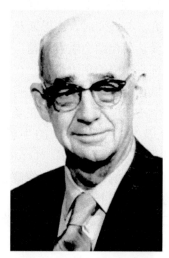

图12-6-2　詹姆斯·W. 多勒怀特

　　詹姆斯·W.（多利）多勒怀特 [James W.(Dolly) Dollahite，1911～1984年] 出生于1911年5月1日，成长在靠近得克萨斯州约翰逊城西部中心的得克萨斯市。1933年，在得克萨斯州农业机械学院获得兽医

博士学位。第二次世界大战以前，他在美国政府工作。战争爆发后他服役作了一名军队兽医，退役后在美国空军后备队担任副上校。战后他回到得克萨斯州马尔法（Marfa）继续从事兽医工作，但却对毒理学产生了浓厚兴趣。他利用在得克萨斯州阿尔卑斯农业研究站兼职的机会，进一步研究植物毒理学。他还组建了美国农业部马里兰州研究基地。

　　1956年他正式供职于得克萨斯州农业研究站，并负责将阿尔卑斯研究所迁移到马尔法有毒植物研究所里。他驾车穿越得克萨斯州西部和新墨西哥南部调研有毒植物并逐步开展对有毒植物的研究。1958年他关闭了马尔法研究所，并将他的研究室搬到兽医医学院的兽医研究部。1961年，他获得了兽医生理学硕士学位（当时还没有设立毒理学学位）。

　　1962年多勒怀特成为一名病理学副教授，1965年晋升为教授。1968年调任到兽医生理和病理系，并借助那里的仪器设备于1969年建立了毒理学博士点。1966年7月，他获得了美国兽医毒理学委员会颁发的执业医师证书和徽章。多勒怀特博士一直从事对有毒植物的研究直到1975年从美国农业机械大学退休。但他一直在得克萨斯学院的美国农业部农业研究局兽医毒理学和昆虫学实验室研究有毒植物，直到1980年退休。1984年7月26日，詹姆斯·W. 多勒怀特逝世，享年73岁。

　　多勒怀特博士对得克萨斯州的兽医毒理学研究发挥了重要作用，尤其是在有毒植物研究方面为美国兽医学会开辟了一个新的兽医毒理学研究领域，作出突出贡献。他的伟大贡献还体现在他对患病动物临床征兆观察资料的记录，具有相当的权威性。他的一生撰写了70多部学术著作。

12.6.4　韦恩·比恩斯

韦恩·比恩斯（Wayne Binns，1911～1994年）于1911年7月20日出生在美国犹他州福克，他在农村长大。1931年从美国福克高级中学毕业。早年与当地兽医的交往，引发了他对兽医医学的浓厚兴趣，并希望能够接受良好教育。他进入盐湖市犹他州大学学习了一年后转到洛根的犹他州大学学习，并于1934年完成了兽医预科课程，被录取到衣阿华州立大学兽医学院学习兽医药理学，1938年毕业并获得了兽医学博士。以后的两年时间里，他在伊利诺伊州当一名私人兽医。

1940年8月，他应聘到犹他州大学兽医科学系讲授动物保健课。他鼓励预科兽医班的学生们学习诊断课程，建议他们在州里养家畜的人那里做一些课外实践。1942年他被招募服役在兽医兵团里做一名肉食品检疫员。1946年服役期满，回到犹他州大学继续教书。他是一名杰出的教师，深受学生的喜爱和崇敬。在那段时间里，他同时担任着兽医科学部门负责人。经常被邀请到全州的各类家畜生产者协会做演讲和咨询。受到这些组织成员的高度认可和尊敬。1952年他获得Ralston Purina奖学金，并定期地去康乃尔大学兽医学院学习，研究牛弧菌（vibriosis）病，并获得了硕士学位。

比恩斯在参加美国兽医医学会举行的年度地区性会议的兽医小组有关毒理学的学术讨论会后，报纸报道并刊登了部分会议记录。这个小组吸纳了比恩斯博士、吉姆·塔克（James Tucker）、罗德福·拉德莱夫（Rudolph Radeleff）、詹姆斯·W.多勒怀特（Dollahite）等兽医专家。他们的工作为后来美国兽医毒理学协会的组建奠定了基础。

1954年美国农业部农业研究中心主管研究植物毒素的专家沃德·赫夫曼博士（Dr Ward Huffman）退休。比恩斯博士被邀请接替了赫夫曼博士的职位，他提出将美国农业部有毒植物研究中心总部从犹他州盐湖搬到洛根。因为盐湖峡谷实验室早先因冬季下大雪被空闲，实验器材也已经陈旧老化。于是1955年研究中心总部正式搬到了洛根。同时，比恩斯博士在犹他州大学兽医科学系里有了自己的办公室。

他为美国农业部有毒植物研究中心制定了工作计划，开始对有毒野生植物进行调查研究，特别是对美国西部草原上毒性最强的两类盐生草（图12-6-3）和燕草属植物进行了重点研究。与此同时，比恩斯开始潜心研究发生在爱达荷州两个重大问题：一个是母羊生出面部有缺陷的独眼小羊。在博伊西国家林场区域范围放牧的羊群中发病率已经从2%上升到高达20%。另一个是在爱达荷州、俄勒冈州及华盛顿州放牧的牛群，患有腓骨骼畸形的"拐子牛病"（crooked calf disease）。这种病情的发生，使高达40%的刚出生的小牛被迫扑杀。

第二次世界大战以后，由于学校学生

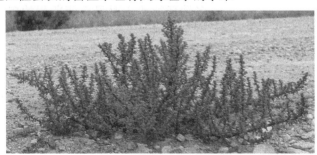
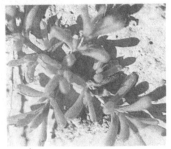

图12-6-3　盐生草（*Halogeton glomeratus*）

左：全株；右：叶

和员工数目的增加，比恩斯博士的研究中心从兽医科学楼搬至一个旧军营的房子，作为有毒植物研究实验室。在以后的几年里，他吸收了一批研究人员，并承担更多的研究工作。直到1959年，他们研究发现母羊在怀孕期间食用加利福尼亚州区域的藜芦（*Veratrum californicum*）草14天就会产出独眼畸形小羊。他还证明了母羊放牧食用藜芦（图12-6-4）29~31天产出的小羊会出现身体的长骨头萎缩，食用17~19天产出的小羊会患呼吸道狭窄。母牛在妊娠40~70天大量食用含有有毒植物羽扇豆会导致后代骨骼畸形和上颚有隙口出现"拐子牛病"。

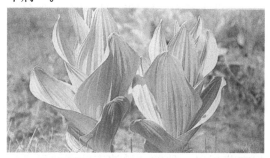

图12-6-4　藜芦（*Veratrum californicum*）含生物碱可引起小羊畸形

1962年，由于比恩斯博士在畸形羊问题和对动物畸形领域研究工作出杰出贡献，美国农业部农业研究中心授予最佳工作奖。

1972年，比恩斯博士因健康原因退休，但他仍继续坚持服务于社会。他将大多时间用于在公立中小学担任志愿者帮助孩子们掌握好的学习方法。

他于1994年1月逝世，享年83岁。

12.6.5　段得贤

段得贤（1912~2006年）（图12-6-5），1912年9月生于中国河北省隆尧县。1940年于西北农林高等专科学校兽医专业毕业后留校任教。1948~1957年先后在兰

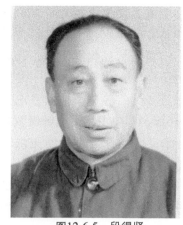

图12-6-5　段得贤

州西北兽医学院、内蒙古兽医学院任教。1957年2月回到西北农学院，历任讲师、副教授、教授。先后兼任西北农学院兽医教研室主任、兽医院院长、教研室主任、畜牧兽医学科评审委员。《国外兽医学——畜禽疾病》编委，《畜牧兽医杂志》副主编，《西北农学院学报》编委，国家自然科学基金兽医学科组评审专家。2006年12月2日逝世，享年95岁。

段得贤教授是中国兽医内科学的开拓者之一，先后担任中国畜牧兽医学会兽医内科研究会常务理事、副理事长，西北地区兽医内科学分会理事长。

段得贤教授是中国兽医毒物学学科发展的开拓者。1978年，他率先招收研究生，开创家畜中毒性疾病研究方向，成为中国最早从事兽医毒物学研究的学科带头人。他先后指导培养了家畜中毒性疾病研究方向的研究生15名，开设兽医毒物学、兽医毒物检验和家畜中毒学研究生课程，为中国兽医毒物学的发展培养了人才。1982年担任中国兽医毒物检验协作组组长。1986年创刊《动物毒物学》杂志并担任主编。1991年任中国畜牧兽医学会动物毒物学分会名誉理事长。

段得贤教授主持完成了国家自然科学基金课题"家畜有毒植物中毒的研究"，指

导研究生完成的"牛栎树叶中毒机理的研究",获得1983年农牧渔业部科技进步奖二等奖;"黄花棘豆化学防除、毒理与开发利用的研究",获得1990年宁夏回族自治区科技进步奖二等奖。他发表论文30余篇,专著6部,其中主编全国统编教材《家畜内科学》,与北京农业大学王洪章教授共同编著《家畜中毒学》。

段得贤教授十分关注动物毒物学的研究方向,指导毒理学的学术交流,先后主审

了《中国草地重要有毒植物》、《植物毒素学》、《英汉毒物学词汇》、《动物中毒病及毒理学》、《实用家畜中毒手册》等专著。1984年,对翻译出版的英国克拉克著《兽医毒物学》一书进行了审阅。

1990年,他被国际传记中心选入《国际人物传记集》(第10版),1991年选入《中国当代自然科学人物总传》(第二卷),1991年12月被评为国家有突出贡献的专家。

12.7　重大发现与发明家

12.7.1　盖伦

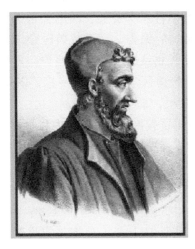

图12-7-1　盖伦(自美国国家医学图书馆)

盖伦(Galen,129~200年)(图12-7-1)是一位古罗马时期著名的医学家,是发现和描述解毒剂与万灵解毒剂的科学家。

盖伦129年9月1日出生于古希腊城市培格曼(现在的别迦摩)的一个建筑师家庭,他对农业、建筑业、天文学、占星术和哲学感兴趣,但后来他将自己的精力集中在医学上。20岁时他成为当地阿斯克勒庇俄斯神庙

的一个助手祭司。148年(或149年)他父亲去世后他外出求学。他在今天的伊兹密尔、科林斯和亚历山大共就学12年。157年返回别迦摩并在当地的一个角斗士学校当了3年多医生。在这段时间里他获得治疗创伤和外伤的经验。200年,他逝世于罗马[1]。

盖伦将希波克拉底的医学理论一直传递到文艺复兴。他的《希波克拉底的元素》描写了基于四元素说的"四气说"哲学体系,并在此基础上发展了自己的理论。盖伦最主要的著作是《人体各部位的作用》,共17卷。此外他还写了关于哲学和语言学的著作。盖伦的许多知识来自于他对活体动物的解剖。他切断猪的神经来显示它们的作用,最后他切断喉神经猪就不叫了。他系住活动物的输尿管来显示尿来自于肾,他破坏脊椎来显示瘫痪的原因。他证明动脉是送血的,而不是送空气的。他认为思考是脑的作用,而不是像亚里士多德所说的是心的作用。但他认为静脉系统与动脉系统是无关的观点是错的。这个观点一直到17世纪才被威廉·哈维发现血

1　他的逝世年不很清楚,按照10世纪流传下来的一部著作应该是200年,但也有人认为他216年才逝世。

液循环而纠正。

盖伦在毒理学方面的贡献是他著的《解毒剂I》、《解毒剂Ⅱ》和《中毒的治疗》3本书。盖伦在书中具体描述了当时黑海南岸的本都王国(Pontus)的国王米特拉达蒂斯六世（Mithridates Ⅵ，公元前132~公元前63年)的"万灵解毒剂"研发情况。这种解毒药至少含有36种成分，需每日服用，具有广谱的解毒作用，可保护人体免受多种毒物损害。对蟒蛇、蜘蛛、蝎子等叮咬引起的中毒均有疗效。

12.7.2 雷迪

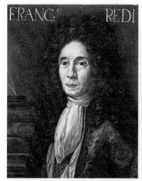
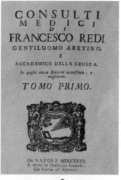

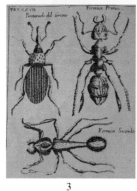
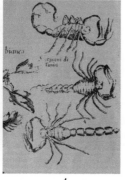

图12-7-2 弗朗切斯科·雷迪及其著作

1.弗朗切斯科·雷迪；2.《雷迪医学文集》；3和4.《雷迪医学文集》中蚂蚁、蝎子等插图

弗朗切斯科·雷迪（Francesco Redi，1626~1696年）（图12-7-2）是意大利著名的内科医师，闻名于毒素学领域，也是一位著名的诗人。他发现了毒蛇和非毒蛇之

间的不同之处。

雷迪于1626年2月18日出生在阿雷佐（Arezzo）市的一个贵族家庭，在充满学者和杰出人士的氛围中成长起来。他在大学学习医学和自然科学，获得哲学和医学博士学位。然后到佛罗伦萨成为一个家喻户晓的医师。被任命为德梅迪奇大公爵的第一医师。他与许多诗人、哲人及早期的科学家常有来往。他热爱哲学、医学和诗歌，先后获得哲学、医学和诗歌三个学系的学位。因此，他是一位对科学许多领域感兴趣博学的生物科学家。由于疾病的困扰他于1696年在比萨去世。在他逝世288周年那一年，国际毒素学会在他的出生地阿雷佐召开了第11届动物、植物及微生物毒素专题研讨会。

雷迪发现了毒蛇和非毒蛇之间的不同之处。他的研究认为：所有的动物都会受到毒液侵袭，但体格较小的动物比大型动物更容易死亡，死亡发生提前或者延迟与被咬的部位有关，如咬到组织、静脉或动脉；有的动物被毒蛇咬后没有死，虽然毒液带来痛苦，但可以无需治疗而恢复；蛇毒如果口服是没有毒的，如果蛇毒混合在一杯葡萄酒里它就是没有毒的；蛇毒是从毒蛇的毒牙中流出的黄色液体。他还第一次对蛇毒进行了化学试验，得出结论认为，蛇毒不是酸性，不是碱性，也不是盐；它在热水中不凝固，在乙醇中可以沉淀。

毒蛇与蛇毒的研究只是雷迪人生中的一部分，他还对蝎子、蚂蚁、跳蚤和蜱等有毒动物进行过详细的调查研究，描述了它们的行为特征及数量分布。人们在《雷迪医学文集》中看到他在显微镜下观察所制作的完美的有毒动物的图画。

他逝世后，以他的名字命名"雷迪奖"，作为社会最高的荣耀、国际毒素学领域公认的最杰出的奖项。

12.7.3 波特

珀西瓦尔·波特（Percival Pott，1714～1788年）（图12-7-3）是英国矫形外科学的创始人之一，是第一位证明癌症发生的原因和发现环境职业致癌物质的科学家。

波特1714年1月6日生于英国伦敦。他的父亲是一个抄写员和作家。少年时在肯特郡私立学校学习，后来师从爱德华·诺斯[1]。1744～1787年，在圣巴塞洛缪医院开始他的职业生涯，最初被聘为助理医师，5年后晋升为全外科医生，后来作为资深外科医生。期间，波特通过大量的临床观察，著书立说。他出版的杰作有：《疝气》（1756年）、《头部受伤》（1760年）、《鞘膜积液》（1762年）、《瘘肛》（1765年）、《骨折脱位》（1768年）、《扫烟囱的癌症》（1775年）以及《脊柱畸形》（1779年）。1788年12月22日逝世。

从历史上看，职业性癌症的研究是由波特开始的。1775年，波特发现清扫烟囱的工人患阴囊癌（后来确定是鳞状细胞癌）的发病率很高，而且发病与接触职业致癌物质——煤烟有关。他发表了多篇科学论文，描述清扫烟囱工的情况。清扫烟囱工大多是小男孩、孤儿或极度贫困家庭的儿童，烟囱很狭窄，只有孩子身子小，清扫烟囱比较方便，有的小男孩甚至不穿衣服，清扫之后很少有人沐浴，烟尘逐渐根植于他们的皮肤，这些无声的杀手，在多年以后影响到身体健康。调查发现20多岁左右的扫烟工中大多数人患有阴囊癌。波特的发现为后来的流行病学调查和1788年英国政府颁布扫烟囱的法令提供了科学依据。

1975年，在波特1775年发表清扫烟囱工人阴囊癌论文的200周年之际，英国工业医学杂志发表了由约翰·布朗（John R.Brown）和约翰·桑顿（John L.Thonton）撰写的《波特与烟囱清扫工的阴囊癌》的纪念文章。

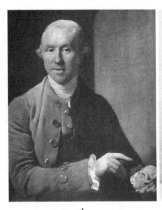 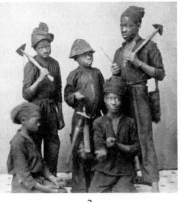 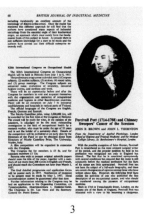

图12-7-3 珀西瓦尔·波特发现烟囱清扫工的阴囊癌

1.珀西瓦尔·波特；2.19世纪90年代英国清洗烟囱的男孩，许多人后来患上阴囊癌；3.波特发表清扫烟囱工人阴囊癌论文200周年的纪念文章

12.7.4 戴维

汉弗莱·戴维（Humphry Davy，1778～1829年）（图12-7-4）是英国化学家和发明家。他发现碱金属和碱土金属，发现氯和碘元素的性质，发明了防止瓦斯爆炸的安全矿灯——戴维安全灯。

戴维1778年12月17日生于在英格兰康沃

---

1 爱德华·诺斯（1701～1761年）是牛津大学的外科医生。

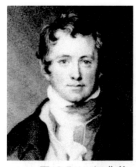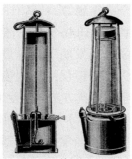

图12-7-4 汉弗莱·戴维与戴维安全灯

尔的彭赞斯。1793年从彭赞斯到特鲁罗，师从卡迪尤博士牧师完成了学业。1794年父亲去世，回到彭赞斯从事医学工作。1795年在药房接触大量的化学品并开展一系列实验，使他后来成为一名化学家。戴维1829年逝世，安葬在日内瓦，终年仅51岁。

19世纪初，英国产业革命时主要能源是煤，当时煤矿设备简陋，常发生瓦斯爆炸。1812年英国纽卡斯尔（Newcastle）煤矿发生了瓦斯大爆炸，矿难夺去数以千计矿工的生命。引起瓦斯爆炸的原因之一，是矿井内照明用的矿灯引燃了可燃性气体甲烷。为此，英国成立了"预防煤矿灾祸协会"，研究这一重大问题，并号召科学家参加这方面的工作。1815年戴维回到英国，同他的助手法拉第研究了一年，发明的煤矿安全灯，人们称"戴维安全灯"。这种灯的火焰与内部丝网是隔离的，可以将火焰的热传导出去。因此，用金属丝罩罩在矿灯外，金属丝导走热能，矿井中可燃性气体达不到燃点，就不会爆炸。这种安全灯另一个特点是火焰会根据甲烷气体的含量而改变形状，使矿工们能够探测到这种气体的存在。

戴维安全灯的推广使用，有效地避免了煤矿瓦斯的爆炸，挽救了千万矿工的生命。煤矿安全灯沿用到20世纪30年代（此后，被电池灯逐渐取代）。

戴维一生科学贡献甚丰，他开创了农业化学，出版了《化学哲学原理》（1800年）、《农业化学元素》（1813年）和《戴维文集》（1816年）。1812年戴维被封为爵士，1820年担任皇家学会主席。此外，在气疗研究所工作时，他基本上是在自己身上做实验。他发现氧化亚氮有刺激作用，以后又发现有麻醉作用。戴维不愿保留煤矿安全灯的发明专利以实现他科学为人类服务的愿望。戴维这种勇于探索、敢于牺牲和无私奉献的精神，无疑是令人敬仰的。

12.7.5 塞特讷

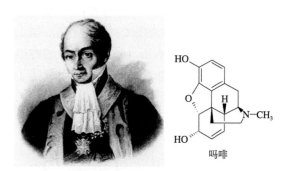

图12-7-5 弗里德里希·塞特讷和吗啡的结构式

弗里德里希·塞特讷（Serturner，1783～1841年）（图12-7-5）是从罂粟植物中提取吗啡晶体的第一人。

塞特讷1783年6月19日生于德国纽豪斯，父母是奥地利人。1806年，他来到了艾贝克担任助理药剂师。受教育有限的塞特讷，经过认真的研究，首次成功地从鸦片[1]中分离提取出白色结晶，称之为吗啡（morphene，意为梦想的希腊神），成为有史以来第一个用化学的方法分离和鉴定药材或植物中有效成分的科学家。1809年，在艾贝克开设了第一个属于他自己的药房。1822年，他在哈梅林购买了药店并

---

1 鸦片是切裂罂粟未成熟花果所得的晾干乳状渗出物，无水吗啡含量9.5%以上。

在那里工作直到1841年2月20日去世。

当时，吗啡作为特效的止痛药，成为"睡眠疗院"[1]的主药。塞特讷用老鼠和流浪狗做实验，观察吗啡对活体动物的影响，并确定一个对人使用的适当剂量。塞特讷调查了吗啡的效果，发现自1815年后已经广泛使用。后来，人们发现了吗啡的上瘾属性。但这是塞特讷当初没有想到的。

塞特讷一生从事药房的职业生涯，获得多所大学的荣誉博士学位，1831年获得蒙阳奖[2]。他分离吗啡晶体的成功产生了深远的影响：一是他证明了药用植物含有的特定物质，可以有效地提取出来；二是他精确的控制药物规定的剂量，防止医生在开原料罂粟汁出现的不可预测的过量危险；三是促进了生物碱的化学研究，如士的宁(1817年)、尼古丁（1820年）、咖啡因（1828年）等生物碱的分离，从而加速了现代制药工业的兴起。

12.7.6　马什

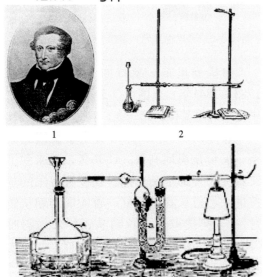

图12-7-6　詹姆斯·马什及其改进的测砷装置

詹姆斯·马什（James Marsh，1794~1846年）（图12-7-6）是英国化学家，他发明了检验最小剂量砷的方法并改进了砷镜反应。砷镜反应，作为法庭毒理学的经典方法一直使用至今。

马什于1794年9月2日生于英国伦敦。他毕业于医学院，在都柏林从事医学实践。1829~1846年，在皇家军事学院当助教，从事分析化学工作。他开发了迫击炮弹引信，在皇家兵工厂驻地举行的一次军械师会议上命名为优秀的发明科学家。1846年6月21日逝世，年仅52岁。

1832年的一天，詹姆斯·马什所在的兵工厂附近发生了一桩命案。80岁的有名的农庄主乔治·博德尔在早饭后喝了一杯咖啡，很快就出现呕吐、腹痛、腹泻及四肢无力的急性中毒症状，最后死在自己家里。侦探们封存了死者死前所用的咖啡壶，并迅速展开调查。与此同时，委托当地的医生巴特勒对乔治·博德尔的尸体进行解剖检验。委托詹姆斯·马什对咖啡壶和尸体的有关组织检材进行化学检验。侦探们发现死者的孙子约翰在此之前，在药商埃文斯先生那里曾买过两次砒霜，每次都说用来杀灭家里的老鼠，死者发病的那天早晨，约翰去过老人的家，还反常地到井边亲自打水给爷爷煮咖啡。

经过一系列的实验，马什发现，送检的每一种检材提取物中都有可溶于氨水的黄色沉淀产生，他认为这是一种能够证实砒霜存在的阳性反应。马什向警方提供了自己所做的实验结果，警方结合其他调查证据，指控约翰犯有谋杀罪。同年的12月，法庭对约翰进行审判。由于当时的英国公众对警方和"科学"深感疑虑，陪审团成

1　"睡眠疗院"（somniferum）即用睡眠疗法治疗各种官能症的医院。
2　蒙阳（Montyon）奖是法国慈善家巴伦·迪·蒙阳（Baron de Montyon，1733~1820年)于1780~1787年创立的奖项，奖给法国科学院和科学与医学院校的突出贡献者。

员对詹姆斯·马什的黄色沉淀、砷化氢和氨水等科学词汇一窍不通，他们甚至把这些词汇比作巫术中的"咒符"。结果马什的实验结果不但没有被当作证据而采纳，反而在法庭上受到众人的讥笑和嘲弄，法官当庭宣布约翰无罪的判决。

为了证明自己的实验结果的准确性，向陪审法官提交可靠的证明，马什查阅了有关资料，终于发现了据当时100多年前的一位瑞典化学家有关制造砷化氢方法的著作。经过反复研究，他证明含有砷的有毒化合物一旦变成砷化氢，在空气中经过一定的处理，其中的砷就能够将原形显现出来，变成单质的砷和水。他最终找到了这样一种途径：用锌和硫酸把氧化砷还原成气态的砷化氢。他让这种气体通过一个加热的管子，这时，生成的砷凝聚在一只冷瓷盘上，成为略带黑色的发亮的镜子。

马什所采用的方法是整个检验过程在一个U形管中进行。管的开头是个开口，另一头是个尖尖的喷嘴，在有喷嘴的这头放有一个锌盘。可疑物质被滴在一个锌盘上，然后在锌盘上覆盖一层薄的硫酸，目的是为了能够产生氢气。如果可疑物质中含有砷化物，那么，当砷化物遇到被硫酸覆盖的锌盘时，在锌盘上不但生成了硫酸锌，同时也生成了砷化氢气体。这样一来，任何含砷气体通过试管加热，到达试管冷却部分时，就会凝结形成砷镜。通过喷嘴喷出的砷化氢气体在遇到一个凉的瓷片时，也会立即凝结而形成砷镜。用这个简单的方法，就是0.0001毫克的砷也能被证明。

反应方程式为$As_2O_3+6Zn+12HCl\!\!=\!\!\!=2AsH_3+6ZnCl_2+3H_2O$

1836年，马什经过4年之久的潜心研究后，公开了他发明的检验最小剂量砷的方法。马什发现和改进的砷镜反应灵敏度很高，只要检材物质里有一点点砷，无论是无机砷化物还是有机砷化物，都难以逃脱出现砷镜反应的命运，成为被检材内含有任何一种砷化物的科学证据。砷镜反应作为法庭毒理学的经典方法一直使用至今，这种方法由于简单可靠，博得好评。随着马什检验方法的采用，使用砷作为谋杀毒的情况也就大大减少。

12.7.7 斯塔斯

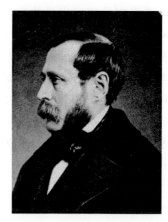

图12-7-7 让·塞尔瓦伊斯·斯塔斯

让·塞尔瓦伊斯·斯塔斯（Jean Servais Stas，1813～1891年）（图12-7-7）是比利时分析化学家，是第一位从人体组织分离鉴定植物毒的科学家。

斯塔斯是现代毒物的奠基者奥尔菲拉的学生。他出生在比利时鲁汶并在那里学习医学和物理学。1837年他去巴黎，在高等理工学院做法国化学家让·巴蒂斯特·杜马（Jean Beptiste Dums）的助手。1840～1869年，任英国皇家军事学校布鲁塞尔教授。1869年，他由于疾病引起的喉咙发音困难而退役，1872年退休。1891年在布鲁塞尔去世，埋葬在他的出生地鲁汶。

他对相对原子质量的准确测量奠定了门捷列夫和其他元素周期系统的基础。1879年他为英国皇家学会的外籍院士。他对化学元素的相对原子质量的工作赢得了1885

年的戴维奖章。他在著名的"尼古丁谋杀案"[1]的化学分析中，从尸体组织中分离出了植物毒——生物碱尼古丁，从而第一次在人体内对尼古丁这种生物碱进行了证明，使发现人体内的植物毒不再困难，实现了他的老师奥尔菲拉的名言："进入人体的毒物蓄积在一定的组织中。"成为第一位从人体的脂肪、蛋白质和碳水化合物中分离出了植物毒——生物碱的科学家。他从尸体组织中分离鉴定植物生物碱的方法，后来由奥托（Friedlich Julius Otto）进行了扩展并称之为斯-奥氏法。科学家应用斯-奥氏法陆续从尸体中提取出来咖啡因、奎宁、吗啡、士的宁和阿托品等生物碱。因此，成为非挥发性有机毒物的经典提取法，普遍应用在法庭化学、毒物分析和研究工作中直至今天。

12.7.8　埃利赫

保罗·埃利赫（Paul Ehrlich，1854~1915年）（图12-7-8）是德国免疫学家，是用砷治疗梅毒和发现蓖麻毒蛋白抗原性的科学家。

埃利赫于1854年3月14日生于德国的犹太人家庭。青年时代作为一个医学院的学生，他对染色物质的微观组织很感兴趣。1915年8月20日病逝，享年61岁。

埃利赫的研究包括血液学、免疫学与化学治疗，1908年获得诺贝尔生理学

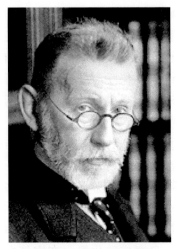

图12-7-8　保罗·埃利赫

或医学奖。他预测了自体免疫的存在，并称之为"恐怖的自体毒性"（horror autotoxicus）。他与他的日本助手秦佐八郎在上万只兔子上实验，一共做了606次实验，发明砷凡纳明（第六〇六号化合物，即二氨基二氧偶砷苯）治疗梅毒[2]，成为治疗梅毒特效药，被称为"神弹"。1891年，埃利赫发现，给老鼠反复注射非致死量的蓖麻毒蛋白，老鼠会变得对这种剂量具有免疫力。用使用过蓖麻毒蛋白的其他老鼠的血清，使老鼠得到免疫。他以此假定，在机体内，通过抗体可以解毒。首次发现蓖麻毒蛋白的抗原性，从而创立了"抗原"这个概念。1908年获诺贝尔生理学或医药学奖。

此外，埃利赫指出，每个分子的毒素会与特定数量的抗毒素相结合，据此提供了

1　1851年，尼古丁杀人犯格拉夫·波卡麦（Graf Bocarmé）出庭答辩。由于多年在美国居住，波卡麦知道尼古丁涂在箭头上用作箭毒。于是，波卡麦在他的住所的一个洗衣间里进行实验，制造出了一种烟草液（Tabaklauge）。他用这种烟草液毒杀了他的妹夫福格尼斯（Fougnies），以阻止他们的婚姻，因为这桩婚姻危及一笔许诺给他自己的遗产。为了掩盖妹夫的死，他给中毒死者的口中灌下大量的酒和醋。预审法官和医生在现场发现，死者面部、嘴、黏膜和胃都被蚀伤。一般来说，尼古丁很少用作谋杀毒，由于它的气味和味道，要使用就得强行给受害者灌进去。为了证实犯罪嫌疑人的辩词和尼古丁的存在，他们决定把内脏送到布鲁塞尔进行毒理学检查。当时在军事学院工作的分析化学家斯塔斯接受了这一任务。首先，他确定组织破坏不单因乙酸产生，所以猜测，这可能掩盖着另一种毒。斯塔斯凭着坚韧和知识，将酸性醇-水提取物掺入苛性钾溶液，再用醚提取，挥发掉醚之后，剩下一种液体。这种液体气味独特，味道辛辣，表现出典型的生物碱反应。斯塔斯用这种多级处理法，最终从死者体内的脂肪、蛋白质和碳水化合物中分离出了植物毒——生物碱尼古丁。因这一发现，波卡麦被处极刑，死在断头台上。

2　另一种说法是："606"是一种新药的代号，即"洒尔佛散"（砷凡纳明），据说是因为试制它到第606号染料时才获得成功，由此得名。

一个测定毒素的标准。他注意到当破伤风毒素经过加热灭活后，人体仍然能够产生抗毒素。他还发明了一种安全生产抗破伤风疫苗的方法。

12.7.9 马丁

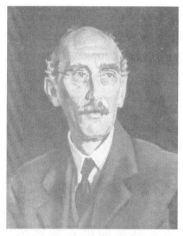

图12-7-9 查尔斯·詹姆斯·马丁

查尔斯·詹姆斯·马丁(Charles james Martin，1866~1955年)（图12-7-9）是英国生理学家与病理学家，在蛇毒研究与免疫学方面作出突出贡献。

马丁1866年1月9日出生于英国伦敦。1881年在人寿保险公司开始了初级销售员的工作。他对预防和治疗疾病产生巨大的兴趣，于是利用业余时间在伦敦大学的夜班听课。17岁那年，他进入托马斯医院学习生理学。1886年获得了伦敦大学的理学士学位，还获得了奖学金。用这些钱，他去了莱比锡在卡尔教授领导下工作。在业余时间里继续研究医学。1890年，他获得了伦敦大学的医学士学位。1891年，他接受澳大利亚的邀请在悉尼大学医学院工作。1901年，马丁被任命为墨尔本大学的生理学教授并当选伦敦英国皇家学会的研究员。1903年，马丁回到伦敦，作为英国预防医学研究所（后来更名为李斯特预防医学研究所）的所长助理。1904年秋天，

受印度驻伦敦办事处的邀请，参与了印度的鼠疫调查。在1904年牛津英国医药协会的会议上，马丁总结了许多科学家的工作，讨论了有争论的观点，他的关于蛇毒研究的论文为理解免疫学作出了一定贡献。他在李斯特预防医学研究所工作并作为主持人共27年，直到他1930年退休。退休后，接受了澳大利亚科学与工业研究委员会的邀请，在阿德莱德大学动物营养部任3年主管。1933年返回英国剑桥大学，进行兔黏液瘤病病毒的实验研究。1955年2月15日在剑桥逝世，享年90岁。他在生理学或医学方面开创性的研究成为获得1901第一个获得诺贝尔奖的人。

马丁在毒理学方面的主要贡献有以下几点。

（1）1891年，首次在悉尼大学对澳大利亚黑蛇（*Pseudechis porphyriacus*）和澳大利亚虎蛇（*Notechis scutatus*）的毒液进行了生理特性与化学的系统研究。研究表明毒液至少包含两种毒性蛋白，即一种容易凝结，另一种不凝结。那种在血管内凝结成块的微小的蛋白质分子，正是与毒害神经有关的凝结蛋白。

（2）1896年，为了对蛇毒组分进行更好的分离，设计和建造了一个高压明胶膜超滤器。实验证明白蛋白、球蛋白及大分子的蛋白质由明胶保留，不能通过明胶膜超滤器，而能够通过滤器的小分子的蛇毒组分恰恰与神经毒性有关。1898年马丁和彻里（Chery)用超滤方法检测证明，毒素-抗毒素的关系预示着化学反应受到接触时间和毒素、抗毒素相对浓度的影响，进一步丰富了关于毒素-抗毒素关系的理论。后来，其他科学家于1906年利用这个装置成功地从蛇毒中分离到了辅酶。

（3）他应用实验证明抗毒素是一个大

的蛋白质分子，并且在组织中的扩散速度很慢，皮下注射抗蛇毒血清后，就像其他蛋白质一样需要超过3个小时的时间才能在血液中达到一定的浓度去中和蛇毒，而立即静脉注射同样量的血清就会起到保护作用。因此，他建议在紧急情况下通过静脉注射抗蛇毒血清进行治疗。这个方法不仅用于治疗毒蛇咬伤，还用于治疗白喉，因为抗白喉毒素曾经也被证明不能通过明胶超滤，在墨尔本医院和儿童医院，静脉注射抗毒素成为常规的治疗重症白喉患者，收到良好的效果。

12.7.10 陈克恢

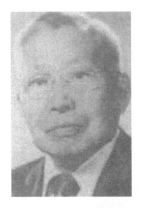

图12-7-10 陈克恢

陈克恢（1898～1988年）（图12-7-10）是美籍华人药理学家，他发现麻黄素、蟾蜍毒素的药理作用和解救急性氰化合物中毒的方法，成为现代中药药理毒理学研究的创始人。

陈克恢1898年2月26日生于上海郊区农村。1916年中学毕业后，考入当时美国用庚子赔款成立的留美预备学校清华学堂（清华大学前身）。1918年毕业后，赴美国威斯康星大学插班于药学系三年级。1920年毕业获理学学士学位。随后在医学院就读，1923年获威斯康星大学生理学博士学位。1923～1925年，回国任北京协和医学院药理系助教。1925年在美国威斯康星大学完成第三年医学课程，转入约翰霍普金斯大学医学院临床室实习，并兼任药理系助教。1927年获医学博士学位，并晋升为药理学副教授。1929～1963年就职于美国礼来药厂（Eli Lilly Co.），任药理研究部主任。1937～1968年兼任美国印第安纳大学医学院药理学教授和印第安那波里期医院医事顾问。1988年12月12日，逝世于美国旧金山，享年90岁。

在药理毒理学方面的突出贡献有以下几点。

（1）他一生的大部分时间用于研究中药蟾酥和蟾蜍毒素。1927年他在约翰霍普金斯大学医学院阿贝尔实验室时，对蟾蜍毒素的研究很感兴趣。他从北京的药店买了大量蟾酥，很快从中分离华蟾蜍精（cinobufagin）和华蟾蜍毒素（cinobufatoxin），并发现这两种成分都有洋地黄样的强心作用，临床试用证明静脉注射1毫克能使室速减慢5小时，与洋地黄毒苷比较，华蟾蜍精的作用时间持续较短，而且口服无效。

（2）首先发现麻黄素的药理作用。他在礼来药厂任药理研究部主任期间，经他分析发现，只有中国和东南亚地区生产的麻黄含左旋麻黄碱。从此，礼来药厂每年从中国进口大量麻黄用于麻黄碱的生产，以适应临床需要。他不仅促成了中药的进出口，而且为推动交感胺类化合物的化学合成奠定了基础，并为从天然产物中寻找开发新药起了典范作用。这种状况持续了19年，直到第二次世界大战时，两位德国化学家用发酵法将苯甲醛与甲基胺缩合，成功地合成了左旋麻黄碱为止。由于这样合成的产品和天然产品完全相同，且价格不高，从而停止麻黄草的进口。

（3）发现解救急性氰化合物中毒的方

法，并被沿用至今。30年代早期，陈克恢和同事们发现两个无机盐（亚硝酸钠和硫代硫酸钠）静脉注射可有效地解除急性氰化物中毒。同时，他们还试用亚甲蓝（美蓝）、亚硝酸异戊酯及羟钴胺解毒，但亚甲蓝效果较差，亚硝酸异戊酯可以吸入，作用快，但作用不持久，必须重复给药，或先给此药，随后静脉注射亚硝酸钠，而且价格较贵。羟钴胺作用也较快，但由于价格贵和对心脏有毒性而限制了其应用。所以在抢救急性氰化物中毒时，现在仍用陈克恢等50年前研究的方法，即先静脉注射亚硝酸钠溶液，随后注射硫代硫酸钠溶液。

陈克恢从事药理学事业50余年，发表论文和综述共约350多篇。曾任美国药理与实验治疗学会主席（1951~1952年）和美国实验生物学联合会主席（1952~1953年），1972年，又被选为国际药理联合会（IUPHAR）名誉主席。

12.7.11　波维特

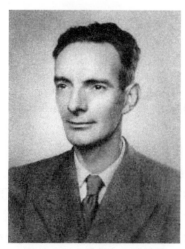

图12-7-11　丹尼尔·波维特

丹尼尔·博维特（Daniel Bovet，1907~1992年）（图12-7-11）是意籍瑞士人，首位利用箭毒的药理学家。

波维特1907年3月23日生于瑞士纽查特（Neuchatel），在家乡小学和中学接受教育，然后学习生物学。1927年在日内瓦大学毕业，获得行医执照。1929年成为巴黎治疗化学实验室巴斯德研究所助理，30年代研究磺胺类药物，1938年成为罗马大学信息科学教授。1937年他把注意力转向了组胺。1939年任治疗化学实验室主任，开始研究箭毒的肌肉松弛性能。1964年离开了罗马，在意大利的撒丁岛萨萨里大学任药理学教授。1969年他回到罗马，在意大利国家研究院任神经生物学和精神药理学实验室主任。1982年后退休。1992年4月8日因癌症在罗马去世。

波维特在磺胺类药物、抗组胺药和肌肉松弛剂3个方面为药理学作出贡献。在他研究箭毒期间，他到南美洲通过印度人了解箭毒的生产与使用。由于箭毒采集难、成本高，他经过8年的工作，终于人工合成类箭毒化合物，包括骨骼肌弛缓剂（gallamine）和琥珀胆碱（succinylcholine）产品，后者已广泛使用。1959年他著有《箭毒和类箭毒剂》一书。他因发明了抗过敏反应的特效药，把合成类箭毒化合物制成供外科手术患者使用的肌肉松弛剂，辅助外科手术浅麻醉，获得1957年诺贝尔生理学或医学奖。

12.7.12　克里斯坦森

波尔·阿格霍尔姆·克里斯坦森（Poul Agerholm Christensen，1912~1991年）是第一位抗蛇毒血清的见证人和测试者。

克里斯坦森博士1940年以外科医生身份随丹麦的一艘货轮到达开普敦。当时，丹麦处于德国的统治之下，而这艘货轮被南部政府用作军事用途。1941年10月，克里斯坦森离开了货轮，前往南非约翰内斯堡的南非医学研究所给埃德蒙·格里斯特（Edmond

Grasset）博士做助手。1946年格里斯特博士退休后，克里斯坦森接替了他研究蛇毒的工作，成为南非医学研究所的学科领头人和副所长。期间，他在伦敦大学学习细胞学、热带卫生药理学。克里斯坦森改进并制造出了高纯度的抗毒素和免疫血清，其质量得到了国际认可。由于抗蛇毒血清昂贵并有限，克里斯坦森在治疗中，采用增加免疫抗体数量方法，来对抗非洲南部和赤道附近地区多种剧毒蛇伤。通过使用高纯度的胃液素抗血清，克里斯坦森从黄眼镜蛇（*N. nivea*）毒液中分离出三个不同组分，并绘制出各类毒素与抗毒血清发生中和反应的曲线和效果评价图。通过这三种有毒部分的曲线图说明在较低血清浓度时毒素 α 的中和是一个限制因素，然而在高血清浓度，毒素 γ 的中和成为决定性的因素，这种抗毒素抑制了这种特殊抗体的较低浓度。克里斯坦森推断中和曲线图的曲线和缺陷是许多特有的抗原-抗体模式的同时中和的自然结果，不同程度的中和的终点是因为毒素不同，从而找到了对抗毒素产品的药效判定方法。1949年，南非医学研究所从开普敦的联合健康实验室接管了用于治疗小蜘蛛咬伤的抗毒素生产，通过给马注射毒蛛提取物，得到了具有多重免疫的令人满意的抗毒素。1955年，克里斯坦森在《南非蛇毒和抗毒素》的专著中描述了他的研究成果，并由南非医学研究所出版。克里斯坦森是国际毒素学会的创建者之一，也是国际毒素学会与世界卫生组织的主要联系人。1979年退休后，被邀请作为顾问直到1987年。1991年1月30日逝世。

克里斯坦森博士长期在南非医学研究所的杰出贡献，特别是他为治疗毒蛇咬伤方面的贡献，得到了国际赞誉。1960年他成为哥本哈根大学的医学博士。1988年第9届世界动物、植物和微生物毒素会议上授予他雷迪奖[1]。2001年他被授予爱思唯尔科学奖[2]，并享有终身荣誉。世界卫生组织专家委员会的一名专家称赞他是抗蛇毒血清的第一位见证人和测试者。

当成百上千的非洲南部的人们和他们的孩子将来某一时段使用他研制的疫苗对抗白喉、破伤风、百日咳、霍乱，或者使用他研制的抗毒素解救被蛇、蝎、蜘蛛咬伤的时候，一定会很感激他的贡献。

12.7.13　伦兹

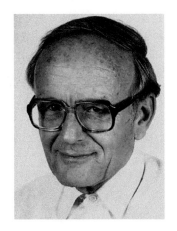

图12-7-12　维杜金德·伦兹

维杜金德·伦兹（Widukind Lenz，1919～1995年）（图12-7-12）是首位发出"反应停"[3]警告的遗传学家。

伦兹是一位杰出的德国儿科医生、医学遗传学家和畸形学家。他的父亲弗里茨楞（Fritz Lenz）也是一位遗传学家，但父子两人的政治观点完全不同。弗里茨楞信奉优生学，并影响了第三帝国[4]的种族政策。

---

1 雷迪奖（Redi Award）是国际毒素学会的最高荣誉奖，每三年颁奖一次。

2 爱思唯尔（Elsevier）科学奖，是荷兰爱思唯尔科学出版集团设立的奖项目。

3 "反应停"即沙利度胺，又称酞咪哌啶酮（thalidomide）。

4 第三帝国指1933~1945年的德国，当时它处于阿道夫·希特勒的独裁和国家社会主义（法西斯主义和社会主义的变体）的意识形态的坚固统治之下。希特勒认为，他的第三帝国是继"神圣罗马帝国"的"第一帝国"与威廉一世与脾斯麦创立的"第二帝国"之后的第三帝国。1945年5月2日苏德战争最后一次大决战——柏林战役结束。第三帝国也就退出了历史舞台。

而维杜金德·伦兹则奉行人道主义。

伦兹于1937~1943年从事医药研究工作，第二次世界大战时成为空军医院的医生。1952年从事过生物化学和医药工作。1959~1960年，人们发现"反应停"可能具有致畸胎性时，是联邦德国汉堡大学的遗传学家伦兹博士根据自己的临床观察，于1961年11月16日通过电话向最早生产"反应停"的联邦德国药厂格仑南苏化学公司（Chemie Gruenenthal）提出警告！1961年底，他在联邦德国亚琛市地方法院上作为控方证人提供证言。伦兹博士用彩色幻灯投出"海豹胎"骇人的照片：残缺的四肢，变形的肉体，包括一些死后解剖的内脏器官，他指着图表上畸形儿数目变化与"反应停"销售量的相关曲线（这两条曲线极其吻合。统计发现，"反应停"婴儿

的母亲大多在怀孕之初1~9周开始服用"反应停"，畸形儿曲线在第8个月左右开始上升）指出："毫无疑问，是'反应停'直接导致海豹胎的发生。"在随后的几年，伦兹做了大量关于沙利度胺综合征的研究工作。1965年任明斯特人类遗传学研究所主任。1971年12月17日，联邦德国卫生部利用格仑南苏化学公司赔偿的1.1亿德国马克专门为"反应停"受害者设立基金时，伦兹博士作为基金的监管人之一。此后，他还接受日本同行的邀请，为帮助日本的"反应停"受害者进行了大量的工作。在法庭调查过程中，同为日本人的控辩双方所展示出的积极客观的态度给伦兹博士留下了极为深刻的印象。而伦兹博士也因其为"反应停"受害者作出的巨大贡献而受到全球"反应停"受害者的深深敬仰。

12.8 从事相关职业的杰出人物

在我们肯定毒理学家工作成就的同时，我们一定不要忘记那些做出特殊贡献的科学家和从事与毒理学相关职业的人们。

12.8.1 研究毒物付出生命的科学家

1.无畏的科学勇士：为研究氟元素而付出生命的科学家

在化学发展史上，元素周期表中的第9号元素——氟，曾经夺去了好几位试图接近它的化学家的生命。因此，人们把氟称之为"死亡元素"。氟是一种气体元素，呈淡黄绿色，有臭味。它的化学性质很活泼，能与氢直接化合发生爆炸，许多金属都能在氟气里燃烧。在工业生产中，含氟

的塑料和橡胶性能特别好。1529年，德国矿物学家阿格里拉发现了氟化钙，并且把它用作冶金助熔剂。随着氟化物的不断发现，科学家们开始设法提取单质的氟。最早给它命名的，是英国化学家戴维。1813年，他试图从实验中提取氟元素，没料到立刻严重中毒，险些丧生，不得不放弃了实验。随后，爱尔兰和比利时的三位科学家在提取氟的实验中，两位科学家中毒死去，一位丧失了工作能力。这些不幸的消息，迅速传遍了国际化学界，人们感叹道："人类与氟无缘了！""谁也征服不了氟"。从此，氟的提取成为化学领域中的一个禁区，大有"谈氟色变"之势。没想到，偏偏有人勇敢地闯进了这块禁区，成功地离析出氟，并因此荣获诺贝尔化学

奖。这位无畏的科学勇士，就是法国著名的化学家莫瓦桑。莫瓦桑汲取了前人的经验教训，在白金电解器中，装上了铂铱合金电极，再用氯仿作冷却剂，配上荧石塞子。在电解实验中莫瓦桑发现，当温度降至零下23℃时，他看到一种淡黄绿色的气体渐渐出现，伴随着一股臭味。这曾经让多少化学家望而却步的"死亡元素"——氟，终于被莫瓦桑制服了。从此，氟就像一匹被套上缰绳的野马，服服帖帖地为人类服务了。

2.舍勒和维特哈恩：为研究毒物而英年早逝的两位科学家

18世纪中后期，瑞典科学院院士、化学家舍勒（Carl Wilhelm Scheele，1742～1786年)（图12-8-1）对化学著作里的重要实验进行重复实验，在他大量的实验研究中发现了许多新物质。仅1770～1775年的短短5年内舍勒发现了氧、氮、氯、锰等4种元素。同时，他制备了磷酸、钼酸、锡酸、氟化氢、磷化氢、亚砷酸铜、氰化氢等数10种无机化合物，发现和提纯了酒石酸、乙醛、乙醚、甘油、乳酸、苹果酸、没食子酸、焦性没食子酸等100多种有机化合物。特别是氧气的发现和对空气成分的测定，成为化学史上的一个重大发现。然而，限于当时的条件，大量的实验工作是用简陋的仪器在寒冷的实验室中进行的。舍勒无法知晓一些化合物的毒性，他制备和研究有毒的氯气、氟化氢、氰化氢，在多种有毒气体存在的化学实验中工作，加上经常熬夜，不仅哮喘病常常发作，而且心脏病、痛风病也一起来折磨他，使他过早地病故，年仅44岁。他在遗言中写到："追求尊贵的学问是我一生的最终目的。"

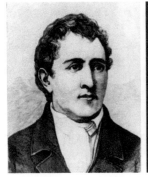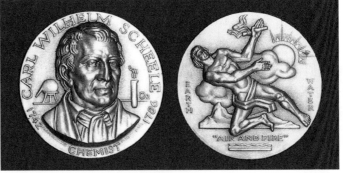

图12-8-1　舍勒和舍勒纪念章

卡伦·维特哈恩是美国达特茅斯学院专精于有毒金属渗入细胞膜如何导致癌症的毒理学家、化学系教授。1996年8月14日，她像往常一样做着例行的毒性实验，当她将二甲基汞倒入试管时，一小滴液体不慎溅到了左手上。尽管她当时戴着乳胶手套，但二甲基汞有着足够的挥发性，能够渗透乳胶手套。然而她不知道的是，这最后要了她的命。5个月后她开始步履跟跄，不时撞上门，说话也含混不清。入院3周后，她陷入昏迷。致命的汞像白蚁一样一点一点蛀蚀她的脑细胞，她逐渐失去了意识和痛感，直至病逝，年仅48岁。

12.8.2　从事特殊职业的专业人才

1.从事处理危险品的潜水员

潜水员在下水道里游泳，要在沿海地区和陆地的河道穿越有毒的物质；要游进一团团的秽物中；要进入核反应堆中。这是一项危险的工作，潜水服上哪怕只有一个小小的裂口，大量的细菌和有毒物质可能就会蜂拥而入。不仅如此，他们需要精通化学、医学、生物及懂得其他多个领域的科学知识，而没有多少人能够做到这一点。

2.课堂解剖动物尸体的准备者

解剖动物尸体的准备者是生物学、医学和毒理学的教学辅助人员。他们先要将虫子、青蛙、老鼠、猫、鸽子、鲨鱼甚至蟑螂毒死（通常放在二氧化碳室），然后将它们的尸体妥善保管起来，最终这些动物的尸体进入高中和大学生物课的课堂。这项工作完成后，他们还要将这些尸体做防腐处理，作为标本装在玻璃容器中长期保存。

3.海洋探险专家

海洋学专家在大海中探测海洋的奥秘的时候，需要穿上防毒服。一名澳大利亚的海洋学专家在研究海洋沉积物时遇险，引起他中毒的是藻青菌[1]，这种有毒的海藻因污染问题在全球海洋中疯狂生长。

4.利用嗅觉判断恶臭污染程度的嗅辨员

人的嗅觉阈值往往在ppb~ppt级，甚至更低，这是目前分析仪器很难达到的。嗅辨员这个职业是依靠人的嗅觉测定嗅气浓度。日本、澳大利亚等国的嗅辨员大多是测试公司聘用高校学生、家庭主妇来担当。通常6个嗅辨员为一组，分别对一个充满样品的气体袋和两个无臭空气的袋子就有无气味进行辨识，判断师根据嗅辨结果进行数据处理，最终得出嗅气浓度的可靠结果。

5.甲烷工厂工人

甲烷工厂是利用从垃圾填埋场分解垃圾时收集的甲烷气体制造能源。甲烷工厂工人的日常工作主要是协调各项保养任务，负责向技术人员汇报提取气体过程中发生的各种异常情况。这项工作虽然对知识水平和技能的要求不是很高，但对异味过敏的人是不能胜任这项工作。

12.8.3 作家·律师·记者·摄影师·导演

1.作家

盖乌斯·普林尼·塞孔都斯(Gaius Plinius Secundus)，又称老普林尼，古代罗马百科全书式的作家，以其所著《自然史》一书著称。公元79年8月24日，维苏威火山大爆发。普林尼为了了解火山爆发的情况，并且救援这一地区的灾民，乘船赶往火山活动地区，因火山喷出的含硫气体而中毒殉职。

科普作家彼得·麦西尼斯（Peter Macinnis）（图12-8-2），是一位博物馆教育工作者和教师，著有20部适宜成人和儿童阅读的书籍。其中最为引人注目的是《毒药：从毒芹到肉毒毒素再到杀人的巴豆》。此外，还有《苦中有甜》、《糖的故事》等，在澳大利亚电视电台都有播放。

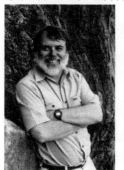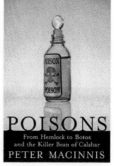

图12-8-2 麦西尼斯和他的《毒药：从毒芹到肉毒毒素再到杀人的巴豆》一书封面

---

1 藻青菌（cyanobacterium）又名蓝绿藻，能产生氰毒素对人类及动物产生危害。人接触这些海藻，会出现皮肤烧伤、嘴唇起泡掉皮、眼睛红肿等症状，以致死亡。科学家称之为海洋中的"剧毒瘟疫"。

2.律师

在日本熊本水俣病事件中，被誉为"水俣病救助者第一人"的熊本学园大学的园田正纯教授，从1960年开始，几乎走遍了水俣病患者的所有家庭，挨家挨户地为患者诊断、治疗，并为他们出庭作证，在案件审理中发挥了关键作用。那些富有良知的律师们在水俣病的诉讼中，更是不计报酬，仗义执言。还有以千畅茂胜为团长的律师团，与势力强大的被告进行了不屈不挠的斗争。1973年3月，水俣病受害者赢得了诉讼的最终胜利。

3.记者

来自旧金山的美国记者蒂姆·里特曼（Tim Reiterman）（图12-8-3），冒着生命危险报道了1978年圭亚那的琼斯敦地区913人中大概有800人喝了放在软饮料中的氰化钾而死去。这位记者是在集体自杀和他杀以前被开枪打伤。他报道说："父母和祖父母看见他们的孩子们缓慢并痛苦地死去时，歇斯底里的呼喊。当药性发作生效时，受害者浑身发抖并恶心，呕吐抽搐流血并持续很多分钟。"（详见第4章）

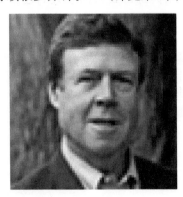

图12-8-3　蒂姆·里特曼

4.摄影家

美国摄影家尤金·史密斯（Eugene Smith，1918～1978年）（图12-8-4）生于堪萨斯州的惠科塔。1924～1935年在当地的天主教小学和中学学习。1933～1935年开始了他最初的摄影创作。1936～1937年在印第安纳的圣母大学学习摄影课程。他的摄影生涯起步于《新闻周刊》，进入《生活》杂志时年仅19岁。1955年，史密斯离开《生活》进入玛格南图片社。他创作了战争史上最让人震动的照片。他的照片中对社会的不公平的写照深深地影响了美国民众。1972年，他冒着生命危险在日本拍摄的关于汞中毒的骇人听闻后果的照片——《水俣》是他最著名的作品之一，成为20世纪经典名作，被称为当代新闻摄影大师之一。然而，在那次拍摄过程中，日本氮肥公司企图掩盖真相，阻挠拍摄，他被日本氮肥公司所雇的暴徒打成残废。晚年，纽约的国际摄影中心设立了"尤金·史密斯奖"，表彰他对人性的信念，并奖励取得突出成就的后来者。

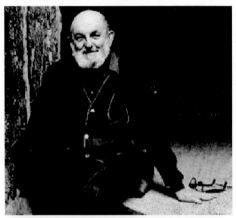

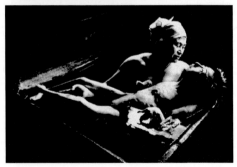

图12-8-4　尤金·史密斯和他的代表作之一：水俣病患者《智子入浴》

摄影家洛古雷（Raghu Rai）（图12-8-5）是拍摄印度"博帕尔灾难"的著名摄影师。1984年12月2日午夜，设在印度博帕尔市的美国联合碳化公司的一个杀虫剂工厂泄漏了40吨剧毒气体。当时方圆40千米之内的50万人被毒气笼罩。到灾难发生后的第三天，死亡人数已高达两万人。事件发生后，世界为之震惊。当时来说，毒气侵城，每分钟都有人中毒身亡。可是，灾区却出现了一个背着相机到处奔走的摄影记者，他就是后来展出"博帕尔灾难"的印度著名摄影家洛古雷。他的灾难报道照片先后在世界各地巡回展出长达两年之久。

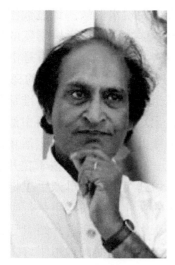

图12-8-5　摄影家洛古雷（龙国雄 摄）

生于南非的蛇人——奥斯汀·史蒂文斯

(Austin Stevens)（图12-8-6）是一位优秀的摄影师。他从12岁起，就着迷于身子骨滑溜溜的蛇类，热衷饲养各式各样的爬行类宠物，其中不乏世界上最珍奇且毒性致命的品种，因此等到奥斯汀的学校生涯结束时，他的私人收集已被视为南非的国宝之一。

奥斯汀年轻服役时曾参与安哥拉战争，他当时的任务是辨识并引开毒蛇，为同胞解除埋伏于大自然中的危机。战争结束退伍后，德蓝斯瓦蛇园(Transvaal Snake Park)的主任聘请奥斯丁照顾园里的爬行类动物。之后，他开始热衷影片拍摄。他一连107天、昼夜不分地与非洲毒性最强、最致命的蛇群共同生活，缔造出惊人的记录。到了第96天，一只眼镜蛇咬了奥斯丁，但他坚持不离开，所以最后只得在蛇群中接受治疗。尽管身体虚弱，奥斯丁终究完成了107天与毒蛇共处的创举，也打破了世界纪录，从此蛇人奥斯汀成为知名的摄影家、爬虫学家及冒险家。奥斯丁以摄影蛇类纪录片而著称，几乎是家喻户晓。人们透过奥斯丁拍摄的影片，一窥蛇类的本能反应，目睹它们毫不犹疑的攻击方式、命中对方要害及毒液的致命威力。特别是让观众清楚看到食卵蛇如何吞入一颗比它头大6倍的蛋。他总是义无反顾的深入剧毒眼镜蛇和树眼镜蛇等致命蛇窟，追求完美的拍摄作品。

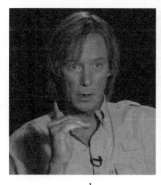 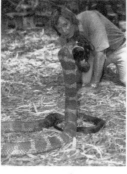 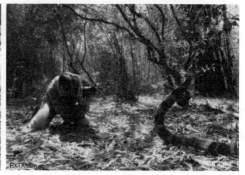

| 1 | 2 | 3 |

图12-8-6　蛇人奥斯汀

1.奥斯汀·史蒂文斯；2和3.奥斯汀正在拍摄纪录片

5.电影导演

日本电影导演土本典昭（1928～2008年）（图12-8-7）是日本20世纪70年代崛起的纪录片大师。1928年生于日本岐阜县，早稻田大学毕业。曾在日中友好协会事务局工作。之后从事影视工作，他的处女作是1962年拍摄的《蒸汽火车驾驶助理》。1965年开始关心水俣病受害者，拍摄了受害家庭访视、工厂调查、抗争活动和受害者赔偿等一系列关于水俣病的纪录影片，他的作品中对社会正义的主张和对弱势者始终关怀产生深刻的影响，并闻名于世。他先后拍摄《水俣的孩子还活着》（1965年）、《水俣病患者及其世界》（1971年）、《水俣报告系列》和《水俣起义——寻找生命意义的人们》（1973年）、《医学意义上的水俣病》（1974年）及《不知火海》（1975年）等17部纪录影片。他于2008年6月24日逝世。

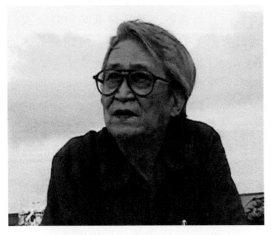

图12-8-7　日本电影导演土本典昭

土本典昭导演的纪录片《水俣病患者及其世界》讲述了20世纪50～60年代日本高速增长的经济所带来的环境问题，其中最具破坏性的事件之一就是日本九州岛一家公司所引起的汞中毒事件。在那里，摄制组跟随记录了29户受害者家庭的生活及支援活动。伴随着土本典昭自己冷静的叙述，影片探究一个常人眼中的患者的世界——不仅仅是受害者，他们既是患者也是正常人，是工人也是渔民。海是渔民的生之父母，但海却给渔民们带来了灾难。水俣病让住在水俣镇的居民变成口齿不清、面部发呆、手脚发抖、精神失常的患者，这些患者久治不愈，全身弯曲，悲惨死去。这个镇有4万居民，几年中先后有1万人不同程度的患有水俣病，其后附近其他地方也发现水俣病。经过数年的调查研究，日本熊本国立大学医学院的研究报告于1956年8月证实，水俣病是由于居民长期食用了水俣湾中含有汞的海产品所致。导演土本典昭将摄像机对准那些患者的世界，记录了患者真实生活中最典型的例子。最令人难忘的是一个生活场景，一家人围在一起吃饭，几个孩子在开心地吃着，镜头切到了母亲，母亲手里抱着一个患水俣病的女儿。导演运用平行蒙太奇方法，渔民正在捕鱼和患者介绍自己得水俣病的症状，交代了渔民食用了许多年的鱼竟然成为他们痛苦的原因。影片的高潮是患水俣病的渔民前往大扳和造成污染的公司作斗争。在股东成立大会上，愤怒的水俣病患者家属与公司的总裁争执在一起，会场大乱。这时，导演将镜头切到了一只海鸟，切的如此恰到好处。影片结尾段落是：渔民仍然在出海捕鱼，海洋依然是他们的生之父母，但是，水俣病患者的苦难还没有结束。

研究毒物历史的当代意义

在撰写《毒物简史》的过程中，我的朋友们常常提到一个十分尖锐而严肃的问题：研究毒物的历史对当今有什么意义？这使我想起一些历史学家的名言。阿尔及利亚的阿里·米里说过"历史是过去的镜子和通向现在的楼梯"。新加坡的王邦文说过"人类在各方面都有丰富长远的历史可借镜，以免重蹈覆辙"。自古以来有关毒物与中毒的传说及自有文字记载以来关于毒物与中毒的著作，都代表了那个时代的特征、那个时代的科技水平和那个时代的社会需求，都为那个时代的生产生活作出了贡献。今天，我们研究毒物的历史不仅仅在于它在每个时代的意义、作用和价值，而且在于毒物的历史在我们今天这个时代的意义。

当你面对自然界的那些形形色色的有毒物质的时候，当人们你遇到中毒案件纠缠不休的时候，当突发毒性灾害来敲门急需科学应对的时候，当生态安全、生物安全、食品安全和国家安全受到威胁需要修订法律法规的时候，你可能就会想起研究毒物的历史的重要性和它的价值。因此，研究毒物历史的当代意义在于以下几个方面。

（1）传播人类认识毒物的历史和毒理科学发展史。

向公众传播毒物的历史和毒理科学发展史，将历史上发生的与毒物有关的事件告诉人们，让人们了解毒物与中毒、了解毒理科学，了解毒性灾害，不要惧怕它，而是认识它、利用它、防止它。如果不了解毒物的历史，世界将会重演过去的悲剧。

（2）颂扬毒理学家及从事相关职业专家的卓越贡献。

历史是人民创造的。我们不能忘记过去为人类健康作出贡献的伟大的毒物学家和相关职业的人们。他们的出色工作使我们远离毒物并从中受益。今天，有幸从事毒理学研究的工作者正在为了人类的健康奉献自己的一生。我们由衷地钦佩那些投身毒理科学研究的人们和感谢那些从事与毒理学有关职业的人们。

随着人口的增加、环境污染的加重和难以制约的核扩散，现代毒理学面临许多科学问题。低剂量兴奋效应研究，环境污染物的毒理学研究，毒理机制的研究，有害因素的"三致"研究等等，特别是研究毒物的成瘾性与现代禁毒、控烟面临的严重形势及其有关的社会学、经济学问题。在这样一个时代，我们的社会，我们的国家，更需要千千万万的毒理学家。

（3）汲取处置突发中毒事件和毒性灾害的历史经验。

随着社会经济的不断发展和经济的全球化，食物中毒、危险化学品泄漏、有毒有害生物入侵、环境污染、瓦斯爆炸及生化恐怖等非传统安全事件将不断发生。21世纪将是毒性灾害频繁从重发生的时期，为了生态安全、生物安全、食品安全、国家安全和人民的健康，从历史事件中汲取经验教训，有利提醒人们直面灾害，居安思危，防患于未然；有利振奋人们的精神，增强以智慧战胜灾害的信心；有利采取果断有力措施，减少毒性灾害的发生，减轻毒性灾害造成的损失。这是我们今天在国际反恐斗争和公共安全问题凸显的新形势下，处置突发公共安全事件的需要。

灾害给人类带来深重的灾难，人类在灾难中既要学会应急的对策和技能，又要学习怎样与自然和谐相处，怎样与整个世界相互合作和彼此支持。历史上的灾难将以历史的进步予以补偿。人类在不断战胜灾难中走向成熟、走向繁荣。

（4）关注科学发明的安全性并通过立法与管理避害兴利。

人类的科学发明和设计使用的工具，不断增强了对地球的控制能力，同时，对环境的影响也越来越强。历史上一些杰出的发明与发现对我们自身的存在显露出它们的负面影响，甚至具有潜在的威胁。目前的科学发明中人们仍然对转基因食品和纳米材料的安全性感到担忧。由此可见，关注科技发明给人类带来的负面影响，吸取历史教训，提出进一步完善科技成果的鉴定程序，通过立法与管理避害兴利就显得十分紧迫。与此同时，从历史维度把握科学的本质，科学判断和区别科学与非科学、伪科学，防止被巫医、邪教利用，防止文化广告的过分夸大，正确认识科学技术对社会发展的推动作用也至关重要。

（5）铭记发展毒理科学的历史使命。

21世纪，现代毒理学将逐步发展成为一门生物科学，广泛应用于立法、管理、安全、职业、农业、环境保护、临床、法医、分析等多个领域。然而，科学与社会发展到今天，每天都有新的毒物和毒素被发现，每天都有新的中毒疾患的报道，每年都有新的解毒药物和解毒方法问世。毒理学每前进一步都会有新的科学问题，在解开某一类毒物的秘密的同时，就会有新的毒物出现甚至会创造出新的毒物来。随着毒物知识的飞快增长，毒理学面临来自社会的和自身的理论与方法不适应。

面对历史发展的需求和新的严峻挑战，毒理学家作为研究毒理学诸多科学问题的主力，需要牢牢铭记自己的历史使命。毒理学家的天职是发现和认识毒物；探索和创新研究毒物的方法；阐明毒物的毒性机理；研发新的防毒解毒药剂；利用毒物、化毒为利。

（6）警示人类严肃面对未来的"三大挑战"。

人类在茫茫太空中所发现的唯一生机盎然的世界是地球。正是地球丰富的水资源，适宜的气候，创造了人类得以生存、繁衍的环境。然而，面向未来，就毒物而言，毒品滥用、核生化武器和环境污染将是人类面临的"三大挑战"。因此，国际社会在关注恐怖主义问题的同时，要想到那些更苦的深受环境污染、放射污染和被毒品折磨的人们，更需要从长远战略的高度以科学战胜愚昧，以理智战胜邪恶，以耐心和恒心解决世界范围与毒物有关的普遍安全问题。

（7）提升政府管理艺术和应对毒性灾害的公信力。

毒物是无声的杀手，威胁着人们的健康。天灾人祸与毒性灾害往往在我们身旁发生。20世纪下半叶以来，切尔诺贝利核电站事故、印度博帕尔农药厂毒气泄漏事件，日本地铁沙林事件、"美国911"恐怖袭击事件以及韩国大邱地铁纵火事件，都在考验着政府的管理艺术和应对毒性灾害的公信力。提升政府依法控制毒物和应对突发事件的管理艺术，关系政府的公信力和民生的大事。面对公共危机，政府的公信力和应急管理的艺术，体现在制定预案，及时修订预案和建立预案库。体现在迅速反应、果断回应、坦诚相待、化害为益；体现在政府部门的服务质量和效率；体现在政府的任何行为都能依照宪法、法律、法规以及法律精神来为人民服务；体现在政府的诚信和决策过程公民的参与程度。

在过去的半个世纪，政府管理与毒理学以特殊的方式联系在一起，管理部门对环境污染的治理、重大突发中毒事件的应急处置、标准的制定、进行危害评估和做出决定时，将高度依赖毒理学的基本原理和实验数据。毒理学研究结果将起着重要影响，甚至是决定性的影响。因此，未来的政府管理部门和毒理学科学家之间经常性的双向交流，特别是管理毒理学、生态毒理学与人大立法、政府管理之间的相互联系显得更为重要。

（8）展望建立一个无毒害未来社会的愿景。

21世纪将是一个充满希望与光明的时代，同时也是经济与文化矛盾、环境与技术冲突、人类与自然牵制的时代。新技术、高科技首先将给人们带来发展与进步、效率与效益、舒适与文明。然而，历史的经验告诉人们，技术的失控也会给人类带来危害与灾难。因此，安全生产、安全生活、安全生存，平安、健康、少灾是人类社会可持续发展的十分重要的目标。我们需要更加努力地去创造一个安全、健康的世界，需要创建安全的生产方式和康乐幸福的生活方式。为此，人类唯一的出路就是重视发展安全科学技术，有效地预防各种意外事故和灾难的发生，建立一个无毒害的未来社会！

在本书就要结尾的时候，我要说的是：人类文明史也包括人类同毒物斗争的历史。我们无法消灭那些有毒物质，但是，人类有能力建立一个无毒害的未来。

我们相信：人类充分认识毒物之时，也就是人类化毒为利之日！

主要参考文献

阿子阿越.1994.古代彝医史料琐谈.中华医史杂志，24（4）：229-232.

艾尔弗雷德·杰伊·布里特.2008.瘟疫与苦难——人类历史对流行性疾病的影响.周娜等译.北京：化学工业出版社：186-198.

艾伦·G·狄博斯.2000.科学与历史.任定成等译.石家庄：河北科学技术出版社.

安之冈著.1997.有毒有害物质明解事典.台北市：台湾浩园文化出版.

白锋哲.2004-02-26.伍宁丰——用生物酶解毒国人餐桌.农民日报.

保罗·希雅德.2000.蜘蛛.高云阁译.沈阳：辽宁教育出版社.

包刚.2000.植物与巫术.大自然探索，4：10-11.

步平.日本侵华战争时期的化学战.北京：社会科学文献出版社，2004.

步平著.2005.毒气战——追寻恶魔的踪迹.北京：中华书局.

曹杨.2006-03-04.毒药传奇.www.chem.pku.edu.cn.

陈宁庆.2001.实用生物毒素学.北京：中国科学技术出版社.

陈道章.2000.中国古代化学史.福州：福建科学技术出版社：7.

陈新谦.1986.阿片史话.中华医史杂志，16（4）：238-242.

陈冀胜，郑硕.1987.中国有毒植物.北京：科学出版社：10.

陈冀胜.2000-12-06.新形势下核化武器威胁不容忽视.科技日报.

陈君石.1993.食品毒理学的新进展.第一届中国毒理学学术会议论文集.北京：中国毒理学会编印：41-45.

陈君石.2004."入世"后毒理学面临的挑战.中国毒理学通讯，8(1):1-2.

陈重明，陈迎晖.2001.烟草的历史.中国野生植物资源，20(5):30-33.

陈重明.2004.民族植物与文化.南京：东南大学出版社.

陈声明.2008.生态保护与生物修复.北京：科学出版社.

陈远聪，袁士龙.1988.毒素的研究与利用.北京：科学出版社.

陈竹丹，叶常青.2006.核与如何应对辐射恐怖.北京：科学出版社.

陈育人.1986.毒物杂学事典.台北市：牛顿出版社.

常敏毅.1987.夏威夷土人的毒箭.健康之友，1：25.

陈梦雷，蒋延锡.1963.古今图书集成·医部全录.北京：人民卫生出版社.

蔡志基.1993.药物依赖性和毒品问题的发展动向.第一届中国毒理学学术会议论文集.北京：中国毒理学会编印：33-37.

蔡志基.2004.近期世界毒品形势及所造成的严重危害.中国毒理学通讯，8（2）：1-8.

大木幸介.2000.有毒物质与健康.阎树新译.北京：化学工业出版社.

邓昭宪，吴培和，林嘉生.2005-05-27.千面人终于破案了！www.piggrworld.net.

杜勇.2000.明清时期中国人对吸烟与健康关系的认识.中华医史杂志，30（3）：148-150.

杜国平.2007.通过方寸认识核电.集邮，(8):40-41.

杜石然,范楚玉，陈美东.1982.中国科学技术史稿.北京：科学出版社.

杜晓阳.1985.中医药学与医学地理学.中华医史杂志，15（3）：135-139.

杜新忠.2007.实用戒毒医学.北京：人民卫生出版社.

杜祖健（Anthony T.Tu）.2003.中毒学概论——毒的科学.何东英编译.台北市：艺轩图书出版社.

1990.世界重大失误.段胜武等译.北京：中国展望出版社：212-213.

南方周末，2001-10-19.反应停：五十年恩怨.Health sohu.com

付开镜.2006.毒药与魏晋南北朝政治斗争和矛盾处理的关系.湖北大学学报（哲学社会科学版），33（6）：757-760.

付立杰.2001.现代毒理学及其应用.上海：上海科学技术出版社：3-4.

符福渊，周德武.1998-06-09.国际禁毒总动员——联大第二十次特别会议展望.人民日报.

傅桃生.2006.环境应急与典型案例。北京：中国环境科学出版社：60-66.

方晓阳，陶晓葵.2001."蒙汗药"一词新释.中华医史杂志，31（4）：210-212.

菲利普·费尔南德斯·阿莫斯图.2004.食品的历史——世界的征服者之根茎、块茎食用植物.北京：中信出版社.

房广才.2001.一氧化碳中毒.北京：军事医学科学出版社.

高春媛.1987.中医医案发展简史.中华医史杂志，17（4）：207.

高学敏，顾慰萍.1997.中医戒毒辑要.北京：人民卫生出版社：1.

高中枢.1986-7-12.世界十大核事故.北京科技报.

龚纯.毒物在我国古代军事上的应用.中华医史杂志，1995，25（4）：216-218.

巩爱岐.2004.青海草地害鼠害虫毒草研究与防治.西宁：青海人民出版社.

顾祖维.2004.现代毒理学概论.北京：化学工业出版社.

顾学其.1982.中国医学百科全书·毒理学.上海：上海科学技术出版社.

宫本三七郎.1953.家畜有毒植物学.罗伏根译.南京：畜牧兽医图书出版社.

龟井利明.1988.危险管理论.李松操译.北京：中国金融出版社.

角田广.1983.真菌毒素图谱.孟昭赫译.北京：人民卫生出版社，1983.

汉斯利安（R·Hanslian）.1941.化学战争通论.曾昭伦译.上海：商务印书馆.

华惠伦，李世俊，邱莲卿，等.1985.动植物致毒及防治.上海：上海人民出版社.

何方.2003.应用生态学.北京：科学出版社：455.

郝懿行.1983.尔雅义疏.上海：上海古籍出版社.

郝赤勇.1996.中国警察与国际条约.北京：群众出版社.

郝近大.1987.对烟草传入及药用历史的考证.中华医史杂志，17（4）：225.

郝保华，康兴军.2002.论"神农尝百草，一日而遇七十毒"内涵.中国医学史杂志，32（4）：218-221.

黄健.1994.《诸病源候论》对中国古代精神病学发展的贡献.中华医史杂志，24（4）：207-210.

黄晖.1990.論衡校釋.上海，中华书局.

黄瑞亭.1995.法医青天——林几法医生涯录.北京：世界图书出版公司.

黄先纬.1986.种子毒物.西安：陕西科学技术出版社.

胡千庭.2006-6-29.预防煤矿瓦斯灾害新技术的研究动向.http://www.gjny.org.cn/.

胡遵素.1983.浅谈三哩岛事故及其教训与影响.中国辐射防护研究院.

贺锡雯.1993.生化与分子毒理学研究进展.第一届中国毒理学学术会议论文集.北京：中国毒理协会编印.16-19.

霍仲厚等.2005.百年医学科技进展.北京：人民军医出版社.

贾静涛.1984.中国古代法医学史.北京：群众出版社.

贾静涛.2000.世界法医学与法科学史.北京：科学出版社.5.

贾台宝.2007-10-11.局限空间安全作业简介.www.fengtay.org.tw.

姜生，汤伟侠.2002.中国道教科学技术史（汉魏两晋卷）.北京：科学出版社：4.

江泉观.1991.基础毒理学.北京：化学工业出版社.

江苏新医学院.1986.中药大辞典（下册）.上海：上海科学技术出版社：1719-1722；1815；2159-2161.

嵇联晋等.1965.中国的毒蛇.上海：上海科学技术出版社.

纪学仁.1991.化学战史.上海：军事译文出版社.

金果林，德永健.中外防治水污染立法的演进历程.中国人大，北京：全国人大信息中心，2007年9月25-27.

金子桐，吕继贵.1991.罪与罚·危害公共安全的理论与实践.上海：上海社会科学院出版社.

基思·辛普逊.1987.法医学.王永年译.北京：法律出版社.

角田广著.1983.真菌毒素图解.孟昭赫等译.北京：人民卫生出版社.

杰伊·罗伯特·钠什.1998.最黑暗的时刻——世界灾难大全.北京：商务印书馆.

杰夫·泰勒.2008.职业安全与健康.樊运晓译.北京：化学工业出版社.

克莱艾森（Curtis D.Klaassen）.2005.卡萨瑞特·道尔毒理学.黄吉武，周宗灿主译.北京：人民卫生出版社.

克拉克等.1984.兽医毒物学.王建元，史志诚等译.西安：陕西科学技术出版社.

孔垂华，胡飞.2001.植物化感（相生相克）作用及其应用.北京：中国农业出版社.

拉德凯维奇.1957.兽医毒物学.解放军兽医大学译.长春：解放军兽医大学出版.

李家泰.1993.临床毒理学与药物评价.第一届中国毒理学学术会议论文集.北京：28-32.

李伟格，于炎湖，汪儆，等.1993.饲料毒理学简介.第一届中国毒理学学术会议论文集.中国毒理学会编印：38-40.

李勉民.奇闻怪事录.1989.香港读者文摘远东有限公司：136-332.

李冀，扬蕾.2003.中药毒性三辨.中国医药学报，（31），21.

李晓丽等.1997.毒性中药及其应用.山东中医药大学学报，1（21）：21-25.

李广生.2004.地方性氟中毒发病机制.北京：科学出版社.

李志平.2002.历史上的炭疽热研究与细菌战.中华医史杂志，32（1）：18.

李经纬，林昭庚.2000.中国医学通史·古代卷.北京：人民卫生出版社.

李晶.1996.美国禁酒.老照片.第二集.济南：山东画报出版社：82-84.

李朋.1994.二十世纪化、生、核战争.哈尔滨：黑龙江人民出版社.

李涛.1957.明代医学（1369-1644）的成就.医学史与保健组织，1：43-63.

李三强，龙晶.1977.家畜钼中毒研究简史浅述.动物毒物学，12（1）：6-7.

李永祺，孙军.1999-12-14.赤潮危害在扩大.人民日报.

李万瑶.2003.蜂针疗法.北京：人民卫生出版社.

李少一，刘旭.1985.干戈春秋——中国古代兵器史话.北京：中国展望出版社：225-252.

李焕德.2001.解毒药物治疗学.北京：人民卫生出版社.

李时珍.1982.本草纲目（上册）.北京：人民卫生出版社：1140-1144，1211-1212.

凌志.2002.灭顶之灾——20世纪大灾难.上海：学林出版社.

刘振江.2005.昆虫食品的开发利用.世界农业，11（总319）：45-47.

刘岱岳，余传隆，刘鹊华.2007.生物毒素开发与利用.北京：化学工业出版社.

刘明慧.1995-08-10.高粱的化学防卫武器.中国环境报.

刘正刚，张家玉.2006.清代台湾嚼食槟榔习俗探析.西北民族研究.

刘海山，李玫.1990.裁军与国际法.成都：四川人民出版社：116-125.

刘士敬.2002.辩证对待中药毒性.医学与哲学，（6）：253.

罗伯特·玛格塔.2003.医学的历史.北京：希望出版社：86-88.

罗运炎.1936.毒品问题.万有文库.

林德宏.1985.科学思想史.南京：江苏科学技术出版社.

林乾良.1984.医学文字源流论（一）——论疾病.中

华医史杂志，14（4）：197-200.

林功铮.1989.孙思邈医学思维规律探析.中华医史杂志，19（2）：76-79.

卢嘉锡，路甬祥.1998.中国古代科学史纲.石家庄：河北科学技术出版社.

卢琦华.1993.生殖毒理学研究概况.第一届中国毒理学学术会议论文集.北京：72-77.

罗钰.1996.云南物质文化.昆明：云南教育出版社：220-223.

陆启宏.2003.巫师——人世间的魔鬼.上海：上海辞书出版社，60-67.

蓝建中.2005-08-15.访战前日本毒气制造基地:曾有千人从事毒气生产.国际先驱导报.

马丁·爱德华兹.2006.惊魂劫.冯威，秦英译.长沙：湖南科学技术出版社：52-57.

马丁·布思.1999.鸦片史.任华梨译.海南出版社.

马静，杨瑞馥，张文福等.2004.美国炭疽事件的医学处置及启示.解放军预防医学杂志，22(6).

马建列等.2005.生物多样性在农业害虫防治中的应用.世界农业，5(总313)：50-51.

马继兴.1992.马王堆古医书考释.长沙：湖南科学技术出版社：391-393.

梅雪芹.2004.环境史学与环境问题.北京：人民出版社.

孟庆波.1977.陕西省淳化县卜家公社城前头第三生产队羊瞎眼病调查和黄花菜根中毒试验初步报告.甘肃农业大学学报，(1):1-4.

孟紫强.2004.立足实际 展望未来 浅谈新世纪毒理学研究热点.中国毒理学通讯，8（3）：3-5.

孟紫强.2006.生态毒理学原理与方法.北京：科学出版社.

马建列，白海燕.2004.入侵生物在中国农业上的危害现状.世界农业,8(总304):46-49.

默丽.1992-12-29.核技术怎样改变我们的生活.科技日报.

木全章.2000.植物致幻药.中药研究与开发综述.北京：科学出版社：176-192.

农业部畜牧兽医司.1993.中国动物疫病志.北京：科学出版社.

裴秋玲.2008.现代毒理学基础.北京：中国协和医科大学出版社.

潘永祥.1984.自然科学发展简史.北京：北京大学出版社.

潘其风，韩康信.1986.中国新石器时代居民的体质特征.中国大百科全书·考古卷.北京：中国大百科全书出版社：711-712.

庞秉璋.1995.有毒的鸟类.北京：大自然，3；37.

庞应发.1993.管理毒理学一瞥.第一届中国毒理学学术会议论文集，北京：中国毒理学会编印（内部资料）：67-71.

彭双清.1998.禁止化学武器公约后国际防化医学研究动态及其对策.军事毒理学通讯，1；1-6.

邱鸿钟.2004.医学与人类文化.广州：广东高等教育出版社：466.

丘山.1994.致幻和麻醉"神药"—曼陀罗.Newton-科学世界，（5）：36-37.

乔赐彬，薛彬，龚诒芬.1993.免疫毒理学进展.第一届中国毒理学学术会议论文集.中国毒理学会编印（内部资料）.北京：51-54.

钱锐.1996.有毒动物及其毒素.云南：云南科学技术出版社.

日本化学战罪行研究课题组.2005-09-16.违反天理人道的日本化学战.人民日报.

陕西省农业厅.2001.陕西省支援西藏阿里地区开展草原毒草调查与防除工作总结.动物毒物学，16（1）：12～15.

斯切潘诺夫.1958.法化学.第四版.胡廷熹译.北京：人民卫生出版社.

史志诚.1985.引进牧草品种值得注意的一个问题.中国草原，2:70-72.

史志诚.1987.生态毒理系统与生态工程的初步应用.动物毒物学，3；1，1～5.

史志诚.1991.草地有毒植物危害的生态控制.陕西省生态学会编印.大西北生态环境论丛.北京：科技文献出版社.

史志诚.1991.植物毒素学.杨凌：天则出版社.

史志诚.1992.植物毒素研究与利用的新进展.毒物毒物学，（7）2:1-3.

史志诚.1995-04-01.开展毒物学史研究之我见.光明日报，第4版.

史志诚.1995.当代世界50起重大毒性灾害初析.灾害学，10（2）：73-79.

史志诚.1996.毒性灾害.西安：陕西科学技术出版社.

史志诚.1997.中国草地的生态环境与毒草灾害.中国毒理学通讯,1（3）：11-13.

史志诚.1997."毒"字探源,动物毒物学,12（1）：3-5.

史志诚.1997.中国草地重要有毒植物.北京：中国农业出版社.

史志诚.2000.21世纪毒物与中毒咨询业.中国兽医杂志,26（6）：3-5.

史志诚.2001.动物毒物学.北京：中国农业出版社：42-44.

史志诚.2001.恐龙灭绝新假设：中毒说.动物毒物学,16（2）：45-46.

史志诚.2002.对控烟策略的几点思考.西北大学生态毒理研究所编.西安：（内部资料）毒理学史研究文集（第1集）：12-14.

史志诚.2002.谨防生活中的有毒物.上海：上海教育出版社.

史志诚,中岛环.2002.日本的毒性灾害.西北大学生态毒理研究所编.西安：（内部资料）毒理学史研究文集（第1集）：15-17.

史志诚.2002.20世纪世界重大毒性灾害及其历史教训.灾害学,17（1）：76-81.

史志诚.2003.外来有毒有害灌草入侵的历史教训.西北大学学报,（33）增刊：14-16.

史志诚.2003.《论衡·言毒篇》——杰出的毒物学论著.动物毒物学,18（1）：5-7.

史志诚.2003.中国古代毒物学史研究进展.西北大学学报,33（增刊）：89-95.

史志诚,王亚洲.2004.中国西部草地有毒植物研究新进展.中国生物防治,20（增刊）：22-25.

史志诚.2005.中国古代毒物学.科学,57（3）：36-39.

史志诚.2005.生态毒理学概论.北京：高等教育出版社.

史志诚.2005.有毒生物灾害及其防治史.见：倪根金.生物史与农史新探.台北县：万人出版社有限公司.

史志诚.2006.20世纪世界毒性灾害大事记.陕西环境,（特刊）：128-133.

史志诚.2007.中外戒酒小史.毒理学史研究文集（第7集）：33-35.

史志诚.2007.毒箭与箭毒.毒理学史研究文集（第7集）：10-16.

史志诚.2008.陕甘宁边区禁毒史料.西安：陕西人民出版社.

史志诚,张永亮,吴保恒.西安：林则徐在陕西.西安：陕西旅游出版社.

史志诚.2008.中国现代毒理学的形成与发展.中国毒理学通讯,12（2）：9-15.

史志诚,樊志民.2009.有毒植物协迫与农耕兴起。西北大学学报（自然科学版）,39（2）（总第179卷）：246-250.

史志诚.2010.中国古代"毒"字解.中国毒理学通讯,14（2）：11-14.

宋钰.2004.美国食物中毒诊断与处理.沈阳：沈阳出版社.

宋庆军,毛杰武.1996.海洋生物毒素学.北京：北京科学技术出版社.

上海医学科学技术情报研究站.1964.食物中毒——嗜盐菌感染专辑（1964）.上海：上海市科技编译馆：110-115.

宋兆麟.1982.从彝族对野蜂的利用看人类由食蜂到养蜂的发展.中国农史,1：76-78.

宋兆麟,黎家芳,杜耀西.1983.中国原始农业史.北京：文物出版社：24-25.

宋之琪.1989.地胆、斑蝥在我国古代的医疗应用及其考证.中华医史杂志,19（2）：107-110.

宋知行.1983.中医药性学说发展简史.中华医史杂志,13（3）：129-132.

孙铁珩.2001.污染生态学.北京：科学出版社.

孙东民.2005-07-17.探秘日本二战"毒气岛".人民网.

孙启明.1991.李时珍对《证类本草》虾蟆条的综合治理.中华医史杂志,21（3）：150-152.

孙书钦,葛鹏举,肖春国,等.1998.国内外防鼠药剂的发展.辽宁化工,27(6): 301-303.

松柏.2008.一场完全可以避免的灾难.民防苑,（3）,18-19.

松本恒隆.1984.身边的化学现象——日本化学家的探索.吴祺译.北京：科学普及出版社：20-23.

孙思邈.1994.海上方.西安:三秦出版社.

苏畅.2006-09-01.台湾油症事件.中国环境报.

苏畅.2007-01-05.滴滴涕与诺贝尔奖.中国环境报.

苏智良.1997.中国毒品史.上海：上海人民出版社：1.

苏智良.2003.中国古代的鸦片与罂粟种植.毒理学史研究文集（第2集）.西安：西北大学生态毒理研究所编印（内部资料）.

孙思邈撰.1999.千金要方、千金翼方.北京：华夏出版社.

谭见安.1994.中国的医学地理研究.北京：中国医药科技出版社：7.

覃公平.1995.中国毒蛇学.南宁：广西科学技术出版社：19-21.

唐志炯.1958.唐宋的医事律令.医学史与保健组织，4：305-309.

陶培根.1991.美国历史上的禁酒运动.美国研究参考资料，9：33-39.

田明祥.1999.国内外杀鼠剂研制的回顾与展望.辽宁化工,28(1):25-27.

万芳等.1994.酒病与解酒考略.中华医史杂志，24（4）：203-206.

万方.1997."蒙汗药"音义一解.中华医史杂志，27（4）：228-230.

韦兰·J·小海斯.1982.农药毒理学.冯致英等译.北京：化学工业出版社：1-4，272-276.

外山敏夫，香川顺.1973.在烟雾中生活.北京：燃料化学工业出版社.

王焘撰.1993.外台秘要.北京:华夏出版社.

王怀隐.1982.太平圣惠方.北京:人民卫生出版社.

王子今.2007.趣味考据.昆明：云南人民出版社：541-545.

王勇.2007.中国世界图腾文化.北京：时事出版社.

王俊峰，冯玉龙，梁红拄.2004.紫茎泽兰光合特性对生长环境光强的适应.应用生态学报，8（15）1373-1377.

王赛时.2001.中国古代河豚鱼考察.古今农业，（3）：63-70.

王敦清.1985.《本草纲目》中几种会致人死命的节肢动物.中华医史杂志，15（2）：122-124.

王育学.1985.《山海经》医药记载.中华医史杂志，15（3）：192-193.

王范之.1957.从山海经的药物使用来看先秦时代的疾病情况.医学史与保健组织，3：187-192.

王洪章，段得贤.1985.家畜中毒学.北京：农业出版社.

王建华，段得贤.1982.萱草属不同种植物根的毒性研究.西北农学院学报,(2)：89-103.

王建华.1995.饲料毒理学研究进展.第二届全国饲料毒物与抗营养因子学术研讨会论文集，37-46.

王淑洁.1993.农药毒理学的研究现状.第一届中国毒理学学术会议论文集.北京：中国毒理学会编印：7-11.

王晴川，刘广芬.1993.生物毒素研究概况.第一届中国毒理学学术会议论文集.北京：中国毒理学会编印：20-27.

王宝锟.2007-10-27.全球核能利用机遇挑战并存.经济日报.

王纪潮.2003.中国古代巫、毒关系之演变——战国秦汉简帛材料中有关毒的人类学观察.西北大学生态毒理研究所编印.西安：毒理学史研究文集（第2集）：10-18.

王晓朋.2006-11-15.火文化与原始社会发展之初探.www.66wen.com.

王心如.2006.毒理学基础第四版.北京：人民卫生出版社.

王正兴.1999.毒品控制与替代发展.科技导报，（6）：59-61.

文礼章.1998.食用昆虫研究进展.食用、饲用昆虫利用与发展研讨会论文集：2-3.

吴浩，袁伯俊.2000.毒理学新技术与发展趋势.中国新药杂志，9（6）：367-370.

吴晔.1989.肃毒战争.西安：华岳文艺出版社：227-249.

吴德昌.1993.毒理学的过去、现在和未来.第一届中国毒理学学术会议论文集.北京：中国毒理学会编印：1-6.

吴志成.2003.中国蚂蚁疗法.北京：人民军医出版社.

吴再丰.2001.细说箭毒.自然与人，1；12-13.

吴宏.1997.美国禁酒的启示.老照片（第三集）.济南：山东画报出版社.

威克斯勒（Philip Wexler）.2007.毒理学百科（Encyclopedia of Toxicology）.北京：科学出

版社.

香港科技大学生物技术研究所.2000.中药研究与看
　　法综述.北京：科学出版社.

星灿.2006-02-24.毒箭、毒矛与史前的狩猎技术. xl.
　　51very. cn

萧致治.1990.论1838—1840年的反鸦片斗争.武汉大
　　学学报，（3）：85-87.

西北大学生态毒理研究所编印.2002-2010.毒理学史
　　研究文集（第1-8集）.

西北大学生态毒理研究所.2009-03-24.关于阿富汗
　　毒草中毒问题的咨询报告.

西沃卡.2001.肥皂剧、性和香烟——美国广告200年
　　经典范例.周向民，田力男译.光明日报出版社.

肖培根.1998.绿色药库的开发利用.上海：上海教育
　　出版社：362-387.

肖安.1990-09-23.“女儿村”与镉污染.西安晚报.

夏世钧，吴中亮.2001.分子毒理学基础.武汉：湖北
　　科学技术出版社.

夏国美，杨秀石.2009.新型毒品滥用的成因与后
　　果.社会科学，（3）：73-81.

夏治强.2008.化学武器兴衰史话.北京：化学工业出
　　版社.

冼波.2005.烟毒的历史.北京：中国文史出版社.

徐世杰.2003.灵药&魔药.台北：旺文社.

雅克·福斯特.2005.禁止使用生化武器：80年的不懈
　　努力.在“生化武器威胁国际研讨会”上的讲
　　话.

杨彬.2007-03-19.邮票中的禁毒.www.bjjdzx.org.

杨宝龙，单镇.2006.中药炮制解毒去毒机理.山西中
　　医，（6）：45-46.

杨仓良.1993.毒药本草.北京：中国中医药出版社：
　　12.

杨国辅，杨莉.1988.世界法律奇闻百科全书.成都：
　　四川文艺出版社.

杨志文.1988.世界百名元首秘闻韵事.北京：解放军
　　出版社：129-130.

杨言.2000.世界5000年神秘总集.北京：西苑出版社.

杨孝文.2005-10-28.提取黄金的代价：一盎司黄金
　　产生三十吨毒物.http://tech.sina.com.cn.

阳太.1991.医籍名义三题.中华医史杂志，21
　　（1）：62-63.

伊恩·盖特莱.2004.尼古丁女郎——烟草的文化史.沙
　　掏金，李丹译.上海：上海人民出版社.

于船，史志诚.2003.中国古代毒物学与畜禽中毒病
　　的防治知识.西北大学学报，33（增刊）：113-
　　115.

于尔根·托瓦尔德.1986.外国著名毒杀案——检毒工
　　作百年史.方未之译.北京：群众出版社.

于尔根·托瓦尔德.1987.19-20世纪西方要案侦破纪
　　实.流水，高山译.北京：中国人民公安大学出
　　版社.

余刚.2005.持久性有机污染物——新的全球性环境
　　问题.北京：科学出版社：1-9.

俞为洁.2007.有毒植物的食用历史.农业考古，
　　（4）：194-198.

余子明，向英.2003.中国古代惩禁毒物犯罪立法.
　　西北大学生态毒理研究所编印，西安（内部资
　　料）：41-46.

袁越.2007.寂静的春天不寂静.三联生活周刊，
　　（23）：106-111.

印木泉.2004.遗传毒理学.北京：科学出版社：8-9.

印木泉.1993.遗传毒理学的兴起与发展.中国毒理学
　　会编印：46-50.

叶常青.1993.放射毒理学研究的回顾与展望.中国毒
　　理学会编印.63-66.

叶常青，任天山，喻名德.2009.核试验环境辐射与
　　人类健康.北京：国防工业出版社.

叶舒宪.2004.山海经的文化寻踪.武汉：湖北人民出
　　版社.

伊万·伊斯梅洛夫.2005-12-02.毒物世界斑斓多姿.参
　　考消息.

张宝真.1993.军事毒理学现况及发展概况.中国毒理
　　学会编印：55-62.

张慰丰.2000.医药的起源.中华医史杂志，30
　　（1）：48-51.

张承道.1958.我国关于职业病的最早文献记载.医学
　　史与保健组织，2；146.

张兴乾等.1987.医藏医药的发展概况.中华医史杂
　　志，17（4）：221.

张景勇等.1997-06-11.无铅汽油：为了地球上的生
　　命.经济日报.

张世英.2005.药王孙思邈：古代毒理学的开拓者.毒

理学史研究文集（第4集）.西安：西北大学生态毒理研究所编印.

张宗栋.1996.蒙汗药初探.中华医史杂志，26（2）：84-86.

张宗炳.1982.昆虫毒理学的新进展.北京：北京大学出版社.

张延玲，隆仁.2000.世界通史.海口：南方出版社.

郑宝山.1992.地方性氟中毒及工业氟污染研究.北京：中国环境科学出版社.

郑文垲.1997.现代行为毒理学要旨.中国毒理学会编印.中国毒理学会第二届全国学术会议论文集.西安：中华职业医学基金会：77-84.

周来.1997-11-22.拒绝含铅汽油.中国环境报.

周启星，孔繁祥，朱琳.2004.生态毒理学.北京：科学出版社.

周益新，张芙蓉.1999.五石散之治疗作用及毒副作用刍义.中华医史杂志，29（4）：230-232.

周秀达.1988.我国古代职业病史初探.中华医史杂志，18（1）：13-15.

周海虹.2011-08-26.中药：有毒无毒理论浅析.健康网Healthoo.com.

赵普干.1999.莨菪类成分药物临床应用发展间史.中华医史杂志，29（1）：46-47.

赵古麟.1995.孙思邈千金方研究.西安：陕西科学技术出版社.

赵净修.1995.东巴象形文常用字词译注.昆明：云南人民出版社，56，66.

赵天从.1981.重金属冶金学（下册）.北京：冶金工业出版社.

甄志亚.1990.中国医学史.上海：上海科学技术出版社.15

庄山.2002.药害事件从混乱到有序.三联生活周刊.总179卷：32-33

庄之模.1982.生命世界漫笔.北京：科技文献出版社.

庄志雄.2006.靶器官毒理学.北京：化学工业出版社.

朱茂祥.2006.放射毒理学的过去、现在和未来.中国毒理学通讯，10（4）：1-4.

朱寿彭，李章.2004.放射毒理学.苏州：苏州大学出版社：6.

中国毒理学会.2010.中国毒理学会成立十五周年纪念.北京：中国毒理学会.

中国预防医学科学院中毒控制中心.1999-2001.工作简报.

中国医学百科全书编辑委员会.1982.中国医学百科全书.北京：中国科学技术出版社.

竺乃恺.1993.分析毒理学的现状与展望.中国毒理学会编印.北京：12-15.

2004.外来植物入侵与化感作用.左胜鹏译.世界农业，2004年第6期：58-59.

最高人民检察院《刑事犯罪案例丛书》编委会.1992.刑事犯罪案例丛书.北京：中国检察出版社.

Ariens E J, et al.1980.普通毒理学导论.吕伯钦译.北京：人民卫生出版社.

Apperson G L.1914.The Social History of Smoking,London.

1992.Adverse Drug React Toxicol Rev., 11(2):69-70.

Andrew Weil M D, Winifred Rosen. 1993. From Chocolate to Morphine. New York: Houghton Mifflin Company.

Anthony T Tu.2002.Chemical Terrorism:horrors in Tokyo Subwey and Matssumoto city,Alaken,Inc. Fort Collins, Colorado

Barker Beeson B.1930.Orfila-pioneer toxic-ologist,Ann.Med.History,2:68-70.

Aylett B J.1973.The Chemistry of Zinc. Pergamon,Oxford:Cadmium and Mercury.

Count.Corti.1931.A History of Smoking.London:31 35.

Curtis D.Klaassen.2005.卡萨瑞特·道尔毒理学.黄吉武,周宗灿主译.北京：人民卫生出版社.

Daniel Costa, Terry Gordon.2000.Profiles in toxicology：mary O.Amdur.Toxicological Sciences,56:5-7.

David I.Macht.1930.Louis Lewin-phamacolog-ist,toxicologist,medical hitorian.Ann.Med. History,3:179-194.

De sosa Volans.1992.Adverse drug reacd.Toxicology Rev,2:69-70.

Dieter Martinetz und Karlheinz Lohs,GIFT Edition Leipzig , 1985.

Edward L.Schieffelin.1876.The Sorrow of the Lonely

and the Buening of the Dancers St.Martin's Press New York:13.

Gabriel L.Plaa.2001.Toxicologists and the founding of the society of toxicology.Toxicological Sciences,60:3-5.

Gary Stix.2005.镇痛的毒素.刘衡译.科学美国人(中文版),6:69-73 .

Gilfillan S C.1965.Lead poisoning and the fan of Rome.J Occup Med，7（2）：53-60.

Goren Inbar N,et al.2004.Evidence of hominin control of fire at gesher benot Ya aqov, Israel. Science, 304(5671):725-727.

Gerhard G.Haberrmehl.1994.Francesco redi life and work. Toxicon,32(4):411-417.

Gunnora Hallakarva.2000-10-02.The Silent weapon poisons and antidotes in the middle ages.www. florilegium.org/files/UNCAT/poisons-art.html.

Hawgood B J.1995.Abbe felice fontana (1730—1805)：founder of modern toxicology. Toxicon,33:591—601.

H.Wayne Morgan.1981.Drugs in America——A Social History 1800-1980.Syracuse,New York:Syracuse University Press.

Hawgood B J.1995.Abbe felice fontana (1730—1805)：founder of modern toxicology. Toxicon,33(5):591-601.

Hawgood B J.1997.Sir charles james Martin MB FRS:Astralian serpents and Indian plague,one hundred years ago.Toxicon,35(7):999-1010.

Henry M.1985.Kissman and philip wexler, toxicology information systems：a historical perspective. J.Chem.Inf.Comput.Sci,25:212-217.

Ho Ping Yu & Joseph Needham, P.R.S.1959.Elixir poisoning in mediaeval China.Janus, 48,4：221-251.

Hodgson E, Smart R C.2001.Introduction to Biochemical Toxicology.New York:John Wiley & Sons,Inc.

Hayes A W.2001.Principles and Methods of Toxicology. 4nd.Philadelphia:Taylor & Francis.

Joseph F.Borzelleca.2000.Paracelsus:herald of modern

toxicology.Toxicological Sciences,53:2-4.

James L F,et al.1980.Plants poisonous to Livestock in the Western States,USDA.

Jones D A.1998.Why are so many food plants cyanogenic. Phytochem,47:155-162.

Jones D A.1999.Natural pesticides and the evolution of food plants.Pestic.Sci.,55:633-675.

Kurlyandskiy B A, Sidorov K K, History and current state of toxicology in Russia.2003.Russian Register of Potentially Hazardous Chemical and Biological Substances, 127994, Moscow, Vadkovskiy per:18-20.

Kai Roholm. 1937. The Fog disaster in the meuse valley, 1930: a fluorine intoxication. The Journal of Industrial Hygien and Toxicology,19:126-137 .

Karl J.Netter,Marburg.1995.In memory of Gerhard Zbinden(1924-1993),toxicologist. Toxicology,96(3):167-171.

Klaassen C D.2001.Casarett & Doull s Toxicology The Basic Science of Poisons.6ndet.New York:The McGraw-Hill,Inc.

Lee A G.1971.The Chemistry of Thallium, Amsterdam：Elsevier.

Lyons A S, Petrucelli R J II.1987.Medicine: An Illustrated History.New York: Harry N.Abrams, Inc:254-259.

Louis J.Casarett,John Doull.1975.Toxicology. London:The Basic Science of Poisons.

Martin Booth.1998.Opium A History.New York:St. Martin's Griffin.

Michael H.Ralphs.1992.Ecology Control and Grassland Management of Locoweeds in the western U.S.In:James L F.Poisonous Plants.Des Moines IOWA STETE UNIVERSITY PRESS／AMES.

Michael H.Ralphs.1992.Ecology, conteol, and grazing management of locoweeds in the western U.S. In:James L F.Poisonous Plants.IOWA STSTE UNIVERSITY PRESS/AMES.

Mary Kilbourne Matossian.1989.Poisons of the Past, Molds, Epidemics,and History.New

Haven,London:Yale University Press.

Marjorie Shostak，Nisa.1983.The Life and Woeds of a Kuny.New York:Woman Vintage Books:82.

Nathaniel Mead M.2005.寻找全球性毒物——砷的解毒剂.EHP 113: A378-A386.

Nriagu Jo.1983.Saturnine gout among Roman aristocrats.Did lead poisoning contribute to the fall of the empire.New Engl J.Med,308(11):660-663.

Noel G.Coley.1991.Alfred swaine taylor，MD，FRS（1806-1880）：forensic toxicologist.Medical History，35：409-427.

Paul E.morrow.2000.Profiles in toxicology：harold carpenter hodge（1904-1990).Toxicological Sciences,53:157-158.

Philip Wexler.2005.Encyclopedia of Toxicologysecord. edition2005，Oxford Kidington Elsevier Ltd.

Rune Andreasson,A Wayne Jones,Erik M P.1995. Widmark(1889-1945):Swedish pioneer in forensic alcohol toxicology,Forensic Sci.Int,72(1):1-14.

Scal R A.1991.Risk assessment.*In*: Amdur M O, Doull J,Klaassen C D.Casrettand doll's Toxicology, The Basic Science of Poisons.4th ed. New York: Pergramon Press.

Shi Z C，Ding B L，1991.The ecological control of effects of poisonous plants on the grassland of China *In*:Editors P. Gopalakrishnakone.Recent Anvances in Toxinology Research,3：12-18.

Sipes I G.1997.Comprehensive Toxicology.Elsevier Science Ltd.

Steven G.Gilbert.2006-19-05.A Small Dose of Toxicology: The Health Effects of Common Chemicals CRC PRESS LLC 2004.www.a small dose of.org/2007.

United Nations International Drug Control Programme.1997.World Drug Report.New York:Oxford University Press.

United States Department of Agricuture.1988.Plants Poisonous to Livestock in the Western States. U.S.Government Printing Office.

附录1：毒物史与毒理科学发展史大事记

公元前170万年～公元元年

约170万年前

中国元谋猿人和蓝田猿人遗址，发现不少炭屑和粉末状炭粒，这些遗物与人工用火有关。

约50万年前

"北京人"已知用火。火可以解毒。

公元前7000～公元前6000年

约在龙山文化晚期，中国人已会酿酒。

公元前4000～公元前3000年

埃及人已熟悉酒、醋的制法。

公元前2696年

中国神农氏，通过试验365种草药后在《神农本草经》中描述了这些草药能够使人致死的毒性剂量。

约公元前2000年

希伯来人已会酿制葡萄酒。

公元前1550年

埃及的埃伯斯古医籍记载829个医学秘方，其中一些成分是毒胡萝卜（毒芹）、附子、鸦片（同时也被用作解毒药）及铅、铜和锑等多种金属毒物。

公元前约1500年

埃及人发现汞。

公元前1400年

巴比伦尼亚地区，苏美尔人崇拜一个叫古拉的女医神，由于她掌握魔法、咒语和毒物，所以也称她为"康复女神"和"伟大的医生"。

公元前1200年前

中国殷朝已能合理使用金、铜、锡、铅4种金属。

公元前1000年左右

中国周朝《诗经》上记载有植物名称100余种，动物名称200多种。

公元前850年

荷马诗中写道，伊利亚特（Iliad）和奥德赛（Odyssey）的带有毒液的箭毒。

公元前600年

中亚的亚述人在画像砖上曾记载了食用裸麦（黑麦）发生麦角中毒的事件。

公元前4世纪

中国《庄子·外物篇》记载"钻木取

火"，以及古人燧木取火的方法。

公元前400年

采矿与铅的毒性（希波克拉底）。

罗马学者老普林尼（Pliny the Elder）指出锌和硫的危害。

公元前384～公元前322年

亚里士多德描述制备毒箭。

公元前370～公元前286年

迪奥弗拉斯图斯著《德国历史植物》。

公元前399年

哲学家苏格拉底在狱中服毒受死。

公元前3世纪

中国秦始皇令方士献仙人不死之药，炼丹术开始萌芽。

公元前2世纪

尼坎德以六韵步的形式写下两篇长诗《解毒舔剂》，介绍有毒动物咬伤的治疗方法。

公元前139年

中国张骞出使西域时，鸦片传到了中国。

公元前114～公元前63年

黑海南岸古王国的国王米特拉达蒂斯六世发现一个配方，将其命名为万应解毒药。

公元前82年

罗马统治者苏拉颁布了反下毒的法令，这是第一个通过立法试图阻止毒杀的法令。

公元 1 年 ~1900 年

公元1世纪

普林尼著《自然史》一书中记载了1000多种可入药的植物。其中描述了有毒植物和有毒动物的生物效应。

50年

希腊医生迪奥斯克里德斯著《药物论》，对毒物进行了分类，描述了砷、铅，朱砂（硫化汞）和白铅（乙酸铅）的毒性效应。

141～203年

中国名医华佗使用大麻和鸦片作麻醉剂。

667年

东罗马帝国遣使向中国皇帝献"底野

迦"，鸦片开始传入中国。

944年

法国南部有40 000多人因为吃了感染麦角的小麦和黑麦死于麦角中毒。

1198年

迈蒙尼德著《论毒物及其解毒剂》一书。该书记述了治疗昆虫蜇咬、毒蛇和狂犬咬伤的方法。

1250年

德国人马格纳斯以雄黄和皂制出化学元素砷。

1424年

阿多伊尼斯著《毒物》一书出版。

1450年

索尔德发现化学元素锑。

1472年

意大利佩特鲁斯·德·阿巴诺泰著《论毒物》一书出版。

1492年

哥伦布发现美洲后，烟草逐渐传入欧亚大陆。

1493~1541年

帕拉塞萨斯指出：所有物质都是毒物，没有绝对的非毒物，剂量决定一种物质是毒物还是药物。

1524年

埃伦伯格著《不良的有毒湿气和蒸汽》一书出版。

1560年

法国驻葡萄牙大使让·尼古特把烟草作为治疗疾病的药物寄回法国。

1561年

阿格里科拉著《论冶金》一书出版，成为一部论述矿工肺病和职业病的著作。

1562年

法国外科医师帕雷对升汞中毒作了第一例解剖。

1567年

帕拉塞萨斯著《矿工病或矿山病》一书出版。

1596年

李时珍著《本草纲目》一书问世，毒物用作药物。

1603年

英国的雅各布一世断然禁止烟草，是最早坚决反对吸烟的人。

1635年

瑞士颁布禁烟法。

1661年

英国医生拉姆齐著作《毒物》一书。这是第一本用英文写的毒物学专著。查尔斯二世为该书作序。

1700年

意大利医生伯纳迪诺·拉马齐尼著《职业性疾病》一书出版。

1774年

瑞典化学家舍勒用软锰矿和盐酸作用，首先制得了氯气。

1775年

英国医生波特研究烟筒清扫工患阴囊癌的因果关系，提出毒物作用于靶器官的概念。

1781年

方塔纳著《论蝮蛇毒液、美洲毒物、樱桂树及其他几种植物性毒物》一书出版。

1799年

戴维发现氧化亚氮的麻醉作用。

1803年

柏林医生施拉德发现捣碎的苦杏仁释放氢氰酸。

南斯拉夫埃迪利亚矿，因矿井大火使900名工人和居民患上汞颤病。

1805年

谢尔图分离提取了吗啡，首先有了生物

碱的概念。

1807年

安德鲁·邓肯在英国爱丁堡的一所大学第一次开设了法医毒理学课程。

美国纽约州成立最早的忌酒协会。

1809年

马戎第所著《箭毒对动物的作用》一书出版。

1813年

贝特朗利用木炭治疗砷中毒，显示惊人的效果。

1814～1815年

奥尔菲拉著《毒物与毒理学概论》一书出版，标志毒理学成为一门独立学科。

1817年

德国人斯特罗迈厄发现化学元素镉。

1818年

法国人皮埃尔和佩勒笛尔从植物中分离出了生物碱士的宁。

瑞典人柏齐力阿斯发现化学元素硒。

1819年

从马钱子中分离出致人死命的马钱子碱。

1820年

法国人佩莱梯分离得番木鳖碱、金鸡纳碱、奎宁、马钱子碱。

1822年

德斯普雷兹发现了芥子气。

1825年

迈克尔·法拉第从鱼油等类似物质的热裂解产品中分离出了较高纯度的苯。

1826年

从毒芹中发现了毒芹碱。

波士顿成立美国忌酒促进会。

1828年

从烟草提炼出尼古丁。

1830年

罗比奎特分离出苦杏仁苷。

1833年

5月24日，第一届国家禁酒大会召开。

从有毒的茄科植物中析出了颠茄碱。

1836年

英国化学家詹姆斯·马什公开了他发明的检验最小剂量砷的方法。

1841年

德国人佩利戈特，提得纯铀。

1844年

法国著名生物学家和药学家贝尔纳指出箭毒能使肌肉松弛。

1847年

蔡德勒合成了DDT。

1850年

史滕豪斯发明了一个覆盖着鼻子和嘴巴的口罩式的防毒面具。

1857年

法国伯纳德首先指出由于CO与血红蛋白的可逆性结合而导致缺氧。

伏尔皮安发现箭毒是一种马钱子碱。

1859年

巴特勒罗夫首次发现并描述了室内存在的甲醛。

1861年

英国人克鲁克斯发现化学元素铊。

1867年

沃莫利著《毒物的微量化学》一书出版。

1872年

史密斯著《空气和降雨：化学气候学的开端》一书出版，首次提出"酸雨"一词。

1874年

坎蒂尼首次报道人吃山黧豆引起的疾病，并首次命名为"lathyrism"。

布鲁塞尔会议通过《布鲁塞尔宣言》，第一次提出禁止使用毒物和有毒武器。

里斯著《毒理学指南》一书出版。

1876年

罗伯特·科赫分离炭疽病原菌，感染实验动物成功。

1884年

美国柯勒发现古柯碱的镇痛作用，并制成镇痛药。

科斯蒂尔《论中毒实践》一书在美国问世。

《法医学和毒理学教程》教科书出版。

1885年

莱温著《毒理学教科书》一书出版。

1887年

迪克森从蓖麻籽中提取出毒蛋白。

科伯特著《实用毒物学教科书》一书出版。

1888年

美国医生哈利·克雷西·约罗著《蛇咬伤及其解毒药》一书出版。

1890年

澳大利亚内科医生塔迈尔和眼科医生吉布森第一次观察到儿童铅中毒的病例。

1892年

普菲费尔发现霍乱弧菌可产生外毒素和内毒素。

1893年

科伯特著《实用毒理学教科书》一书出版，侧重于法医学。

康尼温著《有毒植物》一书出版，这是世界上第一部有毒植物的经典著作。

1894年

埃利赫发现抗毒素。

1895年

瑞恩报道了苯胺染料工厂中工人发生的膀胱癌。

法国巴斯德研究所印度支那分所的卡尔迈特应用印度眼镜蛇蛇毒制得抗蛇毒血清。

1896年

法国贝克勒尔发现铀盐可以放出射线。

1897年

讷诺伊与克劳德报道了第一例苯作业工人白血病。

1898年

居里夫人证实钍像铀一样也具有放射性。数月后，她又发现了新的放射性元素钋和镭。

1899年

海牙会议通过《禁止使用专用于散布窒息性或有毒气体的投射物的宣言》。

马尔赫莱夫斯基从棉籽中分离出棉酚。

公元 1901~2000 年

1900年

法国成立反对酒精中毒的国家组织。

1901年

日本东京大学田原教授从虎鲀的卵巢提取出毒素。1908年命名为"河豚毒素"。

1902年

芒兹发明了一种头罩式的防毒面具。

1906年

2月，阿普顿·辛克莱著《丛林》一书出版。

6月30日，美国国会通过了《纯食品和药品法》。

1908年

兰斯蒂纳尔和罗比茨克发现许多食用生豆的萃取物能凝集红细胞。

1909年

2月1日，根据美国总统罗斯福的建议，国际鸦片委员会会议在中国上海召开，史称"万国禁烟会"，成为第一次国际性的禁毒会议。

伦敦召开世界忌酒会议，成立了国际忌酒联盟。

1910年

汉密尔顿调查美国"铅中毒"案件而闻名世界，使人人警觉到铅的毒性。

1912年

1月，由中国、美国、日本、英国、德国等国家在海牙召开禁毒国际会议。签订了第一个国际禁毒公约《海牙禁止鸦片公约》。

兰德尔著《兽医毒物学》一书出版，成为第一部关于动物中毒的专著。

摩根发明了新的防毒面具，并于1914年登记专利。

1919年

巴黎和会签订了《凡尔赛和约》，明确了化学武器的定义。

阿瑟发现圆斑蝰蛇毒具有促凝血作用。

1920年

1月16日，美国国会通过的《全国禁酒令》正式生效。

德国实验和临床药理学与毒理学学会成立。

费罗顿堡把丹宁分为可水解丹宁和缩合丹宁两个类型，指明水解丹宁毒性的研究方向。

莱温著《世界历史中的毒物》一书出版。

砷化合物用于治疗梅毒。

1923年

英国加仑和鲁滨逊确立了吗啡的化学结构，获得1947年诺贝尔奖。

1924年

美国《读者文摘》刊载"烟草损害人体健康吗？"成为第一篇指出烟草有害的文章。

英国人鲁滨逊确定罂粟碱、尼古丁等重

要生物碱的结构。

1925年

6月17日，国际社会于日内瓦缔结了《日内瓦议定书》，规定禁止在战争中使用毒性和窒息性气体。

1927年

英国医生弗·伊·蒂尔登在医学杂志《柳叶刀》上撰文：他看到或听到的每一个肺癌患者都有吸烟的经历，使他成为第一位撰文提出吸烟致癌的医生。

1929年

中国卫生部全国禁烟委员会向国民政府提出，以每年的6月3日即林则徐虎门销烟日为禁烟纪念日。

莱温著《毒物与中毒》一书出版。

斯切潘诺夫著《法化学》一书出版。

1930年

德国创刊《中毒事件》年刊是世界上最早的毒理学杂志。

《实验毒理学》专业杂志在欧洲问世。

克列契道维奇著《有毒植物：它们的好处与害处》一书出版。

1933年

美国国会通过的第21条修正案将第18条修正案，即《全国禁酒令》予以废除。

1934年

陈克恢提出亚硝酸盐和硫代硫酸钠联用，作为氰化物中毒的解毒剂。

1936年

德国化学家施拉德首次合成神经性毒剂塔崩。

1938年

瑞士化学家艾伯特·霍夫曼首次合成了

麦角酸二乙基酰胺（LSD）。

1939年

德国化学家施拉德合成沙林。

米勒发明了DDT的优异杀虫作用。

1941年

阿拉德莫夫著《蜜蜂毒》一书在苏联科学院出版。

1942年

宫本三七郎等著《家畜有毒植物学》一书出版。

1943年

英籍奥地利人弗洛利分得纯青霉素，被用于医药。

1944年

诺贝尔奖获得者理查德·库恩合成了梭曼。

1945年

彼特尔将"英国抗路易斯毒气剂"作为砷的特效解毒剂。

1946年

施茨和他的同事首次获得纯肉毒杆菌毒素A型的结晶，使用于医疗成为可能。

夸斯特尔发明了2,4-D用来控制阔叶植物和农业杂草。

1947年

萨卡尔从印度眼镜蛇毒中分离出心脏毒素。

古斯宁著《有毒植物毒物学》一书出版。

1951年

英国科学家阐明有机磷毒剂抑制乙酰胆碱酯酶的作用机制。

八木康夫著《有毒性蛋白质》一书出版。

拉德凯维奇著《兽医毒物学》一书出版。

艾伯特著《选择毒理学》一书出版。

1953年

世界上第一个毒物控制中心在美国芝加哥开业。

1954年

6月27日，苏联建成世界上的第一座核电站——奥布宁斯克核电站。

1955年

美国联邦商业委员会规定,禁止在香烟广告中使用有关健康词汇。

徐英含编著《法医毒物学》一书在上海新医书局出版。

1957年

丹尼尔·波维特研究箭毒获得诺贝尔奖。

1958年

第一份专业性杂志《毒理学与药理学》在美国创刊发行。

威廉姆斯著《解毒机制》一书在纽约出版。

1960年

美国毒理学会（SOT）成立，成为世界上第一个毒理学专业学术团体。

日本学者庄保忠三郎从霉烂甘薯中分离出甘薯酮，并确定了甘薯酮的毒性。

1964年加拿大毒理学会成立。

印度毒理病理学学会(STPI)。

1962年

美国生物学家蕾切尔·卡逊著《寂静的春天》一书出版。

国际毒素学会（IST）成立。

爱尔兰毒理学会(IST)成立。

1963年

莫斯科成立治疗急性中毒的专业中心。

国际法医毒理学家协会(IAFT)成立。

1965年

印度毒物研究所（IITR)成立。

1966年

美国香烟包装上开始印有新标志:当心!吸烟有害健康。

澳大利亚临床与实验药理学与毒理学学会(ASCEPT)成立。

1968年

1月7日，《不扩散核武器条约》签署。

戈里科夫著《毒药：昨天和今天》一书出版。

1969年

美国开始限用DDT等农药，发布《国家环境政策法案》。

威尔森从埃及的发霉玉米中分离出串珠镰刀菌，并用其培养物复制出马脑白质软化症。

1970年

瑞典、美国、加拿大停止生产和使用DDT。

美国成立环境保护总局。

新加坡通过了第一部禁烟法。

芬里彻尔从豌豆中分离出两种植物凝血素。

法医毒理学学会（美国）成立。

1971年

绿色和平组织在加拿大成立，宗旨是反对核试验、反对捕鲸、反对环境污染。

6月2日，国际劳工局理事会第56届会议

通过《防苯中毒危害公约》。

9月28日，联合国大会通过决议，签订了《禁止细菌（生物）和毒素武器的发展生产、储存以及销毁这类武器的公约》。

英国毒理学会成立。

1972年

6月，美国环保署宣告DDT于农业方面全面禁用。

联合国斯德哥尔摩《联合国人类环境会议》通过《联合国人类环境会议宣言》。

1975年

美国的克莱艾森等著《卡萨瑞特·道尔毒理学——毒物的基础科学》一书出版。

日本毒理学会成立。

1977年

金斯伯里提出：脊椎动物的有毒植物中毒代表一种毒性方程。

斯科特首次使用微量的A型肉毒毒素局部注射治疗时，意外发现可减少皱纹。

国际毒理学联盟(IUTOX)成立。

国际毒理学联合会主席格利·西平斯主编《毒理学全集》一书出版。

1978年

波兰毒理学会成立。

日本烟草与盐博物馆开馆。

1979年

环境毒理学与化学学会(SETAC)成立。

印度毒理学会成立。

阿根廷毒理协会成立。

1980年

美国国立科学院主编的《甲醛——对健康的影响评价》一书出版。

1981年

中国出版的《中国医学百科全书·毒理学》一书。

美国毒理学会（SOT）《毒理学科学》创刊出版。

1982年

路易斯·戈德弗兰克主编《毒理学急诊处置》一书出版。

史志诚提出"栎丹宁生物活化理论"，确定了可水解丹宁对人和动物的中毒机理。

1983年

埃及毒理学会成立。

吉布森主编的《甲醛的毒性》一书，描述了甲醛的慢性毒性作用。

戈登和吉布森合著的《免疫毒理学》一书出版，成为免疫毒理学的开篇之作。

1984年

朱宣人提出"毒草病理学"新理论。

韩国毒理学会成立。

1985年

7月，中国台湾毒物控制中心成立。

英国毒理病理学学会成立。

马丁兹和洛斯著《毒物一书》出版。

1986年

美国卫生官员西·埃弗里特·库普提出：被动吸烟者同样面临严重的健康危险。

美国范德堡大学医学院生化系的环境毒理学中心更名为分子毒理学中心。

黄先纬著《种子毒物学》一书出版。

日本毒物咨询中心成立。

1987年

《分子毒理学杂志》出版。

韦丁首次证明食入荞麦可发生光敏反应。

土耳其毒理学会成立。

陈冀胜、郑硕著《中国有毒植物》一书出版。

1988年

11月25日，联合国禁毒公约大会开幕。

日本大久野毒气资料馆建成。

1989年

3月22日，联合国环境规划署召开世界环境保护会议，通过了《控制危险废料越境转移及其处置巴塞尔公约》。

欧洲毒理学联盟（EUROTOX)成立。

马徒辛著《毒药往事——过去的毒物、霉菌、流行与历史》一书出版。

1990年

美国爱力根公司授权注册生产和销售肉毒毒素——波唐克斯（Botox）。

1991年

法国于布《埃万法》，全面禁止香烟广告。

奥地利毒理学会成立。

1992年

11月，第47届联合国大会审议通过《禁止化学武器公约》（草案）。

1993年

乔丹·古德曼著《烟草的历史》一书出版。

中国毒理学会成立。

1994年

亚洲毒理学会（ASIATOX)成立。

1997年

约瑟芬著《分子毒理学》一书出版，成为第一部有关分子毒理学的教科书。

欧洲兽医药理学与毒理学学会(ECVPT)成立。

1998年

马丁·布思著《鸦片的历史》一书出版。

美国国家医学图书馆菲利普·威克斯勒主编，《毒理学百科》出版。

1999年

4月23日，中国疾病预防控制中心中毒控制中心成立。

乌克兰毒理学会成立。

2000年

杜祖健著《化学恐怖主义：东京地铁和松本市恐怖事件》一书出版。

公元 2001~2010 年

2001年

史志诚主编《动物毒物学》一书出版。

陈宁庆主编《实用生物毒素学》一书出版。

缅甸仰光的"禁毒博物馆"落成开馆。

5月23日，在瑞典首都缔结了《关于持久性有机污染物的斯德哥尔摩公约》。

2003年

5月21日，第56届世界卫生大会通过

《烟草控制框架公约》。

10月泰国鸦片博物馆对外开放。

杜祖健原著《中毒学概论》一书出版。

2004年

7月15日中国烟草博物馆开馆。

史蒂文·格·吉尔伯特著《毒理学漫话：常见化学品对健康的影响》一书出版。

2005年

英国作家费尔德曼著《箭毒：从丛林致命的毒飞镖演化为麻醉剂的神奇故事》一书出版。

3月1日，英国一家有毒植物园开园迎客。

麦西尼斯著《毒药：从毒芹到肉毒毒素再到杀人的巴豆》一书出版。

约翰·亭布瑞著《毒物魅影》一书出版。

2006年

4月14日，国家切尔诺贝利博物馆在乌克兰基辅落成开馆。

肯尼亚颁布禁烟令。

斯洛伐克毒理学会成立。

大木幸介著，阎树新等译，《有毒物质与健康》一书出版。

2008年

韩柏柽著《远离生活中的毒物》一书出版。

沙别科夫著《中毒的利益：毒物在威胁我们的孩子》一书出版。

2010年

中国毒理学会印发《中国毒理学会成立15周年纪念》册（1993～2008）。

附录2：20世纪世界重大中毒事件与毒性灾害大事记

1900年

英国曼彻斯特含砷啤酒中毒案。英国曼彻斯特一啤酒厂在啤酒发酵中误用含砒霜的葡萄糖，致使啤酒含砷[1]。7000人饮用，死亡1000人。

欧美国家银质沉淀药害事件。1900～1940年，欧美国家发现一些奇异的"蓝色人"，他们在阳光照射下，皮肤显蓝色，未被照射处呈灰色。研究证明，这是用了抗菌消毒药硝酸银、尿道杀菌药蛋白银，银离子沉着于皮肤、黏膜上引起的体内银质沉淀，死亡100多人。

1902年

美国宾夕法尼亚州约翰斯敦矿井瓦斯爆炸事件。7月10日，美国宾夕法尼亚州约翰斯敦矿井发生瓦斯爆炸，死亡112人。

美国华灼砷污染事件。1902～1903年，美国蒙大拿州华灼炼铜厂排放氧化砷，引发数百头家畜死亡（其中马60匹），3500只羊被迫转移放牧。该厂1903年停产。

1903年

汞中毒引发肢端疼痛症。1903～1920年，德国、英国、美国和大洋洲发生儿童"肢端疼痛症"。1950年证实是当时欧洲生产的刷牙粉含有甘汞引起的亚急性和慢性无机汞中毒。

1906年

法国库里耶尔煤矿爆炸事故。3月10日，法国朗斯附近的库里耶尔煤矿发生爆炸，死亡1060人。这是法国历史上最惨重的一次灾难。

1913年

俄罗斯食物中毒。俄罗斯东部西伯利亚食用拟枝孢镰刀菌和梨孢镰刀菌侵染的谷物引起食物中毒——白细胞缺乏病。

1915年

比利时伊普雷毒气战。4月22日，德国军队向比利时战场的英法联军施放毒气罐6000个，致使死亡5000人。

1922年

欧美氨基比林药害事件。1922～1934年，欧美发现许多粒细胞缺乏症患者，经医药学家长达11年不懈的努力，查明是解

---

1 关于啤酒中毒的原因一说啤酒中查出3~20ppm的砷引起的；另一说啤酒中查出6ppm的硒引起的中毒。

热镇痛药氨基比林引起的。美国死亡1981人，欧洲死亡200余人。

1930年

德国有毒结核杆菌误作卡介苗中毒案。德国吕贝克市发生一起将有毒结核杆菌误作卡介苗的灾难。中毒207人，死亡72人。

比利时马斯河谷烟雾事件。12月1~5日，比利时马斯河谷的工业企业集中排放SO_2等有毒气体形成烟雾，在河谷中数日不散，致使60人死亡，大批畜禽死亡。

1931年

英国烟雾事件。英国发生烟雾事件，死亡592人。

苏联乌克兰葡萄状穗霉毒素中毒事件。苏联乌克兰地区饲料潮湿霉变，发生葡萄状穗霉毒素中毒，死亡马5000余匹。

1935年

欧美二硝基酚减肥药中毒案。1935~1937年，欧美各国发生服用减肥剂二硝基酚引起的中毒事件，引起白内障和骨髓抑制，死亡177人。喜欢苗条的肥胖妇女至少有100万人服用此药，失明率1%，1万余人变成瞎子。

1937年

美国磺胺酊剂药害事件。1937~1938年，美国出售一种新型消炎药磺胺酊剂引起尿毒症，肾功能衰竭，结果在较短时间内中毒358人，死亡10人。

1939年

英国含汞牙粉中毒事件。1939~1948年，英国由于婴儿用的牙粉中含有甘汞（氯化亚汞），使用后患肢端疼痛病，共有585名儿童死亡。

日本神奈川发疯事件。12月，日本神奈

川因废电池污染井水引起锰中毒，15人发疯，3人丧生。

1942年

中国本溪煤矿瓦斯爆炸事件。4月26日，中国本溪湖煤矿发生瓦斯煤尘大爆炸，死亡1549人，重伤246人。

日本滨谷湖畔食蛤中毒事件。日本滨名湖畔发生食蛤中毒，中毒334人，死亡114人。

1943年

美国洛杉矶光化学烟雾事件。美国洛杉矶出现刺激性光化学烟雾，经久不散，75%市民患红眼病，400人死亡。大片树林枯死，郊区葡萄减产60%。

意大利巴里港毒气爆炸事件。12月2日，意大利巴西港发生大灾难，德机轰炸一装有芥子毒气的美国船起火爆炸，死亡1000人。

1948年

美国多诺拉烟雾事件。10月26~31日，美国宾夕法尼亚州多诺拉镇的工业废气SO_2引起死亡17人，受害5911人。

1950年

南斯拉夫牛蕨中毒事件。南斯拉夫发生牛蕨中毒，斯洛与尼亚首次发生中毒162头，死废65头。

中国牛黑斑病甘薯中毒事件。1950~1989年，中国河南、辽宁、陕西等12省114个县的64 095头牛因饲喂了黑斑病甘薯发生中毒，死亡3560头。

1952年

英国伦敦毒雾事件。12月5~8日，英国伦敦大气中二氧化硫污染及粉尘形成毒雾，造成4000多人死亡，8000人罹病相继死亡。

1953年

德国巴斯夫二噁英中毒事件。德国巴斯夫因二噁英污染中毒75人。

1954年

法国二碘二乙基锡中毒事件。法国的一些疮疖与炎症患者服用二碘二乙基锡，引起270人中毒性脑炎及失明，死亡11人。

1955年

日本神通川骨痛病事件。1955～1968年，日本神通川因使用含镉污水灌溉稻田，居民食含镉米中毒而发生骨痛病，患者258人，死亡128人。

1956年

日本含砷奶粉中毒事件。日本森永公司生产的奶粉以二磷酸纳作中和剂，其中混有三氧化二砷，发生含砷奶粉中毒12 131人，死亡130人。

日本熊本"水俣病"事件。1956～1960年，日本熊本水俣湾因水俣市氮肥厂使用汞作催化剂污染水域引起汞中毒。中毒180人，死50人。

反应停药物灾难。1956~1961年，欧洲国家、澳大利亚、加拿大、拉丁美洲、日本和非洲发生反应停药物灾难。因致畸作用使西德出现畸胎数6000～8000例，日本1000例，许多国家报道数以百计的畸胎病例。日本于1963年禁用反应停药物。

1957年

苏联乌拉尔核污染事故。9月29日，苏联乌拉尔的一个地下核原料存储罐爆炸，烟云升空，辐射扩散面积2000多千米^2，1000多人死于核辐射，1万多居民撤离现场，至1978年仍有20%地方未能恢复生产。

英国塞拉菲尔德核电站核泄漏事故。10月7日，英国塞拉菲尔德核电站发生核泄漏，39人因癌症死亡。40千米内800多个农场被污染。

1958年

中国牛栎树叶中毒。1958～1989年，中国贵州、河南、四川、陕西等6个省的146 657头牛因采食栎树叶发生中毒，死亡43 124头。

中国贵州铊中毒。中国贵州兴仁县一个小村庄河水中含铊量高达0.052%，大批村民发生不明原因的脱发病症，3年间，发病420人，其中60人相继死亡。

1959年

中国马的紫茎泽兰中毒事件。1959～1989年，中国云南60个县的67 579匹马发生紫茎泽兰中毒，死亡51 029匹。

美国三苯乙醇药害事件。1959年，美国推出降血脂新药三苯乙醇，大量患者服用后，发生脱发等毒副反应，1000余人患了白内障。

1960年

中国平陆中毒案。2月2日，中国平陆县因投毒发生砒霜中毒，中毒61人。

中国大同煤矿瓦斯爆炸事件。中国大同老白洞煤矿瓦斯煤尘爆炸，死亡684人。

英国火鸡黄曲霉毒素中毒事件。6～8月，英国东南部农村因进口花生饼中含有黄曲霉毒素而爆发"火鸡X病"，后诊断为黄曲霉毒素中毒，死亡火鸡10万只。从而导致极强致癌真菌毒素——黄曲霉毒素的发现。

中国家畜棘豆中毒事件。1960～1980年，中国青海省发生家畜棘豆中毒，死马2000匹，死羊2100只。

英国与澳大利亚异丙肾上腺素药害事件。1960～1966年，英国与澳大利亚人应用异丙肾上腺素治疗哮喘，由于使用过量，造成心律紊乱、心动过速等毒副反应，死亡3500余人。

1961年

日本四日市哮喘病事件。从1955年起，日本四日市逐步建成"石油联合企业城"。由于石油冶炼和工业燃油产生的废气严重污染大气，当地患哮喘病的人数激增。1961~1964年出现哮喘病患者死亡。1972年确定患者817人，死亡10多人。1977年患者达6 370人。1979年10月底，确认患有大气污染性疾病的患者人数达775 491人。

1962年

日本牛蕨中毒事件。1962～1967年，日本北海道、东北北陆、中部、九州地区发生牛的蕨中毒，中毒269头，死废牛269头。

1964年

日本新潟第二水俣病事件。1964～1965年，日本新潟发生第二次水俣病事件。甲基汞废水引发8人死亡，患者102人。

1968年

日本米糠油中毒案。3月，日本发生因米糠油中混入多氯联苯中毒事件，受害13 000人，死亡16人，几十万只鸡死亡。

美国氯气爆炸案。7月24日，美国西弗吉尼亚州查理斯顿氯气工厂发生爆炸，中毒175人。

澳大利亚一年生黑麦草中毒事件。1968～1985年，澳大利亚发生一年生黑麦草中毒，死亡羊4万只，牛422头。

1971年

伊拉克甲基汞中毒事件。9月，伊拉克将大部分已用西力生（甲基汞）浸泡过的进口小麦种子，因标识不清，误作口粮食用，发生甲基汞中毒。当政府下令禁止食用时，已食用了两个月。1972年2～8月统计，已经有6530人中毒住院治疗，459人死亡，10万人由于患永久性脑损伤而受到伤害。1973年调查，死亡6000余人，100 000人受到伤害。

孟加拉地方性砷中毒。1971～2000年，孟加拉国由于地下水含砷而不断发生地方性砷中毒，死亡儿童25万人。全国1.25亿人口中有8500万人饮用含砷地下水。

中国内蒙古地方性砷中毒。7月统计，中国内蒙古自治区5盟市8县旗105村（屯）发生地方性砷中毒，典型患者1809人。

1972年

印度新德里食物中毒事件。1月23日，在新德里的一个小棚屋内，几百名参加婚礼的人因喝了大量的含有甲醇和清漆的液体而中毒，死亡100人。

法国六氯酚中毒事件。3月18日，法国儿童使用爽身粉，因含6.3%六氯酚而引起中毒，中毒204人，死亡36人。

日本濑户内海赤潮事件。日本濑户内海发生赤潮，损失71亿日元。

美国东海岸赤潮事件。美国东海岸发生赤潮，危害面积3200千米^2。

1973年

中国牛霉稻草中毒事件。中国湖南省32个县和陕西汉中地区因牛饲喂发霉稻草，中毒29 068头，死亡或致残9187头。

1974年

印度黄曲霉毒素中毒事件。印度玉米收获时降雨导致玉米发霉，人和狗由于食用污染黄曲霉毒素的玉米中毒。先后有397人发病，106人死亡。

1976年

巴基斯坦马拉硫磷中毒事件。巴基斯坦灭螺控制疟疾，发生马拉硫磷中毒。中毒2800人，死亡5人。

印度六六六污染粮食中毒事件。1976~1977年，印度发生六六六污染粮食中毒事件，大米、小麦被六六六污染，中毒268人，死亡4人。

西班牙拉斯帕尔马斯民航中毒事件。2月，西班牙拉斯帕尔马斯市飞往各地航班连续发生11起食物中毒，中毒550人，死亡6人。航空公司食品供应商信誉扫地。

意大利塞韦索泄毒事件。7月10日，意大利塞韦索一工厂因二噁英从容室壁缝泄溢出来，污染周围草地，7.7万头家畜被全部宰杀处理，小镇上1.7万人受到影响，后来诞生了38名怪婴。

1978年

圭亚那琼斯集体自杀事件。11月18日，圭亚那人民神殿教成员集体饮用含氰化物的饮料集体自杀，死亡913人，其中儿童294人，引起宗教界震动。

1979年

美国三哩岛核电站事件。3月22日，美国三哩岛核电站一个反应堆62吨的堆芯熔化，逸出放射性物质，20万人撤离。

美国田纳西州浓缩铀外泄事件。8月7日，美国田纳西州发生浓缩铀外泄事件，致使1000人受危害。

炭疽泄漏事件。4月，苏联斯威尔德洛夫斯克市的微生物与病毒研究基地发生炭疽泄漏事件，造成1000多人死亡和许多人中毒。

1981年

西班牙假橄榄油中毒事件。西班牙发生因食用假橄榄油（实际上是变质的工业用菜籽油）而发生中毒，中毒17 800人，死亡256人，市场不稳。

越南滑石粉污染事件。越南因滑石粉被毒鼠药华法灵污染，接触者发生中毒，中毒741人，死亡177人。

1984年

日本森永毒糖果案。9月18日，日本出现恐吓信和邮件，称森永公司糖果中含剧毒的氰酸钠，致使森永公司陷入空前危机。

委内瑞拉机场蜜蜂杀人事件。委内瑞拉机场数千只蜜蜂袭击米兰达州的图伊·德尔·奥左马莱机场候车室，死1人，伤36人，机场一片混乱。

巴基斯坦食用糖污染事件。巴基斯坦发生食用糖被农药异狄氏剂（Endrin）污染，造成194人食用后发生中毒，死亡19人。

墨西哥液化气爆炸事件。11月，墨西哥城郊石油公司液化气站54座气储罐几乎全部爆炸起火，对周围环境造成严重危害，死亡上千人，50万居民逃难。

印度博帕尔农药厂毒剂泄漏事件。12月2日子夜，印度博帕尔市郊一家属于美国的联合碳化物公司的农药厂，因贮存罐里装的甲基异氰酸盐以气体形态外泄。短短几天，2500人死亡，20多万人中毒。

1985年

瑞典卡尔斯库毒气泄漏事件。1月10日，瑞典卡尔斯库的一家生产炸药的工厂泄漏30吨毒气，影响到一个3.5万人口的城镇。

菲律宾民答那莪岛事件。9月19日，菲律宾民答那莪岛的"阿达"部落领袖下令成员服毒，死亡60人。

美国滴灭威中毒事件。美国的一批西瓜

被滴灭威（Aldicarb）污染，致使1350人中毒。

1986年

中国台湾"西施舌"中毒事件。1月2～4日，台湾屏东地区因食用"西施舌"（又称西刀子，一种贝类），中毒44人，死亡2人。该事件造成台湾一时的"海洋食品恐惧症"，海鲜问津者大大减少。

喀麦隆尼奥斯火山喷泄毒气事件。8月21日夜间，尼奥斯湖底火山喷出毒气硫化氢，致使环湖地区方圆15千米内，死亡2000人，死亡牲畜3000多头。

苏联切尔诺贝利核电站事故。4月26日，苏联的切尔诺贝利核电站（现乌克兰境内）发生重大核事故（7级）。4号机组反应堆熔化燃烧引起爆炸，8吨多强辐射物质倾泻而出，死亡237人，13.5万人撤离，损失120亿美元。使5万多千米^{2}的土地受到污染，320多万人遭受核辐射的侵害。事故发生后，发生爆炸的4号机组被用钢筋混凝土封起来，电站30千米以内的地区被定为"禁入区"。

圭亚那硫酸铊中毒案。圭亚那的农民误将灭鼠药硫酸铊当作农药撒到甘蔗植株上灭虫，污染农田和农产品引起中毒，几千人中毒，死亡44人。

德国莱茵河水污染灾难。11月1日，瑞士巴富尔市桑多斯化学公司仓库起火，有毒化学物随灭火废水流入莱茵河中，靠近事故地段河流生物绝迹，成为死河。100英里处死鱼50万条，居民供水中断。300英里处的井水不能饮用，德国和荷兰居民被迫定量供水，使几十年德国为治理莱茵河投资的210亿美元付诸东流。

1987年

中国贵阳假酒中毒案。中国贵阳的奸商用工业酒精（甲醇）兑水，冒充白酒出售致使上千人中毒，435人住院治疗，死亡23人，双目失明5人。

法国巴黎贫民区铅中毒事件。铅毒留在墙面涂料内，遗祸后人。1987~1989年，巴黎贫民区的500名儿童发生铅中毒，有的吸入室内飞扬的尘土中含有的铅毒；有的抠墙皮咀嚼致使中毒，死亡1人。全国紧急检查。

英国地铁火灾氰化物中毒事件。11月18日，英国伦敦国王十字地铁站失火事件中大部分人死于油漆着火后释放出来的氰化物中毒。31人中28人死于氰化物中毒。

1988年

苏丹硫丹中毒事件。苏丹的一批奶酪被硫丹（endosulfan）污染，致使167人中毒，2人死亡。

1989年

智利葡萄注射氰化物事件。智利葡萄出口美国，1989年春恐怖分子将氰化物注入少数葡萄中，搅得美国人心惶惶，350万箱葡萄被销毁，2万葡萄园工人失业，损失2.4亿美元。

雅典"紧急状态事件"。11月2日上午9时，希腊首都雅典市中心大气质量监测站显示，空气中二氧化碳浓度318毫克/米^3，超过国家标准（200毫克/米^3）59%，发出了红色危险讯号。11时，浓度升至604毫克/米^3，超过500毫克/米^{3}紧急危险线。中央政府当即宣布雅典进入"紧急状态"，禁止所有私人汽车在市中心行驶，限制出租汽车和摩托车行驶，并令熄灭所有燃料锅炉，主要工厂削减燃料消耗量50%，学校一律停课。中午，二氧化碳浓度增至631毫克/米^2，超过历史最高纪录。一氧化碳浓度也突破危险线。许多市民出现头疼、乏力、呕吐、呼吸困难等中毒症状。

尼日利亚止痛退烧药中毒案。8月，尼日利亚发生含防冻油的贴错标签的假止痛退烧药中毒，死亡儿童109人。

1991年

苏丹硫丹中毒事件。苏丹人因食用硫丹拌过的玉米和小麦种子，致使350人中毒，31人死亡。

印度"药酒"中毒案。11月5日，印度发生"药酒"中毒。"药酒"中含甲醇20%以上，有185人丧生，200多人住院治疗，警方缴获"药酒"77 000瓶，逮捕90余名商贩。

1992年

中国的地方性氟中毒。1992年统计，中国29个省区1187个县，病区人口1亿人。氟斑牙患者4000万人，氟骨症患者260多万人。

墨西哥煤气爆炸案。4月22日，墨西哥发生煤气爆炸，死亡230人，伤1 500人，烧毁房屋1200多间，物质损失2万亿比索。市长辞职。

印度啤酒中毒事件。5月9日，印度克塔市发生一起饮用啤酒中掺入木醇引起中毒，死亡200人，125人住院。

中国河南砷中毒案。6月18日，河南省财税专科学校发生投毒案，567名中毒学生经过抢救全部脱险。

1993年

俄罗斯饮用外用酒精中毒事件。2月，俄罗斯阿穆尔州428人因饮用外用酒精中毒死亡。

阿根廷氰化物中毒事件。9月27日，布宜诺斯艾利斯一所住房发生氰化物中毒事件，7人死亡。氰化物剧毒气体是从下水道进入房中的。距这所住房200米处的化工厂将含有氰化物的垃圾倒入下水道。

中国华北油田井喷硫化氢中毒事件。9月28日，中国华北油田一口预探井发生井喷，硫化氢气体泄漏，21人死亡，22.6万人紧急疏散。

1994年

美国护士杀人案。1994～1998年，美国印第安纳州弗米利恩县医院护士梅杰斯以注射氯化钾杀人，死亡43人。

日本东京地铁毒气中毒事件。3月20日，日本奥姆真理教在东京地铁施放沙林气，受伤5500人，死亡12人。东京地方法院开庭审讯教首麻原彰晃，192名成员被起诉，其中两头目被判死刑。此案引起各国政府警惕，日本立法限制奥姆真理教。

韩国大邱市煤气爆炸事故。4月29日，韩国大邱市煤气爆炸事故。市中心一所中学门前地铁工地煤气管道泄漏，死亡103人，伤180余人。

1996年

日本0-157食物中毒事件。入夏，日本的冈山、广岛等5县几十所中小学校及幼儿园相继发生0-157食物中毒事件。中毒1300人，死亡2人。

中国香港裸甲藻事件。4月，中国香港发现有毒的裸甲藻。全港2/3养殖户被涉及，损失7000万港元。

1997年

巴基斯坦拉合尔氯气泄漏事件。1月8日，巴基斯坦拉合尔发生氯气罐密封不严，卡车运输中，陷入沟内，导致罐裂氯气外泄事件，死亡21人，中毒400人。

俄罗斯煤矿甲烷爆炸事故。12月2日，俄罗斯西伯利亚新库兹涅克市的济良诺夫卡亚煤矿发生甲烷爆炸，死亡44人，23人下落不明。

中国江西铊中毒。中国江西省上高县2个乡6个自然村购买含有铊的非食用盐，误食人数约600人，在3~4个月内，266人发生中毒。

1998年

肯尼亚假酒害命案。8月21日，肯尼亚西部发生用工业酒精兑水制造的一种叫"凯茅耀"的假酒，在市场上散售，发生假酒中毒，死亡40余人，上百人双目失明。

西班牙有毒废料泄漏事件。西班牙的洛斯弗顿斯矿一座巨大蓄电池破裂，致600万米^{3}有毒废料泄漏，毁坏农田6000公顷，威胁600万只候鸟生命，经济损失1400万美元，农田污染而致的农业生产损失将达1.13亿美元。

中国赣南猪油中毒案。12月，中国赣南发生因食用了装在被有机锡污染的工业用猪油，中毒1002人，死亡3人。被告判为死缓。

日本投毒案。夏天，日本一名家庭主妇为骗取保险金在一次游园庆祝活动中，将砒霜放入咖喱饭中，致使中毒60余人，死亡4人。这年12月12日全国民意测验结果为：反映年景的汉字是"毒"字。

1999年

比利时二噁英事件。1月，一公司将动物油与废机油混合卖给饲料厂，2月中旬养鸡场发病，蛋鸡突然不产蛋、肉鸡生长怪异，经查9个饲料公司生产的饲料中含二噁英所致。6月22日查清病原后1000家农牧场关闭，进出口受阻，经济损失3000亿比利时法郎（合6.67亿美元），农业、卫生大臣引咎辞职，首相及其政府集体辞职。

2000年

美国杀人蜂伤害事件。1月，一群源自非洲的杀人蜂从拉斯维加斯向北迁徙，途中蜇死数百人。

罗马尼亚氰化物泄漏事件。2月12日，罗马尼亚边境城镇奥拉迪亚一座金矿10多万升氰化物废水泄漏，流入附近的索梅什河，又经此河流入蒂萨河，造成河中鱼类和88%~90%的动植物死亡。匈牙利环境部长要求金矿赔款。

美国有毒化学品列车脱轨爆炸案。5月27日，美国联合太平洋铁路公司危险化学品列车行至路易斯安那州优尼斯村突然脱轨爆炸，3500名居民被迫疏散。

日本牛奶中毒事件。6月27日，日本雪印乳业公司生产的牛奶中查出葡萄球菌含A型肠毒素，中毒1万多人，153人住院。8500家食品超市停止销售雪印乳业公司生产的乳制品。

俄罗斯毒菇中毒事件。7月13日，俄罗斯发生毒菇中毒。三个地区死亡60人，中毒数百人，住院274人。

中国贵州山城煤矿瓦斯爆炸事件。9月28日，中国贵州山城煤矿发生瓦斯爆炸，死亡166人。

印度喀拉拉邦假酒事件。10月，印度喀拉拉邦发生假酒中毒，死亡34人，300人住院，政府罢免10名税务官。

萨尔瓦多酒精中毒事件。10月，萨尔瓦多发生含有甲醇的食用酒引起的酒精中毒，死亡122人。政府颁布为期10天的禁酒令。

六千吨剧毒物倾入大西洋事件。10月31日，一艘载有6000吨剧毒化学品的意大利籍货船因遇暴风雨在法国西北海域沉没，引发了一起严重的生态毒性灾害。

后　记

在我完成这本《毒物简史》书稿的时候，我首先感谢这个伟大进步的时代，是这个时代给了我机会和力量，使我研究毒物史、毒理科学史、毒物管理史和毒物文化史的愿望有了实现的可能。

1978~1981年我在西北农学院读硕士研究生时，在段得贤教授的指导下，研究栎丹宁的中毒机理，我从栎丹宁300年的研究历程中汲取了许多经验和教训，从而通过10项实验证实了"高分子栎叶丹宁经生物降解产生多种低分子酚类化合物引起中毒的假设"，解开了丹宁毒性之谜，提出"栎丹宁生物活化理论"。从此我就与毒物、中毒和毒理科学史的研究结下了不解之缘。

1991年11月，我在新加坡参加第十届国际毒素大会期间，一些同行专家高度评价我从历史研究中发现问题，然后指导实验而得益的成果。回国后，我感到有进一步深入研究毒物历史的必要性，并开始构思毒物的历史研究框架。

2002年2月，西北大学生态毒理研究所成立之时，适逢西北大学百年华诞之际，我作为研究所的所长和毒理学史研究室的主任，组织大家举办了一个小型的"毒物与人类"展览。这年10月，前来西安参加"加入WTO与防止有害生物入侵研讨会"的中国毒理学会理事长叶常青研究员、香山科学会议办公室赵生才研究员，生命科学学院的赵桂仿教授，以及参加"中国古代毒物学史研讨会"的专家观看了展览。小小展览却引起了不少议论，他们都鼓励我写一本《毒物简史》。之后的10年中，我先后主持召开3届全国毒物学史研讨会、5届中国古代毒物学史研讨会，多次参加国际科学史学术交流，编印《毒理学史研究文集》1~9集。每年都要通过多种形式将我所知道的关于毒物、中毒和毒性灾害方面的各种传说、故事及突发事件告诉所有愿意驻足旁听的人们，从中听取他们的感受和意见，不断丰富研究领域，完善研究方法。

从开始构思到今年，近20年过去了，但总觉得《毒物简史》在涉及毒物与经济学、社会学、生态学及法学方面的研究深度还很不够。因此这本《毒物简史》仅仅是全面研究世界毒物史、毒理科学史、毒物管理史和毒物文化史的一个阶段性的小结。

在我策划、撰写和修改《毒物简史》的年代里，我深深地感谢吴德昌院士、叶常青、庄志雄、赵生才研究员、美国友人Anthony T. Tu（杜祖键）教授和西北大学姚远、徐象平、曲安京、赵桂仿教授以及毒理学史专业委员会卜风贤、康兴军、王建华教授的鼓励和指导；感谢医学史专家贾静涛、李经纬教授和英国李约瑟研究所所长何丙郁博士等来信鼓励；感谢日本朋友中岛环和陈杰璐教授翻译部分日文资料；我的学生李引乾博士和他的研究生、刘建利教授和我的女儿史凌翻译了部分英文资料；陈少康教授翻译部分德文资料。感谢西北大学生态毒理研究所的王亚洲、尉亚辉、刘敬武、刘英利、谢蓓、雷巧侠、李方民等同志整理资料。感谢陕西省科技厅、陕西省科学技术协会、西北大学科研处、生命科学学院和211项目办公室的大力支持和资助。在出版过程中得到国家科学技术学术著作出版基金资助和科学出版社李悦同志的指导。我还要感谢我的夫人洪子鹏研究员，几十年来一直支持我的工作，她付出了许多，腾出许多宝贵的时间，使我有精力完成了这部著作。

史志诚

2011年10月于西安·青榭轩